Krankheit: Lernen im Ausnahmezustand?

Dieter Nittel
Astrid Seltrecht (Hrsg.)

Krankheit: Lernen im Ausnahmezustand?

Brustkrebs und Herzinfarkt aus interdisziplinärer Perspektive.
Mit Online-Material für Fachleute

Springer

Herausgeber
Prof. Dr. Dieter Nittel
Goethe-Universität
Fachbereich
Erziehungswissenschaften
Robert-Mayer-Straße 1
60054 Frankfurt

Dr. Astrid Seltrecht
Goethe-Universität
Fachbereich
Erziehungswissenschaften
Robert-Mayer-Straße 1
60054 Frankfurt

ISBN-13 978-3-642-28200-3 ISBN 978-3-642-28201-0 (eBook)
DOI 10.1007/978-3-642-28201-0

Die Deutsche Nationalbibliothek verzeichnet diese Publikation in der Deutschen Nationalbibliografie; detaillierte bibliografische Daten sind im Internet über http://dnb.d-nb.de abrufbar.

Springer Medizin

Planung: Monika Radecki, Heidelberg
Projektmanagement: Sigrid Janke, Heidelberg
Lektorat: Dörte Fuchs, Freiburg
Projektkoordination: Barbara Karg, Heidelberg
Umschlaggestaltung: deblik, Berlin
Fotonachweis Umschlag: © DOC RABE Media / fotolia.com
Satz: Fotosatz-Service Köhler GmbH – Reinhold Schöberl, Würzburg

Gedruckt auf säurefreiem und chlorfrei gebleichtem Papier

Springer Medizin ist Teil der Fachverlagsgruppe Springer Science+Business Media
www.springer.com

Vorwort

Die vorliegende Publikation liefert eine Bestätigung für die These, dass die wissenschaftliche Erschließung des Zusammenhangs von Krankheit und Lernen nicht von einer akademischen Fachdisziplin allein geleistet werden kann. Ein solches Unterfangen stellt vielmehr eine interdisziplinäre Aufgabe par excellence dar. Zum besonderen Profil der Publikation gehört die komparative Betrachtung zweier sog. Volkskrankheiten, die für den Tod vieler Menschen verantwortlich sind. Hintergrund der Veröffentlichung bildet das von der Deutschen Forschungsgemeinschaft (DFG) geförderte Projekt »Lebenslanges Lernen im Kontext lebensbedrohlicher Erkrankungen. Die Anwendung der biographieanalytischen Perspektive auf Herzinfarkt- und Brustkrebspatienten« (Durchführung: Prof. Dr. Dieter Nittel/Dr. Astrid Seltrecht). Viele der hier versammelten Beiträge basieren auf Datenmaterialien und Quellen. Diese stammen nicht alle aus dem erwähnten DFG-Projekt, sondern auch aus der Dissertation von Astrid Seltrecht (Seltrecht 2006). Das darin enthaltene Datenmaterial wurde mit freundlicher Genehmigung des Verlags Barbara Budrich für dieses Buchprojekt einer erneuten Analyse unterzogen. Darüber hinaus haben einige Autorinnen und Autoren dankenswerterweise Material aus eigenen Projekten eingebracht oder literarische Quellen als Grundlage ihrer Analysen genutzt.

Ein weiteres Alleinstellungsmerkmal dieser Publikation stellt ein Onlinearchiv mit Krankengeschichten dar. Dieses Archiv befindet sich auf der Projekthomepage www.biographie-krankheit-lernen.de.

An der vorliegenden Publikation waren viele Personen beteiligt, die in besonderer Weise zu ihrem Zustandekommen beigetragen haben. Wir danken den Autorinnen und Autoren, die sich auf unser ambitioniertes Forschungsvorhaben eingelassen haben. Wir danken der Deutschen Herzstiftung und der Speyer'schen Hochschulstiftung, die diese Publikation durch ihre großzügige Förderung möglich gemacht haben. Herzlich danken wir Lena Wiesendanger, die das Manuskript mit großer Geduld und Sorgfalt formatiert hat.

Dieter Nittel und Astrid Seltrecht
Frankfurt, im August 2012

Die Herausgeber

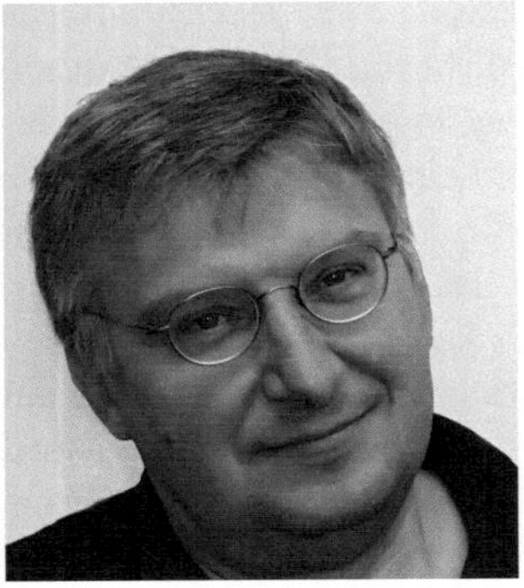

Univ.-Prof. Dr. phil. habil. Dieter Nittel
Geboren 1954; seit 1999 Hochschullehrer an der Johann-Wolfgang-Goethe-Universität Frankfurt am Main, Fachbereich Erziehungswissenschaften.
Studium der Erziehungswissenschaft, Psychologie und Soziologie in Marburg. Promotion 1988, Habilitation 1996. Redaktionsmitglied bei den Fachzeitschriften Hessische Blätter für Volksbildung und Pädagogischer Blick. Zeitschrift für Wissenschaft und Praxis in pädagogischen Berufen. Mitherausgeber der Reihe »Erwachsenenbildung und lebensbegleitendes Lernen« beim W. Bertelsmann Verlag. Mitglied zahlreicher Organisationen (darunter der Deutschen Gesellschaft für Erziehungswissenschaft; DGfE), Gremien und Ausschüsse (u.a. des Beirats Weiterbildung Hessen). Arbeitsschwerpunkte in Forschung und Lehre: Erziehungswissenschaft mit Fokus auf dem Lernen Erwachsener; pädagogische Professions- und Organisationsforschung; Biographieforschung unter besonderer Berücksichtigung der Lerntheorie; qualitative Methoden (Gruppendiskussion, Ethnographie). Von der Deutschen Forschungsgemeinschaft geförderte Vorhaben in den Bereichen der lebensgeschichtlichen Zeitzeugenforschung, der komparativen Berufsgruppenforschung und der qualitativen Gesundheitsforschung.

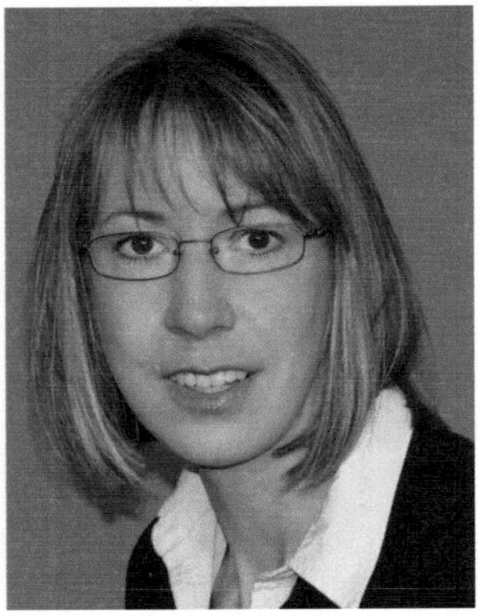

Dr. phil. Astrid Seltrecht
Geboren 1971; seit 2009 wissenschaftliche Mitarbeiterin an der Johann-Wolfgang-Goethe-Universität Frankfurt am Main, Fachbereich Erziehungswissenschaften.
Studium der Erziehungswissenschaften, Soziologie und Psychologie an der Freien Universität Berlin, anschließend berufliche Tätigkeit im Gesundheitswesen (Universitätsklinik und Rehabilitationsklinik), Stipendiatin des DFG-Graduiertenkollegs am Cornelia-Goethe-Centrum Frankfurt am Main (2004–2005), Promotion an der Goethe-Universität Frankfurt am Main 2006, wissenschaftliche Mitarbeiterin an der Johannes-Gutenberg-Universität Mainz (2007–2009). Mitglied der Deutschen Gesellschaft für Erziehungswissenschaft (DGfE), der European Society for Research on the Education of Adults (ESREA), der American Association for Adult and Continuing Education (AAACE) und der Deutschen Krebsgesellschaft (DKG), Arbeitsschwerpunkte in Forschung und Lehre: Gesundheitspädagogik, Neue Medien (z.B. E-Health), qualitative Lern- und Bildungsforschung unter besonderer Berücksichtigung der Biographieforschung und pädagogischer Zeitdiagnosen.

Inhaltsverzeichnis

IV Der Blick auf die Arzt-Patient-Interaktion

Verzeichnis der Autoren

Prof. em. Dr. theol. Dr. phil. Peter Alheit
Georg-August-Universität Göttingen
Pädagogisches Seminar
Baurat-Gerber-Str. 4–6
37073 Göttingen
E-Mail: palheit@uni-goettingen.de

Prof. Dr. med. Dr. phil. Winfried Banzer
Johann-Wolfgang-Goethe-Universität
Institut für Sportwissenschaften
Abt. Sportmedizin
Ginnheimer Landstr. 39
60487 Frankfurt/Main
E-Mail: winfried.banzer@sport.uni-frankfurt.de

Dr. Sportwiss. Freerk Baumann
Deutsche Sporthochschule Köln
Institut für Kreislaufforschung u. Sportmedizin
Abt. für molekulare u. zelluläre Sportmedizin
Am Sportpark Müngersdorf 6
50933 Köln
E-Mail: f.baumann@dshs-koeln.de

Prof. Dr. phil. Johann Behrens
Martin-Luther-Universität
Institut für Gesundheits- u. Pflegewissenschaft
Halle/Wittenberg
Magdeburger Str. 8
06097 Halle/Saale
E-Mail: johann.behrens@medizin.uni-halle.de

Prof. Dr. med. Josef Beuth
Universität zu KölnMedizinische Fakultät
Institut zur wissenschaftl. Evaluation
naturheilkundlicher Verfahren
Joseph-Stelzmann-Str. 9
50931 Köln-Lindenthal
E-Mail: hans.beuth@uk-koeln.de

Dipl.-Päd. Caroline Bonnes
Johann-Wolfgang-Goethe-Universität
FB Erziehungswissenschaften
Senckenberganlage 15
60054 Frankfurt am Main
E-Mail: Bonnes@em.uni-frankfurt.de

Prof. Dr. iur. Judith Brockmann
Universität Hamburg
Fakultät für Rechtswissenschaft
Rothenbaumchaussee 33
20148 Hamburg
E-Mail: judith.brockmann@jura.uni-hamburg.de

Prof. Dr. phil. Micha Brumlik
Johann-Wolfgang-Goethe-Universität
FB Erziehungswissenschaften
Institut für Allg. Erziehungswissenschaft
Robert-Mayer-Str. 1
60054 Frankfurt am Main
E-Mail: m.brumlik@em.uni-frankfurt.de

Dr. phil. Carsten Detka
Otto-von-Guericke-Universität Magdeburg
Institut für Soziologie
Fakultät für Geistes-, Sozial- u. Erziehungs-
wissenschaften
Postfach 4120
39016 Magdeburg
E-Mail: carsten.detka@ovgu.de

Prof. Dr. rer. biol. hum. Marie-Luise Dierks
Medizinische Hochschule Hannover
Institut für Epidemiologie, Sozialmedizin
u. Gesundheitssystemforschung
Carl-Neuberg-Str. 1
30625 Hannover
E-Mail: dierks.marie-luise@mh-hannover.de

Dr. phil. Jörg Dinkelaker
Vertretung der Professur für Allg. Erziehungswissenschaft
Pädagogische Hochschule Freiburg
Institut für Erziehungswissenschaft
Kunzenweg 21
79117 Freiburg
E-Mail: joerg.dinkelaker@ph-freiburg.de

Prof. Dr. phil. Michael Fingerle
Johann-Wolfgang-Goethe-Universität
FB Erziehungswissenschaften
Institut für Sonderpädagogik
Senckenberganlage 15
60054 Frankfurt am Main
E-Mail: M.Fingerle@em.uni-frankfurt.de

Dr. Astrid Fink
Martin-Luther-Universität Halle-Wittenberg
Medizinische Fakultät
Institut für Medizinische Soziologie
Magdeburger Str. 8
06097 Halle/Saale
E-Mail: astrid.fink@medizin.uni-halle.de

Prof. Dr. Wolfram Fischer
Universität Kassel, FB Humanwissenschaften
Arnold-Bode-Str. 10
34109 Kassel
E-Mail: wfischer@uni-kassel.de

Prof. Dr. phil. Barbara Friebertshäuser
Johann-Wolfgang-Goethe-Universität
FB Erziehungswissenschaft
Institut für Allg. Erziehungswissenschaft
Robert-Mayer-Str. 1
60054 Frankfurt am Main
E-Mail: B.Friebertshaeuser@em.uni-frankfurt.de

Prof. i.R. Dr. phil. Werner Fuchs-Heinritz
Krumme Str. 19
48143 Münster

Prof. Dr. phil. Dr. rer. med. Thomas Gerlinger
Universität Bielefeld
Fakultät für Gesundheitswissenschaften
Postfach 100131
33501 Bielefeld
E-Mail: thomas.gerlinger@uni-bielefeld.de

Prof. Dr. phil. Katharina Gröning
Universität Bielefeld
Fakultät für Erziehungswissenschaft
Universitätsstr. 25
33615 Bielefeld
E-Mail: katharina.groening@uni-bielefeld.de

Prof. Dr. Hille Haker
Richard McCormick Chair of Ethics
College of Arts and Sciences,
Department of Theology
Loyola University Chicago
6525 North Sheridan Road
60626 Chicago, Illinois
USA
E-Mail: hhaker@luc.edu

Prof. Dr. phil. habil. Ruth Hampe
Katholische Hochschule Freiburg
Karlstr. 63
79104 Freiburg
E-Mail: ruth.hampe@kh-freiburg.de

Dr. PH Jörg Haslbeck
Stiftung Careum
Careum Patientenbildung
Pestalozzistr. 3
8032 Zürich
Schweiz
E-Mail: joerg.haslbeck@careum.ch

Prof. Dr. phil. Dr. rer. pol. Rolf Haubl
Johann-Wolfgang-Goethe-Universität
FB Gesellschaftswissenschaften
Institut für Grundlagen der Gesellschaftswissenschaften
Robert-Mayer-Str. 5
60054 Frankfurt am Main
E-Mail: haubl@soz.uni-frankfurt.de

Prof. Dr. phil. Charlotte Heinritz
Alanus-Hochschule für Kunst u. Gesellschaft
FB Bildungswissenschaft
Institut für Erziehungswissenschaft
u. empirische Bildungs- u. Sozialforschung
Villestr. 3
53347 Alfter
E-Mail: Charlotte.Heinritz@alanus.edu

Prof. Dr. med. Markus Herrmann MPH, M.A.
Otto-von-Guericke-Universität Magdeburg
Institut für Allgemeinmedizin
Medizinische Fakultät
Leipziger Str. 44
39120 Magdeburg
E-Mail: markus.herrmann@med.ovgu.de

Prof. Dr. disc. pol. Heidrun Herzberg
Hochschule Neubrandenburg
FB Gesundheit, Pflege, Management
Pädagogik u. qualitative Sozialforschung
in Gesundheit u. Pflege
Brodaer Str. 2
17033 Neubrandenburg
E-Mail: herzberg@hs-nb.de

Dr. phil. Ines Himmelsbach
Johann-Wolfgang-Goethe-Universität
Interdisziplinäre Alternswissenschaft
Institut für Sozialpädagogik u. Erwachsenenbildung
FB Erziehungswissenschaften
Robert-Mayer-Str. 1
60054 Frankfurt am Main
E-Mail: Himmelsbach@em.uni-frankfurt.de

Dipl.-Päd. Christian Hoppe
Technische Universität Darmstadt
E-learning Center Hochschulrechenzentrum
Hochschulstraße 3
64289 Darmstadt
E-Mail: christian.hoppe@hrz.tu-darmstadt.de

Apl. Prof. Dr. phil. Timo Hoyer
Pädagogische Hochschule Karlsruhe
Bismarckstr. 10
76133 Karlsruhe
E-Mail: timo.hoyer@ph-karlsruhe.de

Prof. Dr. med. Elke Jäger
Krankenhaus Nordwest GmbH
Klinik für Onkologie u. Hämatologie
Medizinische Klinik am Krankenhaus Nordwest GmbH
Steinbacher Hohl 2–26
60488 Frankfurt am Main
E-Mail: jaeger.elke@khnw.de

Prof. Jochen Kaiser, PhD
Johann-Wolfgang-Goethe-Universität
Institut für Medizinische Psychologie (IMP)
Heinrich-Hoffmann-Str. 10
60528 Frankfurt am Main
E-Mail: j.kaiser@med.uni-frankfurt.de

Prof. Dr. phil. Ernst von Kardoff
Humboldt-Universität zu Berlin
Institut für Rehabilitationswissenschaften
Philosophische Fakultät IV
Georgenstr. 36
10117 Berlin
E-Mail: ernst.von.kardorff@rz.hu-berlin.de

Prof. Dr. Annelie Keil
Schenkendorfstr. 41
28211 Bremen

Susanne Kuczyk
Humboldt-Universität zu Berlin
Philosophische Fakultät IV
Institut für Rehabilitationswissenschaften
Abt. Rehabilitationssoziologie
Georgenstr. 36
10117 Berlin
E-Mail: kuczyksu@cms.hu-berlin.de

Prof. Dr. theol. Kerstin Lammer
Evangelische Hochschule Freiburg
FB II
Bugginger Str. 38
79114 Freiburg
E-Mail: lammer@eh-freiburg.de

Dr. phil. Bianca Lehmann
Soziologische Forschung u. Beratung
Harnackstr. 1
39104 Magdeburg
E-Mail: info@biancalehmann.de

Prof. Dr. rer. pol. Markus Lüngen
Hochschule Osnabrück
Fakultät Wirtschafts- u. Sozialwissenschaften
Postfach 19 40
49009 Osnabrück
E-Mail: M.Luengen@hs-osnabrueck.de

Prof. Dr. Käte Meyer-Drawe
Ruhr-Universität Bochum
Institut für Erziehungswissenschaft
Arbeitsbereich Allgem. Pädagogik
Universitätsstr. 150
44801 Bochum
E-Mail: Kaete.Meyer-Drawe@rub.de

Antje Neumann
Krankenhaus Nordwest GmbH
Klinik für Onkologie u. Hämatologie
Medizinische Klinik am Krankenhaus Nordwest GmbH
Steinbacher Hohl 2–26
60488 Frankfurt am Main
E-Mail: neumann.antje@khnw.de

Prof. Dr. phil. Dieter Nittel
Johann-Wolfgang-Goethe-Universität
FB Erziehungswissenschaften
Institut für Sozialpädagogik u. Erwachsenenbildung
Robert-Mayer-Str. 1
60054 Frankfurt am Main
E-Mail: Nittel@em.uni-frankfurt.de

Prof. Dr. Ulrich Oevermann
Johann-Wolfgang-Goethe-Universität
FB Gesellschaftswissenschaften
Institut für Grundlagen der Gesellschaftswissenschaften
Robert-Mayer-Str. 5
60054 Frankfurt am Main
E-Mail: oevermann@soz.uni-frankfurt.de

Prof. Dr. phil. Frank Oswald
Johann-Wolfgang-Goethe-Universität
Interdisziplinäre Alternswissenschaft
Institut für Sozialpädagogik u. Erwachsenenbildung
FB Erziehungswissenschaften
Robert-Mayer-Str. 1
60054 Frankfurt am Main
E-Mail: oswald@em.uni-frankfurt.de

Dipl.-Volkswirtin Anna Marie Passon
Universitätsklinikum Köln
Institut für Gesundheitsökonomie
u. Klinische Epidemiologie
Gleueler Str. 176–178
50935 Köln
E-Mail: anna.passon@uk-koeln.de

Silke Reineke, M.A.
Institut für Deutsche Sprache
Postfach 101621
68016 Mannheim
E-Mail: reineke@ids-mannheim.de

Dipl.-Päd. Sophia Richter
Johann-Wolfgang-Goethe-Universität
FB Erziehungswissenschaft
Institut für Allg. Erziehungswissenschaft
Robert-Mayer-Str. 1
60054 Frankfurt am Main
E-Mail: S.Richter@em.uni-frankfurt.de

Prof. Dr. phil. Doris Schaeffer
Universität Bielefeld
Fakultät für Gesundheitswissenschaften
Postfach 10 01 31
33501 Bielefeld
E-Mail: doris.schaeffer@uni-bielefeld.de

Prof. Dr. Jürgen R. Schäfer
Universitätsklinikum Gießen u. Marburg
AG Präventive Kardiologie
Klinikum der Philipps-Universität Marburg
Baldinger Str. 1
35033 Marburg
E-Mail: juergen.schaefer@staff.uni-marburg.de

Prof. Dr. phil. Rudolf Schmitt
Hochschule Zittau/Görlitz (FH)
Fakultät Sozialwissenschaften
Brückenstr. 1, G. 1
02826 Görlitz
E-Mail: r.schmitt@hszg.de

Prof. Dr. phil. Christine Schönberger
Hochschule München
Fakultät für angewandte Sozialwissenschaften
Am Stadtpark 20
81243 München
E-Mail: christine.schoenberger@hm.edu

Dr. phil. Astrid Seltrecht
Johann-Wolfgang-Goethe-Universität
FB Erziehungswissenschaften
Institut für Sozialpädagogik u. Erwachsenenbildung
Robert-Mayer-Str. 1
60054 Frankfurt am Main
E-Mail: Seltrecht@em.uni-frankfurt.de

Dr. rer. medic. Bianca Senf
Klinikum der Goethe-Universität
Universitäres Centrum für Tumorerkrankungen (UCT)
Theodor-Stern-Kai 7
60590 Frankfurt am Main
E-Mail: Bianca.Senf@kgu.de

Prof. Dr. phil. Thomas Spranz-Fogasy
Institut für Deutsche Sprache
Postfach 101621
68016 Mannheim
E-Mail: spranz@ids-mannheim.de

Dr. Christian Thiel
Johann-Wolfgang-Goethe-Universität
Institut für Sportwissenschaften
Abt. Sportmedizin
Ginnheimer Landstr. 39
60487 Frankfurt/Main
E-Mail: c.thiel@sport.uni-frankfurt.de

Prof. Dr. Werner Vogd
Private Universität Witten/Herdecke
Fakultät für Kulturreflexion
Alfred-Herrhausen-Str. 50
58448 Witten
E-Mail: Werner.Vogd@uni-wh.de

Prof. Dr. Lutz Vogt
Johann-Wolfgang-Goethe-Universität
Institut für Sportwissenschaften
Abt. Sportmedizin
Ginnheimer Landstr. 39
60487 Frankfurt/Main
E-Mail: l.vogt@sport.uni-frankfurt.de

Standpunkte wissenschaftlicher Disziplinen

Einleitung: Vom Wert einer vergleichenden Sicht auf Krankheiten

Dieter Nittel und Astrid Seltrecht

In diesem einleitenden Beitrag wird auf die drei zentralen Rahmungen des vorliegenden Bandes verwiesen: Erstens bietet er Forschern aus den unterschiedlichsten Disziplinen die Möglichkeit, sich mit einem jeweils eigenen empirischen Zugang auf die Gemeinsamkeiten und Unterschiede von zwei Volkskrankheiten zu beziehen, nämlich Brustkrebs und Herzinfarkt. Zweitens sollen die – aus unserer Sicht – instruktiven Befunde aus einem erziehungswissenschaftlichen Projekt präsentiert werden, das sich mit dem Zusammenhang von Lernen und Erleiden im lebensgeschichtlichen Erfahrungshorizont beschäftigt und eine differenziertere Haltung gegenüber dem Lernen anregen könnte. Und drittens lenkt die Publikation die Aufmerksamkeit auf eine Internetseite, die Wissenschaftlern aus den Natur- und Sozialwissenschaften Material über die zwei erwähnten Patientengruppen für Ausbildungs- und Forschungszwecke offeriert. Das Material soll langfristig zur Förderung der kasuistischen Kompetenz bei angehenden Mitarbeitern des Gesundheitswesens beitragen.

1.1 Zur Einführung

»Gesundheit ist nicht alles, aber ohne Gesundheit ist alles nichts.« – Der Bedeutungsgehalt dieser Lebensweisheit wird uns immer dann bewusst, wenn die eigene Gesundheit massiv angegriffen ist oder wir sie durch Krankheit bereits eingebüßt haben. Spätestens im Zuge einer gesundheitlichen Krise sind Menschen gezwungen, sich Wissen über die Krankheit und deren Behandlung anzueignen oder eine Veränderung ihrer Lebensführung in Erwägung zu ziehen. Über die Einsicht, dass eine gefährliche Krankheit ein verändertes Verhältnis eines Individuums zum eigenen Leib und seiner ihn umgebenden Welt erforderlich macht, verfügen selbst jene Menschen, die noch nie mit einer ernst zu nehmenden Krankheit konfrontiert waren.

Das Alleinstellungsmerkmal des Buches besteht darin, dass die fachspezifischen Beiträge einen intensiven Eindruck davon vermitteln, wie breit und vielfältig unser Wissen über die beiden thematisierten Erkrankungen ist und dass Erkenntnisse keineswegs nur aus der Medizin stammen. Somit lotet das Buch die Erkenntnischancen einer vergleichenden Sicht auf menschliche Erkrankungen aus. Dahinter steht die Idee, dass über die Relationierung von zwei auf den ersten Blick unterschiedlichen Erkrankungen wissenschaftliche Synergieeffekte und neue Entdeckungen möglich sind. Darüber hinaus werden auch Perspektiven auf Krankheit berücksichtigt, die i.d.R. im öffentlichen Bewusstsein keine Expertise beanspruchen.

Der vorliegenden Publikation liegt die These zugrunde, dass die Phänomene »Gesundheit« und »Lernen« sowohl von quasi universeller Bedeutung für jedes Individuum als auch von großem gesellschaftlichen Interesse sind, sodass sie nicht von einer wissenschaftlichen Fachdisziplin allein reklamiert werden können. Hieraus leitet sich die Notwendigkeit der Förderung eines inter- und transdisziplinären Austauschs und der diesbezüglichen empirischen Forschung ab. Der systematische Vergleich von zwei sonst nur isoliert betrachteten Krankheiten erscheint nur unter der Bedingung der Mobilisierung von interdisziplinärer Kooperation Erfolg versprechend. Diesen angedeuteten Bedarf einer perspektivenreichen und durch unterschiedliche Erkenntnisinteressen unterfütterten Forschung haben wir in der Weise zu decken versucht, dass wir Vertretern aus den verschiedensten wissenschaftlichen Disziplinen empirisches Material aus dem DFG-Projekt »Lebenslanges Lernen im Kontext lebensbedrohlicher Erkrankungen« (Durchführung: Dieter Nittel u. Astrid Seltrecht) angeboten und zur Verfügung gestellt haben.

1.2 Das Projekt »Lebenslanges Lernen im Kontext lebensbedrohlicher Erkrankungen«

1.2.1 Das erziehungswissenschaftliche Erkenntnisinteresse

Warum widmen sich Erziehungswissenschaftler der Fragestellung, ob und wie im Ausnahmezustand einer lebensbedrohlichen Erkrankung gelernt wird? Sollten sie sich nicht vielmehr um PISA, fehlende Kindergärten und andere beklagenswerte Zustände im deutschen Bildungssystem kümmern? In der Erziehungswissenschaft gibt es eine lange Tradition, den Zusammenhang zwischen schmerzhaften Erfahrungen und Phänomenen des Lernens zu unterschätzen, ja sogar zu leugnen. Und das gilt insbesondere für Lernprozesse über die Lebensspanne, welche in keinem erkennbaren Zusammenhang mit pädagogischen Institutionen und Berufsgruppen stehen. Diese Ausblendung ist vor dem Hintergrund der gesellschaftlichen Bedeutungsaufwertung der außerinstitutionellen Bildung über die Lebensspanne nicht mehr zu rechtfertigen. Von lebensbedrohlichen Krankheiten betroffene Personen sind daher für die erziehungswissenschaftliche Forschung besonders relevant. Die Betroffenen müssen nämlich nicht nur lernen, die Erkrankung in das subjektive Koordinatensystem ihrer Lebensgeschichte sinnhaft einzugliedern, sondern sie werden auch mit neuen Informationen, zum Teil mit Expertenwissen konfrontiert, das es schlicht zu verstehen gilt. Nicht umsonst sprechen manche Vertreter von Gesundheitsberufen vom »Lehrmeister Krankheit«! Die Bürger sind dann dazu genötigt, auf die durch den Wertewandel ausgelösten kollektiven Veränderungsprozesse zu reagieren, zum mündigen Patienten zu avancieren, mehr Selbstverantwortung zu erlernen und planvoller mit ihren gesundheitlichen Ressourcen umzugehen. Aus erziehungswissenschaftlicher Sicht gewinnt der hier angedeutete – zunächst trivial anmutende – Zusammenhang zwischen Krankheitsverläufen und Lernprozessen endgültig Brisanz, wenn es um den existenziellen Ausnahmezustand einer lebensbedrohlichen Erkrankung geht, wenn also die Endlichkeit des Lebens ihre abstrakte Gestalt verliert und einen konkreten Erfahrungsbezug annimmt. Dabei ist es zunächst einmal gar nicht ausschlaggebend, welche Krankheit vorliegt. Entscheidend ist vielmehr, dass unter den Bedingungen einer lebensbedrohlichen Erkrankung die von Alfred Schütz und anderen herausgearbeiteten elementaren Basisregeln des Handelns partiell außer Kraft gesetzt werden (vgl. Schütz u. Luckmann 1979). Krisen wirbeln das Verhältnis des Ichs zur Welt durcheinander und lösen bei vielen Akteuren bekanntlich gesteigerte Fähigkeiten der Selbstbeobachtung aus. Genau aus diesen Gründen sind die Betroffenen in der Lage, in ein tendenziell fremdes Verhältnis zu sich selbst und gegenüber anderen zu treten und das, was im Alltag als Lernvorgang gewöhnlich unterschwellig mitläuft, in einer Weise explizit zu machen, wie es dem »normalen« (in diesem Fall »gesunden«) Gesellschaftsmitglied nicht gelingen würde. Die eben angedeuteten Überlegungen bilden den Hintergrund für das erziehungswissenschaftlich angelegte DFG-Projekt »Lebenslanges Lernen im Kontext lebensbedrohlicher Erkrankungen. Die biographieanalytische Perspektive auf Brustkrebs und Herzinfarkt« (Nittel u. Seltrecht).

Dieses Forschungsprojekt verfolgt das Ziel, auf der Grundlage von Interviews, in denen die Befragten unvorbereitet ihre Lebensgeschichte erzählen (zum autobiographisch-narrativen Interview vgl. Schütze 1987), eine Sammlung grundlegender Analysekategorien für den Zusammenhang zwischen Biographie, Krankheit und Lernen zu gewinnen. Dabei ist es uns gelungen, einen wissenschaftlichen Zugang zu entwickeln, um das Lernen in lebensgeschichtlichen Gesamtzusammenhängen unter dezidiert pädagogischen Gesichtspunkten verstehen und erklären zu können. Für das Ziel, die Aufschichtung von Wissen und nachhaltige Verhaltensveränderungen in den Blick zu bekommen, wurde eine i.d.R. extrem krisenhaft erlebte Ausnahmesituation im Lebensablauf von Frauen und Männern – nämlich eine Brustkrebserkrankung bzw. ein Herzinfarkt – mit den Instrumenten der Biographieforschung untersucht. Auf diese Weise sollten nicht nur auf die jeweilige Krankheit bezogene Aussagen über das spezifische Lernverhalten der beiden Patientengruppen, sondern auch methodisch kontrollierte Befunde für den »Normalfall« des Lernens im Lebensablauf gewonnen werden. *Der Ableitungs- und Begründungszusammenhang des Projekts fußt damit sowohl auf einem grundlagentheoretischen Erkenntnisinteresse, d.h., das Lernen des Erwachsenen im Prozess des Verstreichens von Lebenszeit zu erforschen, als auch auf einer gegenstandsbezogenen/medizinaffinen Zielsetzung, nämlich die Dynamik von Prozessen des Erleidens bei Krebs- und Herzinfarktpatienten komparativ zu untersuchen.*

1.2.2 Theoretischer Hintergrund und methodisches Konzept

Die Untersuchung kann von einer Fülle an Studien über den Zusammenhang von Krankheit und Biographie profitieren. Besonders instruktiv sind die

Arbeiten von Hanses (1996), Lucius-Hoene (1997), Alheit et al. (1999), Fesenfeld (2006), Gerhardt (1999). Der zentrale Forschungsfokus ist in all diesen vorliegenden Arbeiten jedoch ein anderer als in dem von uns durchgeführten Projekt. Während er dort bipolar modelliert ist (Biographie – Krankheit), zeichnet sich die Architektonik unseres Forschungssettings durch eine dreiwertige Ordnung aus: Biographie – Krankheit – Lernen.

Die methodische Entscheidung, diesem Gegenstandsbereich mit dem Ansatz der Biographieforschung nachzugehen, ist darin begründet, dass eine lebensbedrohliche Erkrankung – wie bereits angedeutet – für die erkrankten Personen einen »natürlichen« Anlass zur biographischen Reflexion, zur Neujustierung von Vergangenheit, Gegenwart und Zukunft darstellt: Menschen setzen sich insbesondere dann mit den Grenzen des Lebens im Allgemeinen und denen des eigenen Lebens im Besonderen auseinander, wenn sie mit dem unverrückbaren Tatbestand der Endlichkeit unmittelbar konfrontiert werden. Beide Krankheiten berühren die leibliche Existenz eines Menschen in einem »ganzheitlichen« Sinne, sodass der systematische Einbezug der Lebensgeschichte als sprachlich-materialer Gehalt der persönlichen Identität aufgrund der zeitlich sehr weit in die Vergangenheit zurückreichenden (medizinisch nur sehr schwer objektivierbaren) Krankheitsursprünge geradezu zwingend erscheint. Hier treffen sich die Ansätze der sozialwissenschaftlichen Biographieforschung mit den Konzepten der narrativen Medizin (Kleinman 1988; von Weizsäcker 1967).

Die Prozesse der Aneignung und der lernbezogenen Verarbeitung von Krankheit in der biographischen Erfahrungsaufschichtung können am zuverlässigsten durch die Erhebung und die sequenzielle Textanalyse autobiographisch-narrativer Interviews (Schütze 1983, 1987; Perleberg et al. 2006) in den Blick genommen werden. Die interviewten Frauen und Männer werden hierbei nicht auf die Attribute »krank« und »gesund« reduziert, sondern als »ganze Personen« bzw. Biographieträger (Alheit 1990, 1995) angesehen. Um die Verankerung der Erkrankung in der Biographie und die Tragweite der unter dem Einfluss der Erkrankung erfolgten Lernprozesse analysieren zu können, wurde versucht, Informanten zu interviewen, bei denen die Diagnose Brustkrebs bzw. Herzinfarkt mindestens drei Jahre zurücklag. Für die weitere Auswahl der Interviewpartner war allein die Einwilligung der erkrankten Person entscheidend, nicht aber die medizinische Beurteilung der Brustkrebserkrankung bzw. des Herzinfarktes (z.B. die Tumorklassifikation bei Brustkrebs oder das Ausmaß einer arteriellen Verschlusskrankheit bei Herzinfarkt).

Die Datenbasis des Forschungsprojektes besteht aus 70 Lebensgeschichten: 13 Lebensgeschichten wurden aus dem Korpus der Dissertation von Seltrecht (2006) genommen, 57 Lebensgeschichten wurden neu erhoben, zu einem Großteil im Kontext von Qualifikationsarbeiten.

Die autobiographisch-narrativen Interviews wurden nach der biographieanalytischen Methode nach Schütze (1981, 1983) und der Grounded Theory von Glaser u. Strauss (1995) ausgewertet. Nach den theoriegeleiteten Auswahlkriterien des Theoretical Samplings wurden zunächst einige wenige als Eckfälle zu bezeichnende Interviews ausgesucht, die eine detaillierte sequenzielle Textanalyse ermöglichen. Diese wurden – wie anschließend weitere Interviews – mithilfe folgender Arbeitsschritte ausgewertet: formale Textanalyse, strukturelle Beschreibung unter zusätzlicher Hinzuziehung von Codierpraktiken, analytische Abstraktion (biographische Gesamtformung und Wissensanalyse), kontrastive Vergleiche entsprechend den Forschungsfragen und Generierung von Analysekategorien (nähere Informationen zur Auswertung: vgl. Schütze 1983; Riemann 1987; Nittel 1992, 2012a; Seltrecht 2006).

Komplementär zu der in Frankfurt durchgeführten Studie wurde eine Untersuchung an der Universität Magdeburg unter Leitung von Fritz Schütze realisiert. Dieses Projekt konzentriert sich primär auf Aspekte der ärztlichen Wissensvermittlung und andere edukative Momente im ärztlichen Handeln (vgl. hierzu die Beiträge von ▶ Detka und ▶ Kuczyk in diesem Band).

1.2.3 Erziehungswissenschaftlich relevante Ergebnisse des Projekts

Viele der Projektergebnisse sind an anderer Stelle bereits publiziert worden (Nittel 2010, 2011, 2012b;

Seltrecht 2010, 2012a, b). Dennoch sollen hier einige Befunde stichwortartig wiedergegeben werden.

- **Phänomenologie der Krankheiten**

Die komparative Perspektive bei der Untersuchung von Lebensgeschichten von Frauen und Männern, die entweder an Brustkrebs erkrankt sind oder einen Herzinfarkt erlitten haben, eröffnet neue Erkenntnischancen: Die biologischen und sozialen Merkmale der beiden Krankheitsereignisse sind im hohen Maße wirkmächtig hinsichtlich des biographischen Erlebens, der subjektiven Verarbeitung und der damit in Verbindung stehenden Lernprozesse, ohne jedoch die subjektive Verarbeitung der Krankheit vollständig zu determinieren. So konnte gezeigt werden, dass bei der Differenzierung von Struktur- und Prozessebene ein grundlegender Unterschied zwischen Brustkrebs und Herzinfarkt unter phänomenologischer Perspektive besteht: Beim Herzinfarkt zeichnet sich beispielsweise der Verlust zuvor gesunden Körpergewebes ab, während es bei der Brustkrebserkrankung zur Wucherung entarteter Zellen kommt. Ist beim Herzinfarkt ein Wandel vom akuten krisenhaften Ereignis zur latenten Bedrohungsquelle zu beobachten, so kann beim Brustkrebs ein schleichender Prozess der Krankheitsentstehung bzw. -wahrnehmung zum manifesten, auf Dauer gestellten Bedrohungszustand konstatiert werden (vgl. ▶ Seltrecht u. Nittel in diesem Band). Zudem zeigen sich lernspezifische Unterschiede in der Chronologie der Krankheitsaneignung.

- **Differenzschema aus Lerndimensionen, Lernmodi und Lernkontexten**

Das Projekt hat einen Fortschritt bei der Formierung eines erziehungswissenschaftlichen Analyse- und Kategoriensystems zur wissenschaftlichen Beschreibung und Rekonstruktion biographischer Lernprozesse erzielen können. So konnte ein Analyseschema entwickelt werden, das über die zunächst beabsichtigte Aufdeckung von biographischen Lerntypen hinausreicht. Dieses Analyseschema unterscheidet Lernprozesse nach strukturellen und prozessualen Lerndimensionen, Lernmodi und Lernkontexten.

Die strukturellen Lerndimensionen (Nittel 2010, 2011, 2012b; Seltrecht 2006, 2010, 2012a) tangieren Fragen nach dem *Was* des Lernens: Es geht um situative Wissensaneignung, um die Veränderung des beobachtbaren Verhaltens in der Alltagspraxis oder um die Veränderung der Identitäts- und Persönlichkeitsstruktur. Um den Abläufen in der Zeit, sog. *Wann*-Fragen, Rechnung zu tragen, werden die strukturellen Lerndimensionen durch prozessuale ergänzt, wobei wir zwischen dem zielgerichteten, dem verwalteten, dem leidvollen und dem schöpferischen Lernen unterscheiden (vgl. ▶ Nittel in diesem Band).

Die Lernmodi des Neulernens, Umlernens, Verlernens und Nichtlernens sensibilisieren den Forscher für den Facettenreichtum des menschlichen Lernens, tragen zur Überwindung binärer Denkweisen bei und helfen, *Wie*-Fragen zu beantworten. Die Provokation in diesem Schema liegt in der Aufnahme des Nichtlernens als Modus des Lernens.

In die Lernkontexte des pädagogisch intendierten und des nicht pädagogisch intendierten Lernens schließlich gehen die in der Literatur weitverbreiteten Kategorien des formalen, nonformalen und informellen Lernens einerseits ein, andererseits werden die Unschärfen der drei Begriffe überwunden (Seltrecht 2012b). Lernkontexte schärfen den Blick für institutionelle und außerinstitutionelle Topoi der Vermittlung und Aneignung und betreffen somit *Wo*-Fragen des Lernens.

Der eben skizzierte Untersuchungsansatz »Lerndimensionen, Lernmodi und Lernkontexte« ist bereits in Qualifikationsarbeiten angewendet worden (vgl. Betean 2010; Weise 2010; Gastrock 2011; Di Fede 2011; Pfaff 2012; Eichhorn 2012; Aydogdu 2012; Wiesendanger 2012). Die Tragfähigkeit dieses Konzepts in der erziehungswissenschaftlichen Forschung ist davon abhängig, ob dessen erfolgreiche Übertragung auf Lebensgeschichten von Personen möglich ist, welche nicht von einer lebensbedrohlichen Erkrankung betroffen sind. Aus diesem Grund gilt es zu überprüfen, ob das Differenzschema nicht nur in der Ausnahmesituation einer lebensbedrohlichen Erkrankung, sondern auch im Normalfall des Lernens interessante Einsichten ermöglicht (vgl. auch Seltrecht 2012a).

- **Ergebnisse an der Schnittstelle zwischen Erziehungswissenschaft und Medizin**

Neben den biographieanalytisch und lerntheoretisch bedeutsamen Ergebnissen sind auch die gegenstandsbezogenen Befunde von Interesse. So wurde beispielsweise mithilfe der Unterscheidung in innere und äußere Patientenrolle ein differenzierter Blick auf den Patienten möglich, der gewisse Blindstellen einer ausschließlich soziologischen Bestimmung der Patientenrolle zu überwinden hilft (Nittel 2012b).

Das dem Projekt zugrunde gelegte holistische Lernverständnis im Sinne des symbolischen Interaktionismus (Krummheuer 1992; Treml u. Becker 2007) schließt normative Positionen der Pädagogik im Sinne von »Lernen ist per se positiv zu betrachten« kategorisch aus. In ihren Arbeiten hat sich Seltrecht gerade mit der Sinnhaftigkeit des Nichtlernens beschäftigt und nachweisen können, dass Nichtlernen funktional für die Aufrechterhaltung der Subjektkonstitution und für die Sicherung biographischer Kontinuität ist (Seltrecht 2006, 2008, 2009a, 2011). Bislang sind die einzelnen Wirkmechanismen, die aus medizinischer Sicht als suboptimales Lernverhalten, Lernverweigerung oder gar Nichtlernen erscheinen und die unter dem Fokus Compliance diskutiert werden, jedoch noch unzureichend geklärt (vgl. Seltrecht 2011, S. 159).

Der Ansatz, vom Standpunkt der Erziehungswissenschaft aus Krankheiten aus einer komparativen Perspektive zu erforschen, machte es selbstverständlich notwendig, an vielen Stellen die Perspektive der Ärzte zu berücksichtigen. So konnte – ebenfalls mit dem biographieanalytischen Untersuchungsinventar – anhand der Lebensaufzeichnungen der ersten deutschen Frauenärztin die Frage, ob Ärzte pädagogisch handeln, bejahend beantwortet werden (Seltrecht 2009b). Unter Nutzung des Fehlerberichts- und Lernsystems des Frankfurter Instituts für Allgemeinmedizin (www.jeder-fehler-zaehlt.de) und eigenen Materialien wurden darüber hinaus medizinische Fehler eingehend unter der Fragestellung analysiert, ob, wie und in welchem Maße aus ihnen gelernt wird (vgl. ► Seltrecht, Kap. 45 in diesem Band).

1.3 Die Idee des Buches

1.3.1 Das Buchkonzept

Vor dem Hintergrund des Buchtitels drängt sich die Frage auf, wie die Herausgeber die Ausgangsfrage »Krankheit: Lernen im Ausnahmezustand?« unter Berücksichtigung aller Projektergebnisse beantworten. Insbesondere lebensbedrohliche Krankheiten generieren einen gesteigerten Lernbedarf – sie sind aber keine Garantie, dass faktisch gelernt wird! Wie überall im Leben kommt es auf die Perspektive an. Unter Maßgabe der Unterstellung, dass die Gesundheit die Normalität des Lebens inkorporiert und eine Krankheit im schlimmsten Fall sämtliche Routinen der Lebenspraxis außer Kraft setzt, handelt es sich beim Lernen unter den Bedingungen einer Krankheit tatsächlich um die Ausnahme. Aber selbstverständlich kann diese Unterstellung mit Verweis auf die Medizinphilosophie (Meyer-Abich 2010) auch kritisch hinterfragt und die starre Gegensatzanordnung »totale Gesundheit versus vollständige Krankheit« bezweifelt oder gar überwunden werden. Aus grundlagentheoretischer Sicht lenken die Lern- und Veränderungsprozesse im Kontext einer Krankheit – verstanden als Synonym für eine Vielzahl anderer schmerzhafter biographischer Erfahrungen – die analytische Aufmerksamkeit primär auf den Tatbestand, dass in modernen Gesellschaften das menschliche Lernen in einem viel stärkeren Maße als gemeinhin angenommen unter den Erfahrungsbedingungen eines Erleidensprozesses (»trajectory«) stattfindet. So gesehen gewinnen wir aus dem vordergründigen Ausnahmefall der Krankheit auch eine substanzielle Erkenntnis für das Verständnis des Normalfalls: nämlich, dass sich nachhaltiges Lernen häufig unter den Bedingungen von mehr oder weniger dramatischen Krisen und schmerzhaften Erfahrungen diesseits und jenseits der Alltagspraxis, inner- und außerhalb der Institutionen vollzieht. Gleichwohl wird dieser zentrale Befund von der Zunft der Pädagogen systematisch ausgeblendet, weil aus ihm – angeblich – keine konstruktiven Schlussfolgerungen auf wünschenswerte oder gelungene Vermittlungsaktivitäten gezogen werden können. Die Erkenntnis, dass auch Pädagogen sehr wohl »Lehren« aus dem Ausnahmefall Krankheit ziehen können, haben wir durch unsere Befunde nachdrücklich belegen können.

1.3.2 Aufbau des vorliegenden Buches

Wir bedanken uns bei den 52 Autorinnen und Autoren dafür, dass sie sich auf das Abenteuer eines interdisziplinären Austauschs eingelassen haben. Aus dem Bereich der Medizin stammen neun Autorinnen und Autoren, zehn kommen aus dem Bereich der (Medizin-)Soziologie, drei aus der Psychologie, drei aus der Sprachwissenschaft, zwei aus der Theologie, zwei aus der Gesundheitsökonomie, vier aus der Gesundheits- und Pflegewissenschaft, eine aus der Rechtswissenschaft, eine aus dem Bereich der Kunsttherapie sowie 17 aus der Erziehungswissenschaft.

Die fachspezifischen Unterschiede spiegeln sich auch in der Länge der eingereichten Beiträge wider: Einige Autoren blieben weit unter dem Limit, andere baten um deutlich mehr Platz, sodass wir versucht haben, »jonglierend« mit den Artikellängen umzugehen, um die Beiträge möglichst wenig kürzen zu müssen. Da das vorliegende Buch auch gleichzeitig die Abschlusspublikation des Projekts »Lebenslanges Lernen im Kontext einer lebensbedrohlichen Erkrankung« darstellt, haben sich die Herausgeber erlaubt, in gleich mehreren Beiträgen Projektergebnisse zu präsentieren.

Das Buch ist in vier große Themenblöcke unterteilt: Der erste Block, »Standpunkte wissenschaftlicher Disziplinen«, vermittelt fachspezifische Einblick in die Krankheiten (Brust-)Krebs und Herzinfarkt. Es werden genuin medizinische Aspekte (Fink u. Behrens; Beuth u. Baumann), aber auch angrenzende Sachgebiete, wie etwa gesundheitsökonomische (Lüngen u. Passon), gesundheitspolitische (Gerlinger), sporttherapeutische (Banzer et al.) und bildungsphilosophische (Meyer-Drawe) Sachverhalte diskutiert. Kulturhistorische Abhandlungen komplettieren diesen Themenblock (Heinritz; Brumlik).

Der zweite und umfangreichste Block ist mit »Patientenperspektiven« überschrieben. In diesem Teil des Buches werden einzelne Lebensgeschichten unter fachspezifischer Perspektive mit unterschiedlichen Verfahren des methodisch kontrollierten Fremdverstehens ausgewertet. Hier sind Abhandlungen zu speziellen Fragen versammelt, wie etwa zum Verhältnis von Subjektivität und Objektivität (Keil) und zum Gebrauch von Metaphern (Schmitt), Fragen des Diagnostizierens von Resilienz (Fingerle u. Bonnes) und des Medikamentengebrauchs (Schaeffer u. Haslbeck). Darüber hinaus finden die Leser auch Fallanalysen zu übergreifenden Themen, etwa zum Stellenwert von Scham bei chronisch Kranken (Gröning), zum Verhältnis von Biographie, Krankheit und Leib (Fischer) und zur Eigensinnigkeit als Ressource (Dinkelaker), zum möglichen Stellenwert von historischen Umbrüchen bei der Formierung von Risikopotenzialen bei Herzinfarktpatienten (Alheit), zur Rolle des Alterns (Oswald u. Himmelsbach), zu Fragen von Rehabilitation und Nachsorge (von Kardorff u. Schönberger) sowie zu Sterben und Tod (Fuchs-Heinritz; Friebertshäuser u. Richter; Hoyer) und zu religiösen und ethischen Orientierungen (Haker).

Im dritten Block kommt die Perspektive der Professionellen zur Geltung. Hier wird beispielsweise eine innovative Institution, die sog. Patientenuniversität, vorgestellt (Dierks). Des Weiteren werden interessante Befunde aus unterschiedlichen medizinischen Subdisziplinen präsentiert, beispielsweise aus der Allgemeinmedizin (Herrmann u. Lehmann), der Psychoonkologie (Kaiser u. Senf), der Onkologie (Jäger u. Neumann) und der Psychotherapie (Haubl). Ergänzt werden diese Beiträge durch einen medienpädagogischen Beitrag (Hoppe) und den Artikel eines Mediziners über pädagogische Implikationen der Fernsehserie *Dr. House* (Schäfer).

Im vierten und letzten Themenblock des Buches wird die Interaktionsperspektive in den Vordergrund der Aufmerksamkeit gerückt, wobei die Autoren sich auch in diesen Beiträgen auf die beiden thematisierten Krankheiten konzentrieren. Die Arzt-Patient-Interaktion wird aus juristischer (Brockmann), sprachwissenschaftlicher (Reineke u. Spranz-Fogasy), soziologischer (Vogd; Oevermann; Detka; Kuczyk), pflegewissenschaftlicher (Herzberg), kunsttherapeutischer (Hampe) und seelsorgerischer (Lammer) Sicht kenntnisreich untersucht.

Den Herausgebern war von Anfang an bewusst, dass die Vielzahl wichtiger Erkenntnisse über Brustkrebs und Herzinfarkt in diesem Band nicht einmal annähernd versammelt werden kann. Dieser Anspruch wäre vermessen! Auch sind sie sich darüber im Klaren, dass die Auswahl der wissenschaftlichen Perspektiven selbst wieder eine Selektion darstellt und eine Reihe wissenschaftlicher Fachrichtungen in der Publikation fehlen, die ebenfalls wichtige Einsichten über die beiden Volkskrankheiten beisteuern könnten. *Die Einsicht in die Unvollkommenheit begleitet jeden Versuch, die Idee von der Einheit der Wissenschaften gegenstandsbezogen zu übersetzen und konkret werden zu lassen.* Aber vielleicht regt die Präsentation eines ausgesprochen breiten Spektrums an Erkenntnissen und Einsichten über Brustkrebs und Herzinfarkt die sich hier artikulierenden Fachvertreter oder andere Protagonisten wissenschaftlicher Disziplinen dazu an, die interdisziplinäre Kooperation mittel- oder langfristig vielleicht sogar auch auf der Ebene der Forschung fortzusetzen und den Möglichkeitsraum von Synergien einer komparativen Erforschung von Krankheiten auf praktischer Ebene zu erproben. Die hier abgedruckten Beiträge stellen in der Summe eine Sammlung heterogener Erkenntnisse und Stilelemente der Präsentation dar. Dennoch treffen sich die oben erwähnten Rahmungen in ein und demselben Erkenntnisinteresse: im *Verstehen*. Die Publikation bietet zum einen eine Plattform der interdisziplinären Verständigung zwischen naturwissenschaftlichen Ansätzen des Erklärens und sozial- und kulturwissenschaftlichen Konzepten des Verstehens; der biographieanalytische Zugang des methodisch kontrollierten Fremdverstehens von zwei Personengruppen ermöglicht zum anderen einen subjektorientierten Zugang zur Krankheit und zum Lernen; Forschern und angehenden Praktikern wird schließlich empirisches Material zur Einübung und Kultivierung hermeneutischer Kompetenzen zur Verfügung gestellt.

Tab. 1.1 Transkriptionsregeln für die in diesem Buch verwendeten Patienteninterviews

Auszeichnung	Bedeutung
A.A.:	Erzähler mit Initialen
I:	Interviewer
.	Sehr kurze Pause
..	Kurze Pause
...	Mittlere Pause
(4 Sek.)	Pause, die länger als 3 Sekunden andauert, mit genauer Zeitangabe
&	Auffällig schneller Anschluss
sicher	Auffällige Betonung
siche:r	Auffällige Dehnung
A.A.: #Text# I: #Text#	Gleichzeitiges Sprechen
A.A.: A.A.:	Längere Auslassungen im Transkript
A.A.: Text I: Text. A.A.: text.	Wurde ein Satz des Erzählers durch den Interviewer unterbrochen, wird er im Transkript (ohne weitere Interpunktionszeichen) nach der Unterbrechung klein weitergeführt.
(kommt es)	Nicht genau verständlich; vermuteter Wortlaut
(Lachen), (geht raus), (schnell)	Charakterisierung von nichtsprachlichen Vorgängen bzw. Sprechweise, Tonfall; die Charakterisierung steht vor den entsprechenden Stellen und gilt bis zu +
(unverständliche Worte)	Unverständlicher Wortlaut
kursiv	Von den Autoren hervorgehoben
[...]	Auslassungen im Interviewzitat

1.4 Datenarchiv für universitäre Lehre und Forschung

Diese Buchpublikation setzt einen innovativen Impuls, indem sie Datenmaterial für zukünftige Forschungen transparent macht. Auf der Internetseite www.biographie-krankheit-lernen.de werden deshalb Hochschulmitarbeitern auf Antrag (Formular s. Internetseite) Krankengeschichten für universitäre Lehre und Forschung sukzessive zur Verfügung gestellt. Dadurch soll eine möglichst enge Verzahnung von Printmedium und Internetplattform erfolgen. Angehörigen von Universitäten bietet sie damit die Chance, Reanalysen zu erstellen und unter Nutzung von Originaldaten in der universitären Lehre zur Steigerung der hermeneutischen Fallkompetenz beizutragen. Die Internetplattform wird von den Herausgebern aufgebaut und gepflegt. Klare Zugangsbedingungen regeln den Zugriff für die ausgewählte Personengruppe (in die universitäre Forschung und Lehre eingebundene Hochschulangehörige).

Zum Schluss noch einige Hinweise auf Formalia: Die Herausgeber haben sich entschlossen, aus sprachästhetischen Gründen in diesem Buch nur generische Formen (Maskulina, Feminina, Neutra) zu nutzen. Teilweise gibt es jedoch Doppelnennungen, auf welche einzelne Autoren nicht verzichten wollten. Alle in diesem Buch verwendeten Materialien wurden pseudonymisiert (vgl. Votum der Ethikkommission vom 1.7.2008; Nr. 100/08). Bei der Transkription der Interviews haben wir uns an den in ▫ Tab. 1.1 aufgelisteten Regeln orientiert.

Literatur

Alheit P (1990) Biographizität als Projekt: Der »biographische Ansatz« in der Erwachsenenbildung. (Werkstattberichte des Forschungsschwerpunkts Arbeit und Bildung, Universität Bremen 12) Bremen

Alheit P (1995) »Biographizität« als Lernpotential: Konzeptionelle Überlegungen zum biographischen Ansatz in der Erwachsenenbildung. In: Krüger H-H, Marotzki W (Hrsg) Handbuch Erziehungswissenschaftliche Biographieforschung. Leske & Budrich, Opladen, S 276–307

Alheit P, Dausien, B, Fischer-Rosenthal W, Hanses A, Keil A (Hrsg) (1999) Biographie und Leib. Psychosozial-Verlag, Gießen

Aydogdu Ö (2012) Lern- und Leidensprozesse innerhalb einer Familie im Kontext einer lebensbedrohlichen Erkrankung am Beispiel Brustkrebs. Diplomarbeit, Universität Frankfurt am Main

Betean B (2010) Lernprozesse auf der Ebene der Identität vor dem Hintergrund aufgeschichteter Leidensprozesse – Eine biographieanalytische Studie zu dem Thema lebensbedrohliche Erkrankung. Diplomarbeit, Universität Frankfurt am Main

Di Fede V (2011) Was ist eine Krise? Ein Vergleich zwischen der erziehungswissenschaftlichen Biographie- und Bewältigungsforschung. Diplomarbeit, Universität Frankfurt am Main

Eichhorn L (2012) Beratung oder Selbsthilfe? Eine empirische Untersuchung über Lernprozesse von an Brustkrebs erkrankten Frauen. Diplomarbeit. Universität Frankfurt am Main

Fesenfeld A (2006) Brustverlust – Zum Leib-Erleben von Frauen nach einer Brustamputation; Tectum-Verlag, Marburg

Gastrock M (2011) Vermittlungs- und Aneignungsprozesse zwischen Arzt und Patient aus der Patientenperspektive. Diplomarbeit, Universität Frankfurt am Main

Gerhardt U (1999) Herz und Handlungsrealität. Biographische Verläufe nach koronarer Bypass-Operation zwischen Beruf und Berentung. Eine idealtypische Studie. Suhrkamp, Frankfurt am Main

Glaser BG, Strauss AL (1995) Betreuung von Sterbenden. Eine Orientierung für Ärzte, Pflegepersonal, Seelsorger und Angehörige. Vandenhoeck & Ruprecht, Göttingen

Hanses A (1996) Epilepsie als biographische Konstruktion. Eine Analyse von Erkrankungs- und Gesundungsprozessen anfallserkrankter Menschen anhand erzählter Lebensgeschichten. Donat, Bremen

Hoppe C (2011) Lernende Patienten und Ärzte im Web: Gesundheitspädagogische und mediendidaktische Betrachtungen. Der pädagogische Blick. Zeitschrift für Wissenschaft und Praxis in pädagogischen Berufen 2:91–102

Hoppe C (2012) Zwischen Routine und Todesangst. Pädagogikstudierende entwickeln ein E-Learningangebot für Medizinstudierende. Hessische Blätter für Volksbildung 1:73-77

Kleinman A (1988) The illness narratives. Suffering, healing and the human conditon. Basic Books, New York

Krummheuer G (1992) Lernen mit »Format«. Elemente einer interaktionistischen Lerntheorie. Diskutiert an Beispielen mathematischen Unterrichts. Deutscher Studien Verlag, Weinheim

Lucius-Hoene G (1997) Leben mit einem Hirntrauma. Autobiographische Erzählungen von Kriegshirnverletzten und ihren Ehefrauen. Huber, Bern

Meyer-Abich KM (2010) Was es bedeutet, gesund zu sein – Philosophie der Medizin, Hanser, München

Nittel D (1992) Gymnasiale Schullaufbahn und Identitätsentwicklung. Eine biographieanalytische Studie. Deutscher Studien Verlag, Weinheim

Nittel D (2010) Lernphänomene im Kontext lebensbedrohlicher Erkrankungen im Alter. Mechanismen der Erzeugung von biographischer Irrelevanz bei Brustkrebspatienten. In: Hof C, Ludwig J, Schäffer B (Hrsg) Erwachsenenbildung im demographischen und sozialen Wandel. Schneider, Hohengehren, S 94–104

Nittel D (2011) Die Aneignung von Krankheit: Bearbeitung lebensgeschichtlicher Krisen im Modus des Lernens. Der pädagogische Blick. Zeitschrift für Wissenschaft und Praxis in pädagogischen Berufen 2:80–90

Nittel D (2012a) Grounded Theory. In: Schäffer B, Dörner O (Hrsg) Handbuch Qualitative Erwachsenen- und Weiterbildungsforschung. Budrich, Opladen, S 183–195

Nittel D (2012b) Die Konstruktion des Patienten als Lernprozess. Erziehungswissenschaftliche Notizen zu einem medizinischen Begriff. Hessische Blätter für Volksbildung 1:38–52

Nittel D, Seltrecht A (2009) Wachsende Selbstpädagogisierung. Warum das Thema »Biographie« heute – nicht nur unter Pädagogen – in aller Munde ist. Tools – Österreichische Fachzeitschrift für Erwachsenenbildung 4:2–4

Nittel D, Seltrecht A (2011) Krankheit und Lernen. In: Education Permanente 4:38–39

Perleberg K, Schütze F, Heine V (2006) Sozialwissenschaftliche Biographieanalyse von chronisch kranken Patientinnen auf der empirischen Grundlage des autobiographisch-narrativen Interviews. Psychotherapie und Sozialwissenschaft 1:95–145

Pfaff J (2012) Das pädagogische Handeln von Notärzten im Rettungsdienst. Bachelorarbeit, Universität Frankfurt am Main

Riemann G (1987) Das Fremdwerden der eigenen Biographie. Narrative Interviews mit psychiatrischen Patienten, Fink, München

Schütz A, Luckmann T (1979) Strukturen der Lebenswelt. Bd. 1, Suhrkamp, Frankfurt am Main

Schütze F (1981) Prozessstrukturen des Lebensablaufs. In: Matthes J, Pfeifenberg A, Stosberg A (Hrsg) Biographie in handlungswissenschaftlicher Perspektive. Eigenverlag, Nürnberg, S 67–156

Schütze F (1983) Biographieforschung und narratives Interview. Neue Praxis 3:283–293

Schütze F (1987) Das narrative Interview in Interaktionsfeldstudien I. Kurseinheit 1. Fernuniversität/Gesamthochschule Hagen

Seltrecht A (2006) Lehrmeister Krankheit? Eine biographieanalytische Studie über Lernprozesse von Frauen mit Brustkrebs. Budrich, Opladen

Seltrecht A (2008) Nichtlernen im biographischen Kontext. Eine bislang verkannte erziehungswissenschaftliche Kategorie. In: Felden H von (Hrsg) Perspektiven erziehungswissenschaftlicher Biographieforschung. VS-Verlag, Wiesbaden, S 193–209

Seltrecht A (2009a) Changing lanes: On the contribution of research about non-learning in biographical contexts to an understanding of lifelong learning processes. International conference »learning revisited: what next?«, http://www.ioe.stir.ac.uk/ events/documents/Paper_067_AstridSeltrecht.pdf. Zugegriffen: 6. Juli 2012

Seltrecht A (2009b) Handeln Ärzte pädagogisch? BIOS – Zeitschrift für Biographieforschung, Oral History und Lebensverlaufsanalysen 1:57–74

Seltrecht A (2010) Lernprozesse im Spannungsverhältnis von kalendarischem, biologischem, sozialem und subjektivem Alter. In: Hof C, Ludwig J, Schäffer B (Hrsg) Erwachsenenbildung im demographischen und sozialen Wandel. Schneider, Hohengehren, S 82–93

Seltrecht A (2011) Learning and compliance – an interdisciplinary perspective on coping with life-threatening diseases. In: IICE-2011 Proceedings, Dublin, S 158–159

Seltrecht A (2012a) Lehrmeister Krankheit: Was lehrt uns der Ausnahmefall für den Normalfall des Lernens? Hessische Blätter für Volksbildung 1:25–37

Seltrecht A (2012b) Informelles Lernen. In: Schäffer B, Dörner O (Hrsg) Handbuch Qualitative Erwachsenen- und Weiterbildungsforschung. Budrich, Opladen, S 530–542

Treml AK, Becker N (2007) Lernen. In: Krüger H-H, Helsper W (Hrsg) Einführung in Grundbegriffe und Grundfragen der Erziehungswissenschaft. VS, Wiesbaden, S 103–114

Weise A-M (2010) From heart – subjective Krankheitstheorien zum Herzinfarkt und deren Auswirkungen auf das Lernverhalten. Eine Argumentationsanalyse auf Grundlage autobiographisch-narrativer Interviews. Diplomarbeit, Universität Frankfurt am Main

Weizsäcker V von (1967) Pathosophie. Vandenhoeck & Ruprecht, Göttingen

Wiesendanger L (2012) »… es hat sich ja noch nicht mal einer nach meinem Befinden erkundigt«: Wiedereingliederung in den Beruf nach lebensbedrohlicher Erkrankung aus der Perspektive von Betriebsräten. Diplomarbeit, Universität Frankfurt am Main

»Fakten und Zahlen« zu Brustkrebs und Herzinfarkt

Astrid Fink und Johann Behrens

Das lateinische Wort *factum* heißt, ins Deutsche übersetzt, »etwas Gemachtes«. »Gemacht« werden Fakten von den konstruierend beobachtenden Subjekten in Auseinandersetzung mit der Natur. Bedrohliche Krankheiten führen dazu, dass ihre Konstruktionen besonders oft diskutiert, definiert, operationalisiert, berichtet, gezählt und im historischen Verlauf verändert werden. Daher ist ein Überblick mit dem Titel »Fakten und Zahlen zu Brustkrebs und Herzinfarkt« nichts anderes als ein Zwischenbericht über den derzeitigen Stand von Konstruktionen, von denen einige lange Zeit Geltung beanspruchen, andere sich schnell ändern werden. Eigentlich müssten deshalb in diesem Beitrag die Konstruktionsprozesse in Laboren, Kliniken, Meldestellen etc., in denen die hier zu berichtenden Fakten hergestellt werden, mit beschrieben werden (Behrens u. Langer 2010a, b). Der Raum für diesen Beitrag lässt eine genaue Beschreibung dieser Konstruktionsprozesse nicht zu, sodass der folgende Text nur Andeutungen und Verweise enthalten kann.

2.1 Brustkrebs, Mammakarzinom, Carcinoma mammae

2.1.1 Begriffsklärungen

Das Mammakarzinom (Carcinoma mammae) ist in der Klassifizierungskonstruktion der ICD-10 unter der Kategorie *C50: bösartige Neubildungen der Brustdrüse* beschrieben. Der Begriff Brustkrebs erfasst ein ungebremstes Zellwachstum in der Brust, ohne Absterben alter Zellen, welches zu einem Tumor führt, der gutartig oder bösartig sein kann. Die Mehrzahl der berichteten Tumoren in der Brust stellt sich bei der biologischen Untersuchung als gutartig (benigne) heraus. Dabei kann es sich um Bindegewebsgeschwülste, flüssigkeitsgefüllte Zysten und ähnliche Veränderungen handeln (RKI 2005).

Von einer Krebserkrankung wird bei bösartigen (malignen) Tumoren gesprochen. Bösartige Tumoren machen im Gegensatz zu gutartigen an den natürlichen Gewebegrenzen nicht halt. Ihre Zellen können den Ort ihres Entstehens verlassen, die natürlichen Gewebegrenzen überschreiten und in die angrenzenden Gewebeschichten eindringen. Sie werden dann als invasive Tumore bezeichnet. Aus dem Gewebeverband können sich einzelne Tumorzellen lösen, über das Blut oder die Lymphbahnen in andere Körperregionen gelangen und dort Tochtergeschwülste (Metastasen) bilden (RKI 2005).

Von den invasiven Tumoren werden sog. In-situ-Karzinome unterschieden, die als noch nicht maligne Frühformen einzustufen sind. Diese sind auf die Milchgänge (duktales Carcinoma in situ, DCIS) oder die Drüsenläppchen (lobuläres Carcinoma in situ, LCIS) begrenzt (AWMF et al. 2009).

Auch Männer können an Brustkrebs erkranken. Da diese Erkrankung allerdings sogar bei Fachdiagnostizierenden als typische Frauenkrankheit gilt, wird diese Tumorform bei Männern häufig relativ spät erkannt. Bei männlichen Brustkrebspatienten orientieren sich Diagnostik und Therapie meist eng an den Erkenntnissen zur Behandlung von Frauen mit Mammakarzinomen. Allerdings gibt es Unterschiede im biologischen Verhalten der Tumoren, die bei der Therapie berücksichtigt werden müssen. Eine Leitlinie der Deutschen Gesellschaft für Hämatologie und Onkologie zur Behandlung von Männern mit Brustkrebs bietet Orientierung und unterstützt Ärzte und Patienten bei Entscheidungen zu Maßnahmen der Früherkennung, Diagnostik, Therapie und Nachsorge (Dt. Krebshilfe 2011).

2.1.2 Epidemiologie: Inzidenz und Mortalität

Die Hochrechnung der Gesellschaft der epidemiologischen Krebsregister in Deutschland e.V. (GEKID) berichtet für das Jahr 2008 von 70.398 gemeldeten oder hochgerechneten Brustkrebsneuerkrankungen bei Frauen in Deutschland. Das Prinzip der Hochrechnung musste gewählt werden, da nicht von allen Bundesländern vollständige und nach gleichen Kriterien konstruierte Daten vorlagen. Die GEKID geht trotzdem von einer hinreichenden Repräsentativität der vorliegenden Daten für Deutschland aus (GEKID 2011a). In dieser Hochrechnung betrug die Inzidenz als altersstandardisierte Rate (Europastandard) 2008 121,8»Neuerkrankungen«je 100.000 Einwohner (GEKID 2011b), worunter genau genommen nicht Neuerkrankungen, sondern neu entdeckte und gemeldete Erkrankungen zu verstehen sind.

Mit einem Anteil von 29 Prozent war Brustkrebs 2006 die häufigste Krebsneuerkrankung bei Frauen, wobei das mittlere Erkrankungsalter bei 64 Jahren lag (RKI u. GEKID 2010). Im Jahr 2010 verstarben laut Todesursachenstatistik des Statistischen Bundesamtes 17.466 Frauen in Deutschland an Brustkrebs (Statistisches Bundesamt 2011b). Die Mortalität als altersstandardisierte Rate (Europastandard) lag 2008 bei 24,6 Sterbefällen durch Brustkrebs je 100.000 Einwohner (GEKID 2011b). Deutlich geringer sind die Fall- und epidemiologischen Kennzahlen bei den Männern. 2008 lag die Inzidenz als altersstandardisierte Rate (Europastandard) bei 0,9, die Mortalität bei 0,2 Sterbefällen durch Brustkrebs (je 100.000 Einwohner; GEKID 2011b).

2.1.3 Ursachen für Brustkrebs

Die Ursachen für Brustkrebs sind häufig ungeklärt. Die Wahrscheinlichkeit, an Brustkrebs zu erkranken, nimmt mit dem Lebensalter zu. Solche Wahrscheinlichkeiten sind Risikofaktoren, die als Korrelationen allerdings nicht umstandslos kausal interpretiert werden können. Einige weitere Risikofaktoren konnten identifiziert werden.

Von wesentlicher Bedeutung scheinen die Geschlechtshormone zu sein. Je länger eine Frau dem Wechselspiel von Östrogenen und Gestagenen ausgesetzt ist, desto größer ist für sie das Risiko einer Brustkrebserkrankung. Eine frühe erste Regelblutung (Menarche) und ein spätes Einsetzen der Wechseljahre (Klimakterium mit anschließender Menopause) gelten als risikosteigernd (Ortmann et al. 2008).

Die längerfristige Einnahme hormoneller Kontrazeptiva kann einen ungünstigen Einfluss auf das Brustkrebsrisiko haben (Ortmann et al. 2008). Statistisch wird dieser Effekt aufgewogen, da die hormonelle Verhütung einen Schutz vor anderen Krebsarten bietet (Beckmann u. Lux 2011).

Eindeutig risikosteigernd ist die Hormonersatztherapie mit Östrogenen, insbesondere mit einer Kombination von Östrogenen und Gestagenen, gegen Wechseljahresbeschwerden (Dt. Krebshilfe 2010). Risikomindernd wirkt sich die Familiengründung bzw. die damit einhergehende Veränderung des Hormonhaushalts aus. Dabei kommt der Anzahl der Schwangerschaften und der Dauer von Stillperioden besondere Bedeutung zu. Je mehr Kinder eine Frau ausgetragen hat und je länger die Stillzeit ausfiel, desto geringer ist das Brustkrebsrisiko (Ortmann et al. 2008).

Erkenntnisse zum Einfluss des Lebensstils auf das Brustkrebsrisiko sind bislang noch sehr vieldeutig. Eindeutig sind die wissenschaftlichen Erkenntnisse hinsichtlich des ungünstigen Einflusses von Bewegungsmangel und Übergewicht, insbesondere das Körpergewicht nach den Wechseljahren scheint sich risikosteigernd auszuwirken. Auch Alkoholkonsum hat sich als risikoerhöhend erwiesen. Eine Frau, die 25 g Alkohol pro Tag zu sich nimmt (enthalten in 0,3 l Wein oder 0,7 l Bier), hat ein um 31 Prozent erhöhtes Brustkrebsrisiko (Dt. Krebshilfe 2010). Vergleichsweise erhöht ist das Brustkrebsrisiko für Frauen, in deren naher Verwandtschaft Brustkrebserkrankungen aufgetreten sind. Familiär vererbbare »Brustkrebsgene« BRCA1 und BRCA2 spielen aber vermutlich nur bei etwa fünf von 100 Patientinnen eine Rolle. Es sind mittlerweile weitere Genveränderungen bekannt, die an der Brustkrebsentstehung beteiligt sein können (Schmutzler et al. 2008).

2.1.4 Diagnoseverfahren

Für die Diagnose von Brustkrebs werden verschiedene Untersuchungsmethoden angewandt. Zunächst findet eine Tastuntersuchung beider Brüste und der Lymphabflusswege statt. Dieser schließt sich dann häufig eine Mammographie an, welche als wirksamste Methode zum Erkennen von Brustkrebs und Brustkrebsvorstufen gilt.

Die Ultraschalluntersuchung der Brust hat sich als Zusatzuntersuchung zu Tastbefunden, unklaren mammographischen Verdichtungen und zur sicheren Diagnostik von Zysten etabliert (Jonat et al. 2011). Bei Frauen unter 40 Jahren ist sie die bildgebende Methode der ersten Wahl (AWMF et al. 2009), als alleinige Methode für die Früherkennung ist sie allerdings ungeeignet, da sie nicht ausreichend sensitiv ist (Jonat et al. 2011; Beckmann u. Lux 2011).

Zur histologischen Diagnostik wird eine Gewebeprobe entnommen und mikroskopisch untersucht. Die Gewebeentnahme kann durch eine minimalinvasive Biopsie (Hochgeschwindigkeitsstanzbiopsie oder Vakuumstanzbiopsie) oder durch eine offene chirurgische Exzisionsbiopsie (Gewebeentnahme während einer Operation) erfolgen. Eine offene chirurgische Exzisionsbiopsie ist nur dann sinnvoll, wenn eine Stanz- oder Vakuumbiopsie nicht durchgeführt werden kann. Eine Magnetresonanztomographie, die wie die Ultraschalluntersuchung ohne belastende Strahlung auskommt, wird nur in wenigen Situationen empfohlen: zum einen, wenn der Verdacht auf mehrere Tumoren in einer Brust besteht, zum anderen zur genaueren Eingrenzung des Befundes, bei Diagnostizierung eines lobulären Mammakarzinoms und zur Planung eines operativen Eingriffs (AWMF et al. 2009).

Für Deutschland liegt eine nationale interdisziplinäre S3-Leitlinie, also eine Studien in ihrer Aussagekraft bewertende *Leitlinie für die Diagnostik, Therapie und Nachsorge des Mammakarzinoms* vor, die ein evidenz- und konsensusbasiertes Instrument zur Versorgung von Patientinnen mit nachgewiesenem Brustkrebs darstellt (Kreienberg u. Dt. Krebsgesellschaft 2008).

2.1.5 Behandlungsweisen und -standards

Die Möglichkeiten der Behandlung können in operative, strahlentherapeutische und medikamentöse Maßnahmen eingeteilt werden. Es bestehen lokale (örtlich beschränkte) und systemische (den ganzen Körper betreffende) Behandlungsformen. Darüber hinaus gibt es unterstützende Behandlungen und Behandlungen von Nebenwirkungen und Folgeerkrankungen.

Die Therapie richtet sich nach dem individuellen Stadium der Erkrankung, nach der Tumorgröße, nach dem evtl. Ausbreitungsgrad, den feingeweblichen und biologischen Merkmalen des Tumors und dem Rezidivrisiko der Patientin. Je höher dieses Risiko ist, umso intensiver wird die Therapie sein, damit keine Rezidive auftreten und die Bildung von Metastasen möglichst verhindert werden kann (AWMF et al. 2009).

Die AWMF, die Deutsche Krebsgesellschaft und die Deutsche Krebshilfe betonen in ihren Patienteninformationen (AWMF et al. 2009), dass sich Frauen mit der Diagnose Brustkrebs die Zeit nehmen sollen, sich über die Erkrankung und ihre Behandlungsmöglichkeiten zu informieren, mit Angehörigen oder anderen Vertrauten die neue Situation und ihre Lebenspläne zu besprechen, den Ärzten viele Fragen zu stellen, ggf. eine zweite Meinung einzuholen und eine Klinik ihres Vertrauens zu suchen. Es bedarf keiner Behandlung/Entscheidung am selben Tag. Vielmehr geht es darum, die »externe Evidence«, also die dokumentierten Behandlungswirkungen bei anderen, mit den eigenen Empfindungen und Teilnahmeinteressen zu verbinden und so »interne Evidence« für eine bestimmte Behandlung, also die Indikation, aufzubauen (Behrens u. Langer 2010a, b). Eine solche interne Evidence der Indikation kann erfahrungsgemäß nur in der Begegnung von Therapierenden und Behandlungsbedürftigen aufgebaut werden (Behrens u. Langer 2010 a, b). Ohne genaue Kenntnis, an welchen Maßnahmen die Patientin teilnehmen will, sind Indikationen zur Behandlung kaum zu erstellen. Interne Evidence und Informiertheit können dabei helfen, mit der Situation besser umzugehen (Behrens u. Langer 2010a, b; Dt. Krebshilfe 2010; AWMF et al. 2009).

In der Therapie des Mammakarzinoms ist der primär operative Ansatz seit vielen Jahren Standard. Unter Berücksichtigung bestimmter klinischer und histologischer Parameter hat die brusterhaltende Therapie identische Überlebensraten wie die Mastektomie (Brustentfernung) erzielt. In besonderen Fällen, z.B. bei einem lokal weit fortgeschrittenen Tumor oder dem inflammatorischen Mammakarzinom, wird die neoadjuvante (voroperative) oder primäre Chemotherapie genutzt, um den klinischen Befund zu verkleinern und damit eine operative Entfernung im Gesunden und den primären Wundverschluss zu ermöglichen. Alternativ kann auch die primäre Strahlentherapie eingesetzt werden, die gegenüber der Chemotherapie höhere Ansprechraten und eine geringere allgemeine Toxizität aufweist. Vorteilhaft bei der Chemotherapie ist die systemische Wirkung, die bei fortgeschrittenen Tumorstadien auch eine wahrscheinliche Mikrometastasierung behandelt (Jonat et al. 2011). Bei brusterhaltendem Vorgehen ist die postoperative Bestrahlung der Restbrust obligat, um das Rezidivrisiko zu senken. Bei Mastektomie ist die Bestrahlung nur bei gewissen Konstellationen indiziert.

Gemäß der *Leitlinie für die Diagnostik, Therapie und Nachsorge des Mammakarzinoms* soll der aufklärende/informierende Arzt die Empfehlungen für eine spezielle Behandlungsform aus ihrem besonderen Fall (interne Evidence) erläutern und der Patientin die Prinzipien der Behandlung, den Nutzen und die Risiken darstellen (Kreienberg u. Dt. Krebsgesellschaft 2008). Die erstaufklärenden Ärztinnen und Ärzte sollten die Empfehlungen für eine spezielle Behandlungsform, insbesondere bei Vorliegen einer fallbezogenen und konsensusbasierten Behandlungsempfehlung einer multidisziplinären Konferenz, erläutern und Prinzipien der Behandlung, Nutzen und Risiken darstellen. Alternative Behandlungsformen, die im Rahmen einer Teilnahme an einer klinischen Studie für die Patientin infrage kommen, sind zu erklären. Im Gespräch sind Auswirkungen auf die Lebensführung (Partizipation) der Patientin und ihre Lebensqualität zu thematisieren.

2.1.6 Behandlungsorte

Bei der Behandlung von Brustkrebs sollte zum einen auf die Erfahrung und zum anderen auf die multidisziplinäre Aufstellung der Einrichtung geachtet werden (AWMF et al. 2009). Besonders empfehlenswert für die Behandlung von Brustkrebs sind zertifizierte Brustzentren. Die Deutsche Gesellschaft für Senologie (DGS) zertifiziert gemeinsam mit der Deutschen Krebsgesellschaft Einrichtungen, die bestimmte Kriterien erfüllen müssen. So müssen zertifizierte Brustzentren nachweisen, dass bei ihnen pro Jahr mindestens 150 Frauen mit Brustkrebs operiert werden. Ärzte, die in einem solchen Zentrum Brustkrebspatientinnen operieren, müssen mindestens 50 Operationen pro Jahr selbst durchführen. Vorgeschrieben sind auch Mindestanzahlen von Chemotherapien bei an Brustkrebs erkrankten Frauen: mindestens 400 Zyklen bei ambulanter und 800 Zyklen bei stationärer Durchführung. Außerdem sollten die behandelnden internistischen Onkologen nachweisen können, dass sie insgesamt bereits 2.000 Therapiezyklen Chemotherapie betreut haben (AWMF et al. 2009; Dt. Gesellschaft für Senologie 2011; Dt. Krebsgesellschaft 2011).

2.1.7 Anzahl der Gynäkologen in Krankenhäusern und als niedergelassene Ärztinnen und Ärzte

Die Ärztestatistik der Bundesärztekammer und der Kassenärztlichen Bundesvereinigung verzeichnet für das Jahr 2010 von 333.599 berufstätigen Ärzten 16.599 berufstätige Fachärzte für Frauenheilkunde und Geburtshilfe. Von diesen waren 5.006 Ärzte im stationären Bereich tätig, 10.903 im ambulanten Bereich. Die verbliebenen 690 Personen arbeiteten beispielsweise in Behörden, Körperschaften und auf anderen Gebieten.

274 Ärzte für Frauenheilkunde und Geburtshilfe hatten das Spezialgebiet gynäkologische Onkologie (206 im stationären, 63 im ambulanten Bereich). Für die Behandlung von Patientinnen mit Brustkrebs sind auch die Ärzte für Strahlentherapie wichtig: Im Jahr 2010 waren in diesem Bereich 1.059 Ärzte tätig, 598 stationär und 430 ambulant. 1.598 Ärzte hatten das Spezialgebiet Hämatologie und internistische Onkologie. Von diesen waren 914 im stationären Bereich und 607 im ambulanten Bereich tätig. Die übrigen, nicht ambulant oder stationär tätigen Ärztinnen und Ärzte arbeiteten beispielsweise in Behörden, Körperschaften und auf anderen Gebieten (BÄK u. KBV 2011).

2.1.8 Rehabilitation

Die multimodale Therapie von Patientinnen mit Brustkrebs kann zu mehr oder weniger starken somatischen und psychosozialen Folgestörungen führen, die Funktionseinbußen im Sinne von Störungen der Teilhabe am Alltagsleben zur Folge haben (Behrens 2005, 2009). Zur Besserung des körperlichen und seelischen Befindens gibt es Angebote der Anschlussheilbehandlung (AHB) und der Rehabilitation. Eine Anschlussheilbehandlung (AHB) ist eine ganztägige ambulante oder stationäre Leistung zur medizinischen Rehabilitation, die in die Wege geleitet werden muss, solange sich die Patientin zur Behandlung im Krankenhaus befindet. Sie wird i.d.R. zum Ende der Erstbehandlung beantragt, also z.B. zwei Wochen vor Ende der Strahlentherapie. Als Rehabilitation (Reha) werden alle medizinischen, psychotherapeutischen, sozialen und beruflichen Maßnahmen bezeichnet, die eine Teilhabe der Patientin in Familie, Gesellschaft und Berufsleben zum Ziel haben. Sie sollen den Patientinnen ermöglichen, besser mit krankheitsbedingten Problemen fertigzuwerden und wieder bestmöglich in dem von ihnen gewollten Umfang am sozialen Leben teilzuhaben. Zu den wesentlichen Inhalten rehabilitativer Versorgung von Patientinnen mit Mammakarzinom zählen beratende, trainierende und psychosoziale Ansätze zur Verbesserung der Lebensqualität durch Unterstützung bei der Krankheitsverarbeitung und dem Abbau von Angst und Depression.

Die beratenden und trainierenden Ansätze werden in Deutschland oft als »edukativ« bezeichnet – ein Begriff, der uns bei Menschen über 18 Jahren verfehlt erscheint. Therapeuten sind weder erziehungsberechtigt gegenüber Erwachsenen, noch haben sie einen Erziehungsauftrag der Patientinnen und Patienten. Offenbar handelt es sich um eine missverständliche Übertragung aus dem englischen Gebrauch des neulateinischen Lehnworts, wo »education« nicht »Erziehung«, sondern »Bildung« meint (vgl. Behrens 2005). Darüber hinaus sollen sporttherapeutische Interventionen der Wiederherstellung der körperlichen Leistungsfähigkeit sowie der Reduktion von Fatigue und psychosozialen Belastungen dienen. Physiotherapeutische Strategien werden gegen die behandlungsspezifischen Beeinträchtigungen der Schulter-Arm-Beweglichkeit eingesetzt, manuelle Lymphdrainage dient der Reduktion von Lymphödemen und stauungsbedingten Infektionen im Armbereich (Kreienberg u. Dt. Krebsgesellschaft 2008; AWMF et al. 2009).

Die Kosten für Rehabilitationsmaßnahmen übernehmen überwiegend die Krankenversicherungen oder die gesetzliche Rentenversicherung (bei gesetzlich Versicherten). Welche Versicherung letztendlich die Leistungen trägt, hängt von den Behandlungszielen und anderen Faktoren ab, z.B. davon, ob ein Wiedereinstieg ins Berufsleben erreicht werden soll. Bei privat Versicherten gilt der jeweilige Vertrag (Kreienberg u. Dt. Krebsgesellschaft 2008).

2.1.9 Nachsorge

Wenn die Erstbehandlung abgeschlossen ist, beginnt für die Brustkrebspatientin die Nachsorge. Eine Nachsorge besteht aus einer genauen Befragung, der klinischen Untersuchung (ärztliche Tastuntersuchung) sowie der Mammographie und dem Ultraschall und ggf. einem Mamma-MRT. Bei Frauen ohne Beschwerden wird immer auch die gesunde Brust untersucht.

Die Untersuchungen sollen sicherstellen, dass Nebenwirkungen der Therapie – z.B. der (Anti-) Hormontherapie –, aber auch Spätfolgen behandelt werden (wie Lymphödeme des Armes). Weiterhin wird das frühzeitige Erkennen eines Rückfalls bzw. das rechtzeitige Erkennen eines neuen Tumors angestrebt.

Eine besondere Belastung für betroffene Frauen stellt die Angst vor einem Rezidiv dar. Deshalb ist es eine wichtige Aufgabe von Psychoonkologen oder Psychologen, die Patientinnen im Umgang mit dieser Angst vor Rezidiven oder Metastasen zu unterstützen.

Die regelmäßige Nachsorge hat über die medizinische Betreuung hinaus das Ziel, die Betroffenen zu unterstützen und ihre Lebensqualität zu verbessern. Die folgenden Untersuchungen werden mit unterschiedlichen zeitlichen Abständen empfohlen: Beratungs- und Tastuntersuchung im 1. bis 3. Jahr alle drei Monate, im 4. und 5. Jahr alle sechs Monate, ab dem 6. Jahr jährlich. Mammographie und Ultraschalluntersuchung werden im 1. bis 3. Jahr für die operierte Brust alle sechs Monate, ab dem 4. Jahr und für die nicht operierte Brust jährlich empfohlen (AMWF et al. 2009).

2.1.10 Prognosen

Die Überlebenswahrscheinlichkeit für Frauen mit Brustkrebs ist im Vergleich zu anderen Tumorerkrankungen als höher einzuschätzen (RKI 2005), und sie hat sich in den vergangenen Jahren erheblich verbessert. Für in den Jahren 2004/2005 neu an Brustkrebs erkrankte Frauen lag die altersstandardisierte relative Überlebenswahrscheinlichkeit nach fünf Jahren bei 82,9 Prozent. Für Frauen, die in den Jahren 1992/1993 an Brustkrebs erkrankten, betrug sie 72,5 Prozent (Holleczek et al. 2011). Beide Zahlen stammen aus dem Krebsregister des Saarlandes. Für Deutschland werden die relativen 5-Jahres-Überlebensraten für Brustkrebspatientinnen derzeit mit 83 bis 87 Prozent angegeben (RKI u. GEKID 2010). Da die fünf Jahre nicht vom unbekannten Beginn der Erkrankung, sondern vom Zeitpunkt der Erstdiagnose an gezählt werden, erhöht sich bei einer frühen Diagnose auch unter sonst völlig gleichen Umständen die 5-Jahres-Überlebenswahrscheinlichkeit gewissermaßen automatisch.

Zur Beurteilung der Überlebensaussichten von Patientinnen mit Brustkrebs reichen die relativen 5-Jahres-Überlebensraten keinesfalls aus. Auch fünf Jahre nach Diagnosestellung ist hier die Sterblichkeit noch höher als die Sterblichkeit der allgemeinen Bevölkerung gleichen Geschlechts und Alters. Die Verbesserung der Überlebensraten lässt keine eindeutigen Rückschlüsse auf die Ursachen (Früherkennung und/oder medizinischer Therapiefortschritt) zu. Berücksichtigt werden muss hierbei, dass für den Beobachtungszeitraum von einer Intensivierung der Früherkennungsaktivitäten auszugehen ist: Schon die in den 1990er-Jahren diagnostizierten Tumoren werden durchschnittlich kleiner gewesen sein als die in den 1970er- und 1980er-Jahren zur Diagnose gelangten Tumoren, da Verfahren zur Früherkennung zunehmende Verbreitung fanden (RKI 2005).

2.2 Herzinfarkt, Myokardinfarkt

2.2.1 Begriffsklärungen

Der Begriff »akuter Myokardinfarkt« (ICD-10: I21) wird verwendet, wenn Beweise für eine Nekrose des Herzmuskels in Zusammenhang mit einer typischen klinischen Symptomatik und einer myokardialen Ischämie vorliegen. Dies kann in verschiedenen Formen auftreten, sodass die kardiologischen Fachgesellschaften empfehlen, den Begriff nicht ohne genauere Beschreibung zu verwenden (Thygesen et al. 2007). In einem Zeitraum von vier Wochen (28 Tagen) oder weniger nach Eintritt des Infarktes wird der Myokardinfarkt als »akut« bezeichnet, wobei einige akute Komplikationen separat kodiert (ICD-10) werden.

Bei einem Herzinfarkt (Myokardinfarkt; von *myokard*, griech.: Herzmuskel, und *infarct*, lat.: hineingestopft) kommt es zu einer nicht kompensierbaren Unterversorgung von Teilen des Herzens mit Sauerstoff, die dauerhafte Schäden am Herzmuskelgewebe (Ausfall der Zellfunktionen) zur Folge haben kann (RKI 2006).

Der akute Myokardinfarkt wird mit der instabilen Angina Pectoris (IAP) und dem plötzlichen Herztod unter dem Oberbegriff »akutes Koronarsyndrom« (ACS) zusammengefasst, der eine akut lebensbedrohliche Komplikation einer koronaren Herzkrankheit bezeichnet. Allerdings sind die Übergänge zwischen diesen klinischen Formen so variabel, dass sich in den letzten Jahren eine Einteilung anhand spezieller Ausprägungen im EKG der Patienten als klinisch praktikabel erwiesen hat. Mit dieser Differenzierung sind unterschiedliche diagnostische und therapeutische Vorgehensweisen verbunden (Baer u. Rosenkranz 2011), was in diesem Beitrag allerdings nicht im Detail ausgeführt werden kann.

2.2.2 Epidemiologie: Inzidenz und Mortalität

In den Diagnosedaten der Krankenhäuser sind für das Jahr 2009 132.958 Myokardinfarkte bei Männern und 75.509 bei Frauen verzeichnet. Der größte Anteil betraf die Altersgruppe ab 65 Jahren (79.885 bei den Männern und 61.670 bei den Frauen). Bei den Ereignissen handelte es sich überwiegend um akute Herzinfarkte (ICD-10 I21). Die rezidivierenden Myokardinfarkte lagen in allen Gruppen unter 0,5 Prozent (Statistisches Bundesamt 2011a).

Die altersstandardisierte Inzidenz (Standardbevölkerung: BRD, 31.12.1980) betrug im Jahr 2009 in der Region Augsburg, die als Modellregion für die Bundesrepublik Deutschland ausgewählt wurde, 248 Herzinfarkte (Erstinfarkte) bei den Männern und 84 bei den Frauen (jeweils auf 100.000 Einwohner) (MONICA/KORA-Herzinfarktregister Augsburg 2011).

Im Jahr 2010 verstarben laut Todesursachenstatistik des Statistischen Bundesamtes (2011b) 59.107 Personen in Deutschland an einem Herzinfarkt. Die Mortalität als altersstandardisierte Rate

(Europastandard) betrug 2010 bei den Männern insgesamt 52,35 Sterbefälle durch Herzinfarkt (je 100.000 Einwohner). Dabei lag die Mortalität in den Altersgruppen unter 65 Jahren bei 17,07, für die Männer ab 65 Jahre betrug die Mortalität 346,56. Bei den Frauen aller Altersgruppen lag die Mortalität 2010 bei 38,39; dabei war die Mortalität bei Frauen unter 65 Jahren mit 4,36 deutlich geringer als bei Frauen ab 65 Jahre (216,98). Bezogen auf die vorzeitig (vor dem 65. Lebensjahr) Verstorbenen lag 2010 der Anteil der am Herzinfarkt verstorbenen Männer bei rund 8 Prozent und der Anteil der am Herzinfarkt verstorbenen Frauen bei knapp 4 Prozent (Statistisches Bundesamt 2011b).

2.2.3 Ursachen für Herzinfarkt

Ursache eines Myokardinfarkts ist in der Mehrzahl der Fälle ein kleines Blutgerinnsel, das eines oder mehrere Herzkranzgefäße verschließt. Dem geht allerdings ein häufig über viele Jahre bis Jahrzehnte ablaufender Prozess voraus, der zu einem allmählichen Gefäßumbau (Atherogenese) führt und eine Voraussetzung für das akute Koronarsyndrom ist. In den Gefäßen baut sich eine arteriosklerotische Plaque auf, die nach Aufbau und Zusammensetzung in eine stabile und eine vulnerable koronare Plaque unterschieden wird. Beim Herzinfarkt (und dem akuten Koronarsyndrom) kommt es zum Reißen oder zur Erosion einer vulnerablen Plaque; dabei werden Plaquebestandteile freigesetzt. Diese aktivieren die Zusammenlagerung von Blutplättchen im vorbeiströmenden Blut und führen schließlich zu einer lokalen Thrombus- oder Gerinnselbildung (Brandt et al. 2009; Baer u. Rosenkranz 2011).

Die statistischen Hauptrisikofaktoren für arteriosklerotische Veränderungen der Gefäße und damit für die Entstehung einer koronaren Herzkrankheit sind bekannt. Sie werden in nicht beeinflussbare Risikofaktoren (wie ansteigendes Alter, männliches Geschlecht, erbliche Faktoren) und beeinflussbare/vermeidbare Risikofaktoren unterschieden. Als beeinflussbar gelten Zigarettenrauchen, Bluthochdruck, Übergewicht (Adipositas, insbesondere die Fettansammlung im Bauchbereich beim sog. Apfeltyp), Fettstoffwechselstörungen (erhöhte Cholesterinwerte), Diabetes mellitus Typ 2 (»Zuckerkrankheit«) und dessen Vorstufen (RKI 2006). Das Gesamtrisiko für das Entstehen einer koronaren Herzkrankheit steigt mit der Zunahme der einzelnen Risikofaktoren bei einer Person deutlich.

2.2.4 Diagnoseverfahren

Im klinischen Beschwerdebild sind beim Herzinfarkt zunächst starke Schmerzen im Brustkorb zu nennen, die in Arme, Schulterblätter, Hals, Kiefer und Oberbauch ausstrahlen können. Der Schmerz dauert i.d.R. länger als 30 Minuten an und ist oft von Angst, Schweißausbruch, Luftnot und allgemeinem Schwächegefühl begleitet. Atypische Beschwerden wie Übelkeit, Erbrechen, Durchfall oder plötzlicher Stuhldrang kommen insbesondere bei Frauen vor (Baer u. Rosenkranz 2011). Nicht selten sind Luftnot, Übelkeit, Schmerzen im Oberbauch und Erbrechen bei Frauen die alleinigen Alarmzeichen (RKI 2006). Der Thoraxschmerz kann hierbei gänzlich fehlen. An solche »stumme« Myokardischämien sollte insbesondere bei Diabetikern gedacht werden. Die Patienten sind häufig bei hohem Puls blass und haben feuchte, kalte Extremitäten. Der Blutdruck kann normal oder auch erhöht sein (Brandt et al. 2009).

Diese klinische Symptomatik gibt erste Hinweise auf einen Myokardinfarkt. In weiteren diagnostischen Schritten wird zunächst ein Elektrokardiogramm (EKG) geschrieben, das als das wichtigste Untersuchungsverfahren bei Infarktverdacht eingeschätzt wird (Brandt et al. 2009). Bei einem Infarktverdacht werden verschiedene biochemische Parameter in der Routinediagnostik für das Labor abgenommen.

Die Diagnose eines Myokardinfarktes gilt als gesichert, wenn es im Zusammenhang mit den typischen klinischen Beschwerden zu charakteristischen EKG-Veränderungen kommt oder zu einem Anstieg von herzmuskelspezifischen Enzymen (Troponin) oberhalb eines definierten Grenzwertes.

In einigen Fällen wird ergänzend eine bildgebende Diagnostik durchgeführt. Hierfür stehen die Echokardiographie, die Doppler-Echokardiographie und die kardiale Magnetresonanztomographie (MRT) zur Verfügung. Liegt eine Diskrepanz zwischen dem EKG-Befund und der klinischen Symptomatik vor, kann die Echokardiographie zur Entscheidungsfindung hinzugezogen werden. Allerdings sind szintigraphische Verfahren (bildgebende Verfahren mithilfe von schwach radioaktiven Substanzen) in der Routinediagnostik nicht angebracht, da dann besser eine invasive Diagnostik erfolgen sollte, an die gleich ein therapeutischer Eingriff angeschlossen werden kann. In der subakuten und chronischen Phase kann mithilfe nichtinvasiver bildgebender Verfahren, insbesondere der MRT, irreversibel geschädigtes Narbengewebe von noch vitalem mangeldurchbluteten Herzmuskelgewebe differenziert werden (Brandt et al. 2009).

2.2.5 Behandlungsweisen/Standards

Die wichtigste Maßnahme bei einem akuten Myokardinfarkt ist die sofortige Klinikeinweisung des Patienten, nach Möglichkeit in ein Krankenhaus mit Herzkatheterlabor und 24-Stunden-Bereitschaft (Brandt et al. 2009).

Zur Wiedereröffnung (Reperfusion) der verschlossenen Herzkranzarterie stehen heute medikamentöse und mechanische Maßnahmen zur Verfügung. Bei der mechanischen Intervention wird ein Herzkatheter in den Körper eingebracht und das verschlossene Gefäß mittels eines Ballons aufgedehnt (Akut-PTCA). Das Einbringen eines Draht- oder Plastikröhrchens (Koronarstent), das im Gefäß verbleibt, kann die aufgedehnte Herzkranzarterie stabilisieren.

» Für den Erfolg der Maßnahmen zur Wiedereröffnung der verschlossenen Herzkranzarterie ist der Zeitpunkt der Durchführung am wichtigsten, bei der mechanischen Intervention sind zudem die Ergebnisse umso besser, je erfahrener das Team ist. Weiterhin besteht die Möglichkeit, einen aortokoronaren Venen-Bypass (ACVB) zu legen. Das ist ein chirurgischer Eingriff, bei dem ein Umgehungskreislauf zwischen der Hauptschlagader und einer Herzkranzarterie hergestellt wird. Dieser herzchirurgische Eingriff kann inzwischen schon minimalinvasiv, das heißt ohne Brustkorböffnung und Einsatz der Herz-Lungen-Maschine, erfolgen (RKI 2006). «

Welche Therapie in der Klinik eingesetzt wird, richtet sich nach den speziellen Ausprägungen der Krankheit bei dem jeweiligen Patienten.

Nach einem Herzinfarkt ist bei den meisten Patienten neben einer Änderung des Lebensstils zur Reduktion kardiovaskulärer Risikofaktoren eine lebenslange medikamentöse Therapie als Sekundärprophylaxe anzuschließen. Hierzu gehören konsequente medikamentöse Einstellungen des Blutdrucks, des LDL-Cholesterin-Werts und bei Diabetikern auch des Blutzuckers (bzw. des HbA1c-Werts). Eine weitere etablierte Maßnahme bei Patienten mit nachgewiesener koronarer Herzerkrankung ist die Hemmung der Zusammenlagerung von Blutplättchen (RKI 2006).

2.2.6 Anzahl der Kardiologen in Krankenhäusern und als niedergelassene Ärzte

Die Ärztestatistik der Bundesärztekammer und der kassenärztlichen Bundesvereinigung (BÄK u. KBV 2011) verzeichnete im Jahr 2010 von 333.599 berufstätigen Ärzten 3.961 Ärzte für innere Medizin mit dem Spezialgebiet Kardiologie. Von diesen waren 2.264 Ärzte im stationären Bereich, 1.573 im ambulanten Bereich tätig. Die verbliebenen Personen arbeiteten beispielsweise in Behörden, Körperschaften und auf anderen Gebieten. Bei den Ärzten für innere Medizin gibt es weitere Kombinationen von Spezial- und Teilgebieten. So gibt es noch Fachärzte für innere Medizin und Kardiologie, Fachärzte für innere Medizin mit dem Spezialgebiet Kardiologie, Ärzte mit dem Teilgebiet Kardiologie sowie mit dem Teilgebiet Kardiologie und Angiologie. Zusammengefasst waren im Jahr 2010 in diesen weiteren Gebieten 362 Ärzte im stationären und 94 im ambulanten Bereich tätig (BÄK u. KBV 2011).

2.2.7 Kardiologische Rehabilitation

Auf die stationäre Behandlung im Krankenhaus sollte unmittelbar eine stationäre oder ambulante Anschlussheilbehandlung (AHB) bzw. eine Anschlussrehabilitation (AR), die noch während des Krankenhausaufenthaltes beantragt wird, folgen.

Bei dieser Behandlung erhalten die Patienten neben der medikamentösen Therapie Informationen über den Charakter und die Prognose ihrer Erkrankung und sollen bezüglich ihrer körperlichen Leistungsfähigkeit und einer möglichen Gefährdung durch Alltagsbelastungen eine ausreichende Sicherheit erlangen (Baer u. Rosenkranz 2011).

2.2.8 Folgen

Das Risiko für eine dauerhafte Invalidität, die häufig mit Pflegebedürftigkeit und Einschränkungen der Lebensqualität verbunden ist, ist für Überlebende eines Herzinfarktes sehr hoch. Eine ständige ambulante medizinische Versorgung zur Verhinderung eines erneuten Infarktes (Reinfarkt) ist kaum zu umgehen. Je nach Schwere der Erkrankung und Therapieform bestehen unterschiedliche Anforderungen an einen eigenverantwortlichen Umgang mit der Erkrankung (RKI 2006).

Als weitere Folgen, auch für die Gesellschaft, sind Arbeitsunfähigkeit und Berentung wegen verminderter Erwerbsfähigkeit zu nennen. Zahlen zur Arbeitsunfähigkeit (AU) liegen für die Pflichtmitglieder der AOK für das Jahr 2010 vor. Für die Diagnose »Herzinfarkt« waren bei den Männern 24 und bei den Frauen sechs Arbeitsunfähigkeitsfälle pro 100.000 Pflichtmitglieder (ohne Rentner) zu verzeichnen (AOK Bundesverband 2011). Weiterhin kann davon ausgegangen werden, dass nur ein geringer Teil der vor dem Herzinfarkt noch Berufstätigen nach dem Herzinfarkt die Arbeit wieder aufnehmen kann.

Die Statistik des Rentenzugangs der gesetzlichen Rentenversicherung belegt für das Jahr 2010 bei 3.126 Männern und bei 599 Frauen Renten wegen verminderter Erwerbsfähigkeit für die Diagnose »ischämische Herzkrankheit« (hier werden nur Personen vor Eintritt in die Altersrente aufgeführt). Darunter waren 220 Fälle mit der Diagnose »akuter Myokardinfarkt« bei den Männern und 46 Fälle bei den Frauen. Das Durchschnittsalter lag bei Männern bei 55 und bei den Frauen bei 54 Jahren. Demnach wurden bei Männern 3,3 Prozent und bei Frauen 0,6 Prozent aller Renten wegen verminderter Erwerbsfähigkeit aufgrund der Diagnose »ischämische Herzkrankheit« bewilligt (Dt. Rentenversicherung 2011).

Literatur

AOK Bundesverband (2011)Wissenschaftliches Institut der AOK, 2009 Arbeitsunfähigkeit bei AOK-Pflichtmitgliedern ohne Rentner. http://www.gbe-bund.de. Zugegriffen: 30. Oktober 2011

Arbeitsgemeinschaft der Wissenschaftlichen Medizinischen Fachgesellschaften e.V. (AWMF), Deutsche Krebsgesellschaft e.V., Deutsche Krebshilfe e.V. (Hrsg) (2009) Brustkrebs. Die Ersterkrankung und DCIS. Eine Leitlinie für Patientinnen. In: Leitlinienprogramm Onkologie. http://www.leitlinienprogramm-onkologie.de/docs/OL_PLL_Brustkrebs.pdf. Zugegriffen: 14. Oktober 2011

Brandt R, Chatterjee T, Dill T, Ernst S, Hamm CW, Hofmann T, Kähler J, Köster R, Kuck K-H, Nienaber CA, Petzsch M, Schuchert A, Schneider H, Stern H (2009) Kardiologie. In: Arastéh K, Baenkler H-W (Hrsg) Innere Medizin. Thieme, Stuttgart, S 3–221

Baer FM, Rosenkranz S (2011) Koronare Herzkrankheit und akutes Koronarsyndrom. In: Erdmann E (Hrsg) Klinische Kardiologie. Krankheiten des Herzens, des Kreislaufs und der herznahen Gefäße. Springer, Berlin, S 13–72

Beckmann MW, Lux MP (2011) Brustkrebs, Mammakarzinom. In: Deutsche Krebsgesellschaft: Brustkrebs. http://www.krebsgesellschaft.de/pat_ka_brustkrebs_uebersicht,107685.html. Zugegriffen: 30. September 2011

Behrens J (2005) Soziologie der Pflege und Soziologie der Pflege als Profession: die Unterscheidung von interner und externer Evidence. In: Schroeter K-R, Rosenthal T (Hrsg) Soziologie der Pflege. Juventa, Weinheim, S 51–70

Behrens J (2009) Rehabilitierende Pflege – in Verantwortung für ihre Wirkungen In: Blumenthal W, Schliehe F (Hrsg) Teilhabe als Ziel der Rehabilitation. 100 Jahre Zusammenwirken in der Deutschen Vereinigung für Rehabilitation e.V. DVfR, Heidelberg, S 287–296

Behrens J, Langer G (2010a) Evidence-based Nursing and Caring. Methoden und Ethik der Pflegepraxis und Versorgungsforschung. Huber, Bern

Behrens J, Langer G (2010b) Handbuch Evidence-based Nursing. Externe Evidence für die Pflegepraxis. Huber, Bern

Bundesärztekammer (BÄK) und Kassenärztliche Bundesvereinigung (KBV) (2011) Ergebnisse der Ärztestatistik zum 31.12.2010. http://www.bundesaerztekammer.de/specialdownloads/Stat10Abbildungsteil.pdf. Zugegriffen: 30. Oktober 2011

Deutsche Gesellschaft für Senologie (2011) Zertifizierungsrichtlinien. http://www.senologie.org/brustzentren/brust_zertifirichtl.php. Zugegriffen: 27. Oktober 2011

Deutsche Krebsgesellschaft (2011) Zertifizierte Brustkrebszentren. http://www.krebsgesellschaft.de/wub_zertifizierung_brustzentren,120899.html. Zugegriffen: 27. Oktober 2011

Deutsche Krebshilfe (2010) Brustkrebs. Deutsche Krebshilfe, Bonn

Deutsche Krebshilfe (2011) Hilfe für Männer mit Brustkrebs. http://www.krebshilfe.de/aktuelle-themen.html?&tx_ttnews[tt_news]=3065&tx_ttnews[backPid]=158&cHash=823b62bba5. Zugegriffen: 30. Oktober 2011

Deutsche Rentenversicherung Bund (2011)Deutsche Rentenversicherung Bund, 2009d Rentenzugang des Jahres 2010. In: Deutsche Rentenversicherung Bund (Hrsg) Statistik der Deutschen Rentenversicherung, Bd. 183, Berlin, S 52–71

Gesellschaft der epidemiologischen Krebsregister in Deutschland e.V. (GEKID) (2011a) Methodische Hinweise. http://www.ekr.med.uni-erlangen.de/GEKID/Atlas/CurrentVersion/Help/Methoden%20GEKID%20Atlas.htm. Zugegriffen: 14. Oktober 2011

Gesellschaft der epidemiologischen Krebsregister in Deutschland e.V. (GEKID) (2011b) Tabellen zum GEKID-Atlas. http://www.ekr.med.uni-erlangen.de/GEKID/Atlas/CurrentVersion/Tabellen/Tabellen_D.php. Zugegriffen: 14. Oktober 2011

Holleczek B, Arndt V, Stegmaier C, Brenner H (2011) Trends in breast cancer survival in Germany from 1976 to 2008 – A period analysis by age and stage. Cancer Epidemiology 35:399–406

Jonat W, Crohns C, Maass N (2011) Maligne Tumoren der Mamma. In: Petru E, Fink D, Jonat W, Köchli O (Hrsg) Praxisbuch Gynäkologische Onkologie. Springer, Berlin, S 1–31

Kreienberg R, Dt. Krebsgesellschaft (Hrsg) (2008) Interdisziplinäre S3-Leitlinie für die Diagnostik, Therapie und Nachsorge des Mammakarzinoms. Zuckschwerdt, München

MONICA/KORA-Herzinfarktregister Augsburg (2011) Daten zu Herzinfarkten in der Region Augsburg. Helmholtz Zentrum, München. http://www.gbe-bund.de. Zugegriffen: 27. Oktober 2011]

Ortmann O, Albert U-S, Schulz K-D (2008) Risikofaktoren. In: Albert, U-S (Hrsg) Stufe-3-Leitlinie Brustkrebs-Früherkennung in Deutschland. Zuckschwerdt, München, S 50–56

Robert Koch-Institut (RKI) (2005) Brustkrebs. Gesundheitsberichterstattung des Bundes, Bd 25, RKI, Berlin

Robert Koch-Institut (RKI) (2006) Koronare Herzkrankheit und akuter Myokardinfarkt. Gesundheitsberichterstattung des Bundes, Bd 33, RKI, Berlin

Robert Koch-Institut (RKI) und die Gesellschaft der epidemiologischen Krebsregister in Deutschland e.V. (GEKID) (Hrsg) (2010) Krebs in Deutschland 2005/2006. Häufigkeiten und Trends. 7. Ausg. RKI und GEKID, Berlin

Schmutzler R, Schlegelsberger B, Meindl A, Schreer I, Heywang-Köbrunner S, Engel C, Kreipe H (2008) Heriditäre Brustkrebserkrankungen. In: Albert, U-S (Hrsg) Stufe-3-Leitlinie Brustkrebs-Früherkennung in Deutschland. Zuckschwerdt, München, S 56–61

Statistisches Bundesamt (Hrsg) (2011a) Krankenhausstatistik – Diagnosedaten der Patienten und Patientinnen in Krankenhäusern. http://www.gbe-bund.de. Zugegriffen: 27. Oktober 2011

Statistisches Bundesamt (Hrsg) (2011b) Todesursachenstatistik. http://www.gbe-bund.de. Zugegriffen: 30. Oktober 2011

Thygesen K, Alpert JS, White HD, Joint ESC/ACCF/AHA/WHF Task Force for the Redefinition of Myocardial Infarction (2007) Universal definition of myocardial infarction. J Am Coll Cardiol 50(22):2173–2195

Gesundheitsökonomie: Die Finanzierung von Prävention und Behandlung von Herzinfarkt und Brustkrebs

Markus Lüngen und Anna Marie Passon

Die Ausgaben des deutschen Gesundheitswesens steigen seit Jahren an. Vor allem Herz-Kreislauf-Erkrankungen verursachen erhebliche Kosten. Der vorliegende Beitrag untersucht, welche Kosten durch den akuten Myokardinfarkt und Brustkrebserkrankungen verursacht werden. Dazu werden mithilfe der Daten der Gesundheitsberichterstattung des Bundes und der gesetzlichen Rentenversicherung direkte und indirekte Kosten der Behandlung und Prävention ermittelt. Die Bedeutung der Prävention ist, gemessen an den vergleichsweise hohen Ausgaben für die Behandlung, immer noch gering. Dabei konnten internationale Studien belegen, dass sich durch Prävention gerade bei Herz-Kreislauf-Erkrankungen eine Verbesserung der Gesundheit der Bevölkerung bei gleichzeitiger Verringerung von Krankheitskosten erzielen lässt. Ein detaillierter und evidenzbasierter Versorgungsplan sollte entwickelt werden, in dem Ziele, Finanzierung, Durchführung und Qualitätskontrolle präventiver Maßnahmen verbindlich geregelt werden.

3.1 Einführung

Deutschland liegt bei den Gesundheitsausgaben, gemessen am Anteil des Bruttoinlandprodukts, mit 10,7 Prozent weltweit an dritter Stelle. Die Gesundheitsausgaben beinhalten die Kosten für sämtliche Güter und Leistungen mit dem Ziel der Prävention, Behandlung, Rehabilitation und Pflege. Darüber hinaus sind in den Gesundheitsausgaben auch die Kosten der Verwaltung sowie die Investitionen der Einrichtungen des Gesundheitswesens enthalten. Im Jahr 2008 beliefen sich die gesamten Gesundheitsausgaben der öffentlichen Haushalte, der gesetzlichen und privaten Krankenversicherung, der Arbeitgeber, der privaten Haushalte und weiterer sozialer Versicherungsträger auf 264,5 Mrd. Euro. Auf jeden Einwohner entfielen im Jahr 2008 damit Aufwendungen in Höhe von rund 3.220 Euro. Der größte Anteil an den Gesundheitsausgaben ist mit 37 Mrd. Euro auf Herz-Kreislauf-Leiden zurückzuführen.

Die Ausgaben des Gesundheitssystems bilden die *direkten Krankheitskosten*. Die direkten Kosten beschreiben den direkt mit einer medizinischen Behandlung, Präventions-, Rehabilitations- oder Pflegemaßnahme verbundenen monetären Ressourcenverbrauch. Dazu zählen neben Diagnose und Therapie auch Verwaltungskosten der Leistungserbringer. Für eine realistische Abbildung der tatsächlichen Belastung der Volkswirtschaft durch die Krankheitslast der Bevölkerung müssen neben den direkten Kosten auch die *indirekten Krankheitskosten* betrachtet werden. Die indirekten Kosten beinhalten beispielsweise Produktivitätsausfälle infolge von krankheitsbedingter Arbeitsunfähigkeit oder Frühberentung. Die indirekten Kosten werden im Rahmen der Krankheitskostenrechnung des Statistischen Bundesamts in Form von verlorenen Erwerbstätigkeitsjahren nachgewiesen (Nöthen u. Böhm 2009). Im Jahr 2008 verlor Deutschland aufgrund von Erkrankungen 4,3 Mio. Erwerbstätigkeitsjahre.

Zusätzlich zu den direkten und den indirekten Kosten können auch *intangible Kosten* anfallen. Das sind Kosten, denen kein direkter monetärer Wert zugeordnet werden kann, die aber dennoch durch Einschränkungen in verschiedenen Lebensbereichen zur Belastung der Bevölkerung beitragen. Solche Kosten können etwa durch Schmerz, Depression oder Verlust an Lebensqualität verursacht werden. Intangible Kosten werden i.d.R. in der Krankheitskostenrechnung nicht berücksichtigt.

3.2 Kosten des Herzinfarkts

Leiden des Herz-Kreislauf-Systems sind in Deutschland für etwa 42 Prozent der Gesamtmortalität verantwortlich. Im Jahr 2008 starben 356.729 Menschen an verschiedenen Formen der Herz-Kreislauf-Erkrankung. 16 Prozent dieser Todesfälle (56.775) lassen sich auf den akuten Myokardinfarkt zurückführen, wobei das Mortalitätsrisiko des Herzinfarkts bei Männern mit 54 Prozent etwas höher liegt als bei den Frauen (Bruckenberger 2010). Der Herzinfarkt ist damit nach der chronisch ischämischen Herzkrankheit die zweithäufigste Todesursache in Deutschland. 210.705 Personen mit der Diagnose »akuter Myokardinfarkt« wurden im Jahr 2008 stationär behandelt. Die durchschnittliche Verweildauer im Krankenhaus lag bei neun Tagen (Statistisches Bundesamt 2010a).

Trotz der hohen Sterblichkeit durch akute Myokardinfarkte kann ein positiver Trend beobachtet werden: Dank verbesserter Diagnostik und Therapie ist die Zahl der Herzinfarkttoten in Deutschland seit 1980 von ursprünglich etwa 93.000 auf unter 60.000 gefallen – und das trotz des steigenden Durchschnittsalters der Bevölkerung (Bruckenberger 2010).

3.2.1 Behandlung

Die große Bedeutung der Herz-Kreislauf-Erkrankungen für das Gesundheitssystem zeigt sich nicht nur an der hohen Prävalenz innerhalb der Bevölkerung, sondern auch an den Kosten, die diese Erkrankungen verursachen. Der größte Anteil – knapp 14 Prozent – an den gesamten Gesundheitsausgaben ist mit 37 Mrd. Euro auf Herz-Kreislauf-Erkrankungen zurückzuführen. Davon wiederum entfielen im Jahr 2008 6,2 Mrd. Euro auf ischämische Herzkrankheiten, darunter 1,8 Mrd. Euro auf den akuten Myokardinfarkt (Statistisches Bundesamt 2010b).

Der sinkenden Anzahl tödlich verlaufender Myokardinfarkte stehen seit Jahren steigende Kosten der Behandlung gegenüber. Zwischen 2002 und 2008 stiegen die Kosten für Diagnose und Therapie des akuten Herzinfarkts um über 75 Prozent (Bruckenberger 2010). Die Gesamtausgaben des Gesundheitssystems stiegen im selben Zeitraum um knapp 16 Prozent. Die Abnahme der Sterblichkeit sowie der Kostenanstieg sind Konsequenzen der zunehmenden Intensivbehandlung von Herzinfarktpatienten. Die Ausgaben infolge der Diagnose »Herzinfarkt« sind insofern vor allem auf die hohe Hospitalisierungsrate, aber auch auf die häufig stattfindende Rehabilitation zurückzuführen. Einrichtungsübergreifend wurden im Jahr 2008 1,84 Mrd. Euro für Diagnose, Behandlung, Pflege, Prävention und Rehabilitation des Herzinfarkts ausgegeben. Der größte Anteil (1,42 Mrd. Euro) entfiel dabei auf die stationäre bzw. teilstationäre Versorgung.

3.2.2 Prävention

■ Risikofaktoren

Trotz der sinkenden Sterblichkeit durch Herzinfarkte sind bei einem großen Teil der Bevölkerung viele Risikofaktoren für Herz-Kreislauf-Erkrankungen ausgeprägt. Als wesentlicher beeinflussbarer koronarer Risikofaktor gilt vor allem der Tabakkonsum, aber auch ungesunde Ernährung und damit einhergehendes Übergewicht, Bluthochdruck, erhöhtes Cholesterin, Diabetes mellitus Typ 2 sowie mangelnde körperliche Betätigung und höherer Alkoholkonsum tragen zu einer erhöhten Wahrscheinlichkeit koronarer Herzkrankheiten (KHK) bei (Forman u. Bulwer 2006; Goldberg et al. 2001; Rigotti u. Pasternak 1996).

Präventions- und Gesundheitsförderungsmaßnahmen haben bereits gute Wirksamkeit bei der Kontrolle von Risikofaktoren zur Reduktion von KHK und Myokardinfarkt gezeigt. Dabei haben Maßnahmen hinsichtlich des Tabakkonsums bisher, verglichen mit anderen präventiven Maßnahmen, die deutlichsten Erfolge zu verzeichnen. Die negativen Folgen des Tabakkonsums auf das Herz-Kreislauf-System sinken innerhalb der ersten zwei Jahre nach Beendigung des Rauchens erheblich (Dobson et al. 1991). Ein Rauchstopp vermindert das Risiko für und die Sterblichkeit durch KHK um bis zu 50 Prozent (Wilson et al. 2000; Critchley u. Capewell 2004). Die Wirksamkeit der sekundären Raucherprävention bei Menschen mit nachgewiesenen KHK wurde in einer Studie von Manson et al. (1992) belegt. Demnach entspricht das Risiko, erneut zu erkranken, bei Rauchern mit manifester KHK zwei bis drei Jahre nach Rauchstopp dem eines koronarkranken Nichtrauchers.

■ Durch die Krankenkassen geförderte Maßnahmen

Im Jahr 2007 förderten die Krankenkassen Maßnahmen zur Prävention und Gesundheitsförderung nach § 20 SGB V mit 2,74 Euro pro Person. Die tatsächlichen Ausgaben lagen mit durchschnittlich 4,26 Euro pro Versicherten etwa 55 Prozent über der gesetzlich vorgeschriebenen Mindestgrenze. Dennoch ist die Bedeutung der Prävention und Gesundheitsförderung, gemessen an den Gesundheitsausgaben, mit einem Anteil von 4 Prozent der gesamten Gesundheitsausgaben im Jahr 2008 für das deutsche Gesundheitswesen noch relativ gering.

Die Krankenkassen fördern die Primär-, Sekundär- und Tertiärprävention. Primärprävention hat das Ziel, die Gesundheit zu erhalten, Krankheiten zu vermindern und ihre Entstehung zu verlangsamen. Dazu zählen beispielsweise Programme zur Verbesserung des generellen Gesundheitsverhaltens, auch wenn noch keine Erkrankung eingetreten ist. Sekundärpräventive Maßnahmen umfassen Früherkennungsuntersuchungen mit dem Ziel, eine Behandlung rechtzeitig einzuleiten. Dies ist beispielsweise beim Krebsscreening der Fall. Maßnahmen der Sekundärprävention sind aber auch dann sinnvoll, wenn eine Erkrankung schon eingetreten ist, ein Rückfall jedoch über gesundheitspädagogische Maßnahmen verhindert werden soll. Dies trifft unter anderem auf Ernährungs- und Raucherpräventionsmaßnahmen nach einem Herzinfarkt zu. Tertiärprävention umfasst alle Maßnahmen zur Rehabilitation nach Eintritt einer Erkrankung.

Die von den Krankenkassen unterstützten Maßnahmen der Prävention und Gesundheitsförderung sind gemäß dem *Leitfaden Prävention* in drei Leistungsbereiche unterteilt (GKV Spitzenverband 2010): Zum einen sollen Maßnahmen im *nichtbetrieblichen Setting* durchgeführt werden, also im sozialen Lebensumfeld der Versicherten. Dazu zählen etwa Schulen und Kindergärten sowie Stadtteile, Kommunen und Senioreneinrichtungen. Die Maßnahmen zielen hier vor allem auf gesundheitspädagogische Aktivitäten in den Bereichen Bewegung, Ernährung und Suchtmittelkonsum. Ein weiterer Zweig ist die *betriebliche Gesundheitsförderung* mit Themen wie Stressmanagement, gesundheitsgerechte Mitarbeiterführung, Ernährung und Suchtmittelkonsum.

Schließlich werden Maßnahmen zur sog. *individuellen Prävention* angeboten. Die individuelle Prävention richtet sich an Einzelpersonen und stellt primärpräventive Maßnahmen in den Mittelpunkt. Zu den individuellen Präventionsleistungen zählen vor allem Gesundheitskurse, die von gesetzlich Versicherten belegt werden können. Gesundheitskurse dienen der Vermittlung gesundheitsrelevanter Inhalte im Sinne gesundheitspädagogischer Maßnahmen. Auch hier bilden Bewegung, Ernährung, Vermeidung spezifischer Risiken und stressabhängiger Krankheiten sowie Suchtmittelkonsum wichtige Themenfelder. Während im Jahr 2004 noch weniger als 800.000 Personen an Aktivitäten zur individuellen Gesundheitsförderung unter Beteiligung der gesetzlichen Krankenkassen teilnahmen, stieg diese Zahl bis 2009 auf über 2 Mio. (Statistisches Bundesamt 2010c).

Die Krankenkassen setzen Maßnahmen zur Vorbeugung von Herzinfarkt vor allem im Bereich der individuellen Prävention um. Dazu zählen etwa Angebote zur Stressbewältigung und Ernährungsberatung. Aber auch die settingspezifischen Maßnahmen sind, vor allem im Sinne der positiven Beeinflussung des Gesundheitsverhaltens, ein wichtiger Bestandteil der Prophylaxebemühungen. Die Gesamtausgaben der Krankenkassen für Gesundheitskurse beliefen sich auf rund 250 Mio. Euro. Sie waren damit der größte Posten in einem Gesamtbudget für Gesundheitsvorsorge von 311 Mio. Euro. Der Gesetzgeber hat die Leistungserbringung bei Gesundheitskursen auf die Förderung von zwei Kursen im Jahr beschränkt. Die Kurskosten werden von den Krankenkassen teilweise vollständig getragen, teilweise werden 10 bis 20 Prozent der Kosten durch den Versicherten selbst finanziert. Der Zuschuss der Kassen beschränkt sich allerdings auf 75 bis 100 Euro pro Kurs.

Darüber hinaus stehen den Versicherten der gesetzlichen Krankenkassen ab einem Alter von 35 Jahren alle zwei Jahre kostenlose Gesundheits-Check-ups zu. Ziel ist, im Sinne der Sekundärprävention, das rechtzeitige Erkennen von Risikofaktoren.

Die Ausgaben der Krankenkassen für Tertiärprävention im Rahmen der (teil-)stationären Vorsorge und Rehabilitation der Kreislauferkrankungen im Jahr 2008 beliefen sich auf 1 Mrd. Euro und machten damit 12,9 Prozent der mit 8 Mrd. Euro veranschlagten Gesamtausgaben für Vorsorge und Rehabilitation aus (Statistisches Bundesamt 2010c). Davon lassen sich 8,3 Prozent auf Ausgaben zur Vorsorge und Rehabilitation des Myokardinfarkts zurückführen (86 Mio. Euro). Im Jahr 2008 erbrachte die Rentenversicherung stationäre Leistungen zur medizinischen Rehabilitation nach Myokardinfarkt bei 7.407 Männern und 1.604 Frauen (Dt. Rentenversicherung Bund 2010a). Die tatsächlichen stationären Rehabilitationsleistungen dürften noch deutlich höher liegen, da die Deutsche Rentenversicherung nur für etwa ein Drittel aller Rehabilitationsfälle aufkommt. Die anderen Träger, wie die gesetzlichen Krankenversicherungen, haben keine indikationsgenauen Statistiken zu Rehabilitationsleistungen und können daher hier nicht aufgenommen werden.

3.2.3 Nachweise über die Kosteneffektivität der Prävention

Die Reduktion des Tabakkonsums ist eine der wirksamsten Maßnahmen für die Gesundheit des Herz-Kreislauf-Systems und ist darüber hinaus hoch kosteneffektiv. Eine Studie aus dem Jahr 2006 analysierte die Kosteneffektivität eines randomisierten, durch Krankenhauspersonal durchgeführten Raucherentwöhnungsprogramms bei Patienten mit nachgewiesenen KHK. Die Implementierungs- und Durchführungskosten des Programms zeigen in Relation zu den gewonnenen Lebensjahren eine hohe Effektivität, verglichen mit anderen Maßnahmen. Die inkrementellen Kosten eines durch die Intervention zusätzlich gewonnen Lebensjahres betrugen 280 Euro beziehungsweise 110 Euro – je nachdem, ob die Niedrigrisikogruppe oder die Hochrisikogruppe betrachtet wurde. Die Kosten der Raucherentwöhnungsmaßnahme liegen damit bei etwa 4 Prozent der Kosten anderer weitverbreiteter Maßnahmen wie der Gabe von Statinen für Niedrigrisikopatienten und ACE-Hemmern bei Hochrisikopatienten (Quist-Paulsen et al. 2006). In einem anderen Projekt lagen die inkrementellen Kosten der Raucherberatung bei 2,58 US-Dollar pro durchgeführte Beratungseinheit. Dem standen eingesparte Kosten pro Lebensjahr von 25,4 US-Dollar bei Männern und 35,2 US-Dollar bei Frauen gegenüber (Pinget et al. 2007).

Mithilfe einer Simulation auf Basis der Erkenntnisse aus bisherigen Maßnahmen berechneten Ladapo et al. (2011), dass ein Raucherentwöhnungsprogramm bei stationär behandelten Patienten nach akutem Myokardinfarkt eine Reduktion der Raucherprävalenz von etwa 15 Prozent erreichen könnte (Ladapo et al. 2011). In der Interventionsgruppe käme es danach insgesamt zu knapp 3 Prozent weniger nichttödlichen und tödlichen kardiovaskulären Ereignissen als bei Patienten, die nicht an dem Raucherpräventionsprogramm teilnehmen. Die Kosteneffektivität des Programms beliefe sich pro qualitätsadjustiertes Lebensjahr (QALY) auf 5.050 US-Dollar und läge damit deutlich unterhalb bisher angewendeter Maßnahmen mit 10.000 bis 1,4 Mio. US-Dollar pro QALY.

Lowensteyn et al. (2000) untersuchten die Kosteneffektivität von sportlicher Aktivität für die Primär- und Sekundärprävention des Herzinfarkts (Lowensteyn et al. 2000). Die Kosteneffektivität von medizinisch oder gesundheitspädagogisch nicht begleiteten Sportprogrammen liegt demnach bei weniger als 12.000 US-Dollar pro gewonnenes Lebensjahr und führt damit zu Nettoeinsparungen im Gesundheitswesen, wenn alle in die Intervention eingeschlossenen Personen sich tatsächlich an die Vorgaben halten. Für beaufsichtigte Sportprogramme liegen die Kosten bei weniger als 15.000 US-Dollar pro gewonnenes Lebensjahr für Männer mit kardiovaskulären Erkrankungen und (je nach demographischen und gesundheitlichen Voraussetzungen der in die Interventionsgruppe eingeschlossenen Personen) zwischen 12.000 und 43.000 US-Dollar pro gewonnenes Lebensjahr für Männer ohne kardiovaskuläre Erkrankungen und Frauen mit kardiovaskulären Erkrankungen.

3.2.4 Indirekte Kosten

Trotz der sinkenden Infarktsterblichkeit tragen ischämische Herzkrankheiten zu erheblichen Verlusten von potenziellen Lebensjahren bei (Statistisches Bundesamt 2010d). Im Jahr 2008 verursachten Krankheiten des Kreislaufsystems den Verlust von 382.000 Erwerbstätigkeitsjahren. Davon sind 123.000 Jahre auf ischämische Herzkrankheiten und 62.000 Jahre auf den akuten Myokardinfarkt zurückzuführen. Im Jahr 2008 war der akute Myokardinfarkt für 1,5 Prozent aller verlorenen Erwerbstätigkeitsjahre verantwortlich. Bei einer durchschnittlichen Arbeitsproduktivität von 62.000 Euro pro Jahr und Person ergeben sich für das Jahr 2008 volkswirtschaftliche Verluste der Bruttowertschöpfung in Höhe von 4,1 Mrd. Euro durch Myokardinfarkte (Bundesamt für Arbeitsschutz und Arbeitsmedizin 2008).

Der nichttödliche Myokardinfarkt hat häufig Frühberentungen zur Folge. Das macht sich auch bei den indirekten Kosten für Produktionsausfälle bemerkbar. Im Jahr 2009 wurde 200 Männern und 54 Frauen Rente aufgrund verminderter Erwerbsfähigkeit gewährt (Deutsche Rentenversicherung Bund 2010b). Das Durchschnittsalter des Renteneingangs lag bei 55 Jahren für Männer und bei 53 Jahren für Frauen.

3.2.5 Intangible Kosten

Intangible Kosten können nicht direkt monetär gemessen werden. Wenn sie in Krankheitskostenberechnungen aufgenommen werden, werden sie meist über QALYs und Lebensqualitätsfragebögen wie den acht Dimensionen zur körperlichen und seelischen Gesundheit umfassenden SF-36 (Short Form 36 Health Survey Questionnaire) abgefragt. In einer 2004 durchgeführten Befragung hausärztlich betreuter KHK-Patienten in Deutschland gaben 55,5 Prozent der Frauen und 28,5 Prozent der Männer an, sich durch die Erkrankung »deutlich« bis »sehr beeinträchtigt« zu fühlen. In der Beurteilung der Lebensqualität unterschieden sich Patienten mit Myokardinfarkt nicht von jenen, die keinen Herzinfarkt erlebt hatten (Großfeld 2004).

3.3 Kosten des Brustkrebses

Im Jahr 2008 wurden in Deutschland über 150.000 stationäre Brustkrebsdiagnosen gestellt. Die durchschnittliche Verweildauer im Krankenhaus lag bei 7,2 Tagen. Knapp 12 Prozent der Patienten (17.345 Personen) starben an der Erkrankung. Brustkrebs ist mit einem Anteil von 8,1 Prozent an allen Neubildungen die am häufigsten diagnostizierte Neubildung bei Frauen in Deutschland. Das Lebenszeitrisiko, an Brustkrebs zu erkranken, liegt für Frauen bei 9,2 Prozent (Giersiepen et al. 2005). Insgesamt waren bösartige Neubildungen für 26 Prozent der Gesamtmortalität in Deutschland im Jahr 2008 verantwortlich. 2,1 Prozent aller Sterbefälle sind auf Brustkrebserkrankungen zurückzuführen. Brustkrebs ist damit die neunthäufigste Todesursache in Deutschland. Aufgrund der hohen Neuerkrankungsrate belegt das Mammakarzinom mit etwa 18 Prozent den ersten Rang der Krebssterblichkeit bei Frauen. Nach fünf Jahren leben etwa noch 78 Prozent (Schön et al. 2004), nach neueren Zahlen 83 bis 87 Prozent der erkrankten Frauen (RKI u. GEKID 2010). Im Alter zwischen 40 und 50 ist Brustkrebs die häufigste Krebsneuerkrankung. Zwar nimmt die Zahl der neu an Brustkrebs erkrankten Personen zu, dank der Fortschritte bei Diagnostik und Therapie sterben jedoch weniger Patienten an der Erkrankung als noch vor einigen Jahren (Giersiepen et al. 2005).

3.3.1 Behandlung

Durch Brustkrebserkrankungen entstanden im Jahr 2008 Kosten in Höhe von knapp 2 Mrd. Euro. Brustkrebs ist damit für einen Anteil von 0,7 Prozent an den Gesamtausgaben des Gesundheitssystems verantwortlich. Seit dem Jahr 2002 stiegen die Kosten der Behandlung und Prävention von Brustkrebs um 26 Prozent. Im Gegensatz zum Herzinfarkt verteilen sich bei Brustkrebs die Kosten einigermaßen gleichmäßig auf den ambulanten und den stationären Sektor: Insgesamt fielen 913 Mio. Euro im stationären und 861 Mio. Euro im ambulanten Sektor an. 86 Mio. Euro wurden in Rehabilitation, Vorsorge und Gesundheitsschutz investiert (Statistisches Bundesamt 2010b).

3.3.2 Prävention

▪ Risikofaktoren

Die meisten prädisponierenden Faktoren für Brustkrebserkrankungen liegen außerhalb des beeinflussbaren Verhaltens. Trotzdem lassen sich einige beeinflussende Faktoren des Lebensstils nachweisen. So wurden z.B. für Rauchen, physische Inaktivität, erhöhten Alkoholkonsum, die Aufnahme vieler gesättigter Fettsäuren und den hohen Konsum von rotem Fleisch sowie für die regelmäßige Einnahme von Östrogenpräparaten positive Korrelationen mit Brustkrebserkrankungen beobachtet (Feigelson et al 2001; Collins et al. 2005). Für primärpräventive Leistungen bei Brustkrebs konnten bisher wenig eindeutige Wirksamkeitsnachweise erbracht werden. Für sportliche Aktivität wurde in einigen Studien ein Sinken des Brustkrebsrisikos festgestellt. Auch eine ausgewogene Ernährung mit Gemüse und Obst hat sich als protektiver Faktor erwiesen (World Cancer Research Fund 2007). Mehr als die Primärprävention steht für Brustkrebserkrankungen die Sekundärprävention im Vordergrund. Sekundärprävention umfasst dabei besonders die frühzeitige und verlässliche Diagnose der Erkrankung, z.B. durch die Mammographie oder das regelmäßige Abtasten beim Gynäkologen, mit dem Ziel, die Behandlungsergebnisse zu optimieren.

- **Durch die Krankenkassen geförderte Maßnahmen**

Neben der Primärprävention hat auch die Sekundärprävention dank vermehrter Kostenübernahme und Werbung durch die Krankenkassen an Bedeutung gewonnen. Sekundärpräventive Maßnahmen werden vor allem im Zuge der Krankheitsfrüherkennung durch die Krankenkassen gefördert. Zwischen 2004 und 2009 stieg die Zahl der Personen, bei denen Früherkennungsmaßnahmen durchgeführt wurden, von 4,3 Mio. auf 9,6 Mio.

Brustkrebsprävention wird in erster Linie durch sekundärpräventive Maßnahmen gefördert, da die Krankheit vor allem durch nicht beeinflussbare Umstände entsteht und sich daher der Primärprävention zu großen Teilen entzieht. Ab dem 30. Lebensjahr steht allen Frauen eine jährliche Vorsorgeuntersuchung auf Brustkrebs beim Gynäkologen zu. Bei Frauen zwischen dem 50. und 69. Lebensjahr übernehmen die gesetzlichen Krankenkassen zusätzlich die Kosten für eine alle zwei Jahre durchgeführte Mammographie. Dies entspricht den Vorgaben der gesetzlich geregelten Brustkrebsvorsorge. Anhand der Daten der Melderegister werden Frauen dieser Altersgruppe alle zwei Jahre zum Mammographiescreening eingeladen; eine Verpflichtung zur Teilnahme gibt es dabei nicht. Im Jahr 2008 wurden 40,6 Mio. Maßnahmen zur Früherkennung von Krebserkrankungen bei den Versicherten der gesetzlichen Krankenkassen durchgeführt.

Neben der Mammographie und der Vorsorge beim Gynäkologen existieren weitere Screeningmaßnahmen zur Erkennung des Brustkrebses, etwa die Magnetresonanztomographie (MRT), die digitale Mammographie oder die Ultraschalluntersuchung. Bei jungen Frauen mit erhöhtem Brustkrebsrisiko wird die MRT teilweise eingesetzt, die anderen Maßnahmen sind von den gesetzlichen Krankenkassen nicht zur Vorsorge des Mammakarzinoms vorgesehen und müssen, wenn der Wunsch nach einer entsprechenden Diagnostik besteht, selbst bezahlt werden.

Tertiäre Präventionsmaßnahmen nach Brustkrebserkrankungen im Sinne der Rehabilitationsleistungen gewährte der Träger, die Deutsche Rentenversicherung, 175 Männern und 45.457 Frauen (Deutsche Rentenversicherung Bund 2010a). Die Ausgaben der Krankenkassen im Rahmen der (teil-)stationären Vorsorge und Rehabilitation des Brustkrebses beliefen sich im Jahr 2008 auf 195 Mio. Euro und machten damit 2,4 Prozent der mit 8 Mrd. Euro veranschlagten Gesamtausgaben für Vorsorge und Rehabilitation aus.

3.3.3 Nachweise über die Kosteneffektivität der Prävention

In einer Studie von Moore et al. (2009) wurde untersucht, wie sich ein jährliches MRT-Brustkrebsscreening in Bezug auf die Kosten und die Anzahl qualitätsadjustierter Lebensjahre von einem jährlichen Mammographiescreening unterscheidet. In der Untersuchung wurden die Effekte mithilfe eines statistischen Modells bei jungen Frauen mit hohem Brustkrebsrisiko über 25 Jahre ermittelt (Moore et al. 2009). Für die MRT ergaben sich in 25 Jahren 14,1 qualitätsadjustierte Lebensjahre, während die Mammographie mit 14 QALYs geringfügig darunter lag. Die Kosten der regelmäßigen Screeningmaßnahmen lagen bei 18.167 US-Dollar für die MRT und bei 4.760 US-Dollar für die Mammographie.

Die Mammographie ist nach Berechnungen von Moore et al. (2009) zwar in jedem Falle kostengünstiger, kann im Einzelfall jedoch geringfügig schlechtere, d.h. ungenauere Screeningergebnisse liefern als die MRT. Nach Moore et al. ist die MRT, wenn die übliche Zahlungsbereitschaft von maximal 120.000 US-Dollar pro gewonnenes QALY zugrunde gelegt wird, im Vergleich zur Mammografie nicht kosteneffektiv. Ergebnisse anderer Studien deuten hingegen darauf hin, dass das MRT-Brustkrebsscreening bei Frauen mit hohem Risiko kosteneffektiv sein kann (Plevritis et al. 2006). Hinsichtlich der Kosteneffektivität konnte bisher keine Studie die Überlegenheit des MRT-Brustkrebsscreenings gegenüber der Mammografie nachweisen, wenn alle Frauen, nicht nur Hochrisikogruppen, in die Untersuchungen eingeschlossen wurden.

3.3.4 Indirekte Kosten

In Deutschland wurde im Jahr 2008 18 Männern und 3.603 Frauen Rente aufgrund verminderter Erwerbsfähigkeit infolge eines bösartigen Mammakarzinoms gewährt (Deutsche Rentenversicherung Bund 2010b). Das durchschnittliche Renteneintrittsalter lag bei 51 Jahren für Frauen und bei 50 Jahren für Männer. Das durchschnittliche Erkrankungsalter liegt lag bei 62,5 Jahren.

Im Jahr 2008 lag der durch bösartige Neubildungen verursachte Verlust an Erwerbstätigkeitsjahren bei 526.000, davon sind 59.000 Erwerbstätigkeitsjahre bösartigen Neubildungen der Brustdrüse zuzurechnen. Somit wurden 2008 1,4 Prozent des Gesamtverlusts an Erwerbstätigkeitsjahren durch Brustkrebserkrankungen verursacht. Bei einer durchschnittlichen Arbeitsproduktivität von 62.000 Euro pro Jahr und Person ergaben sich volkswirtschaftliche Verluste der Bruttowertschöpfung in Höhe von 3,7 Mrd. Euro (Bundesamt für Arbeitsschutz und Arbeitsmedizin 2009).

3.3.5 Intangible Kosten

In einer Studie von Lidgren et al. (2007) wurden die Gesamtkosten des Brustkrebses im Jahr 2002 für Schweden berechnet. Die direkten und indirekten Kosten betrugen zusammen etwa 3 Mrd. Schwedische Kronen. Intangible Kosten wurden in Form von verlorenen QALYs ermittelt und waren mit 6,6 Mrd. Kronen mehr als doppelt so hoch wie direkte und indirekte Kosten zusammen. Intangible Kosten werden in Krankheitskostenrechnungen nur äußerst selten berücksichtigt, weil es schwierig ist, verlorene Lebensqualität zu messen und den dazugehörigen monetären Wert zu bestimmen. Wenn intangible Kosten aufgenommen werden, liegen diese meist über der Summe der direkten und indirekten Kosten.

3.4 Schlussfolgerung

Die Rückschlüsse, die sich aus gesundheitsökonomischen Krankheitskostenstudien in den Bereichen der Prävention und Behandlung ergeben, müssen in den sozialen und gesundheitspolitischen Rahmen der Akteure und des Gesamtsystems der Versorgung eingebettet werden. So zeigt sich an den Ausgaben im Gesundheitssystem, dass Prävention im Vergleich zur Behandlung einen vergleichsweise geringen Stellenwert einnimmt. Eine Ursache hierfür ist, dass die Suche nach effektiven Programmen mit einem vertretbaren Verhältnis zu den entstehenden Kosten noch relativ schlecht entwickelt ist, da zum einen Studien nicht in ausreichender Qualität und Quantität vorliegen und zum anderen, anders als in der kurativen Medizin, das Bewusstsein für die Notwendigkeit von Effektivitätsnachweisen häufig fehlt.

Die Wirksamkeit präventiver Maßnahmen hängt außer von der Umsetzung evidenzbasierter Strukturen auch von den krankheitsspezifischen Präventionsmöglichkeiten ab. So lassen sich Herzerkrankungen durch das Erlernen eines gesundheitsförderlichen Lebensstils eher vermeiden als Tumorerkrankungen, insbesondere Brustkrebs. Schwerpunkte bei der Prävention von Herz-Kreislauf-Erkrankungen können daher gesundheitspädagogische Maßnahmen in den Bereichen Rauchen und Bewegung sein. Ein nennenswerter Anteil von Herz-Kreislauf-Erkrankungen ließe sich so vermeiden, und einige Kosteneffektivitätsuntersuchungen zeigen, dass sich durch entsprechende Maßnahmen sogar Nettoeinsparungen im Gesundheitssystem ergeben können.

Bei der Prävention von Brustkrebserkrankungen stehen eher Vorsorgeuntersuchungen im Mittelpunkt. Hier handelt es sich nicht um die Vermeidung der Erkrankung, sondern um eine schnellere Einleitung der Behandlung und die damit verbundene Senkung der Morbidität und Mortalität der Betroffenen. Indirekt muss hierbei jedoch auch der Gesundheitspädagogik eine Schlüsselrolle zugerechnet werden, da die freiwilligen Screeningmaßnahmen nicht von allen gesellschaftlichen Gruppen gleichermaßen in Anspruch genommen werden. Der Erfolg der Programme hängt wesentlich davon ab, dass ein Großteil der Bevölkerung die Angebote kennt, um ihren Nutzen weiß und sie annimmt.

Als Einschränkung der Krankheitskostenstudien gilt, dass sich aus der reinen Kostenbetrachtung von Behandlung und Prävention nur wenig Rückschlüsse auf die psychische und sonstige Belastung der Patienten ergeben. Zwar hat die Forschung hier Fortschritte gemacht, doch es ist weiterhin schwierig, die Folgen einer Tumorerkrankung und der nachfolgenden Operation zu erfassen und möglichst auch eine nach Personen, Ländern oder Eingriffsarten differenzierende Vergleichbarkeit zu gewährleisten. Daher werden die hohen Ausgaben für die Behandlung von Herzerkrankungen und Brustkrebs in der Gesundheitsökonomie oftmals mithilfe von Effizienzuntersuchungen beurteilt, die psychische Faktoren weitgehend außen vor lassen. Auch neuere Ansätze zur Messung der Lebensqualität stehen noch am Beginn der Entwicklung.

Unabhängig von methodischen Unzulänglichkeiten der Krankheitskostenrechnung oder den Umsetzungsmöglichkeiten im gesundheitspolitischen Rahmen muss festgestellt werden, dass besonders im Bereich der koronaren Herzkrankheiten die Möglichkeiten der Kostenreduktion durch primär- und sekundärpräventive Maßnahmen nicht ausreichend genutzt werden. Sinnvoll wäre eine stärkere Konzentration auf das Entdecken und Vermeiden von Risikofaktoren. So zeigte der KORA-Survey 2000, dass 70 Prozent der Männer und 50 Prozent der Frauen nichts von ihren stark ausgeprägten Fettstoffwechselstörungen wussten, obwohl sie in den vorausgegangenen zwölf Monaten mindestens einmal einen Arzt aufgesucht hatten (Rathmann et al. 2003). Gesundheitspädagogische Maßnahmen der Prävention und Gesundheitsförderung sollten daher vermehrt eingesetzt werden, um Kenntnisse über Risikofaktoren zu verbessern und gefährdete Personen zu einem bewussten und verantwortungsvollen Umgang mit ihrer Gesundheit zu befähigen.

Die Dringlichkeit der Krankheitsvermeidung nimmt vor dem Hintergrund der steigenden Gesundheitsausgaben zu. Könnte durch Prävention ein Teil der Erkrankungen vermieden oder hinausgezögert werden, eröffnete sich eine auch unter Kostenaspekten verlockende Perspektive. Auch wenn die Kosteneffektivität der oben genannten Maßnahmen mit Vorsicht betrachtet werden muss, da eine Übertragung aus anderen Gesundheitssystemen nicht immer möglich ist und nicht zwangsläufig zu gleichen Ergebnissen führen muss, sind die Hinweise auf das Potenzial der Prävention vielversprechend.

In der Prävention fehlt bisher jedoch eine umfassende Qualitätskontrolle der durchgeführten Maßnahmen. Ausreichende Wirksamkeitsnachweise, in der kurativen Medizin üblich, wurden bisher nur für einen Teil der angebotenen Maßnahmen erbracht. Auch konnte bisher trotz mehrerer Anläufe noch kein Präventionsgesetz auf den Weg gebracht werden, das Zuständigkeiten und Begrifflichkeiten der Prävention verbindlich regelt. Aufgrund dieser Intransparenz werden Präventionsprogramme teilweise unzureichend durchgeführt, oder sie erreichen nicht die Personen, die am meisten von ihnen profitieren könnten. Voraussetzung für eine umfassende Implementierung der Prävention im Sinne einer vierten Säule im Gesundheitswesen neben Kuration, Pflege und Rehabilitation ist ein detaillierter und evidenzbasierter Versorgungsplan, in dem Versorgungssituation und Versorgungsbedarf analysiert und Planung, Steuerung und Finanzierung der Maßnahmen festgelegt werden (Ludwig Boltzmann Institut 2009).

Literatur

Bruckenberger E (2010) Herzbericht 2009. 22. Bericht, Hannover

Bundesamt für Arbeitsschutz und Arbeitsmedizin (2009) Volkswirtschaftliche Kosten durch Arbeitsunfähigkeit 2008. http://www.baua.de/de/Informationen-fuer-die-Praxis/Statistiken/Arbeitsunfaehigkeit/pdf/Kosten-2008.pdf?__blob=publicationFile. Zugegriffen: 11. April 2011

Collins JA, Blake JM, Crosignani PG (2005) Breast cancer risk with postmenopausal hormonal treatment. Hum Reprod Update 11:545–560

Critchley J, Capewell S (2004) Smoking cessation for the secondary prevention of coronary heart disease. Cochrane Database Syst Rev:CD003041

Deutsche Rentenversicherung Bund (2010a) Statistik der Deutschen Rentenversicherung. Rehabilitation 2009, Bd 179. Deutsche Rentenversicherung, Berlin

Deutsche Rentenversicherung Bund (2010b) Statistik der Deutschen Rentenversicherung. Rentenzugang 2009, Bd 178. Deutsche Rentenversicherung, Berlin

Dobson A, Alexander H, Heller R, Lloyd D (1991) How soon after quitting smoking does risk of heart attack decline? J Clin Epidemiol 44:1247–1253

Feigelson HS, Calle EE, Robertson AS, Wingo PA, Thun MJ (2001) Alcohol consumption increases the risk of fatal breast cancer (United States). Cancer Causes Control 12:895–902

Forman D, Bulwer BE (2006) Cardiovascular disease: Optimal approaches to risk factor modification of diet and lifestyle. Curr Treat Options Cardiovasc Med 8(1):47–57

Giersiepen K, Heitmann C, Janhsen K, Lange C (2005) Brustkrebs. Gesundheitsberichterstattung des Bundes, H 25. Robert-Koch-Institut, Berlin

GKV Spitzenverband (2010) Leitfaden Prävention. http://www.gkv-spitzenverband.de/upload/GKV_Leitfaden_Prävention_RZ_web4_2011_15702.pdf. Zugegriffen: 18. April 2011

Goldberg IJ, Mosca L, Piano MR, Fisher EA (2001) AHA Science Advisory: Wine and your heart: A science advisory for healthcare professionals from the Nutrition Committee, Council on Epidemiology and Prevention, and Council on Cardiovascular Nursing of the American Heart Association. Circulation 103(3):472–475

Großfeld M (2004) Lebensqualität von Patienten mit koronarer Herzerkrankung in hausärztlicher Betreuung. Dissertation, Rheinisch-Westfälische Technische Hochschule Aachen

Ladapo JA, Jaffer FA, Weinstein MC, Froelicher ES (2011) Projected cost-effectiveness of smoking cessation interventions in patients hospitalized with myocardial infarction. Arch Intern Med 171:39–45

Lidgren M, Wilking N, Jönsson B (2007) Cost of breast cancer in Sweden in 2002. Eur J Health Econ 8:5–15

Lowensteyn I, Coupal L, Zowall H, Grover SA (2000) The cost-effectiveness of exercise training for the primary and secondary prevention of cardiovascular disease. J Cardpulm Rehabil 20:147–155

Ludwig Boltzmann Institut (2009) Evidenzgestützte Versorgungsplanung. Vergleichende Analyse ausgewählter Methoden zur Identifikation von Potenzialen der Evidenzbasierung der Versorgungsplanung. Endbericht. Ludwig Boltzmann Gesellschaft GmbH, Wien

Manson J, Tosteson H, Ridker PM, Satterfield S, Hebert P, O'Connor GT et al (1992) The primary prevention of myocardial infarction. N Engl J Med 326:1406–1416

Moore SG, Shenoy PJ, Fanucchi L, Tumeh JW, Flowers CR (2009) Cost-effectiveness of MRI compared to mammography for breast cancer screening in a high risk population. BMC Health Services Research 9:1–8

Nöthen M, Böhm K (2009) Krankheitskosten. Gesundheitsberichterstattung des Bundes, H 48. Robert-Koch-Institut, Berlin

Pinget C, Martin E, Wasserfallen JB, Humair JP, Cornuz J (2007) Cost-effectiveness analysis of a European primary-care physician training in smoking cessation counseling. Eur J Cardiovasc Prev Rehabil 14:451–455

Plevritis SK, Kurian AW, Sigal BM, Daniel BL, Ikeda DM, Stockdale FE, Garber AM (2006) Cost-effectiveness of screening BRCA1/2 mutation carriers with breast magnetic resonance imaging. JAMA 295:2374–2384

Quist-Paulsen P, Lydersen S, Bakke PS, Gallefoss F (2006) Cost effectiveness of a smoking cessation program in patients admitted for coronary heart disease. Eur J Cardiovasc Prev Rehabil 13:274–280

Rathmann W, Haastert B, Icks A, Löwel H, Meisinger C, Holle R, Giani G (2003) High prevalence of undiagnosed diabetes mellitus in Southern Germany: Target populations for efficient screening. The KORA Survey 2000. Diabetologia 46:182–189

Rigotti NA, Pasternak RC (1996) Cigarette smoking and coronary heart disease: Risks and management. Cardiol Clin 14:51–68

Robert Koch-Institut (RKI) und die Gesellschaft der epidemiologischen Krebsregister in Deutschland e.V. (GEKID) (Hrsg) (2010) Krebs in Deutschland 2005/2006. Häufigkeiten und Trends. 7. Ausg. RKI und GEKID, Berlin

Schön D, Bertz J, Görsch B, Haberland J, Kurth BM (2004) Die Dachdokumentation Krebs. Bundesgesundheitsbl – Gesundheitsforsch – Gesundheitsschutz 47:429–436

Statistisches Bundesamt (2010a) Krankenhausstatistik. http://www.gbe-bund.de/. Zugegriffen: 19. April 2011

Statistisches Bundesamt (2010b) Gesundheitsausgabenrechnung. http://www.gbe-bund.de/. Zugegriffen: 19. April 2011

Statistisches Bundesamt (2010c) Prävention: Individuelle Gesundheitsförderung. http://www.gbe-bund.de/. Zugegriffen: 19. April 2011

Statistisches Bundesamt (2010d) Todesursachenstatistik, Fortschreibung des Bevölkerungsstandes. Vorzeitige Sterblichkeit. http://gbe-bund.de/. Zugegriffen: 19. April 2011

Wilson K, Gibson N, Willan A, Cook D (2000) Effect of smoking cessation on mortality after myocardial infarction: Meta-analysis of cohort studies. Arch Intern Med 160:939–944

World Cancer Research Fund, American Institute for Cancer Research (2007) Food, nutrition, physical activity, and the prevention of cancer: A global perspective. Washington, DC

Disease-Management-Programme für Brustkrebs und koronare Herzkrankheit

Thomas Gerlinger

Disease-Management-Programme (DMPs) verfolgen das Ziel, die Versorgung chronisch Kranker zu verbessern. Zu wichtigen Instrumenten der DMPs zählen die Anwendung evidenzbasierter Leitlinien und eine sektorenübergreifende Ausrichtung der Versorgung. Sie wurden 2002 für bestimmte Erkrankungen aufgelegt, darunter auch für Brustkrebs und die koronare Herzkrankheit. Seitdem ist die Zahl der Programme und der Teilnehmer kräftig gestiegen. Evaluationen deuten darauf hin, dass Merkmale der Prozess- und Ergebnisqualität in der DMP-Versorgung häufig besser ausfallen als in der Regelversorgung. Dennoch ist die Wirksamkeit von DMPs umstritten. Identifizierte Vorzüge können auch darauf zurückzuführen sein, dass insbesondere solche Personen in DMPs überrepräsentiert sind, deren Ressourcen für eine erfolgreiche Krankheitsbewältigung ohnehin überdurchschnittlich hoch sind.

4.1 Qualitätsmängel in der Versorgung

In der deutschen Öffentlichkeit herrschte lange Zeit die Überzeugung, dass die hiesige Krankenversorgung im internationalen Vergleich eine hohe Qualität aufweise. Wenn Unzufriedenheit mit der medizinischen Versorgung artikuliert wurde, bezog sie sich eher auf die hohen Kosten und damit auf die Effizienz der Versorgung, nicht aber auf deren Effektivität. Gegen Ende der 1990er-Jahre begann dieses positive Selbstbild jedoch deutliche Risse zu bekommen. Dieser Wandel in der Selbsteinschätzung stand im Zusammenhang mit zwei Entwicklungen: nämlich der internationalen Verbreitung von Managed-Care-Konzepten, die auch vor dem deutschen Gesundheitswesen nicht haltmachte, sowie publik werdenden Evaluationsergebnissen zur Krankenversorgungsqualität in Deutschland, die gerade auch im Hinblick auf die Versorgung chronisch Kranker in manchen Fällen wenig schmeichelhaft ausfielen. Managed Care geht von dem Gedanken aus, dass sich mit Blick auf die Diagnose von Krankheitssymptomen und die Therapie diagnostizierter Krankheiten in vielen Fällen angeben lässt, welche Schritte sinnvoll sind und welche nicht. Die Verbreitung von Managed Care ist eng verbunden mit dem Aufstieg der evidenzbasierten Medizin (EbM) und der Versorgungsforschung. Beide beanspruchen, unter klinischen bzw. unter Realitätsbedingungen Aussagen über den Nutzen medizinischer Interventionen treffen zu können. Derartige Erkenntnisse münden oftmals in symptom- oder krankheitsbezogene Leitlinien, die zumeist von medizinischen Fachgesellschaften entwickelt werden und grundsätzlich Empfehlungscharakter haben (Hart 1998). Managed Care beinhaltet damit bis zu einem gewissen Grad eine Standardisierung der Krankenversorgung. Dieses Konzept stieß, aus den USA kommend, in der zweiten Hälfte der 1990er-Jahre auch in Deutschland auf eine wachsende Aufmerksamkeit.

Zur selben Zeit wuchs in der Gesundheitspolitik auch das Interesse an einer Verbesserung der Versorgungsqualität. Diese Entwicklung stand bei den politischen Entscheidungsträgern im Zusammenhang mit dem Interesse an der Kostendämpfung im Gesundheitswesen: Wenn der Zufluss finanzieller Ressourcen begrenzt werden sollte, galt es zugleich, den Wirkungsgrad dieser Ressourcen zu erhöhen, um die mit ihrer Einschränkung verbundenen Legitimationsrisiken zu vermeiden. Außerdem zeigten die Krankenkassen ein erhöhtes Interesse an der Qualität der Versorgung, weil mit der 1997 eingeführten freien Kassenwahl für (nahezu) alle gesetzlich Krankenversicherten der Wettbewerb zwischen den Krankenkassen an Bedeutung gewann. Vor diesem Hintergrund befasste sich auch der Sachverständigenrat zur Begutachtung des Gesundheitswesens (damals: Sachverständigenrat für die Konzertierte Aktion im Gesundheitswesen) in mehreren Gutachten ausführlich mit der Qualität der Krankenversorgung (SVR 2002, 2003, 2006). Die Befunde des Sachverständigenrats lassen sich auf die Formel bringen: Gerade bei der Versorgung chronisch Kranker weist das deutsche Gesundheitssystem zahlreiche Defizite auf und ist die Versorgungsqualität im Vergleich mit derjenigen in anderen reichen Ländern trotz hoher Kosten oftmals nur durchschnittlich. Insbesondere das erste größere Gutachten zu diesem Thema erregte beträchtliche Aufmerksamkeit, eben weil es das Bild von einer durchweg hochwertigen Krankenversorgung nachhaltig erschütterte. Dieser Befund galt ausdrücklich auch für die Behandlung von koronarer Herzkrankheit, Herzinfarkt und Brustkrebs. Der Sachverständigenrat führt mit Blick auf die Behandlung dieser Krankheiten eine lange Liste von Qualitätsmängeln auf.

Zur Diagnose und Therapie der koronaren Herzkrankheit stellte der Sachverständigenrat fest, dass Deutschland im internationalen Vergleich eine hohe Zahl von pharmakologischen oder technischen Interventionen aufweise, ohne dass dem eine entsprechende Senkung der KHK-Mortalität oder -Morbidität gegenüberstehe (SVR 2002, Bd. III.2, S. 34ff.). Im europäischen Vergleich belegte Deutschland bei der Zahl von Koronarangiographien, PTCAs (perkutane transluminale koronare Angioplastie – ein Verfahren zur Erweiterung verengter Herzkranzgefäße) und Bypassoperationen je Million Einwohner den Spitzenplatz, lag jedoch bei der KHK-Mortalität lediglich im Mittelfeld (ebd., S. 40f.). Der Sachverständigenrat fand Hinweise darauf, dass »aus einer bevölkerungsbezogenen Perspektive […] eine einseitig auf technische Interventionen gestützte Strategie ungeeignet ist zur Reduktion der KHK-bedingten Morbiditäts- und Mortalitätslast« und »ein Missverhältnis zwischen Aufwendungen für pharmakologisch-technische Maßnahmen in Relation zu präventiven, verhaltensmodifizierenden Interventionen« existiert (ebd., S. 42). Insgesamt deuteten seine Recherchen darauf hin, dass bei kardiologischen Interventionen eine Überversorgung, bei primär- und sekundärpräventiven Interventionen eine Unter- und Fehlversorgung anzutreffen ist.

Mit Blick auf die Brustkrebsversorgung konstatierte der Sachverständigenrat Defizite, die über die gesamte Versorgungskette von der Früherkennung über die Diagnose und Behandlung bis hin zur Nachsorge reichen (ebd., Bd. III.3, S. 120ff.). Darüber hinaus lagen ihm »ernstzunehmende Hinweise auf erhebliche, medizinisch nicht erklärbare Variationen und Abweichungen der gegenwärtigen Therapie des Mammakarzinoms von anerkannten Behandlungsleitlinien« vor (ebd., S. 153). So wurde »nur ein Teil der Patientinnen mit Tumorstadium T1M0 brusterhaltend behandelt und ein nicht unerheblicher Teil der brusterhaltend therapierten Patientinnen nicht bestrahlt« (ebd.). Gezielte Maßnahmen zur Qualitätssicherung und die regionale Bündelung von Kompetenzen seien notwendig, um »eine leitliniengerechte und qualitativ hochwertige therapeutische Versorgung von Frauen mit Brustkrebs zu gewährleisten« (ebd.). Eine symptomorientierte klinische Nachsorge sei hochwertigen internationalen Studien zufolge einer aufwendigen technisch-apparativen Nachsorge gleichwertig.

4.2 Entstehung der Disease-Management-Programme

Mit dem 2002 in Kraft getretenen Gesetz zur Reform des Risikostrukturausgleichs in der gesetzlichen Krankenversicherung wurden Disease-Management-Programme (DMPs) in die gesetzliche Krankenversicherung (GKV) eingeführt (§ 137f–g SGB V). DMPs sind strukturierte Behandlungsprogramme, die bei bestimmten chronischen Erkrankungen eine hochwertige Versorgung gewährleisten sollen. Aktuell sind DMPs für sechs chronische Krankheiten vorgesehen – neben Diabetes mellitus Typ 1 und 2, Asthma bronchiale und der chronisch obstruktiven Lungenkrankheit (COPD) sind dies Brustkrebs (seit dem 1. Juli 2002) und die koronare Herzerkrankung (seit dem 1. Mai 2003). Brustkrebs gilt zwar nicht als eine chronische Krankheit, wurde aber wegen der großen Zahl der Betroffenen und der gravierenden Versorgungsdefizite in die Liste aufgenommen. Im Zentrum von DMPs steht die Anwendung evidenzbasierter Leitlinien, also symptom- oder indikationsbezogener Empfehlungen zum diagnostischen und therapeutischen Vorgehen, die den jeweils aktuellen Stand des medizinischen Wissens wiedergeben (Hart 1998). Zu den wichtigsten Instrumenten dieser Programme zählen eine verbesserte Kooperation von Leistungserbringern, eine sektorenübergreifende Ausrichtung der Versorgung, ein kontinuierliches Qualitätsmanagement sowie Schulungen für Patientinnen und Patienten. DMPs streben also auch die Initiierung von Lernprozessen bei den Betroffenen an. Leitbild ist der informierte Patient, der zum eigenständigen Umgang mit seiner Erkrankung befähigt (»Empowerment«) und so zum »Koproduzenten« seiner Gesundheit wird.

Die Vereinbarung von DMP-Verträgen ist jenseits des Kollektivvertragssystems angesiedelt: Die *einzelnen* Krankenkassen schließen mit den Leistungserb ringern – seien es deren Kollektivvertretungen z.B. in Gestalt der Kassenärztlichen Vereinigungen, seien es bestimmte Gemeinschaften von Leistungserbringern – entsprechende Verträge, für die die gemeinsame Selbstverwaltung in der GKV auf Bundesebene verbindliche, einheitliche Rahmenregelungen festlegt. Das Institut für Qualität und Wirtschaftlichkeit im Gesundheitswesen (IQWiG) gibt Empfehlungen zur Einführung von DMPs ab (§ 139a Abs. 3 SGB V). Eine besondere Rolle bei der Entwicklung von DMPs spielt der Gemeinsame Bundesausschuss. Dort treffen jeweils fünf Vertreter der Ärzteschaft und der Krankenkassen sowie drei Unparteiische als stimmberechtigte Mitglieder Entscheidungen über wichtige Versorgungsfragen in der GKV; Vertreter der Versicherten und Patienten wirken mit Anhörungs-, Antrags- und Beratungsrecht, aber ohne Stimmrecht an diesen Entscheidungen mit. Die Kompetenzen des Gemeinsamen Bundesausschusses erstrecken sich auch auf die DMPs. Er erarbeitet Empfehlungen für die an sie gerichteten inhaltlichen Anforderungen (§ 137f Abs. 1 u. 2 SGB V) und leitet sie an das Bundesministerium für Gesundheit weiter, das auf dieser Grundlage eine Rechtsverordnung erlässt (Gemeinsamer Bundesausschuss 2011). Diese Anforderungen sind wiederum Grundlage für die zwischen Krankenkassen und Leistungserbringern zu schließenden DMP-Verträge sowie für das Verfahren zur DMP-Zulassung durch das Bundesversicherungsamt (§ 137g Abs. 1 SGB V).

Die Durchführung von DMPs ist an den Risikostrukturausgleich (RSA) in der GKV gekoppelt. Beim RSA handelt es sich um ein Verfahren zur Umverteilung zwischen den Krankenkassen, das die Finanzierungsrisiken ausgleichen soll, die sich aus der unterschiedlichen Zusammensetzung der jeweiligen Versichertengemeinschaft ergeben. Berücksichtigt wurden bis 2001 nur die Indikatoren Alter, Einkommen, Geschlecht, Anzahl der beitragsfrei mitversicherten Familienangehörigen und Bezug einer Erwerbsminderungsrente, nicht aber die Morbidität der Versicherten und damit der Behandlungsaufwand und die Kosten, die sie der Krankenkasse verursachten. Daher hatten die Krankenkassen kein Interesse daran, Modelle einer hochwertigen Versorgung für chronisch Kranke anzubieten, denn sie wären Gefahr gelaufen, die chronisch kranken Versicherten anderer Krankenkassen anzuziehen. Die Einbindung der DMPs in den RSA setzte genau an diesem Punkt an: Die Einschreibung eines Versicherten in ein DMP wurde von 2002 an als zusätzliches Merkmal in den RSA aufgenommen, d.h., die Krankenkassen erhielten nun für jeden in ein DMP eingeschriebenen Versicherten eine gesonderte Finanzmittelzuweisung, deren Höhe sich an den für die Behandlung der jeweiligen Erkrankung bundesdurchschnittlich notwendigen Kosten orientierte. Um die Qualität dieser Versorgungsprogramme zu gewährleisten, müssen sie dem Bundesversicherungsamt vorgelegt und von diesem akkreditiert werden (§ 137g SGB V). Für die Versicherten selbst war und ist die Teilnahme an einem DMP freiwillig.

Das 2007 verabschiedete Gesetz zur Stärkung des Wettbewerbs in der gesetzlichen Krankenversicherung nahm mit Wirkung vom 1.1.2009 erhebliche Veränderungen an der GKV-Finanzierung vor, die auch die Finanzierung der DMPs berührte. Die Krankenkassen erhalten seither Finanzmittelzuweisungen aus dem neu geschaffenen Gesundheitsfonds, die sich aus einer Grundpauschale je Versicherten sowie risikoadjustierten Zu- und Abschlägen zusammensetzen. In die Berechnung dieser Zu- und Abschläge gingen neben bisher geltenden Kriterien wie z.B. Alter und Geschlecht nun erstmals auch direkte Morbiditätsmerkmale ein (»morbiditätsorientierter Risikostrukturausgleich«), nämlich 80 besonders teure Erkrankungen (§§ 266 u. 268 Abs. 1 SGB V). Da darin auch die im Rahmen von DMPs versorgten Erkrankungen enthalten sind, wurde die bisher praktizierte direkte Zuweisung für in DMPs eingeschriebene Versicherte hinfällig. Nun erhalten die Krankenkassen für jeden in ein DMP eingeschriebenen Versicherten eine Programmkostenpauschale, welche die standardisierten Verwaltungskosten eines Programms berücksichtigt. Außerdem muss die Krankenkasse für eingeschriebene DMP-Versicherte einen Wahltarif anbieten, für den sie Prämienzahlungen oder Zuzahlungsermäßigungen vorsehen kann (§ 53 Abs. 3 SGB V). Zudem beträgt für DMP-Patienten die jährliche Belastungsgrenze durch Zuzahlungen nur 1 Prozent der Bruttoeinnahmen zum Lebensunterhalt (§ 62 Abs. 1 SGB V), während andere Versicherte zumeist bis zu 2 Prozent zu entrichten haben. Auf diese Weise will der Gesetzgeber bei den Versicherten auch ein finanzielles Interesse an der Einschreibung in solche Programme wecken.

Der Einführung von DMPs steht im Kontext einer Reihe weiterer Bemühungen, die auf eine Verbesserung von Effizienz und Qualität der Versorgung zielten – etwa die Einführung von Verträgen zur integrierten Versorgung (§ 140a–d SGB V) oder zur hausarztzentrierten Versorgung (§ 73 SGB V). Die Verknüpfung der DMPs mit dem RSA sollte für die Krankenkassen finanzielle Anreize zur Schaffung einschlägiger Programme bieten. Da Vereinbarungen über DMPs im Rahmen von Einzelverträgen getroffen werden, können Krankenkassen sie als Instrumente im Wettbewerb einsetzen. Sie hoffen dabei nicht zuletzt auch darauf, mit DMPs die Effizienz zu steigern und im Vergleich zur Regelversorgung auch Kosten zu sparen. Für Ärzte wiederum besteht ein Anreiz zur Beteiligung an DMPs in einer zumeist höheren Vergütung für entsprechende Leistungen bzw. in einer Vergütung des erhöhten Aufwands (z.B. für Dokumentation, Qualitätsmanagement). Krankenhäusern ist es bei einer Beteiligung an DMPs gestattet, die betreffenden Patienten auch ambulant zu behandeln, sofern die entsprechenden Verträge eine solche ambulante Behandlung erfordern (§ 116b SGB V).

4.3 Wirksamkeit von Disease-Management-Programmen

Die Anbindung von DMPs an den Risikostrukturausgleich hat im zurückliegenden Jahrzehnt zu einem deutlichen Anstieg der Zahl von Programmen und Teilnehmern geführt. Entgegen manchen Befürchtungen (z.B. Lüngen u. Rath 2008) hat auch die weitgehende Entkoppelung von DMP-Einschreibung und Risikostrukturausgleich seit 2009 die Krankenkassen nicht zu einer Abkehr von DMPs veranlasst. Im September 2011 waren beim Bundesversicherungsamt insgesamt 10.340 DMPs zugelassen, für die mehr als 6,8 Mio. Einschreibungen von knapp 6 Mio. Versicherten registriert waren (Bundesversicherungsamt 2011a). Darunter gab es 1.762 DMPs für Brustkrebs mit insgesamt 128.541 eingeschriebenen Versicherten und 1.842 DMPs zur koronaren Herzkrankheit mit 1.656.963 eingeschriebenen Versicherten (ebd.).

Die allgemeinen Rahmenvorgaben für die DMPs sind in den Risikostrukturausgleichsverordnungen des Bundesministeriums für Gesundheit enthalten. Zu den Zielen des DMP »Koronare Herzkrankheit« zählen die Senkung von Risikofaktoren (z.B. Rauchen, Blutdruck, Hypercholesterinämie) sowie die Vermeidung oder Verzögerung von Folgeerkrankungen wie dem Auftreten eines Herzinfarkts (BMG 2009). Darüber hinaus soll die Lebensqualität durch Vermeidung von Angina-pectoris-Beschwerden und durch die Erhaltung der Belastungsfähigkeit erhöht werden. Im Zentrum soll eine differenzierte Therapieplanung stehen, die auf einer individuellen Risikoabschätzung beruht.

Die Vorgaben zum DMP »Brustkrebs« umfassen eine Vielzahl von Empfehlungen zur individuellen Beratung (Rauchen, Ernährung, körperliche Aktivität), zur medikamentösen Therapie und zu diagnostischen sowie operativen Maßnahmen. Schließlich werden auch Empfehlungen für die Kooperation der Versorgungssektoren unterbreitet.

Zu den wichtigen Zielen im DMP »Brustkrebs« zählt zum einen die Verbesserung sowohl der operativen Standards, insbesondere die Erhöhung des Anteils brusterhaltender Maßnahmen, als auch der adjuvanten Therapie (BMG 2006). Zum anderen zielt das DMP »Brustkrebs« auf die Verbesserung der Patientinneninformation: Es sollen umfassende, qualitativ hochwertige und am Bedarf der Patientin orientierte Informationen bereitgestellt werden, um sie in die Lage zu versetzen, am Behandlungsprozess mitzuwirken, Behandlungsalternativen einzuschätzen sowie über diagnostische und therapeutischen Maßnahmen mitzuentscheiden. Schließlich sollen patientenorientierte psychosoziale Hilfen und eine umfassende Nachsorge gewährleistet werden, die nicht nur physische, sondern auch psychische und psychosoziale Aspekte umfasst. Die Verträge zum DMP »Brustkrebs« sehen unter anderem Mindestzahlen für Operationen des Mammakarzinoms vor und enthalten Bestimmungen für die Beteiligung von Brustzentren an der Versorgung sowie Merkmale der Struktur- und Prozessqualität für die beteiligten stationären und ambulanten Leistungserbringer.

Für die Evaluation von DMPs hat das Bundesversicherungsamt (2011b) Kriterien vorgegeben, die allerdings kaum Aussagen über die gesundheitsbezogene Wirksamkeit zulassen. Insgesamt vermitteln die Befunde zur Qualität der DMP-Behandlung kein einheitliches Bild. In vielen Fällen ergeben Evaluationen, dass sich die Behandlung im Rahmen von DMPs häufiger an evidenzbasierten Leitlinien orientiert als die Behandlung von Patienten in der Regelversorgung. Insbesondere mit Blick auf die DMPs zum Diabetes mellitus Typ 2 liegen aufwendigere Evaluationen vor. Einige von ihnen zeigen, dass die Versorgung von DMP-Patienten im Vergleich zu Patienten in der Regelversorgung bei einer Reihe von Prozessparametern (z.B. Durchführung von Augenuntersuchungen, Patienteninformation) und Risikofaktoren (z.B. Blutdruck, Hba1c-Wert) Verbesserungen aufweist und dass Komplikationen und Krankenhauseinweisungen in dieser Patientengruppe seltener auftreten (Graf et al. 2008; van Lente u. Willenborg 2009; Leinert et al. 2010; Miksch et al. 2010; Stark et al. 2010; Stock et al. 2010). Andere Evaluationen kommen zu dem Ergebnis, dass ein medizinischer Nutzen nicht klar erkennbar sei (Linder et al. 2011). Valide Ergebnisse hinsichtlich der Kosteneffektivität liegen nicht vor, allerdings gibt es Hinweise darauf, dass in der Krankenhausversorgung Kosten gesenkt werden können. Auch ist zu vermuten, dass eine bessere Kommunikation und Koordination zu einer Verringerung von Doppel- und Mehrfachleistungen führt (Greiner 2005).

Auch mit Blick auf das DMP »Koronare Herzkrankheit« lassen sich bei einzelnen Parametern Verbesserungen gegenüber der Regelversorgung feststellen. So findet dort signifikant häufiger als in der Regelversorgung eine Beratung zu den Themen Rauchen, Ernährung und Bewegung statt; ebenso wurden den DMP-Patienten in Übereinstimmung mit Leitlinien deutlich häufiger Statine, Thrombozytenaggregationshemmer und Betablocker verordnet (Gapp et al. 2008). Im Zeitverlauf ließ sich bei den DMP-Patienten eine geringfügige Senkung des diastolischen und systolischen Blutdrucks und des LDL-Cholesterins feststellen; außerdem gingen der Anteil der Raucher und die Zahl der Erstinfarkte bei den Eingeschriebenen zurück. Zu denken gibt allerdings der Umstand, dass die Vorzüge von DMPs bei einigen Prozessparametern und klinischen Indikatoren ein Licht auf die Versorgungsrealität von Patienten in der Regelversorgung werfen, in der ja immerhin noch die deutliche Mehrheit der chronisch Kranken versorgt wird. Für das DMP »Brustkrebs« liegen keine belastbaren Evaluationsergebnisse vor.

Auch Patientinnen und Patienten bewerten DMPs oftmals positiv. Bei einer Befragung des Wissenschaftlichen Instituts der AOK (WIdO), die sich auf alle DMPs bezog, gaben 34,8 Prozent der DMP-Patienten an, dass sich ihr Gesundheitszustand seit dem Eintritt in das DMP verbessert habe. Auch waren DMP-Patienten häufiger mit der Versorgung zufrieden als Patienten in der Regelversorgung (Zok 2008, S. 6). Diese Ergebnisse deuten auch darauf hin, dass DMPs in der Tat Lernprozesse bei den Betroffenen auslösen und dass dies ihre Zufriedenheit mit der Behandlung erhöht. So zeigt die AOK-Befragung, »dass sich vor allem Patienten, die schon seit mehreren Jahren in einem DMP behandelt werden, langfristig besser versorgt fühlen und gesundheitsbewusster verhalten« (van Lente 2010, S. 61). In einer anderen Befragung, die sich allerdings nicht auf alle DMP-Patienten, sondern nur auf die Versorgung von Patienten im DMP »Diabetes mellitus Typ 2« bezog, nannten die Versicherten als Grund für die wahrgenommene Verbesserung der Versorgung am häufigsten Verbesserungen im Bereich Information, Aufklärung und Beratung (ebd.). Auch nahmen DMP-Patienten deutlich häufiger an Diabetesschulungen teil als Patienten in der Regelversorgung (Stark et al. 2010, S. 79).

Allerdings sind auch Verbesserungen bei Prozessparametern nicht gleichzusetzen mit einer Optimierung der Ergebnisqualität oder einem Nutzen für den Patienten. So konnten 58 Prozent der DMP-Patienten keine Verbesserung ihres Gesundheitszustands und mehr als zwei Drittel der Befragten bei zahlreichen Versorgungsaspekten (z.B. Gründlichkeit der Untersuchung, Zeitaufwand des Arztes) keine Veränderungen gegenüber der vorangegangenen Behandlung in der Regelversorgung feststellen (Zok 2008, S. 5). Auch bei objektiven Parametern ließen sich für DMP-Patienten im Vergleich zu Patienten in der Regelversorgung kaum Verbesserungen feststellen. Im Hinblick auf Lebensqualität und Body-Mass-Index gab es keine nennenswerten Unterschiede zwischen Teilnehmern und Nichtteilnehmern (Gapp et al. 2008). Lediglich die Reduktion des Raucheranteils (ebd.) und der geringfügige Rückgang der Erstinfarktquote bei den Teilnehmern (Leinert et al. 2010) können als Hinweise auf eine bessere Ergebnisqualität gewertet werden.

Trotz der festzustellenden Behandlungsunterschiede zwischen DMPs und Regelversorgung lassen bisherige Evaluationen zumeist keine validen Aussagen über die Wirksamkeit von DMPs zu (Beyer et al. 2006), denn die vom Bundesversicherungsamt vorgegebenen Kriterien berücksichtigen z.B. nicht den sozialen Status, den Bildungsgrad und andere Merkmale der Versicherten, die für eine Analyse und Bewertung unverzichtbar sind. Studien über die DMPs Diabetes mellitus Typ 2 geben ernst zu nehmende Hinweise darauf, dass bei der Teilnahme am DMP Selektionsprozesse eine große Rolle spielen, welche die Effekte der DMPs erheblich verzerren. So konnte gezeigt werden, dass in DMPs eingeschriebene Diabetiker jünger und gesünder sind als Diabetiker in der Regelversorgung (Häussler u. Berger 2004; Häussler u. Storz 2005). Vermutlich werden mit den DMPs eher solche Patienten erreicht, die gesundheitsbewusst sind und bei denen das Optimierungspotenzial beim Umgang mit der Krankheit vergleichsweise gering ist, während Patienten, die in besonderer Weise von der Teilnahme an einem solchen Programm profitieren könnten, nicht in befriedigendem Umfang erreicht werden. Ein solcher Effekt würde bedeuten, dass die skizzierten Unterschiede in der Behandlung und in den Behandlungsergebnissen zu einer Überbewertung des Nutzens von DMPs verleiten. Ein Teil der DMP-Vorzüge wäre in diesem Fall auf das ohnehin bessere Krankheitsmanagement der betreffenden Patienten zurückzuführen. Es gibt gute Gründe anzunehmen, dass ein vergleichbarer sozialer Selektionsbias auch in den DMPs »Brustkrebs« und »Koronare Herzkrankheit« auftritt.

4.4 Steuerungsprobleme

Die Disease-Management-Programme stießen auf eine Reihe von Implementationsproblemen und brachten ihrerseits nicht nur erwünschte, sondern auch unerwünschte Effekte mit sich. Dies betrifft zunächst die Verknüpfung der DMPs mit dem Risikostrukturausgleich. Diese mit ihrer Einführung im Jahr 2002 vorgenommene Ankoppelung hat unter den vorhandenen Anreizen zur Selektion guter Risiken überhaupt erst ein finanzielles Interesse der Krankenkassen an der Entwicklung besonderer Behandlungsprogramme für chronisch Kranke geschaffen (Greiner 2005). Gleichzeitig brachte genau diese Verknüpfung aber auch erhebliche Steuerungsprobleme mit sich, denn sie schuf bei den Krankenkassen ein Interesse daran, möglichst viele ihrer Versicherten zur Einschreibung in diese Programme zu bewegen, nicht unbedingt daran, die Patientinnen und Patienten in diesen Programmen auch möglichst gut zu versorgen (z.B. Häussler u. Berger 2004; Bullmann u. Straub 2006). So war denn auch die Qualität mancher DMPs zumindest in den Anfangsjahren durchaus umstritten. Zudem war dieses System anfällig für Manipulationen, weil nicht mehr allein objektive Merkmale der Versicherten (z.B. Alter, Geschlecht, Einkommen) für die Ermittlung von Finanzmittelzuweisungen herangezogen wurden. Mit den 2009 wirksam gewordenen Veränderungen der DMP-Finanzierung ist dieses Problem eher in den Hintergrund getreten, weil seither nur die besonderen Programm- bzw. Verwaltungskosten der DMPs im Risikostrukturausgleich berücksichtigt werden. Allerdings sind Fehlanreize damit nicht beseitigt. Nunmehr verlagert sich das Interesse der Krankenkassen darauf, eine hohe Zahl von Versicherten zu erreichen, die an einer der im morbiditätsorientierten Risikostrukturausgleich berücksichtigten Krankheiten leiden.

Darüber hinaus resultierten Probleme bei der DMP-Konzipierung und -Einführung aus der Fragmentierung der GKV-Akteure. Die Vielzahl der beteiligten Krankenkassen, der regionalen Kassenärztlichen Vereinigungen und anderer Vertragspartner führte zu einer sehr großen Zahl an einschlägigen Verträgen, die sich sachlich kaum rechtfertigen lässt, zur Unübersichtlichkeit des DMP-Systems und brachte überdies hohe Transaktionskosten mit sich.

Des Weiteren beklagen die beteiligten Akteure häufig die mit DMPs verbundene Bürokratie. Sie ergibt sich zum einen aus dem Akkreditierungsverfahren beim Bundesversicherungsamt, zum anderen aus den Dokumentationspflichten, die den beteiligten Ärzten auferlegt werden. Vor diesem Hintergrund wurden die einschlägigen Bestimmungen mehrmals geändert. Eine Entlastung brachte die

2008 vollzogene Umstellung auf eine elektronische DMP-Dokumentation mit sich; gleichwohl ist der Aufwand nach wie vor überdurchschnittlich hoch.

Schließlich gab es in den Anfangsjahren in der Ärzteschaft starke Vorbehalte gegenüber Disease-Management-Programmen, die sich auf die mit ihnen verbundene Standardisierung ärztlichen Handelns bezogen. Ärzte sahen darin nicht selten eine Einschränkung ihrer Therapiefreiheit und eine Art »Kochbuchmedizin«, die den Besonderheiten des Einzelfalls nicht ausreichend Rechnung trage. Mittlerweile sind diese Widerstände allerdings schwächer geworden, zudem gibt es deutliche Hinweise darauf, dass deutsche Ärzte im internationalen Vergleich eher selten Leitlinien anwenden (Koch et al. 2007).

4.5 Fazit

Valide Aussagen über die Wirksamkeit von Disease-Management-Programmen sind bisher kaum möglich, denn die erhobenen Daten lassen ein zufriedenstellendes Kontrollgruppendesign nicht zu. Vorliegende Evaluationen, die sich vor allem auf Diabetes mellitus Typ 2 beziehen, deuten auf Verbesserungen bei wichtigen Prozessparametern und auch bei manchen Ergebnisparametern im Vergleich zur Regelversorgung hin, bleiben damit aber auch nicht unwidersprochen. Positive Effekte von DMPs sind vereinzelt auch für das DMP »Koronare Herzkrankheit« gezeigt worden. Für das DMP »Brustkrebs« liegen keine belastbaren Evaluationsergebnisse vor. Darüber hinaus deuten vorliegende Erhebungen darauf hin, dass Information und Beratung in DMPs häufig besser sind als in der Regelversorgung und dadurch bei den Betroffenen auch Lernprozesse im Umgang mit der Krankheit angestoßen werden.

Zudem gibt es auch Hinweise darauf, dass Selbstselektionsprozesse die Effekte von DMPs überzeichnen könnten. Vermutlich schreiben sich in DMPs eher solche Patienten ein, bei denen das Optimierungspotenzial durch DMPs gering ist, weil sie vergleichsweise gesund und gesundheitsbewusst sind und ohnehin über große Ressourcen für einen angemessenen Umgang mit ihrer Krankheit verfügen. Hingegen werden solche Patienten, die in besonderer Weise von der Teilnahme an einem solchen Programm profitieren könnten, durch die DMPs wohl nicht in befriedigendem Umfang erreicht. Daher wäre es wünschenswert, DMPs stärker an solchen Patientinnen und Patienten auszurichten, die in besonderem Maße von einer DMP-Versorgung profitieren würden.

Mit der Einführung der DMPs sind verschiedene Steuerungsprobleme zutage getreten. Insbesondere betrifft dies die Verknüpfung der DMPs mit dem RSA. Sie hat einerseits überhaupt erst finanzielle Anreize für die Krankenkassen gesetzt, DMPs zu entwickeln, zugleich aber auch ein Interesse bei Krankenkassen (und auch bei beteiligten Ärzten) geschaffen, möglichst viele Versicherte zur Einschreibung in diese Programme zu bewegen, aber nicht unbedingt daran, die Patientinnen und Patienten in diesen Programmen auch möglichst gut zu versorgen. Allerdings sind diese Anreize mit den 2009 wirksam gewordenen Veränderungen der DMP-Finanzierung partiell in den Hintergrund getreten.

Literatur

Beyer M, Gensichen J, Szecsenyi J, Wensing M, Gerlach FM (2006) Wirksamkeit von Disease-Management-Programmen in Deutschland – Probleme der medizinischen Evaluationsforschung anhand eines Studienprotokolls. Zeitschrift für ärztliche Fortbildung und Qualität im Gesundheitswesen 100:355–363

Bullmann C, Straub C (2006) DMP zwischen Anspruch und Wirklichkeit. Eigentlich sollte alles besser werden. Zeitschrift für ärztliche Fortbildung und Qualität im Gesundheitswesen 100:32–35

Bundesministerium für Gesundheit (BMG) (2006) Dreizehnte Verordnung zur Änderung der Risikostruktur-Ausgleichsverordnung (20. RSA-ÄndV) vom 23. Januar 2006. Bundesgesetzblatt Teil I Nr. 5, Bonn, 30. Januar 2006

Bundesministerium für Gesundheit (BMG) (2009) Zwanzigste Verordnung zur Änderung der Risikostruktur-Ausgleichsverordnung (20. RSA-ÄndV) vom 23. Juni 2009. Bundesgesetzblatt Teil I Nr. 35, Bonn, 29. Juni 2009

Bundesversicherungsamt (2011a) Zulassung der Disease Management Programme (DMP) durch das Bundesversicherungsamt (BVA). http://www.bundesversicherungsamt.de/cln_115/nn_1046154/DE/DMP/dmp__inhalt.html. Zugegriffen: 15. Dezember 2011

Bundesversicherungsamt (2011b) Kriterien des Bundesversicherungsamtes zur Evaluation strukturierter Behandlungsprogramme (Version 5.3, 30. September 2011).

http://www.bundesversicherungsamt.de/cln_115/nn_1046154/DE/DMP/Downloads/Downloads__Evaluation__gesamt.html. Zugegriffen: 15. Dezember 2011

Gapp O, Schweikert B, Meisinger C, Holle R (2008) Disease management programmes for patients with coronary heart disease – an empirical study of German programmes. Health Policy 88:176–185

Gemeinsamer Bundesausschuss (2011) Strukturierte Behandlungsprogramme für chronisch kranke Menschen. http://www.g-ba.de/informationen/richtlinien/dmp/#50/. Zugegriffen: 16. Dezember 2011

Graf C, Ullrich W, Marschall U (2008) Nutzenbewertung der DMP Diabetes mellitus. Neue Erkenntnisse aus dem Vergleich von DMP-Teilnehmern und Nicht-Teilnehmern anhand von GKV-Routinedaten und einer Patientenbefragung. Gesundheits- und Sozialpolitik 62:19–30

Greiner W (2005) Ökonomische Aspekte des Disease Managements. Nomos, Baden-Baden

Hart D (1998) Ärztliche Leitlinien – Definitionen, Funktionen, rechtliche Bewertungen. Gleichzeitig ein Beitrag zum medizinischen und rechtlichen Standardbegriff. Medizinrecht 16:8–16

Häussler B, Berger U (2004) Bedingungen für effektive Disease-Management-Programme. Analyse, Bewertung und Lösungsansätze für Qualität und Finanzierung. Nomos, Baden-Baden

Häussler B, Storz P (2005) Disease-Management-Programme in der gesetzlichen Krankenversicherung: Unterschiede zwischen teilnehmenden und nicht teilnehmenden Diabetikern. In: Böcken J, Braun B, Schnee M, Amhof R (Hrsg) Gesundheitsmonitor 2005: Die ambulante Versorgung aus Sicht von Bevölkerung und Ärzteschaft. Bertelsmann, Gütersloh, S 32–40

Koch K, Gehrmann U, Sawicki PT (2007) Primärärztliche Versorgung in Deutschland im internationalen Vergleich. Ergebnisse einer strukturvalidierten Ärztebefragung. Deutsches Ärzteblatt 104:A 2584–2591

Leinert J, Maetzel J, Olthoff C (2010) Ergebnisse der AOK-Bundesauswertungen zur gesetzlichen Evaluation der deutschen Disease-Management-Programme. In: Günster C, Klose J, Schmacke N (Hrsg) Versorgungsreport 2011, Schwerpunkt: Chronische Erkrankungen. Schattauer, Stuttgart, S 62–68

Lente EJ van (2010) Erfahrungen mit strukturierten Behandlungsprogrammen (DMPs) in Deutschland. In: Günster C, Klose J, Schmacke N (Hrsg) Versorgungsreport 2011, Schwerpunkt: Chronische Erkrankungen. Schattauer, Stuttgart, S 55–83

Lente EJ van, Willenborg P (2009) Programme, die wirken. Gesundheit & Gesellschaft 12 (Spezial 9):4–6

Linder R, Ahrens S, Köppel D, Heilmann T, Verheyen F (2011) Nutzen und Effizienz des Disease-Management-Programms Diabetes mellitus Typ 2. Deutsches Ärzteblatt 108:155–162

Lüngen M, Rath T (2008) Stand und Zukunft von Disease-Management Programmen in Deutschland. Studien zu Gesundheit, Medizin und Gesellschaft 03/2008, Institut für Gesundheitsökonomie und klinische Epidemiologie der Universität zu Köln, Köln

Miksch A, Ose D, Szecsenyi J (2010) Ergebnisse der ELSID-Studie. In: Günster C, Klose J, Schmacke N (Hrsg.) Versorgungsreport 2011, Schwerpunkt: Chronische Erkrankungen. Schattauer, Stuttgart, S 73–77

Sachverständigenrat für die Konzertierte Aktion im Gesundheitswesen (SVR) (2002) Gutachten 2000/2001: Bedarfsgerechtigkeit und Wirtschaftlichkeit, 3 Bde, Bd 1: Zielbildung, Prävention, Nutzerorientierung und Partizipation; Bd 2: Qualitätsentwicklung in Medizin und Pflege; Bd 3: Über-, Unter- und Fehlversorgung. Nomos, Baden-Baden

Sachverständigenrat für die Konzertierte Aktion im Gesundheitswesen (SVR) (2003) Gutachten 2003: Finanzierung, Nutzerorientierung und Qualität, 2 Bde, Bd 1: Finanzierung und Nutzerorientierung; Bd 2: Qualität und Versorgungsstrukturen. Nomos, Baden-Baden

Sachverständigenrat zur Begutachtung der Entwicklung im Gesundheitswesen (SVR) (2006) Koordination und Qualität im Gesundheitswesen, 2 Bde, Bd 1: Kooperative Koordination und Wettbewerb, Sozioökonomischer Status und Gesundheit, Strategien der Primärprävention; Bd 2: Schnittstellen zwischen Kranken- und Pflegeversicherung, Hilfs- und Heilmittel in der GKV, Einflussfaktoren auf die Verordnung von Arzneimitteln. W. Kohlhammer, Stuttgart

Stark R, Schunk M, Holle R (2010) Ergebnisse der KORA-Studien. In: Günster C, Klose J, Schmacke N (Hrsg) Versorgungsreport 2011, Schwerpunkt: Chronische Erkrankungen. Schattauer, Stuttgart, S 78–83

Stock S, Drabik A, Büscher G Graf C, Ullrich W, Gerber A, Lauterbach KW, Lüngen M (2010) German diabetes management programs improve quality of care and curb costs. Health Affairs 29:2197–2205

Zok K (2008) Versorgungsgeschehen aus der Versichertenperspektive. Ergebnisse einer Repräsentativ-Umfrage unter 3.000 GKV-Versicherten. WIdOmonitor 5:1–7

Brustkrebs und Herzinfarkt aus Sicht der Komplementärmedizin

Josef Beuth und Freerk Baumann

Potenziell tödliche Erkrankungen wie Brustkrebs und Herzinfarkt erfordern diagnostische und therapeutische Maßnahmen, die auf Qualität, Unbedenklichkeit und Wirksamkeit geprüft sind. Grundlage der Bewertung sind klinische Studien der Evidenzgrade I oder II (randomisierte kontrollierte Studien/RCT oder epidemiologische Kohortenstudien) gemäß den Empfehlungen des Centre for Evidence-Based Medicine, Universität Oxford, England (Sackett et al. 1996; vgl. auch ▶ Jäger u. Neumann in diesem Band). Im folgenden Beitrag werden komplementärmedizinische Maßnahmen, die in kontrollierten klinischen Studien auf Unbedenklichkeit und Wirksamkeit geprüft wurden, vorgestellt und kritisch hinterfragt.

5.1 Grundlagen komplementärmedizinischer Maßnahmen

Die evidenzbasierte Behandlung des Brustkrebses folgt den Empfehlungen internationaler Expertengremien. Sie werden während der Kongresse in St. Gallen und San Antonio regelmäßig aktualisiert und umfassen indikationsabhängig Operation, Chemo-, Strahlen-, Hormon- und Antikörpertherapien. Diese Therapieformen haben sich in kontrollierten Studien, abhängig von Tumorart und Tumorstudium, als tumordestruktiv und kurativ erwiesen (de Vita et al. 2001; Harbeck u. Jakesz 2007; 29th Annual Breast Cancer Symposium 2006). Bei Herzinfarkt erfolgt die Diagnostik und Therapie nach den entsprechenden Leitlinien führender kardiologischer Fachgesellschaften wie beispielsweise des American College of Cardiology, der American Heart Association Task Force on Practice Guidelines, der American Association of Cardiovascular and Pulmonary Rehabilitation, der Society for Academic Emergency Medicine, der Europäischen Kardiologischen Gesellschaft und der Deutschen Gesellschaft für Kardiologie. Die Komplementärmedizin wird hingegen unter Onkologen/Kardiologen kontrovers diskutiert, da der erforderliche wissenschaftliche Nachweis der Unbedenklichkeit und der Wirksamkeit für die Mehrzahl der therapeutischen Maßnahmen bisher nicht erbracht worden ist (Dietel et al. 2009; Muenstedt 2005; Beuth u. Moss 2005). Es muss also zwingend zwischen als unbedenklich und wirksam geprüften Maßnahmen und ungeprüften bis hin zu gesundheitsgefährdenden Maßnahmen differenziert werden. Die Amerikanische Krebsgesellschaft definiert Komplementärmedizin als Maßnahmen, die begleitend zu einer medizinischen Standardbehandlung durchgeführt werden (American Cancer Society 2008). Wenn komplementäre Behandlungsmaßnahmen indikationsbezogen angewendet werden, können sie zur Reduktion von Nebenwirkungen der Standardtherapien sowie zur Verbesserung von Lebensqualität beitragen (American Cancer Society 2008; Beuth 2010). Definitionsgemäß sind komplementärmedizinische Maßnahmen Ergänzungen oder Optimierungen der Standardtherapien. Sie sind mit Nachdruck zu unterscheiden von »alternativen Therapien«, die erprobte Standardtherapien ersetzen sollen. In den vergangenen Jahren wurden einzelne komplementärmedizinische Maßnahmen in kontrollierten klinischen Studien erforscht, um sie bei Wirksamkeit in die Konzepte der Standardtherapie zu integrieren. Derartige Forschungsaktivitäten erscheinen auch deshalb notwendig, weil viele Brustkrebs- und Herzinfarktpatienten nicht indizierte bzw. gesundheitsgefährdende komplementäre Maßnahmen anwenden, oft ohne Wissen der behandelnden Ärzte (Dietel et al. 2009; Muenstedt 2005; Beuth u. Moss 2005). In den vergangenen Jahren wurden deshalb sowohl die Grundlagenforschung als auch die klinische Untersuchung bestimmter komplementärmedizinischer Maßnahmen in der Onkologie/Kardiologie intensiviert, um diese Verfahren in die evidenzbasierte Medizin integrieren zu können (Beuth u. Moss 2005; Unger u. Weis 2006).

Die Anwendung komplementärmedizinischer Therapieverfahren ist insbesondere bei Brustkrebspatientinnen weitverbreitet. In den USA (ähnlich in Deutschland) wenden 54 Prozent aller erwachsenen Krebspatienten komplementärmedizinische Maßnahmen an, überwiegend Frauen mit höherem Bildungsgrad (55 Prozent). Dies resultiert aus dem verständlichen Wunsch, nichts unversucht zu lassen, um die Standardbehandlung zu optimieren und die Lebensqualität zu bewahren (Beuth u. Moss 2005; Unger u. Weis 2006).

5.2 Risiken komplementärmedizinischer Therapien

Die Anwendung komplementärmedizinischer Verfahren kann mit spezifischen, therapieabhängigen Nebenwirkungen sowie mit allgemeinen gesundheitlichen Risiken für Patienten einhergehen (Beuth 2007). Die größte allgemeine Gefahr bei nicht indizierter bzw. falscher Anwendung komplementärer Therapien stellt die verzögerte Gabe bzw. Ablehnung konsensierter kurativer Standardtherapien dar. In diesen Fällen wird Komplementärmedizin fälschlich zur »Alternativmedizin«, die in der Onkologie und Kardiologie (sowie in anderen medizinischen Disziplinen) bislang noch keine wissenschaftlich fundierten, patientenrelevanten Therapieeffekte aufzeigen konnte. Patienten mit Erkrankungen, die schwer therapierbar sind (unter anderem Brustkrebs, Herzinfarkt), halten sich an jedem Strohhalm fest und sind besonders anfällig für nicht haltbare Versprechen, die auch nur den Hauch einer Erfolgschance bieten. So tauchen immer wieder unverantwortliche Anzeigen in Tageszeitungen auf, die versprechen: »Brustkrebs? Sie brauchen keine verstümmelnde Operation, keine aggressive Chemo-/Strahlentherapie! Wir heilen mit biologischen Mitteln bei erhaltener Lebensqualität.«

Aus der Perspektive der evidenzbasierten Medizin entbehren derartige Werbeaussagen jedweder Grundlage und können lebensgefährlich sein. Neben der Gefahr eines verspäteten oder unzureichenden Einsatzes erprobter Krebstherapien, oftmals einhergehend mit Tumorwachstum und -metastasierung, Abnahme von Lebensqualität und Überlebenszeit sowie psychischer Beeinträchtigung, sind unangemessen hohe finanzielle Belastungen die Regel. Die verzweifelte Suche nach Therapieoptionen wird zuweilen von Therapeuten für persönliche Einkommensverbesserungen ausgenutzt, was besonders verwerflich ist.

5.3 Aufklärung über unseriöse Praktiken

Bei der Auswahl von Kliniken und Therapeuten sollte immer deren Expertise (Leistungsspektrum und Erfahrung) hinterfragt werden, insbesondere dann, wenn die angebotenen Diagnostik- und Therapieleistungen nicht über die gesetzliche oder private Krankenversicherung erstattet werden. Eine unüberschaubare Zahl von Privatkliniken und -praxen (Ärzte und Heilpraktiker) werben in den einschlägigen Medien und stellen sich als private, selbst ernannte Fachkliniken, Fachpraxen oder »Kompetenzzentren« dar. Kritisch hinterfragt und abgelehnt werden sollten Vorauszahlungsgesuche, die Nutzung von in Deutschland nicht zugelassenen Arznei- und Nahrungsergänzungsmitteln sowie Diagnostikverfahren, deren Aussagefähigkeit nicht belegt ist.

5.4 Wirksamkeitsgeprüfte komplementärmedizinische Maßnahmen

Für definierte komplementäre Therapiemaßnahmen (Behandlungsintensität und -dauer in Abhängigkeit von Erkrankungsart, -stadium bzw. individuellen Risiko-/Prognosefaktoren) liegen Daten aus wirksamkeitsnachweisrelevanten Studien der EBM-Grade I und II vor. Sie belegen deren Wertigkeit, erkennbar am Vorteil, der sich für die Patienten ergibt, insbesondere an einer verbesserten Lebensqualität durch Reduktion erkrankungs- bzw. therapiebedingter Symptome und Auswirkungen. Alle nachfolgend genannten Therapieansätze werden in randomisierten kontrollierten klinischen Studien weiter evaluiert, da Unbedenklichkeits-/Wirksamkeitsnachweise für einzelne Erkrankungsarten und -stadien zu führen sind (Beuth 2011).

5.4.1 Ernährungsoptimierung

Alle verfügbaren Untersuchungen deuten darauf hin, dass eine unausgewogene sowie übermäßige Ernährung (zu wenig Obst, Gemüse, Getreideprodukte, Ballaststoffe; zu viel tierisches Fett, Fleisch, Alkohol) Ursache für die Entstehung von Brustkrebs und Herzinfarkt sein kann. Änderungen der Ernährung bzw. ernährungsbedingter Gewohnheiten könnten die Krebshäufigkeit um ca. 30 bis 40 Prozent und die Herzinfarkthäufigkeit um ca. 25 Prozent senken (Stamper et al. 2000; Ebbinghaus et al. 2009). Somit scheint die allgemeine Ernährungsberatung/-optimierung, z.B. nach den Richtlinien der Deutschen Gesellschaft für Ernährung (DGE), zur Prävention sinnvoll zu sein.

Obwohl es keine Ernährungsform gibt, die Brustkrebs oder Herzinfarkt mit Sicherheit verhindern kann, und obwohl die wissenschaftlich gesicherte Datenlage zu den Zusammenhängen von Ernährung und Krebs bzw. Herzinfarkt noch viele Lücken aufweist, lassen sich Ernährungsempfehlungen aufstellen, die das Risiko für Krebserkrankungen und Herzinfarkt zumindest senken. Welche Mechanismen diesen Effekten zugrunde liegen, ist immer noch Gegenstand der Forschung. Die Krebs (und Herz-Kreislauf-Erkrankungen) vorbeugende Wirkung beispielsweise von Obst und Gemüse scheint nicht auf einzelne Inhaltsstoffe zurückführbar zu sein. Vielmehr kommt bei der Beeinflussung des Erkrankungsrisikos eher dem Ernährungsmuster, d.h. der Nahrungsmittelauswahl, -zubereitung und -menge, eine tragende Bedeutung zu. Erste Untersuchungen lassen vermuten, dass sich die mit den einzelnen Nahrungsbestandteilen zu erzielenden Effekte addieren bzw. beeinflussen. Welches die relevanten Wirkmechanismen beim Menschen sind, ist bislang nicht eindeutig geklärt. Als Schutzfaktoren hinsichtlich der Entstehung von Krebs und Herz-Kreislauf-Erkrankungen werden verschiedene Substanzen diskutiert, die natürlicherweise in Nahrungsmitteln vorkommen, unter anderem β-Carotin, die Vitamine A, C, E und Folsäure, die Spurenelemente Selen und Zink, Ballaststoffe sowie definierte sekundäre Pflanzenstoffe, z.B. Farb- und Aromastoffe. Eine umfassende Anleitung zur Prävention von Krebs und Herzinfarkt durch Ernährung vom Deutschen Institut für Ernährungsforschung beruht auf der aktuellen Datenlage. Sie ist mit Blick auf die Bedingungen in Deutschland erarbeitet worden und kann sowohl von Ärzten als auch von Patienten kostenlos abgefragt werden (www.dife.de).

Die ernährungsmedizinische Betreuung von Krebs- und Herzinfarktpatienten ist ein zentraler Bestandteil im ganzheitlichen Therapiekonzept, da eine angemessene Ernährung, z.B. im Verlauf einer Krebserkrankung, eine wesentliche Voraussetzung für die Aufrechterhaltung des Allgemeinzustands und der Lebensqualität ist. Darüber hinaus hat der Ernährungszustand von Patienten wesentlichen Einfluss auf eine Vielzahl klinischer Merkmale, unter anderem auf Krankheitsgefühl, Therapieverträglichkeit, Nebenwirkungsrate sowie Abwehrbereitschaft. Auch wenn eine ernährungsmedizinische Betreuung allein keine Heilung bzw. Beeinflussung von Tumorwachstum zu bewirken vermag, können bei rechtzeitigem Einsatz und konsequenter Umsetzung eine Verschlechterung des Ernährungszustands und die sich daraus ergebenden klinischen Folgen wesentlich beeinflusst werden. Auch könnten die individuelle Ausgangssituation (unter anderem Therapieverlässlichkeit und die Einhaltung optimaler Zeit-/Dosierungsschemata der angezeigten Standardtherapien) verbessert und Therapienebenwirkungen reduziert werden (Beuth u. Moss 2005; Beuth 2011; Ebbinghaus et al. 2009).

5.4.2 Körperliche Aktivierung/Sport

Bewegungsmangel ist neben Fehlernährung mitverantwortlich für diverse Zivilisationskrankheiten, unter anderem Brustkrebs und Herzinfarkt. Dem Sport, d.h. einer der individuellen Situation angepassten körperliche Aktivität, kommen als Aufgaben in der Prävention und Rehabilitation zu:

- Stabilisierung des Immun-, Hormon-, Herz-Kreislauf-Systems,
- Milderung des durch die Therapie verursachten Müdigkeitssyndroms,
- Verbesserung der psychischen Befindlichkeit/Lebensqualität,
- Erleichterung der psychosozialen Integration und
- Wiederherstellung bzw. Stabilisierung des Selbstwertgefühls.

Die derzeitige Studienlage bezüglich Vorbeugung von und Rehabilitation bei Krebs bzw. Herzinfarkt durch Sport belegt den Wert von gezielt dosierter körperlicher Aktivität (Stamper et al. 2000; Friedenreich et al. 2009; Holmes et al. 2005).

Erste wissenschaftlich fundierte kontrollierte klinische Studien zur Wertigkeit von körperlicher Aktivierung (Sport) bei Krebspatienten unter laufender Chemo- und/oder Strahlentherapie (Baumann et al. 2010) waren vielversprechend (Reduktion des Müdigkeitssyndroms, Stabilisierung der

Lebensqualität) und sollen in derzeit laufenden klinischen Studien bestätigt werden.

Sportliche Aktivitäten sollen in Anlehnung an Empfehlungen der Deutschen Landessportbünde zur Erhaltung bzw. Verbesserung der physischen, psychischen und sozialen Leistungsfähigkeit beitragen. Je nach individueller Situation können moderate, aber durchaus auch anstrengende Bewegungseinheiten einen gesundheitlichen Effekt haben. So kann beispielsweise mäßiges Ausdauertraining im aeroben Bereich erfolgen (entspricht dem Erreichen einer Herzfrequenz von 180 Schlägen pro Minute minus Lebensalter für die Dauer der Belastung). Auch hohe Intensitäten sind heutzutage nicht mehr kontraindiziert, müssen jedoch von ärztlicher Seite kontrolliert werden.

5.4.3 Psychologische/psychosoziale Betreuung

Zum Zeitpunkt der Diagnosestellung und Diagnosemitteilung erleiden insbesondere Brustkrebspatientinnen eine Vielzahl psychischer Beschwerden bis hin zu manifesten Traumen. Psychoonkologie ist die professionelle Begleitung und Behandlung psychischer Beschwerden während und nach einer Krebserkrankung. Die Wirksamkeit der in der Praxis angewandten psychoonkologischen Verfahren/Methoden (Reduktion von individuellen Beschwerden im körperlichen, seelischen und geistigen Bereich) ist noch nicht definitiv belegt. Erste Studien zeigen allerdings, dass eine psychoonkologische Behandlung vielversprechende Effekte zeitigen kann, insbesondere für Krebspatienten und -patientinnen: Sie verbessert die psychosoziale Kompetenz der Patienten, fördert eigenverantwortliches Handeln und kann sogar die rezidivfreie bzw. Überlebenszeit verlängern (Ebbinghaus et al. 2009; Tschuschke 2008).

Laut Definition der Kassenärztlichen Vereinigung Nordrhein soll unter einer psychoonkologischen Betreuung »die Wiederbefähigung der Betroffenen zur Teilnahme am beruflichen und sozialen Leben« verstanden werden. Sie sollte für alle Krebspatienten gewährleistet sein und insbesondere die individuelle Begleitung während des gesamten Versorgungsablaufs umfassen.

Eine psychoonkologische Behandlung ist angezeigt, wenn Patienten den Wunsch nach Begleitung/Behandlung äußern bzw. wenn körperliche/psychische Störungen im Rahmen einer Krebserkrankung aufgetreten sind. Der Beginn einer psychoonkologischen Behandlung sollte möglichst zeitnah zur Diagnosestellung erfolgen, bei Bedarf aber auch nach Abschluss aller Therapiemaßnahmen. Dies setzt voraus, dass die Patienten über psychoonkologische Behandlungsmöglichkeiten informiert werden.

Die psychoonkologische Betreuung/Psychotherapie sollte von Psychologen oder speziell ausgebildeten Ärzten durchgeführt werden. Welche Form der psychoonkologischen Therapie oder Begleitmaßnahme (z.B. Gesprächstherapie, Entspannungs- und Kreativübungen) für die jeweilige Brustkrebspatientin die richtige ist, entscheidet der Therapeut individuell in Absprache mit der Betroffenen. Als therapeutische Ziele der psychoonkologischen Begleitung von Krebspatienten und -patientinnen gelten (www.dapo-ev.de):

- die Stabilisierung und Verbesserung der psychischen Situation,
- das Erkennen, Erlernen und Anwenden von Abwehrstrategien,
- das Wiederherstellen und Verbessern des Selbstwertgefühls,
- die Auseinandersetzung mit Körperbild, Körperfunktionen und Körperempfindungen,
- die Aneignung von Strategien zur Krisenbewältigung,
- die Verbesserung von sozialen Beziehungen und Aktivitäten sowie des Bindungsverhaltens,
- die Erhöhung der Eigenverantwortung sowie
- die Unterstützung bei der Suche nach neuem Lebenssinn bzw. von neuen Lebenszielen.

5.4.4 Komplementärmedizinische Selentherapie

Selen ist ein Spurenelement und wurde 1817 entdeckt. Es galt zunächst als hochtoxisch, bevor in den 1950er-Jahren nachgewiesen wurde, dass Selenmangel (unter anderem durch Selenmangelernährung) bei Tieren Krankheiten hervorruft und die Zufuhr von Selen lebensnotwendig ist. Mit der

Nahrung wird biologisch gebundenes Selen aus Pflanzen oder aus tierischen Nahrungsmitteln aufgenommen. Zu den selenreichen Lebensmitteln zählen insbesondere Fisch, Fleisch, Vollkorn, Hülsenfrüchte sowie Nüsse. In mehreren klinischen Studien stellte sich heraus, dass Selen auch für Menschen lebensnotwendig ist. Mittlerweile ist Selen zur Vorbeugung und Therapie auch bei Krebserkrankungen gut erforscht (Muecke et al. 2010).

Die Erforschung der Basismechanismen und klinischen Wertigkeit des Spurenelements Selen (insbesondere in Form von Natrium-Selenit; Na-Selenit) wird international auf höchstem Niveau betrieben und hat Anwendungsgrundlagen für die Krebstherapie aufgezeigt, z.B. als komplementärmedizinische Maßnahme während der Chemo- und Strahlentherapie. Insbesondere der Nachweis, dass Na-Selenit die therapeutische Wirksamkeit von Chemo- und Strahlentherapie nicht nur nicht beeinträchtigt, sondern sogar verstärken kann (Mücke et al. 2010; Hehr et al. 1999; Roth u. Fiebig 1999), hat die Testung dieser komplementärmedizinischen Maßnahme in klinischen Studien ermöglicht. Hauptzielkriterium der kontrollierten klinischen Studien war die Reduktion der durch Chemo- und/oder Strahlentherapie hervorgerufenen Nebenwirkungen und die damit einhergehende Verbesserung der Lebensqualität. Dies würde eine Optimierung (hinsichtlich Abfolge und Dosierung) der erprobten Standardtherapien ermöglichen und deren Heilungserfolg unterstützen (Beuth 2011).

Die Grundlage der Verabreichung von Na-Selenit unter Chemo- und/oder Strahlentherapie beruht im Wesentlichen auf der Kenntnis der weitverbreiteten Selenmangelversorgung durch die Ernährung, des erhöhten Bedarfes an Selen in definierten Lebens- bzw. Erkrankungsphasen und des dokumentierten Selenmangels bei Patienten und Patientinnen mit definierten Tumoren (Beuth u. Moss 2005). Die krebspräventive Wirkung konnte in Studien der EBM-Grade I/II aufgezeigt werden. Nachgewiesene Selenmangelzustände sollten durch indikationsbezogene Selengaben ausgeglichen werden. Zur Na-Selenit-Therapie als komplementärmedizinischer Maßnahme während einer Chemo- und/oder Strahlentherapie liegen Studien der EBM-Evidenzgrade I/II vor, die den Wirksamkeitsnachweis (unter anderem bei gynäkologischen und Kopf-Hals-Karzinomen) belegen (Mücke et al. 2010; Büntzel et al. 2010).

5.4.5 Komplementärmedizinische Enzymtherapie

Bromelain und Papain (Rohextrakte aus Ananas und Papaya) sind pflanzliche, eiweißspaltende Enzyme, deren naturheilkundliche Bedeutung seit Jahrtausenden bekannt ist. Für definierte eiweißspaltende Enzyme bzw. Enzymgemische wurden experimentelle Wirkungen nachgewiesen, unter anderem immunologische, antiinfektiöse, antitumorale und antimetastatische Aktivitäten (Leipner u. Saller 2000). Ferner liegen gut dokumentierte klinische Untersuchungen für standardisierte Einzelenzyme (Bromelain) sowie Enzymgemische vor, die einen Einfluss der Therapie auf Immunitätslage und Lebensqualität (unter anderem Reduktion der Nebenwirkungen von Chemo-/Strahlentherapien) dokumentieren (Beuth 2009; Leipner u. Saller 2000).

Diese Untersuchungen fanden wissenschaftliche Bestätigung in klinischen Studien, die die Unbedenklichkeit und Wirksamkeit belegen (Beuth 2009, 2011). Die komplementäre Therapie mit einem standardisierten Enzymgemisch zeigte in Studien mit Dickdarm- und Brustkrebspatienten sowie Plasmozytompatienten unter anderem eine signifikant verbesserte Lebensqualität während der Chemo-/Strahlentherapie durch Reduktion von Nebenwirkungen (Beuth 2009). Zur komplementären, die Chemo- und/oder Strahlentherapie begleitenden Gabe eines standardisierten proteolytischen Enzymgemischs aus Papain, Trypsin und Chymotrypsin liegt eine GEP-konforme Kohortenstudie (EBM-Evidenzlevel II) vor, die die Unbedenklichkeit und Wirksamkeit (Reduktion von Nebenwirkungen der onkologischen Standardtherapie) bei Brustkrebs belegt (Beuth et al. 2001, 2009). Zur Therapie mit proteolytischen Monoenzymen (z.B. Bromelain) bzw. mit anderen Enzymgemischen (z.B. Bromelain, Trypsin, Chymotrypsin, Pankreatin) als komplementäronkologische Maßnahme liegen bislang keine validen Daten zum Wirksamkeitsnachweis vor.

5.4.6 Lektin aus *Lens culinaris* (Linsen)

Lektine sind großmolekulare (Glyko-)Proteine, die Kohlenhydrate spezifisch binden. Sie kommen in der Natur ubiquitär vor (unter anderem in/auf Mikroorganismen, Pflanzen, Tieren/Menschen) und können für diagnostische und therapeutische Zwecke verwendet werden. Lektine unterscheiden sich insbesondere durch ihre Kohlenhydratspezifität, die unter anderem für (zyto-)toxische und immunmodulierende Eigenschaften verantwortlich ist. Demzufolge reagieren Lektine höchst spezifisch, d.h., sie sind aus wissenschaftlicher Sicht ausschließlich individuell zu beurteilen (Sharon 2008).

Die orale Gabe pflanzlicher Lektine aus Erbsen *(Pisum sativum)* oder Linsen *(Lens culinaris)* ist ein Reiz für das schleimhautassoziierte Immunsystem, das sich kreuzreagierend über den ganzen menschlichen Organismus erstreckt. Linsenlektin wird nicht resorbiert und moduliert die kreuzreagierenden Schleimhäute des sog. Mucosa-assoziierten lymphoiden Gewebes (»mucosa-associated lymphoid tissue«, MALT), ausgehend vom Magen-Darm-Trakt (Pusztai u. Bardocz 1996). Damit verbunden ist eine Stabilisierung der MALT-Funktion (z.B. in den Schleimhäuten von Mund-Rachen-Raum, Magen-Darm-Trakt, Augen, Gelenken), die insbesondere unter Chemo-, Strahlen- und Antihormontherapien temporär eingeschränkt ist. Dies geht mit zum Teil gravierenden Nebenwirkungen einher (unter anderem Mucositis, Schleimhauttrockenheit, Gelenkbeschwerden), die durch eine entsprechende Therapie gemildert werden können (Beuth 2011).

5.4.7 Komplementärmedizinische Selen-Enzym-Linsenlektin-Therapie

Eine aktuelle Untersuchung belegt den Nutzen der komplementärmedizinischen Anwendung eines Selen-Enzym-Linsenlektin-Gemisches bei Brustkrebspatientinnen, die sich einer adjuvanten Chemo- und Strahlentherapie (CT/ST) unterzogen (Beuth 2010). Die Patientinnen (n = 60) wurden in zertifizierten Brustzentren gemäß Leitlinie (n = 30; Kontrollgruppe) behandelt und erhielten komplementär eine Kombination aus Na-Selenit, proteolytischen Enzymen (Bromelain und Papain) und lektinhaltigem Linsenextrakt (n = 30; Studiengruppe). In Prüfbögen wurde die Selbstbeurteilung der Verträglichkeit und der Nebenwirkungen von Chemotherapie, Strahlentherapie und komplementärmedizinischer Behandlung dokumentiert, z.B. bei Beeinträchtigung des Gastrointestinaltrakts wie etwa Übelkeit und Erbrechen sowie bei Schleimhautentzündungen, trockenen Schleimhäuten, arthrotischen Schmerzen, Erschöpfung und Entzündungen. Die Bewertung erfolgte anhand einer Punkteskala (Score) von 0 (keine Nebenwirkungen/optimale Verträglichkeit) bis 6 (übermäßige Nebenwirkungen/äußerst schlechte Verträglichkeit).

Die Verträglichkeit (Mittelwert des Scores) der adjuvanten Behandlung war in der Studiengruppe (1,8 CT; 1,5 ST) signifikant ($p = 0.001$) besser als in der Kontrollgruppe (3,8 CT; 3,4 ST). Die verbesserte Verträglichkeit der adjuvanten CT und ST war die Folge der Verminderung von Nebenwirkungen, insbesondere von Übelkeit (3,1 Kontrolle; 1,8 Studie), Schleimhautentzündungen (2,9 Kontrolle; 1,3 Studie), arthrotischen Schmerzen (3,6 Kontrolle; 1,2 Studie) und Erschöpfung (2,9 Kontrolle; 1,6 Studie). Es wurden keine unerwünschten Nebenwirkungen der komplementärmedizinischen Behandlung dokumentiert.

Eine weitere klinische Studie wurde durchgeführt, um den Nutzen der Komplementärmedizin bei Brustkrebspatientinnen zu untersuchen, die sich einer adjuvanten Antihormontherapie unterzogen (Uhlenbruck et al. 2010). 129 Patientinnen wurden entsprechend internationalen Empfehlungen antihormonell behandelt und erhielten für acht Wochen komplementär eine Kombination aus Na-Selenit, pflanzlichen Enzymen (Bromelain aus Ananas und Papain aus Papaya) und lektinhaltigem Linsenextrakt. In Prüfbögen wurde die Selbstbeurteilung von häufig auftretenden Nebenwirkungen der Antihormontherapie (Gelenkbeschwerden und Schleimhauttrockenheit) anhand einer Punkteskala erfasst. Die Auswertung der Daten erfolgte durch das Institut für Biometrie der Medizinischen Hochschule Hannover vor sowie nach vier- und achtwöchiger komplementärer Begleittherapie zur Antihormontherapie. Die Ausprägung der untersuchten Nebenwirkungen Gelenkbeschwerden und Schleimhauttrockenheit besserte sich deutlich und war statistisch signifikant (p = 0.001).

Diese Untersuchungen deuten auf Vorteile einer indikationsabhängigen komplementärmedizinischen Behandlung von Brustkrebspatientinnen hin, wie z.B. eine Verringerung von Nebenwirkungen sowie eine Verbesserung der Verträglichkeit der adjuvanten Chemotherapie und Strahlentherapie bzw. Antihormontherapie.

5.4.8 Komplementärmedizinische Vitamin-/Spurenelement-therapie

Mikronährstoffe (Vitamine, Spurenelemente, sekundäre Pflanzenstoffe) sind in vielfältiger Weise an der Verhinderung von Krebserkrankungen beteiligt. So hemmen definierte Vitamine und Spurenelemente unter anderem die Aktivierung von krebserzeugenden Stoffen sowie Entzündungsprozesse. Andere Mikronährstoffe verhindern die Aufnahme von krebserzeugenden Stoffen in die Zelle sowie ihre Ablagerung in der Zelle (Gröber 2003). Eine den Lebensumständen bzw. der Erkrankung angepasste Gabe von lebensnotwendigen Mikronährstoffen zum Ausgleich von Mangelzuständen hat sich in kontrollierten Studien (Prasad 1998) als sinnvoll erwiesen.

Zur Behandlung bei erhöhtem Bedarf, z.B. während einer Chemo- oder Strahlentherapie bzw. bei verminderter Nahrungsaufnahme, eignen sich insbesondere bilanzierte Vitamin- und Spurenelementgemische. Die Präparate decken bei Einnahme der empfohlenen Dosierung den Tagesbedarf an lebensnotwendigen Vitaminen und Spurenelementen ab. Nebenwirkungen treten bei den empfohlenen Dosierungen i.d.R. nicht auf. Da die empfehlenswerten bilanzierten Mikronährstoffgemische keine gesundheitsgefährdenden Komponenten und auch keine Konzentrationen an Vitaminen und Spurenelementen enthalten, welche die Wirkung von Standardtherapien herabsetzen, können sie mit diesen kombiniert werden. Indikationen zur Gabe von bilanzierten Vitaminen und/oder Spurenelementgemischen sind die verminderte Nahrungsaufnahme während der Krebsstandardtherapie (insbesondere von Obst, Gemüse, Getreide), ein erhöhter Bedarf an Vitaminen und/oder Spurenelementen (z.B. im Anschluss an eine Krebsstandardtherapie, die mit großem Gewichtsverlust einherging), allergische Reaktionen auf Bestandteile von Obst oder Gemüse sowie Vitamin- und Spurenelementmangelerscheinungen.

Die bedarfsangepasste Gabe von bilanzierten Vitamin-/Spurenelementgemischen zur Verhinderung von Mangelzuständen kann in einzelnen Erkrankungs- bzw. Therapiephasen des Brustkrebses oder Herzinfarktes als komplementäre Maßnahme sinnvoll sein. Eine Prävention (z.B. von Krebs- oder Herz-Kreislauf-Erkrankungen bzw. Herzinfarkt) durch Substitution von Vitamin- und Spurenelementgemischen ist nicht möglich (Meyer 2009), daher sollte davon abgeraten werden.

5.4.9 Komplementärmedizinische Misteltherapie

Die derzeit praktizierte Mistelextrakttherapie erfolgt mit standardisierten Extrakten der anthroposophischen Therapierichtung oder mit sog. phytotherapeutischen (auf Mistellektin I/ML-I standardisierten) Extrakten (Kienle u. Kiene 2003). Wissenschaftlich fundierte klinische Studien zeigten, abhängig von Krebsart und Krebsstadium, eine Reduktion von Nebenwirkungen der Krebsstandardtherapie, eine damit einhergehende Steigerung der Lebensqualität sowie eine Normalisierung/Aktivierung von Immunfunktionen unter standardisierter Mistelextrakttherapie bei Brust-, Dickdarm-, Eierstock-, Lungenkarzinom, malignem Melanom und Hirntumoren (Scheer et al. 2009). Die komplementäre Mistelextrakttherapie hat sich in wissenschaftlichen klinischen Studien als unbedenklich und wirksam erwiesen. Zu beachten ist neben der Indikation (Verbesserung der Lebensqualität in der Palliativmedizin, Abwehrschwäche im Gefolge von Standardtherapien) insbesondere die Abhängigkeit von Krebsart und Krebsstadium.

Bei bösartigen systemischen Erkrankungen (unter anderem Leukämien, Lymphome) sollten standardisierte Mistelextrakte zurzeit mangels kontrollierter klinischer Studien zur Unbedenklichkeit und Wirksamkeit nur unter strenger Indikationsstellung (optimal in Studienform bzw. unter Kontrolle des Krankheitsverlaufs durch erfahrene Therapeuten) verabreicht werden (Beuth u. Moss 2005; Beuth 2011; Scheer et al. 2009). Die Relevanz der Studienlage zur standardisierten Mistelextrakttherapie schlägt sich dennoch unter anderem in deren Listung durch den Gemeinsamen Bundesausschuss (G-BA) in der Richtlinie über die Verordnung von Arzneimitteln in der vertragsärztlichen Versorgung nieder (Richtlinie des Gemeinsamen Bundesausschusses 2011).

5.5 Nicht auf Wirksamkeit geprüfte komplementärmedizinische Maßnahmen

Ausdrücklich zu warnen ist vor sehr vielen nicht auf Qualität, Unbedenklichkeit und Wirksamkeit geprüften Diagnostik- und Therapieverfahren, die zuweilen fälschlich mit der Komplementärmedizin in Verbindung gebracht werden. Diese Verfahren werden oft aggressiv beworben und geben vor, dass bei Anwendung Früherkennung möglich sei, Krebswachstum und Tumormasse reduziert werde, Rezidiv- und Metastasenbildung verhindert werde, die Notwendigkeit von Chemo- und/oder Strahlentherapie verzögert werde, die Wirksamkeit von Chemo- und/oder Strahlentherapie erhöht werde, die Behandlung auch dann noch wirksam sei, wenn alle anderen Behandlungen versagt hätten (Beuth 2011).

Derartige Diagnostikverfahren (z.B. Bioresonanz, Dunkelfeldmikroskopie, Messung freier Radikale, Redox-Serum-Analyse, optischer Erythrozytentest) und Therapieverfahren (z.B. bioelektrische Therapie, Colon-Hydro-Therapie, Zellularmedizin nach Dr. Rath, Galavit, Imusan, Juice Plus, Magnetfeldtherapie, Megamin, Neue Medizin nach Dr. Hamer, Ney Tumorin, Nonisaft, Nosodentherapie, Ozontherapie, PC-SPES/SPES, Recancostat, Schlangenreintoxine, Spirulina, Ukrain, Vitamin B-17/Laetrile) sind nicht durch wissenschaftliche Untersuchungen belegt und können für Patienten und Patientinnen gefährlich sein.

Literatur

29th Annual San Antonio Breast Cancer Symposium (2006). Breast Cancer Res Treat 103:115–124

American Cancer Society (2008) Guidelines for using complementary and alternative medicine. www.cancer.org

Baumann FT, Kraut L, Schüle K, Bloch W, Fauser AA (2010) A controlled randomized study examining the effects of exercise therapy on patients undergoing haematopoietic stem cell transplantation. Bone Marrow Transplantation 45:355–362

Beuth J (2007) Nebenwirkungen komplementärer Therapien in der Onkologie. Der Gynäkologe 11:876–882

Beuth J (2009) Proteolytic enzyme therapy in evidence-based oncology. Fact or fiction? Integrative Cancer Therapies 7:311–316

Beuth J (2010) Evidence-based complementary oncology: Innovative approaches to optimize standard therapy strategies. Anticancer Res 5:1767–1771

Beuth J (2011) Komplementäre Behandlungsmethoden bei Krebserkrankungen. Krebsgesellschaft NRW

Beuth J, Moss RW (2005) Complementary oncology. Adjunctive methods in treatment of cancer. Thieme, New York

Beuth J, Ost B, Pakdaman A, Rethfeldt E, Bock PR, Hanisch J, Schneider B (2001) Impact of complementary oral enzyme application on the postoperative treatment results of breast cancer patients. Results of an epidemiological multicentre retrolectice cohort study. Cancer Chemother Pharmacol 47:45–54

Büntzel J, Riesenbeck D, Glatzel M, Bernd-Skorka R, Riedel T, Mücke R, Kisters K, Schönekaes KG, Schäfer U, Bruns F, Micke O (2010) Limited effects of selenium substitution in the prevention of radiation-associated toxicities. Results of a randomized study in head and neck cancer patients. Anticancer Res 5:1829–1832

Dietel M, Suttrop N, Zeitz M (2009) Harrisons Innere Medizin. ABW, Berlin

Ebbinghaus B, Baumann F, Böttcher K, Magon H, Arning A (2009) Mit Leib und Seele leben. Krebsgesellschaft NRW

Friedenreich CM, Gregory J, Kopciuk KA, Mackey JR, Courneya KS (2009) Prospective cohort study of lifetime physical activity and breast cancer survival. Int J Cancer 124:1954–1962

Gröber U (2003) Vitamine und andere Nährstoffe in der modernen Komplementäronkologie. DZO 35:180–185

Harbeck N, Jakesz R (2007) Breast cancer treatment consensus results. Breast Cancer 2:130–134

Hehr T, Bamberg M, Rodemann HP (1999) Präklinische und klinische Relevanz der radioprotektiven Wirkung von Natriumselenit. Fo Onkol Suppl 2:25–29

Holmes MD, Chen WY, Feskanich D, Kroenke CH, Colditz GA (2005) Physical activity and survival after breast cancer diagnosis. JAMA 293:2479–2486

Kienle H, Kiene GS (2003) Die Mistel in der Onkologie. Schattauer, Stuttgart

Leipner J, Saller R (2000) Systemic enzyme therapy. Drugs 59:769–780

Meyer R (2009) Das Ende aller Hoffnung: Vitamine schützen nicht vor Krebs. Deutsches Ärzteblatt 106:18–20

Mücke R, Schomburg L, Büntzel J, Gröber U, Holzhauer P, Micke O (2010) Komplementärer Seleneinsatz in der Onkologie. Der Onkologe 16:181–186

Muenstedt K (2005) Ratgeber unkonventionelle Krebstherapien. Ecomed, Landsberg

Prasad KN, Cole WC (1998) Nutrition and cancer. IOS Press, Amsterdam

Pusztai A, Bardocz S (1996) Biological effects of plant lectine on the gastrointestinal tract: Metabolic consequences and application. Trends Glycosci Glycotechnol 8:149–165

Richtlinie des Gemeinsamen Bundesausschusses über die Verordnung von Arzneimitteln in der vertragsärztlichen Versorgung. http://www.g-ba.de/informationen/richtlinien/anlage/17. Zugegriffen: 22. Juli 2011

Roth T, Fiebig HH (1999) Cytotoxic profile of sodium selenite (selenase) and sodium selenite in combination with clinically used chemotherapeutic agents in human tumor models. In: Fo Onkol Suppl 2:30–39

Sackett DL, Rosenberg WMC, Gray JAM, Haynes RB, Richardson WS (1996) Evidence-based medicine: What it is and what it isn't. Br Med J 312:71–72

Scheer R, Alban S, Becker H, Holzgrabe U, Kemper FH, Kreis W, Matthes H, Schilcher H (2009) Die Mistel in der Tumortherapie 2. KVC, Essen

Sharon N (2008) Lectins: Past, present and future. Biochem Soc Trans 36:1457–1460

Stamper MJ, Hu FB, Manson JE, Rimm EB, Willet WC (2000) Primary prevention of coronary disease in women through diet and lifestyle. N Engl J Med 343:16–22

Tschuschke V (2008) Psychoonkologie. Zur Bedeutung psychischer Prozesse bei Krebserkrankungen. Nervenheilkunde 27:823–840

Uhlenbruck G, van Leendert R, Schneider B, Beuth J (2010) Reduced side effects of adjuvant hormone therapy in breast cancer patients by complementary medicine. In Vivo 24:799–802

Unger C, Weis J (2006) Unkonventionelle und supportive Therapiestrategien. Wissenschaftliche Verlagsgesellschaft, Stuttgart

Vita VT de, Hellman S, Rosenberg SA (2001) Cancer. Principles and practices of oncology. 6. Aufl. Lippincott, Williams & Wilkins, Philadelphia

Wirkung und Steuerung körperlicher Aktivität in der Therapie von Brustkrebs und Herzinfarkt

Winfried Banzer, Lutz Vogt und Christian Thiel

Körperliche Aktivität spielt in der Prävention, Therapie und Rehabilitation einer zunehmenden Zahl von chronischen Erkrankungen eine wachsende Rolle. Körperliche Aktivität, in diesem Beitrag synonym mit dem Begriff »Bewegung« verwendet, ist jede durch die Skelettmuskulatur ausgelöste körperliche Bewegung, die den Energieverbrauch über den Ruheumsatz anhebt, und umfasst sowohl Freizeitaktivitäten, wie z.B. Sport, als auch Bewegung im Beruf, bei der Haus- oder Gartenarbeit und die aktive Fortbewegung. Die koronare Herzkrankheit gehört zu den ersten Krankheitsbildern, bei denen der Nutzen körperlicher/sportlicher Aktivität wissenschaftlich eindeutig belegt werden konnte. Dementsprechend gut entwickelt und etabliert sind Therapie- und Versorgungsangebote in Klinik und Nachsorge. Weniger gut bekannt sind die Wirkungen von Bewegung bei Krebserkrankungen. Erst langsam werden bewegungstherapeutische Maßnahmen stärker in die Versorgung onkologischer Patienten integriert. Dennoch gibt es gute Gründe, Bewegung auch schon während der Krebstherapie, z.B. der chemotherapeutischen Behandlung, im klinischen Alltag zu etablieren.

6.1 Ziele, Organisation, Wirkmechanismen und Effekte körperlicher Aktivität

6.1.1 Gewachsene Bedeutung der Bewegungstherapie

Herzinfarktüberlebende sind mit einer initial stark reduzierten Leistungsfähigkeit, erheblichen Einschränkungen im Alltag und häufig auch mit Ängsten und Stress konfrontiert. Um auf die Risikofaktoren für einen (Re-)Infarkt positiv einzuwirken, empfehlen behandelnde Ärzte auf Basis aktueller Studien häufig einen aktiveren Lebensstil und den Aufbau psychischer Ressourcen (Patientenschulung) nach einem Infarkt.

Schon 1786 schilderte der englische Mediziner William Heberden den Fall eines Patienten, bei dem regelmäßiges 30-minütiges Holzhacken zur Heilung anfallsartiger Brustenge aufgrund verengter Herzkranzgefäße (Angina pectoris) beitrug (Heberden 1772). Der Deutsche Max Oertel forderte 1885 im *Handbuch der allgemeinen Therapie* als erster Arzt Bewegung für Patienten mit koronarer Herzkrankheit (Oertel 1885) – die sog. Oertel-Terrainkur, die auch heute noch als Geländewanderung in verschiedenen Belastungsstufen angeboten wird. Trotzdem wurde in der ersten Hälfte des 20. Jahrhunderts nach einem Infarkt zur optimalen Vernarbung des Infarktgewebes routinemäßig strenge körperliche Schonung für mindestens vier bis sechs Wochen verschrieben, was zu einer massiven Abnahme der Leistungsfähigkeit führte und das Risiko für Komplikationen wie Thrombosen und Lungenembolien erhöhte. Nachdem die WHO 1966 angeregt hatte, dieses auf Immobilisation beruhende Therapieschema nach Herzinfarkt zu überprüfen, empfahlen zahlreiche Ärzte Ende der 1970er-Jahre körperliche Aktivität bereits zwei bis drei Tage nach einem unkompliziert verlaufenen Infarkt. Heute ist bestens belegt, dass sich die allgemeine und die kardiovaskuläre Mortalität von Herzinfarktpatienten durch körperliche Aktivität reduzieren lassen. Bewegung beeinflusst schon in geringer Dosis sowohl Risikofaktoren und Pathomechanismen als auch Symptome, Leistungsfähigkeit und Lebensqualität (Pedersen u. Saltin 2006; Physical Activity Guidelines Advisory Committee 2008; Niederseer u. Niebauer 2010).

Anders als auf dem Feld der Herzinfarktnachsorge erschwerten in der Krebsnachsorge viele Vorurteile die Entwicklung einer onkologischen Bewegungstherapie. Hartnäckig hielten sich Bedenken, dass eine körperliche Aktivierung z.B. die Entstehung von Metastasen begünstigen könnte. Körperliche Aktivität in der Rehabilitation nach Mammakarzinom wurde zwar in den USA erstmals Ende der 1970er-Jahre und in Deutschland in den frühen 1980er-Jahren eingesetzt, allerdings ausschließlich nach vollständig abgeschlossener Krebsbehandlung.

Auch wenn über die Wirkmechanismen von körperlicher Aktivität bei Brustkrebspatientinnen noch keine gesicherten Erkenntnisse vorliegen, zeigen die vorliegenden Untersuchungsergebnisse den positiven Einfluss von Bewegungsprogrammen in verschiedenen Stadien der Erkrankung. Aktuelle Arbeiten von Holmes et al. (2005) und Schmitz (2011b) zeigen, dass körperlich aktive Brustkrebspatientinnen im Vergleich zu inaktiven eine geringere Rezidivrate (Wiedererkrankungsrate) aufweisen. Bereits erkrankte Frauen können durch spezifische Bewegungsprogramme Krankheitssymptome abschwächen und Lebensqualität, Wohlbefinden und Selbstvertrauen erheblich steigern (Pedersen u. Saltin 2006; Physical Activity Guidelines Advisory Committee 2008; Pleyer et al. 2010). Bewegung beeinflusst therapiebedingte Nebenwirkungen wie die Fatigue. Fördert man durch Bewegung die körperliche Leistungsfähigkeit der Patienten, so sind diese besser für die Belastungen einer chemotherapeutischen Behandlung gerüstet (Pedersen u. Saltin 2006; Physical Activity Guidelines Advisory Committee 2008; Pleyer et al. 2010). Mittlerweile spielt Bewegung auch in der palliativen Versorgung zunehmend eine Rolle.

6.1.2 Ziele von Bewegungsinterventionen

Die Ziele der Bewegungstherapie bei Menschen mit Brustkrebs umfassen physische Funktionen, psychophysische und soziale Ressourcen sowie Aktivitäten und Partizipation (Pfeifer et al. 2010). Auf physische Ressourcen bezogene Ziele sind beispielsweise die Ökonomisierung des Stoffwechsels und des endokrinen Systems sowie die Optimierung der neuromuskuloskeletalen und bewegungsbezogenen Funktionen. Psychophysische und soziale Ressourcen umfassen indikationsspezifische Merkmale wie physisches Wohl-/Missbefinden, Emotionen/Affekte, psychische Stabilität, übergreifende Ressourcen sowie spezifische Determinanten körperlich-sportlicher Aktivität, also Handlungseigenschaften und Bewertungsdispositionen (Fähigkeit zur selbstständigen Planung und Steuerung von Training und alltäglicher körperlicher Aktivität, Wissen über krankheitsangepasste Bewegungsangebote). Unter »Aktivitäten und Partizipation« werden unter anderem die an die Erkrankung angepasste Bewältigung von Alltagsaktivitäten (tägliche Routine durchführen, Hausarbeiten erledigen) sowie soziale Integration und soziale Kompetenz subsumiert (Pfeifer et al. 2010). Um diese und weitere Ziele zu erreichen, orientiert sich die Organisation der Bewegungsintervention an den krankheitsspezifischen Therapiephasen.

6.1.3 Organisation und Therapiephasen

Die multidisziplinäre »Rehabilitationsstraße« startet in Deutschland, wenn möglich, unmittelbar nach einem Herzinfarkt auf der Intensivstation. Ziel ist die frühzeitige, bestmögliche beruflich-soziale Wiedereingliederung der Patienten. Inhalte der Phase I sind Frühmobilisation und Training mit geringer Intensität unter physiotherapeutischer Anleitung (zwischen 2 × 10 und 3 × 30 Minuten täglich Atemtherapie, Mobilisation, Kräftigungsübungen mit geringem Widerstand und Gehen). Ist nach etwa ein bis drei Wochen eine ausreichende Alltagsbelastbarkeit erreicht (ist beispielsweise ein Spaziergang von 200 m Länge gut möglich), steigert man in Phase II (stationäre Anschlussheilbehandlung oder ambulante Frührehabilitation) das Training schrittweise, bis eine moderate Intensität erreicht ist (Treppensteigen, dosierte Kräftigungsübungen, Koordinations- und Balanceübungen im Stehen). In Phase III, dem Übergang in die lebenslange Sekundärprävention, steht in Deutschland ein weitgehend flächendeckend ausgebautes, qualitätsgesichertes Koronarsportangebot mit mehr als 6.000 ärztlich begleiteten Herzsportgruppen zur Verfügung (Graf et al. 2004). Träger dieses Angebots sind die im Deutschen Olympischen Sportbund (DOSB) organisierten Sportvereine. International existieren vergleichbare Therapiemodelle.

Im Sinne einer umfassenden Rehabilitation und Sekundärprävention sollten Herzinfarktpatienten lernen, ihre körperliche Belastbarkeit richtig einzuschätzen, die vorhandenen Risikofaktoren zu erkennen und krankheitsbedingte Einschränkungen zu bewältigen (Graf et al. 2004). Neben Bewegungsprogrammen werden in Herzgruppen auch Beratungsangebote zu Stressmanagement und Ess-/Genussverhalten vorgestellt. Dieses weitreichende Programm soll die Kompetenz, Mündigkeit und Selbstverantwortung der Patienten stärken.

So differenziert ist das Angebot für onkologische Patienten in Deutschland leider noch nicht. Obwohl neuere Studien Bewegungstherapie über den gesamten Zeitraum einer Therapie und deren Nachsorge hinweg empfehlen (Schmitz et al. 2010; Hayes et al. 2009), gehört diese längst noch nicht flächendeckend zum onkologischen Versorgungsstandard. Bei Krebskranken werden heute fünf Phasen beschrieben (Courneya u. Friedenreich 2001), in denen körperliche Aktivität indiziert ist. Phase I (Überbrückung vor der Tumortherapie) beschreibt die Pufferzeit zwischen Diagnose und einsetzender Behandlung. In diesem Zeitfenster können Patienten durch körperliche Aktivitäten physisch und psychisch stabilisiert werden, um die Krankheitsbewältigung während und nach der Therapie vorzubereiten und zu erleichtern. In Phase II wird Bewegung als therapiebegleitende Maßnahme eingesetzt, um die häufig zu beobachtende inaktivitätsbedingte Reduktion der Leistungsfähigkeit in Grenzen zu halten, belastende Nebenwirkungen abzumildern und die Therapiecompliance (Therapietreue) zu verbessern. In dieser Phase muss die Therapie in besonderem Maße individuell gesteuert und an das tägliche Befinden angepasst werden. In Phase III bieten nahezu alle onkologischen Rehabilitationskliniken spezielle Sport- und Bewegungsprogramme nach abgeschlossener Behandlung an, die zumindest für den Zeitraum des Klinikaufenthaltes an den krankheits- und therapiebedingten funktionellen Defiziten orientiert sind. Idealerweise sollte die Bewegungstherapie bei onkologischen Patienten nach der Entlassung aus der Rehabilitationsklinik in Phase IV wohnortnah fortgesetzt werden. Die etwa 800 Krebssportgruppen – häufig mit Schwerpunkt Brustkrebs (Frauenanteil: 95 Prozent) – gewährleisten allerdings keine flächendeckende Versorgung. In dieser Phase spielt neben der Belastungsgestaltung auch die Berücksichtigung individueller Neigungen und die Möglichkeit zur autonomen Gestaltung des Trainings eine wichtige Rolle (Schmitz 2011a). Brustkrebspatientinnen sind etwa 2 Stunden pro Woche weniger körperlich aktiv (minus 11 Prozent) als vor ihrer Diagnose. Patientinnen mit Chemotherapie und Bestrahlungsbehandlung halbieren ihre sportliche Aktivität sogar. Zur dauerhaften Nachsorge und Rezidivprophylaxe bietet sich eine stärkere Nutzung der vielfältigen qualitätsgesicherten Gesundheitsangebote des organisierten Sports an.

6.1.4 Wirkmechanismen körperlicher Aktivität

Training führt bei Patienten mit KHK zu gesteigerter Spaltung von Fetten (Lipolyse) mit Erhöhung der am Cholesterinabtransport beteiligten HDL-Fraktion und Erniedrigung der Atherosklerose begünstigenden LDL5- und LDL6-Unterfraktionen. Endotheliale Dysfunktion (Funktionsstörungen der inneren Gefäßwände), Fetteinlagerungen in glatten Muskelzellen der Koronararterien, Kalzifizierung und Entstehung fibröser Plaques sind teilweise durch Ausdauertraining in Verbindung mit einem gesunden Lebenswandel reversibel. Hambrecht et al. (2000) konnten zeigen, dass schon ein vierwöchiges Bewegungstraining bei Patienten mit koronarer Herzerkrankung die endothelabhängige Vasodilatation (Erweiterung) der Koronargefäße verbessert und die koronare Blutflussreserve um ein Drittel steigert. Weitere Wirkmechanismen körperlicher Aktivität in der Rehabilitation der koronaren Herzkrankheit umfassen auf kardiovaskulärer Ebene unter anderem eine Blutdrucksenkung, eine Verringerung des Sauerstoffbedarfs des Herzmuskels, günstige Veränderungen des fibrinolytischen Systems (Auflösung von Blutgerinnseln), reduzierte Thrombozytenaggregation (Zusammenlagerung von Blutplättchen) und die erhöhte Genexpression von endothelialer Stickstoffmonoxidsynthase (an Blutdruckregulation und Gefäßfunktion beteiligtes Enyzm). Metabolisch kommt es zur Reduktion von Übergewicht und zu einer Verbesserung von Glukosetoleranz und Lipidprofil (Niederseer u. Niebauer 2010).

Ein inaktiver Lebensstil und Übergewicht verursachen ca. 25 Prozent aller bösartigen Gewebeneubildungen (World Cancer Research Fund 2007). Die komplexe Interaktion biologischer Mechanismen der Entstehung und des Wachstums von Tumoren hängt von Genen, Umgebungsbedingungen und Lebensstil ab (World Cancer Research Fund 2007). Verglichen mit der Erforschung der Wirkmechanismen körperlicher Aktivität bei Herzinfarkt steht die Forschung zum Zusammenhang von Bewegung und Krebs noch am Anfang (Rogers et al. 2008; Friedenreich 2011). Mögliche Modulationen von Prozessen der Tumorentstehung beinhalten die Inhibition karzinogener (krebsfördernder) Aktivierung durch bessere Verstoffwechslung potenziell toxischer Verbindungen, die Verbesserung karzinogener Detoxifizierung (Entgiftung) durch Stärkung der Funktion von Schlüsselenzymen und die Verbesserung der DNA-Reparatur und der Bindung freier Radikale durch eine erhöhte Konzentration antioxidativ wirkender Enzyme. Veränderungen von Tumorwachstum und -ausbreitung könnten ebenfalls auf eine antioxidative Wirkung körperlicher Aktivität sowie auf die Veränderung der Relation von Zellproliferation und -apoptose (Zellteilung/-wachstum und Zelltod) zurückzuführen sein. Eine Verringerung des mittlerweile als endokrinologisches Organ betrachteten Körperfetts könnte die Ausschüttung kanzerogener und protektiver Substanzen und damit die Prognose beeinflussen (Rogers et al. 2008).

Die Linderung chronisch niedriggradiger Entzündungsprozesse, eine verbesserte Antitumorimmunität durch erhöhte Aktivität des Immunsystems und Einschränkungen der Gefäßneubildung (Angiogenese) im Bereich des Tumorwachstums werden ebenfalls als potenzielle Wirkmechanismen diskutiert (Rogers et al. 2008).

6.1.5 Physische Effekte

Nach einem Herzinfarkt stellt Bewegung neben der medikamentösen Therapie einen zentralen Therapiebaustein dar. Studien belegen übereinstimmend, dass Bewegungstherapie die Leistungsfähigkeit, den weiteren Krankheitsverlauf, die Dauer des Krankenhausaufenthalts und nicht zuletzt die Lebensqualität von Patienten mit kardiovaskulären Erkrankungen günstig beeinflusst (Pedersen u. Saltin 2006) und die kardiale Mortalität senkt (Physical Activity Guidelines Advisory Committee 2008).

Brustkrebs kann muskuloskeletale, neuronale, kardiovaskuläre, endokrinologische und immunologische Funktionen durch charakteristische, mit bestimmten Therapiestrategien assoziierte Veränderungen direkt und indirekt beeinträchtigen. Mögliche Folgen sind Erythropenie (Mangel an roten Blutkörperchen), Thrombopenie (Mangel an Blutplättchen), Neutropenie (häufigste Form der Abnahme weißer Blutkörperchen), Fieber, Körperfettzunahme, Kachexie (starke Abmagerung mit Verlust an Muskelmasse), sensorische und motorische Defizite, Dyspnoe (erschwerte Atemtätigkeit), erhöhtes kardiovaskuläres Erkrankungsrisiko, Ostealgie (Knochenschmerz) und andere Schmerzsyndrome, Beeinträchtigungen des gastrointestinalen Systems und Nausea sowie Fatigue (Lucía et al. 2003; Schmitz et al. 2010). Regelmäßige Bewegung kann eine Senkung der Rezidivwahrscheinlichkeit, eine geringere tumorspezifische Mortalität und eine reduzierte Gesamtmortalität bewirken (Pleyer et al. 2010; Pedersen u. Saltin 2006; Physical Activity Guidelines Advisory Committee 2008). Im Hinblick auf die unmittelbaren Effekte sind vor allem die Erhaltung oder Verbesserung des Allgemeinzustands und der körperlichen Fitness – speziell der Ausdauerleistungsfähigkeit (insbesondere der Peak-Sauerstoffaufnahme) und der Muskelkraft – während und nach der Therapie entscheidend (Pleyer et al. 2010). Bewegungstherapeutische Programme helfen, immobilitätsbedingte physische Komplikationen wie Atrophien und Kontrakturen zu vermeiden. Ebenfalls finden sich günstige Effekte auf die Schulter-Arm-Mobilität ohne Erhöhung des Lymphödemrisikos nach Brustkrebsoperationen.

Bewegungsmangel durch einen längeren stationären Aufenthalt und Bettruhe wird derzeit als eine der wesentlichen Ursachen für Fatigue betrachtet. Fatigue tritt bei 60 bis 70 Prozent aller Tumorpatienten auf und schränkt bei etwa 30 Prozent der Patienten noch Jahre nach Therapiebeendigung soziale Teilhabe und Alltagsaktivitäten ein. Kaum eine andere Interventionsform scheint Fatigue so günstig beeinflussen zu können wie Bewegungstherapie (Pleyer et al. 2010; McNeely u. Courneya 2010; Schmitz et al. 2010). Bewegungstherapeutische Maßnahmen können sich auch auf wichtige Blutparameter und die Immunfunktion der Krebspatientinnen auswirken, z.B., indem sie den Erhalt der Hämoglobinkonzentration während der Bestrahlungstherapie oder eine erhöhte Zytotoxizität natürlicher Killerzellen des Immunsystems fördern.

Eine Übersichtsarbeit der Cochrane Collaboration kam unter Einbeziehung von neun kontrollierten Studien mit insgesamt 452 Brustkrebspatientinnen zu dem Ergebnis, dass es keine Hinweise für kurz- oder mittelfristig schädigende Einflüsse von Bewegungstherapie während der adjuvanten Therapie gibt (Markes et al. 2006). Selbst bei Brustkrebspatientinnen müssen Bewegungsaktivitäten des Oberkörpers nicht eingeschränkt werden.

6.1.6 Psychosoziale Effekte

Neben den physiologischen Wirkungen verbessern auch psychosoziale Effekte körperlicher Aktivität die Lebensqualität von Patienten. Körperliche Aktivität unterstützt Patienten bei der problembezogenen Bewältigung, indem sie die zugrunde liegende belastende Situation (körperliche Beschwerden, eingeschränkte Leistungsfähigkeit) verbessert, und kann unmittelbar zur emotionsbezogenen Verarbeitung belastender Empfindungen beitragen.

Zahlreiche Studien belegen den Nutzen körperlicher Aktivität für die Selbstwahrnehmung (Selbstwertgefühl, Selbstkonzept, Körperbild, Kontrollüberzeugungen) sowie bei Stress, Angstzuständen und Depression nach einem Herzinfarkt oder bei Brustkrebs (Physical Activity Guidelines Advisory Committee 2008; Pedersen u. Saltin 2006; Pleyer et al. 2010). Mechanismen und Determinanten der psychosozialen Bewältigung speziell von Herzinfarkt und Brustkrebs mithilfe von Bewegungstherapie und alltäglicher körperlicher Aktivität sind aber noch unzureichend untersucht. Ein Faktor der psychosozialen Effekte körperlicher Aktivität schein zu sein, dass in der Bewegungstherapie die aktive Mitarbeit der Patienten und die Auseinandersetzung mit ihrer Erkrankung in besonderem Maße gefördert und gefordert werden kann.

6.2 Übungs- und Belastungsgestaltung

Auf einer Konsensuskonferenz des Center of Disease Control (CDC) der Vereinigten Staaten und Health Canada (HC) wurden im Jahre 2000 erstmals differenziertere Forderungen nach der Etablierung und Berücksichtigung von Dosis-Wirkungs-Untersuchungen zur Ableitung evidenzbasierter Bewegungsempfehlungen formuliert (Kesaniemi et al. 2001). Der Begriff »Dosis« bezieht sich auf die Menge körperlich-sportlicher Aktivität, meist das Produkt aus Umfang (Anzahl der Stunden pro Woche, in denen man körperlich aktiv ist) und Intensität. Die Intensität kann beispielsweise über das Belastungsempfinden (»rating of perceived exertion«), die Herzfrequenz oder als Vielfaches des Ruheenergieumsatzes (metabolisches Äquivalent, MET) ausgedrückt werden. Ein MET entspricht einer Sauerstoffaufnahme von 3,5 ml pro Kilogramm Körpergewicht pro Minute oder einem Energieumsatz von etwa 1 kcal pro Kilogramm Körpergewicht pro Stunde.

Metaanalysen belegen, dass bereits eine Stunde Walking pro Woche mit einem bis zu 40 Prozent geringeren Risiko assoziiert ist, eine koronare Herzkrankheit zu entwickeln (RR = 0.60, 95 Prozent CI: 0.39–0.94). Diese Ergebnisse sind auch von der Primär- auf die Sekundärprävention nach Herzinfarkt übertragbar. Bereits 30 bis 35 Minuten Training pro Woche steigert nach fünf Wochen die körperliche Leistungsfähigkeit um 8 Prozent gegenüber der Kontrollgruppe, und ein zusätzlicher Energieumsatz von etwa 500 kcal/Woche ist mit verbesserter Fitness und einem um 10 bis 30 Prozent reduzierten Mortalitätsrisiko assoziiert (Janssen u. Jolliffe 2006; Physical Activity Guidelines Advisory Committee 2008). Herzinfarktpatienten profitieren demnach bereits von 1 bis 2 Stunden leichter bis moderater körperlicher Aktivität pro Woche. Weitere Steigerungen der Bewegungsdosis versprechen einen zusätzlichen Nutzen (Physical Activity Guidelines Advisory Committee 2008; Kesaniemi et al. 2001).

Auf der Basis dieser wissenschaftlichen Untersuchungen empfehlen die European Association of Cardiovascular Prevention and Rehabilitation (Corrà et al. 2010) und die American Heart Association für KHK-Patienten in der Infarktnachsorge 4- bis 5-mal wöchentlich 30 bis 45 Minuten moderate Bewegung (80 Prozent dynamische Ausdauersportarten, 20 Prozent Krafttraining), unterstützt durch eine körperlich aktive Lebensweise. Solange Patienten ihre Bewegungsaktivitäten diesen Empfehlungen gemäß dosieren, eine Belastungsintensität im ischämie- und beschwerdefreien Bereich wählen und ihrem Bewegungstherapeuten oder Arzt Symptome wie Brustschmerzen, Müdigkeit und Schwindel melden, ist der Nutzen körperlicher Bewegung für Herzinfarktpatienten um ein Vielfaches größer als das Risiko für bewegungsassoziierte kardiovaskuläre Ereignisse.

Durch die klinische Voruntersuchung des behandelnden Kardiologen wird das Vorliegen von Kontraindikationen geprüft und die Belastbarkeit des Patienten eingeschätzt (Corrà et al. 2010; Bjarnason-Wehrens et al. 2007). Zu den wenigen absoluten Kontraindikationen gehören beispielsweise eine instabile Angina pectoris und Herzrhythmusstörungen mit Symptomatik, zu den relativen Kontraindikationen unter anderem Klappenerkrankungen mäßigen Schweregrades und arterielle Hypertonie (RR > 200 mm Hg systolisch, > 110 mm Hg diastolisch) (Corrà et al. 2010; Bjarnason-Wehrens et al. 2007).

Im Bereich der Onkologie empfehlen mittlerweile die *S3-Leitlinie für Diagnostik, Therapie und Nachsorge des Mammakarzinoms* der Deutschen Krebsgesellschaft und die *Clinical Practice Guidelines Fatigue* des National Comprehensive Cancer Network (NCCN) körperliche Aktivität als komplementäre Therapie, geben aber keine Dosis an. Tatsächlich lassen sich aus den wenigen Dose-Response-Studien zu Bewegung bei Brustkrebs bisher nur bedingt konkrete Empfehlungen ableiten. In bisherigen Studien wurden Dosierungen von 3- bis 5-mal 20 bis 45 Minuten körperlicher Aktivität pro Woche über einen Zeitraum von 1 bis 6 Monaten untersucht (Pleyer et al. 2010; Pedersen u. Saltin 2006; Physical Activity Guidelines Advisory Committee 2008). Übersichtsarbeiten zeigen, dass Brustkrebspatientinnen, die wöchentlich mindestens 2,5 bis 3 Stunden moderat körperlich aktiv sind, im Hinblick auf Morbidität und Mortalität profitieren (Schmitz et al. 2010; Friedenreich et al. 2009). Unter anderem auf dieser Basis haben sportwissenschaftliche und sportmedizinische Fachgesellschaften (Hayes et al. 2009; Schmitz et al. 2010) die Ausgestaltung der Therapie spezifiziert: Patienten in stabilem Zustand sollten sich demnach während und nach der Therapie 3- bis 6-mal wöchentlich 20 bis 60 Minuten mit moderater Intensität (bei gutem Trainingszustand mit hoher Intensität) bewegen und 2- bis 3-mal wöchentlich (dazwischen mindestens 48 Stunden Pause) ein Krafttraining durchführen (Hayes et al. 2009; Schmitz et al. 2010; Dimeo 2004; Lucía et al. 2003). Bei der Wahl des Bewegungsangebots und dessen Organisationsform sollten individuelle Präferenzen berücksichtigt werden (Banzer et al. 2012).

Bewegungstherapie in der Onkologie erfordert die enge Kooperation und Rücksprache mit den behandelnden Onkologen und die Beachtung relativer und absoluter Kontraindikationen. Nach Chemotherapien und bestimmten Formen der Bestrahlung muss beispielsweise eine körperliche Belastungskarenz von mindestens 24 Stunden eingehalten werden; nach einer Immuntherapie muss das Abklingen grippeähnlicher Symptome, nach Operationen die Wundheilung abgewartet werden (Dimeo 2004; Schmitz et al. 2010). Im Falle starker Kachexie (> 35 Prozent Gewichtsverlust seit Erkrankungsbeginn) verbieten sich intensive Belastungen (Lucía et al. 2003), ebenso wie bei stark ausgeprägter Anämie mit Hämoglobinkonzentrationen unter 8 bis 10 g/dl (Dimeo 2004; Lucía et al. 2003; Jones et al. 2008; Banzer et al. 2012).

Neben den vorgestellten spezifischen Dosierungsempfehlungen raten Experten in Anlehnung an die allgemeinen Aktivitätsempfehlungen für die gesunde Bevölkerung zu einer halben Stunde Bewegung mit moderater Intensität 5- bis 7-mal pro Woche (Hayes et al. 2009; Schmitz et al. 2010).

In Phasen deutlich eingeschränkter Belastbarkeit, beispielsweise während der Chemotherapie, sollten Patienten längere Phasen körperlicher Inaktivität vermeiden und nach Möglichkeit 3- bis 6-mal wöchentlich 15 bis 30 Minuten leichte Aktivität gemäß Toleranz über den Tag akkumulieren, beispielsweise durch Spaziergänge mit ausreichenden Pausen (5 Intervalle à 3 Minuten Gehen, 2 Minuten Pause) und leichte Kräftigungsübungen (Hayes et al. 2009; Schmitz et al. 2010; Dimeo 2004; Lucía et al. 2003; Banzer et al. 2012), sowie, soweit möglich, physische Alltagsaktivitäten durchführen.

6.3 Individuelle Belastungssteuerung

Die oben genannten allgemeinen Empfehlungen der Fachgesellschaften bieten einen gewissen Rahmen für die Gestaltung von Bewegungsinterventionen. Aufgrund der interindividuell sehr unterschiedlichen Anpassung an Trainingsbelastungen sind sie jedoch nur für einen Teil der Patienten gültig (Kesaniemi et al. 2001). Bekannte und unbekannte konfundierende Faktoren (Fitness, Geschlecht, Alter, Therapieregime, Komorbiditäten, Umfeld, Ernährung, Genotyp) beeinflussen ebenso wie die Art der körperlichen Aktivität, das Setting und die Betreuungsqualität die individuelle Response auf Bewegungsreize (Physical Activity Guidelines Advisory Committee 2008). Eine individuelle Anpassung an die Voraussetzungen des Patienten ist daher notwendig.

Nach einem Herzinfarkt sollten Patienten im Rahmen der Prüfung relativer und absoluter Kontraindikationen routinemäßig eine sportmedizinische Belastungsuntersuchung mit Elektrokardiogramm (EKG) zur Ermittlung der ischämiefreien Belastungsintensität und individuellen Trainingssteuerung durchführen lassen. Zur Steuerung des Trainingsumfangs anhand der im Belastungstest ermittelten Peak-Sauerstoffaufnahme existieren für KHK-Patienten klinische Empfehlungen.

Pragmatische Testverfahren versprechen eine hinreichend präzise Trainingssteuerung mit geringem zeitlichem und ökonomischem Aufwand (Jeans et al. 2011), ohne dass sich der Patient ausbelasten muss. Angelehnt an klassische sportmedizinische Untersuchungen mit stufenförmig ansteigender Ergometerbelastung hat sich beispielsweise der für Herzpatienten validierte und praxiserprobte »Talk-Test« bewährt. Er basiert auf der Erkenntnis, dass bei intensiven körperlichen Belastungen im primär anaeroben Bereich (oberhalb der IAS) zur verstärkten CO_2-Abatmung das Atemminutenvolumen überproportional stark ansteigt und eine entspannte Unterhaltung meist nicht mehr möglich ist. Diejenige Belastungsstufe eines inkrementellen Belastungstests, bei der dem Patienten das Vorlesen eines standardisierten Textes nicht mehr leichtfällt, dient als Orientierungspunkt für die Belastungsgestaltung im Training (Brawner et al. 2006).

Für schwach belastbare Herzpatienten bieten ein lokales Muskeltraining und ein Intervallausdauertraining besondere Vorteile, da hier ohne übermäßige Belastung des Herzens wirksame Trainingsreize für die Peripherie gesetzt werden. Meyer et al. (1997) haben speziell zur Trainingssteuerung von leistungsschwachen Herzpatienten den sog. Steep Ramp Test entwickelt, bei dem die Belastung äußerst rasch gesteigert wird (alle 10 Sekunden um 25 Watt). Ein Intervalltraining mit initial 30 Sekunden Belastung und 60 Sekunden Pause (im Therapieverlauf ggf. Verkürzung der Pause auf 45, später auf 30 Sekunden) kann dann bei 50 Prozent der beim Steep Ramp Test maximal erzielten Wattleistung durchgeführt werden. Aufgrund der schnellen Durchführbarkeit und der geringen kardialen Belastung hat sich dieser Test im klinischen Alltag als sichere und ökonomische Maßnahme zur regelmäßigen Objektivierung des Trainingserfolgs und Nachjustierung der Trainingsbelastung etabliert.

In der Rehabilitation von Tumorerkrankungen fehlen bislang etablierte Modelle zur individuellen Steuerung körperlicher Belastung. Einen umfassenden Ansatz zur individuellen Dosierung und Organisation adaptierter körperlicher Aktivität während und nach kurativer Krebsbehandlung liefert das Frankfurter Modell mit sportmedizinischer Belastungsdiagnostik, therapieadaptierter Belastungsgestaltung (Phasen II, III) und sportmedizinischer Beratung (Phase IV). Ähnliche Modelle zur Integration von Bewegung in die onkologische Standardtherapie werden zurzeit auch international erprobt (Schmitz 2011a). Die Etablierung von körperlichen Trainings in der stationären und ambulanten Routineversorgung steht aber noch aus, und die Übergänge zwischen den Phasen stellen sich häufig als schwierig dar (Schmitz 2011a).

6.3.1 Sportmedizinische Belastungsdiagnostik

Patienten, die das onkologische Behandlungsregime durchlaufen, haben häufig großen Respekt vor körperlicher Belastung und erwarten gerade im Hinblick auf effektive und sichere Trainingsdosierungen klare Vorgaben. In enger Abstimmung mit dem behandelnden Onkologen ermittelt die sportärztliche Diagnostik unter Berücksichtigung der besonderen Voraussetzungen die individuelle Leistungsfähigkeit, leitet Empfehlungen zur Trainingssteuerung ab und hilft im Bedarfsfall, Bedenken hinsichtlich einer Überforderung auszuräumen (Hayes et al. 2009; Lucía et al. 2003; Jones et al. 2008; Banzer et al. 2012). Sie macht Trainingserfolge sichtbar, erhöht das Selbstvertrauen und motiviert Patienten. Lucia et al. (2003) empfehlen, nach Freigabe durch den behandelnden Onkologen Funktions- und Leistungsentwicklung zur Verlaufsbeurteilung in regelmäßigen Intervallen (zweimonatlich) zu überprüfen. Um falschen Erwartungen vorzubeugen, sollte Patienten und Ärzten frühzeitig kommuniziert werden, dass in verlängerten Phasen intensiver Tumorbehandlung eine Erhaltung der Funktion oder eine Verzögerung der Leistungsreduktion häufig schon einen wichtigen Therapieerfolg darstellen.

Aufbauend auf der klinischen Diagnostik der behandelnden Onkologen oder Hämatologen sind in Abhängigkeit von dem gewählten Assessment neben den in den DGSP-Leitlinien aufgeführten allgemeinen Kontraindikationen für Belastungsuntersuchungen (Löllgen u. Hansel 2007) entitätsspezifische Kontraindikationen sowie Regeln zu fakultativen und obligaten sportmedizinischen Voruntersuchungen zu beachten (Schmitz et al. 2010; Hayes et al. 2009; Dimeo 2004). Im Rahmen der sportmedizinischen Diagnostik werden in der Onkologie Instrumente zur Erfassung von Fatigue und Lebensqualität (wie der European Organisation for Research and Treatment of Cancer Quality of Life Questionnaire C30) und zur Registrierung des Bewegungsverhaltens (z.B. Beschleunigungsmesser und Schrittzähler) eingesetzt. Des Weiteren nutzt man unterschiedliche Verfahren der orthopädisch-biomechanischen Leistungsdiagnostik (z.B. Kraftdiagnostik und Ganganalyse) sowie der kardiopulmonalen Leistungsdiagnostik (z.B. Spiroergometrie, 6-Minuten-Gehtest) (Banzer et al. 2012).

6.3.2 Therapieadaptierte Belastungsgestaltung

In Therapiephase II wird die Trainingsplanung gemäß Frankfurter Modell frühzeitig auf die Krebstherapiezyklen abgestimmt und im Therapieverlauf auf der Basis sportmedizinischer Belastungsdiagnostik und regelmäßiger Erhebungen von klinischen Markern, Fatigue und Befindlichkeit angepasst. Die Daten werden mithilfe eines standardisierten Algorithmus in einen Score integriert, der in Form einer Bewegungsampel täglich abgestufte Belastungsempfehlungen abgibt (rot: Training kontraindiziert; orange: leichte Belastungen, gelb: moderate Belastungen, grün: intensive Belastungen möglich). Die Bewegungsampel erlaubt es dem einzelnen Patienten und dem betreuenden Sporttherapeuten, Trainingsreize auf simple Weise kurz- und mittelfristig anzupassen. Sie kann auch nach abgeschlossener Krebsbehandlung in Phase III (Rehabilitation) zur Belastungsdosierung eingesetzt werden.

6.3.3 Sportmedizinische Beratung

Die Installation sportmedizinischer Beratungsangebote unter anderem in den Akut- und Rehabilitationskliniken mit dem Ziel der Vermittlung in bestehende wohnortnahe Bewegungsangebote kann den Übergang in Phase IV (nachhaltige Integration körperlich-sportlicher Aktivität in den Lebensalltag) deutlich erleichtern. Im Frankfurter Modell verweist der behandelnde Kardiologe oder Onkologe direkt an den Bewegungsberater (Sportwissenschaftler) in der Klinik, um Kooperationswege kurz zu halten und Barrieren für den Patienten zu reduzieren. Der Bewegungsberater erhebt unter Einbezug der ärztlichen Diagnose weitere (bewegungs-)relevante, personenbezogene Parameter zur Identifikation geeigneter weiterführender Bewegungsangebote. (Gesundheits-)Motive sowie bisherige tatsächliche oder wahrgenommene Barrieren der Sportpartizipation werden ermittelt und im Beratungsprozess berücksichtigt. Der Patient wird aktiv in die Entwicklung einer Strategie zur bewegungsbezogenen Gesundheitsförderung eingebunden, Bewegungsziele und konkrete Umsetzungsstrategien werden gemeinsam erarbeitet und schriftlich festgehalten. Eigene Untersuchungen konnten zeigen, dass eine derart gestaltete Bewegungsberatung bei Zielgruppen mit erschwertem Zugang zu körperlicher Aktivität auch diejenigen Individuen erreicht und aktiviert, bei denen der Bedarf an und der potenzielle Nutzen einer Verhaltensänderung am größten sind (Gabrys et al. 2012).

6.4 Ausblick

Neben der Weiterentwicklung von Verfahren zur Belastungssteuerung werden in Zukunft auch Determinanten der Heranführung und dauerhaften Bindung von Zielgruppen noch stärker in den Fokus interdisziplinär angelegter Forschungsprojekte rücken. Behandelnde Ärzte und Patienten müssen noch fundierter über den Nutzen körperlicher Aktivität aufgeklärt werden. Die Teilnahme an Bewegungsprogrammen und die Integration körperlicher Aktivität in den Alltag sollte ein sicheres, attraktives und mit wenig Aufwand verbundenes Angebot darstellen. Auch zu molekularen Wirkmechanismen und zur Dose-Response körperlicher Aktivität und Inaktivität sind weitere wissenschaftliche Untersuchungen notwendig.

Literatur

Banzer W, Vogt L, Hübscher M, Thiel C (2012) Standards der Sportmedizin: Sportmedizinische Diagnostik in der Onkologie. Deutsche Zeitschrift für Sportmedizin 63(1):20–22

Bjarnason-Wehrens B, Held K, Hoberg E, Karoff M, Rauch B (2007) Deutsche Leitlinie zur Rehabilitation von Patienten mit Herz-Kreislauferkrankungen (DLL-KardReha). Clinical Research in Cardiology Supplement 2(3):1–54

Brawner CA, Vanzant MA, Ehrman JK, Foster C, Porcari JP, Kelso AJ, Keteyian SJ (2006) Guiding exercise using the talk test among patients with coronary artery disease. Journal of Cardiopulmonary Rehabilitation 26(2):72–75

Corrà U, Piepoli MF, Carré F, Heuschmann P, Hoffmann U, Verschuren M, Halcox J, Giannuzzi P, Saner H, Wood D, Benzer W, Bjarnason-Wehrens B, Dendale P, Gaita D, McGee H, Mendes M, Niebauer J, Zwisler ADO, Schmid, JP (2010) Secondary prevention through cardiac rehabilitation: Physical activity counselling and exercise training: Key components of the position paper from the Cardiac Rehabilitation Section of the European Association of Cardiovascular Prevention and Rehabilitation. European Heart Journal 31(16):1967–1974

Courneya KS, Friedenreich CM (2001) Framework PEACE: An organizational model for examining physical exercise across the cancer experience. Annals of Behavioral Medicine 23(4):263–272

Dimeo F (2004) Standards der Sportmedizin: Körperliche Aktivität bei Patienten mit neoplastischen Erkrankungen. In: Deutsche Zeitschrift für Sportmedizin 55(4):106–107

Friedenreich CM (2011) Physical activity and breast cancer: Review of the epidemiologic evidence and biologic mechanisms. Recent Results in Cancer Research 188:125–139

Friedenreich CM, Gregory J, Kopciuk KA, Mackey JR, Courneya KS (2009) Prospective cohort study of lifetime physical activity and breast cancer survival. International Journal of Cancer 124(8):1954–1962

Gabrys L, Thiel C, Minakawa S, Vogt L, Banzer W (2012) Sportmedizinische Bewegungsberatung bei Arbeitslosen. Bundesgesundheitsblatt – Gesundheitsforschung – Gesundheitsschutz 55(1):82–87

Graf C, Bjarnason-Wehrens B, Löllgen H (2004) Ambulante Herzgruppen in Deutschland – Rückblick und Ausblick. Deutsche Zeitschrift für Sportmedizin 55(12):339–346

Hambrecht R, Wolf A, Gielen S, Linke A, Hofer J, Erbs S, Schoene N, Schuler G (2000) Effect of exercise on coronary endothelial function in patients with coronary artery disease. New England Journal of Medicine 342(7):454–460

Hayes SC, Spence RR, Galvão DA, Newton RU (2009) Australian Association for Exercise and Sport Science position stand: Optimising cancer outcomes through exercise. Journal of Science and Medicine in Sport 12(4):428–434

Heberden W (1772) Some account of a disorder of the breast. Medical Transactions of the Royal College of Physicians 2:59–67

Holmes MD, Chen WY, Feskanich D, Kroenke CH, Colditz GA (2005) Physical activity and survival after breast cancer diagnosis. Journal of the American Medical Association 293(20):2479–2486

Janssen I, Jolliffe CJ (2006) Influence of physical activity on mortality in elderly with coronary artery disease. Medicine and Science in Sports and Exercise 38(3):418–423

Jeans EA, Foster C, Porcari JP, Gibson M, Doberstein S (2011) Translation of exercise testing to exercise prescription using the talk test. Journal of Strength and Conditioning Research 25(3):590–596

Jones LW, Eves ND, Haykowsky M, Joy AA, Douglas PS (2008) Cardiorespiratory exercise testing in clinical oncology research: systematic review and practice recommendations. Lancet Oncology 9(8):757–765

Kesaniemi YK, Danforth E, Jensen MD, Kopelman PG, Lefèbvre P, Reeder BA (2001) Dose-response issues concerning physical activity and health: An evidence-based symposium. Medicine and Science in Sports and Exercise 33 (Suppl 6):351–358

Löllgen H, Hansel J (2007) S1-Leitlinie Vorsorgeuntersuchung im Sport. Online verfügbar unter http://www.dgsp.de/_downloads/allgemein/S1_Leitlinie.pdf. Zugegriffen: 30. September 2011

Lucía A, Earnest C, Pérez M (2003) Cancer-related fatigue: Can exercise physiology assist oncologists? Lancet Oncology 4(10):616–625

Markes M, Brockow T, Resch KL (2006) Exercise for women receiving adjuvant therapy for breast cancer. Cochrane Database of Systematic Reviews (4):CD005001

McNeely ML, Courneya KS (2010) Exercise programs for cancer-related fatigue: Evidence and clinical guidelines. Journal of the National Comprehensive Cancer Network 8(8):945–953

Meyer K, Samek L, Schwaibold M, Westbrook S, Hajric R, Beneke R, Lehmann M, Roskamm H (1997) Interval training in patients with severe chronic heart failure: Analysis and recommendations for exercise procedures. Journal of the National Comprehensive Cancer Network 29(3):306–312

Niederseer D, Niebauer J (2010) Bewegungstherapie bei koronarer Herzkrankheit. In: K.-M. Braumann KM, Stiller N (Hrsg) Bewegungstherapie bei internistischen Erkrankungen. Springer, Heidelberg, S 115–142
Oertel MJ (1885) Therapie der Kreislaufstörungen. Bd 4 von H. Ziemssen (Hrsg) Handbuch der allgemeinen Therapie. Vogel, Leipzig
Pedersen BK, Saltin B (2006) Evidence for prescribing exercise as therapy in chronic disease. Scandinavian Journal of Medicine and Science in Sports 16 (Suppl 1):363
Pfeifer K, Sudeck G, Brüggemann S, Huber G (2010) DGRW-Update: Bewegungstherapie in der medizinischen Rehabilitation – Wirkungen, Qualität, Perspektiven. Rehabilitation 49(4):224–236
Physical Activity Guidelines Advisory Committee (2008) Physical Activity Guidelines Advisory Committee Report. Washington, DC: U.S. Department of Health and Human Services
Pleyer L, Kappacher A, Rosenlechner S, Greil R (2010) Bewegung und Krebs. In: Braumann K-M, Stiller N (Hrsg) Bewegungstherapie bei internistischen Erkrankungen. Springer, Heidelberg, S 224–236
Rogers CJ, Colbert LH, Greiner JW, Perkins SN, Hursting SD (2008) Physical activity and cancer prevention. Pathways and targets for intervention. Sports Medicine 38(4):271–296
Schmitz KH (2011a) Exercise for secondary prevention of breast cancer: Moving from evidence to changing clinical practice. Cancer Preventive Research 4(4):476–480
Schmitz KH (2011b) Physical activity and breast cancer survivorship. Recent Results in Cancer Research 186:189–215
Schmitz KH, Courneya KS, Matthews C, Demark-Wahnefried W, Galvão DA, Pinto BM, Irwin ML, Wolin KY, Segal RJ, Lucia A, Schneider C, Gruenigen VE von, Schwartz AL (2010) American College of Sports Medicine roundtable on exercise guidelines for cancer survivors. Medicine and Science in Sports and Exercise 42(7):1409–1426
World Cancer Research Fund (2007) Food, nutrition, physical activity and the prevention of cancer. A global perspective: A project of World Cancer Research Fund International. American Institute for Cancer Research, Washington

Lernen und Leiden. Eine bildungsphilosophische Reflexion

Käte Meyer-Drawe

Erfahrung bildet Narbengewebe.

Arno Geiger, Der alte König in seinem Exil

Die vorliegende bildungsphilosophische Studie widmet sich der pathischen Dimension des Lernens und erinnert somit an die alte griechische Redewendung *pathei mathos* – durch Leiden lernen. Während sich diese Weisheit in Tragödien und in der Rhetorik am Leben erhält, büßt sie im Hinblick auf das Lernen nach und nach ihre Überzeugungskraft ein. Von einer göttlichen Strafe wandelt sich die Mühsal zu einem inneren Leiden der Seele, welches die Vernunft belastet. Verantwortlich sind die unbeherrschten Leidenschaften. Bereits mit Aristoteles treten Leiden und Lernen in einen Gegensatz, womit die Intellektualisierung des Lernprozesses weitgehend vollzogen ist. Lernen ist ausschließlich eine Aktivität des Logos. Affekte sind lediglich eine Bedrohung. Auch wenn man heute die Aufmerksamkeit wieder auf die Produktivität von Fehlern beim Lernen richtet, wird die grundlegende Einsicht, dass man durch Leiden lernt, kaum erreicht. Unser Verfügungsdenken verstellt den Blick auf fruchtbare Widerfahrnisse.

7.1 Lehrgeld bezahlen

»Triumphe halten keine Lehren bereit, Mißerfolge dagegen befördern die Erkenntnis auf mannigfaltige Art«, notiert Hans Magnus Enzensberger im Rückblick auf die Debakel, die er erlebt hat (Enzensberger 2011, S. 7). Diese Fehlschläge haben sich ihm eingeprägt, weil sie damals seine Erwartungen durchkreuzt und seine Gewohnheiten außer Kraft gesetzt haben. Anstatt wie erwartet das geplante Ziel zu erreichen, sieht man sich einer überraschenden sowie elementaren Unsicherheit ausgesetzt. Man kennt sich buchstäblich nicht mehr aus. Erfahrungen in diesem Sinne meinen »Widerfahrungen« (Stoellger 2010, S. 2), die einem zustoßen. Während man seinen Erfahrungshorizont lediglich erweitert, indem man etwas in Erfahrung *bringt*, wird man, wenn man eine Erfahrung *macht*, genauer: *durchmacht*, gezwungen, seinen gesamten Gesichtskreis umzustrukturieren. Nichts bleibt, wie es vorher war. In diesem Sinne bedeutet Erfahrung Lernen oder umgekehrt. Zwar gibt es auch ein Dazulernen und Verlernen, aber im Mittelpunkt der folgenden Überlegungen steht das Umlernen. Es ist die Folge eines Widerfahrnisses, das weder den Lernenden selbst noch sein Wissen unverändert lässt. Beides ist in diesem Ereignis nicht zu trennen. Wo er sich als Wissenden vermeinte, wird er mit sich selbst als Nichtwissendem konfrontiert. Aus dem Wissen um dieses Nichtwissen kann Neues entstehen. Dieser Gewinn wird jedoch begleitet von einem Verlust, der schmerzhaft ist. Vormalige Sicherheiten sind dahin. Ehemalige Naivitäten büßen ihre Geltungskraft ein. Eine gewisse Bodenlosigkeit wird empfunden. Deshalb stellt Günther Buck seine als klassisch zu bezeichnenden hermeneutischen Analysen zum Verhältnis von Lernen und Erfahrung unter ein Motto von George Bernard Shaw:

> » You have learnt something. That always feels at first as if you had lost something. (Buck 1989, S. 7) «

Dieser Abschiedsschmerz gilt dem ehemals Vertrauten, über das wir nie nachdachten und wie selbstverständlich verfügten. Dass wir etwas nicht meistern können, bedeutet eine tiefe Kränkung des Menschen, der sich vor allem mit dem Beginn der Neuzeit als resolutes Subjekt seines Erkennens versteht und sich spätestens in der Moderne als autonom betrachtet.

Ein Gefühl der Weglosigkeit stellt sich ein. Dem Alten wird misstraut, das Neue ist noch nicht zur Hand. Ein neuer Weg muss gesucht werden. Lernen ist deshalb in pädagogischer Perspektive und in strengem Sinne eine *Erfahrung*. So schlicht diese Aussage klingt, ihre Tendenz ist subversiv und anachronistisch. Während Störungen, Schwierigkeiten und andere Abweichungen unpopulär sind, weil reibungslose, hochtourige Anpassung in einer stressfreien Atmosphäre das Ideal der Zeit ist, misst eine pädagogische Theorie des Lernens gerade der zeitraubenden Irritation eine erhebliche Bedeutung bei. Dabei handelt es sich um einen Umgang mit der Negativität des Lernvollzugs in einem dreifachen Sinn. Erstens wird das konkrete, vermeintliche Wissen negiert und korrigiert. Zweitens rückt ein grundsätzliches Nichtwissen in den Blick, welches der Vorläufigkeit jedes Wissens geschuldet ist. Schließlich gibt es eine existenzielle Dimension der Negativität, die sich auf die Begrenztheit aller menschlichen Akte bezieht. Weder unser eigenes Beginnen noch das Enden stehen in unserer Macht (vgl. Ricken 2007, S. 35).

» Gleichsam das erste und das letzte Wort hat für uns nicht unser eigenes Handeln. Aber auch, wenn wir handeln, widerfährt uns stets etwas. Es gibt Widerfahrnisse ohne Handeln, aber es gibt kein pures Handeln. (Kamlah 1972, S. 35) «

Das Befremdliche ist dabei nicht darin auszumachen, dass mir stets etwas vorausgeht, sondern darin, dass ich mir selbst vorausgehe. Ob im Denken, Handeln oder im Wahrnehmen, fortwährend stoßen wir auf unseren unvordenklichen Anfang. Dem eigenen Lernen liegt demnach stets vieles voraus, an dessen Entstehung wir zwar beteiligt waren, das wir aber nicht auf den Weg brachten. Es überschreitet unser Wissen ebenso wie unser Tun und offenbart sich allererst in seinem Scheitern.

Es wundert demzufolge nicht, dass in der griechischen Dichtung die Quelle von Widerfahrnissen, *pathe*, in der göttlichen Macht gesucht wurde. Das schlimmste Vergehen des Menschen, seine *hybris*, wurde durch Leiden bestraft, weil dem Frevel durch die benommene Vernunft nicht beizukommen war.

» Das Leid belehrt (dagegen) selbst den, der sich gegen die Belehrung sträubt. (Dörrie 1956, S. 24) «

Die Reimworte *pathein* – *mathein* treffen ein wichtiges Motiv von Tragödien, die sich dem Zusammenhang von Handeln und Leiden widmen.

» μαθεῖν nennt […] ein dunkles Wissen, das Helden bei Homeros erst nach Jahrzehnten des Erfahrens in Fleisch und Blut gefahren ist. Wunden und Schicksale tun es ihnen an, dies Wissen aus dem Dulden. Unter den wenigen Reimen, die in Griechenohren widerhallten, blieb der alte Spruch παθεῖν μαθεῖν, ‚aus Leiden Lernen', unverloren. (Kittler 2006, S. 15) «

Es bedarf der »Lehr- und Wanderjahre«, um zu lernen. Der alte Sinn von »lernen« meint daher »sich gewöhnen« (vgl. Snell 1924, S. 73), »aus Schaden klug werden«. Strittig war, ob man nur durch eigenes oder auch durch fremdes Leid gescheit werde. Manche meinten, der Vernünftige brauche keine Fehlschläge und hätte auch kein Missgeschick zu fürchten. Andere bewerteten diejenigen als bemerkenswert, die aus den Widerfahrnissen anderer lernten. Beim Lernen wurde Lehrgeld gezahlt oder geliehen. Mühsal wurde erlitten oder mitempfunden.

In unserer Zeit hat das Wort *pathos* seine Spuren in »Sympathie«, »Antipathie« und »Apathie« hinterlassen. Wir empfinden Mitgefühl, Abneigung oder verhalten uns gleichgültig. Wir nennen jemanden »pathetisch«, wenn er – gemessen an dem Anlass – übertrieben feierlich redet. Das Pathos, lateinisch *affectus*, ist reduziert auf ein Gefühl, meint aber auch eine Krankheit im Rahmen der Pathologie. Es wird als Ohnmacht erlebt. Daher wird der Widerfahrnischarakter als kairologischer Grundzug jedes menschlichen Tuns durch prometheische Gesten überspielt (vgl. Meyer-Drawe 2008, S. 141ff.).

Das gilt insbesondere für das Verständnis des menschlichen Lernens. Hier erscheint das Widerfahrnis nicht jedem als »fruchtbarer Moment im Bildungsprozeß« (vgl. Copei 1969) und damit als willkommener Anlass, eine folgenreiche Erfahrung zu machen. Es stört vielmehr die Autopoiesis, die dem »selbstgesteuerten Lerner« ermöglicht werden soll. Der poietische Grundzug unserer derzeitigen Selbst-, Welt- und Fremddeutungen verdeckt den pathischen. Daran ändern auch die zahlreichen Bedenken gegenüber einer »Nicht-Fehler-Kultur« (vgl. Osten 2006) nichts, rehabilitieren sie doch nur Fehler, die man eigentlich vermeiden könnte, oder Irrtümer, die zu beseitigen sind. Eine »Fehlerkultur« soll das Gehege sichern, in dem Reibungen möglich sind. Im Schatten der persönlichen Initiative, welche der Selbstmanager ergreift, verkümmern Herausforderungen, als deren Ursache er nicht gelten kann. Darauf wird am Ende der Ausführungen zurückzukommen sein, nachdem vergegenwärtigt wurde, wie Lernen in zunehmendem Maße auf seine rationalen Momente reduziert wurde und damit der Zusammenhang von Leiden und Lernen zerbrach. Dass Freude am Lernen förderlich ist, wurde und wird nicht bezweifelt. Dass Lernen, wenn mit ihm ein neuer Horizont eröffnet wird, auch immer einen schmerzhaften Abschied vom Alten, Vertrauten und Routinierten bedeutet, erregt immer wieder Anstoß.

» Das Pathos taucht in unserer Gegenwart auf wie ein Meteor von einem griechischen Stern (Waldenfels 2007, S. 33). «

7.2 Der »Meteor von einem anderen Stern«

Das sprichwörtliche *pathos – mathos* findet seinen schönsten literarischen Ausdruck durch Aischylos: *pathei mathos* (durch Leiden lernen) in der dritten Strophe des Eingangschores aus dem *Agamemnon*:

» Zeus führt uns der Weisheit Pfad:
Leid ist Lehre,
Ewig steht dies Wort.
Statt schmerzvergessenden Schlafes
Rieselt die Qual zum Herzen
Und widerstrebend
Werden wir klug;
Gewaltsam führen die Götter die Ruder,
Verleihen die Weisheit.
(Aischylos 1979, S. 89) «

Wir »werden widerstrebend klug«, denn wir vermeinen zu wissen und fühlen uns in unserer *doxa* (Meinung) heimisch sowie durch die *aisthesis* (sinnliche Wahrnehmung) bestätigt. Wir als Wissende und unser Wissen müssen einen Rückschlag erleiden, damit Lernen veranlasst wird. Wer meint zu wissen, lernt nicht. Daher gibt es keinen problemlosen Fortgang im Wissen. Lernen ist kein bloßer Übergang vom Nichtwissen zum Wissen, sondern es hat die Konfrontation alternativer Wissensformen zur Vorbedingung. Von Platon und Aristoteles sowie von allen Autoren, die ihnen darin folgen, wie z.B. im Mittelalter Thomas von Aquin, wird der Lernprozess als Umwandlung eines Vor-Wissens zum Anders-Wissen begriffen. Insbesondere Platon betont die schmerzhafte Umkehr *(periagoge)* (vgl. *Politeia*, 521c), in der das neue Wissen zur Welt gebracht wird (vgl. *Theaitetos*, 150a). Diese Geburt ist mit Erschütterungen, Befremden und Verwirrung verbunden. Das alte Wissen hat sich als untauglich erwiesen, und das neue steht noch in den Sternen. Aus heutiger Sicht fallen die große Bedeutung der Herkunft des Wissens und die Tatsache auf, dass Wissen nicht lediglich das Gegenteil von Nichtwissen ist. Platons sozial- und bildungspolitische Alternative richtet sich gegen eine von der Sophistik im Zuge der Demokratisierung des Wissens beförderte Lizenz zum Lernen. Diese deutet er als Freigabe von Lern- und Bildungsberechtigungen ohne Rücksichtnahme auf die Lernfähigkeit der Seele, die philosophisch gesehen auf Wahrheit bezogen ist. Lernen wird bei Platon zum Privileg einer Leistungsaristokratie, die aufgrund dauerhafter Lernbereitschaft und Enttäuschungsresistenz dazu disponiert ist, stellvertretend für die Gemeinschaft und in Sorge um ihre besonnene Lebensführung den mühevollen Weg des Wissenserwerbs mit ungewissem Ausgang auf sich zu nehmen.

Die Sophisten überführen das Verhältnis von stillschweigendem Vorwissen und explizitem Wissen in eine Beziehung von Suchen und Finden, wie sie in der eristischen Lernparadoxie problematisch wird. Platon kritisiert diese Position als einen feigen Verzicht auf Wissen und setzt eine umfängliche und vielfältige Erörterung der Lernproblematik dagegen, die mit dem Stichwort *anamnesis* (Wiedererinnerung) nur teilweise erklärt ist (vgl. *Menon*, 81a ff.). Lernen wird als krisenhafter Vollzug betrachtet, der nicht nur vorwärts in Richtung auf Ergebnisse geht, sondern auch rückwärtsgewandt die Herkunft des Wissens einbezieht. Zur Disposition stehen für ihn und auch für Sokrates Gewissheitsansprüche sowohl aufseiten des Lernenden als auch aufseiten des Lehrenden (vgl. Waldenfels 2009). Bei jedem Lernen erfolgt eine Korrektur im Hinblick auf die Sache, aber auch im Hinblick auf den vermeintlich Wissenden, der sich erst jetzt als bloß Meinenden beschämt durchschaut (vgl. Ruhloff 2009).

Wie kaum ein anderer hat Platon das Schmerzhafte beim Lernen, insbesondere am Anfang des Lernprozesses, betont. Sein berühmtes Höhlengleichnis kann in dieser Hinsicht nicht nur als Bildungs-, sondern auch als Lerntheorie aufgefasst werden: Von denen, die in der Höhle ihr Leben lang an einen Ort gefesselt waren, ohne den Kopf wenden zu können, und die deshalb die Schatten an der Höhlenwand für das wahre Wirkliche halten mussten und schließlich auch wollten, wird einer entfesselt und genötigt, auf das Sonnenlicht zuzugehen, das durch eine langgestreckte Öffnung der Höhle zu sehen ist. Dieser Aufbruch zum Licht hat zunächst gar nichts von einem Jubel über die Begegnung mit der Idee des Guten. Der Betroffene wird im Gegenteil in mehrfacher Hinsicht zum Opfer seiner Befreiung. Ins Sonnenlicht zu blicken blendet ihn und schmerzt in seinen Augen. Der Blick zurück in die Höhle ist vom Nachflimmern beeinträchtigt, sodass er weder die Idee des Guten sehen noch sich in den

Schutz der bloßen Meinung zurückziehen kann. Dieser Zustand der Schwebe markiert den Anfang des Lernens: Misstraut wird der *aisthesis* und der *doxa*. Das Neue wird noch nicht verstanden, auf das Alte kann man nicht mehr bauen. Wer wollte schon freiwillig in eine solche unbequeme Lage geraten? Der Spott seiner Höhlenmitbewohner ist dem Zwangsbefreiten deshalb sicher. Sie werden lieber den töten, welcher ihnen die Fesseln abnimmt, als diese Qual des Lernens auf sich zu nehmen (vgl. *Politeia*, 514a ff.).

Platon unterscheidet sehr genau zwischen den Schmerzen, welche das ungewohnte Sonnenlicht verursacht, und dem Unbehagen, das entsteht, wenn man aus der Lichtfülle ins Reich der Schatten hinabsteigt. Nur die erste Lebensweise ist glücklich zu nennen. Die zweite ist lediglich zu bedauern. Anfangen zu lernen heißt nicht anfangen zu sehen. Sehen konnten die Gefesselten auch vorher, wenn auch nur Schatten. Die Umlenkung oder Umwendung der Seele (vgl. *Politeia*, 521c) gründet in einer Sehstörung. Das Sehen muss daraufhin in eine taugliche Richtung gebracht werden. Dies ist auch die Kunst des Lehrens, das nicht wie bei den Sophisten davon ausgeht, dass Lernen bedeute, dem Blinden gleichsam Augen einzusetzen. Die Initiierung des Lernens gründet in einer Störung eines unter anderen Umständen verlässlichen Vollzuges. Diese Störung ist ein Widerfahrnis und niemals Ergebnis eines Entschlusses. Man kann zwar wollen, nicht gestört zu werden, aber nicht, gestört zu werden.

Auch für Aristoteles steht das Problem zur Debatte, dass wir wissen müssen, um zu wissen. Im Unterschied zu seinem Lehrer Platon zieht er die Differenz nicht zwischen Ideenwelt und leiblicher Existenz, sondern er unterscheidet ein »Sichauskennen« von einem Erkennen, ein praktisches Vorwissen von einem wissenschaftlichen Wissen. Damit rückt er die Struktur der Hinführung *(epagoge)* ins Zentrum und öffnet einen neuen Weg aus der Paradoxie von Suchen und Finden, da jedes Suchen ein bereits Gefundenes voraussetzt bzw. weil jedes Verständnis von einem Vorverständnis ausgeht (vgl. Aristoteles 1976, S. 1ff.). Lernen vollzieht sich als Weg vom Vorwissen zum Wissen, auf dem die Umkehr *(periagoge)* bedeutungslos wird. Mit dieser Auffassung wird ein entscheidender Schritt in Richtung auf Intellektualisierung sowie Formalisierung des Lernens unternommen. Im Unterschied zu Platon setzt Aristoteles Lernen als Leistung des Logos und Leiden als Ergriffenwerden in einen Gegensatz. Darin ist er Gorgias nahe, der in seiner Affektenlehre die *pathe* als bloße Gefühle einordnete, welche der Verführung durch den Redner dienen. Für das Lernen sollte nur der aktive Logos zuständig sein. Keine Spur von Auslieferung darf an ihm haften.

Zwar hat Platon auf gewisse Weise dieser Engführung der *pathe* und deren Verinnerlichung zugearbeitet, weil er das Pathos nicht länger als von außen kommendes Schicksal, sondern als Zustand der Seele bestimmt. Aber er kann in der Ungetrübtheit der Seele noch den positiven Sinn des Negativen herausstreichen (vgl. Dörrie 1956, S. 31). Dies wird für Aristoteles schwieriger, weil für ihn das Leiden zu den Affekten zählt, der *nous* aber »unleidensfähig« (ἀπαθής) ist (Aristoteles 1995, S. 172f.). In Bezug auf den *logos* werden Lernen und Leiden zu Gegensätzen (vgl. Dörrie 1956, S. 35). Das Leiden wird im Hinblick auf das Wirken wie die Materie im Vergleich zu den Prinzipien als weniger ehrwürdig eingeschätzt. Lernen wird von Aristoteles explizit auf Wissen bezogen und damit rationalisiert. Der göttliche Intellekt in uns wird als nichtleidend gedacht. Dennoch muss auch die Vernunft affiziert werden können, damit sie überhaupt etwas erkennen kann. Aristoteles bestimmt die vergängliche Vernunft an dieser Stelle als leidensfähige *(pathetikos nous)*. Diese Art passiver Intellektualität repräsentiert eine komplexe Struktur, die Zeichen des Umbruchs ist und die zu denken uns heute schwerfällt. Um einzelne Dinge in der Wirklichkeit erkennen zu können, bedarf der Denkende nach Aristoteles der Wahrnehmung. Die Vernunft denkt Prinzipien ohne einen Rückgriff auf die sinnliche Wahrnehmung. Sie müssen sich allerdings dem Denken anbieten:

> **»** Denken wird zwar von den Erkenntnisgegenständen affiziert, erleidet somit etwas, jedoch nicht so wie ein Wahrnehmungsorgan etwas erleidet, dessen Funktion nämlich außer Kraft gesetzt wird, wenn es von einem übermächtigen Wahrnehmungsgegenstand affiziert wird; zu starkes Licht etwa blendet das Auge. Für das Denken aber gilt: Je erhabener der Denkgegenstand, desto besser wird er vom Denken erkannt. (Mojsisch 2001, S. 137) **«**

In diesen wie in anderen Beispielen finden wir im Griechischen eine Möglichkeit, die Verwicklung des Menschen in Gegebenheiten zu verstehen, ohne ihn im modernen Sinne als eine souveräne Stifterfigur zu begreifen. Bei der Initiierung von Lernen und Erkennen handelt es sich vielmehr um eine eigentümlich aktive Passivität, die Realisierung einer Möglichkeit, welche sich als solche allererst in der Verwirklichung zeigt.

Die pathischen Züge des Lernens, d.h. das Leiden, das mit dem Abschied vom Vorwissen verbunden sein kann, geraten in der Folgezeit vor allem aufgrund der stoischen Einflüsse in Vergessenheit. Während die *pathe* ihren Ort im Theater und der Rhetorik beibehalten, unterliegen sie sowohl im Erkennen als auch im Handeln der Herrschaft der Vernunft. Selbst für die Stoiker war Glückseligkeit das höchste Ziel. Um es jedoch zu erreichen, darf man sich keine Zwecke setzen, deren Erreichung aussichtslos ist. Ansonsten triebe man sich selbst ins Unglück. Die Vernunft prüft die Impulse der Seele und stimmt nur denen zu, die zu verwirklichen sind. Unverfügbares ist dabei nicht vorgesehen. Die Freude sei daher der Lust vorzuziehen, der freie Wille der Begierde und die Vorsicht der Furcht (vgl. Hossenfelder 1985, S. 47ff.). Unkontrolliertes Verhalten wird als krankhaft eingestuft. Die Vernunft hat dabei einem Trieb fälschlicherweise zugestimmt. Der Affekt meint folglich einen Trieb, »der außer Kontrolle der Vernunft geraten ist« (ebd., S. 51). Empfindungen werden dadurch entmachtet. Ihnen wird der Charakter des Widerfahrnisses abgesprochen. Die Vernunft kann sie beherrschen und ihre Ansprüche niederringen. Die Stoa verwirft somit den produktiven Charakter der *pathe* vollends und fordert Apathie als die zentrale Voraussetzung für ein glückseliges Leben, das nicht an falschen Ansprüchen scheitern soll.

In der Sorge um ihr Selbst übten die Stoiker demzufolge die Selbstbeherrschung in ihrem eigenen Sinne und als gesellschaftlich nützliche Haltung. In diesem Punkt kommen Philosophie und Medizin zusammen:

> » In der Tat verfügen sie über ein gemeinsames Begriffsspiel, dessen Kernstück der Begriff des »Pathos« ist; er bezeichnet ebensowohl die Leidenschaft wie die physische Krankheit, die Störung des Körpers wie die unfreiwillige Regung der Seele (Foucault 1986, S. 75). «

Pathos betrifft beim Körper eine Störung des Säftegleichgewichts, bei der Seele eine maßlose Bewegung. In stoischer Perspektive besteht die Hauptaufgabe des pädagogischen Handelns darin, für *apathia* zu sorgen.

In der christlichen Tradition werden zahlreiche stoische Elemente überliefert. Mit Pathos wird nun vor allem die Passion Christi verbunden. Dabei gerät das Zusammenspiel von pathos und mathos in Vergessenheit. Das Leid wird in asketischer Haltung aufgesucht. Es stößt nicht länger zu, sondern gerät in menschliche Hände. Die Verbindung von Sinnlichkeit und Sündhaftigkeit unterstützt dazu den Verdacht gegen die Leidenschaften. Die spätere Betonung der Selbstbestimmung im Zeitalter der Aufklärung bannt das Leiden ebenfalls in den Schatten, den nun das Licht der Vernunft wirft. Der Mensch sollte – wie Kant es forderte – »vielmehr alles aus sich selbst herausbringen« (Kant 1923, S. 19). Gleichzeitig lässt sich das Pathetische der Herzensbildung kaum mehr in Verbindung zum griechischen Verständnis von pathos bringen. Die ehemals spannungsreiche Verwicklung von Erkennen und Erleiden verschwindet im Schwulst und dessen ironischer Karikatur oder löst sich zugunsten der bloßen Verfügung sowie Beherrschung auf, denen eigene Machtlosigkeit fremd ist.

7.3 Lernen und Leiden

In der hier eingenommenen Perspektive zeigt die Entwicklung des Lernverständnisses in unserer westlichen Tradition eine vorherrschende Tendenz: Von der zunächst vor allem bedeutsamen Herkunft führt der Weg zu einer beinahe ausnahmslosen Vorherrschaft der Zukunft, von der Auslieferung an von außen kommende Schicksalsschläge zu einer intellektualisierten Innerlichkeit. Von der aristokratischen Attitüde (vgl. Snell 1973, S. 182), etwas gewohnt zu sein und es nicht anders zu kennen, aber auch nicht anders kennenlernen zu wollen, spannt sich der Bogen bis zu einer lernenden Weltgesellschaft, welche durch sich selbst organisierende Systeme betrieben wird und ihre Aktivitäten ausschließlich an der Zukunft misst. Nicht verfügen können ist ein Manko. Widerfahrnisse sind von den »maîtres et possesseurs de la nature« (Descartes 1969, S. 100) nicht vorgesehen. Pathos wird lediglich als Passivität verstanden. In der Entgegensetzung von Aktivität und Passivität verschwindet jedoch der Widerfahrnischarakter jedes Vollzugs.

Im Griechischen gibt es die sprachliche Möglichkeit, eine Handlung auszudrücken, an der das Subjekt beteiligt ist, ohne deren Urheber zu sein. Diese mediale Form ist uns heute im Deutschen unvertraut und nur sehr schwer auszudrücken. Dennoch kennen wir Akte, welche medialen Charakter haben, etwa »sich freuen«, »sich schämen«, »sich täuschen« oder auch »geboren werden«, »altern« und »aufwachen«. Allen diesen Vollzügen ist gemeinsam, dass wir selbst daran beteiligt sind, ohne sie auszulösen. Wir sind dabei nicht lediglich passiv, aber auch nicht ausschließlich aktiv. Das Subjekt »vollbringt etwas, was sich an ihm vollzieht«.

» Im Medium [...] zeigt das Verb einen Prozeß an, dessen Sitz das Subjekt ist; das Subjekt befindet sich innerhalb des Prozesses. (Benveniste 1974, S. 194) «

Das Vollbringen unterscheidet sich wesentlich vom Hervorbringen, weil es sich ereignet, bevor *jemand* ein Subjekt der Initiative und *etwas* Objekt dieser Initiative ist. »Ein unerwarteter Anfang kann nicht mit offenen Armen empfangen werden« (Husserl 2001, S. 37). Lernen und Leiden sind Vollzüge des Vollbringens und nicht des Herstellens *(poiesis)*.

Wenngleich aufgrund der Intellektualisierung des Lernens und der Stilisierung des Menschen zunächst zu einem autonomen Herrscher über sich selbst und dann zu einem autopoietischen System seine pathischen Grundzüge in den Hintergrund getreten sind, trifft man unweigerlich auf sie, wenn es darum geht, den Anfang des Erkennens oder Lernens zu bestimmen. In der Einleitung zur *Kritik der reinen Vernunft* hält Kant das vertrackte Problem des Anfangens mit folgenden Worten fest:

» Daß alle unsere Erkenntniß mit der Erfahrung anfange, daran ist gar kein Zweifel; denn wodurch sollte das Erkenntnißvermögen sonst zur Ausübung erweckt werden, geschähe es nicht durch Gegenstände, die unsere Sinne rühren und theils von selbst Vorstellungen bewirken, theils unsere Verstandesthätigkeit in Bewegung bringen, diese zu vergleichen, sie zu verknüpfen oder zu trennen, und so den rohen Stoff sinnlicher Eindrücke zu einer Erkenntniß der Gegenstände zu verarbeiten, die Erfahrung heißt? *Der Zeit nach* geht also keine Erkenntniß in uns vor der Erfahrung vorher, und mit dieser fängt alle an. Wenn aber gleich alle unsere Erkenntniß mit der Erfahrung anhebt, so entspringt sie darum doch nicht eben alle aus der Erfahrung. (Kant 1911, S. 27) «

Kant beschreibt den Beginn des Erkennens wie das Erwachen, wie das Erwecken des Erkenntnisvermögens zum Zwecke seiner Ausübung. In diesem Bild hält er den medialen Charakter des Anfangens fest. Trotz aller Unterschiede klingt hier das *mathema phronesis* im Sinne Platons nach. Kant bleibt dieser Übergang allerdings verdächtig, weil nicht ganz genau zu unterscheiden ist, was unser eigenes Erkenntnisvermögen in diesem Moment leistet und was durch sinnliche Eindrücke bloß veranlasst ist. Eine solche Scheidung von allem Sinnlichen müsste Erkenntnisse a priori zurücklassen, die unbeschadet vom Zahn der Zeit sind. Die Differenz von Anheben und Entspringen, gleichsam das Aufwachen der Vernunft, hinterlässt Spuren im menschlichen Erkennen, in denen der alte Spruch *pathei mathos* aufblitzt.

Heute ist viel von Fehlerkultur und Fehlermanagement die Rede. Empirische Untersuchungen widmen sich der Frage, wie sich Lernende im Kampf gegen das Falsche bewähren können. Fehler fungieren dabei als Instrumente, um dem Richtigen Platz zu schaffen. Sie tragen zum Aufbau eines »geistigen Immunsystems« bei, in dem »negatives Wissen« für das steht, was eine Sache nicht ist.

» Negatives Wissen ist immer die Frucht einer Irritation angesichts der scheinbaren Wohlgeformtheit der Welt. Wir können nicht mehr verschleiern, dass alles, was wir wirklich lernen, durch eine komplizierte Entstehungsphase, durch Scheitern und Schmerzen hindurchgegangen ist. (Oser u. Spychiger 2005, S. 16) «

Auch hier geht es nicht darum, die Leichtigkeit des Lernens zu propagieren:

» Das, was durch Anstrengung hindurch gegangen ist und in der Härtung des Richtigen durch das Erleben des Falschen im Gedächtnis eine Narbe hinterlässt, ist nicht schlechter als das, was ohne ein Zusichkommen leicht und veräußerlicht bleibt. (Ebd., S. 23) «

Den Unterschied zu phänomenologischen Versuchen, pathische Grundzüge des Lernens zu rehabilitieren, wird man darin suchen müssen, dass es diesen nicht um den einfachen Gegensatz von richtig und falsch geht, sondern um den Konflikt unterschiedlicher Perspektiven, die sich widerstreiten, ohne dass sie bloße Gegensätze sind. Unser lebensweltliches Wissen flankiert unser wissenschaftliches Erkennen und muss ihm nicht widersprechen. Den Fernsehapparat kann ich als Unterhaltungsmedium, Kultgegenstand oder als Kathodenstrahlröhre betrachten. Diese Aspekte konkurrieren nicht miteinander. Die alltägliche Sicht kann die naturwissenschaftliche nicht ersetzen. Aber auch umgekehrt werden wir im Alltagshandeln nicht vom wissenschaftlichen Blick allein profitieren. Das physikalische Wissen um den elektrischen Strom ermöglicht uns nicht, elektrische Leitungen zu verlegen.

7

Der Schmerz, den Umlernen verursacht, gründet in der Notwendigkeit, den Alleingeltungsanspruch einer Weltsicht zugunsten der Einsicht aufzugeben, dass man die Dinge unterschiedlich sehen kann. Es geht nicht darum, immun gegen das Falsche zu werden, sondern um eine *Erfahrung über die eigene Erfahrung*, die dadurch einen neuen Index erhält. Sie wird nicht getilgt, sie wird gleichsam durchstrichen: lebensweltliche Erfahrung, die auf dem Feld des Wissenschaftlichen in die Irre führt. Insofern trifft hier Negatives in dreifacher Hinsicht zu: Lebensweltliches Wissen ist nicht wissenschaftliches Wissen. Das eine ist nicht einfach durch das andere Wissen zu ersetzen. Der Lernende steht aufgrund dessen mit seinem Geltungsanspruch zur Disposition. Er lernt deshalb etwas über den Gegenstand und über sich. Schließlich kann der Lernende, der durch Leiden lernt, etwas über seine grundsätzliche Fehlbarkeit erfahren. Anstatt unentwegt am illusionären Entwurf seiner Allzuständigkeit zu scheitern, kann er seine Grenzen ausloten sowie umspielen und dadurch seinen Möglichkeitsraum produktiv gestalten.

Dem Lernen durch Leiden eignet eine Plötzlichkeit. Es stößt einem buchstäblich etwas zu. Dieser Überfall gleicht einem Schmerz, der auch nicht das Ergebnis eines intentionalen Aktes ist. Edmund Husserl drückt das so aus:

» Erwartungen können nur wirklich erfüllt werden durch Wahrnehmungen. Also wesensmäßig gehört zu ihnen, daß sie, und unter allen Umständen, auch enttäuscht werden können. Die Wahrnehmung bringt ein Neues, das ist ihr Wesen. Freilich mag sie von der Bewußtseinsvergangenheit her eine Vorzeichnung haben, das Neue kommt einem schon Bekannten, schon für mich als vergangen Konstituierten gemäß. […] Aber evident ist doch, daß erst die Wahrnehmung entscheidet, und daß das Neue aller Erwartung ins Gesicht schlagen kann. (Husserl 1966, S. 211) «

In den Spuren von Husserl betonen insbesondere phänomenologische Konzeptionen die spannungsreiche und fragile Struktur unserer Erfahrung (vgl. Waldenfels 2002, 2007). Sie ist durch Bruchlinien gekennzeichnet, welche sie verwundbar machen. Lernen verdankt sich in diesem Sinne nicht nur einer Initiative, sondern bedeutet eine Antwort auf einen Anspruch.

» Dieses Antworten ist also ganz und gar vom Getroffensein her zu denken, in der *Nachträglichkeit* eines Tuns, das nicht bei sich selbst, sondern beim anderen beginnt, als eine Wirkung, die ihre Ursache übernimmt. Der Antwortende tritt primär auf als der, *dem* etwas widerfährt und widerfahren ist. Diese Verzögerung läßt sich niemals aufholen; um sie aufzuholen, müßte ich mein eigenes »Vor-Sein« aufholen, obwohl dieses unauflöslich mit fremden Einwirkungen verquickt ist. (Waldenfels 2002, S. 59) «

In dieser Perspektive hat jedes Lernen, auch die Übung, auch die Wiederholung, die Dimension einer eigentümlichen »Neuschöpfung«, die sich rückwirkend auf das eigene Agieren richtet und »von der ab die Geschichte des Verhaltens sich qualitativ ändert« (Merleau-Ponty 1976, S. 112). Im Lernen ereignet sich eine Reprise unserer eigenen Geschichte, die schlagartig alles in einem neuen Licht sehen lässt, weil es als solches allererst beleuchtet wird, eine Art »ursprüngliche Erwerbung«, weil die Möglichkeit erst bei Gelegenheit von Erfahrung entsteht. Diese »ursprüngliche Erwerbung«, diese »Neuschöpfung« gerät alsbald in Vergessenheit, weil Lernen immer ein Gewöhnen bedeutet. Diese Gewohnheit ist eine Macht, welche sowohl aufseiten des Lernenden als auch aufseiten des Lehrenden gebrochen werden muss, um einen Weg zum Neuen zu öffnen. In diesem Bruch wurzelt ein Schmerz, ein *pathos*, das die andere Seite der *poiesis* ist und das als Erschütterung zum *logos* selbst gehört.

Literatur

Aischylos (1979) Die Perser. Die Orestie. Vier Tragödien, übertragen und erläutert von E Buschor. Gesamtausgabe der griechischen Tragödien, Bd 1. Artemis, Zürich

Aristoteles (1976) Lehre vom Beweis oder zweite Analytik (Organon IV). Übersetzt und mit Anmerkungen versehen von E Rolfes. Nach der Ausgabe von 1922. Mit neuer Einleitung und Bibliographie versehen von O Höffe. Meiner, Hamburg

Aristoteles (1995) Über die Seele. Mit Einleitung, Übersetzung (nach W Theiler) und Kommentar, herausgegeben von H Seidl. Griechischer Text in der Edition von W Biehl und O Apelt. Meiner, Hamburg

Benveniste É (1974) Probleme der allgemeinen Sprachwissenschaft (Paris 1972). Übersetzt von W Bolle. List, München

Buck G (1989) Lernen und Erfahrung – Epagogik. Zum Begriff der didaktischen Induktion. 3., um einen dritten Teil erweiterte Aufl. Herausgegeben und mit einem Vorwort versehen von E Vollrath. Wissenschaftliche Buchgesellschaft, Darmstadt

Copei F (1969) Der fruchtbare Moment im Bildungsprozeß. Eingeleitet und herausgegeben von H Spengler, 9. Aufl. Quelle u. Meyer, Heidelberg

Descartes R (1969) Discours de la Méthode. Von der Methode des richtigen Vernunftgebrauchs und der wissenschaftlichen Forschung. (1637) Übersetzt und herausgegeben von L Gäbe. Durchgesehen von H G Zekl. Meiner, Hamburg

Dörrie H (1956) Leid und Erfahrung. Die Wort- und Sinn-Verbindung παϑεῖν – μαϑεῖν im griechischen Denken. Steiner, Wiesbaden

Enzensberger HM (2011) Meine Lieblings-Flops, gefolgt von einem Ideen-Magazin. Suhrkamp, Berlin

Foucault M (1986) Die Sorge um sich. Sexualität und Wahrheit 3 (Paris 1984). Übersetzt von U Raulff und W Seitter. Suhrkamp, Frankfurt am Main

Geiger A (2011) Der alte König in seinem Exil. Hanser, München

Hossenfelder M (1985) Die Philosophie der Antike 3. Stoa, Epikureismus und Skepsis. Beck, München

Husserl E (1966) Analysen zur passiven Synthesis. Aus Vorlesungs- und Forschungsmanuskripten 1918–1926. Husserliana XI. Herausgegeben von M Fleischer. Nijhoff, Den Haag

Husserl E (2001) Die Bernauer Manuskripte über das Zeitbewusstsein (1917/18). Husserliana XXXIII. Herausgegeben von R Bernet und D Lohmar. Kluwer Academic Publishers, Dordrecht

Kamlah W (1972) Philosophische Anthropologie. Sprachkritische Grundlegung und Ethik. Bibliographisches Institut, Mannheim

Kant I (1911) Kritik der reinen Vernunft. Zweite Auflage 1787. In: Kant's gesammelte Schriften, herausgegeben von der Königlich Preußischen Akademie der Wissenschaften, Bd III, De Gruyter, Berlin

Kant I (1923) Idee zu einer allgemeinen Geschichte in weltbürgerlicher Absicht. In: Kant's gesammelte Schriften, herausgegeben von der Königlich Preußischen Akademie der Wissenschaften. Bd VIII. De Gruyter, Berlin, S 15–31

Kittler F (2006) Musik und Mathematik. Bd 1: Hellas. Fink, München

Merleau-Ponty M (1976) Die Struktur des Verhaltens (Paris 1942). Übersetzt und durch ein Vorwort eingeführt von B Waldenfels. De Gruyter, Berlin

Meyer-Drawe K (2008) Diskurse des Lernens. Fink, München

Mojsisch B (2001) Der neue Begriff des Bewußtseins. Aristoteles-Rezeption und Aristoteles-Transformation im 13. Jahrhundert. In: Ansorge D, Geuenich D, Loth W (Hrsg) Wegmarken europäischer Zivilisation. Wallstein, Göttingen, S 135–147

Oser F, Spychiger M (2005) Lernen ist schmerzhaft. Zur Theorie des Negativen Wissens und zur Praxis der Fehlerkultur. Beltz, Weinheim

Osten M (2006) Die Kunst, Fehler zu machen. Suhrkamp, Frankfurt am Main

Platon (1990) Menon. Werke in acht Bänden, Bd 2. Übersetzt von F Schleiermacher, bearbeitet von H Hofmann, griechischer Text von A Croiset, L Bodin, M Croiset, L Méridier, 2. Aufl. Wissenschaftliche Buchgesellschaft, Darmstadt

Platon (1990) Politeia. Werke in acht Bänden, Bd 4. Übersetzt von F Schleiermacher, bearbeitet von D Kurz, griechischer Text von E Chambry, 2. Aufl. Wissenschaftliche Buchgesellschaft, Darmstadt

Platon (1990) Theaitetos. Werke in acht Bänden, Bd 6. Übersetzt von F Schleiermacher, bearbeitet von P Staudacher, griechischer Text von A Diès, 2. Aufl. Wissenschaftliche Buchgesellschaft, Darmstadt

Ricken N (2007) Über die Verachtung der Pädagogik. Eine Einführung. In: Ricken N (Hrsg) Über die Verachtung der Pädagogik. Analysen – Materialien – Perspektiven. VS Verlag, Wiesbaden, S 15–40

Ruhloff J (2009) Die Scham der Widerlegung. In: Ricken N, Röhr H, Ruhloff J, Schaller K (Hrsg) Umlernen. Festschrift für Käte Meyer-Drawe. Fink, München, S 47–55

Snell B (1924) Die Ausdrücke für den Begriff des Wissens in der vorplatonischen Philosophie. Weidmannsche Buchhandlung, Berlin

Snell B (1973) Wie die Griechen lernten, was geistige Tätigkeit ist. The Journal of Hellenic Studies XCIII:172–184

Stoellger P (2010) Passivität aus Passion. Zur Problemgeschichte einer »categoria non grata«. Mohr Siebeck, Tübingen

Waldenfels B (2002) Bruchlinien der Erfahrung. Phänomenologie – Psychoanalyse – Phänomenotechnik. Suhrkamp, Frankfurt am Main

Waldenfels B (2007) An Stelle von … In: Busch K, Därmann I (Hrsg) »pathos«. Konturen eines kulturwissenschaftlichen Begriffs. Transkript, Bielefeld, S 33–49

Waldenfels B (2009) Lehren und Lernen im Wirkungsfeld der Aufmerksamkeit. In: Ricken N, Röhr H, Ruhloff J, Schaller K (Hrsg) Umlernen. Festschrift für Käte Meyer-Drawe. Fink, München, S 23–33

Zwei frühe Selbstzeugnisse von Frauen über Brustamputationen nach Krebserkrankung

Margarethe E. Milow (1748–1794) und Frances Burney (1752–1840)

Charlotte Heinritz

In diesem Beitrag werden zwei autobiographische Berichte über Brustkrebserkrankungen und Brustamputationen um 1800 vorgestellt: der Bericht der Hamburger Pfarrersgattin Margarethe E. Milow und der der englischen Schriftstellerin Frances Burney. Der Bericht von Margarethe Milow entstammt ihrer Autobiographie, die erst Ende der 1980er-Jahre entdeckt und veröffentlicht wurde; Frances Burney beschrieb ihre Krankengeschichte in einem Brief an ihre Schwester, der zusammen mit Tagebuchaufzeichnungen und Briefen zuerst Mitte des 19. Jahrhunderts veröffentlicht wurde. Beide Berichte sind vollständig in der Onlineausgabe vorhanden; der Beitrag erläutert die biographischen Hintergründe und stellt die Krankheitsgeschichten in ihrem Verlauf vor. Eine vergleichende Analyse zeigt auf, wie beide Autorinnen als mündige und selbstbewusste Patientinnen ihre Erkrankung und die Operation erlebten, und verweist auf die Bedeutung des biographischen Schreibens zur Bewältigung dieser existenziellen Ausnahmesituationen.

8.1 Einleitung

> » Thank God for James Young Simpson's discovery of chloroform anaesthesia in 1847! «

Diese Inschrift auf einer Dankestafel in der Kathedrale St. Giles in Edinburgh erinnert an einen der Erfinder der Anästhesie, den schottischen Arzt James Young Simpson, der 1847 in einem Selbstversuch die betäubende Wirkung von Chloroform getestet hatte. Er gehörte damit zu den frühen Entdeckern narkotisierender Mittel, die dafür sorgten, dass Operationen ohne Anästhesie im Laufe des 19. Jahrhunderts immer seltener wurden, was chirurgische Eingriffe für die Patienten, aber auch für die operierenden Ärzte erheblich erleichterte.

In den Selbstzeugnissen, von denen im folgenden Beitrag die Rede ist, werden Brustkrebsoperationen beschrieben, die ohne Narkosemittel durchgeführt und von den Patientinnen bei vollem Bewusstsein erlebt wurden.

Die Pfarrersgattin Margarethe E. Milow (1748–1794) unterzog sich am 31. Januar 1793 im Hause ihrer Pflegerin in Hamburg einer Brustamputation. Sie starb knapp zwei Jahre nach der Operation. Die Geschichte ihrer Erkrankung und der Operation sind integriert in ihre mehrteiligen Lebenserinnerungen, die sie für ihren Mann und ihre Kinder verfasste.

Die Schriftstellerin Frances Burney (1752–1840) unterzog sich am 30. September 1811 in ihrem Haus in Paris einer Brustamputation. Sie lebte weitere 29 Jahre. Mehrere Monate nach der Operation schilderte sie ihre Erfahrungen in einem Brief an ihre Schwester Esther.

Mit den Krankheitsberichten von Margarethe E. Milow und Frances Burney liegen zwei biographisch wie medizinhistorisch außergewöhnliche und berührende Zeugnisse vor. Sie werden im Kontext ihres autobiographischen Schreibens vorgestellt. Dabei geht es vor allem um die Fragen, wie sich die Autorinnen ihrer Brustkrebserkrankung gestellt, welche Schritte sie zu ihrer Behandlung unternommen, wie sie sich schließlich zur Brustamputation entschlossen und sie durchlebt und durchlitten haben.

Die besondere Bedeutung dieser frühen selbstbiographischen Zeugnisse über Brustkrebserkrankungen und -operationen besteht auch darin, dass sie über ein Jahrhundert bevor das Thema in zahlreichen, an eine öffentliche Leserschaft gerichteten Erfahrungsberichten von Frauen auftauchte, geschrieben wurden. So datiert Cook (2001, S. 456) den Beginn der Verwendung dieses Motivs auf das Jahr 1934, in dem das *Diary of Alice James* entstand; aber erst in der zweiten Hälfte des 20. Jahrhunderts wurde das Thema »Brustkrebserkrankung« zu einem eigenständigen Motiv autobiographischen Schreibens (vgl. z.B. die bibliographischen Hinweise in Schuchardt 1994).

8.2 Margarethe Elisabeth Milow

Margarethe Elisabeth Milow wurde am 2. Oktober 1748 als Tochter des Kaufmanns Heinrich Jacob Hudtwalcker und seiner Frau Sara Elisabeth, geb. Ehlers, in Hamburg geboren. 1769, im Alter von 21 Jahren, heiratete sie den Pastor Johann Nicolaus Milow, geb. 1738, und bekam elf Kinder, von denen acht überlebten; zudem erlitt sie mehrere Fehlgeburten (Milow 1993, S. 389). Nach der Heirat lebte das Ehepaar zunächst in Lüneburg, ab 1772 in Wandsbek bei Hamburg, wo Johann Milow eine

Predigerstelle innehatte und ein Lehrinstitut für Jungen einrichtete, die in ihrem Hause wohnten.

Im November 1791 erkrankte Margarethe Elisabeth Milow an Brustkrebs. Im Januar 1793 wurde ihre Brust amputiert; wenige Monate nach der überstandenen Operation verschlimmerte sich ihr Zustand. Sie starb im November 1794 (zu Margarethe Milows Autobiographie vgl. auch Niethammer 1997).

Die Lebensgeschichte von Margarethe Elisabeth Milow ist Teil des Nachlasses der Familie Milow im Hamburger Staatsarchiv, den die Historikerin und spätere Herausgeberin Rita Bake 1986 dort zufällig gefunden hatte. Drei Jahre nach der ersten Edition von Margarethe Milows Lebensgeschichte entdeckten die Herausgeberinnen das handgeschriebene Original der Lebensgeschichte sowie den verloren geglaubten dritten Teil in einem privaten Familienarchiv (Bake u. Kiupel 1993, S. 5). Der zweite Teil blieb verschwunden; er wurde, »wie man sagt, absichtlich vernichtet […], weil er Ungünstiges über einzelne Familienmitglieder enthielt (Familienarchiv Milow 2)« (Bake u. Kiupel 1987, Editorial). Beiden Editionen angefügt ist ein »Sach- und Gefühlslexikon« mit zeitgeschichtlichen Hintergrundinformationen, medizinhistorischen Erläuterungen und biographischen Angaben zu den in Milows Lebensgeschichte erwähnten Personen (Bake u. Kiupel 1987, 2. Bd., sowie Bake u. Kiupel 1993, S. 327–478).

Den ersten Teil ihrer Lebensgeschichte beginnt Margarethe Milow 1778 mit 30 Jahren und verwirklicht damit ihren »schon lange« gehegten Plan, ihr Leben vollständig aufzuschreiben. Dieser autobiographische Impuls ist bemerkenswert: Obwohl ihr Leben auf den ersten Blick vollständig in dem konventionellen Rollenverständnis von Frauenleben im 18. Jahrhundert aufzugehen scheint, verweist ihr Bedürfnis nach autobiographischer Selbstvergewisserung auf einen Bruch zwischen den gesellschaftlichen Anforderungen, denen sie sich äußerlich anpasst, und ihrem Selbstverständnis. In und mit ihrem autobiographischen Schreiben behauptet sie ihren Anspruch auf Individualität und dokumentiert zugleich die Selbstbildungsprozesse, die sie im Laufe ihres Lebens – auch und gerade im Zusammenhang mit ihren Krankheitsgeschichten – durchlaufen hat. Selbstbildung ist hier im doppelten Sinne zu verstehen: Es geht um Bildungs- und Lernprozesse, in deren Verlauf sie sich Kenntnisse und Wissen angeeignet hat. Zugleich sind es aber auch Prozesse der Bildung und Entwicklung ihres Selbst, die sie befähigt haben, die Anforderungen ihrer Rolle als Frau, Ehegattin und Mutter zu erfüllen (zur Bedeutung von Autobiographien als Ausdruck von Selbstbildungsprozessen vgl. auch Heinritz 2000, vor allem S. 400f.).

Dabei adressiert sie ihre Lebensgeschichte ausdrücklich an ihren Mann und ihre (zu diesem Zeitpunkt sechs) Kinder – in mehrerlei Absicht: Sie sollen aus den Erfahrungen ihrer Frau bzw. Mutter etwas lernen; sie sollen sie kennenlernen, »wie sie war«, und sie sollen sie nach ihrem Tod nicht so schnell vergessen (Milow 1993, S. 13). Außerdem wendet sie sich in ihrem Lebensbericht – ebenfalls häufig in direkter Anrede – an Gott: In Gebeten dankt sie ihm, oder sie legt ihr Schicksal gleichsam in seine Hände. Vor allem der dritte Teil mit den jährlichen Berichten hat über weite Strecken den Charakter einer Familienchronik, ohne dass Margarethe Milow dabei vollständig in der Rolle der Chronistin aufgeht und als Protagonistin ihrer Geschichte zurücktritt. Vielmehr finden sich auch hier zahlreiche autobiographische Passagen – vor allem in der Schilderung von biographischen Krisen, darunter die zahlreichen lebensbedrohlichen Geburten sowie Krankheiten und ihre Überwindung. (Zum Verhältnis von Familienchronik und individueller Autobiographie, den verschiedenen Mischformen und der Bedeutung für die Selbstidentifikation von Frauen s. Heinritz 2000, S. 83–148.)

Beginnend mit ihrer Geburt, erzählt sie die Geschichte ihrer Herkunftsfamilie, ihrer Erziehung und ihres Aufwachsens in Hamburg. Ausführlich schildert sie ihre leidenschaftliche Liebesgeschichte mit einem Gehilfen im Kontor ihres Vaters, Johann Octav Nolte, den sie aus Standesgründen nicht heiraten durfte. Das Kennenlernen ihres späteren Mannes, die Hochzeit im Jahr 1769 und die ersten Jahre ihrer Ehe in Lüneburg bis zum Jahr 1772 beenden den ersten Teil, den sie 1779 abschließt.

Mit dem Schreiben des dritten Teils beginnt sie im Jahr 1785. Der Charakter der Eintragungen ist nun anders als im ersten Teil: In Rückblicken, die sie regelmäßig am Ende eines Jahres (oder zu Beginn des folgenden) vornimmt, schreibt sie fortlaufend von wichtigen Ereignissen in ihrer Familie und ihrem Leben, beginnend mit dem Jahr 1785 und endend mit dem letzten Eintrag wenige Monate vor ihrem Tod im Jahr 1794.

Der Bericht über ihre Brustkrebserkrankung und die Operation findet sich in den Abschnitten aus den Jahren 1791 bis Mitte 1794. Ihre ersten Symptome datiert sie auf den Tag genau: den 5. November 1791. Diese Zeit war geprägt von schweren Krankheiten in ihrer Familie: Ihr Mann, der schon seit langer Zeit unter heftigem Husten und »Blutspeien« litt, war wenige Tage zuvor erneut so krank gewesen, dass um sein Leben gefürchtet wurde; ihre Tochter Cilchen (Cäcilie Wilhelmine Milow, geb. 1777) litt unter Krämpfen; wenige Tage zuvor war auch ihre Tochter Hanchen (Johanna Christiane Milow, geb. 1776) so krank gewesen, dass ihr Tod befürchtet wurde (Milow 1993, S. 287). Nach kurzer Beruhigung verschlimmerte sich die Krankheit ihres Mannes, zugleich verstärkten sich die Schmerzen in ihrer Brust derartig, dass verschiedene Heilmittel eingesetzt wurden, die aber keinen Erfolg zeigten. Wie schlimm diese Phase für sie war, zeigt sich in der dramatischen Beschreibung ihres Befindens:

> »Anfang Dec. [1791; Ch. H.] war Vater etwas besser und 8 Tage vergingen in ruhiger Arbeit. Nur ward der Schmertz in der Brust stärker. […] Dieser Monaht war schrecklich, fast keine Stunde Schmertzen frey. Spanische Fliegen allenthalben, Blutegeln, alles ward versucht, aber alles vergebens. Ich arbeitete, was ich vor Schmertz konnte, ging nun zu Bette, aber die Ruhe war fern. Sehr oft mußte ich aufstehn und 3 Stunden aufbleiben. […] Weyhnacht war freudeleer, nur Schmertzen voll. Auch sagte mir Seip [ihr Schwager, der Arzt Dr. Philipp F. W. Seip; Ch. H.] Weyhnacht, ich müsse mich operieren lassen. Es war eine fürchterliche Botschaft, aber der gegenwärtige heftige Schmertz ließ das erstere nicht so sehr empfinden. […] 1792 kam. Die erste Woche dauerte der fürchterliche Schmertz fort. Ich hatte mir sonst jeden Abend oder jede Woche das gehabte an Leiden und Freuden kurtz bemerkt, um es zu meiner Erbauung von jedem Jahre durchzulesen […]. Diese erste Woche konnte ich es nicht thun« (Milow 1993, S. 288f.; Hervorh. im Orig.).

Es folgten Monate, in denen es ihr zunächst wieder besser ging und die Schmerzen nicht mehr alle anderen Tätigkeiten verhinderten. Die Frage der Operation verdrängte sie hier oder stellte sie in den Hintergrund. In dieser Phase wurde auch ihr erster Enkel, der Sohn ihrer Tochter Betty, geboren. Dieses und andere Familienereignisse stehen in Margarethes Lebensbericht für die nächsten Monate im Vordergrund; erst im Juni meldet sich ihre Brustkrebserkrankung wieder merklich, und die Krankheitsschilderungen verdichten sich:

> »Einige Wochen verstrichen nun ziemlich ruhig, aber diese Ruhe dauerte nicht lange, meine Brust wurde schlimmer. Den 10ten Juni [1792; Ch. H.) war der Wybr. [Wybrandt; Ch. H.] ihre Hochzeit, ich hatte viele Schmertzen gerade an dem Tage, ich ließ daher einen gewissen Karstens kommen, von welchem mir (…) und die Alberti schon lange gesagt hatten, daß er den Krebs *ohne* Messer zu kurieren im Stande sey. Er kam, sagte mir es sey schon hohe Zeit und versprach, mich zu kurieren.« (Milow 1993, S. 294; Auslassung u. Hervorh. im Orig.)

Die Entscheidung, »diesem Menschen« zu folgen, legte sie in Gottes Hände – und sie akzeptiert »seine« Entscheidung auch noch im Nachhinein des Schreibens, nachdem sich erwiesen hatte, dass Karstens ihr nicht nur nicht helfen konnte, sondern durch seine Kur erheblich zur Verschlimmerung ihres Leidens beigetragen hatte (Milow 1993, S. 294f.).

Im Folgenden schildert sie sehr detailliert die Umstände der »Kur«, der sie sich vom 17. Juli bis zum 29. August 1792 unterzog: Sie musste regelmäßig – anfangs täglich – nach Hamburg, wo Karstens ihre Brust mit aufgelegten Pflastern zu kurieren versuchte. Dabei erlittt sie »die fürchterlichsten Schmertzen«; »wahre Höllenschmertzen«, und quartierte sich schließlich bei einer Verwandten in Hamburg ein, um sich von dort aus zunächst täglich weiter zu den Behandlungen zu begeben (Milow 1993, S. 295). Obwohl sich ihr Zustand während dieser Zeit dramatisch verschlechterte, hielt sie noch lange an der Hoffnung fest, den Krebs ohne die befürchtete Operation besiegt zu haben. Insbesondere die Begegnung mit einem »Heilkundigen« (Karstens) erinnert sie noch in szenischer Genauigkeit:

> »Die ersten 5 Tage war der Schmertz groß, nachher sehr mäßig. Den 28sten Juli ging die Brust offen. Der Mensch [Karstens; Ch. H.] behauptete, den Krebs heraus genommen zu haben. […] Meine Brust war nun offen, eiterte aber nur wenig und blieb noch fast 5 Wochen offen. Da heilte sie und nun war alles wieder wie es vorher war; außer, daß ich einige Knoten unterm Arm bekommen hatte. Der Mensch [Karstens] behauptete, ich sey Ostern kuriert und ich war schwach genug, ihm noch immer zu glauben und mich ihm zu überlassen.« (Milow 1993, S. 296)

In den nächsten Monaten bemühten sich Margarethe wie auch ihr Mann, trotz ihrer Krankheiten ihren Aufgaben und Pflichten gegenüber ihren Kindern so weit wie möglich nachzukommen und ein »normales« Leben zu führen (»Ich lebte und wirkte nun bey meinen Töchtern was ich *konnte*«, Milow 1993, S. 297; Hervorh. im Orig.). Trotz ihrer wachsenden Beschwerden und Schmerzen suchte sie erst nach mehreren Monaten einen Arzt auf:

> »Meine Brust ward aber immer schlimmer. Die Schmertzen wurden mehrere und stärkere, der Knoten härter. Ich hatte es so hingehen lassen, bis den 27sten Nov., wo ich es endlich für Pflicht [sic] hielt, einmahl ernsthafte Anstalten zu machen und mit Doc. Grasmeier sprach. Er wollte sein Urteil nicht sagen, ehe er mit
> ▼
> Dr. Seip gesprochen hatte. So viel aber merkte ich an ihm, daß er eine Operation für nohtwendig hielt.« (Milow 1993, S. 298)

Erneute Krankheiten ihrer Tochter und ihres Mannes ließen sie jedoch die Sorge um ihre eigene Krankheit wieder zurückstellen; Mitte Dezember 1791 schließlich konsultierte sie ihren Schwager, Dr. Seip, sowie einen zweiten Arzt. Auch diese Gespräche mit den Ärzten und die Emotionen, die deren schrecklichen Prognosen bei ihr auslösten, gibt sie in detaillierter Genauigkeit wieder:

> »An dem selben Tage sprach ich Dr. Seip und Dr. Grasmeier, und beyde kündigten mir denn nun an, oder ließen mir vielmehr die Wahl zwischen, noch ein Jahr zu leben, dann des fürchterlichsten schmerzvollsten Todes zu sterben, oder mich operieren zu lassen. Beydes war höchst schaudervoll. Die Operation, das Abschneiden der gantzen Brust, alles dieses stand furchtbar mir vor. Ich ging noch zu einer Frau, die sich hatte operieren lassen und welche mir nun alles fürchterliche davon erzählte. Meine Knie zitterten, und ich war in einer würklich tief traurigen und angstvollen Empfindung. […] Alles bemühte sich, mir seine Liebe und Zärtlichkeit zu beweisen. Die Angst aber hatte so sehr auf mich gewirkt, daß ich Sonnabend und Sontag nicht wohl war. Ich brachte noch denselben Freytag Abend und die folgenden Tage meine Schriften, Rechnungen und dergleichen in Ordnung.« (Milow 1993, S. 298f.)

Sie selbst organisierte alles für die Operation in Hamburg: den Ort (das Haus einer Bekannten), die Wärterinnen, die sie pflegen sollten, die Verabredung mit den Ärzten für die Operation am 31. Januar. Noch einmal fuhr sie zurück nach Wandsbek – vermeintlich zum letzten Mal –, wo sie alle Angelegenheiten im Hinblick auf ihren möglichen Tod regelte (Milow 1993, S. 303). Ausführlich beschreibt sie den letzten Tag in Wandsbek und den Abschied von jedem ihrer Kinder, von ihrem Mann und von nahen Verwandten und Freunden sowie dem Personal; jedem sagte sie noch etwas Besonderes, entsprechend ihrer Erwartung, die Operation nicht zu überleben (Milow 1993, S. 304f.). Angekommen in Hamburg, nahm sie auch dort Abschied von ihrer alten Mutter, ihrem Sohn, ihren Brüdern. Dann begab sie sich in das Haus »der Köster«, in dem am folgenden Tag die Operation stattfinden sollte.

Die Ereignisse dieses Tages schildert sie in hochdetaillierter Weise: vom Abend und der Nacht davor, als sich ihre Angst »mit jeder Viertelstunde« steigerte, über ihr Erwachen am Morgen bis zum genauen Ablauf des schicksalhaften Tages:

> »Ich legte mich nieder, schlief wenig doch etwas, erwachte früh, zählte die Stunden bis zur furchtbaren Stunde, stand gegen 8 Uhr auf, frühstückte, ging die Treppen auf und nieder und war in großer Unruhe. Die liebe Köster kam, mein treues Hanchen [vermutlich ihre Schwester Johanna Margaretha Hudtwalcker; vgl. Milow 1993, S. 382; Ch. H.], die gute Kruse, alles ermunterte, aber *unendlicher* Trost war nicht hinreichend. Die Angst meines Hertzens war zu groß. Ich bat alle, unten zu bleiben und nun ging ich hinauf, warf mich vor dem Stuhl, auf welchem die Operation geschehen sollte, zur Erde und betete, betete heiß und innig, denn *solche* Noth lehrt beten. Wie oft hatte ich nicht schon die Wirkung des Gebets erfahren, nun erfuhr ich sie wieder. Ich stand gestärkt und gefaßt auf, war ruhig, und ging mit *Ruhe* ans Fenster und erwartete mit ordentlicher Sehnsucht meine Ärtzte. Sie ließen lange auf sich warten. Endlich um 10 Uhr kamen sie. […] Ich machte meine Taschen los, zog mein Leibchen aus und setzte mich, die zitternden Knie, fürchtete ich, möchten Grasmeier hindern, er hielt sie zwischen den Seinen fest.« (Milow 1993, S. 307; Hervorh. im Orig.)

Hier folgt nun die Brustamputation, mit allen dramatischen und schrecklichen Einzelheiten des Operationsgeschehens sowie den Gefühlen und Empfindungen, die sie dabei hatte (Milow 1993, S. 307f.).

Trotz schrecklicher Schmerzen betont sie emphatisch ihre Erleichterung und Dankbarkeit, die Operation und die fürchterliche Angst davor überstanden zu haben, sodass sie die folgenden Wochen geradezu glücklich war. Tag und Nacht wurde sie von einer Wärterin, ihren Freundinnen und zwei Chirurgen bewacht, außerdem besuchten sie ihre Ärzte Dr. Seip und Dr. Grasmeier ständig, die auch ihre Schmerzen, Komplikationen der Wundheilung und ein tagelanges hohes Fieber behandelten. Auch ihr Mann und ihre Kinder kamen täglich. Sie beschreibt diese Erinnerungen zugleich mit den Gefühlen, die sie dabei empfand:

> »[…] es fehlte nichts zu meiner Pflege und Erquickung, so daß ich jeden Abend, wo ich vor 2 Uhr selten zuschlief voll Dank und Freude in meinem Bette lag und mich oft *nach* dieser *überstandenen Angst* so *glücklich* fühlte. […] Ich faßte Vorsätze auf die Zukunft, entwarf Pläne, durch denen ich meinen Dank so recht zu zeigen gedachte. O, welch ein Geschäft ist das Gefühl der Genesung.« (Milow 1993, S. 312; Hervorh. im Orig.)

Nach zweieinhalb Monaten, am 13. April 1793, zog sie – vermeintlich ganz geheilt – wieder in ihr Haus nach Wandsbeck. Eine Fiebererkrankung im Mai, Rötungen an der Brust und eine nicht näher bezeichnete Krankheit im August schienen zunächst ihre Hoffnung auf Genesung nicht zu trüben, und ihre Sorgen galten wieder vor allem ihrem Mann, der immer wieder an heftigen Krankheitsschüben mit Hustenattacken und damit einhergehender großer Schwäche litt. Schließlich aber, im September 1793, verspürte sie »einen kleinen unmerklichen Knoten unter dem Arm der rechten Brust« (Milow 1993, S. 318). Dieses Mal wandte sie sich sofort an Dr. Grasmeier, der Salben und Pflaster, schließlich Stahlbäder verordnete (Milow 1993, S. 318). Sie nahm sie täglich – aufgrund eines Missverständnisses aber offenbar in der falschen Dosierung und Häufigkeit. Als sich dieses durch einen erneuten Besuch des Arztes schließlich aufklärte, war sie bereits erheblich geschwächt, die »Verhärtungen an beyden Seiten wurden merklich stärker, härter und schmerzhafter« (Milow 1993, S. 320). Aber auch die neu verordneten Stahlbäder, die mit einer eigenen Schmiede bereitet wurden, halfen nicht:

> »Dies nahm ich 4 Mahl, aber die Schmertzen nahmen so zu, daß ich keine Nacht vor 2 Uhr zuschlief. Die Verhärtung ward wie Steine, auch am Ende der Narbe nach der Brust ist eine harte rothe Stelle, die etwas offen ging.« (Milow 1993, S. 320)

Die Therapie wurde geändert, sie bekam keine Bäder mehr, erhielt andere Pflaster und Medikamente. Sie erholte sich wieder etwas, aber die Schmerzen nahmen zu, und sie erlebte Weihnachten und Neujahr 1793 als die letzten Weihnachts- und Neujahrstage ihres Lebens. In ihrem Jahresrückblick betont Margarethe Milow zwar noch einmal das »glückliche« Überstehen der Operation, aber sie stellt sich zugleich der bitteren Erkenntnis, dass diese ihr letztlich doch nicht geholfen hat.

> »Freylich, die *große* Angst war vorbey, die Operation glücklich überstanden, aber – doch ich will die Hand auf den Mund legen, will schweigen, es war *dein* Wille, du der du mir, auch wenn Deine Wege dunkel sind, *Vater* bist. [...] Ich will aber nicht murren« (Milow 1993, S. 321; Hervorh. im Orig.).

Nach der heroisch durchgestandenen Brustamputation fällt es ihr – bei aller Gottergebenheit – nun schwer, nicht mit ihrem Schicksal zu hadern. Nüchtern sieht sie ihr weiteres Schicksal vor sich, indem sie sich auf »Erfahrungen« beruft, die sie von anderen Menschen mit ähnlicher Krankheit kennt – keine Aussicht auf Heilung, sondern einen qualvollen Leidensweg zum Tode: »Ich kenne den gantzen Gang meiner Krankheit und bin auf alles gefaßt« (Milow 1993, S. 322). Sie schließt mit Gebeten für ihren Mann und jedes ihrer Kinder, die sie alle einzeln anspricht, und mit Ratschlägen, wie die Kinder mit ihren Anlagen und Persönlichkeiten umgehen lernen sollen (Milow 1993, S. 321). Mit ihrer Ansprache an ihre Kinder bringt sie nachdrücklich zum Ausdruck, dass sie über ihren Tod hinaus als Mutter erzieherisch wirksam sein will. Diesen Anspruch hatte sie auch schon in einem Abschiedswort geäußert, das sie wenige Wochen vor der Brustoperation für ihren Mann und ihre Kinder geschrieben und in dem sie ihr »pädagogisches Vermächtnis« emphatisch formuliert hatte:

> »Es wird diesem Hertzen, daß gantz an Gott hängt, doch schwer von Euch zu scheiden – an die Welt und ihren Freunden [sic!] hängs nicht, aber an Mann und Kindern. Wenn *Ihr* das lest, ist der gantz fürchterliche Schmertz überstanden, der Tod überwunden, dann bin ich glücklich! Werdet gut, Kinder; ich beschwöre Euch, ich bin jetzt schon fast Sterbende. Werdet gut, liebt und ehret Euren Vater; und O, dies sey mein *letztes* Wort, laßt es das wirksamste seyn. *Liebt Euch untereinander!!*« (Milow 1993, S. 301f.; Hervorh. im Orig.)

Der letzte Satz ihres Lebensbuches lautet: »Lieber Mann, liebe Kinder, vergeßt nie Eure Euch noch in jener Welt liebende Mutter. Milow d. 28sten Juni 1794« (Milow 1993, S. 326). Sie starb am 20. Oktober 1794, ihr Mann nur wenige Monate später, am 10. Januar 1795.

8.3 Frances Burney

Frances Burney wurde 1752 in Norfolk/England geboren. Ihr Vater war der Komponist und Musikhistoriker Dr. Charles Burney. 1760 zog ihre Familie nach London. Ihre Mutter starb, als Frances zehn Jahre alt war; ihr Vater heiratete fünf Jahre später erneut. In ihrem Elternhaus trafen sich Künstler und Wissenschaftler wie Samuel Johnson und Hester Thrale, mit denen sie langjährige Freundschaften verbanden. Auch ihren »Mentor«, Samuel »Daddy« Crisp, traf sie hier: Er ermutigte sie zum Schreiben. Im Jahr 1778 veröffentlichte sie ihren ersten Roman, *Evelina*, der sie schnell berühmt machte. Dieser sowie ihre Romane *Cecilia* (1782) und *Camilla* (1796) handeln vom Heranwachsen intelligenter junger Mädchen; Frances Burney begründete damit die neue literarische Gattung der »novel of manners« (Sittenroman).

Von 1786 bis 1791 war Frances Burney Hofdame der Königin Charlotte, der Frau von Georg III., in London. 1793 heiratete sie den Revolutionsflüchtling Alexandre d'Arblay, von dem sie 1794 ihren (einzigen) Sohn Alexander bekam. Von 1802 bis 1812 lebten Frances Burney und ihre Familie in Paris im Exil. Zurück in England, veröffentlichte sie 1814 ihren letzten Roman *The Wanderer*. Nach dem Tod ihres Vaters im selben Jahr widmete sie sich seinen Schriften, die sie 1832 herausgab. 1840 starb sie 87-jährig in London. In den letzten Jahren vor ihrem Tod sortierte sie ihre umfangreichen Tagebuchaufzeichnungen und Briefe, die zuerst in den Jahren 1842 bis 1846 erschienen (hrsg. von Charlotte Barrett) und einen Zeitraum von über 70 Jahren (1768 bis 1840) umfassen. Die Schriften reichen von kurzen Notizen an Familie und Freunde bis zu längeren Rückblicken auf wichtige Episoden und Ereignisse ihres Lebens (vgl. Armstrong 2001, S. 160). Mehrere Editionen folgten, zuletzt die kritische und durch biographische Anmerkungen ergänzte Ausgabe von Peter Sabor und Lars Troide im Jahr 2001.

Frances Burney, die vier Jahre jünger war als Margarethe Milow, erlebte ihre Brustamputation am 30. September 1811 im Alter von 58 Jahren. Ein halbes Jahr später begann sie einen Brief an ihre Schwester Esther, in dem sie ihre Erkrankung und schließlich die Operation schilderte. Noch neun Monate später, beim Schreiben des Briefes, litt sie Qualen bei der Erinnerung an diese traumatische Erfahrung, über die sie sich hier zum ersten und möglicherweise einzigen Mal überhaupt äußerte. Für die Niederschrift benötigte sie mehrere Anläufe innerhalb von drei Monaten. Nach Fertigstellung des Briefes schließlich sah sie sich nicht in der Lage, ihn noch einmal zu lesen oder zu korrigieren (Burney 2001, S. 442f.) – so heftig erschütterte sie die Erinnerung an das dramatische Erlebnis der Brustamputation.

In ihrem Brief an Esther verfügte sie genau, welche weiteren Adressaten den Bericht zum Lesen erhalten sollten und welche (wie ihr Vater) ausdrücklich nicht.

Ihre Erkrankung begann mit einem kleinen Schmerz in der Brust, der von Woche zu Woche zunahm; sie datiert diesen Krankheitsbeginn ungefähr auf den August des Jahres 1810. Zunächst machte sie sich keine Sorgen – anders als ihr Mann, der sie schon bald zu einem Arzt schicken wollte:

> »I revolted from the idea, and hoped, by care and warmth, to make all succour unnecessary. Thus passed some months« (Burney 2001, S. 431).

Ihre Sorglosigkeit zu Beginn der Krankheit sah sie im Nachhinein als falsche Zuversicht und schrieb dies ausdrücklich als Warnung an ihre Schwestern und Nichten, die diesen Bericht ebenfalls lesen sollten.

Angetrieben durch die Sorge ihres Mannes und einer Freundin, begab sie sich schließlich zu einem Arzt, Dr. Jouart, der aber ihren Symptomen wenig Bedeutung beimaß. Die von ihm empfohlenen Therapien fruchteten nicht, im Gegenteil, Burneys Beschwerden wurden schlimmer. Sie wandte sich an einen weiteren Arzt, Dr. Dubois, »the most celebrated surgeon of France«, der auch der Niederkunft der Königin von Frankreich (Charlotte) beigewohnt hatte (Burney 2001, S. 432). Das Ergebnis der Konsultation beschreibt sie in szenischer Genauigkeit. Die Gefühle, die diese bei ihr auslösten, schildert sie in direkter Rede an ihre Schwester Esther:

> »[...] that a small operation would be necessary to avert evil consequences! – Ah, my dearest Esther, for this I felt no courage – my dread and repugnance, from a thousand reasons *besides* the pain, almost shook all my faculties, and for some time, I was rather confounded and stupified than affrighted.« (Burney 2001, S. 432f.; Hervorh. im Orig.)

Trotz der von Dr. Dubois verschriebenen Behandlung wurden ihre Schmerzen heftiger, der Knoten in der Brust wurde größer. Sie suchte einen dritten Arzt auf, der ihr als »surgeon of great eminence« empfohlen worden war: M. Larrey (Baron Dominique-Jean Larrey, ein berühmter Militärarzt). Die behandelnden Ärzte besprachen sich, und sie erhielt eine neue Behandlung, die sie zunächst auf Besserung hoffen ließ. Sie erholte sich sogar so weit, dass sie Freunde empfangen konnte – was sie in dieser Phase ihrer Erkrankung entgegen ihrer sonstigen Zurückgezogenheit pflegte. Sie gewann sogar neue Freunde (»and what friends have I found! what kind, consoling, zealous friends during all this painful period! In fine, I was much better, and every symptom of alarm abated«; Burney 2001, S. 433). Allerdings verschlechterte sich ihr Zustand sehr schnell, und schließlich trafen die drei hinzugezogenen Ärzte gemeinsam das Urteil:

> »A formal consultation now was held, of Larrey, Ribe, and Moreau – and, in fine, I was formally condemned to an operation by all Three.« (Burney 2001, S. 434)

Anders als beim ersten Mal, als die Angst vor einer Operation sie geradezu hatte erstarren lassen, entschloss sie sich nun, sich dem Urteil trotz ihrer Ängste zu beugen und den Ärzten und ihrer Erfahrung zu vertrauen:

> »I called up, however, all the reason I possessed, or could assume, and told them that – if they saw no alternative, I would not resist their opinion and experience« (Burney 2001, S. 435).

Dennoch erfolgten zunächst noch weitere Untersuchungen, und Frances Burney hoffte wieder, eine Operation vermeiden zu können. Aber schließlich wurde das Urteil bestätigt (»I saw all hope was over«), und sie willigte in die Operation ein:

> »I now saw it was inevitable, and abstained from any further effort. They received my formal consent, and retired to fix a day.«- (Burney 2001, S. 436)

In dieser Phase litt – so schreibt sie – ihr Mann mehr als sie. Um ihn zu schonen, sollte er von der Operation erst nachträglich erfahren. Sie verabredete mit den Ärzten, dass sie selbst erst vier Stunden vor der Operation informiert werden sollte, um nicht die Nacht davor angstvoll durchwachen zu müssen.

In der folgenden Zeit bereitete sie sich vor: Sie nahm ihre Kräfte zusammen, um ihren Mann zu trösten, setzte ohne sein Wissen ihr Testament auf, das sie einem Freund übergab, und bestimmte eine Wärterin und einen Wärter, die ihr bei der Operation beistehen sollten. Es vergingen noch drei Wochen, bis diese tatsächlich stattfand; Wochen, in denen sie entgegen allen Diagnosen doch immer wieder die Hoffnung hegte, ihre Krankheit könnte von selbst heilen. Sie schreibt von den zahlreichen Freundschaftsbeweisen und Hilfsangeboten, die sie in dieser Zeit erhielt, und schildert schließlich in allen Einzelheiten die Ereignisse des Tages, an dem die Operation tatsächlich durchgeführt wurde.

Die Nachricht traf nicht, wie verabredet, vier, sondern erst zwei Stunden vor dem vorgesehenen Zeitpunkt ein. Obwohl sie zutiefst erschüttert war, verbarg sie die Nachricht vor ihrem Mann und sorgte dafür, dass er aus dem Haus gerufen wurde. Sodann ließ sie den Ärzten mitteilen, dass sie erst nach Ablauf von vier Stunden, um ein Uhr mittags, bereit sein könne, und zwang sich, ein Frühstück einzunehmen. Die Zeit darauf verbrachte sie mit verschiedenen Aktivitäten zur Vorbereitung ihres Zimmers und der Einweisung der Beteiligten. Zu der von ihr festgesetzten Stunde war sie bereit, musste jedoch durch eine unvorhergesehene Verzögerung noch weitere zwei Stunden warten. In äußerster Unruhe und Angst wanderte sie schließlich so lange durch die Wohnung, bis sie sich endlich selbst beruhigen konnte. In ihrem Brief an Esther beschreibt sie diese Stunden in hochnarrativer Form, indem sie sich in die damalige Szene zurückbegibt:

> »I walked backwards and forwards till I quieted all emotion, and became by degrees, nearly stupid – torpid, without sentiment or consciousness; – and thus I remained till the Clock struck three. A sudden spirit of exertion then
> ▼

returned, – I defied my poor arm, no longer worth sparing, and took my long banished pen to write a few words to M. d'Arblay [ihr Ehemann; Ch. H.] – and a few more for Alex [ihr Sohn; Ch. H.], in case of a fatal result.« (Burney 2001, S. 439)

Dann fuhren in mehreren Kutschen fünf Ärzte mit zweien ihrer Schüler vor. Als diese sieben Männer, alle schwarz gekleidet, den Raum betraten und sofort mit hektischen Vorbereitungen begannen, geriet sie in helle Panik, und es verschlug ihr vollständig die Sprache. Sie hatte den Impuls zu fliehen und bereute zutiefst, dass sie es abgelehnt hatte, ihre Freundinnen und Schwestern bei der Operation dabeizuhaben, weil sie sie schonen wollte. Als aber Dr. Dubois, der leitende Arzt, in militärischem Ton alle Krankenschwestern und Wärterinnen aus dem Raum weisen wollte, fand sie ihre Stimme wieder. Ihre Äußerung zitiert sie wortwörtlich: »,No', I cried, ,let them stay! *qu'elles restent!*'« (Burney 2001, S. 440; Hervorh. im Orig.)

Sie stellte den Arzt zur Rede und beschwerte sich leidenschaftlich über seinen militärischen Ton und sein unsensibles Verhalten in dieser Situation: »,Can *You*', I cried, ,feel for an operation that to *You*, must seem so trivial?'« (Burney 2001, S. 440; Hervorh. im Orig.) Daraufhin verstummten alle; der angesprochene Arzt unterbrach beschämt seine Anweisungen – und ohne Aufforderung begab sie sich nun selbstständig auf das vorbereitete Matratzenlager.

Ein Taschentuch wurde ihr auf das Gesicht gelegt, durch das sie dennoch die blitzenden Instrumente sah. Sie hielt den Atem an, während die sieben Männer und die Krankenschwester um ihr Lager standen, bis Dr. Larry fragte, wer denn nun die Brust halten würde (»,Qui me tiendra ce sein?'«, Burney 2001, S. 441). Erst durch diese Frage und die Gesten des Arztes wurde ihr klar, dass die ganze Brust amputiert werden sollte:

»Excited by this idea, I started up, threw off my veil, and in answer to the demand ,Qui me tiendra ce sein?' cried, C'est moi, Monsieur!' (I will, Sir!) and I held My hand under it [...]. Hopeless, then, desperate, and self-given up, I closed once more my Eyes, relinquishing all watching, all resistance, all interference, and sadly resolute to be wholly resigned.« (Burney 2001, S. 441)

Und dann schildert sie in allen Einzelheiten die schreckliche Tortur, die nun folgte, den »terror that surpasses all description, and the most torturing pain«, ihre Schreie, die einzelnen Schnitte der Instrumente, wie sie sie fühlte, hoffte, dass es zu Ende sei, wie es dennoch weiterging, sie mehrfach ohnmächtig wurde und dann doch wieder erwachte und alles bei vollem Bewusstsein erlitt (Burney 2001, S. 441f.). Die gesamte Operation dauerte 20 Minuten, und trotz allem »terror« und der »most torturing pain«, die sie beim Schreiben noch einmal in geradezu posttraumatischer Weise erlebt, betont sie auch im Rückblick noch den Mut und die Tapferkeit, mit der sie die Tortur durchgestanden hatte, und ihre Haltung, die sie sogar Mitleid mit den Ärzten äußern ließ:

»However, I bore it with all the courage I could exert, and never moved, nor stopt them, nor resisted, nor remonstrated, nor spoke – except once or twice, during the dressings, to say ,Ah Messieurs! que je vous plains! –' [Ah Sirs! How I pity you!; Ch. H.] for indeed I was sensible to the feeling concern with which they all saw what I endured« (Burney 2001, S. 443).

In einem Postskriptum vom 22. März 1812 schreibt sie, dass es ihr nun schließlich wieder gut gehe:

»Read therefore, this Narrative at your leisure, and without emotion – for all has ended happily« (Burney 2001, S. 444).

Ein kurzer Abschnitt aus der Feder ihres Mannes ist angefügt; darin schreibt er, dass er viele Einzelheiten der Operation erst aus dem Brief von Frances an Esther erfahren habe. Er schildert seine Gefühle und die Ängste, die er in den Stunden während der Operation erlitten hatte, und seine tiefe Erschütterung beim Lesen des Berichts in dem Brief an Esther: »these details which were, till just now, quite unknown to me, have almost killed me« (Burney 2001, S. 443). Frances Burney erholte sich schließlich vollständig und lebte noch 28 Jahre, bis sie im Alter von 87 Jahren starb.

8.4 Die Erfahrungen von Margarethe Milow und Frances Burney: Ein Vergleich

Margarethe Milow und Frances Burney legen in ihren autobiographischen Berichten Zeugnis ab über die existenzielle Ausnahmesituation, die sie durch ihre Brustkrebserkrankung und die Brustamputation erlebten. Dabei beschreiben sie nicht nur den medizinischen Verlauf ihrer Krankheiten, sondern berichten auch über ihr seelisches Erleben in allen Phasen ihrer Krankheit. So unterschiedlich die Lebenssituationen der beiden Frauen auch gewesen sind, so finden sich in ihren Berichten doch erstaunliche Parallelen hinsichtlich des Krankheitsverlaufs und ihres Umgangs damit.

Nach der *Realisierung der ersten Symptome* ihres Brustkrebses versuchten beide zunächst, diese weitgehend zu ignorieren und sich weiterhin den Erfordernissen ihrer familiären Situation zu widmen. Die Sorge um Mann und Kind(er) dominierten in dieser Phase. Sehr bald jedoch wurden die *Schmerzen* so stark, dass sie auf dringendes Anraten ihrer Angehörigen ärztlichen Rat einholten: Margarethe Milow einige Wochen nach den ersten Symptomen, Frances Burney erst auf Drängen ihres Mannes einige Monate später. Während Margarethe Milow bereits bei der ersten Untersuchung die *Diagnose Brustkrebs* erhielt und von der *Notwendigkeit einer Operation* erfuhr, erkannte der erste Arzt von Frances Burney die Ernsthaftigkeit ihrer Krankheit nicht sofort, und erst nach erfolglosen Therapieversuchen und einem Arztwechsel erhielt sie die Diagnose – mit der Auskunft, eine Operation sei unumgänglich.

Diese Perspektive erfüllte beide mit größter *Angst;* ihre *Panik vor einer Operation* und ein vorübergehendes Nachlassen der Schmerzen führten dazu, dass sie dem Rat der Ärzte zunächst nicht folgten und mögliche Konsequenzen verdrängten. Die Verschlimmerung ihres Krankheitszustands ließ sie dann nach *alternativen Therapiemöglichkeiten* suchen – vor allem Margarethe Milow unterzog sich langwierigen und qualvollen Behandlungen, in der Hoffnung, dem Schrecken einer Brustoperation zu entgehen.

Das Scheitern der Behandlungen wurde sehr bald offensichtlich und unübersehbar: Von Schmerzen gepeinigt, suchten beide erneut *mehrere Ärzte* auf. Bei beiden taten sich die Ärzte nun zu Ärzteteams zusammen, die gemeinsam Untersuchungen vornahmen und die Diagnose überprüften, bevor sie diese schließlich bestätigten und den Patientinnen ihr »Urteil« mitteilten: Entweder sie ließen sich operieren, oder es erwartete sie ein sicherer qualvoller Tod.

Nachdem sowohl Margarethe Milow als auch Frances Burney bis dahin alles unternommen hatten, um eine Operation zu vermeiden, akzeptierten sie nun nicht nur das Votum der Ärzte, sondern *entschieden* sich ausdrücklich für diesen Schritt und nahmen selbst den weiteren Verlauf der Dinge in die Hand. Dazu gehörte zunächst die *Entscheidung*, den Ärzten und ihren Empfehlungen voll und ganz zu vertrauen – keine weiteren Ärzte mehr hinzuzuziehen und keine weiteren Therapieversuche mehr zu unternehmen.

Mit diesem Schritt beendeten sie die *Verlaufskurve* (vgl. z.B. Schütze 1995), in die sie durch ihre Krankheit geraten waren: Ihre Angst vor der Operation war zwar keinesfalls geringer geworden, aber durch ihre Entscheidung, sich vertrauensvoll dem Unausweichlichen zu stellen, wandelten sie sich zu *mündigen und selbstbewussten Patientinnen* – und diese Haltung bestimmte auch den folgenden Verlauf. Sie planten selbst minutiös die Vorbereitungen zur Operation und bestimmten genau die Zeit, den Ort, die anwesenden Personen und den Ablauf; gleichzeitig regelten sie allein und ohne Wissen ihrer Ehemänner ihre Angelegenheiten für den Fall ihres Todes und nahmen schließlich Abschied von allen ihren Angehörigen.

In dieser heroischen Haltung stellten sie sich auch ihrer schier überwältigenden Angst vor der Operation, die sich bis zur Panik steigerte. Beiden gelang es dann aber, sich vor dem Eintreffen der Ärzte *selbst zu beruhigen* (Margarethe Milow durch Gebet, Frances Burney durch Herumwandern in der Wohnung und das Schreiben letzter Briefe). Auf diese Weise vorbereitet, konnten sie sogar während der Operation ihre »*Compliance*« aufrechterhalten und – gleichsam als Mitwirkende – das Handeln der Ärzte unterstützen, ja, sie brachten sogar Gefühle des Mitleids für die Ärzte auf, als sie gewahr wurden, wie diese unter dem Geschehen litten.

Die Dramatik des damaligen Geschehens wird besonders deutlich an der Art, in der beide – Milow in ihren tagebuchartigen Erinnerungen, Burney in dem Brief an ihre Schwester – in ihren Erinnerungen darüber schreiben: In hochnarrativer Weise tauchen sie wieder in die Szenen ein und beschreiben, häufig mit wörtlichen Zitaten, den genauen Ablauf der Operation und die Gefühle, die sie dabei empfanden.

Die Brustamputation ohne Anästhesie bei vollem Bewusstsein war für beide trotz ihrer unglaublich heldenhaften Haltung ein *Ausnahmezustand* von solchem Ausmaß, dass er auch noch Monate später, als sie ihre Erlebnisse niederschrieben, traumatisch nachwirkte (dies wird insbesondere bei Frances Burney deutlich). Das geradezu quälend genaue Nacherzählen des Operationsgeschehens in allen Einzelheiten ließ sie das Durchlittene noch einmal durchleben; zugleich aber kann gerade das Beschreiben dieser existenziellen Krisensituation als Versuch gedeutet werden, die ausgestandenen Ängste und traumatischen Erfahrungen zu bewältigen, indem sie sich ihnen schreibend noch einmal stellten. Dabei konnten beide Frauen auf ihre durch jahrelanges autobiographisches Schreiben gewonnenen Fähigkeiten zurückgreifen. Die Niederschrift und die Selbstpräsentation als mutige, aktive Patientinnen, die ihren Ängsten trotzten und sich schließlich (buchstäblich) offenen Auges der Operation stellten, half ihnen, ihre traumatischen Erfahrungen zu verarbeiten und die seelischen Nachwirkungen zu heilen.

Literatur

Armstrong KA (2001) Burney, Fanny (Frances). In: Jolly M et al. (Hrsg) Encyclopedia of life writing, Fitzroy Dearborn, London, S 160

Bake R, Kiupel B (1987/1993) Editorial. In: Bake R, Kiupel B (Hrsg) Margarethe E. Milow. Ich will aber nicht murren. Mit einem Sach- und Gefühlslexikon von Abschied bis Zuckerbäcker. Gesammelt und kommentiert von Rita Bake und Birgit Kiupel. Dölling & Galitz, Hamburg (neue, um den 3. Teil der Lebenserinnerungen erweiterte Ausgabe: Dölling & Galitz, Hamburg 1993), S 2–4

Burney F (2001) Journals and letters. Selected with an introduction by Peter Sabor and Lars E. Troide. Penguin Books, London

Cook K (2001) Illness and life writing. In: Jolly M (Hrsg) Encyclopedia of life writing. Fitzroy Dearborn, London, S 456–458

Heinritz C (2000) Auf ungebahnten Wegen. Frauenautobiographien um 1900. Helmer, Königstein/Taunus

Milow ME (1987/1993) Ich will aber nicht murren. In: Bake R, Kiupel B (Hrsg) Margarethe E. Milow. Ich will aber nicht murren. Mit einem Sach- und Gefühlslexikon von Abschied bis Zuckerbäcker. Gesammelt und kommentiert von Rita Bake und Birgit Kiupel. Dölling & Galitz, Hamburg (neue, um den 3. Teil der Lebenserinnerungen erweiterte Ausgabe: Dölling & Galitz, Hamburg 1993)

Niethammer O (1997) »Unser Körper ist als Ganzes und als Werkzeug der Seele nur ein Aggregat vieler Teile«. Zum Verhältnis von »Leib« und »Empfindung« in Autobiographien um 1780 am Beispiel der Lebensbeschreibung von Margarethe Elisabeth Milow. In: Plachta B (Hrsg) Sturm und Drang. Geistiger Aufbruch 1770–1790 im Spiegel der Literatur. Niemeyer, Tübingen, S 215–231

Schuchardt E (1994) Warum gerade ich? Leben lernen in Krisen. Vandenhoeck & Ruprecht, Göttingen

Schütze F (1995) Verlaufskurven des Erleidens als Forschungsgegenstand der interpretativen Soziologie. In: Krüger HH, Marotzki W (Hrsg) Erziehungswissenschaftliche Biographieforschung. Leske & Budrich, Opladen, S 116–153

Arge Lernprozesse – Thomas Mann über Tod, Krankheit und Bildung

Micha Brumlik

Wie kaum ein anderer Autor hat sich Thomas Mann ein Schriftstellerleben lang mit der Frage auseinandergesetzt, welches die Bildungsbedeutsamkeit körperlicher Krankheiten ist. Der Beitrag behandelt daher zunächst anhand des Romans *Der Zauberberg*, der 1924 erschien, jene Lernprozesse, die in einem luxuriösen Sanatorium für Tuberkulosekranke möglich sind. Dabei ging es Mann von Anfang an darum, dem romantischen Motiv einer untergründigen Verbindung von Krankheit und Begehren eine – wenn auch parodistisch skizzierte – psychoanalytische Rahmung zu geben. Ist es im *Zauberberg* die Tuberkulose, so ist es beinahe 40 Jahre später in der Erzählung *Die Betrogene* der Gebärmutterkrebs, der mit seinen täuschenden Symptomen eine Erneuerung des Lebens in dem Augenblick vorspiegelt, in dem sich bereits der Tod nähert.

9.1 Die metaphorische Bedeutung von Krankheiten

Krankheiten, das haben Forschung und Literatur gezeigt, haben immer auch eine metaphorische Bedeutung, ja sind selbst Metaphern; Metaphern, die aber umgekehrt wiederum körperliche Krankheiten im subjektiven Befinden verschlimmern können. Das hat nicht zuletzt Susan Sontag artikuliert, jene Susan Sontag, die als junge Frau selbst noch zu den Bewunderinnen von Mann gehörte und das Gespräch mit ihm suchte:

> » Heute ist der Krebs an der Reihe, die Krankheit zu sein, die nicht anklopft, bevor sie eintritt, ist es der Krebs, der die Rolle einer als erbarmungslose, geheime Invasion erfahrenen Krankheit übernimmt – eine Rolle, die er so lange behalten wird, bis seine Ätiologie eines Tages so klar und seine Behandlung so wirksam sein werden, wie es die der Tb geworden sind. (Sontag 1981, S. 7) «

Bei alledem fragt sich, ob die den *Zauberberg* oder auch *Die Betrogene* tragenden Motive auch im Raum einer Rehaklinik für Herzkranke hätten erzählt werden können. Das könnte schon deswegen kaum der Fall sein, weil unterschiedliche Krankheiten unterschiedliche Zeitstrukturen haben. Jahre währende Aufenthalte in abgeschlossenen Asylen entsprechen den Therapiemöglichkeiten von Herz-Kreislauf-Erkrankungen kaum; kein Zufall ist, dass im *Zauberberg* ein weiteres Motiv neben der Krankheit die Zeit ist.

9.2 Ein von Krankheit gezeichnetes Lebenswerk?

Krankheit und Tod durchziehen das Werk Thomas Manns in systematischer Weise. Von den ersten Kurzgeschichten an über die großen Romane seit den frühen *Buddenbrooks* bis hin zu einer seiner letzten Erzählungen, der *Betrogenen*, behandelt er immer wieder das Verhältnis seiner Figuren zu ihrem Körper und ihrer Endlichkeit, um an diesem Verhältnis zugleich zu demonstrieren, ob und wie Menschen gelebt haben und wie sie an und durch ihre Krankheiten ihr Leben verlieren oder erweitern. Von der Hypochondrie Christian Buddenbrooks und dem todbringenden Zahn Thomas Buddenbrooks, dem zu kurzen Arm des Thronerben in *Königliche Hoheit*, dem nicht nur vom Liebesfieber überwältigten Gustav von Aschenbach im *Tod in Venedig*, dem Milieu der Tuberkulosekranken im *Zauberberg*, dem Liebes- und körperlichen Leiden der Joseph begehrenden Mut-em-enet und des wackeren Haushofmeisters Mai-Sachme in *Joseph und seine Brüder* bis hin zur Syphilisinfektion Adrian Leverkühns im *Doktor Faustus* und zu der an Gebärmutterkrebs erkrankten Hofrätin in *Die Betrogene* sind es körperliche Irritationen, schwere Gebrechen sowie ein oft genug zunächst stumm bleibendes Leiden, das Manns Figuren nicht nur charakterisiert, sondern sie überhaupt erst lebendig werden lässt. Ausnahmen hiervon sind womöglich jene Gestalten, die entweder ganz in ihrer karikierten oder eben vorbildlichen Existenz aufgehen: Goethe und vor allem Lotte in *Lotte in Weimar*, der offensichtlich bewusst als nur legendär gezeichnete *Erwählte*, der immerhin zwergwüchsig ist, sowie Felix Krull in all seiner Anmut.

9.3 *Der Zauberberg* und *Die Betrogene*

Ausgewählt seien jenes Werk, in dem »Krankheiten« aller Art wie in keiner anderen Arbeit das ganze

Leben der Figuren von Anfang an grundieren und strukturieren sowie die späte Erzählung *Die Betrogene*, weil dort – anders als in sonstigen Romanen und Erzählungen – nicht nur das hohe Erwachsenenalter, sondern eben auch ein bürgerliches Durchschnittsmilieu gezeichnet wird.

Wenn sich ein literarisch interessierter Erziehungswissenschaftler dem Thema zuwendet, bietet sich der Zauberberg noch aus einem anderen Grunde an: entspricht er doch – und Mann hat das, wie er in seiner Ansprache zum Erhalt der Ehrendoktorwürde der Universität Princeton betonte, nicht anders gesehen – in besonderer Weise dem Typus nicht nur des Bildungs-, sondern auch des Erziehungsromans. Das jedenfalls ist auch der Grund dafür, dass sich Erziehungswissenschaftler diesem Roman zugewendet haben: 1981 erschien die von Müller herausgegebene, von Blankertz und Goldstein verfasste Studie *Zauberberg erneut bestiegen* (1984), in dem sich etwa Blankertz mit dem »Verhältnis von Inhalt und Ethos humanistischer Pädagogik« und Müller mit der »pädagogischen Atmosphäre« des *Zauberberg* befassten. Mann selbst schrieb in seiner »Einführung«, dass erst auf dem »Zauberberg« die Anlagen des simplen Helden Hans Castorp eine »Steigerung« erfahren, »die ihn zu moralischen, geistigen und sinnlichen Abenteuern fähig macht, von denen er sich in der Welt [...] [des Flachlandes; M.B.] nie etwas hätte träumen lassen« (Mann 2002, S. 16). Spätestens an dieser Formulierung wird deutlich, dass die Welt unterhalb der Berge, das »Flachland«, nicht nur in einem geometrischen, sondern auch in einem existenziellen Sinne »flach« ist und die Davoser alpine Landschaft nicht nur eine Steigerung an Höhenmetern, sondern auch an Bewusstheit und Sensibilität verkörpert.

Hans Castorp ist – genau genommen – auf dem »Zauberberg« nur von Pädagogen, Lehrern und Erziehern umgeben: von Ärzten, die ihn zu einer gesunden Lebensweise drängen, Pädagogen, die wie Settembrini und Naphta um die richtige Ausrichtung seiner Seele, seiner Moral ringen, sowie einer Frau, Clawdia Chauchat, die ihn durch ihre erotisch-träge Ausstrahlung an sich zu ziehen und zu verwandeln sucht. Neben all diesen stark Einfluss nehmenden Gestalten tauchen aber immer wieder Instruktoren auf, ein Panorama, ein Pandämonium, eine Versammlung von Geistern und Gespenstern, die entweder bestimmte Lebensweisen verkörpern oder bestimmte Doktrinen verkünden. Eine sowohl für den Fortgang der Handlung im *Zauberberg* als auch für die allgemeine Frage nach den lebensgeschichtlichen Ursachen von lebensgeschichtlichen Bewältigungs- und Wachstumsmöglichkeiten bedeutende Doktrin wird von einer Nebenfigur, einem Assistenten des Sanatoriumsleiters, verkündet: Dr. Edhin Krokowski, eine Gestalt, die bei ihrer Einführung nicht unbedingt sympathisch wirkt.

> »Er war ungefähr fünfunddreißig Jahre alt, breitschultrig, fett, bedeutend kleiner als die beiden [Ziemssen u. Castorp; M.B.] und außerordentlich bleich, von durchscheinender, ja phosphoreszierender Blässe, die noch gehoben wurde durch die dunkle Glut seiner Augen, die Schwärze seiner Brauen und seines ziemlich langen, in zwei Spitzen auslaufenden Vollbartes« (Mann 2002, S. 30).

Krokowskis Begrüßung des Gastes, der geäußert hatte, ganz gesund zu sein, intoniert das Motiv, um das es im ganzen Roman gehen wird:

> »‚Wahrhaftig?' fragte Dr. Krokowski, indem er seinen Kopf wie neckend schräg vorwärts stieß und sein Lächeln verstärkte. ‚Aber dann sind Sie eine höchst studierenswerte Erscheinung! Mir ist nämlich ein ganz gesunder Mensch noch nicht vorgekommen'« (Mann 2002, S. 30f.).

9.4 Seelenzergliederung

Krokowski, das wird aus den späteren Kapiteln hervorgehen und ist so auch von den Kommentatoren bestätigt worden (Neumann 2002, S. 178), vertritt die Lehre der Psychoanalyse, und zwar hier vor allem Freuds *Drei Abhandlungen zur Sexualtheorie*, die hier parodistisch und paraphrasierend wiedergegeben werden. Doch ist neben diesem werkgeschichtlichen Aspekt vor allem zu überprüfen, ob Mann Freuds Theorie tatsächlich angemessen wiedergibt und –

wichtiger noch – ob das so charakterisierte Theoriegebäude die im *Zauberberg* entfaltete Lehre von einer Intensivierung des Lebens durch Krankheit, die einem Bildungsprozess gleichkommt, bestätigt. Dem Besuch bei einem Vortrag Krokowskis geht im Kapitel »Hippe« die Schilderung eines wortwörtlich atemberaubenden Spaziergangs Castorps in der dünnen Höhenluft voraus, verbunden mit einem heftigen Nasenbluten, das ihn während einer Ruhepause tagträumen lässt – und zwar eine Szene aus der Pubertät, als ihm ein Mitschüler namens Hippe, mit Vornamen Pribislav, der in der Erinnerung ähnlich blickte wie Clawdia Chauchat, auffiel: »Kirgisenaugen [...], die sich zuweilen, bei einem gewissen Seitenblick, der nicht zum Sehen diente, auf eine schmelzende Weise ins Schleierig-Nächtige verdunkeln konnte« (Mann 2002, S. 185). In der Erinnerung bittet Castorp den Klassenkameraden darum, ihm einen Bleistift zu leihen – ein Gerät, das Castorp mit großem Enthusiasmus nutzte.

9

Ob des Spaziergangs beinahe zu spät zu Dr. Krokowskis verpflichtendem Vortrag gekommen, drängt sich Castorp in den Speisesaal des Sanatoriums, der nun als Hörsaal dient. Irritiert vom Anblick der schlaff dasitzenden Mme. Chauchat und ihres Rückens, verwirren sich Castorps Gedanken und werden zur »Träumerei, in welche Dr. Krokowskis schleppender Bariton, sein weich anschlagendes r wie aus weiter Ferne hereintönte« (Mann 2002, S. 191). Castorps Blick schweift über die Gesichter vor allem der weiblichen Patienten, aber auch harthöriger Männer, um sich schließlich auf den Vortrag zu konzentrieren, der von einer »Macht« handelt, der Macht der »Liebe«; es ist diese Thematik, die der »Grund dafür sein mochte, weshalb die Damen so hitzige Wangen hatten und die Herren ihre Ohren schüttelten« (Mann 2002, S. 193). Die Art und Weise, wie der Vortragende den Begriff der »Liebe« verwendet, schwankt, »so daß man niemals recht wußte, woran man damit war, und ob es Frommes oder Leidenschaftlich-Fleischliches bedeutete – was ein leichtes Gefühl von Seekrankheit erzeugte« (Mann 2002, S. 193). Eine genauere Analyse der Befindlichkeiten nicht nur Castorps, sondern auch anderer Patienten würde ergeben, dass Mann das Gefühl des Schwindels häufig bemüht, ein deutlicher Hinweis darauf, dass auf dem »Zauberberg« alle gewohnten Orientierungen ins Rutschen kommen. Krokowski jedenfalls sagt Deutliches über die Liebe:

> »Unter allen Naturtrieben, sagte er, sei sie der schwankendste und gefährdetste, von Grund aus zur Verirrung und heillosen Verkehrtheit geneigt [...]. Denn dieser mächtige Impuls sei nichts Einfaches, er sei seiner Natur nach vielfach zusammengesetzt, und zwar, so rechtmäßig wie er als Ganzes auch immer sei, – zusammengesetzt aus lauter Verkehrtheiten. Da man nun aber [...] richtigerweise ablehne, aus der Verkehrtheit der Bestandteile auf die Verkehrtheit des Ganzen zu schließen, so sei man unweigerlich genötigt, einen Teil der Rechtmäßigkeit des Ganzen, wenn nicht seine ganze Rechtmäßigkeit, auch für die einzelne Verkehrtheit in Anspruch zu nehmen.« (Mann 2002, S. 194)

Mann tut hier nichts anderes, als seine ganz eigene Variante des von Freud bewusst nicht moralisierend gemeinten Begriffs der sexuellen Perversion – denn nichts anderes heißt »Verkehrtheit« – vorzulegen. Manns lebenslanges Thema, der Widerstreit von bürgerlicher Ordnung und anderen Lebensentwürfen, wird hier treffend und angemessen ins Seelenleben verlegt, wenn davon die Rede ist, dass es »[s]eelische Widerstände und Korrektive [...], anständige und ordnende Instinkte von – fast hätte er sagen mögen bürgerlicher Art« seien, »unter deren ausgleichender und einschränkender Wirkung die verkehrten Bestandteile zum regelrechten und nützlichen Ganzen verschmölzen« (Mann 2002, S. 195). Freilich – und das wird die Pointe der Darlegungen sein, die sehr bewusst auch Manns eigene existenzielle Problematik aufnehmen – ist diese Konstellation von Verkehrtheiten und ordnenden, »bürgerlichen« Instinkten nicht dauerhaft stabil, kann es nicht sein. Im Weiteren lässt Mann diesen seltsamen Repräsentant der »Seelenzergliederung« – kurz: der Psychoanalyse – Freuds Neurosentheorie referieren, freilich in einer Art und Weise, wie dies Freud in seiner eher naturwissenschaftlich getönten, luziden Sprache nie getan hat. Die Übertragung auf dieses Gebiet hat zuerst – unter Berufung auf Freud – Groddeck (1866–1934) vorgenommen, der zugleich eine Theorie des »Es«, also der Triebbasis, in Angriff genommen hatte (Groddeck 1923). Krokowski jedenfalls fragt sein Publikum, ob nicht jene Fälle »edler« und »kostbarer« seien, in denen es nicht gelinge, die seelischen Kräfte zu einem »regelrechten und nützlichen Ganzen« zu verschmelzen. »In diesem Falle nämlich«, so beginnt nun eine weitschweifige Erörterung, »eigne beiden Kräftegruppen, dem Liebesdrange sowohl wie jenen gegnerischen Impulsen, unter denen Scham und Ekel besonders zu nennen seien, eine außerordentliche, das bürgerlich-übliche Maß überschreitende Anspannung und Leidenschaft, und, in den Untergründen der Seele geführt, verhindere der Kampf zwischen ihnen jene Einfriedung, Sicherung und Sittigung der irrenden Triebe, die zur üblichen Harmonie, zum vorschriftsmäßigen Liebesleben führe« (Mann 2002, S. 195).

Die Komik, die diese Ansprache evoziert, ergibt sich aus Manns konsequenter Rückübersetzung der klinischen, naturwissenschaftlichen Begriffe Freuds wie »Libido«, »Sublimation« und »Perversion« in Begriffe, die der Umgangssprache, ja einer literarisch verwendeten Umgangssprache, die sich menschlichen Liebesdramen zuwendet, eignen. Schon die Rede vom »vorschriftsmäßigen« Liebesleben nimmt ironisch Manns eigenes Lebensproblem auf, nämlich seine Homosexualität, eine Neigung, von der der sehr realistisch denkende Großschriftsteller sehr genau wusste, dass sie einer Karriere als Autor hinderlich sein werde, weshalb er sich durch die Ehe mit Katia Pringsheim, aus der immerhin fünf Kinder hervorgingen, bewusst einer bürgerlich disziplinierten Lebensführung zuwandte, ohne dabei seine erotischen Wünsche jemals befriedigt zu haben. Mann lässt Krokowski weiterhin die Frage stellen, wie in jenen »edleren« Fällen der Konflikt zwischen »Liebesdrang« hier sowie »Scham und Ekel« dort ausgehe. »Er endige scheinbar«, so lautet die selbst gegebene Antwort, »mit dem Siege der Keuschheit. Furcht, Wohlanstand, züchtiger Abscheu, zitterndes Reinheitsbedürfnis, sie unterdrückten die Liebe, hielten sie in Dunkelheiten gefesselt, ließen ihre wirren Forderungen höchstens teilweise, aber bei weitem nicht nach ihrer ganzen Vielfalt und Kraft ins Bewußtsein und zur Betätigung zu.« (Mann 2002, S. 195)

Die konsequente Rückübersetzung in die Sprache des romantischen Dramas bis hin etwa zu Shakespeare und seinem *Sommernachtstraum* weist auf die Verworrenheit dieses Gefühls hin und vor allem auf seine vielfältigen Formen, die keineswegs einer normativen Heterosexualität genügen. Die bürgerliche Welt aber, im *Zauberberg* durch den Rationalismus eines von Castorps Lehrern, Giuseppe Settembrini, repräsentiert, führt – ganz im Gegensatz zu ihrem vorgetragenen Anspruch – nicht zu mehr Klarheit und Orientierung, sondern zu einem Mehr an »Dunkelheiten«. Dieser Sieg der bürgerlichen Ordnung über die Liebe aber sei – so Mann durch den Mund seiner Figur Edhin Krokowski – ein Pyrrhussieg, »denn der Liebesbefehl lasse sich nicht knebeln, nicht vergewaltigen, die unterdrückte Liebe sei nicht tot, sie lebe, sie trachte im Dunklen und Tiefgeheimen auch ferner sich zu erfüllen, sie durchbreche den Keuschheitsbann und erscheine wieder, wenn auch in verwandelter, unkenntlicher Gestalt« (Mann 2002, S. 195).

Der Fluss der Erzählung beantwortet die Frage zunächst nicht, vielmehr unterbricht Mann diesen Fluss und schiebt eine Schilderung des vortragenden Arztes ein, die diesen wie einen fanatischen Mönch beschreibt, eine Person, die selbst den Kampf zwischen Keuschheit und Leidenschaft zu »versinnbildlichen« scheint. Die Auflösung des Rätsels, Krokowski wird es endlich sagen, wird als Katharsis gezeichnet. Auf Krokowskis Erklärung, dass die unterdrückte Liebe in Gestalt und Maske der Krankheit erscheine, »ging ein Seufzer durch den Saal. – Nun wußte man es, wenn auch wohl nicht alle es ganz zu würdigen wußten« (Mann 2002, S. 196). Nämlich jene Erkenntnis, die da sagt:

> »Das Krankheitssymptom sei verkappte Liebesbetätigung und alle Krankheit verwandelte Liebe.« (Mann 2002, S. 196)

Der Erzähler lässt die theoretische Erörterung an dieser Stelle abbrechen und kommentiert sie indirekt, indem er sich den Gedanken seiner Figur Hans Castorp zuwendet, der über Hand und Arme der ihn faszinierenden Clawdia Chauchat ebenso sinniert wie über den Sinn der Schönheit der Frauen und ihrer verlockenden Kleidung. Castorps Sinnieren über die Schönheit der Frauen gerät bald zu der Einsicht, dass ihr Zweck in der Fortpflanzung des Menschengeschlechts bestehe, doch bricht sich diese naturalistische Erklärung bald an jenen Erfahrungen, die Castorp schon nach kurzer Zeit auf dem »Zauberberg« macht – dass sich nämlich dort die »Krankheit«, d.h. die uneingeschränkte Körperlichkeit, vor alles andere drängt. Und so lässt Mann seinen naiven Helden fragen, ob es – unter dieser Bedingung – überhaupt Sinn habe, dass eine Frau wie Clawdia Chauchat durchsichtige Gazeärmel trage, um Männer auf ihren Körper neugierig zu machen – auf »ihren innerlich kranken Körper« (Mann 2002, S. 198). Damit ist die Exposition des Romans im Kapitel »Analyse« in zwei Hinsichten entfaltet: einerseits in einer Vermutung über die Ursachen von Krankheiten, bei der sich auch Mann – wenn auch parodistisch distanziert – durchaus auf den Gedanken einer tiefenpsychologisch vorgehenden Psychosomatik einlässt, zum anderen aber in der Konfrontation der so oder so verursachten Krankheiten mit dem gleichwohl existierenden, nicht einzuschränkenden Begehren, das sich – wider alle Rationalität – auch auf kranke Menschen, Menschen mit erkrankten Körpern, richtet. Im inneren Dialog versichert sich der verunsicherte Hans Castorp seiner Gesundheit und des Umstandes, dass er für derlei wie die Psychoanalyse, die »Seelenzergliederung«, überhaupt nicht in Frage kommt. Die durch den höchst eigenartigen Seelenarzt vorgetragenen Behauptungen jedoch werden ad acta gelegt. Castorp und sein Cousin Joachim Ziemßen sprechen kurz nach dem Vortrag über den Tag und Castorps Spaziergänge:

> »Ob ihm der Vortrag gefallen, fragte Joachim nicht, und Hans Castorp äußerte sich nicht dazu. Wie nach schweigender Übereinkunft erwähnten sie des Vortrages auch nachher mit keinem Wort.« (Mann 2002, S. 199)

Edhin Krokowski aber wird im Lauf des Romans noch einen zweiten Auftritt haben. Man ruft ihn bei einer Merkwürdigkeit zur Hilfe: zu einer jungen Frau, die mediale Fähigkeiten an den Tag legt und aus der Geisterstimmen sprechen. Der Herbeigerufene kommt:

> »Ei, ei, und was weiter? Ruhe, meine Freunde! Wir werden sehen. Es war sein Grund und Boden, – schwankend und sumpfig nachgiebig für alle, auf welchem er jedoch mit sicherer Sympathie sich bewegte. Er fragte, er ließ sich erzählen. Ei, ei, und da sehe einer! ‚So steht es also mit Ihnen, mein Kind?' Und er legte, wie jeder gerne tat, der Kleinen die Hand aufs Haupt.« (Mann 2002, S. 996)

Nach einem Hypnoseversuch schickt »der Gelehrte« die Gesellschaft weg, »ausgenommen Elly Brand, mit der er noch etwas zu ‚plaudern' gedachte. Zu plaudern. Man konnte es sich denken. Niemandem war wohl bei dem Wort, einem rechten Wort des fröhlichen Kameraden Krokowski. Jedermann fühlte sein Innerstes kalt davon angerührt.« (Mann 2002, S. 997)

Lange vor Foucault äußerte Mann seinen Soupçon gegen eine Psychoanalyse, die letzten Endes auf nichts anderes abziele als darauf, das Ungezügelte, Unheimliche und Unangepasste, das in der Krankheit, der körperlichen wie der seelischen, zum Ausdruck komme, zu disziplinieren und einem Nützlichkeitskalkül zu unterwerfen.

> »Dr. Krokowski hatte ein striktes Verbot ergehen lassen, fernerhin laienhafte Experimente mit Fräulein Brands geheimen Gaben anzustellen. Er hatte das Kind mit wissenschaftlichem Beschlag belegt, hielt Sitzungen mit ihr in seinem analytischen Verlies, hypnotisierte sie, wie man hörte, war bestrebt, die in ihr schlummernden Möglichkeiten zu entwickeln und zu disziplinieren, ihr seelisches Vorleben zu erforschen.« (Mann 2002, S. 998)

9.5 Erlösung?

Was lässt sich diesen wenigen, ausdrücklich auf die Psychoanalyse bezogenen, allemal auch auf Psychosomatik anspielenden Schilderungen Thomas Manns im Hinblick auf seine Meinung, seine Haltung zu einer tiefenpsychologischen Theorie seelischer, vor allem aber auch körperlicher Erkrankungen entnehmen? Mann scheint durch den Mund seiner Figuren und das Schreiben des hinter dem Text stehenden auktorialen Erzählers die Psychoanalyse genau dort gelten zu lassen, wo er in ihr und dem von Freud entwickelten Theoriegebäude mit Gründen kaum anderes als sein eigenes Programm, seine eigene Frage erkennt: den Widerstreit von bürgerlicher Lebens*führung* hier und un- oder auch antibürgerlichem Lebens*vollzug* dort, der ihn seit den *Buddenbrooks* nicht mehr losließ. Die wissenschaftliche Instrumentalisierung dieses Widerstreits jedoch provozierte in ihm vor allem Skepsis – eine Skepsis, die sich in der ironischen Schilderung eines Psychoanalytikers, Dr. Krokowskis, Bahn brach: Am Ende seines Vortrages fordert Krokowski alle auf, »zu ihm zu kommen. Kommet her zu mir, sagte er mit anderen Worten, die ihr mühselig und beladen seid! Und ließ keinen Zweifel an seiner Überzeugung, daß alle ohne Ausnahme mühselig und beladen waren. Er sprach von verborgenem Leide, von Scham und Gram, von der erlösenden Wirkung der Analyse; er pries die Durchleuchtung des Unbewußten, lehrte die Wiederverwandlung der Krankheit in den bewußt gemachten Affekt, mahnte zum Vertrauen, verhieß Genesung. Dann ließ er die Arme sinken, stellte seinen Kopf wieder gerade, raffte die Druckschriften zusammen, die ihm bei seinem Vortrage gedient hatten, und indem er das Päckchen, ganz wie ein Lehrer, mit der linken Hand gegen die Schulter lehnte, entfernte er sich erhobenen Hauptes durch den Wandelgang.« (Mann 2002, S. 198f.)

Der auktoriale Erzähler, von dem keineswegs klar ist, dass er auch die Stimme Manns darstellt, zeichnet den Psychoanalytiker als säkularen Priester, als eine Art Variation des besonders dem auch politisch Irrationalen zugeneigten Jesuiten Naphta, der sich mit dem Rationalisten Giuseppe Settembrini einen Kampf um Hans Castorps Seele liefert. Dieser Arzt wird als Lehrer ebenso gezeichnet wie als Verheißer einer Erlösung, als Prediger ebenso wie als jemand, der um Vertrauen heischt. Lehrer, Erlöser und Prediger – dies alles sind Rollen und Ämter, die im religiösen Bereich angesiedelt sind. Zu Priestern gehören Gemeinden, und die meisten Gemeinden wiederum erküren sich Lehrer und Prediger – auf der Ebene der handelnden Personen, nicht der zugrunde liegenden Theorien, erscheint die Psychoanalyse, erscheint die psychoanalytische Bewegung als Glaubensgemeinschaft. Als eine Glaubensgemeinschaft, die – das wird an dem durchaus lächerlichen Dr. Edhin Krokowski sowie an den Schicksalen der Hauptfiguren des Romans überaus deutlich – dennoch die Last und das Leiden, die Krankheiten darstellen, aber auch die Exaltation, die Erhebung über das Normale, die Krankheiten in die Wege leiten können, nicht wirklich fassen und bewältigen kann. Der auktoriale Erzähler, der Hans Castorp über sieben Jahre begleitet, lässt ihn zum Zeugen verschiedenster Formen von Krankheiten und Erkrankungen, auch von Todesfällen werden, indes: Castorp selbst, obwohl leicht affiziert, überlebt als Zeuge, der einen Bildungsgang hinter sich bringt, und stirbt am Ende des Romans auf dem Schlachtfeld. Eine andere Gestalt Thomas Manns wird an ihrer Krankheit, einem metastasierenden Karzinom des Uterus, sterben.

9.6 Trügerische Natur, Schmerzensfrühling

Nachdem sich Thomas Mann im *Dr. Faustus* nicht nur mit dem deutschen Schicksal befasst hatte, sondern dieses deutsche Schicksal auch anhand der sich trügerisch steigernden Erkrankung – einer verschleppten Syphilis – seines eigentümlichen Helden verdeutlichte, wandte er sich in seiner letzten längeren Erzählung, *Die Betrogene* (1953), noch einmal ausdrücklich dem Thema und Phänomen schwerer Krankheiten zu.

Die Geschichte der verwitweten Rosalie von Tümmler, Mutter zweier erwachsener Kinder, einer 30 Jahre alten, gehbehinderten Tochter und eines im Abitur stehenden Sohnes, die ihre Wechseljahre bereits hinter sich gebracht hat, spielt im heiterrheinischen bürgerlichen Milieu in einem Frühling der 1920er-Jahre. Während Mann im *Zauberberg* Erlebnisse bei einem Besuch seiner Frau in einem Davoser Sanatorium im Jahre 1912 verarbeitet hatte, lieferte ihm gehobener Klatsch seiner Frau aus den 1950er-Jahren die Vorlage für *Die Betrogene*. Die denkbar geschmacklose Handlung, die von der jäh erwachten Liebe einer alternden Frau zu einem

Nachhilfelehrer ihres Sohnes erzählt, gipfelt im Glück der verliebten Frau darüber, bei ihrer Verliebtheit wieder – wenn auch unregelmäßige und mit großen Schmerzen verbundene – Unterleibsblutungen zu erfahren, die sie als Zeichen einer neuen, einer erneuerten erotischen Vitalität deutet. Die letzten Seiten der etwa 60 Seiten langen Erzählung offenbaren dann die düstere Pointe, dass die beglückt aufgenommenen Blutungen keineswegs Zeichen einer immer noch währenden Fruchtbarkeit, sondern eben Symptome eines weit fortgeschrittenen, nicht mehr behandelbaren Unterleibskrebses sind.

Ebenso wie im *Zauberberg* steht auch in der *Betrogenen* die konstitutive Unzuverlässigkeit und Zweideutigkeit der Natur, zumal der menschlichen Natur in der Körperlichkeit, im Zentrum. Und wieder – wie im *Zauberberg* – geistern psychoanalytisch anmutende Vorstellungen durch die Erzählung. In einem Disput zwischen Rosalie von Tümmler und ihrer gehbehinderten, große Schmerzen erduldenden Tochter Anna über das Altern der Frauen und die Schwierigkeit, sich in den Matronenstand zu finden, entgegnet Anna, die ihre Mutter davon überzeugen will, sich in ihr Schicksal zu schicken, auf deren Hinweise, wie schwierig es doch sei, die Seele an die »Vertrocknung des Körpers« (Mann 1963, S. 695–759, S. 707) zu gewöhnen:

9

> »Gewiß, Mama, ich verstehe das wohl. Aber sieh doch, Körper und Seele, die sind ja eins; das Psychische ist nicht weniger Natur als das Physische; die Natur schließt auch jenes ein, und dir braucht nicht bange zu sein, daß dein Seelisches lange sich disharmonisch verhalten kann zur natürlichen Wandlung des Körpers. Du mußt es dir so denken, daß dein Seelisches nur eine Ausstrahlung ist des Körperlichen, und wenn die liebe Seele glaubt, ihr falle die schwere Aufgabe zu, sich dem veränderten Körperleben anzupassen, so wird sie bald merken, daß sie gar nichts zu tun hat, als dieses zu gewähren und auch an ihr sein Werk tun zu lassen. Denn es ist der Körper, der sich die Seele bildet nach seinem Stande.« (Mann 1963, S. 707f.)

Thomas Mann war 78 Jahre alt, als er diese Zeilen schrieb, und es liegt auf der Hand, dass er in dieser Erzählung auch von sich schrieb. Indes: Auch hier ist es wieder der Widerstreit von bürgerlicher Schicklichkeit und unkommensurablen Wünschen, die schon frühere Werke durchzogen haben, mit dem Unterschied, dass es diesmal die sozial gedeutete Altersgrenze oder eben »Altenrolle« ist, die den Wünschen ihre Grenze setzt. Die Verliebtheit der Rosalie von Tümmler in den amerikanischen Nachhilfelehrer ihres Sohnes ist unschicklich, gleichwohl – sie akzeptiert ihre Erregung freudig:

> »Die liebe Frau war begeistert von der überlebenden Fähigkeit ihrer Seele, zu blühen in süßem Leide. Fromm war sie nicht besonders und ließ Gott, den Herrn, aus dem Spiel. Ihre Frömmigkeit galt der Natur und ließ sie bewundern und hochhalten, was diese, gleichsam gegen sich selbst, in ihr wirkte. Ja, gegen die natürliche Schicklichkeit war es, dies Aufblühen ihrer Seele und Sinne, beglückend zwar, doch ermutigend nicht und wollte verhehlt und verschwiegen sein vor aller Welt, sogar vor der vertrauten Tochter, besonders aber vor ihm, dem Geliebten, der nichts ahnte und nichts ahnen durfte; denn wie durfte sie mutig die Augen aufschlagen zu seiner Jugend?« (Mann 1963, S. 716)

Es ist wieder die (menschliche, körperliche) Natur, die im Zentrum der Handlung steht – diesmal geht es um die Frage, ob ein naives Vertrauen in diese Natur, eine Art säkulares Heidentum, möglich ist, ob das Zutrauen in oft glückverheißende seelische und körperliche Zustände gerechtfertigt ist. Der auktoriale Erzähler fügt in einer beiläufigen Bemerkung ein, dass in der späten Verliebtheit der Rosalie von Tümmler die Natur »gleichsam gegen sich selbst« wirkt. Dieses unregelmäßige Verhalten ihrer weiblichen Natur führt die Heldin endlich zu einer Erinnerung an ihren Glauben, an eine biblische Geschichte, die sie wiederum ihrer Tochter entgegenhält, als diese, inzwischen über die unziemliche Verliebtheit informiert, Vorschläge zu einer räumlichen Trennung von besagtem jungem Mann unterbreitet. Rosalie von Tümmler protestiert.

> »Du sprichst von der lieben Natur, aber du schlägst ihr ins Gesicht mit deinen Zumutungen, du willst, daß ich ihr ins Gesicht schlage, indem ich den Schmerzensfrühling ersticke, mit dem sie wunderbarerweise meine Seele begnadet. Welche Sünde wäre das, welcher Undank wäre es wohl, welche Treulosigkeit gegen sie, die Natur, und welche Verleugnung des Glaubens an ihre gütige Allmacht.« (Mann 1963, S. 727)

Rosalie von Tümmler gibt dann die biblische Geschichte von Abraham und Sara wieder, die schwanger wurde, als ihr Gatte 99 Jahre und sie nur geringfügig jünger war, und darüber zum Missfallen Gottes lachte: »Welcher Frau müßte denn nicht der Gedanke zum Lachen sein, mit einem Neunundneunzigjährigen Wollust zu pflegen, möge auch das Liebesleben der Männer weniger scharf begrenzt sein als das weibliche. Mein Herr aber«, so bekennt die verliebte Frau nun, »ist jung, blutjung, und wieviel leichter und lockender muß mir der Gedanke – Ach, Anna, mein treues Kind, ich pflege Wollust, scham- und gramvolle Wollust in meinem Blut, meinen Wünschen und kann nicht lassen vor ihr« (Mann 1963, S. 727f.).

Die Heldin der Erzählung offenbart hier nicht mehr und nicht weniger, als dass sie sich bewusst und lustvoll sexuellen Tagträumen hingibt, Tagträumen, die immer wieder mindestens auf den Anblick, wenn schon nicht die Berührung des geliebten Mannes, des geliebten Objektes, angewiesen sind, um in ihrer Intensität erhalten zu bleiben. So leidvoll das Bewusstsein der Nichterfüllbarkeit dieser Wünsche auch sein mag, so sehr wird dieses Leid alleine durch die Lust, die diese Gedanken bereiten, aufgewogen. Es ist aber nicht nur die Lust am geliebten und erträumten Mann, sondern auch die Lust am eigenen Erleben, an der Erfahrung, überhaupt noch so große Lust empfinden zu können. All dies rechnet Rosalie von Tümmler in dieser Erzählung dankbar »der Natur« zu, und so bleibt nur noch zu klären, ob und wie der Autor des *Zauberbergs*, der 1924, rund 30 Jahre früher, seinen naiven jungen Helden staunend und lernend, dabei sich bildend, durch das Labyrinth von Liebe, Krankheit und Tod gehen ließ, seine späte, aber ebenso naive Heldin dem bodenlos Trügerischen der von ihr verehrten Natur begegnen lässt. Rosalie von Tümmler, es wurde angedeutet, kann nach Maßgabe dieser Erzählung gar nicht anders, als dem, was ihr geschieht, dieser Einheit körperlicher und seelischer Schmerzen in der Liebe, verbunden mit Unterleibsblutungen, einen religiösen Sinn zu geben, einen Sinn freilich, der mit dem ihr anerzogenen christlichen Glauben kaum noch etwas zu tun hat, sondern eine christlich anverwandelte Naturfrömmigkeit ausdrückt. Freilich dient die Passion der Rosalie von Tümmler umgekehrt auch einem ironischen Blick auf den christlichen Glauben, genauer gesagt, einer bestimmten Variante des Christentums, das in ganz besonderer Weise im Leiden Erlösung sieht. In einer deutlichen Replik auf die Bemühungen ihrer Tochter Anna, der Mutter ärztliche Interventionen zu ersparen, bekennt Anna, dass Ärzte allemal für Erkrankungen wie Gelbsucht oder Halsentzündungen angemessen seien, »aber doch nicht für tieferes Menschenleid« (Mann 1963, S. 737), denn: »Ich bin der Meinung«, so Anna, »daß es Krankheiten gibt, die für den Doktor zu gut sind.« (Mann 1963, S. 737)

9.7 Schmerzhafte Lernprozesse, Bildung zum Leben?

Damit ist nun aus dem Munde dieser Figur plan ausgesprochen, was bereits im *Zauberberg* und in anderen Werken nicht nur angelegt, sondern auch entfaltet worden ist – eine Sicht auf (schwere) Erkrankungen, die in diesen nicht nur ein schmerzliches, evtl. tödliches Versagen der körperlichen Basis erkennt, sondern eine tief greifende, existenzielle, das ganze Selbstverständnis eines Menschen auf die Probe stellende und verändernde Krise seines Lebens; ein Geschehnis, ein Widerfahrnis, das den betroffenen Menschen im besten Falle – davon handelte der *Zauberberg* – in seiner Existenz steigert, und das heißt in der Sprache der Pädagogik: »bildet«. Doch während Hans Castorp durch teilnehmende Beobachtung gebildet wird, erfährt Rosalie von Tümmler eine Verwandlung.

Was Hans Castorp auf dem Zauberberg lernte und wozu er gebildet wurde, teilt Thomas Mann den Lesern in dem zentralen, mit »Schnee« betitelten Abschnitt im sechsten Kapitel mit (Mann 2002,

S. 706–751). Die Forschung (Maar 1995, S. 148–187) konnte längst zeigen, dass die von Castorp überdeutlich erklärte Lektion, dem Tod keine Herrschaft über seine Gedanken einräumen zu wollen, zweideutig bleibt, obwohl Castorp nach einem wirren Traum, kurz vor dem Erfrieren, ein eindeutiges Bekenntnis abzulegen scheint:

> »Die Liebe steht dem Tode entgegen, nur sie, nicht die Vernunft, ist stärker als er. … Ich will dran denken. Ich will dem Tode Treue halten in meinem Herzen, doch mich hell erinnern, daß Treue zum Tode und Gewesenen nur Bosheit und finstere Wollust und Menschenfeindschaft ist, bestimmt sie unser Denken und Regieren. *Der Mensch soll um der Güte und Liebe willen dem Tode keine Herrschaft einräumen über seine Gedanken.*« (Mann 2002, S. 748)

Aus dem Umstand, dass der hier zitierte letzte Satz in allen Ausgaben des Romans kursiv gedruckt ist, darf man schließen, dass hier Mann selbst ein jetzt keineswegs ironisch gebrochenes humanistisches Glaubensbekenntnis ablegt. Kurz zuvor, darauf ist noch zurückzukommen, hatte Mann seinen Helden eine pädagogische Bilanz aus seinen Erfahrungen mit Krankheit und Tod ziehen lassen.

Genügt seine Gestalt Rosalie von Tümmler 30 Jahre später diesem Imperativ? Manns späte Heldin dankt ihrer Tochter für ihr Verständnis und den Verzicht auf das Einschalten eines Arztes mit einer kühnen, gleichsam christologischen Deutung ihrer Befindlichkeit – es geht um vermeintliche Monatsblutungen:

> »Wie willst du denn auch, was du meine Heimsuchung nennst, das Ostern meiner Weiblichkeit und was die Seele an meinem Körper getan, auch nur aufs loseste in Verbindung bringen mit dem Begriff der Krankheit?« (Mann 1963, S. 737)

Die vermeintlichen Menses als Auferstehung einer schon dahingegangenen Lebensphase, eine Erfahrung, ein Glück, das auch in Rosalie von Tümmlers Worten höher ist als alle Vernunft:

> »Ist Glück – Krankheit? Leichtfertigkeit ist es freilich auch nicht, sondern Leben, Leben in Wonne und Leid, und Leben ist Hoffnung, – die Hoffnung, über die ich deiner Vernunft keine Auskunft geben kann.« (Mann 1963, S. 737)

Mann bricht in seiner Erzählung jene quasireligiösen Bekenntnisse in der Reaktion der Tochter, die hier eine Art Realitätsprinzip verkörpert und sowohl in Erwägung zieht, wie lange eine solche körperliche Veränderung anhalten könne, als auch skeptisch bedenkt, wie lange ein junger Mann ein auch nur angedeutetes Interesse an einer sehr viel älteren Frau aufrechterhalten werde. Es ist auch Anna, die gegen Ende der Erzählung als Sprachrohr des Autors gelten darf, der ja schon im Kapitel »Schnee« des *Zauberbergs* die »Form«, also etwas durchaus Un-, wenn nicht Antinatürliches, gepriesen hatte: »Auch Form ist nur aus Liebe und Güte« (Mann 2002, S. 748). Demgegenüber, scheint es, wird auch in der *Betrogenen* das letzte Wort über die menschliche, die körperliche Natur gesprochen. Spitz sagt Anna zu ihrer Mutter: »Deine alte Freundin, Mutter Natur, hat wohl überhaupt eine anmutige Neigung zur Zweideutigkeit und Mystifikation.« (Mann 1963, S. 740)

Im Fortgang der Erzählung wirft sich dann die Heldin dem von ihr angebeteten jungen Mann in aufdringlicher Weise beinahe wörtlich an den Hals, und Mann erspart es den Lesern nicht, sie dabei mitzunehmen, wie sie ihre Würde verliert, eine Würde, die auch durch den Ort der Begegnung unterstrichen wird: eine gruftartige, nach Tod riechende Untertunnelung eines Ausflugsziels, eines Wasserschlosses, auf dessen Weiher schwarze Schwäne ihre Bahnen ziehen. Als am Ende die Erkenntnis unvermeidlich geworden ist, dass die vermeintlichen Monatsblutungen Symptome eines Unterleibskrebses im finalen Stadium waren, stirbt die Protagonistin schließlich einen schnellen, aber versöhnten Tod. Im ewigen Disput mit ihrer Tochter beschwört die späte Liebende noch einmal die Güte der Natur und ihrer Polarität:

> »Ist ja doch der Tod ein großes Mittel des Lebens, und wenn er für mich die Gestalt lieh von Auferstehung und Liebeslust, so war das nicht Lug und Trug, sondern Güte und Gnade. […] Die Natur – ich habe sie immer geliebt, und Liebe – hat sie ihrem Kinde erwiesen.« (Mann 1963, S. 752f.)

Beschränkt man sich nur auf den *Zauberberg* und *Die Betrogene*, so präsentiert Mann zwei Modelle der Bewältigung von und Auseinandersetzung mit schwerer, möglicherweise tödlicher Krankheit: ihre – so bei Hans Castorp – ethische Reflexion bzw. – bei Rosalie von Tümmler – ihre umfassend religiöse, sinngebende Einbettung in eine gehobene Form der Naturfrömmigkeit. Castorp, ein junger Mann, der Krankheit und Tod eher beobachtet als selbst zu erleiden hat, kann aus diesen distanziert und neugierig erfahrenen Randbereichen der Existenz seine Schlüsse ziehen. Rosalie von Tümmler, die dem Krankheitsgeschehen nicht beobachtend gegenübersteht, sondern von ihm ganz und gar ergriffen wird, flüchtet sich in eine Deutung, die der Autor der Erzählung jedenfalls als »Täuschung« versteht. Das Verhältnis von Leib und Seele, das ein zentrales Motiv jeder Auseinandersetzung mit menschlichen Krankheiten darstellt, wurde zwar, daran lässt Mann im *Zauberberg* keinen Zweifel, von Freud als Schriftsteller und Philosoph richtig gesehen, von der Zunft der Analytiker jedoch – so jedenfalls Manns Perspektive – in eine flache, pseudoreligiöse Heilslehre transformiert, die dem Ernst der Dinge, um die es geht, nicht gerecht wird.

Gerecht wird diesen Erfahrungen nur, wer sie reflektiert und daraus ethische Konsequenzen zieht. Castorps großer innerer Dialog im Kapitel »Schnee«, der hier nur fragmentiert zu zitieren ist, drückt das überdeutlich aus:

> »Ich habe viel erfahren bei Denen hier oben von Durchgängerei und Vernunft. Ich bin mit Naphta und Settembrini im hochgefährlichen Gebirge umgekommen. Ich habe sein Fleisch und Blut erkannt, ich habe der kranken Clawdia Chauchat Pribislav Hippes Bleistift zurückgegeben. Wer aber den Körper, das Leben erkennt, erkennt den Tod. Nur ist das nicht das Ganze […], wenn man es pädagogisch nimmt. Man muß die andere Hälfte dazu halten, das Gegenteil. Denn alles Interesse für den Tod ist nichts als eine Art von Ausdruck für das am Leben, wie ja die humanistische Fakultät der Medizin beweist, die immer so höflich auf lateinisch zum Leben und seiner Krankheit redet und nur eine Abschattung ist des einen und dringlichsten Anliegens, das ich mir nun mit aller Sympathie bei seinem Namen nenne: Es ist das Sorgenkind des Lebens, es ist der Mensch und ist sein Stand und Staat … Ich verstehe mich nicht wenig auf ihn, habe viel gelernt bei Denen hier oben …« (Mann 2002, S. 746).

Am Ende der Erfahrung von Krankheit und Tod steht so ein bewusst reflektierter Lernprozess mit einer keineswegs trivialen, wenn auch womöglich nicht klar artikulierten Einsicht – der Mensch als Sorgenkind des Lebens. Die Rede von Sorgenkindern aber zieht sofort die Frage nach sich, wer sich um sie kümmern soll – der frühe Thomas Mann ruft zu Güte und Liebe sowie zur Form auf, Einsichten, die auch der späte Mann in der *Betrogenen* nicht ganz aufgibt, auch dann nicht, wenn er die für die Betroffene eventuell unausweislich pseudoreligiöse Sinngebung ihres Leidens auch spöttisch betrachtet. Thomas Manns literarischem Werk lassen sich narrative Grundmuster, narrationslogische Strategien entnehmen, mit denen Menschen auf Krankheit und Tod reagieren. Es ist eine Aufgabe der Forschung, zu untersuchen, ob diese Grundmuster auch in nicht literarische, autobiographische Erzählungen einfließen.

Literatur

Blankertz H (1984) Der Erzieher des Zauberberg. Ludovico Settembrini. Eine Studie zum Verhältnis von Inhalt und Ethos humanistischer Pädagogik. In: Müller W, Blankertz H, Goldstein E (Hrsg) Zauberberg erneut bestiegen. Büchse der Pandora, Wetzlar, S 65–86

Groddeck G (1923) Das Buch vom Es. Psychoanalytische Briefe an eine Freundin. Internationaler Psychoanalytischer Verlag, Leipzig

Maar M (1995) Geister und Kunst. Neuigkeiten aus dem Zauberberg. Hanser, München

Mann T (1963) Die Betrogene. In: Mann T, Sämtliche Erzählungen. Fischer, Frankfurt am Main, S 695–753

Mann T (2002) Der Zauberberg. Große kommentierte Frankfurter Ausgabe. Fischer, Frankfurt am Main

Müller W (1984) Pädagogische Atmosphäre. In: Müller W, Blankertz H, Goldstein E (Hrsg) Zauberberg erneut bestiegen. Büchse der Pandora, Wetzlar, S 92–100

Müller W, Blankertz H, Goldstein E (1984) (Hrsg) Zauberberg erneut bestiegen. Büchse der Pandora, Wetzlar

Neumann M (2002) Thomas Mann: Der Zauberberg. Kommentarband. Fischer, Frankfurt am Main

Patientenperspektiven

Phänomenologie der Krankheiten: Brustkrebs und Herzinfarkt

Astrid Seltrecht und Dieter Nittel

Der Beitrag befasst sich mit Gemeinsamkeiten und Differenzen von zwei sog. Volkskrankheiten, die für den Tod einer hohen Anzahl von Menschen verantwortlich sind. Die hier eingenommene komparative Perspektive eröffnet ungewohnte, zunächst irritierende Perspektiven, aber – damit verbunden – auch neue Erkenntnischancen. Der Beitrag befasst sich aus einer diachronen Sichtweise zunächst mit biologischen und davon bedingt ableitbaren sozialen Strukturmerkmalen der beiden Erkrankungen. Diese haben beträchtliche Auswirkungen auf das biographische Erleben, die subjektive Verarbeitung und die damit korrespondierenden Lernprozesse. Vor dem Hintergrund der Struktur- und der Prozessebene kann folgender grundlegender Unterschied markiert werden: Während beim Herzinfarkt ein Wandel vom akuten krisenhaften Ereignis zur latenten Bedrohungsquelle zu beobachten ist, kann beim Brustkrebs ein schleichender Prozess der Krankheitsentstehung (Wahrnehmung) zum manifesten, auf Dauer gestellten Bedrohungszustand konstatiert werden.

10.1 Einleitung

Wenn Vertreter der qualitativen Forschung chronische Erkrankungen thematisieren, so zeichnen sich dabei zwei Zugänge ab: Einerseits werden chronische Erkrankungen gleichsam als eine »Großform« des Krankseins in modernen Gesellschaften begriffen. Dabei stehen dann primär die Gemeinsamkeiten chronischer Erkrankungen im Zentrum des Interesses, gleichgültig, um welche Erkrankung es sich dabei handelt (Corbin u. Strauss 2004, S. 21–37). Andererseits beschäftigen sich Forscher auch mit den spezifischen Merkmalen, also der »Physiognomie« bestimmter chronischer Erkrankungen (Detka 2011), wohl wissend, »dass eine mit einem plötzlich einhergehenden Zusammenbruch des Organismus einhergehende Erkrankung, wie etwa die Schlaganfallerkrankung, anders auf die Lebens- und Selbstsicht der Patientinnen einwirkt als eine eher schleichend auftretende Erkrankung wie z.B. Morbus Crohn« (Perleberg et al. 2006, S. 99). Der vorliegende Beitrag folgt weder dem ersten noch dem zweiten Ansatz, da wir Herzinfarkt und Brustkrebs zwar als Varianten der »Großform« chronischer Erkrankung einer komparativen Betrachtung unterziehen, dabei aber das Spezifische der beiden Erkrankungen nicht aus dem Auge verlieren wollen. Das von uns gewonnene Datenmaterial beinhaltet Befunde über einige wenige Gemeinsamkeiten und eine Vielzahl von Unterschieden zwischen den beiden Krankheiten. Wie noch zu zeigen sein wird, führen die den biologischen Besonderheiten inhärenten und durch die jeweiligen medizinischen Diagnose- und Behandlungsverfahren hervorgerufenen Unterschiede zu stark voneinander abweichenden Erlebensformen. Diese unterschiedlichen Erfahrungen wiederum setzen konditionelle Relevanzen im Hinblick auf das Lernen. Daraus leitet sich das Erkenntnisinteresse ab, die Phänomenologie der beiden Erkrankungen als Verschränkung biologischer und sozialer Dimensionen genauer in den Blick zu nehmen.

10.2 Phänomenologische Gemeinsamkeiten und Unterschiede zwischen Brustkrebs und Herzinfarkt

10.2.1 Brustkrebs und Herzinfarkt als biologische und soziale Abweichung

Eine Brustkrebserkrankung (Mammakarzinom) ist durch ein infiltrierendes, organüberschreitendes Zellwachstum mit der Tendenz zur Metastasierung gekennzeichnet. Unter Metastasen werden sekundäre Krankheitsherde verstanden, die durch Verschleppung von Tumorzellen vom ursprünglichen Krankheitsherd zu anderen Stellen im Körper entstehen. Brustkrebs gilt im öffentlichen Bewusstsein als »Frauenerkrankung«; Tatsache ist, dass annähernd jeder hundertste Patient mit Brustkrebs ein Mann ist. Das folgende Zitat stammt von einem männlichen Patienten:

- B.B.: … als ich da operiert worden bin, hat mir der Chirurg doch mitgeteilt, die mussten das ja auch melden mit dem, mit dem, mit dem Tumorbefund und allem Drum

▼

und Dran, dass ich, ähm, der Erste bin, in der, in der Statistik in B-Stadt, der da auftaucht, das ist aber schon selten. Was Besonderes, aber im Nachhinein hab ich's immer wieder öfters gehört .. also auch in der, während der, ähm, äh, Behandlung in der Radiologie, hat es auch eine Schwester mir erzählt, dass sie da, äh, Menge Leute schon, schon gehabt hat mit demselben, derselben Diagnose bei ihr waren (Bernd Biewer, Brustkrebs).

Beim Herzinfarkt (Myokardinfarkt) liegt eine gänzlich andere biologische Konstellation vor: Bei dieser meist akut auftretenden Komplikation sterben zuvor gesunde Zellen eines umschriebenen Herzmuskelbezirks infolge von Mangelversorgung ab. Der Verlust von etwas Eigenem beim Herzinfarkt steht damit einem Zugewinn von etwas gänzlich Fremdem und Entartetem beim Brustkrebs gegenüber. Diese biologisch gravierenden Unterschiede zwischen Brustkrebs und Herzinfarkt führen zu krankheitsbedingt unterschiedlichen Vorstellungen und Phantasien des medizinischen Laien: Der Krebs wird als Tier gedeutet, das den Körper bewohnt und – wenn es nicht bekämpft wird – stetig wächst; der Herzinfarkt wird als Funktionsstörung der Pumpe bzw. des Motors des Körpers ausgelegt. Im Alltagswissen sind beide Krankheiten tendenziell rätselhaft und produzieren einschlägige Metaphern (Kleber 2003; Maomai 1997; Sontag 2005; Wende 1990; Rugulies u. Siegrist 2002). Brustkrebs wird wie die meisten Krebsformen als etwas sehr Mysteriöses und Gemeines wahrgenommen, eine Krankheit mit vielfältigen und rätselhaften Ursachen. Von den Betroffenen werden die entarteten Zellen als etwas Fremdes, nicht genuin dem eigenen Körper Innewohnendes perzipiert; der Befall wird als nicht regulierbar, abnormal und nicht beherrschbar aufgefasst. So gesehen gilt (Brust-)Krebs als Inkarnation einer ausschließlich bösartig gerahmten körpereigenen Kontingenz, die das menschliche Vorstellungsvermögen übersteigt:

» Die Auffassung, dass eine Krankheit nur durch eine Vielzahl von Ursachen erklärbar sei, ist ganz charakteristisch für die Ansichten über Krankheiten, deren Verursachung nicht verstanden wird (Sontag 2005, S. 54). «

Die biologischen Abweichungen und deren alltagsweltliche Verarbeitung korrespondieren mit Deutungen, welche auf die Grenzen etwaiger Normalisierungsstrategien verweisen und Krankheiten als Modi der sozialen Abweichung erscheinen lassen. Der Umstand, dass Brustkrebs dabei weitaus stärker als soziale Abweichung begriffen wird als ein Herzinfarkt, leitet sich aus der Radikalität dieser Erkrankung an sich und aus ihrem mysteriösen und tückischen Charakter für sich ab, der sich unweigerlich auf den Patienten zu übertragen droht:

» Dass jemand, der einen Herzinfarkt gehabt hat, innerhalb weniger Jahre an einem weiteren sterben wird, ist mindestens so wahrscheinlich, wie dass jemand mit Krebs bald an Krebs sterben wird. Aber es denkt niemand daran, einem Herzpatienten die Wahrheit zu verheimlichen; an einer Herzattacke ist nichts Schändliches. Krebspatienten werden nicht nur deshalb belogen, weil die Krankheit ein Todesurteil ist (oder doch für eines gehalten wird), sondern weil sie als obszön empfunden wird – im ursprünglichen Sinne des Wortes: als unter einem bösen Omen stehend, abscheulich, abstoßend für die Sinne. Die Herzkrankheit impliziert eine Schwäche, eine Störung, ein Versagen mechanischer Art; sie hat nichts Schändliches (Sontag 2005, S. 12f.). «

Beide Krankheiten tangieren den Leib als soziale, psychische und biologische Einheit. Doch die Wahrscheinlichkeit, dass der Körper als äußere Hülle des Leibes Spuren der Krankheit direkt oder indirekt offenbart, ist im Falle von Brustkrebs weitaus größer (ein- oder beidseitige Brustamputation). Daraus resultiert für die Betroffenen, gleichgültig ob Mann oder Frau, eine hohe Stigmatisierungsgefahr. Diese erklärt wiederum den Charakter von Brustkrebs als soziale Abweichung. So berichtet ein an Brustkrebs erkrankter Mann, der sich selbst als »gehandicapt« einstuft und auf bestimmte Aktivitäten in der Öffentlichkeit verzichtet:

- C.C.: Ich bin handicapt!
- F.C.: (lacht) Weil (...)
- C.C.: Weil ich kein Chippendale mehr worden kann.
- F.C.: (lacht)
- I: Mhm.
- C.C.: Das ist nicht mehr möglich.
- F.C.: (lacht)
- C.C.: Und auch, weil ich nicht mehr schwimmen gehe in ein .. e::h, Hallenbad.
- I: Mhm.
- C.C.: Mache ich nicht mehr.
- I: Mhm.
- C.C.: Weil die Leute ... vielleicht, vielleicht gucke.
- F.C.: Vielleicht, aber das.
- I: Mhm.
- C.C.: Vielleicht gucke die Leute, das wissen, das weiß ich nicht, weil ich es niemals gemacht habe (Curt Carstensen, Brustkrebs; mit seiner Ehefrau Frida Carstensen).

Um die Krebserkrankung rankten sich noch vor einigen Jahren, zum Teil auch heute noch, Behauptungen über eine »Krebspersönlichkeit«, d.h. einen krebsanfälligen Charakter, der »nicht etwa auf die Hinterhöfe des volkstümlichen Aberglaubens beschränkt ist, sondern als fortschrittlichstes medizinisches Denken gilt« (Sontag 2005, S. 36). In dem folgenden Datenausschnitt ist die Beschreibung einer Interaktionsgeschichte mit einem andersgeschlechtlichen Partner fast vollständig durch die Kategorisierung »krebskrank« überformt, was den Effekt nach sich zieht, dass andere zentrale Erfahrungsbestände nahezu vollständig abgedunkelt werden:

- I.I.: Und hinzu kommt auch noch, ehm .. was mir in meinem Leben auch sehr bedeutungsvoll war, dass ich für fünf Jahre nach dem Tod meines Mannes noch mal einem Mann begegnet bin, den ich sehr liebte, und umgekehrt. Er war jünger als ich, und da, eh, es war wunderschön für mich. Er erkrankte dann nach zwei Jahren an Krebs. Und er lebte im C-Gebiet. Wir sahen uns jedes Wochenende und machten unsere Urlaube gemeinsam, und wir waren dann noch zweieinhalb Jahre während der Krankheit zusammen, bis er starb. Und das, ja, das ist ganz furchtbar. Manchmal führe ich meinen Krebs darauf zurück. Über dieses Leid (Irene Inn, Brustkrebs).

Einen instruktiven Hinweis zur Differenz zwischen Brustkrebs und Herzinfarkt liefert Sontag: »Im Gegensatz zum modernen Schreckgespenst des krebsanfälligen Charakters – jemand, der gefühlsarm, gehemmt, unterdrückt ist« (Sontag 2005, S. 36) –, wird ein Herzinfarkt noch immer als Folge einer notorischen Überarbeitung angesehen. Nun ist dieses Überengagement im Beruf nach protestantischer Arbeitsethik sogar als absolut verlässliches »Gütekriterium« einer methodischen Lebensführung zu verstehen, ohne dass die Betroffenen ernsthaft mit einer negativen Sanktionierung rechnen müssten. Ein Herzinfarkt wird darüber hinaus noch immer mit dem Klischee belegt, eine »Managerkrankheit« zu sein; sie korrespondiert mit der beruflichen Sphäre, zumal der Infarkt selbst häufig in aller Öffentlichkeit passiert.

- D.D.: Das war natürlich schwer, da war ... nicht viel Freizeit. Die haben mich aber dann auch noch mit, als einen Betrieb, als den gemacht. Da waren, insgesamt ... der Betrieb knapp 3.000 Hektar, ist Ihnen das 'n Begriff, solche Größenordnungen?
- I: Mhm.
- D.D.: Das ist schon allerhand.
- I: Ja, ja.
- D.D.: Ja .. und das entsprechende Vieh, wir hatten über 1.000 Kühe, .. 13.000 Schweine. Also, das waren schon Dimensionen, .. das war schon 'n Großbetrieb dann geworden. .. Die ganze Sache ist wahrscheinlich nicht ganz spurlos an mir vorbeigegangen,

▼

dadurch kam das dann, .. dass ich den ersten, ersten Herzinfarkt 1985 hatte.
- I: Mhm.
- D.D.: Ja, zwischendurch das Haus gebaut, .. das war ja nun auch zu damaliger Zeit .. wirklich schwer.
- I: Mhm.
- D.D.: Wir haben schon 73 angefangen, und 75 sind wir eingezogen, ... und das hat natürlich tüchtig belastet (Dietmar Dollinger, Herzinfarkt).

Eine Brustkrebserkrankung wird auch deshalb weitaus stärker tabuisiert als ein Herzinfarkt, weil sie sekundäre Geschlechtsmerkmale berührt, die konsequent als Bestandteil der Privatsphäre gelten. Im folgenden Datenausschnitt zeichnet sich ab, wie vordergründig erfolgreiche medizinische Maßnahmen zur Aufschichtung von Fremdheit zwischen langjährig verheirateten Ehepartnern beitragen können:

- M.F.: Ach ja, was vielleicht noch ganz seltsam ist, dass mein Mann bis heute noch nicht die Brust gesehn hat und auch nicht sehen wollte. Da wir ja getrennte Zimmer haben und, äh, wenn ich, komm ja nicht nackt aus 'm Bad gerannt, ja, wenn wir duschen, da hat man halt schon en Schlafanzug oder en Bademäntelchen über, un' er hat nie gesagt: »Zeig mir doch mal ..
- I: Hm.
- M.F.: was, wie das jetzt aussieht oder was da gemacht is'«, ne? (Maria Franz, Brustkrebs)

Die unterschiedliche Codierung und Wahrnehmung von Brustkrebs und Herzinfarkt erklärt sich nicht zuletzt aus den Vorstellungen von den mit den beiden Krankheiten verbundenen Modi des Sterbens: Im Fall von Brustkrebs ist die Annahme eines langen Siechtums und Leidens dominant, während der Herzinfarkt sich mit der Vorstellung eines plötzlichen und kurzen Sterbens, also der Chance auf einen »guten Tod« (Fuchs 1973, S. 37f.) verbindet. Diese Vorstellung eines »guten Tods«, d.h. eines kurzen Sterbens, ist auch bei Brustkrebspatienten orientierungsrelevant, die in ihrer Phantasie »Alternativen« zur Chemotherapie imaginieren.

- M.M.: Ich seh noch eine Situation so, wo ich gesagt hab, so, fährst du jetzt an 'nen Baum, dann gleich beenden. So, das war so, weil man hat plötzlich, ja, man denkt ganz anders, man sagt: »Ja, was soll das denn alles noch? Was soll ich mich denn quälen?« Ich weiß, es kommt 'ne Operation, es kommt 'ne Chemo. Es kommt noch 'ne Bestrahlung, und **will** ich das alles? Will ich das mitmachen? (Monika Montag, Brustkrebs)

10.2.2 Vorsorge und Früherkennung von Brustkrebs und Herzinfarkt

Welche Unterschiede zeichnen sich in der Problematik der Vorsorge und der Früherkennung bei den hier in den Blick genommenen Erkrankungen ab? Ganz generell ist festzustellen, dass die beiden einschlägigen Kategorien »Vorsorge« und »Früherkennung« mit Blick auf Brustkrebs sowohl in der Sinnwelt der Experten als auch in der von Laien Verwendung finden. Ein klein wenig anders sieht es beim Herzinfarkt aus: Hier spricht man weitaus häufiger von »Vorsorge« und kaum von »Früherkennung«, da ein Herzinfarkt i.d.R. akut auftritt, wodurch eine institutionell verankerte Früherkennung nicht möglich ist. Bei alledem muss eingeräumt werden, dass in dem Maße, wie sich im Zuge der widersprüchlichen Einheit aus Professionalisierungs- und Deprofessionalisierungsprozessen des Arztberufs eine Erweiterung der Kernaktivitäten *Diagnose* und *Therapie* um die Komponente der *Prävention* durchzusetzen beginnt, sich im öffentlichen Bewusstsein die Verpflichtung zu präventiven gesundheitlichen Aktivitäten zu einer allseits akzeptierten Orientierungsfigur entwickelt zu haben scheint. Die Botschaft ist eindeutig: Die Lebenspraxis des Bürgers soll in Gänze unter die Zielmaxime der Erhaltung oder der Wiedererlangung von Gesundheit gestellt werden: Zum einen gilt es durch gesundheitsbewusstes Verhalten, durch die Vermeidung von Risikofaktoren sowie durch die Einflussnahme auf die Lebenslage und die Umwelt Risikofaktoren und Erkrankungen zu verhindern oder zumindest zeitlich hinauszuschieben (Primärprävention). Zum anderen sollen durch Früherkennungsuntersuchungen eine Verschlimmerung oder weitere Komplikationen vermieden werden (Sekundärprävention). Und schließlich sollen durch geeignete Maßnahmen Folgeschäden aufgrund der bestehenden Krankheiten vermieden oder gelindert werden (Tertiärprävention).

Ebenso wie bei anderen Krebsformen werden beim Brustkrebs von der Medizin multiple Ursachen zugrunde gelegt, innere ebenso wie äußere, wobei über die dominanten ätiologischen Hintergründe unterschiedliche Lehrmeinungen zirkulieren. Statistische Hochrechnungen haben Risikofaktoren ermittelt (reproduktive Faktoren wie geringe Zahl der Geburten, frühe Menarche, späte Menopause, genetische Faktoren und sozioökonomische Faktoren), welchen aufgrund ihrer Eigenschaften weder medizinisch noch persönlich vorgebeugt werden kann, denn kaum eine Frau wird Kinder bekommen, nur um ihr Brustkrebsrisiko zu senken, auch hat keine Frau Einfluss auf die Menarche oder die Menopause (BMFSFJ 2002). Während die möglichen Ursache-Wirkungs-Ketten im Falle des Herzinfarkts als außerordentlich komplex eingestuft werden, aber aktive Präventionsmaßnahmen zulassen, zeichnet sich beim Brustkrebs ein wesentlich größeres Maß an »Willkür« seitens der Natur ab. Allein und ausschließlich die Früherkennung eines entstandenen Tumors kann die Heilungschancen erhöhen, womit die Sekundärprävention in Kraft treten würde. Ab dem 30. Lebensjahr steht jeder Frau jährlich eine Tastuntersuchung von Brust und Achselhöhlen zu. Darüber hinaus wird allen Frauen zwischen dem 50. und 69. Lebensjahr alle zwei Jahre ein Mammographiescreening als kassenärztliche Leistung angeboten. Dennoch will bedacht sein, dass die fachliche Differenzierung zwischen Vorsorge und Früherkennung von Brustkrebs den Frauen – und nur für sie und nicht für Männer gibt es die Möglichkeit der Tastuntersuchung und des Mammographiescreenings – nicht immer voll bewusst ist. Zum einen hat hieran die Vermischung der Begrifflichkeiten durch die Ärzte selbst, aber auch durch Aufklärungsmaterialien Anteil. Beide Begriffe werden im Kontext von Brustkrebs nicht trennscharf gehandhabt. Das legt den Schluss nahe, dass im Alltagsbewusstsein die Vorsorge quasi als ein zielgerichtetes und proaktives Verhalten gegen die Entstehung von Krebs und nicht immer als Mittel zur möglichst frühzeitigen Identifizierung eines Tumors begriffen wird. So stellt eine Informantin verwundert fest:

- R.F.: Ich hab überhaupt nicht an einen Knoten gedacht, weil ich so regelmäßig immer in die Vorsorge bin (Rita Feuerbach, Brustkrebs).

In anderen Lebensgeschichten zeichnet sich sogar der Vorwurf sich selbst gegenüber ab, Krebs bekommen zu haben, weil man nicht regelmäßig zur Früherkennung gegangen ist. Während der generalisierte Andere (Mead 1968) die soziale Dimension des Gewissens zur Selbstsorge verpflichtet, hat sich das Selbst an anderen Handlungsinteressen und Motiven ausgerichtet:

- P.P.: Bin nach 8 Jahren Schlamperei dann endlich mal wieder zur Krebsvorsorge gegangen, mit dem Ergebnis eben, dass Brustkrebs festgestellt wurde. (Petra Pauli, Brustkrebs)

Wenn bei Brustkrebs also nicht ernsthaft von »Vorsorge« (Primärprävention), sondern allein von »Früherkennung« (Sekundärprävention) gesprochen werden darf, so gestaltet sich die Primärprävention bei Herzinfarkt noch einmal ganz anders. Dies ist vor allem dem Umstand geschuldet, dass bestehenden Risikofaktoren für einen Herzinfarkt lange vor Auftreten eines solchen mit persönlichen Initiativen oder medizinischen Maßnahmen entgegengewirkt werden kann. Ein Herzinfarkt wird ausgelöst durch eine anhaltende Mangeldurchblutung, bewirkt durch Koronarinsuffizienz/Ischämie (Missverhältnis zwischen Sauerstoffbedarf und Sauerstoffangebot) infolge einer Koronarstenose (Reduktion des Durchmessers einer Koronararterie), die wiederum meist durch eine Arteriosklerose (»Arterienverkalkung«) verursacht wird. Die individuell bestehenden Risikofaktoren für einen Herzinfarkt können lange vor Auftreten eines solchen operativ (Gefäßerweiterung durch Ballonkatheder und Stent, Gefäßumgehung durch Bypass), also unter Einsatz eines institutionellen Ablauf- und Erwartungsmusters einer chirurgischen Intervention, behandelt werden. Auch muss es hier gar nicht zwangsläufig zum operativen Eingriff kommen. In vielen Fällen wird medikamentös reagiert und damit zur Senkung erhöhter Cholesterin- oder Blutdruckwerte beigetragen. Auch der Laie kann, noch bevor er zum Patienten wird, einen wichtigen Beitrag leisten, indem er die Risikofaktoren für einen Herzinfarkt (Rauchen, erhöhtes Cholesterin, Bluthochdruck, Übergewicht) durch eigene Initiativen, wie die Veränderung des Ernährungs- und Bewegungsverhaltens, zu reduzieren versucht (Heinzl 2004; Stürmer et al. 2006; Darius 2006). Doch trotz des weitverbreiteten alltagsweltlichen Wissens zu den selbst beeinflussbaren und reduzierbaren Risikofaktoren werden – darauf deuten einschlägige Untersuchungen hin (Heidrich et al. 2002) – längst nicht alle Maßnahmen gegen einen drohenden Herzinfarkt ergriffen. Mit einem deutlichen Anflug von schlechtem Gewissen erzählt ein Mann nach einem Herzinfarkt:

- A.A.: So nun ...will ich auch nicht unerwähnt lassen, .. dass ich ... den Zigaretten .. dem Nikotin .. dem Rauchen .. diesem Laster sehr zugesprochen habe .. (Axel Adler, Herzinfarkt).

Falls tatsächlich einmal eine Brustkrebserkrankung ausbrechen oder sich ein Herzinfarkt ereignen sollte, so kann aus naturwissenschaftlicher Sicht ein Rückfall weder bei einer Krebserkrankung noch bei einem Herzinfarkt per se und für alle Zeit ausgeschlossen werden. Erst aus dem faktischen Verlauf jedes Einzelfalles leitet sich die Evidenz der »Nachsorge« (Tertiärprävention) ab, also wie erfolgreich die medizinischen und persönlichen Maßnahmen gewesen sind. Die Tertiärprävention erfolgt damit nach dem Motto »Nach dem Krebs ist vor dem Krebs« bzw. »Nach dem Herzinfarkt ist vor dem Herzinfarkt«. Nach beiden Krankheitsereignissen werden die betreffenden Personen langfristig zu Patienten.

- E.E.: Ja, zumal ich auch immer noch Tabletten nehmen muss gegen Krebs, und das muss ich fünf Jahre lang machen (Elfriede Eisen, Brustkrebs).

Nicht die medizinischen Maßnahmen allein entscheiden allerdings über den weiteren Krankheits- bzw. Gesundungsverlauf. Große strategische Bedeutung besitzen die Maßnahmen zur Veränderung der Lebensstilistik, die Personen, die einen Herzinfarkt erlitten haben, zur Verhütung eines erneuten Krankheitsereignisses selbst beisteuern können.

- A.A.: Ich hatte erwähnt, dass ich sehr stark geraucht hab. Nach dem dritten Tag auf der Intensivstation durft ich unter, unter Begleitung eines Arztes und einer Schwester das erste Mal aus dem Bett. Da hatt ich einen Wunsch, an den Schrank zu dürfen, .. die Zimmer dort sind sehr moderne im Krankenhaus C-Stadt für meine Begriffe. Ja, und dann ... habe ich eine fast volle Schachtel F6, F6 war die berühmteste Zigarettenmarke in der damaligen DDR, ich hab sie leidenschaftlich gern geraucht, hab ich die Schachtel Zigaretten genommen und sie in den Mülleimer geschmissen und hab gesagt: (erhobenere Stimme) »Eins steht fest +, ich werde nie wieder rauchen« .. (Axel Adler, Herzinfarkt).

Die an Brustkrebs erkrankten Personen initiieren ebenfalls ganz vielfältige Maßnahmen, die über das medizinische Behandlungsspektrum hinausreichen. Gemeinsam ist diesen Aktivitäten, dass ihre Wirksamkeit nur extrem schwer empirisch nachweisbar ist. Sie werden aus medizinischer Sicht jedoch gewöhnlich als »zumindest nicht schädlich«

eingestuft, sofern sie auf der Linie des Grundsatzes von Hippokrates liegen. Die Beschäftigung mit dem empirischen Material hat gezeigt, dass oftmals keinerlei konkretes Wissen über die Wirksamkeit dieser präventiven Maßnahmen der Eigeninitiative vorhanden ist. In diesen Fällen kommen der in seiner Wirkmächtigkeit von vielen unterschätzte »Glaube« oder andere Formen der alltagsweltlichen Idealisierung mit ins Spiel:

- G.B.: Ja: wir, es ge-, es gab ein paa:r ww-wo wir es, wir haben zum Beispiel die Bau:biologen im Haus gehabt, ja?
- I: Hmm.
- U.B.: Hmm.
- G.B.: Und dann, wenn man .. unter die Wände guckt, unter die Tapete, haben wir Graphit- .. farbe.
- L.B.: Ja.
- U.B.: Hmm.
- G.B.: Ja? Es isolie:rt gegen (Luft einziehend), oder unter dem Bett haben wir Graphittücher gehabt, und dann kamen sie und haben alles gemessen und dann, und
- U.B.: Ja:, wir haben auf verschie:densten Ebenen was gemacht.
- L.B.: (lacht)
- G.B.: dann haben wir die:, dann haben wir die Spie:gel aus dem b bei, Schla:fzimmer entfe:rnt, das ist nicht gu:t, und dann, und dann keine elektrische Wecker, nu:r Batterie:wecker (Uta Berger, Brustkrebs; mit ihrem Ehemann Georg Berger und der Tochter Lisa Berger).

Ein nicht zu unterschätzender Aspekt im Zusammenhang mit Prävention außerhalb des Medizinsystems ist der verhältnismäßig geringe diesbezügliche finanzielle Aufwand. Die Aufgabe des Rauchens entlastet den Geldbeutel der Patienten und, sofern tatsächlich ein Herzinfarkt vermieden wurde, auch die Solidargemeinschaft im Gesundheitssystem. Die Teilnahme an Koronarsportgruppen benötigt keine aufwendige Infrastruktur, und die entsprechenden Kosten, die geringer sind als die Behandlungskosten eines Herzinfarkts, werden von Krankenkassen übernommen. Diesen Tatbestand sehen einige unserer Interviewpartner übrigens ähnlich:

- A.A.: Und, eh, das hatte die Kasse ja bezahlt bzw. wir brauchten bloß, ach, ich glaube, 20 Euro im Monat, ne, sag, im Vierteljahr zuzahlen (Anna Alfeld, Brustkrebs).

10.2.3 Erste Krankheitsanzeichen bei Brustkrebs und Herzinfarkt

Erste Warnzeichen einer Brustkrebserkrankung oder eines Herzinfarkts, die von den Betroffenen allerdings noch nicht in einen krankheitsspezifischen Zusammenhang gestellt werden müssen, können entweder in der Lebenspraxis des Alltags oder im Kontext medizinischer Organisationen erkannt werden. Anschließend lösen diese Anzeichen weitergehende Schritte der medizinischen Prozessierung aus. (Sofern Anzeichen für eine Brustkrebserkrankung in einer routinemäßigen Früherkennungsuntersuchung festgestellt werden, was im Material verhältnismäßig häufig der Fall ist, tritt der im nächsten Abschnitt dargelegte Schritt der medizinischen Diagnostizierung ein.) Da Brustkrebs bereits längere Zeit vor einer Untersuchung den Körper angreift und von einer schleichenden Entwicklung auszugehen ist, beobachten, ertasten oder erspüren die Betroffenen die Veränderungen an der Brust teilweise selbst. Bei den späteren Patienten tritt nach dieser Beobachtung ein Gefühl der Irritation auf; die zunächst diffuse leibliche Veränderung bedarf einer Bestimmung bzw. einer praktischen Erklärung (Flick 1991; Stolberg 2003). Die entsprechenden Veränderungen werden zunächst einmal auf »harmlose« Ursachen zurückgeführt wie im folgenden Zitat:

- M.F.: Und zwei Monate später hab ich meinen Knoten gefühlt. Und dann dacht ich halt, (lautes Ausatmen) viele Leute haben 'nen Knoten, kann 'ne Zyste und sonst was sein, ne? (Maria Franz, Brustkrebs)

Charakteristisch ist hier, dass das Phänomen der veränderten Konstitution zunächst als harmlose Symptomatik begriffen wird. Da die Betroffenen die unklare Situation nur mithilfe eines medizinischen Experten aus der Welt räumen können, suchen sie i.d.R. einen Arzt auf. Und obwohl sich ein Brustkrebs relativ schleichend und zunächst ohne Schmerzen entwickelt, wird sein Entstehungszeitpunkt in der rückschauenden Wahrnehmung der Patienten i.d.R. mit dem Diagnosezeitpunkt festgesetzt. Darauf weist auch das folgende Datenbeispiel hin:

- E.E.: Ein Jahr später, äh, .. ging es mir ganz schlecht, und dann bekam ich Krebs. Also da merkte ich auf einmal, dass ich 'ne Stelle hatte an der Brust. Und da bin ich gleich hin, (Weinen hört auf) weil ich sowieso immer hingehe zur Vorsorge. Und da bin ich auch gleich zu mehreren Ärzten gegangen. Erst wollt ich's auch nicht wahrhaben, weil ich gedacht habe, das kann nicht angehen, dass ich schon ein Jahr später diese gleiche Krankheit haben sollte (Elfriede Eisen, Brustkrebs).

Im Falle eines Herzinfarkts werden erste Symptome wie Atemnot, Engegefühl oder Schwindel gewöhnlich nicht in ein kausales Verhältnis zu der nahenden Katastrophe eines Herzinfarkts gebracht. Ein Herzinfarkt tritt dann meist plötzlich und unter starken Schmerzen auf, sodass er von den betroffenen Personen fast im Moment der Entstehung wahrgenommen wird. Unmittelbar nach der Wahrnehmung des Herzinfarkts erfolgt, meist sogar unter Einsatz eines Notarztes, die Eingliederung in das institutionelle Ablaufmuster der medizinischen Behandlung. In unserem Datenmaterial gibt es Beispiele, die darauf hinweisen, dass Patienten selbst bei einem Herzinfarkt das institutionelle Ablauf- und Erwartungsmuster der medizinischen Behandlung unterlaufen können:

- A.A.: Und eines Nachts krieg ich auf einmal Herzschmerzen, .. Schweißausbrüche, .. hm, denke, Durchfall, geh auf die Toilette. .. Ick hab meinen Herzinfarkt auf der Toilette abgemacht.
- I: Mhm.
- A.A.: Hab noch nicht mal meinen Mann geweckt.
- I: Mhm ..
- A.A.: **Also, wirklich die ganz typischen Schmerzen,** die man beim Herzinfarkt, Schüttelfrost, Schweißausbrüche, der Arm war mir hier wie gelähmt, ja? Der hat mir **weh getan,** hier der Oberarm hauptsächlich. (zieht die Luft ein) Ick hab meinen Mann nicht geweckt, .. aber bestimmt so zwei Stunden hab ich in der (E)-Straße auf der Toilette gesessen. .. **Ick konnte mich auch nicht hinlegen**, ich hätte mich ja mal auf den Abtreter hinlegen, **ne, blieb sitzen**. Dann .. wurde mir wieder besser, dann kam wieder dieser Schweißausbruch, dann kam wieder dieser Schmerz hier. Ja, na ja, bestimmt zwei Stunden.
- I: Mhm.
- A.A.: Vielleicht war's auch länger, ich konnte dat nicht mehr einschätzen, wie et war. Dann bin ick wieder in mein Bett gekrochen, .. bin aber nicht mehr eingeschlafen, und nächsten Morgen bin ich aufgestanden, konnte kaum gehen, ... denke, du musst doch zur Arbeit.
- I: Mhm.
- A.A.: Du kannst doch nicht einfach fehlen (Anna Alfeld, Herzinfarkt).

Die Erzählerin, die im Gesundheitswesen arbeitet und über die Symptomatik eines Herzinfarkts Bescheid weiß, schildert hier sehr dramatisch die ersten Anzeichen – Herzschmerzen, Diarrhö und Schweißausbrüche – und ironisiert zugleich den Vorfall. Dieses Datenbeispiel, auf dessen Details hier nicht näher eingegangen werden soll, liefert einen wichtigen allgemeinen Hinweis auf die strukturelle Differenz der beiden Erkrankungen: Während beim Herzinfarkt die zeitliche Spanne zwischen den ersten subjektiv wahrnehmbaren Anzeichen einer Herzattacke und der medizinischen Diagnose eher gering ist, verhält es sich beim Brustkrebs so, dass die Zeitspanne zwischen der eigenen Identifikation der ersten Anzeichen und der endgültigen Gewissheit, dass es sich um die medizinische Kategorie Brustkrebs handelt, eher größer ist.

10.2.4 Medizinische Diagnostizierung und biographische (Dis-)Kontinuität

Da die Vor- bzw. Warnzeichen für die Auslösung eines Herzinfarkts und den Beginn einer Brustkrebserkrankung von den betreffenden Personen sehr unterschiedlich interpretiert werden (wobei nicht nur Normalisierungs- und Verharmlosungsstrategien, sondern auch Verdrängungs- und Ausblendungsstrategien greifen können), kann der Zugang zum Medizinsystem und damit der Beginn des institutionellen Ablauf- und Erwartungsmusters der Krankenbehandlung unterschiedlich schnell oder langsam stattfinden. Sobald die medizinische Erstkonsultation erfolgt ist, greift das offizielle Mandat der Profession: Die Handlungsrelevanz der Laientheorien tritt nun in den Hintergrund, und nur der Arzt hat das Recht und die zugeschriebene Kompetenz, einen Herzinfarkt als Herzinfarkt bzw. eine Brustkrebserkrankung als Brustkrebserkrankung zu diagnostizieren und die aus Expertensicht sachlich notwendigen Indikationen dem Patienten gegenüber, soweit dieser noch entscheidungsmächtig ist, zu thematisieren.

Die charakteristischen körperlichen Reaktionsmodi beim Herzinfarkt führen zum sog. Blaulichtphänomen, das beim Brustkrebs völlig fehlt: Die subjektiv wahrgenommenen Schmerzen, aber auch das Wissen um die Bedeutung der akutmedizinischen Behandlung eines Herzinfarkts zur Verhinderung eines größeren Gewebeverlustes am Herzen tragen dazu bei, dass bereits beim Verdacht eines Herzinfarkts der Einsatz eines Notarztes bzw. Rettungswagens angezeigt ist. Ein »medizinischer Notfall« impliziert zum einen die Erwartung, dass zwecks Rettung menschlichen Lebens jede Minute, ja jede Sekunde zählen kann, dass folglich ein medizinischer Experte so schnell wie nur irgend möglich zum Patienten, mit dem nicht zwingend bereits ein Arbeitsbündnis bestanden haben muss, gebracht werden sollte. In entlegenen Regionen Deutschlands werden im (Verdachts-)Fall eines Herzinfarkts sogar Rettungshubschrauber eingesetzt. Im gleichen Maße, wie die Krankheit zu Irritationen im sozialen Miteinander führt, gewinnt sie den oben bereits erwähnten öffentlichen Charakter. Bei einigen Informanten bedeutet dies konkret, dass der Herzinfarkt entweder während einer Autofahrt passiert oder dass eine äußerst gefährliche Fahrt mit dem PKW von Freunden, Bekannten oder Verwandten zwingend notwendig ist, um die betroffene Person möglichst schnell ins Krankenhaus zu bringen. In dieser Zeit der Diagnostizierung, also zwischen körperlichem Zusammenbruch und Arztdiagnose, vergehen oft nur wenige Minuten oder Stunden. Der Alltag und die diesbezüglichen Routineaktivitäten müssen in dieser Zeit komplett unterbrochen werden. Hier das Beispiel einer Person, die ihren Herzinfarkt am Arbeitsplatz registriert und von einem Kollegen ins Krankenhaus gebracht wird:

- P.P.: Und dann sind wir wieder ins Auto eingestiegen, und dann hab ich zu Klaus gesagt: »Jetzt, so langsam wäre es gut, wenn ich ärztlich Hilfe kriege, weil ich fühle mich grad richtig beschissen. .. Und dann ist er erst mal über, glaube ich, 3 oder 4 rote Ampeln geknallt, ist da in dieses, dieses Krankenhaus rein, wir sind halt in die Notaufnahme rein, .. ehm .. und ja, viel mehr habe ich gar nicht mehr mitgekriegt. ... Dann, ehm ... sind wir da unten rein, ich hab mich da unten noch auf so 'ne Trage drauf, hab ihm mein, .. mein, ehm .. Handy noch gegeben (trinkt und setzt Trinkgefäß wieder ab) ... und, ehm .. ja, hatte halt wahnsinnige Schmerzen. Und hab dann die Ärzte irgendwie angebrüllt, dass sie halt irgendwie sich drum kümmern sollen, dass die Schmerzen weggehen, .. weil ich wirklich das Gefühl hatte, da steht irgendwie einer mit so 'ner Wasch&Waschbetonplatte auf meiner Brust drauf und geht

▼

> nicht mehr runter (seufzt). (4 Sek.) Und, ehm, die Ärzte haben extrem schnell reagiert, extrem auch gut reagiert. .. Ehm, der eine Arzt fing irgendwie an von wegen Magenverstimmung, und ich: Das kann eigentlich nicht sein, ich hab gestern Abend irgendwie 'ne Pizza gegessen. Und (seufzt), und der zweite Arzt sagte, aber da war ich auch schon relativ weit weggepumpt irgendwie mit Schmerzmitteln und so was, und sagte halt »Herzinfarkt« (Patrick Pellmann, Herzinfarkt).

Wenn ein Herzinfarkt stattfindet, so erzwingen die Art der Krankheit und deren Diagnostizierbarkeit ad hoc Reaktionen in der jeweiligen Situation. Sobald die Diagnose »Herzinfarkt« als relativ robust eingestuft worden ist, bedarf es medizinischer Maßnahmen, die die Auswirkungen des Herzinfarkts (Gewebeverlust) in Grenzen halten. Das institutionelle Ablauf- und Erwartungsmuster der Behandlung ist in der Akutsituation derart wirkmächtig, dass die Alltagspraxis nicht nur des unmittelbar Betroffenen, sondern auch der Mit- und Umwelt (Schütz 1974) – wie das vorangegangene Beispiel gezeigt hat – sofort abgebrochen werden muss.

10

Bei einer Krebserkrankung kann sich dagegen die Diagnostizierung über Tage, teilweise über Wochen und Monate erstrecken. Der medizinische Erkenntnisprozess über den Fall erfolgt über mehrere Stufen (Mammographie, Ultraschall, Biopsie) und unter Beteiligung verschiedener medizinischer Fachrichtungen (Gynäkologie, Radiologie, Chirurgie, Anästhesiologie). Innerhalb dieses arbeitsteiligen Diagnoseprozesses können die einzelnen Stufen nicht übersprungen werden, d.h., die Brustkrebspatienten können nicht direkt zum Radiologen oder gar zum Chirurgen und Pathologen gehen, um den Diagnoseprozess abzukürzen. Jede Stufe ist hoch spezialisiert und verfügt allein über die jeweils notwendige Technik. Während dieser Zeit ist – anders als beim Herzinfarkt – eine Aufrechterhaltung der bisherigen Lebenspraxis möglich: Beate Becker geht weiter arbeiten, Constanze Coburg kocht für drei Wochen das Essen für ihren Mann vor, und Ursula Unger verschiebt mit ärztlichem Einverständnis den Beginn ihrer Chemotherapie über den Jahreswechsel, um Silvester feiern zu können. Die Aufrechterhaltung der Alltagspraxis sagt aber nichts über die Dramatik im Erleben der Betroffenen aus. Im folgenden Datenbeispiel wird deutlich, dass der Arzt der Brustkrebspatientin durchaus eine gewisse Wartezeit einräumt, obwohl er weiß, dass aufgrund des aggressiven Charakters der Erkrankung und einer drohenden Metastasenbildung eine gewisse Eile besteht.

> - E.E.: Und da bin ich zum Frauenarzt gegangen, und der hat dann 'ne Mammographie machen lassen, und dann hat, äh, der von, ähm, der Röntgiologe, der hat dann zu mir gesagt, ich wenigstens 'ne Probe entnehmen lassen, sagte der. Da sag ich, na ja, sag ich, ich möchte aber gern warten bis September, das war im Mai gewesen. Ich sag, da ich 'ne neue Stelle hab, möchte ich jetzt nicht gleich krank sein. Und da sagt er, ne, warten würd ich da nicht so. Lassen Sie's machen. Und da wollt ich das ambulant machen lassen damals. Und dann hab ich, bin ich da hingegangen zu dem Chirurgen, das war auch in A-Stadt, und dann hat er zu mir gesagt, na ja, dann machen wer da 'en Riesenverband drum, und dann müssen Se aber trotzdem 3 Tage zu Hause bleiben. Sie können 3 Tage nichts machen, und da hab ich Panik gekriegt, und da hab ich dann gesagt, nein, jetzt gehst du noch mal nach D-Stadt an die Uniklinik und lässt das noch mal woanders untersuchen, vielleicht ist das ja doch was ganz anderes. .. Und bin zu dem gleichen Professor gegangen, der meine Mutter behandelt hatte, und dann hatte er zu mir gesagt dann, das müsste untersucht werden, aber nicht warten, sondern **sofort**, sagte er, ne, und dann hat dann gleich für mich en Bett da frei gemacht, dann ist das operiert worden, und die haben dann festgestellt, dass das schon gestreut hatte und die ganze Brust wegmusste, und die Lymphknoten bis auf
>
> ▼

2 alle wegmussten. Das war praktisch dann mein Ergebnis. Also ich war da ziemlich erschlagen, muss ich sagen (Elfriede Eisen, Brustkrebs).

10.2.5 Die medizinische Behandlung: Leidvolles Heilen oder heilvolles Leiden?

Neben den soeben dargelegten Unterschieden zwischen den hier diskutierten Erkrankungen gibt es sehr wohl eine Reihe von Gemeinsamkeiten: Sowohl in den Erzählungen von Brustkrebspatienten als auch in denen der Herzinfarktpatienten tauchen zahlreiche Stellen auf, in denen im Zuge des institutionellen Ablauf- und Erwartungsmusters der Behandlung von den medizinischen Experten Vorschläge für eine oder mehrere (Be-)Handlungsalternativen unterbreitet werden, die dann in mehr oder weniger aufwendigen Aushandlungsprozessen überprüft, abgewogen und entschieden werden müssen.

Die Autonomie von Patienten manifestiert sich nicht zuletzt in Grenzsituationen der Non-Compliance, wenn die Betroffenen sich etwa gegen den von ärztlicher Seite favorisierten und als dringlich eingestuften Behandlungsvorschlag aussprechen und – aus Ärzteperspektive betrachtet – gegen ihre eigenen Interessen zur Wiederherstellung ihrer körperlichen Integrität agieren. Ein Beispiel für diese Konstellation ist die Entscheidung von Anna Alfeld, die nach ihrem Herzinfarkt nicht nur einen Krankenhausaufenthalt, sondern auch die Rehamaßnahme abgelehnt hat. In manchen Interviewdarstellungen drängt sich aber auch der Eindruck auf, dass die Autonomie der Patienten vom medizinischen Personal geradezu inszeniert wird, indem Handlungsalternativen präsentiert werden, von denen die eine indirekt oder subtil negativ kommentiert wird, während die andere in ein positives Licht gerückt wird, sodass der Arzt eigentlich schon antizipieren kann, in welche Richtung sich der Patient entscheiden wird.

- C.C.: Untersucht mich, und da sagt er: »Äh, ich muss Ihnen eins sagen, äh, es nicht so, wir müssen die Brust abnehmen, jetzt ist nur die Frage, wünschen Sie einen Aufbau .. oder nicht?« »Erklären Sie mir bitte, wie ein Aufbau, äh, wie das geht.« Und da hat er gesagt: »Dann nimmt man die Brustwarze ab und, äh, nimmt sie, äh, näht sie erst mal auf den Oberschenkel, und dann nimmt man entweder von der Hüfte oder vom Rücken Fleisch und .. baut so auf.« Und dann klickerte das bei mir, ich hab gedacht, falls so, so ein winziges, winziges Metastäschen in dieser Brustwarze sitzt und wird wieder eingesetzt. Dann hab ich gesagt: »Herr Professor, ich glaube, in meinem Alter … Ich werde jetzt erst mal, es war im Dezember, ich werde jetzt im Mai 75, da kann die Eitelkeit auf der Strecke bleiben, ich möchte auf Nummer sicher gehen.« »Ja«, sagt er (Constanze Coburg, Brustkrebs).

Unausgesprochener Konsens bei Brustkrebspatienten ist die Auffassung, dass Fremdes, also der Befall durch einen Tumor, ausschließlich durch eine aufwendige medizinische Intervention beseitigt werden kann. (Da beim Herzinfarkt das Gewebe bereits abgestorben ist, erscheint dem Laien eine Intervention weniger geboten zu sein.) Die damit nicht zu umgehende medizinische Therapie von Brustkrebs stellt aus der Perspektive der Betroffenen dann eine deutliche Belastung, ja möglicherweise sogar den Beginn einer Verlusterfahrung dar (Brustamputation, Haarverlust, Potenzverlust bei männlichen Brustkrebspatienten).

- B.B.: Ehm, .. für mich seelisch 'ne große Katastrophe war der Haarausfall. .. Ich konnte damit, .. wollte das auch nicht, ehm .. umgehen. Ich wollte damit net umgehen, und ich konnte damit nicht umgehen. ..

▼

Mir ist immer wieder begegnet auch: »Na, das macht doch nix, die wachsen wieder.«
- I: Mhm.
- B.B.: Und ich hätte die Leute dafür erwürgen können, für so 'ne Aussage, und dachte, hab's erst mal, sitz .. ja? Man wusste, so ziemlich genau nach, etwa, eh, 12 bis 14 Tagen nach der ersten Chemo .. eh, beginnt der Haarausfall, ja? Und das ist wirklich so, wie man's in .. billigen Filmen oder schlechten Büchern auch lesen kann, ich sitz dann sonntags morgens beim Frühstückstisch und .. ehm, in meiner Tasse schwimmt ein Büschel Haare.
- I: Mhm. ..
- B.B.: Und ich, ehm, ja, breche in Tränen aus und greife da rein, und ich hab ganz viele Haare in der Hand, und ich gehe .. ins Bad und .. will's wegwaschen, und die Badewanne ist voller Haare.
- I: Mhm.
- B.B.: Und überall war, .. war so was und ich hab so alles verloren, wo, worüber ich mich, .. ich glaube, worüber wir immer uns auch definieren, über das Äußere, mein Äußeres hat sehr .. gelitten unter diesem Medikament (seufzt) (Beate Becker, Brustkrebs).

Die therapeutischen Reaktionen auf Brustkrebs rufen bei den betroffenen Personen also erst körperliche und seelische Schmerzen hervor; der Verlust der Brust durch Amputation wird i.d.R. als gravierende Verletzung der Geschlechtsrollenidentität erlebt, was in solchen Fällen Einbußen der ehelichen und partnerschaftlichen Beziehungsqualität zur Folge haben kann. Durch die heute weithin übliche Chemotherapie wird Übelkeit ausgelöst, und/oder die (vor mehreren Jahren) Erkrankten berichten von Verbrennungen durch Bestrahlung. Die medizinischen Interventionen richten sich bei einer Brustkrebserkrankung primär auf die Zerstörung der Krebszellen (Operation, Chemotherapie, Bestrahlung). Anschließend wird mit weiteren Therapien (z.B. Hormontherapie) ein erneutes Ausbrechen der Krankheit zu verhindern versucht.

Im Gegensatz zu einer Brustkrebserkrankung, bei der der Gewebeverlust durch medizinische Maßnahmen herbeigeführt wird, führt bei einem Herzinfarkt das Krankheitsereignis selbst – wie bereits angedeutet – zum Gewebeverlust. Die hierdurch verursachte mehr oder weniger dramatische Leistungseinbuße kann sowohl in medizinischen Tests nachgewiesen als auch von den betreffenden Personen, ja unter Umständen sogar durch das soziale Umfeld, durch einen Vorher-nachher-Vergleich wahrgenommen werden. Die akutmedizinische Behandlung des Herzinfarkts führt unmittelbar zur Steigerung des körperlichen Wohlbefindens, z.B., wenn die Schmerzen bzw. ein beklemmendes Gefühl in der Brustgegend oder Luftnot nach Medikamenteneinnahme sofort nachlassen.

- P.P.: Ehm, und dann ist es halt Policy eines jeden Krankenhauses, dass jeder Herzinfarkt noch 10 Tage auf der Intensivstation liegen bleibt. Und ich habe gesagt: »Leute, was soll ich hier, ja? Also, ich bin jetzt wieder schmerzfrei, ich bin wieder, ich bin wieder beieinander, .. ehm, ich fühle mich auch okay. Klar hat mich die ganze Geschichte jetzt irgendwie mitgenommen (schnalzt), aber ihr könnt mich jetzt auch 2, 3 Tage hier zur Behandlung irgendwie noch mal oder zur Beobachtung, eh, auf, auf der Station behalten, .. aber es ist alles wieder okay ..« (Patrick Pellmann, Herzinfarkt).

In beiden Fällen, bei Brustkrebs wie beim Herzinfarkt, kann aus medizinischer Sicht eine Operation angezeigt sein. In Bezug auf den Brustkrebs dient sie der Beseitigung des Tumors und damit der Erhöhung der Heilungschancen, im Zusammenhang mit dem Herzinfarkt dient sie der Verhinderung eines erneuten Infarktes (Tertiärprävention). Die Analyse der Interviews deutet darauf hin, dass die Angst der Patienten vor einer Operation bei beiden Krankheitsformen vorhanden sein kann. Während der Operation unter Vollnarkose sind die Patienten »aus der Welt«; sie verfügen über keinerlei Kontrolle und werden einer Art »künstlichem Tod« ausgesetzt –

anders als bei allen anderen medizinischen Maßnahmen, während deren sie teilweise oder gar voll ihren Alltag weiter bestreiten können.

10.2.6 Die Aneignung der Krankheit

Die zuvor beschriebenen Unterschiede zwischen Herzinfarkt und Brustkrebs wirken sich auf die Aneignung der Krankheit aus. Das betrifft das Erlernen sowohl der allgemeinen als auch der krankheitsspezifischen Patientenrolle (Nittel 2012). Während die *allgemeine* Patientenrolle vorrangig das Funktionieren in Organisationen des Gesundheitssystems sicherstellt und das arbeitsteilige Handeln mit einem Professionellen gewährleistet (den Körper entblößen, diskrete Informationen mitteilen, einer eigentlich fremden Person vertrauen, alltagspraktische Dinge gewährleisten, Kulturbeutel und Bademantel ins Krankenhaus mitnehmen usw.), evozieren die *speziellen* Rollenmuster das Erfüllen von Erwartungen, die unweigerlich mit der besonderen Krankheit verbunden sind, wie etwa der Umgang mit der Zumutung, sich von einem Moment auf den anderen nicht mehr auf den eigenen Körper verlassen zu können. So werden einem Herzinfarktpatienten urplötzlich die Patientenrolle und damit korrespondierende Anpassungsleistungen abverlangt, beispielsweise, wenn er am Vormittag noch schwer körperlich gearbeitet hat und sich am Mittag nicht einmal mehr selbst aus- oder anziehen darf.

Das Erlernen der speziellen Patientenrolle im Sinne einer bestimmten inneren Haltung zu einer besonderen Krankheit bei den Brustkrebspatientinnen gestaltet sich anders: Hier wächst die Betroffene allmählich oder schleichend in die Rolle hinein, verschleiernde Hinweise und/oder Signale auf der Ebene der nonverbalen Kommunikation auf dem Weg zur Diagnose lassen sie ahnen, um welche Krankheit es sich handelt.

- C.C.: Und dann, na ja, dieses ganze Röntgen. Musste ich nach H-Stadt. Und da bin ich mit meinem Mann, sind wer gleich hingefahren, die machen die Untersuchungen, und dann sagt die Dame so zu mir: »Alles Gute, Frau Coburg, Sie müssen sofort wieder zum Arzt zurück, und wir geben Ihnen nicht schrift-, äh, nicht per Post die Sachen, wir geben's Ihnen gleich mit.« Da hab ich gedacht, na, wie sie mir die Hand geschüttelt hat und dies Gesicht, da dacht ich fast, als wenn sie kondoliert, da hab ich gedacht, das muss ernst sein, das ist höchstwahrscheinlich, ich hab's gedacht (Constanze Coburg, Brustkrebs).

Aus der Analyse der Erzählungen geht hervor, dass die krankheitsspezifische Rolle im Fall von Herzinfarkt schnell, im Fall von Brustkrebs langsam eingenommen werden muss; und in gleicher Weise werden die Rollen wieder aufgegeben. Die Unterschiede in der Geschwindigkeit bei der Übernahme der Patientenrolle wirken sich auch auf den möglichen sekundären Krankheitsgewinn aus: Die Auswirkungen eines Herzinfarkts sind meist begrenzter, sie beschränken sich auf den Kontext der medizinischen Behandlung und bilden für die betroffene Person nur ein Merkmal unter vielen anderen. Eine Brustkrebserkrankung hingegen bestimmt über lange Zeit den Alltag einer betroffenen Person.

10.2.7 (Un-)Gewissheit bezüglich des weiteren Krankheits- und Lebensverlaufs

Beide Patientengruppen sind im Vergleich zu gesunden Gesellschaftsmitgliedern mit einer enormen Ungewissheit im Hinblick auf den weiteren Krankheits- und Lebensverlauf konfrontiert. Bei Brustkrebspatienten drehen sich die Gedanken oft um die Frage, ob die Krankheit bereits vollständig beseitigt ist oder ob beispielsweise noch Tumorzellen im Blut vorhanden sind. Die Bösartigkeit der Erkrankung offenbart sich hier gerade durch ihre Unberechenbarkeit. Der Umstand, dass Brustkrebs zu einem Zustand werden kann, leitet sich daraus ab, dass sich der »Kampf« gegen den Krebs gegen den ersten Erkrankungsfall und potenzielle weitere Rückfälle richten kann, sodass der Kampf im schlimmsten Fall kein Ende findet.

Bei Herzinfarkt ist ein erster Vorfall i.d.R. zeitnah abgeschlossen. Dass ein zweiter oder dritter Herzinfarkt auftreten kann, ist den Betroffenen bewusst, wird aber nicht unmittelbar mit dem ersten Infarkt in Verbindung gebracht, sondern den Ursachen zugeschoben, die auch schon zum ersten Infarkt geführt hatten (Bluthochdruck, Stress u.a.). Die Abgeschlossenheit eines vorangegangenen Herzinfarkts führt bei den Patienten zur Ausbildung der Alltagstheorie, dass sie genauso gut an anderen Erkrankungen oder Ereignissen (z.B. einem Autounfall) sterben können. Brustkrebspatienten gehen viel eher davon aus, dass ihre Krebserkrankung irgendwann ihren Tod herbeiführen kann.

10.3 Chronologie der Krankheitsaneignung: Lernprozesse im Vergleich

Die Analyse der Lebensgeschichten hinsichtlich einer Phänomenologie bringt für Herzinfarkt und Brustkrebs unterschiedliche Aneignungsformen und damit korrespondierende Patientenrollen zum Vorschein. In dieser »Chronologie der Krankheitsaneignung« treffen einige Kategorisierungen ausschließlich auf die Brustkrebserkrankung zu (vgl. Seltrecht 2006, S. 197–201, 207f.), während andere für beide Krankheitsereignisse kennzeichnend sind.

10.3.1 »Krebs haben«/»Herzinfarkt haben« als subjektives Schmerzereignis ohne medizinische Kategorisierung

In der Akutsituation eines Herzinfarkts wird sehr deutlich die körperliche Veränderung wahrgenommen. »Etwas passiert mit mir« ist hier die dominante Wahrnehmung einer noch nicht durch das medizinische Kategoriensystem von außen markierten Veränderung. Hierbei handelt es sich um ein Ereignis, ein zeitlich, räumlich und sozial klar identifizierbares Datum, das einen hervorgehobenen Charakter hat und aus anderen Ereignissen herausragt. Diesen *Ereignischarakter* hat eine Brustkrebserkrankung nicht, hier handelt es sich primär um einen zunächst nicht wahrgenommenen *Prozess*, der sich nach der Diagnose zu einem *Zustand* transformiert.

10.3.2 »Krebs haben«/»Herzinfarkt haben« als medizinische Kategorisierung

Die Zuschreibung von Brustkrebs als medizinische Kategorie im Zuge einer ärztlichen Diagnose erleben viele Frauen (in einem relativ frühen Stadium) als eine Adressierung an ihren Körper, jedoch ist diese Kennzeichnung für die betreffende Frau weder kognitiv noch emotional »be-greifbar«, weil sie bislang mit keiner leibgebundenen Erfahrung, etwa chronischem Schmerz oder körperlichen Leistungseinbußen, verbunden ist. Auch wenn diese medizinische Krankheitsbestimmung i.d.R. nicht angezweifelt wird, so ist die Diagnose doch für viele betroffene Frauen so überwältigend, dass sie zunächst nicht fassbar und als nicht mit dem eigenen Selbstbild vereinbar erscheint. Auf die Aussage des Arztes: »Sie haben Brustkrebs«, reagieren die Frauen etwa mit einem erstaunten bis entsetzten, mehr oder weniger an sich selbst gerichteten Ausruf: »Ich soll Brustkrebs haben?! Das kann doch nicht sein!«

Die eben angedeutete Differenz zwischen körperlicher und leiblicher Gewissheit, zwischen unmittelbarem Erleben und einer Informationsübergabe wird beim Herzinfarkt weitgehend nivelliert. Sofern noch in der Akutsituation die medizinische Diagnose »Herzinfarkt« gestellt wird, handelt es sich um das Phänomen »Herzinfarkt haben« als medizinische Kategorisierung, was unweigerlich mit einer Engführung von Vermittlung und Aneignung verbunden ist: Aus der umfassenden Abhängigkeit des Patienten vom Arzt und der engen Beziehung zwischen der Wahrnehmung einer körperlichen Veränderung und der Diagnose leitet sich die hohe Wahrscheinlichkeit einer zeitnahen kognitiven Aneignung der Krankheit ab. Information, Mitteilung und Verstehen fallen hier gleichsam zusammen.

10.3.3 »Krebs haben«/»Herzinfarkt haben« als kognitive Gewissheit

Während beim Herzinfarkt der Ereignischarakter der Krankheit relativ schnell zur kognitiven Gewissheit beiträgt, sieht es bei der Kontrasterkrankung Brustkrebs anders aus. Der Prozesscharakter der Erkrankung korrespondiert mit dem prozessualen Charakter des Umgangs mit ihr. Hier muss unter Zuhilfenahme vorhandener Wissensbestände, der alltagsweltlichen Eigentheorien und des im einsetzenden medizinischen Behandlungsprozess angeeigneten Wissens die neue Situation im Anschluss an die Diagnose wahrgenommen und definiert werden. Einerseits wird versucht, die Ursache der Erkrankung mithilfe eines Vergleichs zwischen bekannten Risikofaktoren und eigenen Personenmerkmalen, persönlicher Lebenssituation bzw. der eigenen Biographie zu finden. Andererseits wird, da die Balance von persönlicher Vergangenheit, Gegenwart und Zukunft verloren gegangen ist, biographische Lernarbeit geleistet. In dieser Phase wird versucht, die Bedeutung und die Auswirkungen der Erkrankung für die aktuelle Lebenssituation und das zukünftige Leben zu erfassen, wobei Prognosen zum weiteren Verlauf der Krankheit und des Lebens getroffen werden. Die unmittelbarste Konsequenz dieses komplexen Lernprozesses ist die Aneignung der Krankheit auf der kognitiven Ebene. Die Worte »Ich habe (Brust-)Krebs« bedeuten jetzt nicht mehr nur das Wissen um die medizinische Kategorisierung der körperlichen Symptome im Sinne von »Ich soll (Brust-)Krebs haben?!«, sondern es handelt sich nunmehr um das definitive Anerkennen – wenn auch nicht Gutheißen – der Krankheit durch die Betroffenen selbst. Damit ist für das Selbst der Person die Erkrankung zur Gewissheit geworden. Und mit dieser kognitiven Aneignung der Krankheit sind wiederum weitere Lernprozesse verbunden: Sowohl Herzinfarkt- als auch Brustkrebspatienten erlernen jeweils unterschiedliche Fachtermini zur krankheitsspezifischen Selbstbeschreibung. Der Umstand, dass dies eine genuine, selbstverantwortlich zu erbringende Lernaufgabe ist, wird von den Betroffenen in ihren Selbstbeschreibungen in Rechnung gestellt. Mit dem Ratifizieren der Krankheit als etwas Zur-Person-Gehörendes entsteht gleichzeitig biographische Ungewissheit: Auf der Grundlage des vorhandenen Wissens über Krebserkrankungen und der damit verbundenen Eigentheorien löst die Diagnose vielfach Ängste aus und führt zu großen Unsicherheiten. Die Frauen wissen nicht, welche Konsequenzen sich aus der Krankheit Brustkrebs für ihre Gesundheit, für ihre aktuelle Lebenssituation und für ihr weiteres Leben ergeben. Die Veränderungen im Selbstbild sind so neu, dass eine Zukunft noch gar nicht gedacht werden kann – biographische Entwürfe sind mit dieser Lebenssituation nicht vereinbar. Die Person muss dieses Ereignis in der aktuellen Lebenssituation und mit den eigenen biographischen Entwürfen in Einklang bringen. Gleichzeitig kann hiermit eine biographische Rückschau verbunden sein, die z.B. der Ursachenfindung dient (z.B. wird Fragen nach der bisherigen Lebensweise oder der Teilnahme an Krebsfrüherkennungsuntersuchungen nachgegangen). Diese Aufgabenstruktur stellt sich beim Herzinfarkt im Prinzip ähnlich dar.

10.3.4 »Krebskrank sein«/»herzkrank sein« als körperliche und emotionale Gewissheit

Im weiteren medizinischen Behandlungsablauf einer Brustkrebserkrankung kann es – abhängig von der Art und Weise des medizinischen Behandlungsablaufs – zu massiven körperlichen und psychischen Erleidensprozessen kommen. Körperliche Erleidensprozesse, die sich in Übelkeit und Erbrechen ausdrücken, werden von seelischen Erleidensprozessen flankiert, die von Ängsten um das eigene Aussehen (durch den Verlust der Haare und der Brust) über die Angst, angestammte Rollen in Familie und Beruf zu verlieren, bis zur Angst um den Verlust des eigenen Lebens reichen. Die Krebserkrankung wird so und aufgrund der medizinischen Behandlung oder der Auswirkungen der Erkrankung auf die Lebenssituation zum festen Bestandteil der Existenz. So gibt es Frauen, die diese Veränderungen ihres Ich-Welt-Bezugs auch sprachlich darstellen und von sich sagen: »Da hab ich erst gemerkt, wie krank ich bin.« Aber auch ohne dass eine körperliche Veränderung im zeitlichen Kontext der Diagnose stattgefunden hat, kann es zu Erleidensprozessen kommen. Von besonderer Bedeutung ist hier die Aneignung von Wissen über die eigene Erkrankung als Auslöser von

Erleidensprozessen oder zumindest Irritationen im Selbstbild. Die Brustkrebserkrankung in ihrer Verschränkung von körperlicher und emotionaler Gewissheit markiert gerade deshalb eine Daseinsform, weil die Wahrscheinlichkeit eines erneuten Aufflammens der Krankheit besteht und eine wirkungsvolle Kontrolle der möglichen Auslösefaktoren unwahrscheinlich ist. Die daraus resultierende Ungewissheit trägt zur Fokussierung der Aufmerksamkeit auf die Krankheit bei.

Die Tatsache, einen Herzinfarkt erlitten zu haben, kann, muss aber nicht die innere Reaktion bei den Betroffenen auslösen, damit auch *herzkrank* zu sein. Sofern der Biographieträger begreift, dass seine Erkrankung nicht nur einen Ereignischarakter hat, sondern auch mit einem für ihn subjektiv kaum wahrnehmbaren Prozess verbunden ist, findet eine basale Veränderung in der Grundhaltung gegenüber der Krankheit statt. Die emotionale und kognitive Gewissheit, herzkrank zu sein, sowie einschlägige Vermittlungsaktivitäten vonseiten der Ärzte tragen i.d.R. dazu bei, dass der Patient auf einer gefestigten Vertrauensgrundlage eine prinzipielle Beherrschbarkeit unterstellt und der Überzeugung nachhängt, den Prozess der positiven oder negativen Entwicklung über die Veränderung seiner Lebensführung zumindest partiell steuern zu können.

10.3.5 »Krebskrank sein«/»herzkrank sein« als kollektive Gewissheit bzw. Zugehörigkeit zu einer Gruppe

Alle Personen, die an Brustkrebs erkrankt sind oder einen Herzinfarkt erlitten haben, haben die allgemeine Patientenrolle inne: Mit der Einhaltung des medizinischen Behandlungsplans werden sie den damit verbundenen Erwartungen – beispielsweise Pünktlichkeit bei der Terminwahrnehmung, Berücksichtigung ärztlicher Empfehlungen im Alltag – gerecht. Neben diesen an den Patientenstatus gekoppelten Rechten und Pflichten sind auch Entlastungen im Alltag und soziale Rücksichtnahme mit der Patientenrolle verbunden: Die Erkrankten können sowohl mit der Freistellung von der Berufstätigkeit als auch mit einer besonderen Rücksichtnahme bzw. Pflege durch das soziale Umfeld rechnen.

Neben diesen Phänomenen zeichnet sich ab, dass an Brustkrebs erkrankte Frauen mit anderen an Brustkrebs erkrankten Frauen Formen der Vergemeinschaftung entwickeln, eigene Institutionen aufbauen und damit eine soziale Welt (Strauss 1982) der vom Mammakarzinom Betroffenen formieren. Der Umstand, dass die Krebserkrankung auch als soziale Abweichung wahrgenommen wird, sodass auch subtile Exklusionsprozesse nicht gänzlich ausgeschlossen werden können, die Tendenz einer mit der Krankheit unweigerlich auch verbundenen Individualisierung und die mit dem Leidensdruck verbundene Notwendigkeit der Normalisierung tragen zu den eben angedeuteten Formen der Selbstorganisation bei. Die damit verbundene Separierung von der Welt der Nichterkrankten ist deutlich stärker ausgeprägt als bei den Herzinfarktpatienten. Die soziale Welt der Brustkrebspatienten bietet Orte und Arenen, um in der Begegnung zwischen Betroffenen und Nichtbetroffenen die Erkrankung einer umfassenden Reflexion zu unterziehen. Die zunächst nur beobachteten Differenzen zwischen der eigenen Person und nicht erkrankten anderen führen zu biographischen Reflexionsprozessen, die sich um die Frage ranken, wie sie selbst vor der eigenen Erkrankung über Krebskrankheit gedacht und mit Erkrankten umgegangen sind. Daraufhin entwickeln sie ein Differenzschema: Sie unterscheiden zwischen der »Welt der Betroffenen« und der »Welt der Nichtbetroffenen« (vgl. Seltrecht 2006, S. 201). Es kommt zu der Unterscheidung »Ich bin erkrankt – ihr nicht« bzw. »Wir Kranken – ihr Gesunden«. Im Gegensatz zur zeitlich begrenzten Rolle der Patientin wird diese Rolle von den Frauen, wenn sie sie übernehmen, langfristig beibehalten; es kommt auch hier zu partiellen Veränderungen der Orientierungs- und Deutungsmuster.

Bei Herzinfarktpatienten existiert eine solche Neigung zur Vergemeinschaftung nicht. Zwar gibt es spezielle Angebote und auch selbst organisierte Gruppen. Die diesbezüglichen Netzwerke verfügen aber über keinerlei soziale Infrastruktur wie beim Brustkrebs. Die Integration von Herzinfarktpatienten in das gesellschaftliche Leben ist deutlich größer.

10.3.6 »Krebs gehabt haben«/ »Herzinfarkt gehabt haben« als Selbstpositionierung

Biographische Lernarbeit setzt sich auch in dieser Phase fort. Die diesbezüglichen Aktivitäten, zu denen auch transzendente Momente hinzukommen können, ermöglichen einerseits die Einordnung der Krankheit in den biographischen Kontext, andererseits eine Reformulierung von biographischen Entwürfen. Bedingung hierfür sind bestimmte biographische Vorerfahrungen und Ressourcen. Dadurch ist eine Sicherung biographischer Kontinuität nach der Zeit biographischer Diskontinuität möglich.

Wenn die Krankheit bereits während des medizinischen Ablauf- und Erwartungsmusters der Behandlung als hinter einem liegend betrachtet und damit als abgeschlossen gekennzeichnet wird, sind hierin Anzeichen für die Aufrechterhaltung des bisherigen Lebensentwurfs oder der weiteren Umsetzung eines biographischen Veränderungsprozesses zu sehen. In ähnlicher Weise kann dies beim Herzinfarkt geschehen.

10.3.7 »Krebs gehabt haben«/ »Herzinfarkt gehabt haben« als medizinische Kategorisierung

In der »Welt der Medizin« wird ein Herzinfarkt oder eine Brustkrebserkrankung nie vergessen. Aus medizinischer Sicht wird es zukünftig immer eine Rolle spielen, dass eine Person an Brustkrebs erkrankt war oder einen Herzinfarkt erlitten hat. Im Fall von Brustkrebs werden die Abstimmung von Medikamenten oder gar der Verdacht von Metastasen bei körperlichen Symptomen wie auch die Nachsorge schlechthin zeitlebens eine Rolle spielen. Ähnlich wie bei den an Brustkrebs Erkrankten spielt auch für Personen, die einen Herzinfarkt erlitten haben, die Vorerkrankung eine Rolle bei der Vergabe von Medikamenten oder weiteren medizinischen Maßnahmen (z.B. Absetzen von Blutverdünnern vor einer Operation).

10.3.8 Ein Identitätsmarkierer: »Brustkrebs gehabt haben«/ »Herzinfarkt gehabt haben«

Da durch medizinische Interventionen die Akutsituation eines Herzinfarkts relativ schnell vorüber ist und kaum eine bis keine Verarbeitung zulässt, wird ein Herzinfarkt erst im Anschluss zur kognitiven und emotionalen Gewissheit. Aussagen, wie »Da hatte ich meinen Herzinfarkt gehabt«, die noch im Krankenhaus getroffen werden, sind Ausdruck hierfür.

Die körperlich-medizinische Anforderungsstruktur der beiden Erkrankungen und die jeweilige Symptomatik tragen zu einer unterschiedlichen Tiefe der Identitätsmarkierung bei: Wenn der Ereignischarakter des Infarktes in die Prozessdimension einer Herzerkrankung transformiert wird, so wird der Patient aller Voraussicht nach eine biographische Kontextualisierung vornehmen. Wird der Krebspatient den Prozesscharakter der Erkrankung in einen Zustand umdefinieren, so wird sogar die gesamte biographische Identität von dem Merkmal überformt. *Der Mechanismus bei der krankheitsspezifischen Interpunktion der Erkrankungen, nämlich der Wandel vom akuten krisenhaften Zustand zur latenten Bedrohungsquelle beim Herzinfarkt einerseits und der schleichende Prozess der Krankheitsentstehung zum manifesten Bedrohungszustand beim Brustkrebs andererseits, macht einen zentralen Unterschied aus.*

10.4 Fazit: Die Phänomenologie von Brustkrebs und Herzinfarkt im Vergleich

Biologische Konstituenten tragen dazu bei, dass die soziale und kulturelle Codierung der beiden Erkrankungen in verschiedenen Bahnen verläuft. Und dies setzt wiederum konditionelle Relevanzen im Hinblick auf die biographische Situierung der Erkrankungen. Im Detail zeichnet sich folgende Konstellation ab: Brustkrebs wird als Eindringen fremder Teile in den gesunden Körper definiert; es handelt sich um einen schleichenden, nicht kontrollierbaren Prozess, der – unabhängig vom konkreten Fall – die zerstörerischen Kräfte der Natur repräsentiert. Die persönliche und damit auch die biographische Identität einer Person droht auf dieses Merkmal reduziert zu werden, weil das Damoklesschwert der per se möglichen Neuerkrankung bis zum Lebensende selbst bei einem noch so geringen Restrisiko auf der Person lastet und die Erkrankung damit potenziell zu einem Zustand wird. Es gibt ein Leben vor und nach der Erkrankung; dazwischen liegt die Phase der Therapie – und danach herrscht die Ungewissheit. Der Tatbestand, dass in ihrem Wachstum nicht kalkulierbare »bösartige« bzw. »entartete Zellen« die individuelle Existenz bedrohen, tangiert die Totalität der körperlichen und moralischen Integrität einer Person. Mit dem durch Brustkrebs verursachten Tod wird ein Prozess des Siechtums und des dauerhaften Leidens assoziiert.

Der Herzinfarkt ist durch das Absterben eines vormals gesunden Gewebes gekennzeichnet und mit der lebensweltlichen Vorstellung eines natürlichen Verfalls kompatibel. Der Ereignischarakter des Infarktes dunkelt die Aufmerksamkeit gegenüber dem Umstand ab, dass der Herzinfarkt auf einer dauerhaft abträglichen Lebensführung beruht, und richtet den Fokus zugleich auf die trügerische Lesart, hier handele es sich um eine krisenhafte und zugespitzte Episode, also um ein transitorisches Phänomen. Der Herzinfarkt wird als definitiv letztes Warnzeichen einer an sich heroischen Lebensführung betrachtet, welches zur Umkehr, Einsicht und Läuterung aufruft. Mit dem Herzinfarkt wird ein schneller, also »guter« Tod assoziiert. Der Herzinfarkt kann als Ereignis und Prozess, aber nicht als Zustand interpretiert werden. Der Brustkrebs kann als Prozess und Zustand, nicht aber als Ereignis gedeutet werden.

Dass bei Brustkrebs im Vergleich zum Herzinfarkt die Erkrankung mit weitaus höherer Wahrscheinlichkeit zum Merkmal der persönlichen Identität und zum festen Strukturmerkmal der Biographie avanciert, erklärt sich aus den eben genannten Unterschieden in unserem kulturellen Unterbewusstsein und den biologischen Tatbeständen: Während wir dem Herzinfarkt Ereignischarakter attestieren, ihn mit einem schnellen Tod assoziieren und im Hinblick auf seine moralische Dimension als weniger bösartig einstufen, zeichnet sich beim Brustkrebs ein prozessuales Element und die Aussicht auf einen langsamen und schmerzhaften Tod ab, wobei die Erkrankung in Bezug auf ihren moralischen Charakter als durch und durch schändlich eingestuft wird. Diese Differenz bildet den Kern der Anforderungsstruktur, die von den Betroffenen mittels biographischer Lernarbeit zu bearbeiten ist.

Literatur

Bundesministerium für Familie, Senioren, Frauen und Jugend (BMFSFJ) Bericht zur gesundheitlichen Situation von Frauen in Deutschland. Eine Bestandsaufnahme unter Berücksichtigung der unterschiedlichen Entwicklung in West- und Ostdeutschland. Kohlhammer, Stuttgart

Corbin J, Strauss AL (2004) Weiterleben lernen: Verlauf und Bewältigung chronischer Krankheit. Huber, Bern, S 21-37

Darius H (2006) Sekundärprävention nach Myokardinfarkt und Schlaganfall. Clinical Research in Cardiology, Bd 95, Suppl 6. Steinkopff, Darmstadt

Detka C (2011) Dimensionen des Erleidens. Handeln und Erleiden in Krankheitsprozessen. Budrich, Opladen

Flick U (1991) Alltagswissen über Gesundheit und Krankheit. Überblick und Einleitung. In: Flick U (Hrsg) Alltagswissen über Gesundheit und Krankheit. Subjektive Theorien und soziale Repräsentationen. Ansanger, Heidelberg, S 9–27

Fuchs W (1973) Todesbilder in der modernen Gesellschaft. Suhrkamp, Frankfurt am Main

Heidrich J, Liese AD, Kalic M, Winter-Enbergs A, Wellmann J,Roeder N, Kerber S, Breithardt G, Scheld HH, Kleine-Katthöfer P, Keil U (2002) Sekundärprävention der koronaren Herzkrankheit. Ergebnisse der EUROASPIRE I- und -II-Studien in der Region Münster. Dtsch Med Wochenschr 127:667–672

Heinzl S (2004) 80 % weniger Herzinfarkt-Risiko durch Lebensstil-Änderungen. MMP 27(10):325

Kleber, JA (2003) Krebstabu und Krebsschuld. Struktur – Mensch – Medizin im 20. Jahrhundert. Reimer, Berlin

Moamai M (1997) Krebs schreiben. Deutschsprachige Literatur der siebziger und achtziger Jahre. Röhrig, St. Ingbert

Mead GH (1968) Geist, Identität und Gesellschaft. Suhrkamp, Frankfurt am Main

Nittel D (2012) Die Konstruktion des Patienten. Erziehungswissenschaftliche Notizen zu einem medizinischen Begriff. Hessische Blätter für Volksbildung 1:38–52

Perleberg K, Schütze F, Heine V (2006) Sozialwissenschaftliche Biographieanalyse von chronisch kranken Patientinnen auf der empirischen Grundlage des autobiographisch-narrativen Interviews. Psychotheraphie & Sozialwissenschaft 8(1):95–145

Rugulies R, Siegrist J (2002) Soziologische Aspekte der Entstehung und des Verlaufs der koronaren Herzkrankheit. Soziale Ungleichverteilung der Erkrankung und chirurgischen Distress-Erfahrungen im Erwerbsleben. VAS, Frankfurt am Main

Schütz A (1974) Der sinnhafte Aufbau der sozialen Welt. Eine Einleitung in die verstehende Soziologie. Suhrkamp, Frankfurt am Main

Seltrecht A (2006) Lehrmeister Krankheit? Eine biographieanalytische Studie über Lernprozesse von Frauen mit Brustkrebs. Budrich, Opladen

Sontag S (2005) Krankheit als Metapher. Aids und seine Metaphern. Fischer, Frankfurt am Main

Stolberg M (2003) Homo patients. Krankheits- und Körpererfahrung in der Frühen Neuzeit. Böhlau, Köln

Strauss A (1982) Social worlds and legitimation processes. In: Denzin E (Hrsg) Studies in symbolic interaction. JAI Press, Greenwich, CT, S 125–139

Stürmer T, Hasselbach P, Amelang M (2006) Personality, lifestyle, and risk of cardiovascular disease and cancer: Follow-up of population based cohort. BMJ 332:1359–1362

Wende D (1990) Über die medizinische Berichterstattung von Krebs in Tageszeitungen und deren kritische Bewertung. Dargestellt am Beispiel der »Frankfurter Allgemeinen Zeitung« und der »Bild-Zeitung« in den Jahren 1974, 1976 und 1978. Brockmeyer, Bochum

Krankheit als biographischer Ausnahmezustand: Der objektive Faktor Subjektivität

Annelie Keil

Leben ist ein fortwährender Prozess der Wandlung, unvorhersagbar und voller Überraschungen. Zwischen Chaos und Ordnung, Anpassung und Widerstand, Freiheit der Entscheidung und Erleiden des Vorgegebenen ist der Mensch herausgefordert, eine einzigartige biographische Welt zu gestalten, die seinen Namen trägt. Er lernt zu leben und hofft darauf, dass das geplante Leben dem Wunsch nach Beständigkeit entspricht und »normal«, d.h. wie erwartet, verläuft. Krisen und Krankheiten wie Brustkrebs oder Herzinfarkt stellen als Ausnahmezustände dieses Interesse des Menschen infrage und fordern meistens überfallartig zum Umdenken, zur Umgestaltung und Neuordnung des Lebens heraus. Lebenslanges Lernen ist deshalb dem Leben konstitutiv beigegeben, und es sind die Ausnahmezustände, die die Fragilität der Normalität aufzeigen und das Leben vorantreiben.

11.1 Zustände des Lebens

Wenn alles gut geht, meldet sich ein kleiner Mensch bei seiner Geburt mit einem lauten Schrei im neuen Leben an. Ob Glück, Angst oder andere Gefühle die Stimme tragen, wissen wir nicht. Auf jeden Fall wird mit der Entbindung wie mit der Abnabelung der vorherige Zustand beendet, und das große Abenteuer Leben beginnt. Nichts ist vorhersagbar, der Weg in die Zukunft offen. Gute und schlechte Zeiten werden sich abwechseln, Hoffnung und Verzweiflung auch. Das Leben schreibt Geschichte, reiht Tag für Tag Zustand an Zustand, und der Mensch glaubt zunehmend, das Leben im Griff zu haben, vor allem dann, wenn es zu gelingen scheint. Und dann gibt es Tage, Stunden und manchmal Minuten, die stellen alles auf den Kopf. Unerwartet schlägt der Blitz ein und stellt alles Bisherige infrage. So erlebt es der Erziehungswissenschaftler und Kinderpsychologe Wolfgang Bergmann:

> »Die Nachricht kam abrupt, unvorbereitet. Nichts wies auf eine Krebserkrankung hin, andere Diagnosen waren im Spiel, bis eine Computertomografie allen Spekulationen ein ▼ Ende bereitete. Metastisierung im gesamten Körperskelett, unheilbar. Was macht die menschliche Seele mit solchen Informationen? Kippt sie weg? Vielleicht wäre das besser, aber mir nicht möglich. Nein, leugnen war meine Antwort nicht, sondern exakt das Gegenteil: so hart und kalt, so leer gefegt von aller begütigenden Emotionalität wie diese Nachricht malte ich mir das Sterben jetzt aus und ließ dieses grausame – und mich gleichzeitig so merkwürdig unberührt lassende – Wissen in meine Zukunft hineinfließen. [...] In der Palliativstation greife ich ein Notizbuch, beginne zu schreiben – kursierende Fragen um die ausgebliebene Antwort: Was erwartet mich noch? Sie ist schnell gegeben: nichts. Das Nichts.« (Bergmann 2011, S. 7)

Aber hinter dem »Nichts« hören die Fragen nicht einfach auf. Lernen im Ausnahmezustand? Ohne Lernen geht es gar nicht, ob man will oder nicht. Das eintretende Ereignis lässt nicht in Ruhe, verlangt irgendeine Reaktion, will Anstoß und Anstiftung sein. Vielleicht soll die Situation nur erduldet werden, aber dann muss Geduld gelernt werden. Was also gelernt werden soll, bleibt offen. Wie aber lernt der Mensch, wenn das Leben in große Turbulenzen gerät, wenn der Ausnahmezustand rücksichtslos ohne zu fragen Fragen stellt, wenn er ohne Ansehen der Person und ihrer Bereitschaft, sich der Krise zu stellen, diese einfach diktiert? Die latente Gewissheit, dass der Mensch verletzlich ist und irgendwann auch sterben wird, bricht im Fall der konkreten Diagnose einer schweren Erkrankung unfallartig mit voller Wucht und meistens überraschend in die historische Gegenwart eines Menschen ein, bringt unausweichlich auf den Punkt, dass es etwas zu akzeptieren gilt, und versetzt den Betroffenen nicht in irgendeinen allgemeinen, sondern in *seinen* spezifisch biographischen, nämlich ureigensten Ausnahmezustand. Kein anderer Mensch wird, selbst bei gleicher Diagnose, diesen Aufprall zweier Wirklichkeiten zwischen Gesundheit und Krankheit in derselben Weise, zur gleichen Zeit, am selben Ort erleben, keiner die gleichen seelischen, geistigen und sozialen Erschütterungen durchleiden, keiner die gleichen Helfer um sich haben. Jeder Betroffene wird also seine spezifischen Fragen stellen, die bei aller Ähnlichkeit mit den Fragen anderer Menschen bei gleicher Diagnose auf sehr persönliche Antworten und individuell angepasste Behandlungsvorschläge hoffen. Keine Frau will »der Brustkrebs von Zimmer 23«, kein Mann »der Herzinfarkt von Zimmer 24«, also ein Fall wie jeder andere dieser Kategorie sein. Nur in der Statistik existiert der durchschnittliche Patient mit der durchschnittlichen Lebenserwartung und der üblichen evidenzbasierten Behandlungsmethode. In der Lebenswirklichkeit des erkrankten Menschen existiert nicht dieser Durchschnittsmensch, sondern zunächst nur er selbst mit all seiner Angst, Verzweiflung, Hoffnung, seiner Bereitschaft oder Verweigerung, sich auf den Ausnahmezustand einzulassen. Gelebtes und »ungelebtes« Leben, Wissen und Ahnungslosigkeit, Vertrauen und Misstrauen reichen sich die Hand.

»Warten, die Hände werden feucht, in den Achselhöhlen sammelt sich der Schweiß; Angst beherrscht mich. Die Wartezeit kommt mir endlos vor in der kleinen Kabine.« (Keil 2005, S. 18)

Es fällt schwer, innezuhalten, wenn die Zeit stillzustehen und gleichzeitig davonzulaufen scheint.

»Letztendlich kann ich meinen Vorfahrinnen danken, dass ich noch lebe. Ohne die Angst, die Erinnerung an qualvolles Sterben und seelisches Leiden hätte ich meinen Körper nicht aufmerksam beobachtet, hätte vielleicht den kleinen Knubbel in der rechten Brust nicht ernst genommen. Ganz sicher hätte ich jedoch ohne diesen familiären Hintergrund die Müdigkeit für ein Symptom der späten Vierziger, die plötzlichen Herzrhythmusstörungen als Überarbeitung und Hinweis auf einen natürlichen Alterungsprozess hingenommen. Trotz der vier Sonographien und der Mammographie konnte ich mich nicht beruhigt abwenden von meiner Brust und dem Knubbel darin.« (Keil 2005, S. 19f.)

Manche Frauen leben zum Zeitpunkt der Diagnose schon lange mit der Vermutung, dass irgendetwas nicht stimmt. Andere haben sichtbare Symptome übersehen und nicht wahrhaben wollen. Wieder andere werden unverhofft von einer Diagnose überrascht, und wieder andere kämpfen um eine Diagnose, weil sie fühlen und befürchten, dass die Medizin etwas übersehen hat.

»In wenigen Minuten sollte ich mich entscheiden. Brust ab oder nicht. Ich war ein Grenzfall. Der Arzt gab mir zwei Stunden.« (Keil 2005, S. 19)

Frauen berichten immer wieder von dem Druck, der entsteht, wenn der medizinische Befund eine Eigendynamik entwickelt und für nichts anderes mehr Raum bleibt. Wer zum Arzt geht und mit einer Diagnose konfrontiert wird, muss anscheinend sofort behandelt werden. Viele Patientinnen haben das Gefühl, ganz plötzlich von einem Tumor überfallen worden zu sein, und folgen im Angesicht der Röntgenbilder der Eile, zu der der Arzt antreibt. Wie aber sollen zwei Stunden für eine Entscheidung über eine Brustamputation reichen? Wie viele Monate oder Jahre werden ins Land gehen, bevor eine Brustkrebserkrankung in das Leben einer Frau integriert werden kann?

Angst und Unsicherheit beherrschen vor allem die Anfangssituation im Ausnahmezustand und begleiten ihn. Es fällt schwer, innezuhalten, wenn die Diagnose wie ein akuter Notfall aussieht und alle zur Eile drängen, noch bevor die, die es betrifft, ein Gefühl für die Bedeutung des Geschehens bekommen, die Sachlage beurteilen und die auf sie einstürmenden Gedanken und Gefühle wahrnehmen, ausdrücken und in aktivierende Entscheidungen umsetzen können. Nichts scheint mehr wie vorher, vieles fühlt sich anders an, wenn ein Ausnahmezustand die Routinen des Lebensalltags unterbricht. Was aber ist anders in der Ausnahmesituation? Der Mensch selbst, der sich nach der Diagnose nun erstmalig auch als Kranker fühlt, obwohl er schon lange krank ist? Der aufgrund des Befundes plötzlich zum »organisierten Patienten« wird (Balint), sich ins Medizinsystem einfädeln und auf dem Höhepunkt seiner Laufbahn seine Arbeit unterbrechen muss, vielleicht nie wieder an den Arbeitsplatz zurückkehren kann? Wie verändert der diagnostische Blick die Selbst- und Fremdwahrnehmung, und wie überbringt ein Arzt die schlechte oder gute Botschaft so, dass eine sachliche Auseinandersetzung und ein subjektiver Lernprozess überhaupt angestoßen werden können? Was war schon vor dem Ausnahmezustand im Leben der Betroffenen anders, und warum blieb ihnen dies bisher verborgen? Wie tief und wie weit wirkt die Erschütterung durch die Diagnose oder eine andere Krise in die verschiedenen Lebensbereiche eines Menschen hinein, und auf was hin kann oder muss der biographische Verstehens- und Lernhorizont ausgedehnt werden? Was erwartet den Menschen hinter dem »Nichts«, das sich für Wolfgang Bergmann hinter der Diagnose einer unheilbaren Krebserkrankung als halbe Wahrheit auftat? Die ganze Wahrheit beschreibt er so:

> »Meine Krebs-Information, so abstrakt und naturwissenschaftlich ärztlich sie codiert ist, birgt ein Geheimnis. Das Geheimnis des Welträtsels: der Geburt und des Sterbens. Und beide sind unsäglich, sie gehen jeder Erfahrbarkeit voraus. Solches Wissen, das sich um sich selber dreht, das kann man nicht mehr wegstoßen. Es ist innerster, unumgänglicher Seeleninhalt bis zum realen Tod hin.« (Bergmann 2011, S. 8)

Neugier und Erkenntnis sind Kinder der Freiheit, und nur aus dieser Freiheit heraus treiben sie vor allem jenen Lernprozess an, in dem es um die Grundfragen der menschlichen Existenz und ihre Bedrohung geht. Um Geburt und Tod, um Abschied, Trauer, um Liebe, Schutz, Respekt, um Fragilität, Verletzlichkeit, Gesundheit und Krankheit, um die Würde des Menschen. Wir müssen uns allerdings für Neugier, Erkenntnis und den Willen zum Leben entscheiden, können uns nicht darauf verlassen, dass andere uns beibringen, was wir subjektiv für die Bewältigung eines Ausnahmezustandes brauchen. Lernen hat vor allem etwas mit dem Wollen, Können und Dürfen eines Menschen zu tun, mit der Erfahrung von Selbstwirksamkeit und der Anerkennung für Geleistetes, mit den Folgen der Entscheidungen, die wir für oder gegen etwas getroffen haben.

11.2 Erleiden und Entscheiden rahmen das Leben: Was wir müssen, sollen, wollen, können und dürfen

Unsere biologische Existenz ist mehr als ein »Fakt«, nicht nur etwas, das da ist, sondern ein Dasein und Mitsein, das immer im Werden begriffen ist und auf diese Weise in den jeweiligen Zuständen auch gelernt werden muss oder kann. Dieser Werdeprozess des Lebens ist uns einerseits als Arbeitsauftrag und aktive Suche nach einem Sinn in unserem Leben aufgegeben und erwartet andererseits von uns, dass wir Vorgegebenes und Bestimmungen wie unsere Endlichkeit akzeptieren. Viktor von Weizsäcker spricht deshalb von der menschlichen Existenz als einer »pathischen Existenz« (von Weizsäcker 1967, S. 67ff.), in der Erleiden und Entscheiden Hand in Hand gehen. Der Mensch gestaltet sein Leben über das Müssen, Sollen, Wollen, Können und Dürfen, und jede dieser fünf Dimensionen steht im Diskurs mit den anderen. Selbstreflexion, Abwägen und Entscheiden sind verlangt. Was ich muss, will und kann ich vielleicht nicht. Was ich kann, soll oder darf ich nicht. Was ich darf, muss und sollte ich möglicherweise nicht. Was in uns und unserer Existenz steckt, uns vorantreibt oder behindert, ist auch uns selbst unbekannt und mehr und anders, als wir im Voraus wissen. Das individuelle Potenzial muss nicht nur gesellschaftlich, sondern auch von uns selbst entdeckt, entwickelt und vor allem dann ausprobiert werden, wenn wir unsicher sind oder ein Ausnahmezustand mehr Kraft und Phantasie von uns verlangt, als wir bisher zur Verfügung hatten. Bei aller notwendigen Vorsicht bleibt Leben ein Experiment und lebenslanges Abenteuer, das mit jedem Sonnenaufgang neu beginnt.

Zwischen Erleiden und Entscheiden bestimmen wir also einen Teil unseres Lebens selbst. Wir legen fest, ob wir morgen oder übermorgen ins Kino gehen, zur Menschenkette nach Hamburg oder Tokio fahren, ein Haus bauen, heiraten, anonym beerdigt werden wollen oder nach unserem Ableben eine

Wohngemeinschaft in einem Friedwald gründen, einem Bettler etwas geben, ein fremdes Kind durch die Schulzeit begleiten, dies oder das tun oder es unterlassen. Über diesen Teil stehen wir in der freien Entscheidung, wir gestalten aktiv und können tun, was wir wollen. Die pathischen Kategorien Wollen und Müssen treiben den Menschen voran. Das Sollen vertritt den Aspekt der Zukunft des Lebens und macht auf die freie Wahl der verantwortlichen Entscheidung zwischen Freiheit und Notwendigkeit aufmerksam.

Ein anderer Teil unseres Lebens wurde bestimmt, bevor wir Einspruch erheben oder Mitsprache üben konnten, gehört in ein Grundverhältnis, das sich dem persönlich überprüfbaren Beweis entzieht, weil es zur Schöpfungs- und Gattungsgeschichte, zur Geschichte der Evolution gehört, aus der wir nicht aussteigen können. Dieser Teil unserer Lebensbedingungen wie Eltern, Zeitpunkt und Ort der Geburt wurde nicht von uns entschieden, sondern liegt mit dem Geschenk der nackten Geburt sozusagen als Zugabe auf dem Tisch und vor unseren Füßen. Manche nennen es Schicksal (wer immer es abgeschickt hat), andere nennen es Karma oder göttliche Fügung. Was aber unterliegt nach der Geburt jenseits des Faktischen wie Historischen, das wir nicht mehr ändern können, unserem Müssen, Wollen, Sollen, Können oder Dürfen, und wie? Im ständigen Lebenskampf zwischen Freiheit und Notwendigkeit, Wollen und Müssen, mischen sich Können und Dürfen ein! Manchmal blüht im Müssen ein Dürfen auf. Was bedeutet der uns auferlegte Zeitpunkt und Ort unserer Geburt für unser weiteres Leben? Was wollen und können wir daraus machen? Was sollen uns die Eltern, an die wir geraten sind oder zu denen wir gehören dürfen? Was bekommen wir mit dem Heimatland zu tun, in das wir hineingeboren werden, wie wird es unser Leben einfärben? Was müssen wir fürchten, wenn wir nach Krieg, Folter und Flucht in das alte Heimatland ausgewiesen werden? Von Weizsäcker spricht vom »Karfreitag« des Müssens, der Krönung des Leids. In jedem Ausnahmezustand spielen diese Faktoren eine direkte oder indirekte Rolle, steigern ihre Bedeutung oder werden belanglos, helfen bei der Bewältigung oder behindern sie.

In jeder Krise, jedem Lebensabschnitt, jeder freiwilligen oder erzwungenen Veränderung wird im Angesicht der Spannungsbeziehung zwischen Erleiden und Entscheiden das innere Vermögen herausgefordert, vermehrt, auf die Probe gestellt, gestört oder massiv behindert. Die Auswirkungen unserer Lebensentscheidungen, der Handlungen und unseres Verhaltens »erleben« wir hautnah und leibhaftig, indem wir ihre Angemessenheit oder Unangemessenheit zu spüren bekommen. Man muss die Folgen tragen, sagten uns schon früh Eltern und Lehrer, und aus Schaden sollte man angeblich klug werden. Wer sich den als notwendig erkannten körperlichen, seelischen, geistigen oder sozialen Veränderungen widersetzt, muss die Folgen der Blockade seiner eigenen Lebendigkeit und Potenziale in Kauf nehmen, auch wenn diese zunächst unsichtbar bleiben, aber unerkannt über Symptome verschiedener Art zum Ausdruck bringen, was dem Leben geschehen ist. Wenn Körper und Seele streiken, ausbrennen oder verhungern, ruft das Leben auf diese Weise um Hilfe. Jede Wortmeldung des Leibes ist eine Mitteilung an den ganzen Menschen, an seine Gefühle, sein Bewusstsein, seine soziale Eingebundenheit, und je nach Inhalt der Mitteilung auch ein Appell an seine politischen, religiösen oder ethischen Anschauungen wie an seine Haltung zur Welt.

11.3 Die Provokation der Krise: Lernen in und durch Ausnahmesituationen

Eine der zentralen Fragen der Biographie eines Menschen scheint zu sein, wie nun im Ausnahmezustand einer schweren, vielleicht lebensbedrohlichen Erkrankung die aus Kindertagen bekannte existenzielle, sinnlich-sinnstiftende Neugier auf sich selbst und die zu lösende Aufgabe erhalten, aufgefrischt und weiterentwickelt werden kann, sodass der Mensch an seinem in Gefahr geratenen Leben interessiert bleibt, Perspektiven für seine Genesung entwickelt, auf Zukunft hofft und sich den jeweiligen Herausforderungen stellt. Die Instrumente, mit deren Hilfe wir das Leben lernen können, sind beispielsweise das Gehirn und die Sinne, die problemorientiert, praxis- und kulturbezogen und auf erstaunliche Weise nutzungsabhängig arbeiten. Dass wir sie zu wenig und vielfach falsch nutzen, hat nicht nur verschiedenartige Bildungskatastrophen nach sich gezogen, sondern macht vielen Menschen das Umdenken, Fühlen, Handeln und integrative Lernen in Ausnahmezuständen schwierig, nimmt ihnen den Mut, das Leben neu zu wagen und sich emotional auf die spezifische Krise im Ausnahmezustand einzulassen.

» Diese Krisen eben sind es aber, in denen wir jenen Kampf der Gefühle, jene Ambivalenz der Affekte durchleiden, in denen die großen Umgruppierungen der Reflexe, die Wandlungen der Gewohnheiten, der Neigungen der Bedürfnisse, die entscheidenden biologischen und physiologischen Kräfteverschiebungen, die Zerstörung alter und die Errichtung neuer Gleichgewichte erfolgen. Sie sind eindrucksvoll in der Pubertät, in der Lebensmitte und beim Einbruch des Alters. Aber wir kennen sie gleich heftig bei den großen Erschütterungen der persönlichen Biographie wie der allgemeinen Geschichte. Eben diese Krisen aber sind es, in denen auch die Krankheit einbricht oder die Disposition entsteht, welche ihr später den Weg bereiten wird (von Weizsäcker 1986, Bd. 6, S. 248). «

Der Ausnahmezustand, um den es geht, ist nicht die Krankheit als solche und nicht ein medizinischer Befund im engeren Sinn, sondern die Art und Weise, wie die biographische Krise beim erkrankten Menschen ausgelöst und erlebt wird, Unruhe und Unsicherheit stiftet und mit Störungen aller Art »Wohlbefinden« und »Wohlergehen« nachhaltig beeinflusst. Die Krankheit konfrontiert den Menschen mit seiner grundsätzlichen Verletzlichkeit, wühlt unterschiedlich auf, bremst Entwicklungen aus, ruft nach Umkehr, verändert möglicherweise Gefühlslandschaften und Wahrnehmungsmuster, überprüft Zustand und Qualität eines Lebens und klopft vehement an die Türen der Lernbiographie und der dahinterliegenden Erfahrungen, Überzeugungen, Ideologien und Vorurteile.

»Ein kleiner Knoten. Ich bleibe gelassen. Ich doch nicht! Ein Termin beim Frauenarzt ist am übernächsten Tag. Vorher kontrolliere ich, ob ›ER‹ überhaupt noch da ist« (Keil 2005, S. 17).

Leben ist eine kontinuierliche Spannungsbeziehung zwischen Gesundheit und Krankheit. In jeder Gesundheit kann auf verborgene Weise eine Krankheit entstehen, aber in jeder Krankheit ist auch die Möglichkeit zur Genesung verborgen. Wenn der »kleine Knoten« um diagnostische Anerkennung ringt, versucht die betroffene Frau sich zu distanzieren, tritt für einen Augenblick die Flucht an, will Zeit gewinnen.

»Der Knoten ist bösartig. Ist eine Verwechslung ausgeschlossen? Der operierende Oberarzt bestätigt mir, dass die Färbung des Knotengewebes auf einen bösartigen Befund hindeutet. In mir breiten sich Angst und Selbstzweifel aus. Zwei Jahre bin ich mit einem zuversichtlichen Gefühl herumgelaufen. Nun traue ich meinen Gefühlen nicht mehr, und das ist das Schlimmste. Ich stürze in einen bodenlosen Abgrund.« (Keil 2005, S. 16)

Angst reißt alle Fragen mit in die Tiefe. Den Knoten als Tatsache zu akzeptieren reicht nicht. Die Gefühlslandschaft »Zuversicht« erlebt ein Erdbeben. Die Stricke reißen, an denen die Hoffnung hing, dass alles gut bleiben wird.

Verletzbarkeit, Begrenzungen und Überlebensängste bekommen ein biographisches Gesicht, das Stellung bezieht. Eine konkrete Person tritt auch in den narrativen Interviews der empirischen Forschung auf die Bühne und versucht den Außenstehenden zu erklären, wer sie ist und wer nicht, was sie hat und was sie qualitativ auszeichnet. »Sein« und »Haben« im Sinne Fromms (1996) spielen in Krankheit und Krise eine große Rolle. Symptome mausern sich zu bildreichen Erkenntnissen, transportieren Hilferufe des persönlichen Lebens, proben den Aufstand, fackeln nicht lange, setzen sich durch und arbeiten mit den feinsinnigen und unglaubwürdigen Erklärungen, auf die der Mensch ohne die Krankheit gar nicht gekommen wäre. In einer Studie, die ich mit Blick auf den biographischen Kontext der Herz-Kreislauf-Erkrankungen vom Bluthochdruck über die Herzrhythmusstörungen, den Herzinfarkt und die Bypassoperation bis hin zur Herztransplantation in einer großen

Herz-Kreislauf-Klinik durchgeführt habe, habe ich fast tausend Patienten, vorwiegend Männer zwischen 51 und 65 Jahren, in der Mehrzahl verheiratet, noch berufstätig oder schon im Ruhestand, mit der Frage konfrontiert, welches Bild, welche Phantasie oder welche Vorstellung spontan in ihnen aufsteige, wenn sie an ihr »krankes Herz« dächten. Die Antworten zeigen einen ungeheuren Bilderreichtum, mit dem die Menschen das Geschehen einzufangen und zu beschreiben versuchen (Keil o.J.).

Das kranke Herz ist »arm«, »beleidigt«, »gebrochen«, »gequält«, »überfordert«, »gejagt«, »heiß«, »angeschlagen«, »alternd«, »geschädigt«, »verprügelt«, »gestopft«, »gestresst« und »müde«. »Wie ein angeschossener Eber«, »ein geprügelter Hund«, »ein zusammengeduckter Vogel«. »Wie ein durch Schneelast abgebrochener Baum« oder »eine verkümmerte Kartoffel«, »es hat keine vollwertige Schaffenskraft mehr«, »ist ein Herz mit Bypassmarkierung«. Das kranke Herz ist »Lebensgeschichte – erinnert an Krieg«, »an die herzkranke Mutter«, »an ein kleines, frühgeborenes, schutzbedürftiges Kind« und sagt: »zu gut gelebt, Junge!«, »leichtsinniger Umgang mit Gesundheit«, auch das wird assoziiert. Das erkrankte Herz erscheint Patienten als »technischer Schaden«, als »Motorschaden«, als »Auslaufmodell«, »Austauschmotor« oder gar als »Auto ohne Motor«, als »Pumpe«, aber auch als »verlassene, brachliegende Telefonzentrale«, als »Feuerzeug ohne Benzinzufuhr«, als »Plattfuß« oder »Reifenpanne«, als »zerbrechliches Glas«, als »Herz, durch welches ein Pfeil gebohrt ist«, als »verstopfter Schornstein«, als »schöner 280er SE-Mercedes mit Drehzahlbegrenzung auf 1.500 Umdrehungen pro Minute ohne Anlasser«. Für andere Patienten ist das innere Bild vom Herzen mit seiner Physiologie oder der Diagnose identisch – »eine Koronarsklerose im Muskel«, »das Zentralorgan«. Für andere ist das Herz identisch mit der »Intensivstation und ihren Geräten« oder »nur noch eine verengte Arterie auf dem Bildschirm«. Auch Bilder der Genesung und Hoffnung tauchen auf: »dann ist das Herz gesund und pulsierend«, »die Landschaft der letzten Bergtour« oder »ein blühender Holunderstrauch, von Blattläusen überfallen«. Neugeburt, Fingerzeig, weitere Lebensplanung und Dank an den Spender sind Bilder, die in die Zukunft weisen. Verharmlosung, Bagatellisierung, Ablehnung und Fatalismus bestimmen manches Bild vom Herzen. Da »ist das Herz einfach gar nicht krank«, »noch mal davongekommen«, »hat Pech gehabt« und »muss das Beste draus machen!« (Keil o.J.).

Schritt für Schritt haben wir das Haus gebaut, in dem Körper, Geist und Seele, aber auch Gesundheit und Krankheit zusammenleben. Vom Moment der Zeugung an waren wir beteiligt, haben uns eingebracht, die Organe und Sinne als Werkzeuge mitentwickelt. Wir bauen und renovieren weiter, solange wir leben. Wir haben auf unser Herz, unseren Magen, unseren Atem, unsere Angst, unser Glück gehört oder sie überhört, sie haben sich gemeldet oder auch nicht, haben unsere Freudensprünge mitgemacht und unsere Angst geteilt, sind aus ihrem lebendigen Rhythmus gekommen oder in einen mechanischen Takt verfallen, wenn wir ihnen viel oder zu wenig zugemutet haben. Wir formen unsere leibhaftige Existenz, Gedanken und Gefühle, lernen, in Beziehungen zu leben, werden krank und wieder gesund, haben Erfolge und Misserfolge, werden zu Einzelgängern oder Herdentieren, sind mit dem Erreichten zufrieden, erfolgreich oder fühlen uns als Verlierer, an den Rand gedrängt oder fern der Heimat. Irgendwann machen wir uns alle mehr oder weniger vorbereitet oder überraschend auf die letzte Reise. Was wir für die Kontinuität eines Lebens halten, ist so gesehen ein Weg durch die Fremde und gleichzeitig eine Aneinanderreihung von Ausnahmezuständen.

Die verzweifelte Frage »Warum bin gerade ich krank geworden?« könnte, wenn man Leben verstehen lernt, auch lauten: »Warum sollte ich nicht krank werden?« Leben hat weder das eine noch das andere versprochen. Gesundheit und Krankheit kommen und gehen. Sie tun dies unverhofft und plötzlich, manchmal langsam, schnell, schon erwartet oder aus dem berühmten heiteren Himmel, aus dem heraus uns der Ausnahmezustand trifft. Der plötzliche Umschlag von einer sicher geglaubten Gesundheit in eine diagnostizierte Krankheit wie Brustkrebs oder Herzinfarkt konfrontiert die erkrankten Menschen mit der Ungewissheit und Unvorhersagbarkeit menschlichen Lebens. In diesen Augenblicken spüren sie auf schmerzliche Weise, wie das »große Geheimnis Leben« zwischen Geburt und Sterben aufscheint und wir seine Fragen und bisherigen Antworten nicht mehr ganz einfach wegstoßen können. Gesundheit und Krankheit ringen manchmal über Jahre im Verborgenen miteinander, bevor eine Krankheit mit ihren Symptomen und Befunden ans Licht kommt und mitten im Leben zum Lernen und Umlernen, zum Vergessen und Erinnern, zur Anpassung oder zum Widerstand auffordert.

11.4 Auf dem Prüfstand: Der biographische Ausnahmezustand

Der Mensch im Ausnahmezustand und die Wissenschaften, die sich um die Erforschung seiner Situation und ihrer Auswirkungen – wozu auch das Lernpotenzial gehört – bemühen, sind methodisch dem gleichen Pfad der Erkenntnis verpflichtet.

» Um Lebendes zu erforschen, muß man sich am Leben beteiligen. Man kann zwar den Versuch machen, Lebendes aus Nichtlebendem abzuleiten, aber dieses Unternehmen ist bisher mißlungen. Man kann auch anstreben, das eigene Leben in der Wissenschaft zu verleugnen, aber dabei läuft eine Selbsttäuschung unter. Leben finden wir als Lebende vor; es entsteht nicht, sondern es ist schon da, es fängt nicht an, denn es hat schon angefangen. Am Anfang jeder Lebenswissenschaft steht nicht der Anfang des Lebens selbst; sondern die Wissenschaft hat mit dem Erwachen des Fragens mitten im Leben angefangen (von Weizsäcker 1979, S. 3). «

11

Der Absprung der Wissenschaft vom Leben ähnelt dem Erwachen aus dem Schlaf der Unwissenheit. Wer zum Fragen erwacht, wird neugierig, will Wissen schaffen, hat Lust auf Erkenntnis, aber auch die Not, etwas erkennen zu müssen, wenn er handeln und weiterleben will. Die Fragen, die sich auf einen Ausnahmezustand beziehen, fangen mitten in dem Leben an, das die Person bisher gelebt hat, und beziehen sich auf das, was jetzt auf sie und ihre Lebenswelten zukommt. Bei genauem Hinsehen, gutem Zuhören, achtsamer Wahrnehmung, schweigender Beobachtung öffnet sich im Ausnahmezustand das Panorama der biographischen Landschaft, in der die aktuell diagnostizierte Krankheit und die verborgene undiagnostizierbare Gesundheit miteinander um ihren Platz ringen. Aber wer oder was ringt da miteinander?

Im Zustand der Gesundheit, den die Weltgesundheitsorganisation (WHO) als umfassendes körperliches, geistiges, seelisches, soziales und spirituelles Wohlbefinden beschreibt, fühlen Menschen sich relativ stark, haben Zugang zu ihren Fähigkeiten, können Herausforderungen annehmen und sich belasten. Körper, Geist und Seele nehmen sich in ihren unterschiedlichen Belangen gegenseitig wahr und vermitteln das Gefühl, im Gleichgewicht zu sein oder es wieder herstellen zu können. Gedanken und Gefühle stehen sich nicht fremd gegenüber, sondern stärken das Handlungsvermögen und sorgen dafür, dass Menschen vor allem in Krisen mit sich selbst und anderen Menschen in gutem Kontakt bleiben. In bewegter Balance bleiben lebenskompetente Menschen auch in außergewöhnlichen Situationen für notwendige Veränderungen offen, halten nicht verbissen fest, was verändert werden muss, können Hilfe annehmen und die Unterstützung wahrnehmen, mit der die sozialen Netze sie tragen.

Dass dieses umfassende, alle Dimensionen der menschlichen Existenz berührende Wohlbefinden mehr ist als die Abwesenheit von Krankheit und gerade im Ausnahmezustand verstärkt in Anspruch genommen werden muss, liegt auf der Hand. Gesundheit in diesem Sinne ist kein messbarer Zustand, sondern als umfassende Lebenskompetenz das Ergebnis eines lebenslangen und nachhaltigen Lernprozesses. »Selbstintegration im tätigen Vollzug« nennt der Philosoph und Biologe Jonas (1973, S. 107ff.) diesen Arbeits- und Austauschprozess, durch den Leben möglich wird, und verweist dabei auf das großartige Modell und Beispiel des Stoffwechsels, der den Zustand von Ganzheit immer neu herstellen muss, weil Regel und Ausnahme, Ordnung und Chaos ständig ineinandergreifen. In der Herausforderung einer schweren Krankheit kommt es bei der Aufforderung zur »Selbstintegration im tätigen Vollzug« auf den subjektiven Willen zum Leben und zur Gesundung, die nachhaltige Bereitschaft zu Selbstorganisation und Selbstheilung und auf einen selbstbestimmten Lernprozess an, mit deren Kraft sich Menschen in Krisen der Gefährdung und dem drohenden Identitätsverlust entgegenstellen, Symptome als Hilferufe des Lebens verstehen lernen und sich auf die Suche nach der »Verborgenheit der Gesundheit« machen.

Biographischer Aufruhr im eigenen Haus. Chaos, Tabula rasa, Schweigen, Vulkanausbruch, Verleugnung, Totenstille. Der Ausnahmezustand selbst sucht nach Worten, weiß nicht, was im grellen Licht oder im Schatten einer Diagnose im Subjekt hervorbrechen und Gestalt annehmen will. Welche bisher als tragend geltende Ordnung im Kontext einer Erkrankung aus den sichernden Angeln gehoben wird, wie auf brüchigem Boden neues Land für den Prozess der Genesung gewonnen oder der Prozess des bevorstehenden Sterbens eingeleitet werden kann, muss herausgefunden werden. Auch das gefühlte »Nichts« schlägt um sich, resigniert, sucht medizinische oder andere Hilfe, muss sich auf eine konkrete Situation einstellen, die, gleichzeitig unbekannt und unvorhersagbar, als bedrohlich sich entwickelnde Zukunft hinter einer medizinischen Diagnose Schritt für Schritt hervortritt. Wer erfährt, dass er eine schwere Erkrankung wie »Brustkrebs«, »Herzinfarkt«, »multiple Sklerose«, »Alzheimer«, »Psychose« oder »Depression« hat, weiß eben nicht, was er hat.

Die Diagnose einer schweren Krankheit versetzt den erkrankten Menschen nicht in einen »Besitzstand«, sondern eher in einen jener biographischen Notstände, deren Provokationspotenzial und subjektive Herausforderung nicht vorhersehbar sind. Wissen und wundern, zweifeln und erinnern, fliegen und landen, sprechen und schweigen, sich informieren und verschließen, das alles ist gemeint, wenn es um Erkenntnis- und Bewältigungsprozesse geht! Der Lehr- und Lernplan einer Lebenskrise entwickelt sich im konkreten Durchleben jener Krise, die durch den Ausnahmezustand ausgelöst wird, und folgt dabei einem weitgehend unbekannten biographischen Curriculum wie einer subjektiven Didaktik. Unendliche Fragen, bisherige Erfahrungen blockieren oder bringen voran, Bewusstes mischt sich mit Unbewusstem, Realität mit Projektion, zu schnelle Antworten steigen auf, und andere, dringend notwendige, lassen auf sich warten.

Wissensordnungen und Wissensformen durchkreuzen und überlagern sich. Die »Selbstdiagnose« aus dem Erfahrungs- und Erlebensraum des erkrankten Menschen wird von der »Fremddiagnose« des professionellen Wissens begleitet, überlagert, ergänzt oder erschüttert. Die Krankheit und der erkrankte Mensch haben eine unterschiedliche Geschichte und müssen auf einen gemeinsamen Nenner gebracht werden. Sie geschehen an einem Ort, sind aber nicht identisch, sondern teilen sich objektivierbares Geschehen und jene andere Seite, die sich im Innenraum als Bedeutung manifestiert. Subjektives und Objektives wachsen zum »objektiven Faktor Subjektivität« zusammen, kümmern sich auf unterschiedene Weisen um den Menschen im Ausnahmezustand. Dies zu verstehen und mit den jeweils erzeugten Stimmungen, Realitäten und Erkenntnissen umgehen zu lernen ist ein wesentliches Merkmal des Lernens in Ausnahmezuständen. Es bedeutet auch, stehen zu lernen, Standpunkte einzunehmen, auf die eigene Stimme und die der anderen im Krankheitsprozess zu achten.

> »Nach Unterschreiben der Amputationseinwilligung Erschrecken und Innehalten: was passiert mit mir? Ich will meine Brust nicht verlieren. Erst jetzt gehe ich auf den Stationsarzt zu. Ich will mehr Informationen über Operation und mögliche Amputation. Ich will über meine Ängste reden. Ich habe vier Gespräche mit dem Stationsarzt geführt und eins mit der operierenden Chirurgin. Beide haben mich ernst genommen. Ich habe mich verstanden und aufgehoben gefühlt. Die Zusage der Ärzte, nur im äußersten Notfall zu amputieren, hat mir Sicherheit gegeben, mit der ich in die Operation gegangen bin.« (Keil 2005, S. 35)

11.5 Krankheit als Ereignis und Erlebnis

Jede Krankheit hat eine objektive und eine subjektive Seite. Sie ist »Ereignis und Erlebnis«, heißt es bei Viktor von Weizsäcker. Die eine, die objektive Seite des Krankheitsgeschehens, wird im Befund sichtbar, hat sich punktuell als Tumor, Herzinfarkt, Beinbruch, Krampfanfall, Hörsturz, Zusammenbruch, sozusagen als akute Störung materialisiert und tritt auf diese Weise in Erscheinung. Sie wird sichtbar und greifbar, sozusagen öffentlich, kann gemessen, registriert und von Experten in die differenzierten

Raster und Erklärungssysteme der Medizin eingeordnet werden. Was sich im stillen Untergrund des Organismus oder der Seele verändert hat, gewuchert ist, Gefäße verschlossen, sein Unwesen getrieben, Widerstand geleistet und gekämpft, eine Krankheit erfunden und gestaltet hat, tritt auf die Bühne des Lebens und gibt ein biologisches Geheimnis preis. Die Organe brechen ihr Schweigen, die Seele wird »verhaltensauffällig«, der Geist ist durcheinander und vergisst, was er gespeichert hatte.

Diagnosen fassen zusammen, was schon geschehen ist, eigentlich der »Vergangenheit« angehört, aber nun wie Donner und Blitz in die Gegenwart einschlägt und die Zukunft zu verstellen scheint. Leben macht Inventur, wann es beliebt, hält sich nicht an Stichtage, setzt etwas auf die Tagesordnung, ob es passt oder nicht. Diagnosen sollen mit einem medizinischen »Namen« auf den Punkt bringen und einordnen, um was es sich handelt, damit gehandelt und behandelt werden kann. Die objektive Seite der Krankheit tritt dem Menschen als ungewolltes Ereignis entgegen, macht aus dem Verdacht, dass etwas nicht stimmt, einen Tatbestand. Ein medizinischer Sachverhalt wird in einen Ausnahmezustand verwandelt, zu dem sich der Mensch irgendwie verhalten muss, ob er will oder nicht. Mit dem objektiven Befund wird aus dem Menschen, der einer Krankheit verdächtigt wurde, ein Betroffener, einer, den es getroffen hat, und kurz darauf ein »organisierter Patient« (Balint), der von nun an überall dort anzutreffen ist, wo weiter untersucht, kontrolliert und behandelt wird, aber dem auch Gesundheit und Heilung mithilfe von Verordnungen versprochen wird.

Die andere, die subjektive Seite der Krankheit ist das Erlebnis. Hier geht es um das biographische Geheimnis, das in jeder Krankheit steckt. Nicht die Krankheit, ihr biologisch-pathologisches Substrat, sondern der erkrankte Mensch tritt in den Mittelpunkt des Geschehens. Wie erfährt und erlebt der erkrankte Mensch seine Krankheit, und wie verändert sich seine Wahrnehmung im Verlauf der Krankheit durch die medizinischen Interventionen und ihre Auswirkungen auf sein Befinden? Wie geht der Kranke selbst und wie gehen andere in seiner Umgebung, Angehörige, professionelle Helfer, Freunde, mit der Erkrankung um? Für das Erleben wie für die Bewältigung des Ereignisses einer Krise ist der biographische Kontext von großer Bedeutung. Wer ist der, den es überraschend wie aus heiterem Himmel trifft? Oder die, die schon so viel erlitten hat und eigentlich immer davon ausgeht, dass ihr Leben nicht gut gehen kann? In welchen Gefühlslandschaften, Gedanken- und Erlebniswelten landet das Ereignis Krankheit? In welchem Verhältnis stehen die bisher unbekannte Geschichte der Krankheit und ihre weitere Entwicklung zur Geschichte des erkrankten Menschen, die ihrerseits im Verborgenen liegen kann? Möglicherweise treten mit Ausbruch der Krankheit andere Lebensereignisse und ungelöste Konflikte auf die Bühne und fordern zum Handeln heraus?

Im akuten Ausbruch einer Krankheit treffen in der Zeitachse des Lebens biographische Vergangenheit und persönliche Zukunft auf die spezifische Gegenwart des Hier und Jetzt. Die bisherige Lebensordnung, vor allem das Basisgefühl »Gesundheit«, wird infrage gestellt, von Drohgebärden der Symptome umstellt und aufgemischt. Eine neue Qualität greift Platz, Gesundheit und Krankheit treten sich mehr oder weniger entschlossen gegenüber, müssen miteinander verhandeln. Das Wesentliche der Gesundheit wie das der Krankheit ist die Tatsache, dass sie etwas darzustellen versuchen. Wie die Bläue und die dunklen Wolken den Himmel darstellen, wenn wir sagen: »Der Himmel ist blau« oder »bewölkt«, so stellen Gesundheit und Krankheit den Zustand eines Lebens dar, wenn wir sagen, ein Mensch sei gesund oder krank. Das Dargestellte ist immer nur ein Teil von dem, was Leben als Ganzheit und in seinen Teilen umfasst. Hinter jeder Gesundheit verbergen sich die Anteile möglicher Krankheit, hinter jeder Krankheit lauert die Gesundheit auf ihren Einsatz, um das Blatt zu wenden und die Wolken am Lebenshimmel aufzulösen. Es ist die Verletzlichkeit und Endlichkeit menschlichen Seins, die in der Krankheit in Erscheinung tritt, aber auch das Unverletzte und die Kraft, die noch vorhanden ist, um eine Wende einzuleiten. Auf die Möglichkeit und Hoffnung, dass Krankheit heilbar ist oder der Mensch in einen besseren Zustand versetzt werden kann, beziehen sich Arzt und Patient, wenn sie versuchen, mit dem Ausnahmezustand umzugehen. Dieser Versuch ist auch dann von großer Bedeutung, wenn die Krankheit unheilbar ist und der Prozess des Sterbens begleitet werden muss.

Ausnahmezustände sind nicht punktuell lokalisierbar, sondern stellen sich als eine komplexe Welt dar. Nicht ein Organ erkrankt, sondern der ganze Mensch ist in die Krise einbezogen. Schmerz und Trauer, Angst und Wut, Verzweiflung oder die kämpfende Liebe zum Leben halten sich nicht am Ort des Befunds auf, sondern erfassen den ganzen Menschen. Oft stehen Krankheiten an Wendepunkten größerer biographischer Krisen, sind eingebettet in schleichende Krisen eines ganzen Lebens, wirken wie böse Überraschungen oder stille Helfer und Reinigungskräfte. Als Hilferufe des Lebens verändern Symptome, Schmerzen und Verluste das seelische und geistige Streben eines Menschen, schwächen auf ungeahnte Weise oder bringen Stärken hervor, mit denen niemand gerechnet hat, weil sie nie angefordert wurden. In der Krankengeschichte eines Menschen beobachten wir die experimentelle Seite des Lebens, einen Zusammenbruch, eine chaotische Situation und gleichzeitig die Bemühung, dem bisherigen Leben im Angesicht des auferlegten kritischen Ereignisses eine neue Versuchsanordnung zu geben.

In der Begegnung mit dem Patienten treten die professionellen Helfer, aber auch dieser selbst in einen Dialog ein, dessen Inhalte, Verlaufsformen, Hindernisse wie Ziele zunächst unbekannt sind. Im objektiven Befund, dem Ereignis, steckt ein Subjekt, und dieses eröffnet, ermöglicht oder verweigert den Dialog. Die Ordnung der Krankheit ist eine vom Subjekt, nämlich dem erkrankten Menschen, erstellte Ordnung, seine Erfindung, seine Antwort auf etwas, was anders nicht zu lösen war. Und deshalb stellt der Umgang mit dem Biographischen einen guten Weg dar, um das Allgemeine der menschlichen Krankheit im Besonderen des individuellen Geschehens beim erkrankten Menschen nachzuvollziehen, zu verstehen und für einen subjektiven Lernprozess mit eigenwilligem Zuschnitt aufzubereiten.

Die biographische Anamnese ist keine Erklärung, sondern eine Art der beobachtenden Wahrnehmung. Der für das Verstehen des Erlebten notwendige Dialog richtet sich anders als der Prozess der ärztlichen Diagnose nicht auf neue Faktoren und Substanzen, wartet nicht auf CT-Bilder und Laborbefunde, sondern auf die in der Biographie verborgenen anderen Dimensionen und Kategorien einer umfassenderen Erklärung, sozusagen auf das subjektive Substrat, den objektiven Faktor Subjektivität. Niemand anders als der erkrankte Mensch ist der Gestalter der Krankheit. Ihm gehört sie mit all den dazugehörigen Daten. Wer seine Krankheit an die professionelle Welt abtritt, sie zum Gegner oder Fremdkörper macht, der nur entfernt werden muss, damit wieder Ruhe herrscht, macht sich zum Gegner seiner selbst, versucht sich aus dem Gesamtgeschehen herauszunehmen und beraubt sich auf diese Weise der Möglichkeit, jene »Selbstintegration im tätigen Vollzug« voranzutreiben, die Voraussetzung jeder Bewältigung eines Ausnahmezustandes und der differenzierten Gesundung eines Menschen mit Körper, Geist und Seele ist.

Der Mensch muss seine Krankheit ebenso wenig lieben wie andere Zumutungen des Lebens: eine ungewollte Trennung, den Verlust des Arbeitsplatzes, die Nichterfüllung eines Kinderwunsches. Die Akzeptanz einer Krankheit ist nicht eine Schuldanerkenntnis, sondern die Anerkennung einer Wirklichkeit, an der der Mensch gestaltend und erleidend mitgewirkt hat. Die Hirnforscher nennen dies Selbstwirksamkeit. Die Wahrnehmung, Einbettung und Entflechtung der Krankheit im biographischen Kontext veranschaulicht, in welcher Weise Krankheiten und Symptome somatische Schwachstellen und Orte wählen, den Wert von seelischen Strebungen, moralischen Positionen, geistigen Kräften annehmen und dadurch in der Biographie so etwas wie ein gemeinsamer Boden für den körperlichen, seelischen und geistigen Anteil der menschlichen Position entsteht (von Weizsäcker 1935). Dort sprechen die Niederlagen und die Leidenschaften unseres Lebens ihre eigene Sprache, dort wird vergessen und erinnert, verworfen und für wichtig befunden, im ständigen Dialog gestaltet.

In der erfindungsreichen biographischen Arbeit des Einzelnen geht es mit Unterstützung durch Erziehung, Bildung und Gesellschaft um die Selbstentfaltung und Begleitung von Menschen, die die Gestaltung und Vollendung dessen, was der Mensch sein könnte, durch alle Lebensphasen und Krisen hindurch immer wieder neu als Aufgabe vor sich haben. Nicht nur leistungsfähig, gesellschaftlich anerkannt und voller Kraft soll dieser Mensch sein, sondern auch von innen heraus stark, strahlend, stolz und überzeugend darauf aufmerksam machen können, was ihm im Kleinen selbst gelungen ist. Menschsein besteht immer in der Vermittlung von Innenwelten mit den Außenwelten, braucht ausgleichende Balance zwischen Selbstwirksamkeit und Offenheit für Einwirkungen von außen, die den Austausch fördern. Es geht bei der Entwicklung und Strukturierung von Lern- und Lebensprozessen also um einen Menschen, der nicht nur in der Lage ist, Wissen anzuhäufen, zu leisten, sich durchzusetzen und zu funktionieren, sondern um einen, der vor allem fähig wird, unter den jeweiligen Umständen und Lebensbedingungen seine spezifische Biographie selbstbestimmt und im Kontakt mit anderen Menschen zu gestalten und zu genießen.

Es geht für jeden von uns biographisch um einen Menschen, der nicht nur lebt, schuftet und um Zertifikate oder Abschlüsse kämpft, um sich zu beweisen, zu überleben und sein Recht auf Anwesenheit einzuklagen, sondern auch um einen, der kraft seiner Einstellung zur Welt, zu sich selbst, zu anderen Menschen und zu den überweltlichen Mächten nicht müde wird, an seiner eigenen Entwicklung und Vollendung mit einem lachenden und einem weinenden Auge zu arbeiten. Nur das ist ein vernünftiges Motiv für lebenslanges Lernen, aber auch der Grund dafür, älter werden zu wollen.

Es geht bei der Suche nach biographischen Antworten auf das widersprüchliche Erleben von Glück und Unglück, Gesundheit und Krankheit, Eheleben oder Singledasein nicht um schlichte Anhäufung von Informationen und Wissen aus dem Füllhorn der Ratgeberliteratur, schon gar nicht um Besserwisserei, nicht um ein lebenslanges Abitur in Selbstfindung und Erleuchtung oder um die wiederholte Testierung, dass man als Durchschnittsexistenz mit Normalgewicht auf der Höhe der Zeit und der gesellschaftlichen Erwartung liegt. Vielmehr geht es um die eigene Lebensfähigkeit und die Kompetenz, zwischen dem, was uns zugemutet wird, und dem, worüber wir entscheiden können, zu unterscheiden, die Aufforderung zur Selbstgestaltung zu erkennen und die eigene Biographie zu erfinden. Als Biographen unseres Lebens werden wir nie arbeitslos, sondern unser Leben braucht uns vor allem in Krisenzeiten als Forscher und Abenteurer, die auf Umwegen nach neuem Wissen und anderen Wegen suchen; Jäger und Sammler von Erkenntnissen und Erfahrungen, die Menschen in ähnlichen Krisensituationen gesammelt haben und von denen andere Menschen lernen und Hilfe erwarten können; Arbeiter und selbstständige Handwerker, die Hand anlegen, auf Eigenbeteiligung setzen und Verantwortung übernehmen; Lehrende, die gleichzeitig lernen, und Lernende, die gleichzeitig lehren; Unternehmer, Anstifter und Erfinder; Buchhalter, Anwälte und Wächter des Lebens, die tatsächlich Buch führen, anklagen und verteidigen, aufpassen und kontrollieren; öffentliche, symbolische Mütter, Väter, Großeltern und Geschwister, die sich auskennen und wissen, was das Leben in Krisen braucht. Diese und andere Funktionen müssen wir selbst konkret im eigenen Leben übernehmen, um jene einzigartige Lern-, Familien-, Arbeits- oder Autobiographie zu erstellen, die dann uns selbst und anderen erzählen kann, was aus uns geworden ist. »Das geheime Herz der Zeit ist Veränderung und Wachstum«, heißt es bei O'Donohue. Bewusstsein, Gedächtnis, Identität und Wandel, Erfahrung, Erleben und Realität geraten besonders im Ausnahmezustand aneinander, ringen um einen Schritt in die Zukunft, der die Vergangenheit vielleicht abschütteln und durchbrechen muss. Der erkrankte Mensch ist kein logisches, sondern ein lebendiges Beispiel des Lebens, und die Geschichte seiner Krankheit unterscheidet sich von seiner eigenen Geschichte. Die äußere und die innere Seite der Lebensreise, die Regel- und die Ausnahmesituation können unversöhnlich voreinanderstehen, müssen einander niederringen oder aus dem Weg gehen. Die Regeneration des Körpers, das Wachstum der menschlichen Seele und des menschlichen Geistes sind komplexer und vielschichtiger als das, was sich als soziale Wirklichkeit der Normalität oder des Common Sense herausgebildet hat. In einer alten Weisheitslehre findet sich dazu ein wunderbares Bild, dass wir uns nämlich den Geist als einen Rundturm mit vielen Fenstern vorstellen können, die nach allen Richtungen gehen. Leider bleiben viele Menschen vor ein und demselben Fenster stehen, als wären sie daran festgekettet, und starren Tag für Tag dieselbe trostlose Szene aus derselben Perspektive an. Wirkliches Wachstum findet in dem Moment statt, da wir von diesem einen Fenster zurücktreten, uns abwenden und einen Rundgang durch den inneren Turm unserer Seele machen und all die vielen verschiedenen Fenster sehen, die auf unseren Blick warten (vgl. O'Donohue 2010, S. 148f.).

Literatur

Bergmann W (2011) Sterben lernen. Kösel, München
Fromm E (1996) Haben oder Sein. Die seelischen Grundlagen einer neuen Gesellschaft. DVA, Stuttgart
Jonas H (1973) Organismus und Freiheit. Ansätze zu einer philosophischen Biologie. Vandenhoeck & Ruprecht, Göttingen
Keil A (2005) Die Krankheit Brustkrebs. Frauen auf der Suche nach der verborgenen Gesundheit – eine Wegbegleitung. Edition Temmen, Bremen
Keil A (2011) Auf brüchigem Boden Land gewinnen. Biografische Antworten auf Krankheit und Krisen. Kösel, München
Keil A (o.J.) Forschungsprojekt Herz-Kreislauf-Klinik Lauterbacher Mühle, Seeshaupt. Patientenbefragung 2004/2005 (unveröffentlichtes Manuskript)
O'Donohue J (2010) Anam Cara. Das Buch der keltischen Weisheit. Dtv, München
Weizsäcker V von (1935) Studien zur Pathogenese. Thieme, Leipzig
Weizsäcker V von (1967) Pathosophie. Vandenhoeck & Ruprecht, Göttingen
Weizsäcker V von (1973) Der Gestaltkreis. Theorie und Einheit von Wahrnehmen und Bewegen. Thieme, Stuttgart
Weizsäcker V von (1986) Gesammelte Schriften. Suhrkamp, Frankfurt am Main

Prozessuale Lerndimensionen: Instrumente zur Erschließung von Lernprozessen bei Patienten mit lebensbedrohlichen Erkrankungen

Dieter Nittel

Wie könnte man nun leugnen, dass die Biographie für das Verständnis des großen Zusammenhanges der geschichtlichen Welt von einer eminenten Bedeutung sei! Ist es doch eben das Verhältnis zwischen den Tiefen der menschlichen Natur und dem universalen Zusammenhang des ausgebreiteten historischen Lebens, das an jedem Punkt der Geschichte wirksam ist. Hier ist der ursprüngliche Zusammenhang zwischen dem Leben selbst und der Geschichte.

Wilhelm Dilthey, Der Aufbau der geschichtlichen Welt in den Geisteswissenschaften

Der vorliegende Beitrag erhebt den Anspruch, die Entwicklung eines Analyserasters zur erziehungswissenschaftlichen Erschließung von Phänomenen des Lernens in autobiographisch-narrativen Interviews weiter voranzutreiben (vgl. Nittel 2010a, 2011, 2012; Seltrecht 2006, 2009, 2010, 2011). Komplementär zu den vier Prozessstrukturen des Lebensablaufs (Schütze 1981) werden vier prozessuale Lerndimensionen präsentiert, nämlich das verwaltete, das zielgerichtete, das leidgeprüfte und das schöpferische Lernen. Alle diese vier Lerndimensionen sind in den Biographien von Brustkrebs- und Herzinfarktpatienten nachweisbar. Die prozessualen Lerndimensionen komplettieren die im Projekt von Astrid Seltrecht und dem Autor bereits erarbeiteten Untersuchungskonzepte. Hierbei handelt es sich um die *Lernmodi* (Neulernen, Umlernen, Verlernen, Nichtlernen), die *strukturellen Lerndimensionen* (Aufschichtung von Wissen, Veränderung des Alltagshandelns, Umbau der Identitätsformation). Darüber hinaus unterscheiden wir zwischen pädagogisch intendierten (formales und nonformales Lernen) und nicht pädagogisch intendierten Lernkontexten (informelles Lernen) (Seltrecht 2012b).

Dank

An dieser Stelle möchte ich mich ganz herzlich bei Lena Wiesendanger bedanken; sie hat wichtige redaktionelle Anregungen formuliert. Einen besonderen Dank verdient Dr. Astrid Seltrecht, welche die Erarbeitung des vorliegenden Beitrags nicht nur kritisch-konstruktiv begleitet, sondern dem Projekt als Ganzem ein unverwechselbares Profil verliehen hat!

12.1 Anmerkungen zu den Grenzen und zur Fehlbarkeit der Lernforschung – einschließlich der eigenen

Zu lernen, wie man lernt, ist sowohl für die Evolution des Gattungswesens »Mensch« als auch für die Sozialisation des einzelnen Individuums konstitutiv. Doch wer als Forscher sowohl die beobachtbaren als auch die dem Augenschein unzugänglichen Lernphänomene zu erkunden versucht, muss angesichts der Größe der Aufgabe unweigerlich mit Fallstricken und Untiefen rechnen. Ebenso wie das Leben selbst ist auch das Lernen überkomplex, denn es bezieht sich auf die Resultate, das singuläre Lernergebnis, sowie auf den Vorgang des Lernens. Als Phänomen der Natur *und* der Kultur sind beim Lernen Körper *und* Geist beteiligt (Illeris 2010), sodass die wissenschaftliche Erschließung eigentlich auf das Zusammenspiel sozialer, psychischer und biologischer Faktoren abheben müsste. Davon ist die aktuelle, in natur-, kultur- und sozialwissenschaftliche Richtungen separierte Lernforschung noch weit entfernt. Die mit dem Gegenstandsbereich menschlichen Lernens befassten Wissenschaften pflegen die Überkomplexität gewöhnlich in der Weise zu bannen, dass sie sich nur mit fachwissenschaftlich definierten Ausschnitten des Lernens beschäftigen. So widmen sich Soziologen, Psychologen, Wirtschaftswissenschaftler oder Pädagogen – um nur einige Disziplinen zu nennen – entweder den Bedingungen für die Möglichkeiten des Lernens, dem Prozess als solchem oder dem Ergebnis eines Lernvorgangs. In der Regel nehmen sie aus den verschiedensten Gründen einen höchst selektiven Blick ein, wobei viele Forscher dies in dem Bewusstsein tun, dass die Ausklammerung der morphologischen Dimension des Lernens einerseits eine notwendige Selbstbegrenzung darstellt, andererseits unweigerlich Fehler damit verbunden sind. Die Lernforschung ist in das Dilemma verstrickt, auf methodischem Gebiet insofern keine wirkliche Gegenstandsangemessenheit erzielen zu können, als das jeweils in Anschlag gebrachte Forschungsverfahren der faktischen Komplexität des Lernens notorisch hinterherhinkt. So gesehen kann die Geschichte der Lernforschung auch als Geschichte des offenen oder verdeckten Abverlangens des Eingeständnisses von Fallibilität gelesen werden. Diese Selbstreflexion der eigenen Grenzen kann aus einer bildungstheoretischen Perspektive der Geistes- und Sozialwissenschaften (vgl. Meyer-Drawe 2008) geschehen; sie kann aber auch vom naturwissenschaftlichen Standpunkt eines Hirnforschers aus (Elger et al. 2004) erfolgen.

Eine zentrale Quelle von Fallibilität ist in der Nutzung einer bestimmten Forschungsmethode zu sehen. Methoden tragen bekanntlich zur Erschließung und Beleuchtung bestimmter Phänomene bei. Sie führen aber auch zur Abdunkelung oder gar Ausblendung von Phänomenen, für die der jeweilige Ansatz keine oder nur eine geringe Sensibilität besitzt. Mit der Auswahl eines Forschungsinstruments ist per se auch eine Entscheidung im Hinblick auf das Verhältnis zwischen den erwartbaren Stärken und den tolerierbaren Schwächen bei der Erkenntnisgenerierung im Zuge des methodisch kontrollierten Fremdverstehens verbunden. Groß angelegte Längsschnittuntersuchungen beispielsweise kommen nicht umhin, in den ersten Sequenzen der Untersuchung weitreichende Hypothesen aufzustellen und konsequent deduktiv vorzugehen. Und dies gilt selbst dann, wenn es kaum Erkenntnisse über das jeweilige Untersuchungsgebiet gibt, sodass nicht nur die Hypothesenformulierung auf sehr wackligen Füßen steht: Auch dem kreativen Moment in der wissenschaftlichen Praxis, der Abduktion (Peirce 2002), können kaum Chancen zur Entfaltung gegeben werden. Darüber hinaus muss der Forscher die für die Konstruktion der Fragebatterien relevanten, sich aber erst peu à peu ergebenden Irritationen im Zuge des Forschungsprozesses systematisch ausblenden, ja sogar so tun, als gäbe es sie gar nicht, weil er dazu angehalten ist, die Erhebungsinstrumente über die verschiedenen Untersuchungswellen keinesfalls zu verändern.

Vor dem Hintergrund der strukturell angelegten Fehlbarkeit der Lernforschung muss der Notwendigkeit einer konstruktiv-kritischen Selbstvergewisserung auf der Ebene der methodischen Durchführung Rechnung getragen werden.

12.2 Methodische Selbstvergewisserung

12.2.1 Kritisch-konstruktive Würdigung des autobiographisch-narrativen Interviews

Da mit Blick auf das von uns durchgeführte Forschungsvorhaben zur biographischen Relevanz lebensbedrohlicher Erkrankungen und möglichen Lern- und Bildungsprozessen bei Patienten eine hypothesenorientierte und statistische Vorgehensweise sachlogisch nicht geboten erschien (vgl. Nittel u. Seltrecht, Forschungsantrag DFG, 2008), bot sich rasch das autobiographisch-narrative Interview als Methode der ersten Wahl an. Dieses Erhebungsinstrument hat sich trotz gewisser Schwachstellen als Instrument zur Erschließung langfristiger Prozesse, Ereignisverkettungen und deren subjektiver Deutung über Jahrzehnte hinweg in vielen Forschungsprojekten bewährt. Dabei gilt es allerdings zu berücksichtigen, dass der genutzte methodische Zugang die mit der Krankheit verbundenen physiologischen und fachlich-medizinischen Dimensionen des Lernens außer Acht lässt und dass lebensgeschichtliche Erzählungen von Laien viele, vor allem für Naturwissenschaftler interessante Phänomenbereiche ausklammern. Vom faktischen Krankheitsgeschehen, dem biologischen Wachstum bösartiger Zellen oder der Veränderung des Herz-Kreislauf-Systems, erfährt der Zuhörer nichts. Im Fokus steht primär, wie die Patienten die Krankheit erlebt haben, was das jeweilige Leiden mit der jeweiligen Persönlichkeit macht und in ihrer Lebenspraxis »anrichtet«. Biographische Selbstbeschreibungen beinhalten große Erkenntnispotenziale, weil sie einen authentischen Eindruck von der subjektiven Verarbeitung der jeweiligen Erkrankung vermitteln und die Person nicht nur als Patient, sondern als Biographieträger in Erscheinung treten lassen. Um eine präzisere Vorstellung von dem verwendeten Interviewverfahren zu erhalten, hier einige Hintergrundinformationen:

» Das autobiographisch-narrative Interview ist eine Variante des in den 1970er Jahren im Kontext der Gemeindesoziologie entwickelten narrativen

▼

Interviews (vgl. Schütze 1976, 1977, 1982, 1983, 1984[a]). Dabei handelt es sich um eine nichtstandardisierte Form der Datenerhebung, in welcher der Interviewte/der Erzähler ein privilegiertes Rederecht zugewiesen bekommt. Die Methode knüpft an die universelle Kompetenz des alltagsweltlichen Erzählens bei erwachsenen Gesellschaftsmitgliedern an und nutzt die so genannten Zugzwänge und kognitiven Figuren des Stegreiferzählens. Unter Zugzwängen versteht man latente, nur indirekt wirksame Verpflichtungen des Erzählers, (erstens) eine einmal begonnene Geschichte zu Ende zu erzählen und Plausibilitätslücken zu schließen, (zweitens) die für ihn relevanten Begebenheiten detailliert, d.h. in ihrer vollen Breite und Erfahrungstiefe darzustellen und (drittens) die eigene Lebensgeschichte kondensiert, d.h. das Wesentliche der persönlichen Identitätsdimension zu erzählen. Unter kognitiven Figuren verstehen wir Biographie- und Ereignisträger, Ereignis- und Erfahrungsverkettung, Situationen, Lebensmilieus und soziale Welten als Bedingungs- und Orientierungsrahmen sozialer Prozesse sowie die Gesamtgestalt der Lebensgeschichte. Beide, die Zugzwänge und die kognitiven Figuren, tragen zu der unverwechselbaren Qualität des autobiographisch-narrativen Interviews bei, einen lebensgeschichtlichen Text zu erzeugen, dessen Form und Inhalt nicht vollständig auf die lokalen Bedingungen der Erhebungssituation zurückzuführen ist. Die Theorie des narrativen Interviews basiert auf der basalen Entdeckung von Labov und Waletzky, die aus der Analyse von Stegreiferzählungen die Erkenntnis gewonnen haben, dass der Erzähler sich im Erzählvorgang primär an der Abfolge der damaligen Handlungsschritte orientiert und die Erfahrungswiedergabe sich analog zu der Erfahrungsaufschichtung verhält. Der Umstand, dass der Informant Erfahrungen preisgibt, die in anderen Erhebungssituationen nicht thematisiert worden wären, wird an der Reaktion vieler Interviewpartner am Ende des Gesprächs manifest, wenn sie sich selbst wundern und staunend betonen, wie viel sie doch erzählt haben. Die besonders hohe Authentizität des mit Hilfe des autobiographisch-narrativen Interviews gewonnenen Erzählmaterials leitet sich aus dem Umstand ab, dass

▼

Erzählungen »diejenigen vom soziologisch interessierenden faktischen Handeln und Erleiden abgehobenen sprachlichen Texte [sind; D.N.], die diesem am nächsten stehen und die Orientierungsstrukturen des faktischen Handelns und Erleidens auch unter der Perspektive der Erfahrungsrekapitulation in beträchtlichem Maße rekonstruieren: d.h. insbesondere seine Zeit-, Orts- und Motivbezüge, seine elementaren und höherstufigen Orientierungskategorien, seine Aktivitäts- und Reaktionsbedingungen, seine Planungsstrategien, seine grundlegenden Standpunkt- bzw. Basispositionen und seine Planungs- und Realisierungskapazitäten« (Schütze 1987a, S. 14). (Nittel 2008, S. 73) «

Gegenüber der ohnehin geringen Zahl von Forschern, die eine vollständige Homologie zwischen faktischem Ereignisablauf im Lebensverlauf und der Erzählstruktur in der Lebensgeschichte zugrunde legen, legen wir Wert darauf, das Anspruchsniveau zu reduzieren – kurz: eine lose, nicht eine enge Kopplung zwischen der Realität des vergangenen Lebens und dem Text in Erwägung zu ziehen. Damit ist eine bloße »Ähnlichkeit zwischen den in einer Stegreiferzählung dargestellten Wahrnehmungen, Erlebnissen und Erfahrungen […] und den vergangenen Handlungen und Ereignissen« (Nittel 2008, S. 74) gemeint, die nicht einfach »da« ist, sondern die im Zuge der Interviewauswertung erst noch empirisch evident zu machen ist. Vor dem Hintergrund eines pluralistischen Verständnisses von Rationalität (vgl. Habermas 1981; Nittel 2008) muss die Frage nach der Realitätshaltigkeit der Aussagen in Stegreifzählungen im Sinne eines multiplen Verständnisses von Wahrheit, Richtigkeit und Wahrhaftigkeit beantwortet werden. Gütekriterium eines Interviews ist demnach nicht nur, dass der Biographieträger in der Erhebungssituation »die Wahrheit sagt« oder ob er sich »richtig erinnert«, die von ihm formulierten Propositionen demnach mit dem tatsächlichen Hergang seines Lebensablaufs übereinstimmen, sondern ob er seine Lebensgeschichte authentisch erzählt und ob er im Sinne des Arbeitsbündnisses mit dem Forscher situationsangemessen agiert bzw. tatsächlich bereit ist, die Vergangenheit in seinen Erzählungen auch mit ihren emotionalen Verstrickungen wiederaufleben zu lassen. Auch dürfte die von manchen geäußerte Hoffnung, dass die Interaktionsdynamik in der Erhebungssituation durch die Zugzwänge und kognitiven Figuren des autobiographischen Stegreiferzählens (vgl. Schütze 1977, 1982) so orientierungsmächtig ist, dass sie nahezu vollständig kontrollierbar wäre, aufgrund der letztlich doch niemals eindeutig antizipierbaren Beziehungsdynamik zwischen dem Forscher und dem Informanten überzogen sein. Selbstverständlich haben die Art des Auftretens und die Besonderheiten im persönlichen Habitus des Forschers auch Auswirklungen auf den Inhalt und die Form der lebensgeschichtlichen Erzählung, aber diesen Einfluss gilt es auch nicht zu überschätzen. Selbstkritisch müssen wir an dieser Stelle auch einräumen, dass das autobiographisch-narrative Interview eher ungeeignet ist, um in der gebotenen Präzision interaktionsbezogene Aspekte des Lernens, also Veränderungserfahrungen im Mikrokosmos des Vis-à-vis-Kontakts, oder auch Dimensionen der Aneignung von Fach- oder Expertenwissen zu erfassen. Das narrative Interview zeichnet sich gerade durch einen detachierten Situationsbezug und die Erfassung großflächiger Erfahrungsmuster im Kontext der Lebenszeit aus. Auf dieser Untersuchungsebene verfügen Videographie und Konversationsanalyse über gewisse Analysevorteile.

12.2.2 Vorschlag zur methodischen Selbstbegrenzung

Im Gegensatz zu Forschern, die sich einen »ganzheitlichen« Zugang zur persönlichen Identität einer Person versprechen und gleichsam eine lückenlose Wiedergabe der biographischen Erfahrungsaufschichtung anvisieren, sind unsere Absichten weniger ambitioniert. Das autobiographisch-narrative Interview ist weit davon entfernt, die Totalität lebensgeschichtlicher Erfahrungen einfangen zu können! Wir beschränken uns auf die präzise Erfassung der zentralen Prozessstrukturen. Unter »Prozessstrukturen des Lebensablaufs« verstehen Vertreter der sozialwissenschaftlichen Biographieforschung grundlegende Haltungen des Biographieträgers zur eigenen Lebensgeschichte; zugleich markieren sie elementare Aggregatzustände der individuellen Erfahrungsaufschichtung, um subjektive Erlebnisse und äußere Ereignisse miteinander zu verknüpfen und im Wissenshaushalt sinnhaft zu ordnen (vgl. Schütze 1981). Insgesamt lassen sich vier Prozessstrukturen unterscheiden:

- *Institutionalisierte Ablauf- und Erwartungsmuster des Lebensablaufs* stellen gesellschaftlich vorgegebene »Fahrpläne« für das Leben dar, die sich auf schulische, berufliche, familienzyklische und religiöse Einschnitte und Zäsuren beziehen und in bestimmten Karrieremustern manifest werden.
- Unter *biographischen Handlungsschemata* verstehen wir längerfristig angelegte, kulturell positiv sanktionierte, zielgerichtete Handlungspläne, deren Erfahrungsgehalt davon abhängt, ob sie realisiert oder nicht realisiert werden.
- *Verlaufskurven* als Ausdruck für Prozesse des Erleidens und des Getriebenwerdens verlangen dem Biographieträger konditionelle Reaktionsmuster ab.
- *Wandlungsprozesse der Selbstidentität* stellen gesteigerte Bildungsprozesse dar, welche latente Kreativitäts- und Wissenspotenziale freilegen.

Das hier anklingende Theoriegerüst erscheint uns insofern ergänzungsbedürftig, als wir das Gefüge der Prozessstrukturen des Lebensablaufs als dezidiert wissenschaftliches bzw. höhersymbolisches Konstrukt begreifen, für das kein unmittelbares Pendant im Alltagswissen der Gesellschaftsmitglieder existiert. Somit stellt es ein vom Alltagsdiskurs abgehobenes, primär in der Sinnwelt der Wissenschaft beheimatetes Konzept dar. Prozessstrukturen markieren eben nicht nur »subjektive« Haltungen oder mehr oder weniger beliebige »individuelle« Erlebnisse; vielmehr inkorporieren sie, wie verdeckt auch immer, Artefakte der gesellschaftlichen Teilsysteme sowie kulturelle Objektivationen. Die im Umkreis des Konzeptes »Prozessstrukturen des Lebensablaufs« generierten Kategorien sind unmittelbar an ihren Entstehungs- und Entdeckungszusammenhang gebunden, also an die Erhebung und die Auswertung diesbezüglicher Daten gekoppelt. Die Prozessstrukturen des Lebensablaufs stellen Instrumente einer Beobachtung zweiter

Ordnung dar, mit denen elementare Erfahrungen der Aneignung gesellschaftlicher Realität in ihrer diachronen Qualität einer wissenschaftlichen Analyse zugeführt werden können. In epistemologischer Hinsicht bedeutet dies den kategorischen Ausschluss eines verdinglichten Umgangs im Sinne einer bloßen Subsumtion einer Textaussage unter eine bestimmte abstrakte Prozessstrukturkategorie. Vielmehr sind die Prozessstrukturen des Lebensablaufs erst im Zuge einer i.d.R. zeitaufwendigen Interaktion des Forschers mit mündlich erzeugten lebensgeschichtlichen Daten identifizierbar, deren Flüchtigkeit über den Weg der Transkription gebannt worden ist. Dieser Untersuchungsschritt geschieht i.d.R. im Rahmen der strukturellen Beschreibung, in welcher sprachliche Anzeigemarkierer einen wichtigen Dienst bei der Identifikation der vier Prozessstrukturen leisten. Die Lebensgeschichte im Medium der erlebten Zeit wird im Analysevorgang in eine wissenschaftlich beobachtete »Biographie« transformiert. Die Prozessstrukturen des Lebensablaufs können weder allein auf induktivem noch ausschließlich auf deduktivem Wege identifiziert werden; vielmehr müssen sie im Zuge des erwähnten Interaktionsprozesses zwischen dem vorliegenden Text und den beteiligten Forschern abduktiv gewonnen werden, wobei der Prozess der annähernden Konstruktion idealtypisch aus der Mitte des zunächst unverwechselbaren Materials und des verfügbaren sozialwissenschaftlichen Sonderwissens des Forschers erfolgt. Die Bezugnahme auf die »Prozessstrukturen des Lebensablaufs« ist aus erziehungswissenschaftlicher Sicht deswegen instruktiv, weil auf diese Weise empirisch sehr präzise nachgewiesen werden kann, dass mit elementaren lebensgeschichtlichen Erfahrungen auch spezifische Lernerfahrungen verbunden sind. Der Forscher schlägt, wenn er die Prozessstrukturen des Lebensablaufs in dieser Weise rekonstruiert, einen Bogen zwischen dem (damaligen) Erlebnis, den konkreten biographischen Erinnerungen, der in Sprache gegossenen lebensgeschichtlichen Erfahrung und dem (typisierten) biographischen Wissen (vgl. Nittel 2008, S. 88), ohne dass dabei eine Verwechslung des Interviewtextes mit den faktischen Ereignissen intendiert wäre.

Kein anderer Ansatz ist in der erziehungswissenschaftlichen Biographieforschung so intensiv zur Rekonstruktion von Lernprozessen und anderen pädagogischen Themenstellungen genutzt worden wie der narrationsanalytische. Dementsprechend unübersichtlich ist die Literaturlage (Krüger u. Marotzki 2006; Nittel 2010b). Allerdings zeichnet sich im Zuge dieser Forschungsbemühungen das notorische Versäumnis ab, die lerntheoretischen Implikationen der vier Prozessstrukturen als solche zu untersuchen. Die Prozessstrukturen wurden gleichsam im Stil eines Werkzeugs genutzt, ohne dieses auf seine pädagogischen Aspekte hin zu überprüfen. Damit ist leichtfertig die Beantwortung der Frage aus der Hand gegeben, welche konditionellen Relevanzen von den einzelnen Prozessstrukturen auf Art und Umfang möglicher Lernprozesse ausgehen. Eine konsequente erziehungswissenschaftliche Reinterpretation der sozialwissenschaftlichen Biographieforschung in dem eben angedeuteten Sinne, aber auch unter dem Fokus jener Lernprozesse, die in der Erhebungssituation, also während des Interviews selbst, stattfinden, steht noch aus.

12.3 Der Fluchtpunkt der prozessualen Lerndimensionen: Die Prozessstrukturen des Lebensablaufs

Im weiteren Darstellungsverlauf werden die vier oben erwähnten Prozessstrukturen vorgestellt und analog dazu die lernspezifischen Implikationen herausgearbeitet. Die erkenntnisleitende Frage lautet dabei: Präjudizieren die jeweiligen Prozessstrukturen ein spezifisches Lernverhalten oder eine bestimmte Aneignungsform? Das korrespondiert mit der Frage, welcher empirische »Mehrwert« mit der erziehungswissenschaftlichen Reinterpretation des soziologischen Konzepts der Prozessstrukturen des Lebensablaufs verbunden sein könnte. Was sieht der Biographieforscher mit dem hier skizzierten Konzept in Bezug auf pädagogische Themen, was er zuvor nicht gesehen hat? Die prozessualen Lerndimensionen tangieren diachrone Aspekte des Lernens; sie beziehen sich auf *Wann*-Fragen. Dabei gilt es zu berücksichtigen, dass die prozessualen Lerndimensionen nur eine Seite eines größeren theoretischen Rahmens darstellen. Drei weitere gilt es mit im Auge zu behalten: Die strukturellen Lerndimensionen beschreiben den inhaltlichen Möglichkeitsspielraum der jeweiligen Veränderungen im Ich-Welt-Bezug, wobei wir zwischen situativer Wissensaneignung, Modifikation des Alltagsverhaltens und dem Umbau der Identitätsformation unterscheiden. Hier werden *Was*-Fragen des Vermittelns und Aneignens angeschnitten. Die Lernmodi erfassen die Art und Weise des Lernens als *Wie*-Fragen (Neulernen, Umlernen, Nichtlernen, Verlernen), während die Lernkontexte schließlich die institutionelle Einbettung der Lernprozesse betreffen und *Wo*-Fragen in den Blick nehmen (formales, nonformales und informelles Lernen). Die strukturellen Lerndimensionen, die Lernmodi und die Lernkontexte wurden in früheren Publikationen behandelt (Nittel 2010a, 2011, 2012; Seltrecht 2006, 2010, 2011, 2012a).

12.3.1 Das verwaltete Lernen im Kontext institutionalisierter Ablauf- und Erwartungsmuster des Lebensablaufs

Während die zentralen Phasen und Einschnitte des Lebens- und Familienzyklus als gesamtgesellschaftliche und kulturspezifische Institutionalisierungsmuster des Lebensablaufs betrachtet werden müssen, handelt es sich bei den Ausbildungs-, Weiterbildungs- und Berufskarrieren, bei den (ehemaligen) staatsbürgerlich definierten Dienstverpflichtungen (Wehrdienst, Zivildienst), Vorruhestandsregelungen sowie anderen durch wohlfahrtsstaatliche und/oder privatwirtschaftliche Großorganisationen geprägte Phasen und Sequenzen (Führungskräfteentwicklung) um zeitliche Interpunktionen und Zäsuren, die durch bestimmte gesellschaftliche Funktionssysteme definiert, durchgesetzt, kontrolliert und verändert werden (Mayer 1990). Nach wie vor ist etwa der Lebens- und Familienzyklus als eines der zentralen gesamtgesellschaftlichen Institutionalisierungsmuster des Lebensablaufs stark durch religiöse Traditionen und die Kulturgeschichte des Okzidents überformt (Kohli 1985). So werden wichtige Stationen im Prozess des Älterwerdens durch kirchliche Amtshandlungen begleitet, etwa Taufe, Konfirmation, Erstkommunion, Eheschließung und Begräbnis. Insgesamt spielen bei der Institutionalisierung des Lebensablaufs die Entwicklung des modernen Wohlfahrtsstaates und der damit verbundene Ausbau von Sicherungssystemen eine große Rolle. Durch institutionalisierte Ablauf- und Erwartungsmuster des Lebensablaufs gewinnen demnach sowohl bestimmte Teilsysteme als auch die »kulturelle Tradition« unserer Gesellschaft in ihrer Totalität Einfluss auf das Lebensschicksal der Biographieträger. Institutionalisierte Ablauf- und Erwartungsmuster basieren auf triadischen Erwartungsstrukturen: »Ich erwarte, dass du erwartest, dass ich erwarte.« Zwischen den allgemeingültigen, i.d.R. moralisch konnotierten Idealvorstellungen im Hinblick auf den Vollzug des Lebens- und Familienzyklus sowie der Ausbildungs- und Berufskarrieren auf der einen und ihrem faktischen Vollzug auf der anderen Seite existieren beträchtliche Diskrepanzen. Bis zu einem bestimmten Maße werden diese Abweichungen auch toleriert. Sofern die von sozialem Kontext zu sozialem Kontext variablen Toleranzgrenzen überschritten werden, ist mit bestimmten Sanktionen und Formen der sozialen Kontrolle zu rechnen. Hierbei treten Reaktionsmuster in den Blick, die mittel- und langfristig sogar in die Devianz bzw. in negative Fallkarrieren einmünden können (► Abschn. 12.3.3).

Auf die hier angesprochenen institutionalisierten Ablauf- und Erwartungsmuster des Lebensablaufs in modernen Gesellschaften rekurrieren Sozial- und Erziehungswissenschaftler immer dann, wenn sie darauf hinweisen möchten, dass die mit dem bürgerlichen Subjekt verbundene Vorstellung von einer autonomen biographischen Lebensführung in weiten Teilen wenn nicht eine Illusion darstellt, so aber doch einer deutlichen Relativierung bedarf. Die familienzyklischen Ereignisse wie das Kennenlernen eines Partners, die Heirat, die Gründung einer Familie, der Auszug der Kinder und die Gestaltung der Altersphase – all diese Wendepunkte und Einschnitte im Leben korrespondieren eng mit entsprechenden institutionalisierten Ablauf- und Erwartungsmustern. Diese sind hochgradig standardisiert.

Lebenszyklische Ablaufmuster und lebensphasenspezifische Erwartungen präjudizieren eine Sonderform des Lernens, weil es sich hier i.d.R. um in Sozialisationsprozesse eingebettete Formen der nicht intentional gesteuerten Vermittlung und Aneignung, um sog. naturwüchsiges Lernen, handelt. Die Akteure lernen hier durch bloßes Mit- und Nachmachen sowie durch Partizipation am sozialen Geschehen. Institutionalisierte Ablauf- und Erwartungsmuster im Zuständigkeitsbereich von *Organisationen* überlassen hingegen das Lernen nicht dem Zufall: Es findet zielgerichtet, strukturiert und in institutionalisierten Settings statt, wobei die Durchführung und Kontrolle der entsprechenden Vermittlungs- und Aneignungsprozesse in den Händen des ausgebildeten Personals liegen. Da ein großer Teil der Organisationen sich die bewusst herbeigeführte Veränderung von Klienten, Patienten, Teilnehmern und anderen Zielgruppen auf ihre Fahnen geschrieben hat, kommen sie ohne eine methodisch flankierte Prozessierung der Betroffenen, ohne eine »pädagogische Technologie«, nicht aus. Die Akteure lernen – dem Anspruch der Organisationen nach – nicht als ganze Personen bzw. Biographieträger, sondern primär als Inhaber einer sozialen Identität, als Rollenträger. Damit sind eine bestimmte Art der sozialen Einbettung und die Erwartungsstruktur einer gesteigerten Aneignungsbereitschaft verbunden. Als Schüler etwa ist man dem Erziehungssystem zugeordnet; und bei einem Berufssoldaten, der in seiner Laufbahn an diversen Lehrgängen teilnehmen muss, bezieht sich die Einbettung auf das staatliche Sicherheitssystem. In beiden Fällen hat die Inklusion weitreichende Konsequenzen im Hinblick auf die reduzierte Möglichkeit der Partizipation in anderen Funktionssystemen einerseits und eine erhöhte Erwartung im Hinblick auf die Bereitschaft zu lernen andererseits. Die Kontingenz zwischen Vermittlung und Aneignung (vgl. Kade 1997) kann durch komplexe didaktische und methodische Instrumente zwar nicht gänzlich gebannt, aber doch bis zu einem bestimmten Maß kontrolliert werden. Vor allem die an die Vergabe von Bildungszertifikaten gebundenen Selektionsprozesse bilden wirkungsvolle Mittel der Sanktionierung, Kontrolle und Disziplinierung. In expliziten pädagogischen Einrichtungen wird abschlussbezogen gelernt. Abschlusszeugnisse und andere Zertifikate dokumentieren die erfolgreiche Beteiligung am Lehr-Lern-Geschehen, und gleichzeitig bilden sie Interpunktionen in den entsprechenden Karrieren und sozialen Ablaufmustern. In doppelter Weise vollziehen sich hier die Lernprozesse in lizenzierter Form: Diejenigen, welche für die Vermittlungsarbeit zuständig sind, bedürfen einer Lizenz, wie etwa einer erfolgreich abgeschlossenen pädagogischen Ausbildung oder einer anderen Form der Erlaubnis, während diejenigen, die als Teilnehmer an den pädagogischen Dienstleistungen partizipieren, im Anschluss an die jeweiligen Veranstaltungen ebenfalls ein Zertifikat oder eine funktionale Kompensation erhalten, die sie später ihrerseits als Lizenz nutzen können. Diese Lizenzen verhelfen den Gesellschaftsmitgliedern dazu, Unwägbarkeiten in ihrer Berufslaufbahn besser zu kontrollieren, ihre beruflichen oder andere Karrieren fortzusetzen oder anschlussfähig zu gestalten. Allein die organisatorische Rahmung und die professionelle Begleitung evozieren im Vergleich zu den übrigen Prozessstrukturen eine spezifische Verbindung zwischen Vermittlung und Aneignung, da die Mechanismen der sozialen Kontrolle hier allen Beteiligten weitgehend bekannt sind und im Vergleich zur Alltagspraxis eine erhöhte kognitive Flexibilität und soziale Anpassungsbereitschaft unterstellt wird.

Richten wir nun ausdrücklich den Blick auf Ärzte und Patienten: Auf welchen kleinsten gemeinsamen Nenner kann das Lernen im Kontext des institutionalisierten Ablauf- und Erwartungsmusters der Diagnose, Diagnosevermittlung, therapeutischen Behandlung und Rehabilitation einer lebensbedrohlichen Erkrankung gebracht werden? Da es an dieser Stelle um den Prozessaspekt des Lernens geht und die sequenzielle Ordnung des Lernens nicht völlig losgelöst von der Intentionalität des Lehrens betrachtet werden kann, muss die jeweilige auf den Lernmechanismus abzielende Kategorie sowohl dem Vermittlungs- als auch dem Aneignungsaspekt Rechnung tragen. (Dies erklärt die punktuellen Bezüge zur Vermittlungsseite.) Institutionalisierte Ablauf- und Erwartungsmuster im medizinischen Bereich inkorporieren auf der Vermittlungsseite organisierte bzw. lizenzierte Prozesse der Wissensvermittlung und auf der Aneignungsseite obligatorische, fest von den Verfahrenswaltern (dem medizinischen Personal) eingeplante sowie eine Vielzahl beiläufiger Aneignungsprozesse. Greifen beide Mechanismen, nämlich Lehr- und Lernaktivitäten, ineinander, so kann dies als zuverlässiges Anzeichen für eine vollständige Inklusion in das Gesundheitssystem, als signifikante Folgebereitschaft des Patienten gegenüber der ärztlichen Expertise betrachtet werden. Das Spezifische dieser prozessualen Lerndimension soll mit dem Ausdruck *verwaltetes Lernen* begrifflich auf den Punkt gebracht werden. In dem Maße, wie das Lernen »gemanagt« wird, bestimmten Sachzwängen unterworfen ist, verlangt das situative Setting den Patienten ebenfalls eine tendenziell kalkuliert-strategische bzw. stark sachorientierte Haltung ab.

Die eben erwähnte Kategorie des verwalteten Lernens sowie der vorgeschlagene Mechanismus »organisierte bzw. lizenzierte Vermittlungsaktivitäten und Prozesse der obligatorischen und beiläufigen Aneignung als Medium der institutionellen Inklusion« können nicht nur auf eine begrenzte Sequenz, sondern auf nahezu alle Phasen des institutionalisierten Ablauf- und Erwartungsmusters der Krankheitsbehandlung übertragen werden. Neben Anamnese, Diagnose, Therapie und Rehabilitationsphase umfasst das Handlungsschema des medizinischen Arbeitsbogens auch die gesundheitliche Aufklärung.

Der eben behauptete stark organisationszentrierte Charakter der Vermittlungsprozesse drückt sich nicht zuletzt darin aus, dass die gesundheitliche Aufklärung in modernen Gesellschaften keineswegs der Exklusivität der Arzt-Patient-Kommunikation überlassen wird, wie es etwa noch zu Beginn des 20. Jahrhunderts üblich war. Seit einigen Jahrzehnten ist zu beobachten, wie die Massenkommunikationsmittel und andere große Institutionen mit Blick auf medizinisches Wissen eine expansive Informationsvermittlung und -multiplikation betreiben. Große Organisationen, wie etwa die Bundeszentrale für gesundheitliche Aufklärung oder Stiftungen (Deutsche Herzstiftung), unternehmen Bestrebungen der flächendeckenden Diversifikation mit für Laien relevantem medizinischem Wissen. Auch Krankenhäuser dehnen den Adressatenkreis ihrer Schulungs- und Vortragsreihen auf Personen aus, die nicht zu den regulären Patienten zählen. Internetseiten der Krankenkassen bereiten die Bürger auf die Patientenrolle vor. Ganz generell kann in den Einrichtungen des Gesundheitssystems eine extensive Verteilung von schriftlichen Materialien registriert werden, die über Angebote der Komplementärtherapie, gesundheitliche Vorsorge, Behandlungspläne der Entgiftung und viele andere Themen informieren. Die hier angedeuteten Aspekte beziehen sich primär auf die Rolle großer Organisationen als Wissensvermittler und das massenhafte Unterbreiten bloßer Lernoptionen. Soll eine wirkungsvolle und systematische Kontrolle der Vermittlungsaktivitäten stattfinden, ist die jeweilige Einrichtung auf aufwendigere und komplexere Arrangements angewiesen, in denen dem Publikum personenorientierte Dienstleistungen durch geschultes Personal unter den Bedingungen von Vis-à-vis-Interaktion unterbreitet werden. An dieser Stelle tritt das Arbeitsbündnis zwischen Arzt und Patient auf den Plan.

Für die unter der Formel »verwaltetes Lernen« subsumierten Phänomene gibt es in der ärztlichen Fachsprache zudem einen einschlägigen Ausdruck, nämlich den Begriff »edukative Anteile im ärztlichen Handeln«. Diese »erzieherischen Anteile« kommen insbesondere zu Beginn und am Ende der Krankheitsbehandlung verstärkt zur Geltung, also genau an den Stellen, wo der Patientenstatus etabliert bzw. wieder abgegeben wird. Im Unterschied zu Lehr- und Lernaktivitäten in schulischen oder anderen genuin pädagogischen Kontexten zeichnen sich die hier analysierten Phänomene insbesondere zu Beginn des institutionalisierten Ablauf- und Erwartungsmusters einer Krankheitsbehandlung dadurch aus, dass die existenziellen Implikationen einer lebensbedrohlichen Erkrankung die sonst übliche Unterscheidung in Selbst- und Weltbezug des Wissens außer Kraft setzen. Für den Arzt leitet sich der Lehrgegenstand in der Diagnosevermittlung aus einem pathogenen Befund ab, den er mit Blick auf einen Ausschnitt des Körpers einer nahezu fremden Person im Abgleich mit dem verfügbaren Korpus an medizinischem Wissen gewonnen hat.

Während der Arzt also einen Ausschnitt des Körpers fokussiert, geht es für den Patienten als Biographieträger um seinen *Leib,* d.h. um die biologischen Grundlagen seines In-der-Welt-Seins. Vom Standpunkt des Patienten aus betrachtet, korrespondiert der Vermittlungsgegenstand der Diagnose unmittelbar mit dem krankhaften Teil des eigenen Leibs. Bevor er den Befund mitgeteilt bekommt, macht er unter Umständen die Erfahrung der Erkrankung, weiß aber nichts über sie. In der Vermittlungssituation der Diagnose handelt es sich nicht um beliebiges Welt- oder Objektwissen, sondern um ein Wissen, das den eigenen Körper, die Selbstidentität betrifft, ohne dass der Betroffene per se das ganze Ausmaß dieses Bezugs zu erfassen vermag. Während in gewöhnlichen pädagogischen Settings Weltwissen vermittelt wird, also ein Wissen, dem nur potenziell eine existenzielle Bedeutung inhärent ist, wird im Ablaufmuster der Behandlung einer lebensbedrohlichen Erkrankung mit der Weitergabe der Diagnose unter Umständen ein Urteil über das weitere Schicksal der betroffenen Person gefällt. Sofern die Diagnose unter medizinischen Rationalitätsmaßstäben »wahr« ist, geht es dabei um die Mitteilung einer die offene biographische Zukunft relativierenden Aussage, die möglicherweise sogar eine Relevanz im Hinblick auf das eigene Ableben besitzt.

Ein zentraler Gesichtspunkt im Komplex der edukativen Handlungsanteile ist die Engführung zwischen Handlungsaktivitäten der Aufklärung und solchen der medizinischen Beratung. Sowohl die Beratung als auch die Aufklärung gehören zum klassischen Spektrum pädagogischer Handlungsformen (Giesecke 2010). Juristisch verankert ist die Beratungspflicht in der Weise, dass das Bundesverfassungsgericht zur Sicherungs- und Selbstbestimmungsaufklärung einschlägige Urteile gefällt hat und diese beiden Varianten einer rechtlichen Dauerbeobachtung aussetzt (Parzeller et al. 2007). Die Selbstbestimmungsaufklärung bezieht sich auf die Schaffung der Möglichkeit für den Patienten, über Modus, Sinn, Ablauf und die Konsequenzen der Behandlung in all ihren Einzelheiten informiert zu werden. Dabei geht es weniger darum, vollständige Transparenz zu erzeugen, als vielmehr darum, dem Patienten in groben Zügen Einblicke in das zu verschaffen, was mit ihm im Zuge der Krankheitsbehandlung geschieht. Unter der auch als »therapeutische Aufklärung« bezeichneten Sicherungsaufklärung subsumiert man alle Aktivitäten der Vermittlung und der Informationsweitergabe hinsichtlich des therapieadäquaten Eigenverhaltens des Erkrankten. Beispielsweise muss der Patient oder die Patientin auf das Risiko der Unverträglichkeit eines Medikaments, auf eine potenziell schädigende Konsequenz einer Operation oder auf eine ärztlicherseits anzuratende Änderung der Lebenspraxis aufmerksam gemacht werden. Diese Variante der Beratung dient dem Zweck, den betroffenen Patienten ein gesundheitsförderndes Verhalten nahezubringen und sie vor den Folgen einer ungesunden Lebensführung zu warnen. Die Sicherungsaufklärung stellt eine therapeutische Pflicht dar, deren Versäumnis oder Verletzung ausdrücklich als »Kunstfehler« geahndet wird.

Rechte und Pflichten sind im ärztlichen Arbeitsbündnis bekanntlich komplementär verteilt, was aus interaktionslogischer Sicht die Gestaltungsspielräume für das verwaltete Lernen signifikant vergrößert. Das Recht des Patienten, über alle Belange der Erkrankung informiert zu werden, verhält sich gegenüber der ärztlichen Aufklärungspflicht komplementär. Die damit korrespondierenden pädagogischen Schritte im ärztlichen Handeln laufen in der Praxis standardisiert und extrem routinisiert ab. Neben der bereits erwähnten, in erster Linie juristisch relevanten Trennung zwischen Sicherungsaufklärung und Selbstbestimmungsaufklärung erscheint im ärztlichen Arbeitsbogen eine weitere Unterteilung sinnvoll zu sein, nämlich die in Diagnose-, Behandlungs-, Risiko- und Verlaufsaufklärung.

Wie in allen anderen institutionalisierten Ablauf- und Erwartungsmustern zeichnet sich auch im ärztlichen Handlungsmuster der Diagnose, Therapie und Rehabilitation im Falle einer lebensbedrohlichen Erkrankung ein krasses Missverhältnis zwischen den Ansprüchen an eine optimale Aufklärung und Beratung einerseits und der faktischen Durchführung der jeweiligen Verfahrensschritte andererseits ab. In Betracht zu ziehen ist dabei allerdings, dass mit der Abhängigkeit vom Arzt und der damit verbundenen Ungleichheit in der Verteilung von Macht der durchschnittliche Patient wenig Neigung verspüren dürfte, das Recht auf Aufklärung offensiv geltend zu machen. Vielmehr dürfte der durchschnittlich informierte Patient seine legitimen Ansprüche auf Information eher verhalten artikulieren oder vielleicht sogar ganz zurückstellen. Die eben angedeutete Diskrepanz zwischen formaler Aufklärungspflicht und deren Realisierung ist so zu erklären, dass die juristisch kodifizierte Aufklärungspflicht nur den Schritt der »ungefähren«, auf die Perspektive eines Laien abgestimmte Vermittlung aller wesentlichen medizinischen Informationen vorschreibt, aber keine Maßnahmen, um das kommunikative Gelingen der Aufklärungssequenz im Sinne einer evaluierenden Ergebnissicherung zu überprüfen. Ein funktionales Äquivalent für den Vokabeltest in der Schule existiert in der medizinischen Versorgung, strukturell betrachtet, nicht, wenngleich es Beispiele von Medizinern gibt, die selbst entworfene Fragebögen an ihre Patienten verteilen, mit denen sie den Erfolg ihrer Vermittlungsbemühungen zu evaluieren versuchen (Mitteilung von Dr. Carsten Detka). Zwar erfolgen in der Arzt-Patient-Kommunikation mehr oder weniger aufwendige und der Situation angemessene Aktivitäten der interaktiven Verständigungssicherung, aber eine explizite Überprüfung einer faktischen Aneignung im Sinne einer erfolgreichen Transferleistung findet nicht statt.

Bei der hier angesprochenen Lerndimension der organisierten und lizenzierten Vermittlungssequenzen und den Phänomenen des obligatorischen Lernens ist grundsätzlich von einer logischen Schrittfolge bei der Bearbeitung von Teilaufgaben im institutionalisierten Ablauf- und Erwartungsmuster der Krankheitsbehandlung auszugehen. So dürfte es unter Zugrundelegung von Common-Sense-Maßstäben für den unbeteiligten Beobachter eher unwahrscheinlich sein, dass noch vor dem Schritt der Vermittlung von Wissen im Zuge der präzisen Bestimmung der Krankheit detaillierte Informationen über Rehabilitationsverfahren weitergegeben werden. Erst muss die Diagnose übermittelt werden, anschließend steht die Behandlung der Krankheit an, wobei nur der Arzt das Recht hat, den Behandlungsablauf festzulegen und zu veranlassen. Erst wenn all dies abgearbeitet worden ist, stehen Maßnahmen der Rehabilitation sowie diesbezügliche Schritte der Wissensvermittlung an. Die sachlogische Sequenzierung von Aktivitäten der Wissensvermittlung mag auf den ersten Blick trivial erscheinen, ist es aber nicht, weil Patienten oft das verfahrenstechnische Kontextwissen fehlt, sodass sie zu »Sprüngen« neigen und ungewollt die Ordnung zwischen den einzelnen Schritten unterlaufen. Während die ärztlichen Vermittlungsaktivitäten immer unter Maßgabe des Zweck-Mittel-Kalküls des nächsten Schritts erfolgen, hat der Patient das diffuse Aneignungsinteresse, generell zu erfahren, was mit ihm »insgesamt los ist«.

Mit Blick auf die zentralen Phasen im ärztlichen Arbeitsbogen der Diagnose, Therapie und Rehabilitation können spezifische Lernprozesse beobachtet werden, die im Folgenden nur sparsam angedeutet, aber nicht ausführlich mit Fallillustrationen angereichert werden können.

■ Lernen, die Fassung wiederzugewinnen

In der Diagnosephase zeichnet sich im Moment der Mitteilung einer lebensbedrohlichen Erkrankung eine brisante Erfahrung ab. Die natürliche Einstellung unseres Alltagslebens gerät aus den Fugen, die jeweilige Person entfremdet sich für einen Moment von der eigenen Identität (»Ich stand neben mir«); sie ist schockiert, und das bewährte System der Selbst- und Weltwahrnehmung wird durcheinandergewirbelt. Vor diesem Hintergrund hat Lernen im Rahmen der Diagnosephase die Funktion der Wiedererlangung von Handlungsfähigkeit. Dabei kann der Arzt durch »Gefühlsarbeit« wichtige Impulse setzen (Strauss et al. 1980) und durch Beistand und Trost die emotionalen Bedingungen für die Möglichkeit von Lernprozessen wiederherstellen. Der Schock ist bei der Brustkrebserkrankung von einer ganz anderen Art als beim Herzinfarkt, bei dem der Erkrankte im Akutzustand auch von Panikattacken betroffen ist und einer sofortigen medizinischen Behandlung bedarf. In beiden Fällen handelt es sich zunächst einmal um die Weitergabe von außeralltäglichen Wissensbestandteilen, um eine medizinische Attribuierung, die für die weitere biographische Lebensführung hochgradig wichtig ist. Während der Herzinfarktpatient Anlass hat zu glauben, er habe das Schlimmste hinter sich, sieht dies beim Brustkrebspatienten genau andersherum aus. Lernen bedeutet im konkreten Fall der Diagnoseaneignung, sowohl zu verstehen, was mit dieser medizinischen Zuschreibung gemeint ist und welche lebenspraktischen Konsequenzen mit ihr verbunden sind, als auch die damit verbundenen psychosozialen Irritationen im Hier und Jetzt zu bearbeiten. Die Betroffenen betreiben Normalisierungsarbeit, um die aus den Fugen geratenen Ich- und Weltbezüge wieder ins Lot zu bringen, den sichtbaren oder nicht sichtbaren emotionalen Kontrollverlust ad hoc so weit zu kontrollieren, dass die Lebenspraxis wieder »normal« fortgesetzt werden kann.

- T.T.: Ich bin dann zu meiner Frauenärztin und muss wirklich sagen, super, hat fast zwei Stunden [...] Ja, also sie hat sich sehr, sehr viel Zeit genommen, hat mir auch danach gesagt, also erst mal dieses ‚Brustkrebs' in den Mund genommen, hat mir auch danach gesagt, sie kommt aus der Forschung, aus der Krebsforschung aus der Schweiz, sie kennt sich damit aus, und also ... sie müsst sich sehr täuschen. Also, sagt se, aber mer machen jetzt keinen Stress. Hat mich also über alles aufgeklärt, was ist, wenn's [...] also Krebs ist, was dann passiert mit mir. Und also hat dann wirklich, ja, ich sag mal, ich kann zwar nicht die Einzelheiten nit mehr, weil wenn, dann sitzt mer erst mal da, boah, ja ne, du bist jetzt nit meh, du bist irgendwo im falschen Film. Und war wirklich ein schönes Gespräch gewesen, auch die Zeit, die sie sich genommen hat ... (Thea Talmann).

- **Lernen, sich mit den medizinischen Behandlungsprozeduren zu arrangieren und dennoch ein Höchstmaß an biographischer Kontinuität zu wahren**

Das verwaltete Lernen konfrontiert das Subjekt unter den Bedingungen einer lebensbedrohlichen Erkrankung mit Zumutungen und einem hohen Anpassungsdruck. Die generelle Anforderungsstruktur von biographischer Lernarbeit unter der Bedingung einer lebensbedrohlichen Erkrankung gestaltet sich in der Weise, dass der Patient mit der Aufgabe konfrontiert ist, einerseits dem medizinischen Realitätsprinzip gerecht zu werden, zum vollwertigen Patienten zu avancieren und damit die emotionalen und kognitiven Dimensionen der Krankheit zu verstehen, ohne dabei andererseits seine Identität als unverwechselbarer Biographieträger aufgeben zu müssen. Die Behandlungsprozeduren und Zeitpläne der Therapie machen nicht nur die Routinetätigkeiten und Zeitpläne der alltäglichen Lebensführung, sondern die gesamte Lebensplanung obsolet.

Die erkrankte Person ist in ihrer Selbstwahrnehmung nur vordergründig »Patient«; außerhalb des institutionellen Ablauf- und Erwartungsmusters der medizinischen Behandlung agiert sie als ein unverwechselbarer Biographieträger, die hochgradig bemüht ist, trotz der medizinischen Therapie den eingeschliffenen Routinen, Interessen, Präferenzen, Intentionen und Handlungsschemata nachzugehen und die Interaktionsgeschichten mit signifikanten Anderen zu pflegen – kurz: ein normales Leben zu führen. Sowohl bei Brustkrebserkrankungen als auch bei komplizierten Herzerkrankungen treten zwischen habitualisierter Lebensführung und dem Regime des medizinischen Behandlungsprogramms Friktionen und Unvereinbarkeiten auf, welche den Betroffenen in jeder Situation aufs Neue mit der Lernaufgabe konfrontieren, herauszufinden, wie er im konkreten Fall vorgehen soll, in welchem Maße er die Normalität seines früheren Lebens als gesundes Gesellschaftsmitglied gegenüber den krankheitsbedingten Einschränkungen aufrechterhalten kann usw. Dies muss abgewogen, dies muss ermessen und daraus müssen Konsequenzen für das zukünftige Handeln gezogen werden. Eine Patientin (Monika Montag) will beispielsweise unmittelbar nach einer schweren Operation in der Zeit zwischen Weihnachten und Sylvester nach Hause zu ihrer Familie, bekommt dies aber wegen einer unerwarteten Komplikation nicht genehmigt und insistiert so lange auf ihrem Recht, das eventuell letzte Weihnachtsfest ihres Lebens im Kreis ihrer Familie zu verbringen, dass die behandelnde Ärztin dann doch einlenkt und sie zumindest an Heiligabend aus dem Krankenhaus entlässt. Solche Aushandlungen sind faktisch Lernsituationen, weil sie dem Patienten – auf indirektem Wege – präziser als manches vorbereitete Arztgespräch eine Vorstellung davon vermitteln, wie es mit ihm selbst und der Krankheit wirklich steht, ob er nach wie vor mit der Solidarität der Familie rechnen kann und was dem Körper noch zuzumuten ist. Die Akteure hegen eine Erwartung, diese wird nicht erfüllt, und die daraus erwachsende Erfahrung beschreibt ein verändertes Verhältnis des Subjekts zur Welt. Während des Einstiegs in die Phase der eigentlichen Therapie bedeutet Lernen für den Patienten in erster Linie, zu verstehen, »was mit mir und meinem Körper geschieht«, und in dem Bemühen, der Krankheit als Teil der Lebensgeschichte einen Sinn zu geben, die Alltagsorganisation zu verändern und die innere und äußere Rolle des Patienten anzunehmen, einen Schritt weiter zu gelangen (Nittel 2012). Bei der

Feinjustierung von Prozessen des Neulernens, Verlernens, Umlernens und Nichtlernens im Dienste des verwalteten Lernens sind alle zentralen Lebensbereiche – also der Beruf, die Beziehung zu signifikanten Anderen, das Familienleben, das bürgerschaftliche Engagement usw. betroffen. Das verwaltete Lehren und Lernen liefert keine Garantie, dass sich die hier anschließenden Lernprozesse per se im Sinne des medizinischen Behandlungsplans vollziehen. Aus der Sicht der Medizin dysfunktionale oder suboptimale Prozesse sind an der Tagesordnung – dann etwa, wenn ein Herzinfarktpatient zwar mit dem Rauchen aufhört, sein Suchtverhalten dann aber auf eine andere Alltagsdroge verlagert. Auch das mehr oder weniger subversive Unterlaufen des medizinischen Behandlungsplans will gelernt sein.

▪ Lernen, die Patientenrolle in der Rehaphase schrittweise hinter sich zu lassen und Gesundheit neu zu definieren

Stationäre oder ambulante Rehabilitationsmaßnahmen beziehen sich auf die Planung, den Einsatz und die Wirkung von medizinisch flankierten Maßnahmen, die dazu dienen sollen, die körperlichen, psychischen und sozialen Folgen einer Erkrankung oder körperlichen Beeinträchtigung zu minimieren und den Betroffenen wieder eine Teilhabe am Leben der Gemeinschaft zu ermöglichen. Mit dem Eintritt in die Rehabilitation findet das Lernen unter den handlungsentlastenden Bedingungen eines Moratoriums statt. Davon ist vor allem dann auszugehen, wenn die Krankheitsverlaufskurve vor Eintritt in die Rehaphase von medizinischer Seite so weit bearbeitet und kontrolliert worden ist, dass der Patient einer offenen Zukunft entgegenblicken kann, wenn die Lebenserwartung also keiner ärztlich beglaubigten zeitlichen Limitierung aufgrund einer negativen Prognose unterworfen ist. Das strukturelle Mandat von Rehamaßnahmen, den Patienten ein »Time-out« zu verschaffen, das ihnen die Gelegenheit geben soll, sich körperlich und seelisch zu regenerieren, wird allerdings durch die von Sparmaßnahmen begleitete Verkürzung der Rehabilitationsphase begrenzt.

Die Aufgabe, sich neues Wissen über gesundheitsbewusstes Verhalten anzueignen, das eigene Alltagsverhalten diesem Wissen anzupassen und möglicherweise sogar die Persönlichkeit in Richtung der Selbstsorge und eines hohen Verantwortungsgefühls gegenüber dem eigenen Körper zu verändern, ist Teil des offiziellen Curriculums von Rehamaßnahmen. Während der Erfahrungsstrom in der von gesteigerter Kontingenz überschatteten Therapiephase ein eher kleinschrittiges Ad-hoc-Lernen evoziert, gestaltet sich das Lernen in der Reha aufgrund der i.d.R. stabileren gesundheitlichen Konstitution und der damit verbundenen Weitung der Zeitperspektive anders. Patienten äußern sich genau in diesem Sinne, wenn sie etwa vom »Licht am Ende des Tunnels« sprechen. In diesem Stadium des institutionellen Ablauf- und Erwartungsmusters leidet der Biographieträger weder unter einer akuten Erkrankung, noch ist er wirklich gesund. Im Gegensatz zu Herzinfarktpatienten, die Gründe für die Annahme in der Hand zu haben glauben, dass sie »das Schlimmste« hinter sich gelassen haben, müssen Brustkrebspatienten lernen, mit einer spezifischen Form der Ungewissheit umzugehen. In der Reha stehen die kurz zuvor noch von einer lebensbedrohlichen Erkrankung Betroffenen vor der Aufgabe, ihre Patientenrolle schrittweise wieder abzulegen, wobei sie bestimmte Routinen und Verrichtungen wieder verlernen und in den alten Status eines »normalen Gesellschaftsmitglieds« eintreten müssen. Allerdings können sie dabei in ihrer biographischen Identität keineswegs wieder an jener Stelle bruchlos anknüpfen, an der sie vor der Erkrankung aufgehört haben. In der Rehabilitation praktizieren einige Biographieträger Formen des antizipierenden Lernens, indem sie sich durch Lektüre oder Gespräche für Veränderungen in ihrem Arbeitsleben wappnen oder sich in anderer Weise im Hier und Jetzt auf veränderte Erwartungen und Handlungskonstellationen in ihrer zukünftigen Lebenspraxis einstellen. Sie müssen, wenn sie dies nicht schon im Laufe der Behandlung getan haben, im Medium der oben erwähnten biographischen Lernarbeit (vgl. Detka 2011) ihre bisherige Lebensgeschichte und ihre Krankengeschichte zu einer konsistenten Erzählung, zu einem plausiblen Ganzen zusammenfügen. Im Sinne des offiziellen institutionalisierten Ablauf- und Erwartungsmusters der Behandlung im Krankenhaus ist die jeweilige Person zwar einerseits kein Patient mehr und kein Nutzer der Organisation »Krankenhaus«, aus der Eigenperspektive des Biographieträgers ist aber andererseits auch die früher einmal empfundene Gesundheit noch nicht wieder vollständig hergestellt. Gesundheit gilt es nun unter den veränderten »Geschäftsgrundlagen« der abgeschlossenen Krankheitsbehandlung und der Rehabilitation neu zu definieren und als ein durch und durch relationales, situationsabhängiges und von objektiven Erwartungen überlagertes subjektives Phänomen wahrzunehmen.

Eine existenziell bedrohliche chronische Krankheit mit einer komplexen Symptomatik und einem unkalkulierbaren Verlauf stellt große Herausforderungen an das verwaltete Lernen. Daraus leitet sich eine hohe Dringlichkeit ab, die Vermittlungsbemühungen unter Maßgabe einer gesteigerten Übernahme der Patientenperspektive erfolgen zu lassen. Der in dieser Prozessstruktur wirksame Mechanismus, nämlich der organisierten und lizenzierten Vermittlungssequenzen einerseits und der Phänomene des obligatorischen und beiläufigen Lernens andererseits, markiert keineswegs nur ein fakultatives Element des therapeutischen Handelns, sondern stellt eine Bedingung für die Möglichkeit der Arbeitsteilung zwischen Arzt und Patient dar: *Nur wenn sich der Patient als lernender Patient erweist, ist die für das Arbeitsbündnis erforderliche Ansprechbarkeit und Adressierbarkeit des Kranken mit neuem Wissen gegeben.* Die interaktive Umsetzung und Gestaltung des Lernens sichert die Disponibilität des Patienten und damit die Bedingung für die Möglichkeit der Prozessierung der Arzt-Patient-Beziehung durch die einschlägigen Sequenzen des medizinischen Arbeitsbogens.

Sollte sich der Eindruck eingestellt haben, dass das verwaltete Lernen ausschließlich von mehr oder weniger offensichtlichen pädagogischen Intentionen flankiert wird, so soll dies durch einen Blick auf die Empirie korrigiert werden. Abschließend soll anhand eines Fallbeispiels die pädagogische Funktionalität medizinischer Entscheidungen angedeutet und aufgezeigt werden, wie selbst unauffällige Routineentscheidungen in Krankenhäusern unter bestimmten Bedingungen weitreichende Lerneffekte nach sich ziehen können.

In der Lebensgeschichte von Ulrich Ücker zeichnet sich nach einer schweren transitorisch-ischämischen Attacke ein interessanter Lern- und Veränderungsprozess ab, der sich auf einen neuen Umgang mit dem eigenen Körper bezieht:

- U.Ü.: Da hab ich, wenn man so will, sagen wir mal .. die ersten bewussten Reflexionen über meinen Körper angestellt (Ulrich Ücker).

Dieser im Interview mehrfach hervorgehobene Lernprozess eines bewussten Umgangs mit dem eigenen Körperselbst im Sinne des in der Medizinsoziologie hinlänglich bekannten biographischen Körperkonzepts (Corbin u. Strauss 2010) hängt eng mit einer ärztlichen Intervention zusammen, die auf die impliziten Anteile im pädagogischen Handeln verweist. Der Arzt arrangiert die Belegung eines Krankenhauszimmers so, dass Patienten mit ganz unterschiedlichen Krankheitsbildern aufeinanderstoßen und einander in ihrem Heilungsprozess unterstützen, also eine Art Hilfe zur Selbsthilfe leisten:

- U.Ü.: Und sagt »Ich hab noch Platz, bleiben Se mal hier. Müssen Se nicht so ins Krankenhaus bei Stadt JJ, da kommen Se bei mir und so. Bleiben Sie bei mir.« Und hat mich dann benutzt ooch, um .. was sehr sinnvoll war,
- I: Hmh.
- U.Ü.: andere, andere, äh, Patienten zu mir ins Zimmer zu legen,
- I: Hmh.
- U.Ü.: und auf diesem Weg mich zu zwingen, sprechen zu lernen, und die anderen, auf diesem Weg
- I: Ja.
- U.Ü: sich einem anderen gegenüber auszusprechen.
- I: Ja.
- U.Ü.: Der war clever. (Lacht kurz auf)+
- I: Ja.
- U.Ü.: Weil es war alles, fand ich alles also sehr, sehr interessant, weil das alles hat also im positiven Sinne dazu beigetragen, also meine Einstellung zu mir selber, zu meinem Körper und meinem ganzen, äh,

▼

Mechanismus des Lebens eine bewusstere Beziehung herzustellen.

- I: Hmh.
- U.Ü.: Und .. ich hab das auch gern genutzt.
- I: Hmh.
- U.Ü.: Ähm (4 Sek.), ja, was auch ... ja, sss, erstmal so weit jetzt, als, als Darstellung. Und, ähm .., hab auf diese Weise auch das **Gefühl** gehabt, indem ich das neu aufbaue,
- I: Hmh.
- U.Ü.: hab ich da neue Impulse, äh, kann Dinge vielleicht in einem anderen Licht sehen als bisher.
- I: Ja.
- U.Ü.: Weil ja mit der .. mit der Neuerarbeitung eines Systems sozusagen auch neue Blickweisen vorgesehen sind (Ulrich Ücker).

In dem Datenbeispiel zeichnet sich eine Koinzidenz zwischen der Veränderungsbereitschaft des Patienten und der (nachträglich unterstellten) Veränderungsabsicht des Arztes ab. Der Biographieträger glaubt, die strategischen Intentionen des Arztes, die auf der Annahme basieren, dass sich unterschiedliche Patiententypen durch informelle Kommunikation wechselseitig in ihren Orientierungsmustern korrigieren können, durchschaut zu haben. Interessant ist hier das Phänomen, dass der aus der Logik der Krankenhausorganisation stammende Routineakt der Belegung von Krankenzimmern unter dem Fokus eines inneren Läuterungsgeschehens im Kontext einer pädagogischen Intentionalität gerahmt wird. Der Arzt tritt hier nicht als »echter« Pädagoge auf, der Appelle an jemanden richtet oder zu überzeugen versucht, sondern als ein Ermöglichungsdidaktiker, der die organisatorischen Bedingungen so setzt, dass das Selbsthilfepotenzial der Patienten zur Geltung kommt. Das verwaltete Lernen ist *nicht* an eine spezifische pädagogische Programmatik gebunden, seine Ermöglichung stellt vielmehr eine Funktion des medizinischen Handelns an sich dar.

12.3.2 Handlungsschemata von biographischer Relevanz: Das zielgerichtete Lernen

Handlungsschemata von biographischer Relevanz (kurz: biographische Handlungsschemata) setzen eine kontrafaktische Idealisierung voraus: Das Subjekt glaubt, über die prinzipielle Möglichkeit zu verfügen, das eigene Lebensschicksal weitgehend selbst zu bestimmen. Die erinnerte Haltung zur eigenen Lebensgeschichte ist in dieser Prozessstruktur eine aktive und zielgerichtete. Prospektiv hat das Leben den Charakter eines »Projekts«, eines Entwurfs, den es durch absichtsvolle, kurz- und mittelfristig angelegte Handlungsschemata einzuholen bzw. zu realisieren gilt. Biographische Handlungsschemata zeichnen sich durch eine dreigliedrige Phasenabfolge der Vorbereitung, der Durchführung und der Evaluation aus. Zugleich weisen sie eine dichtmaschige Verkettung von *Um-zu*-Motiven und *Weil*-Motiven (vgl. Schütz 1974, S. 115ff.) auf, womit zugleich der Zusammenhang von Motiv- und Sinnzusammenhang einer Handlungsverkettung angedeutet wird: Während das *Um-zu*-Motiv, »ausgehend vom Entwurf, die Konstituierung der Handlung erklärt, erklärt das echte Weil-Motiv aus vorvergangenen Erlebnissen die Konstituierung des Entwurfs selbst« (ebd., S. 123).

Biographische Handlungsschemata weisen i.d.R. einen Interaktionsbezug auf, d.h., sie sehen prinzipiell vor, dass signifikante Andere (Verwandte, Freunde), sympathisierende Andere (Bekannte, Nachbarn) und ferner stehende Andere in die langfristig angelegten Pläne eingeweiht werden, sodass sie die Handlungsentwürfe bestätigen, moralisch unterstützen, kritisieren oder in anderer Weise darauf reagieren können (vgl. Schütze 1981, S. 71). In frühen Phasen der Handlungsplanung kann es bereits zu Phänomenen des interaktionsgeschichtlichen Lernens kommen. Die Beziehungen zu anderen Menschen durchleben dann insofern eine Bewährungsprobe, als die Kundgabe des jeweiligen biographischen Entwurfs hochgradige Überraschungen, ja Irritationen auslösen kann, sodass Loyalitäten auf dem Prüfstand stehen, neue Erfahrungen mit dem jeweils Anderen gemacht werden und die Beteiligten plötzlich Seiten und Eigenschaften an ihrem Gegenüber entdecken, welche sie vorher nicht registriert haben. Der lerngenerierende Impuls ist immer dann wirksam, wenn die erwähnten signifikanten oder ferner stehenden Anderen auf die Bekanntgabe des biographischen Entwurfs nicht in der antizipierten Weise, sondern mit gänzlichem Unverständnis reagieren, sodass eingeschliffene Beziehungsdefinitionen obsolet werden, ja sogar die Vertrauensgrundlagen in Mitleidenschaft gezogen werden und die Interaktionsbeziehungen gleichsam neu justiert werden müssen. Die sich daran anschließenden Prozesse werden dann fast schon als ein Akt des erneuten Kennenlernens erlebt. Interaktionsgeschichtliches Lernen mündet per se in eine Transformation und eine anschließende Neukalibrierung bewährter Beziehungsstrukturen ein. Das interaktionsgeschichtliche Lernen ist ein immer wiederkehrendes Phänomen bei den beiden untersuchten Patientengruppen.

Mit biographischen Handlungsschemata korrespondierende Lernphänomene lassen sich im ersten Zugriff entlang des Ablaufbogens dieser Prozessstruktur erschließen. In der Ankündigungsstruktur »werden zeitlich später zu realisierende Phasen des Aktivitäts- und Ereignisablaufs in schlüsselsymbolisch angedeuteten Projektionen, Erwartungen und/oder Darlegungsskizzen den übrigen Interaktionsparteien und der eigenen Selbstidentität aufgezeigt« (Schütze 1981, S. 71). Wenn neue Konstellationen die Entscheidungsgrundlagen in der Planungs- oder Ankündigungsphase hinfällig werden lassen oder unerwartete Gelegenheitsstrukturen auftauchen, so ist unweigerlich eine Neuausrichtung und Korrektur der Planungen unter Maßgabe der veränderten Ausgangsbedingungen notwendig. Etwaige Lernprozesse beziehen sich in dieser Sequenz i.d.R. auf die Veränderung und die Neuausrichtung von Plänen – dann etwa, wenn nicht antizipierbare Komplikationen die Realisierung des ursprünglichen Plans verhindern und das Lernen dazu dient, die Dinge wieder »hinzubiegen« bzw. in unmittelbarer Reichweite des Handelns (Schütz u. Luckmann 1979, S. 62ff.) liegende Bedingungen so zu arrangieren, dass der ursprüngliche Plan in reduzierter Form möglichst doch noch umgesetzt werden kann. Auf diese Weise kann es zu einer geringfügigen Modifizierung oder gar weitreichenden Transformation des Schemakerns kommen: Das Ziel der Rehamaßnahme ist nach dem Auftauchen neuer, grundlegender Informationen über die negative Prognose der Krankheit nun nicht mehr die Wiederherstellung der vollständigen Erwerbsfähigkeit, sondern die Wiederherstellung eines Minimums an autonomer Lebensführung.

Die Lernprozesse in der Durchführungsphase biographischer Handlungsschemata offenbaren den spezifischen Mechanismus der hier angesprochenen Prozessstruktur besonders deutlich. Die Ausgangskonstellation ist so beschaffen, dass dem Biographieträger die Realisierung eines bestimmten Handlungsschemas versperrt bleibt, weil ihm entweder ein bestimmtes Wissen, spezifische Handlungsroutinen noch nicht verfügbar sind oder ihm schlicht die entsprechende Reife, kognitive und emotionale Ressourcen und Kompetenzen fehlen. Sofern dem Biographieträger diese Ausgangssituation in groben Zügen reflexiv zugänglich ist, wird er unter Maßgabe des von ihm selbst etablierten Zugzwangs – denn schließlich will er mittel- und langfristig seine aufgestellten Handlungsentwürfe realisieren – aus purem Eigeninteresse initiativ werden und gewisse Anstalten unternehmen, um sich das fehlende Wissen oder die noch nicht verfügbaren Handlungsroutinen auf autodidaktischem Wege oder unter Zuhilfenahme einer personenbezogenen Dienstleistung anzueignen. Das mit dieser Prozessstruktur korrespondierende Lernen unterliegt einer klaren Mittel-Zweck-Relation: So stellt bei einem männlichen Arbeitsmigranten die Ausräumung einer Wissenslücke (unzureichende medizinische Kenntnisse) und die Behebung eines Verhaltensdefizits (situationsangepasstes/selbstbewusstes Auftreten gegenüber Ärzten bei gleichzeitiger Wahrung bürgerlicher Höflichkeitsregeln) das bloße Instrument zur Erreichung des eigentlichen Zwecks dar, nämlich der an Krebs erkrankten Ehefrau bei der Wahrnehmung ihrer Interessen beizustehen und für eine optimale medizinische Behandlung zu sorgen. Ohne das zugrunde liegende Handlungsschema wäre der Betroffene wohl kaum von sich aus auf den Gedanken gekommen, sich detailliert mit medizinischen Fachtermini zu beschäftigen. In den hier angedeuteten Fällen kann man vielleicht sogar vom »Schneepfluglernen« sprechen, denn ein Teil der Komplikationen, Barrieren und/oder Widerstände, die der Umsetzung des biographischen Handlungsschemas im Wege stehen, werden gleichsam lernend aus dem Weg geräumt. Lernen ist in dieser Phase der Prozessstruktur stark problemorientiert, und es steht in einem durch und durch pragmatischen Kontext. Die Lernaktivitäten werden als solche gar nicht eigens fokussiert, weil die Aufmerksamkeitsleistungen nahezu vollständig vom biographischen Handlungsschema absorbiert werden. Die Aneignung von Wissen und die Modifikation von Alltagsroutinen haben im Kontext der hier thematisierten Prozessstruktur wenig mit dem zu tun, was emphatisch unter »Bildung« subsumiert wird. Schließlich pflegen die Akteure sich das jeweilige Themen-, Sach- oder Interessensgebiet nicht um ihrer selbst willen zu erschließen oder um die Persönlichkeit zu bereichern. Die hier angedeuteten Phänomene korrespondieren mit einem Mechanismus, der das *Lernen im proaktiven Modus eines selbst auferlegten Zugzwangs der Aneignung ausweist, wobei eine Einbettung in klar definierte Zweck-Mittel-Relationen* vorliegt. Analog dazu kann man die prozessuale Lerndimension mit der Bezeichnung »*zielgerichtetes Lernen*« etikettieren.

Während die Lernprozesse in der Durchführungsphase biographischer Handlungsschemata von einem pragmatischen Motiv durchdrungen sind, sodass die Aneignung einen durch und durch instrumentell-funktionalen Duktus aufweist, liegt in der Evaluationsphase der Umschlag in der inneren Haltung nahe. Ist das biographische Handlungsschema umgesetzt, so erfolgt die Reflexionsarbeit weniger mit Blick auf einen in der Zukunft liegenden Zweck, sondern vor dem Horizont eines Abgleichs früherer Erwartungen mit den faktischen Erfahrungen. Diese Phase ist für biographische Lernarbeit prädestiniert, weil es um die Relationierung von vergangenen Erwartungen und dem Erleben im Hier und Jetzt geht. In dieser Phase hängen die Lernprozesse maßgeblich von der Bereitschaft und der Fähigkeit des Biographieträgers zum schonungslosen Rückblick ab.

Wie gestalten sich im Zusammenhang mit Brustkrebs- und Herzinfarktpatienten biographische Handlungsschemata, und zwar solche, die entweder im unmittelbaren Kontext der lebensbedrohlichen Erkrankung stehen oder nach ihrer Überwindung in Gang kommen? In den Lebensgeschichten von Frauen mit Brustkrebs sind wir auf Fälle aufmerksam geworden, in denen die Biographieträgerinnen in ein familiäres Umfeld der subtilen oder manifesten Fremdbestimmung verstrickt waren, in besonders dramatischen Fällen sogar Demütigungen durch die (Ehe-)Partner erfahren mussten, ohne je eine nennenswerte Chance zu einem erfüllten Leben erhalten zu haben. Die biographischen Handlungsschemata müssen vor dem Hintergrund der Problematik der offenen oder verdeckten Enteignung eines eigenen biographischen Projekts durch die extreme Dominanz der männlichen Partner gesehen und bewertet werden. Die Auswertung entsprechender Lebensgeschichten zeigt, dass die Betroffenen erst in der Krankheit einen Anlass zur »Gegenwehr« sehen und dass sich auch hinter unscheinbaren, ja geradezu harmlos wirkenden Aktivitätsentwürfen durchaus Handlungsschemata mit biographischer Relevanz verbergen können. Dies lässt sich am Beispiel von Rita Feuerbach illustrieren, die mit der Anschaffung eines Hundes auf den ersten Blick ein unscheinbares Handlungsschema zu verfolgen scheint, unter Berücksichtigung ihrer Krankheit betrachtet aber auch für wissenschaftliche Beobachter etwas sehr Wichtiges tut, weil sie sich damit einen lang gehegten Lebenstraum erfüllen kann. Alle drei strukturell wichtigen Lerndimensionen – die Aneignung von Wissen, die Modifikation des Alltagsverhaltens und die Veränderung der persönlichen Identität – werden durch solch einen Lernprozess tangiert. Die Anschaffung eines Hundes erfolgte nach Beendigung des institutionellen Erwartungs- und Handlungsschemas der Krankheitsbehandlung und während der Phase der Rekonvaleszenz im Kreis der Familie. Aller Wahrscheinlichkeit nach hat sich Rita Feuerbach als passionierte Hundeliebhaberin schon vor der Rekonvaleszenzzeit intensiv mit verschiedenen Hunderassen auseinandergesetzt, und zwar insbesondere mit solchen, die Auslauf benötigen, ohne dabei allzu viel körperliche Bewegung von ihren Besitzern zu verlangen. Vor diesem Hintergrund lag die Anschaffung eines mittelgroßen Hundes nahe.

Optionen im Hinblick auf Art, Rasse und Temperament eines möglichen Hundes wurden an den Stand des Heilungsprozesses der Krebserkrankung angepasst. Rita Feuerbach erschloss sich das diesbezügliche Wissen, und als der Hund schließlich Bestandteil des Haushalts wurde, veränderten sich auch ihre Alltagsgewohnheiten: Sie musste früher aufstehen, weil der Hund Auslauf verlangte, und beim Einkauf von Lebensmitteln war auch der

Hund zu berücksichtigen. Des Weiteren wurde eine Veränderung des Möbelarrangements erforderlich, damit der junge Hund kein Unheil anrichten konnte. Hinzu kam, dass Rita Feuerbach auf der Straße und im Park in Begleitung des Hundes in einer neuen sozialen Identität adressiert, nämlich als Hundebesitzerin angesprochen wurde. All dies mag zunächst trivial erscheinen, doch für Rita Feuerbach war die von ihr initiierte Anschaffung eines Hundes ein weitreichender Schritt! So erstreckten sich die Lernprozesse auch auf die Aneignung, Erprobung, Korrektur und Neuausrichtung der argumentativen Strategien zur Durchsetzung der Anschaffung im Familienkreis. Wie kann der sich lange Zeit als Hundegegner präsentierende Ehemann überzeugt werden? Wie können die beiden am Übergang ins Erwachsenenleben stehenden Kinder als Verbündete gewonnen werden? Es wurden günstige Momente abgepasst, um bereits in der Phase der Ankündigungsstruktur den Boden für die erfolgreiche Umsetzung des Handlungsschemas zu bereiten. Auch mussten Argumente beigeschafft werden, die die Anschaffung eines Hundes auch aus medizinischer Sicht als sinnvoll erscheinen ließen. Letztlich lief die Umsetzung des biographischen Handlungsschemas »Hundekauf« auf den Lernschritt hinaus, sich im Kreis der Familie nach jahrelanger Aufopferung für die Belange anderer in einem wesentlichen Punkt durchzusetzen und den familiären Interaktionsrahmen so weit zu verändern, dass ein anderes Lebewesen von den übrigen Familienmitgliedern akzeptiert und das Gefüge der sozialen Identitäten (Mutterrolle, Rolle als genesende Krebspatientin, als Mitglied einer Selbsthilfegruppe) durch eine neue Rolle erweitert wurde.

Der exemplarische Charakter des eben geschilderten Falls ist darin begründet, dass sich hinter Handlungsschemata, die aus der Sicht des »Normalbürgers« recht unprätentiös, ja sogar banal wirken mögen, weitmaschige Lernprozesse von hoher existenzieller Relevanz verbergen können. In Rechnung zu stellen ist dabei immer, dass im Relevanzsystem von Menschen, die von lebensbedrohlichen Erkrankungen betroffen sind, insofern eine Verschiebung der Maßstäbe stattfindet, als die früher einmal fraglos gegebenen Dinge der Alltagswelt problematisch werden und deren Reanimierung im Medium des Lernens einen Wert an sich darstellt.

Im untersuchten empirischen Material zeichnen sich biographische Handlungsschemata und damit verbundene Lernprozesse ab, welche die Aufmerksamkeit auf fallübergreifende Erfahrungsmuster bei Brustkrebs- wie auch bei Herzinfarktpatienten lenken. So kann sich ein interindividuelles biographisches Handlungsschema in der auf den ersten Blick lakonisch wirkenden Aussage »Ich will leben« verbergen. Das Handlungsschema »Ich will leben« wird von Patienten unmittelbar nach der Diagnosephase oder genauer: unmittelbar im Anschluss an die Aneignung der Krankheit im Sinne einer emotionalen Akzeptanz formuliert, wobei diese Aussage nicht nur eine klare Botschaft, sondern auch eine Art Versprechen an die eigene Person enthält: dass man sich mit aller Macht und Gewalt gegen die lebensbedrohliche Erkrankung stemmen und alles Menschenmögliche in Bewegung setzen wird, um sie zu überwinden, oder das Leben möglichst lange fortsetzen will. Auch im Falle dieses Handlungsschemas unterwerfen sich die Betroffenen bestimmten Zugzwängen des Lernens. Die Patienten sind dann zu jeder erdenklichen Veränderung der Alltagspraxis und der Lebensgewohnheiten sowie dazu bereit, auch in als esoterisch etikettierte Therapieformen einzuwilligen und sich mit dem damit verbundenen Wissen vertraut zu machen – sofern auch nur die minimalste Aussicht besteht, das in der Erkrankung liegende lebensbedrohliche Potenzial zu kontrollieren bzw. die Wahrscheinlichkeit einer Heilung zu erhöhen.

Bei der Bearbeitung des empirischen Materials sind wir auf lebensgeschichtliche Berichte im Anschluss an die erfolgreiche Behandlung einer lebensbedrohlichen Erkrankung gestoßen, in denen wiederholt die Aufnahme (oder die Wiederaufnahme) von bürgerschaftlichem Engagement thematisiert wurde. Im mittleren und höheren Alter ergreifen die betreffenden Personen langfristig angelegte Handlungsschemata von biographischer Relevanz, indem sie die Absicht verfolgen, nicht nur etwas für die eigene Person, sondern auch etwas für bestimmte andere oder gar das Gemeinwesen als Ganzes zu tun. Manchmal wird dieses Handlungsschema auf der Basis biographischer Lernarbeit vom Motiv des geschenkten Lebens überlagert. Was besagt die Kategorie des geschenkten Lebens? Da man das sichere Gefühl oder gar die feste Gewissheit hat, nur aufgrund mehr oder weniger glücklicher Umstände, göttlicher Fügungen oder wegen des fachlichen Engagements besonders kompetenter Personen noch am Leben zu sein, entwickelt sich eine auf die Erfüllung von Reziprozitätserwartungen abzielende Dankbarkeit, welche sich im praktischen Einsatz für eine gute Sache manifestiert. Flankiert wird die Realisierung der diesbezüglichen, selbst wieder in Prozesse des kollektiven Lernens (soziale Bewegungen) eingebetteten Handlungsschemata durch informelle Lernprozesse der politischen, kulturellen oder ökologischen Bildung – je nachdem, in welchen Bereichen die betreffenden Personen ihr Engagement an den Tag legen. Insbesondere Patienten, die sich in den diversen Selbsthilfegruppen organisieren, sammeln, sofern ihr Tun in ein biographisches Handlungschema eingebettet ist, Erfahrungen, die einen neuen Blick sowohl auf ihre Krankheit als auch auf die eigene Person und deren Verhältnis zur Welt ermöglichen. So verbindet Beate Becker mit ihrer Mitgliedschaft in einer Krebsselbsthilfegruppe das biographische Handlungschema, als öffentliche Figur aufzutreten, das eigene Schicksal als warnendes Beispiel publik zu machen und im Sinne einer guten Sache zu wirken. Durch Vorträge und andere Formen des öffentlichen Engagement will sie zeigen, welche persönlichen Beschädigungen aus dem ärztlichen Fehlhandeln resultieren können, das sie bereits dann dingfest zu machen glaubt, wenn Mediziner nicht bereit sind, die subjektiven Haltungen und Deutungen der Patienten absolut ernst zu nehmen. Das Ziel ihres Engagements ist die Verbesserung der Arzt-Patient-Beziehung und der Schutz der Patientenwürde.

In manchen Lebensgeschichten zeichnen sich gleich mehrere biographisch relevante Handlungsschemata ab, die einen Raum für Lernprozesse eröffnen: Im Fall von Ulrich Ücker wird das bürgerschaftliche Engagement in einer lokalen Gruppe politisch aktiver Bürger durch ein recht unkonventionelles Handlungsschema der Familienzusammenführung via Freizeitaktivität ergänzt. Das ungewöhnliche Handlungsschema besteht darin, mit möglichst allen Kindern aus den vier verschiedenen Ehen gemeinsam mit der jetzigen Ehefrau möglichst lange Radtouren durchzuführen. Der ca. 70-jährige Mann bedient mit diesem Plan die Ebene des interaktionsgeschichtlichen Lernens, da er seine Enkelkinder in einer außeralltäglichen Situation nicht nur neu kennenlernt, sondern allen an den Fahrradtouren beteiligten Personen auch die Möglichkeit der Formierung einer ganz neuen, über die Grenzen der beteiligten Kernfamilien hinausweisenden Familienidentität im Sinne einer »Patchworkgemeinschaft« verschafft.

12.3.3 Das leidgeprüfte Lernen in Verlaufskurven

Die Biographieträger werden in dieser Prozessstruktur von mächtigen Ereigniskaskaden (wie sie etwa mit Suchterkrankungen, Langzeitarbeitslosigkeit oder beruflichen Ausgrenzungserfahrungen korrespondieren) überwältigt, sodass die bis dahin vorherrschende biographische Lebensführung mit intentionaler Ausrichtung nachhaltig gestört wird. Die sonst vorherrschende Normalität des intentionalen Handelns wird durch die Logik der konditionellen Handlungsorganisation ersetzt. So gesehen sind Verlaufskurven

» besonders dichte, eine globale sequentielle Geordnetheitsstruktur auskristallisierende konditionelle […] Verkettungen von Ereignissen. […] Negative Verlaufskurven (= Fallkurven) schränken den Möglichkeitsspielraum für Handlungsaktivitäten und Entwicklungen der sozialen Einheit progressiv im Zuge besonderer Verlaufsformen der Aufschichtung »heteronomer« Aktivitätsbedingungen ein, die vom Betroffenen nicht kontrolliert werden können (Schütze 1981, S. 90f.). «

Eine Verlaufskurve wird i.d.R. als biographischer Bruch wahrgenommen. Obwohl bei den Akteuren der Selbst- und Weltbezug massiv durcheinandergewirbelt wird und das ganze Leben gleichsam außer Kontrolle zu geraten droht, sodass die Betroffenen ad hoc vielfach unter dem subjektiven Eindruck stehen, im »totalen Chaos« zu versinken, zeichnet sich vom Standpunkt des wissenschaftlichen Beobachters so etwas wie eine »Ordnung« im subjektiv wahrgenommenen extremen Krisenszenario ab. Folgende Phasen sind für die Prozessstruktur der Verlaufskurven symptomatisch: Zunächst findet eine Aufschichtung des Verlaufskurvenpotenzials statt – eine Erfahrungsverkettung, die als solche noch kein subjektives

Gefühl des Erleidens auslösen muss. Anschließend kristallisiert sich eine manifeste Verlaufskurve heraus, da eine Grenzüberschreitung in einen neuen Aggregatzustand der Biographie stattgefunden hat und das Erleiden als solches an Evidenz gewinnt. Danach kann die Verlaufskurve über psychische, soziale und körperliche Transformationsprozesse weiter eskalieren und immer größeren Raum in der Existenzwelt des Betroffenen einnehmen. Das gilt auch dann, wenn der Biographieträger Kontroll- und Behandlungsstrategien zu realisieren versucht, die sich häufig als kontraproduktiv erweisen, weil sie ihn nur noch tiefer in die Krise verstricken. Im Anschluss an die nächste Phase, das Höhepunktereignis, kann es zu einer Veralltäglichung der Verlaufskurve und zu einem labilen Gleichgewicht kommen. Die theoretische Verarbeitung einer überwundenen oder nach wie vor virulenten Verlaufskurve bildet die letzte Phase in diesem idealtypischen Ablaufmodell (vgl. Riemann u. Schütze 1992; Nittel 1992).

Sowohl die elementaren Lernkompetenzen als auch die situativ verfügbaren Kapazitäten der Aneignung neuer Erfahrungen werden unter den Bedingungen einer akut wirksamen Verlaufskurve aufgrund der Untergrabung von Handlungsinitiativen systematisch ausgehöhlt. Die Betroffenen entwickeln sowohl gegenüber der eigenen Person als auch gegenüber anderen wenn nicht eine gänzliche Fremdheit, so aber doch eine starke Distanz. Schütze betrachtet es sogar als »Normalfall«, dass die »Handlungs- und Identitätsorientierung im Strudel des fortwirkenden Erleidensprozesses erst total zusammenbrechen müssen, bevor wirkungsvolle biographisch relevante handlungsschematische Bearbeitungsstrategien vom Betroffenen innerlich übernommen oder gar selbst entwickelt werden können« (Schütze 1981, S. 90). Vor dem Hintergrund dieser Einschätzung findet ein konstruktives Lernen im Sinne einer Überwindung des Erleidensprozesses erst nach dem Höhepunktereignis statt. Wann dieses wie mit welchen Folgen eintritt, kann jedoch kaum antizipiert werden.

Die hier angeschnittene Reduktion des potenziellen Lernens auf die Phase nach der Überwindung des Höhepunktereignisses der Verlaufskurve mag mit dazu beigetragen haben, dass aus sozial- und erziehungswissenschaftlicher Perspektive Lernprozesse unter Bedingungen der Verlaufskurve bislang kaum in Erwägung gezogen worden sind. In der Tat zeichnet sich auch in den von uns erhobenen Lebensgeschichten ab, dass in der Phase der Aufschichtung des Verlaufskurvenpotenzials nachhaltige Lernprozesse im Sinne des Modus des Neulernens und Umlernens extrem unwahrscheinlich sind. Vorherrschend ist vielmehr der Modus des Nichtlernens. Das ist nicht damit zu erklären, dass in dieser Phase vieles hinter dem Rücken der Akteure abläuft und die kognitive Sensitivität wie auch die emotionale Sensibilität für Risiken und Gefahren nachlassen, sodass die Betroffenen, um es metaphorisch auszudrücken, die dunklen, das Unheil ankündigenden Gewitterwolken nicht sehen oder nicht sehen wollen. Auch bei der weiteren Dynamisierung und Transformation der Verlaufskurve auf immer mehr Lebensbereiche und schließlich beim Eintritt in das Höhepunktereignis herrschen – aus der konventionellen lerntheoretischen Perspektive – regelrecht lernfeindliche Bedingungen vor, die eine positive Entwicklung verhindern. In diesen als extrem turbulent und schmerzhaft erlebten Zeiten sind die Aufmerksamkeitsleistungen nahezu vollständig absorbiert und wie beim Tunnelblick auf die eigene ausweglose Situation konzentriert. Das hat zur Folge, dass unter dem Regime der Prozessstruktur der Verlaufskurve weitreichende Aneignungsprozesse ausgesprochen unwahrscheinlich sind.

Doch ganz kann diese Diagnose nicht zufriedenstellen. Wenn das Lernen im Allgemeinen und die dabei wirksame Selbstbezüglichkeit im Besonderen tatsächlich eine universelle menschliche Qualität darstellen, dann müsste auch unter den widrigsten existenziellen Bedingungen die Suche nach Phänomenen des Lernens aufgenommen werden, selbst wenn es sich dabei nur um winzige Residualelemente handeln mag. Immerhin lehrt uns das Alltagswissen, dass wir auch (oder vielleicht sogar gerade) aus schmerzhaften Erfahrungen weitreichende Lehren zu ziehen pflegen. Die Ausgangssituation ändert sich noch einmal grundlegend, wenn der Forscher nicht nur das Neulernen und Umlernen, sondern auch das Verlernen und Nichtlernen in den Korpus legitimer Lernmodi aufnimmt. Auf diese Weise geraten auch Verlaufskurven als Erfahrungsräume des Lernens in den Blick.

Eine erste vorläufige Vorstellung vom Lernen im Kontext leidvoller Erfahrungen vermitteln die

Übergänge zwischen den einzelnen Phasen einer bereits in Gang gekommenen Verlaufskurve. Findet beispielsweise ein Wechsel in den Kontrollhandlungsschemata statt, welcher mit einer signifikanten Veränderung des Verhaltens einhergeht, so dürfte dies ein erstes Indiz für mögliche Lernprozesse sein. Man denke hier etwa an eine in die Verlaufskurve einer chronischen Herzerkrankung verstrickte Person, die das Risiko, in Abwesenheit aufmerksamer Dritter eine Herzattacke zu erleiden, dadurch zu bannen versucht, dass sie konsequent öffentliche Verkehrsmittel benutzt und das eigene Auto stehen lässt, wobei die Umstellung des Verhaltens auf Modelllernen, nämlich die Orientierung an einem ebenso vorgegangenen Bekannten, zurückführbar ist. Bezogen auf eine Krankheitsverlaufskurve bei Krebs ist auch dann ein Lernprozess festzustellen, wenn eine von Brustkrebs betroffene Frau zwar weiterhin die ihr verordnete Chemotherapie in Anspruch nimmt, aber über verschiedene Instanzen angeregt wird, sich intensiv mit neuartigen Ansätzen der Komplementärmedizin zu beschäftigen, sich diesbezügliches Wissen aneignet und dann gegenüber ihrem Arzt auf die Durchführung einer Misteltherapie pocht. Symptomatisch für die hier angeschnittenen Lernprozesse ist der Aspekt, dass sie gleichsam aus der Not geboren worden sind und dass die in pädagogischen Settings sonst vorherrschende konstruktive Bearbeitung der Kontingenz zwischen Vermittlung und Aneignung außer Kraft gesetzt ist. Häufig findet eine Aneignung ohne eine intentionale personale Vermittlung statt, und der in allen anderen Prozessdimensionen sonst sehr wichtige Interaktionsbezug des Lernens ist ebenfalls nicht gegeben.

Bestimmten Übergängen im Gesamtbogen einer Verlaufskurvenentwicklung wohnt, wie bereits angedeutet, viel, anderen wenig Lernpotenzial inne. Während sich zu Beginn der Verlaufskurve, insbesondere in der Phase der Aufschichtung des Verlaufskurvenpotenzials, ein nachhaltiges Nichtlernen abzeichnet und im Laufe verschiedener Verlaufskurventransformationen auch ein systematisches Verlernen in Erwägung gezogen werden muss, können gesteigerte Lernprozesse erst im Zuge der Beendigung und unmittelbar nach der Überwindung dieser Prozessstruktur registriert werden. Lernen unter der Dominanz von Verlaufskurven kann sich auch in einer dekontextualisierten bzw. in einer inadäquaten Aneignungspraxis niederschlagen, in der es einzig und allein um die situative Bewältigung eines labilen Gleichgewichts um seiner selbst willen geht. Ganz generell kann die prozessuale Lerndimension der hier angesprochenen Prozessstruktur *als ein Oszillieren zwischen Nicht-lernen-Können und einem Lernen aus der Not heraus charakterisiert werden, wobei sich in späten Phasen der Verlaufskurvenentwicklung und erst recht nach der Überwindung dieser Prozessstruktur ein gesteigerter Reflexionsbedarf abzeichnet.* Darauf weisen auch Riemann und Schütze hin:

» The overwhelming and long-lasting process of suffering gives the person the chance of systematic reflection, of finding a deep relationship to her- or himself and to the world and to significant others, and of mobilizing biographical work and creativity. This can be followed by well-organized biographical action schemes for controlling the dynamics of disorder and by the exploration and development of hitherto unseen personal capabilities, that is, by a creative metamorphosis of the state of biographical identity (Riemann u. Schütze 1992, S. 344). «

Die Betroffenen verdichten ihre Erfahrungen, ziehen Bilanz und denken gezielt über ihre Leidensgeschichte nach. Sie fragen sich: »Wie konnte es so weit kommen?« Manchmal unterzieht man sich sogar einer Art Gewissensprüfung: »Welche Schuld habe ich auf mich geladen, dass ich nun mit einer solchen Krankheit bestraft werde?« Der folgende Textauszug stammt aus dem Interview mit Beate Becker, einer ehemaligen Brustkrebspatientin, die in ihrer Lebensgeschichte ausgiebig ihre Krankheitserfahrungen Revue passieren lässt und diesbezügliche Reflexionen anstellt:

- B.B.: Jetzt, wo ich, mhm, im Jahre 3 (halb lachend) nach Krebs oder im Jahr 4 nach Krebs, hab ich 'ne ganze, ganze Menge gelernt und, ehm, und bin auch immer noch am Lernen. Ehm, ein ganz wesentlicher, eh, Lernerfolg ist, na ja, ich bin ja noch nicht so weit, ich hab's noch nicht ganz geschafft (Beate Becker).

Welche Hinweise lassen sich aus den bisherigen Erörterungen im Hinblick auf die Beantwortung der zentralen Frage nach der Typik der Lernprozesse unter den Bedingungen der Verlaufskurve nutzen? Mit Blick auf einschlägige Textstellen können wir durchgängig ein Oszillieren zwischen einem Nichtlernen-Können und einem Lernen aus der Not heraus – bei gleichzeitiger Aufschichtung eines hohen Reflexionsbedarfs – feststellen. Bezogen auf den Gesamtbogen der Prozessstruktur ist daher von einem *leidgeprüften Lernen* zu sprechen.

Ein bereits in früheren Forschungen aufscheinender Lerneffekt im Zuge einer krankheitsspezifischen Verlaufskurve ist, dass die Akteure sich Wissen über ihre Krankheit aneignen, ihr Alltagsverhalten unter dem Diktat des medizinischen Sachzwangs verändern und ihr chronisches Kranksein in ihr Selbst- und Fremdbild bzw. in ihre Identitätskonstruktion integrieren (vgl. Seltrecht 2006). Sowohl Herzinfarkt- als auch Brustkrebspatienten sammeln Informationen über ihre jeweilige Erkrankung, und im günstigsten Fall lernen sie ihr körperliches Defizit als Teil ihres »So-und-nicht-anders-Seins« besser zu verstehen. Dabei reifen einige Patienten zu regelrechten Experten ihrer Krankheit heran, während andere kaum etwas über die lebensbedrohliche Krankheit wissen wollen. Jeweils komplexe biographische Bedingungen sind für die eine oder die andere Variante verantwortlich. Im folgenden Datenausschnitt wird Axel Adler, ein Herzinfarktpatient, auf eine Operation vorbereitet. Interessant an dem Textauszug ist, dass er das bereits vorhandene Wissen von dem neuen Wissen abgrenzt und souverän bestimmte medizinische Fachausdrücke verwendet, die den Vollzug des Lernprozesses eindrucksvoll unterstreichen:

12

- A.A.: Dann kam der berühmte Tag, die Entscheidung, na ja, Entscheidung gab's nich. Ich hatte, äh, erst eine Riesenangst, äh, nachdem mir gesagt worden ist, was passieren wird, nicht vor den Bypässen, was ein Bypass ist, wusst ich, aber vor allem im Zusammenhang mit der Aneurysmaplastik und dass mir mein Herz dann so verkleinert werden muss, und bis die Ärzte mir dann ganz deutlich gesagt haben, also, ich habe keine Chance, bei der nächsten akuten Herzrhythmusstörung kann mein Lebensende sein, und eine nächste Chance wird es nicht geben. (Erhobene Stimme) Sehr offen, sehr deutlich + .. auch nur zu befürworten, das so zu machen, weil man als Patient, als Laie, nicht in der Lage ist, die Lage so zu beurteilen (Axel Adler).

Der Biographieträger mag zwar vor seiner Herzerkrankung durchaus über ein »Jedermann-Wissen« im Hinblick auf Bypässe verfügt haben, doch dürften ihm alle Details seiner koronaren Erkrankung (dass seine Leistungsfähigkeit um 24 Prozent reduziert ist, dass der Herzinfarkt unterhalb der Herzklappen die Herzspitze völlig zerstört hat) ebenso wenig bekannt gewesen sein wie die alles entscheidende Schicksalsrolle der angesprochenen Operation. Der Umstand, dass er sich in dem Interview sogar an die jeweiligen Zahlen erinnern kann, weist auf sein geschärftes Bewusstsein der existenziellen Bedrohung und den Prozess der Aneignung der medizinischen Sicht hin. Die zuvor vom Biographieträger selbst weit von sich geschobene gesundheitliche Bedrohung nimmt nun eine dezidiert wissensbasierte Seite an. Die Bedrohung rückt ganz nah an ihn heran: Axel Adler wird über einen weiteren Aspekt des Behandlungsprozesses aufgeklärt, wobei er einräumen muss, dass er die Lage zwar nur aus Laiensicht beurteilen könne und die Entscheidung letztlich nicht mitgetragen habe, dass ihm sein Wissen über die genaue Art und die Tragweite der Operation aber dennoch ein Stück Autonomie und Souveränität verliehen habe.

In den Lebensgeschichten von Herzinfarktpatienten findet man immer wieder Aussagen, in denen die Protagonisten darstellen, dass sie erst Stunden oder gar Tage später genauere Details über die Umstände ihres durch einen Herzinfarkt verursachten Zusammenbruchs erfahren haben. Die Erkrankten verlieren das Bewusstsein, büßen unter dem Einfluss der akuten körperlichen Krise demnach die »natürliche Einstellung des Alltags« (Schütz u. Luckmann 1979, S. 25ff) ein. Sie verlassen die gemeinsam geteilte soziale Welt und stehen beim Wiedererwachen irgendwann vor dem Problem, dass sie keinen Bezug zu einer Zeit haben, in der sie weder geschlafen haben noch wach waren, weil der Infarkt sie für eine gewisse Zeit vollständig und irreversibel aus der Welt gerissen hat. Diese – wenn auch nur kurze – Zeitspanne stellt für ihr Leben insofern eine Grenzerfahrung dar, als ihre physische Existenz unmittelbar bedroht war. Das vitale Interesse der Betroffenen, den unterbrochenen Erfahrungsstrom zu kitten, entspringt dem tief sitzenden und zutiefst menschlichen Bedürfnis, die Kontrolle über das eigene Leben zu behalten. Der hier zitierte Interviewausschnitt unterstreicht, dass ein Herzinfarkt ein hoch signifikantes biographisches Ereignis ist, für das die Betroffenen i.d.R. ein Höchstmaß an Transparenz herstellen wollen. Durch die Erzählungen anderer Personen, die Zeugen des Zusammenbruchs waren oder als medizinisches Personal an der Versorgung beteiligt waren, erfahren die Akteure die genauen Umstände ihres Herzinfarkts und lernen ihre Krankheit als Teil der eigenen Biographie zu begreifen. Die Schließung der zeitlichen Lücke zwischen dem Ausbruch des Infarkts und dem Evidenzerlebnis, ihn überlebt zu haben, markiert eine Lernerfahrung, die den Betroffenen gleichsam ein Stück Leben zurückgibt.

In Bezug auf Krebspatienten hat die Analyse des Materials ergeben, dass sich der weiter oben konstatierte gesteigerte Bedarf nach Reflexion über die körperlichen und psychischen Hintergründe der Erkrankung vorwiegend bei jenen Personen finden lässt, die *nicht* von multiplen Verlaufskurven betroffen sind. Eine Lesart zur Erklärung dieses Phänomens könnte sein, dass in Biographien mit einer komplexen polyvalenten Verlaufskurvendynamik die Ausgangslage möglicher Reflexionsprozesse eine Komplexität aufweist, welche die Betroffenen regelrecht überfordert. Ab einem bestimmten Punkt kann die Aneignung der Opferrolle so irreversibel sein, dass denkbare Prozesse der Selbsterkenntnis systematisch erschwert werden.

Dass die Lerneffekte im Laufe der (alltags-)theoretischen Verarbeitung der Krankheitsverlaufskurve auch das Ergebnis einer quasi philosophischen Reflexion im Dienste der Etablierung einer Art »Lebenskunst« sein können, zeigt das folgende Beispiel. Es bezieht sich auf die neue Art und Weise der Selbstsorge, d.h. darauf, wie man nach einer »erfolgreich« verlaufenen Krebsbehandlung mit seinem Körper umgeht und seinen Lebensstil ändert. Aus dem Zitat geht hervor, dass eine konsequente Orthodoxie in der Anwendung von Regeln kontraproduktiv sein kann, inwieweit eine dosierte Form des Sports hier Abhilfe zu schaffen vermag und wie Lernen zur Etablierung eines veränderten Relevanzsystems beitragen kann:

- M.F.: (Schnalzen) Aber jetzt abgesehn von dem .. denk ich auch, unser Körper is' so wunderbar geschaffen, dass er ganz viel alleine reguliert ..,
- I: Hm.
- M.F.: dass jetzt, wenn Krebs nur durch, äh, äh, guten Glauben oder Beten verschwindet, glaub ich wieder nicht,
- I: Hm.
- M.F.: aber . ich denke, dass man hinterher, also um seinen Körper gesund zu erhalten oder ihm Kraft zu geben, wirklich einiges dazu tun kann,
- I: Hm.
- M.F.: aber jetzt kann man nicht grundsätzlich sagen, wenn man jetzt nur vegetarisch isst, bleibt man gesund.
- I: Hm.
- M.F.: Wenn mir jetzt eigentlich Vegetarisches zum Hals raus hängt un' ich würd' mal gern 'en Stück Fleisch essen, dann sollt' ich es machen,
- I: Hm.
- M.F.: wenn ich jetzt absolut nich' gerne Sport mache, dann sollt' ich lieber spaziern gehn.
- I: Hm.
- M.F.: Wenn's mir aber Spaß macht, auf Ergometer (lacht) zu sitzen
- I: (lacht leise)
- M.F.: und richtig zu schwitzen, ja? +, dann tut's mir gut.
- I: Hm.
- M.F.: Also alles, was gut tut, sollte man machen, und was einem nicht gut tut, möglichst weglassen (Schnalzen) oder versuchen, äh, ich hab auch so viel, wie soll

▼

ich das jetzt sagen, so viel Überlegenheit durch die Krankheit, wo ich gemerkt hab, es kann auch vom einen zum andern Tag anders sein, dass ich viele Dinge, die mir vorher so wichtig waren, nicht mehr wichtig nehme (Maria Franz).

Im Kern geht es Maria Franz in diesem Textbeispiel darum zu zeigen, wie sie sich – im Anschluss an die vorläufige Überwindung ihrer Verlaufskurve – auf der Grundlage eines neu gewonnenen Körpervertrauens auf den elementaren Mechanismus der Selbstregulation zu verlassen gelernt hat (Maria Franz, deren Körper ihr aufgrund der Krebserkrankung in einem entscheidenden Punkt massive Probleme bereitet hat, spricht vom »wunderbaren« Körper). Dabei scheint sie das »rechte Maß« zwischen gesunder Ernährung und lustbetonter Lebensführung gefunden zu haben, wobei sie aus dem Umgang mit der Ungewissheit im Zusammenhang mit der eigenen Erkrankung sogar eine Art Überlegenheit ableitet. Hier scheint der Prozess der lebensbedrohlichen Erkrankung eine positive Wendung genommen zu haben.

12

Was aber passiert mit dem Lernverhalten von Menschen, deren lebensbedrohliche Erkrankungen eskalieren, deren gesundheitliche Verlaufskurven eben nicht überwunden werden, sondern in den Tod führen? Eine zentrale Erfahrung bei Personen, die von einer Krankheit mit tödlichem Ausgang betroffen sind, besteht in der Relativierung von Ansprüchen und der damit korrespondierenden Reduzierung von Hoffnungen: Sie lernen zu akzeptieren, ohne offene Zukunft und mit immer weniger Lebenszeit zu leben, in Würde ihr Leben zu beenden, sich mit dem nahenden Tod zu arrangieren und im für sie günstigsten Fall ihrer Biographie eine unverwechselbare Bedeutung abzugewinnen. Auch wenn dieser Prozess der Anspruchsreduzierung im Sinne einer Dosierung von Hoffnung und Vertrauen nur mit einem extrem hohen analytischen Aufwand rekonstruiert werden kann – wie man dem entsprechenden Beitrag von Astrid Seltrecht (▶ Kap. 24) in diesem Band entnehmen kann –, drängt sich an dieser Stelle unter dem Eindruck des Materials der folgende idealtypisch konstruierte Prozessablauf auf: In der Zeit der Diagnoseübermittlung regt sich zunächst der Impuls: »Ich will um jeden Preis und so lange wie irgend möglich leben«. An dem Punkt, an dem der Verlauf der Krankheit oder die Prognose des Arztes diese Absicht endgültig desavouiert, formiert sich die Hoffnung, noch »möglichst lange schmerzfrei zu leben«. Sollte auch diese Perspektive obsolet geworden sein und etwa die Verlaufskurve der Brustkrebserkrankung sich in der Weise weiterentwickeln, dass immer mehr Körperteile von Metastasen befallen werden und die ärztliche Prognose keine Besserung verspricht, keimt möglicherweise der Wunsch, einen möglichst schmerzfreien Tod im Kreise von signifikanten Anderen zu sterben. Erweist sich auch diese Hoffnung als nicht mehr tragfähig, so bleibt für manchen unheilbar Kranken nur die Aussicht auf einen schnellen Tod, der Fragen nach Generativität und Transzendenz aufwirft. Dieser holzschnittartig dargestellte – mit Sicherheit von vielen Ambivalenzen überschattete – Prozess markiert im strengen Sinne keinen Bewältigungsprozess, an dessen Ende ein Stück Fortschritt oder etwas Besseres, nämlich das »bewältigte« Problem, steht. Der spezifische Charakter dieses Lernprozesses besteht aus einer Sequenz von Anpassungsschritten, die eine aktive Aneignung der Krankheit implizieren, ohne dass damit in irgendeiner Weise ein Trost, eine Entwicklung oder Verbesserung verbunden wären. Es geht darum, den Grad an Hoffnung an den jeweiligen Stand der Verlaufskurvenentwicklung anzupassen und zu lernen, die Hoffnung nicht ganz aufzugeben. Nichtlernen beinhaltet in dem hier dargelegten Szenario des Lebensendes die Leugnung bzw. Verdrängung des körperlichen Verfallprozesses, wobei niemand sagen kann, ob ein solches Nichtlernen auf Dauer auch im Angesicht des nahenden Todes möglich ist. Die wissenschaftliche Rationalität gerät an dieser Stelle an ihre Grenzen. Nicht umsonst hat Johann Amos Comenius die letzte Instanz seines religiös konnotierten Konzepts zum lebenslangen Lernen mit »Schola Mortis« (Schule des Todes) überschrieben (Comenius 2001, S. 296f.).

12.3.4 Das mit einem biographischen Wandlungsprozess oder einer tief greifenden Umschichtung der Identitätsformation einhergehende schöpferische Lernen

Während bei den drei soeben diskutieren Prozessstrukturen keine Veränderung in der ursprünglichen (von Fritz Schütze vorgetragenen) Theoriearchitektur vorgenommen werden musste, zeichnet sich bei der vierten Variante die Notwendigkeit einer Modifikation des Kernkonzepts ab.

Für die hier thematisierte Prozessstruktur der Wandlung fühlen sich Pädagogen und Erziehungswissenschaftler in besonderem Maße zuständig und berufen. Denn Wandlungsprozesse der Selbstidentität zeichnen sich dadurch aus, dass ein intensiver und zugleich nachhaltiger Bildungsprozess stattfindet, die Biographieträger ihre verborgenen Kreativitätspotenziale entdecken und kultivieren, exorbitante Lernfortschritte machen, sodass sie teilweise sogar selbst über ihre rasante Leistungsentwicklung erstaunt sind. In den Lebensabläufen von Menschen mit einer lebensbedrohlichen Erkrankung ereignen sich tief greifende Wandlungsprozesse der Selbstidentität, welche die gesamte Persönlichkeitsstruktur erfassen, eher selten; diese Beobachtung bildet einen deutlichen Kontrast zum dominanten Tenor in der Ratgeberliteratur oder in den von Betroffenen verfassten Erfahrungsberichten. So finden wir im verfügbaren Datenkorpus des Projekts (dieser umfasst immerhin 70 erhobene Lebensgeschichten) kein einziges Interview, aus dessen Analyse ersichtlich würde, dass die jeweilige lebensbedrohliche Erkrankung dazu beigetragen hat, einen prototypischen Wandlungsprozess der Selbstidentität mit all den in der Literatur beschriebenen Implikationen auszulösen. (Sofern sich signifikante Veränderungen in der Identitätsformation abzeichnen, wurde der Boden dafür bereits vor dem Eintritt in die Krankheitsverlaufskurve gelegt; vgl. hierzu auch Seltrecht 2006, S. 228.) Menschen sind prinzipiell veränderungsfähig, und wer würde daran zweifeln, dass sie unter den Bedingungen moderner Gesellschaften permanent Änderungszumutungen ausgesetzt sind. Aber diese Veränderungen geschehen eben offenbar nur selten im Modus der Wandlung oder eines extensiven Bildungserlebnisses. Sie vollziehen sich auch nicht in jener Art, wie wir sie in religiösen Konversionsprozessen oder in Künstlerbiographien beobachten können, sondern sie ereignen sich in einer gleichsam stillen Weise. Wenn man sich als Forscher, wie es in der erziehungs- und sozialwissenschaftlichen Biographieforschung üblich ist, mit Lebensgeschichten von sog. Normalbürgern beschäftigt, scheint sich eine dosierte Form der Wandlung, die partielle biographische Wandlung (vgl. Seltrecht 2006, S. 153f.), und nicht das der Künstlerbiographie nachempfundene Modell von biographischer Wandlung als Fixpunkt anzubieten. Dies ist der Grund, warum es uns sinnvoll erscheint, das Konzept des Wandlungsprozesses der Selbstidentität als »starke« Variante eines biographischen Veränderungsprozesses durch die Kategorie *des tief greifenden Umbaus der vertikalen und horizontalen Identitätsformation* als »schwächere« und zugleich häufiger anzutreffende Form einer individuellen Veränderung zu ergänzen.

Welche konditionellen Relevanzen im Hinblick auf das Lernverhalten lassen sich vor dem Hintergrund der hier angesprochenen Prozessstruktur identifizieren? Die prozessspezifischen Lernmuster sind in diesem Fall durch eine enge Verkettung der pädagogisch intendierten und nicht pädagogisch intendierten Vermittlungspraktiken einerseits und der informellen, also nicht pädagogisch flankierten Lehraktivitäten andererseits gekennzeichnet, und zwar vor dem Hintergrund einer bereits vorhandenen hohen Lerndisponibilität. Diese enge Verzahnung trägt zu einem *schöpferischen Lernen* bei. Was ist mit dem Ausdruck »schöpferisches Lernen« konkret gemeint? Mit Blick auf alle anderen prozessualen Lerndimensionen bedeutet dies, dass die unter gewöhnlichen Bedingungen vorherrschende Kontingenz zwischen Vermittlung und Aneignung unter Maßgabe der verborgenen Kreativitätspotenziale und eines lernförderlichen sozialen Rahmens systematisch reduziert ist. In der Regel ohne dass dies dem Biographieträger bewusst ist, wurden schon vor der eigentlichen Enaktierung des Wandlungsprozesses oder dem tief greifenden Umbau der Identitätsformation gleichsam hinter dem Rücken seiner Kompetenzbiographie bestimmte Weichenstellungen vorgenommen, die als Dispositionen die Aneignungswahrscheinlichkeit erhöhen. Als Konsequenz aus dieser Konstellation zeichnet sich eine gesteigerte »Bildsamkeit« sowohl in pädagogischen als auch in außerpädagogischen Vermittlungssituationen ab. Es geraten Merkmale der Persönlichkeit in den Sog einer Veränderung, die unter den Bedingungen der drei anderen Prozessstrukturen gewöhnlich recht stabil bleiben und nur selten modifiziert werden. Das betrifft vor allem die Veränderung grundlegender Attribute und Merkmale der Selbstidentität, also die Basiskompetenzen (das, was einem stets leichtfällt), Basisdispositionen (das, was einem aufgrund des Herkunftsmilieus und der Familiengeschichte »mitgegeben« wurde) und Basispositionen (welchen dauerhaften Standpunkt man gegenüber elementaren Lebensfragen einnimmt). Alles läuft aus der Perspektive des Akteurs »wie geschmiert«. Man saugt das Neue regelrecht auf, ja es läuft einem geradezu zu. Die Akteure trauen sich Dinge zu, von denen sie vorher niemals vermutet hatten, dass sie diese beherrschen könnten; sie staunen über sich selbst und werden sich manchmal regelrecht fremd. Biographieanalytische Untersuchungen über Karrierefrauen, Existenzgründer und Künstler zeichnen bei tief greifenden Prozessen der Identitätsveränderung oder gar Wandlung das Bild eines »sprudelnden« und »leichtfüßigen« Lernens. Die Aneignung von Wissen und die Erschließung von Verhaltensweisen vollziehen sich gleichsam von selbst, und am Ende erfindet sich der Biographieträger bzw. die Biographieträgerin in einem Akt der Selbstermächtigung quasi neu.

12

Bei der hier vorgenommenen Erweiterung der thematisierten Prozessstruktur gilt es folgende Überlegungen in Rechnung zu stellen: Während der Umbau der horizontalen Dimension von Identitätsformation auf die weitere Ausdifferenzierung der sozialen Identität im Sinne einer Ergänzung des Handlungs- und Beteiligungsspektrums durch die Aneignung einer neuen Rolle abzielt, tangiert der Umbau der vertikalen Dimension von Identität eine veränderte Haltung zur eigenen Biographie, genauer: die Etablierung einer neuen Theorie über das eigene Selbst, die das Erleben im Hier und Jetzt der Lebenspraxis nachhaltig prägt. Mit diesem Vorschlag ist in grundlagentheoretischer Hinsicht der Vorschlag verbunden, das Konzept der Selbstidentität, also ein Denken im Singular, durch ein polyvalentes Identitätsmodell, also ein Denken im Plural, zu erweitern. Dieser Ansatz berücksichtigt viel stärker das Zusammenspiel der sozialen Identitäten in Beziehung zur persönlichen Identität, die beide in der einer wissenschaftlichen Beobachtung weitgehend unzugänglichen Ich-Identität aufgehen.

In Anlehnung an die Theorie von George H. Mead über die Dialektik von Ich, Mich, dem generalisierten Anderen und dem Selbst (Mead 1975), aber auch unter Verweis auf die Arbeiten von Goffman über das Identitätsmanagement in totalen Institutionen (Goffman 1975, 1980) sowie unter Maßgabe einer kritischen Auseinandersetzung mit den traditionellen Rollentheorien (Habermas 1977) legen wir folgende Überlegung zugrunde: Während die sozialen Identitäten als horizontale Ebene das rollenförmige Verhalten konstituieren, die soziale Integration sicherstellen und damit beispielsweise gewährleisten, dass etwa der Lehrer Müller so agiert wie jeder andere Lehrer, bezieht sich die vertikale Dimension auf die biographische Konstitution von Identität, die individuelle Unverwechselbarkeit. Im Wechselspiel von sozialer und persönlicher Identität werden die Differenzen so weit ausbalanciert, dass der Lehrer Müller wie jeder andere Lehrer agiert, die Person Müller aber im Unterrichtshandeln dennoch in einem unverwechselbaren Profil sichtbar bleibt. Goffman (1980, S. 67) hat darauf hingewiesen, dass diese Unverwechselbarkeit auch sozial zugeschrieben wird, keineswegs ontologisch verankert ist und sich im situativen Handeln immer wieder aufs Neue beweisen und zur Geltung kommen muss. Die Ich-Identität ist jene Instanz und Kompetenzstruktur, die zwischen den beiden Bereichen balanciert und vermittelt. Die Ich-Identität stellt nichts Festes und Zeitloses dar, sondern ist dem ständigen Zugzwang unterworfen, eine Balance zwischen widersprüchlichen Erwartungskernen herzustellen:

> » Diese Balance aufrechtzuerhalten, ist die Bedingung für Ich-Identität. Ich-Identität wird dem Individuum zuerkannt, das gerade unter Ausnutzung der Identitätsnormen der anderen und im Medium gemeinsamer Symbolsysteme seine Individualität festhalten will. [...] Für jedes Individuum ist seine balancierende Ich-Identität ein ständiger Versuch, sich gegen Nicht-Identität zu behaupten, weil diese den Interaktionsprozess überhaupt oder jedenfalls die eigene Mitwirkung daran gefährden würde (Krappmann 2010, S. 79). «

Das eben skizzierte Verständnis eines dezentralen Modells von Identität, das extrem störanfällig und auf soziale Anerkennungsprozesse und Rahmungen angewiesen ist, ist für das Verständnis des vertikalen und horizontalen Umbaus der Identitätsformation als Modus von Lernen von großer Bedeutung. Mit Blick auf die hier verhandelte Krankheitsthematik findet sowohl ein vertikaler Umbau der Identitätsformation als auch ein Lernen im Sinne der Erweiterung des Rollenspektrums statt, beispielsweise dann, wenn eine Person aus dem Wissen, dass aus der familiären Krankengeschichte eine genetische Belastung ablesbar ist, konkrete handlungspraktische Konsequenzen in Gestalt zukünftiger Vorsorgeaktivitäten zieht: Aus dem Wissen einer familienbiographischen Veranlagung erwächst eine Bewusstmachung momentaner Risikopotenziale; und die Sorge um die Zukunft der körperlichen Integrität schließlich mündet in eine verdeckte Chancenabwägung zwischen der Option einer denkbaren frühen oder einer späten Identifikation eines bösartigen Tumors und der damit einhergehenden Therapiechancen. Bedingung für die Möglichkeit der Imaginierung einer ernst zu nehmenden Bedrohung bei genetisch bedingter Krankheitswahrscheinlichkeit ist die Positionierung des Körperselbst in der unter dem Fokus der Krankheit schematisierten Familienbiographie, die durch die lebenspraktischen Konsequenzen der Terminierung und der Frequentierung einer regelmäßigen Untersuchung ihre Orientierungskraft aufrechterhält. Auf der horizontalen Ebene avanciert der Betroffene zu einem »Vorsorgepatienten«, der zuverlässig und verbindlich die jeweiligen Untersuchungsintervalle einhält, während er auf der vertikalen Ebene seine individuelle Biographie mit der seiner Familie »kurzschließt«.

Zurück zu den Daten: In welcher Weise schlägt sich der eher seltene Fall einer biographischen Wandlung in einer lebensgeschichtlichen Erzählung nieder? Der folgende Textauszug stammt aus dem Interview mit Ursula Unger, bei der im Alter von 49 Jahren ein Brusttumor entdeckt wurde und die im Zusammenhang mit dieser Krankheit zweimal operiert wurde. In der Nacht vor der zweiten, ihrer Ansicht nach entscheidenden Operation habe sie ein »komisches Erlebnis« gehabt:

- U.U.: Und da hab ich 'n ganz komisches Erlebnis gehabt. Äh, da hab ich, es war nur noch schwarz um mich herum, nachtschwarz. … Und ich hab gemerkt, dass ich seelisch am Ende war, dass, dass, dass die Frage war oder dass ich mich wahrscheinlich so stark damit auseinandergesetzt hab, leben oder sterben, und das hat sich in ein Bild verfestigt, dass ich einen nachtschwarzen Himmel gesehen hab mit 'ner goldenen Tür, und dahinter war, also, da könnt ich immer noch zittern, ja, es war eine Helligkeit da, ein goldener Schein und **eine,** das Sch-, das Wahnsinnige war, so eine grenzende … also, da könnt ich immer noch heulen, eine grenzenlose Liebe, die ich noch nie in meinem ganzen Leben erlebt hab. Ja, so eine Wahnsinns-Liebe, das ging einem durch und durch, ja, dem konnte man sich gar nicht verschließen, und das zog so richtig, und ich hab gesagt, ich muss bei meiner Tochter bleiben, ich brauch noch ein bisschen Zeit (lacht und weint zugleich), he, ich kann sie nicht verlassen. Ich kann meine Tochter nicht verlassen, ich kann meine Tochter hier nicht alleine lassen, die braucht mich, ich weiß ja gar nicht, wo ich se hin-, die kann ja gar nicht zu ihrem Vater, sie verstehn sich nicht, die haben sich auseinandergelebt, und ich liebe sie so. Die lieb ich mehr als alles andere, ich will leben, ja. … Und … dann war Schluss. Das war richtig so, als hätte man den Fernseher ausgeschaltet, aber komischerweise wusste ich, dass ich leben werde, da, das war, ich hatte die Erlaubnis von oben bekommen, zu leben (lacht) (Ursula Unger).

Während die Erzählerin im eben zitierten Textauszug im Medium der Beschreibung auf ihren Wandlungsprozess eingegangen ist, verlässt sie in der folgenden Darstellung die Ebene der »erzählten Zeit«, also die Vergangenheit, um sich aus der Perspektive des Hier und Jetzt (»Erzählzeit«) im Sachverhaltsschema der Argumentation zunächst reflexiv mit ihrer biographischen Schlüsselerfahrung auseinanderzusetzen und dann die diversen Dimensionen der Wandlung näher zu umreißen:

- U.U.: Also, ich bin sonst nicht so, ja, ja, so spinnen. Ich bin zwar religiös, klar, ich hab so 'nen Klein-Mädchen-Glauben, aber ich hab, äh, ich bin auch nie in die Kirche gegangen, ich hab so was nicht, des, das weiß ich nicht, das ist so gekommen, und von dem Moment an hat sich bei mir was getan und auch was verändert. Also ich bin, ich jetzt, jetzt bin ich aktiv geworden in der Kirche … und, ähm, ich hab das Gefühl, als ob ich mit Jesus geredet hätte, ja, so ganz komisch, es ist, das ist, als ob ich von ihm die Erlaubnis hätte, dass ich noch leben darf, und, äh, ähm, dann hab ich ungeheuer angefangen zu kämpfen, und dann hab ich gesagt, so .. Krebs, jetzt geht's! (lacht) Jetzt wollen mer mal zeigen, wer hier der Stärkere ist, und von da an war ich guter Laune, also auch, ich hatte 'ne sehr nette Nachbarin dann auch, ja, ich hab gebohrt vor Lachen, als ich das zweite Mal in den OP geschoben wurde, weil wir uns da die witzigsten Sachen ausgedacht haben (lacht), wir haben ein paar, äh, also wirklich mit den Schwestern auch, die kamen nur noch rein, die haben gesagt, wir wären einfach nur noch sagenhaft, ja, und die haben mich alle geliebt, da gedrückt, die ganze Station, ja und, äh, ähm, dafür war ich ungeheuer dankbar, und ich hab se auch gemocht, ich hab so viel Zuwendung bekommen, mir wurde jeder Wunsch von den Augen abgelesen. Die Ärztin, die hat mit mir beim, als dann das zweite Mal operiert wurde, die Frau Doktor Khali mit mir gezittert, als die kam nachts rein und sagte, da ist das Fax, sie hat's extra eilig gemacht und klatscht mir das so richtig hin, **da** isses, es ist alles in Ordnung, ja (lacht), da fing ich an zu heulen, da fing sie auch an zu heulen, da hab ich ihr die Hand geküsst, ja, so, so richtig (lacht laut), so (schmatzt) war's, und äh, äh, da waren so Sachen, wo wir uns so nah waren, ja, als wären wir Geschwister, äh, äh, oder irgendwas, und, äh, Dr. Haas war auch ganz begeistert, als ich ihm das erzählt habe, es war so irre, und, ähm … (Ursula Unger).

Dem Leser mag zunächst die pathetische Sprache auffallen, und er könnte versucht sein, aus den vordergründigen Übertreibungen und Steigerungsformeln der Erzählerin ein gewisses Misstrauen gegenüber der Authentizität der Erlebnisse abzuleiten (»Wahnsinns-Liebe«). Damit würde man jedoch dem Inhalt ihrer sehr lebendigen und detailreichen Geschichte nicht wirklich gerecht werden. Der weiteren biographischen Entwicklung der Protagonistin vorgreifend, lässt sich aus der Sicht des erziehungswissenschaftlichen Beobachters konstatieren, dass die Akteurin tatsächlich nicht nur eine exorbitante Kraft bei der Bearbeitung der Krebserkrankung entwickelt hat, sondern auch in vielerlei anderer Hinsicht positive Impulse in ihrer biographischen Lebensführung freizusetzen vermag. So ist Ursula Unger im Zuge einer sehr heftigen Auseinandersetzung mit ihrem Arbeitgeber im Anschluss an ihren Krankenhausaufenthalt schließlich doch in der Lage, ein deutlich größeres Maß an Durchsetzungsfähigkeit an den Tag zu legen als bisher und ihre früher sichtbare Tendenz, sich als Mobbingopfer zu stilisieren, vollständig aufzugeben. Darüber hinaus erwirbt sie sich in ihrer Erziehungspraxis als alleinerziehende Mutter gegenüber ihrer Tochter große Verdienste, weil sie dieser trotz negativer äußerer Umstände eine hochwertige schulische Ausbildung ermöglicht. Ursula Unger kann durch eine strategisch kluge Entscheidung im Zusammenhang mit der beruflichen Wiedereingliederung die verhältnismäßig komfortable materielle Situation der Familie sichern und dabei gleichzeitig die Lösung ihres biographischen Kernproblems, nämlich die konsequente emotionale Trennung von ihrem langjährigen Ehemann, Schritt für Schritt auf den Weg bringen. Dabei erhält sie zwar therapeutische Unterstützung, kann diese allerdings virtuos mit ihrer Fähigkeit zur Selbsthilfe kombinieren. Der

Datenausschnitt handelt von einem religiösen Erweckungserlebnis, in dem ihr gleichsam durch eine außerweltliche Instanz bestätigt wird, dass sie zu einem nicht näher bestimmbaren Kreis von Auserwählten gehört, die Jesus persönlich begegnet sind und seiner Zuneigung versichert wurden. Gleichzeitig trägt dieses Erlebnis zur Festigung der Mutter-Kind-Beziehung bei.

Dieses von der Betroffenen ja durchaus auch reflexiv eingeholte und mit einem gewissen Abstand betrachtete religiöse Erweckungserlebnis, das auf einem »Klein-Mädchen-Glauben« aufruht, korrespondiert zum einen mit der Etablierung des biographischen Handlungsschemas »Ich will leben« und zum anderen mit der Neujustierung sozialer Beziehungen. Der letztgenannte Fortschritt geht mit der Expansion charismatischer Anteile in der Interaktion mit den Ärzten, den Mitpatienten und anderen Personen Hand in Hand. Wenn man aus der erziehungswissenschaftlichen Beobachterperspektive – unter Zugrundelegung einer eher defensiven Lesart – die anfängliche rhetorische Emphase der Darstellung noch als bloßes Ornament einer religiösen Konversion gewichten mag, so bleibt am Ende der Wandlungserzählung keineswegs die blasse Behauptung eines lebensgeschichtlichen Bruchs übrig, sondern gut nachvollziehbare Hinweise auf eine veränderte Lebenspraxis und eine neue Identitätsformation. Ursula Unger ist in emotionaler, materieller und sozialer Hinsicht mehr und mehr zu einer autonomen Frau herangereift, was mit einem nachhaltigen Emanzipationsprozess einherging.

Lebensbedrohliche Erkrankungen üben – und darauf machen gerade solche eindringlichen Passagen aus lebensgeschichtlichen Interviews wie die eben zitierten aufmerksam – nicht zuletzt deshalb eine so große Kraft auf das Lernen aus, weil sie die Bedingungen, unter denen es stattfindet, nachhaltig verändern. Da der spezifische Charakter der jeweiligen Krankheit und die damit verbundene Symbolik, aber natürlich auch die medizinische Symptomatik von Brustkrebs und Herzinfarkt sich im Interaktionstableau der Betroffenen in den Vordergrund zu schieben drohen, die patientenspezifischen Etikettierungen unter Umständen zum alles bestimmenden Merkmal der Person avancieren und somit alle anderen Merkmals- und Eigenschaftsausprägungen eines Individuums überformen, werden auch die Koordinaten des bisher erreichten Lernplateaus als Ganzes obsolet. Ein tief greifender Umbau der Identitätsformation realisiert sich auch im Rahmen kultureller Selbstverständlichkeiten. Auch die vollständige Aneignung der inneren und äußeren Patientenrolle kann mit einer tief greifenden Umschichtung der Identitätsformation und Prozessen des schöpferischen Lernens verbunden sein, dann etwa, wenn die Betroffenen unter den Bedingungen der Krise Kräfte und Fähigkeiten des Widerstandes mobilisieren, die sie unter normalen Umständen nie freigesetzt hätten. Die Lerndimension in der hier angesprochenen Prozessstruktur zeichnet sich durch eine Koinzidenz zwischen einer quantitativen Erweiterung des Rollenspektrums – im Sinne einer Erweiterung und Ausdifferenzierung – einerseits und einer qualitativen Modifikation in der Ausbalancierung von vertikaler und horizontaler Identität auf der Ebene der Ich-Identität andererseits aus. Die erwähnte qualitative Modifikation schlägt sich z.B. darin nieder, dass die Betroffenen sich eben nicht als Opfer definieren, sondern die verfügbaren Handlungsspielräume nutzen, das Hoffen nicht verlernen und zielgerichtet weiterhin auf gut funktionierende Beziehungen zu signifikanten Anderen achten. Hier können einzelne Betroffene eine gewisse Virtuosität und herausragende Kompetenz in der Aneignung von wirkungsvollen Bewältigungspraktiken an den Tag legen, indem sie die Spannungszustände, in die sie verstrickt sind, im Modus des Lernens besonders konstruktiv bearbeiten.

Selbstverständlich ist das Erlernen der Patientenrolle in dem einen Fall nicht mit dem Erlernen der Patientenrolle in einem anderen Fall identisch, und nicht bei allen, welche die innere Patientenrolle erlernen, finden schöpferische Lernprozesse statt. Aus dem empirischen Material geht hervor, dass einzelne Patienten gefragt werden, ob sie sich an einem Versuchsprogramm aus Anlass einer klinischen Studie beteiligen wollen. Während einige der angesprochenen Patienten dieses Angebot rigoros ablehnen (weil sie ein generelles Misstrauen gegenüber medizinischen Experten hegen), willigen andere bereitwillig ein. Sie fühlen sich geschmeichelt, glauben gar, zum Kreis der Erwählten zu gehören, wobei die Hoffnung groß sein mag, die Krankheit mit einem neuen Behandlungsprogramm vielleicht sogar endgültig besiegen zu können. Die hier angesprochenen wissenschaftlichen Untersuchungsprogramme stellen einen kollektiven Erkenntnis- und Lernprozess dar, dem der Sachzwang inhärent ist, dass die Teilnehmer der Studie ihrerseits etwas lernen müssen. Die Teilnahme an einer solchen Untersuchung bürdet dem medizinischen Personal aufwendige Vermittlungsaktivitäten auf: Die Kranken müssen grundlegende Informationen über die Untersuchung erhalten, und das medizinische Personal muss sich vergewissern, ob die Patienten die Erklärungen verstanden haben. Die Aufklärung erstreckt sich dabei eben nicht nur auf die Risiken, sondern auch auf den möglichen Nutzen für die Patienten. Eine solche Beteiligung kann, je nachdem, in welcher Weise die Lernprozesse die Situationsdefinition steuern, zur Etablierung einer gleichsam exklusiven, weil aufgewerteten Patientenrolle beitragen.

Der Hinweis auf die Möglichkeit des schöpferischen Lernens mutet an dieser Stelle jedoch nur dann plausibel an, wenn es sich dabei um Patienten handelt, die eine tief greifende Umschichtung ihrer Identitätsformation in der Weise realisieren, dass die innere und äußere Aneignung der Patientenrolle auch nachhaltige Auswirkungen auf alle anderen Rollenfigurationen hat. Einige von ihnen mutieren dann zu regelrechten Experten, die sich keineswegs nur auf die Vermittlungsaktivitäten der Ärzte verlassen, sondern zusätzlich eigene Anstrengungen bei der Recherche krankheitsrelevanter Informationen unternehmen. Die strukturellen Lerndimensionen »Aufschichtung von Wissen«, »Veränderung des Alltagshandelns« und »Veränderung der Identität« weisen dann eine enge Verkettung auf: Die stark auf medizinische Fachinformationen ausgerichtete situative Wissensaneignung vollzieht sich ganz im Dienste der Veränderung des Alltagsverhaltens zum Zweck der Gesundheitserhaltung, wobei die damit verbundene Handlungspraxis auch Konsequenzen für die Selbstbeschreibung des Betroffenen (im Sinne der neu erworbenen Identitätsformation eines sowohl aktiven als auch wissenschaftlich aufgeklärten Patienten) nach sich zieht.

Die im Rahmen der Prozessstruktur der umfassenden oder der partiellen Wandlung (vgl. Seltrecht 2006, S. 153ff.) ablaufenden Lernprozesse dürfen allerdings keineswegs nur auf solche reduziert werden, die mit der spezifischen Aneignung der Patientenrolle korrespondieren. Tief greifende Veränderungen tangieren hauptsächlich die Berufsrolle, die Staatsbürgerrolle und die Geschlechts- bzw. Ehepartnerrolle. In einem Fall beispielsweise kommen die schöpferischen Lernprozesse einer Brustkrebspatientin in der Weise zum Ausdruck, dass die Betroffene nebenberuflich als Mannequin für Brustprothesen arbeitet und damit den Wegfall der eigentlichen Berufsrolle nicht nur kompensiert, sondern ein neues Lebensgefühl entwickelt. Während die betroffene Frau in der Phase der medizinischen Therapie und unmittelbar nach dem Entfernen der Brust lernen musste, sich an das veränderte Körperbild zu gewöhnen, gehen die Lernprozesse mit der Übernahme der Mannequinrolle sogar noch ein Stück weiter, nämlich in Richtung einer vollständigen Akzeptanz und eines offensiven Umgangs mit ihrer neuen körperlichen Identität. Bei der Betroffenen geht die Gewinnung von Akzeptanz dem eigenen Körperbild gegenüber einher mit dessen Ästhetisierung und mit der Stilisierung zu einer »starken Person«, und zwar im Zuge eines Wechsels von einer zurückhaltenden zu einer bekennenden Selbstpräsentation. Der hier angedeutete Lernprozess schloss im Übrigen auch das Erlernen neuer sexueller Praktiken mit ihrem Mann ein.

12.4 Schlussbetrachtung

Sowohl die soziologische als auch die erziehungswissenschaftliche Biographieforschung – und damit kommen wir wieder auf den Anfang der Argumentation in diesem Beitrag zurück – haben bislang dem Tatbestand viel zu wenig Beachtung geschenkt, dass mit allen vier Prozessstrukturen des Lebensablaufs weitreichende Implikationen im Hinblick auf das Lernen verbunden sind. Im vorliegenden Beitrag wurde daher am Beispiel von Lebensgeschichten lebensbedrohlich Erkrankter die Frage diskutiert, welche konditionellen Relevanzen unter dem Fokus des Lernens mit den vier Prozessstrukturen verbunden sind. Das Ergebnis lässt sich in folgender Weise verdichten: *Für die institutionalisierten Ablauf- und Erwartungsmuster des Lebensablaufs ist das verwaltete Lernen und für die Verlaufskurve des Erleidens ist das leidgeprüfte Lernen konstitutiv. Während für biographische Handlungsschemata das zielgerichtete Lernen einschlägig ist, zeichnet sich bei tief greifenden Wandlungsprozessen der Selbstidentität (einschließlich des Umbaus der Identitätsformation) die Dominanz von Phänomenen des schöpferischen Lernens ab.*

Die hier formulierten Befunde besitzen auch eine zeitdiagnostische Bedeutung. Die Analysen weisen eindringlich darauf hin, dass die institutionalisierten Ablauf- und Erwartungsmuster, welche die Einbettung in gesellschaftliche Funktionssysteme sichern, in dem uns verfügbaren empirischen Material ganz eindeutig tonangebend sind. Unter dem Aspekt der Funktionalität und Verwertbarkeit der Arbeitskraft und der Inklusion in bestimmte gesellschaftliche Funktionssysteme trägt diese Prozessstruktur zum Erhalt des gesellschaftlichen Status quo bei. Die Vorrangstellung teilt sich die eben erwähnte Prozessstruktur mit der Verlaufskurve des Erleidens, die bei den hier in den Blick genommenen Patienten mit lebensbedrohlichen Erkrankungen nicht überraschen darf. Der Umstand, dass biographische Handlungsschemata und Wandlungsprozesse der Selbstidentität nur eine marginale Rolle spielen, wirft ein Licht auf die sozial akzeptierten Freiheitsspielräume des Handelns und die daraus resultierenden Innovationspotenziale. Sollte der hier angedeutete Aussagekern, nämlich die relative Häufigkeit der institutionellen Erwartungs- und Ablaufmuster einerseits und die Seltenheit der biographischen Handlungsschemata andererseits, auch auf nicht von lebensbedrohlicher Krankheit betroffene soziale Gruppen zutreffen, so hätte dies einen diagnostischen Wert im Hinblick auf die Verfasstheit der gegenwärtigen Gesellschaft. Fortschritt und konstruktive Entwicklungen des Gemeinwesens sind an Gelegenheitsstrukturen gebunden, die den Gesellschaftsmitgliedern Raum für biographische Wandlungsprozesse und Handlungsschemata bieten.

Unser Resümee verbinden wir mit einer These: Sofern sich der an pädagogischen Fragen interessierte Forscher bei der Bearbeitung von autobiographisch-narrativen Interviews nur auf die bereits entwickelten soziologischen Analyseinstrumente verlässt, wird er nur bis zur bloßen Oberflächenschicht des Lernens vorstoßen können. Der analytische Ertrag eines solchen Vorgehens erscheint unter Maßgabe pädagogischer Erkenntnisinteressen nicht wirklich befriedigend. Die prozessualen Lerndimensionen ermöglichen ein Surplus an Erkenntnissen. Auf der Zeitachse gestatten sie die Beantwortung von *Wann*-Fragen und die Erfassung der mit den Prozessstrukturen des Lebensablaufs unmittelbar verbundenen Phänomene der Aneignung. Die anfangs erwähnten Schwächen des autobiographisch-narrativen Interviews könnten im Zuge der Datenauswertung ein Stück weit ausgeglichen werden, und zugleich kann der analytische Mehrwert bei der Bearbeitung von Interviewmaterial gesteigert werden, wenn neben den soeben präsentierten prozessualen Lerndimensionen die bereits in früheren Publikationen vorgestellten Analysekategorien herangezogen und genutzt werden (Nittel 2011, 2012; Seltrecht 2006, 2010, 2012a, b). Dem eben entwickelten Schema zur Erschließung prozessualer Lerndimensionen (*Wann*-Fragen) steht das Konzept der strukturellen Lerndimensionen gegenüber, mit dem das vollständige Spektrum möglicher Lerninhalte erfasst werden kann. Hier unterscheiden wir, wie bereits ausgeführt, zwischen situativer Wissensaneignung, der Veränderung des Alltagsverhaltens und dem Umbau der Identitätsformation (*Was*-Fragen). Daneben kann auch auf das Konzept der Lernmodi zurückgegriffen werden. Die Kategorien »Umlernen«, »Verlernen«, »Neulernen«, »Nichtlernen« tragen zur Klärung von *Wie*-Fragen im Zusammenhang mit dem Lernen bei. Komplettiert werden diese Konzepte durch die in der Erwachsenenbildung hinlänglich bekannten Lernkontexte (informelles, nonformales und formales Lernen), mit dem die Dimensionen des Lernortes identifiziert werden. Das genannte Arsenal an Analysewerkzeugen trägt zur Steigerung der analytischen Sensitivität bei und soll zudem einen Beitrag zur Fundierung eines multiperspektivischen und zugleich diachronen Modells des Lernens leisten. In Zukunft sollten die hier skizzierten Konzepte bei der Rekonstruktion der Biographien von Gesellschaftsmitgliedern mit und ohne lebensbedrohliche Erkrankungen angewendet und erprobt werden, sodass sie eine weitere Ausdifferenzierung oder Sättigung erfahren.

Literatur

Comenius JA (2001) Pampaedia – Allerziehung. Academia-Verlag, Sankt Augustin

Corbin J, Strauss AL (2010) Weiterleben lernen. Verlauf und Bewältigung chronischer Krankheit. Huber, Bern

Detka C (2011) Dimensionen des Erleidens. Handeln und Erleiden in Krankheitsprozessen. Budrich, Opladen

Dilthey W (1981) Der Aufbau der geschichtlichen Welt in den Geisteswissenschaften. Suhrkamp, Frankfurt am Main

Elger E, Monyer H, Rösler F, Roth G, Scheich H, Singer W, Friederici AD, Koch C, Luhmann H, Malsburg C von der, Menzel R (2004) Das Manifest. Elf führende Neurowissenschaftler über Gegenwart und Zukunft der Hirnforschung. Gehirn u. Geist 6:30–37

Giesecke H (2010) Pädagogik als Beruf. Grundformen des pädagogischen Handelns. Juventa, Weinheim

Goffman E (1975) Über Techniken der Bewältigung beschädigter Identität. Suhrkamp, Frankfurt am Main

Goffman E (1980) Rahmen-Analyse: Ein Versuch über die Organisation von Alltagserfahrungen. Suhrkamp, Frankfurt am Main

Habermas J (1977) Kultur und Kritik. In: Verstreute Aufsätze. Suhrkamp, Frankfurt am Main, S 195–232

Habermas J (1981) Theorie des kommunikativen Handelns. Suhrkamp, Frankfurt am Main

Illeris K (2010) Lernen verstehen. Bedingungen erfolgreichen Lernens. Klinikhardt, Bad Heilbrunn

Kade J (1997) Vermittelbar/nicht vermittelbar: Vermitteln: Aneignen. Im Prozess der Systembildung des Pädagogischen. In: Lenzen D, Luhmann N (Hrsg) Bildung und Weiterbildung im Erziehungssystem. Suhrkamp, Frankfurt am Main, S 30–70

Kohli M (1985) Die Institutionalisierung des Lebenslaufs. Historische Befunde und theoretische Argumente. Kölner Zeitschrift für Soziologie und Sozialpsychologie 1:1–29

Krappmann L (2010) Soziologische Dimensionen der Identität. Klett-Cotta, Stuttgart

Krüger, H-H, Marotzki W (Hrsg) Handbuch erziehungswissenschaftliche Biographieforschung. VS-Verlag, Wiesbaden

Labov W, Waletzky J (1973) Erzählanalyse: Mündliche Versionen persönlicher Erfahrungen. In: Ihwe J (Hrsg) Literaturwissenschaft und Linguistik. Athenäum, Frankfurt am Main, S 78–126

Mayer KU (1990) Lebensverläufe und sozialer Wandel. Anmerkungen zu einem Forschungsprogramm. In: Mayer KU (Hrsg) Lebensverläufe und sozialer Wandel. Zeitschrift für Soziologie und Sozialpsychologie, Sonderheft 31, Opladen, S 7–21

Mead GH (1975) Geist, Identität, Gesellschaft aus der Sicht des Sozialbehaviorismus. Suhrkamp, Frankfurt am Main

Meyer-Drawe K (2008) Diskurse des Lernens. Fink, München

Nittel D (1992) Gymnasiale Schullaufbahn und Identitätsentwicklung, Deutscher Studienverlag, Weinheim

Nittel D (2008) Über den Realitätsgehalt autobiographischer Stegreiferzählungen. Methodologische Standortbestimmung eines pädagogischen Zeitzeugenprojektes. In: Felden H von (Hrsg) Perspektiven erziehungswissenschaftlicher Biographieforschung. VS-Verlag, Wiesbaden, S 69–108

Nittel D (2010a) Lernphänomene im Kontext lebensbedrohlicher Erkrankungen im Alter. Mechanismen der Erzeugung von biographischer Irrelevanz bei Brustkrebspatienten. In: Hof C, Ludwig J, Schäffer B (Hrsg) Erwachsenenbildung im demografischen Wandel, Schneider, Hohengehren, S 94–105

Nittel D (2010b) Biographietheoretische Ansätze in der Erwachsenenbildung. In: Tippelt R, Hippel von A (Hrsg) Handbuch Erwachsenenbildung. VS Verlag, Wiesbaden, S 103–117

Nittel D (2011) Die Aneignung von Krankheit: Bearbeitung lebensgeschichtlicher Krisen im Modus des Lernens. Der pädagogische Blick 2:80–91

Nittel D (2012) Die Konstruktion des Patienten als Lernprozess. Erziehungswissenschaftliche Notizen zu einem medizinischen Begriff. Hessische Blätter für Volksbildung 1:38–52

Nittel D, Seltrecht A (2008) Lebenslanges Lernen im Kontext lebensbedrohlicher Erkrankungen. Die Anwendung der biographieanalytischen Perspektive auf Herzinfarkt- und Brustkrebspatienten. DFG-Antrag, Frankfurt am Main

Riemann G, Schütze F (1992) Trajectory as a basic theoretical concept for analyzing suffering and disorderly social processes. In: Maines DR (Hrsg) Social organization and social process. De Gruyter, New York, S 333–358

Parzeller M, Wenk M, Zedler B, Rothschild M (2007) Aufklärung und Einwilligung bei ärztlichen Eingriffen. Deutsches Ärzteblatt 104(9):A-576/B-507/C-488. http://www.aerzteblatt.de/v4/archiv/artikel.asp?id=54690. Zugegriffen: 20. Juni 2012

Peirce CS (2002) Das Denken und die Logik des Universums. Suhrkamp, Frankfurt am Main

Schütz A (1974) Der sinnhafte Aufbau der sozialen Welt. Suhrkamp, Frankfurt am Main

Schütz A, Luckmann T (1979) Strukturen der Lebenswelt. Bd. 1, Frankfurt am Main

Schütze F (1976) Zur Hervorlockung und Analyse von Erzählungen thematisch relevanter Geschichten im Rahmen soziologischer Feldforschung. In: Arbeitsgruppe Bielefelder Soziologen (Hrsg) Kommunikative Sozialforschung. Fink, München, S 159–260

Schütze F (1977) Die Technik des narrativen Interviews in Interaktionsfeldstudien – dargestellt an einem Projekt zur Erforschung der kommunalen Machtstrukturen. Universität Bielefeld

Schütze F (1981) Prozessstrukturen des Lebensablaufs. In: Matthes J, Pfeifenberg A, Stosberg A (Hrsg) Biographie in handlungswissenschaftlicher Perspektive. Eigenverlag, Nürnberg, S 67–156

Schütze F (1982) Narrative Repräsentation kollektiver Schicksalsbetroffenheit. In: Lämmert F (Hrsg) Erzählforschung. Metzlersche Verlagsbuchhandlung, Stuttgart, S 568–590

Schütze F (1983) Biographieforschung und narratives Interview. Neue Praxis 3:283–293

Schütze F (1984a) Kognitive Figuren des autobiographischen Stegreiferzählens. In: Kohli M, Robert G (Hrsg) Biographie und soziale Wirklichkeit. Metzler, Stuttgart, S 78–117

Schütze F (1984b) Professionelles Handeln, wissenschaftliche Forschung und Supervision. Versuch einer systematischen Überlegung. In: Lippenmeier N (Hrsg) Beiträge zur Supervision. Eigenverlag, Kassel, S 262–384

Schütze F (1987a) Das narrative Interview in Interaktionsfeldstudien I. Kurseinheit 1. Fernuniversität/Gesamthochschule Hagen

Seltrecht A (2006) Lehrmeister Krankheit? Eine biographieanalytische Studie über Lernprozesse von Frauen mit Brustkrebs. Budrich, Opladen

Seltrecht A (2009) Handeln Ärzte pädagogisch? BIOS – Zeitschrift für Biographieforschung, Oral History und Lebensverlaufsanalysen 1:57–74

Seltrecht A (2010) Lernprozesse im Spannungsverhältnis von kalendarischem, biologischem, sozialem und subjektivem Alter. In: Hof C, Ludwig J, Schäffer B (Hrsg) Erwachsenenbildung im demographischen und sozialen Wandel. Dokumentation der Jahrestagung der Sektion Erwachsenenbildung der Deutschen Gesellschaft für Erziehungswissenschaft vom 24. bis 26. September 2009. Schneider, Hohengehren, S 82–93

Seltrecht A (2011) »Sie sind nicht hier zum Sterben«. Wie Ärzte auf Ängste von Krebspatientinnen reagieren. Dr. med. Mabuse – Zeitschrift für alle Gesundheitsberufe 4:34–36

Seltrecht A (2012a) Lehrmeister Krankheit: Was lehrt uns der Ausnahmefall für den Normalfall des Lernens? Hessische Blätter für Volksbildung 1:25–37

Seltrecht A (2012b) Informelles Lernen. In: Schäffer B, Dörner O (Hrsg) Handbuch Qualitative Erwachsenen- und Weiterbildungsforschung. Budrich, Opladen

Strauss AL, Fagerhaugh S, Suczek B, Wiener C (1980) Gefühlsarbeit. Ein Beitrag zur Arbeits- und Berufssoziologie. Kölner Zeitschrift für Soziologie und Sozialpsychologie 32:629–650

Metaphern für Bildungsprozesse im Kontext von Krankheitserfahrungen

Rudolf Schmitt

Der folgende Aufsatz skizziert eine Metaphernanalyse der Prozesse von Bildung, d.h. der Veränderung von Selbst- und Weltbezug (Seltrecht 2006; S. 16f.; Marotzki 2006) im Kontext einer Krebserkrankung am Beispiel der Lebensgeschichte einer an Brustkrebs erkrankten Frau.

Dank Für Korrekturen und Hinweise danke ich Judith Barkfelt und Anne Lindner.

13.1 Begriff der Metapher und Methode

Überschaut man die jüngeren metaphernanalytischen Publikationen im erziehungswissenschaftlichen Feld (Schmitt 2011), so hat sich für die empirische Forschung der Ansatz der kognitiv-linguistischen Metapherntheorie nach Lakoff u. Johnson (1980, 1999) durchgesetzt. Lakoff und Johnson postulieren, dass Denken, Sprechen und Handeln von bildlichen Übertragungen aus einfachen und älteren Erfahrungen auf neue und abstrakte Themen durchzogen seien. Metaphern sollten daher nicht nur als Gegenstand der Rhetorik, sondern vor allem als Gegenstand der kognitiven Forschung (im weitesten, nicht psychologischen Sinn) betrachtet werden. Metaphorische »Kognitionen« werden als kulturell überlieferte, individuell erworbene und durch Körperlichkeit mitstrukturierte Muster der Erfahrungsorganisation verstanden. Diese Behauptung einer großen Reichweite metaphorischen Denkens legt die Verbindung mit einem Bildungsbegriff nahe, der ebenso grundsätzlich auf den Erwerb und die Veränderung einer »Haltung und Auffassung verweist, die der einzelne sich selbst wie auch der Welt gegenüber einnimmt« (Marotzki 2006, S. 63). Welche sprachlichen Bilder genügen diesem weiten Begriff?

Das Interview mit Beate Becker findet nach der Diagnose einer Brustkrebserkrankung, nachfolgender Operation, zusätzlicher Chemotherapie und einer Rehabilitation statt. Sie hat einen Arbeitsversuch abgebrochen und engagiert sich in einer Selbsthilfegruppe.

Gleich zu Beginn des biographischen Interviews stellt die Befragte ihre Herkunft vor: »ein sehr, sehr kleiner, [...] sehr *enger* Ort, in dem wir da lebten« (B.B.), und sie nimmt das Adjektiv »eng« gleich wieder auf: »es war manchmal auch *eng*, bei uns, [...] einmal wohnlich eng, dann war's finanziell *eng*« (B.B.).

Die räumliche Beschreibung »eng« lässt sich in diesen Redewendungen zwar auch wörtlich verstehen – am ehesten mit Bezug auf die Wohnung –, aber sie wird auch übertragen auf mentale, soziale und ökonomische Verhältnisse: Der »enge« Ort steht, wie sie später herausarbeitet, zunächst für ein beschränktes Schulsystem und später für eine konfessionelle Einengung. Deutlicher aber wird in der Formulierung, es sei »finanziell eng« gewesen, räumliches Erleben auf andere Bereiche übertragen. Die Deutung solcher Übertragungen aus einem sinnlichen Quellbereich (hier: der Raumerfahrung) auf einen abstrakteren Zielbereich (das Erleben der Situation) als Metaphern weicht von üblichen rhetorischen Definitionen ab. Nach Lakoff und Johnson (vgl. Schmitt 2003, Abs. 14) liegt eine Metapher immer dann vor, wenn ein Wort/eine Redewendung in einem strengen Sinn für einen umschriebenen Kontext mehr als nur wörtliche Bedeutung hat, wenn zusätzlich die wörtliche Bedeutung aus einem prägnanten Bedeutungsbereich (Quellbereich) stammt und diese auf einen zweiten, oft abstrakteren, nicht direkt erfahrbaren Bereich übertragen wird.

Nach dieser breiten Definition, die auch unscheinbare Metaphorisierungen einschließt, besteht die zweite zentrale Aussage des Ansatzes nach Lakoff und Johnson darin, die in ähnlichen Redewendungen zu findende gemeinsame metaphorische Struktur als »metaphorisches Konzept« zu formulieren. Einzelne Bilder verweisen auf andere: »Jede Metapher ist die Spitze eines untergetauchten Modells« (Black 1983, S. 396). Diese Modellhaftigkeit analoger Muster lässt sich auch in anderen Textstellen des Interviews finden. Das Internat, in dem Beate Becker ihr Fachabitur nachgeholt hat, bezeichnet sie dreimal als Kloster, obschon es keines ist: »da war ich im *Kloster* sozusagen« (B.B.). Allerdings wird nach der Enge die Freiheit ambivalent und als Überforderung erlebt; sich und ihre Freundin beschreibt sie als »wie 2 Vögel, die man *aus dem Käfig fliegen lässt* in die Freiheit« (B.B.), und fügt hinzu, sie seien nicht gut zurechtgekommen. Die metaphorische Enge von Herkunftsort und katholischer Kirche erfährt eine krisenhafte Zuspitzung bei ihrer nichtkonfessionellen Heirat, als der Priester ihr den Segen verweigert: »Das hat den *Rahmen gesprengt*, ne, dieses Ortes« (B.B.). Eine »Sprengung« ist eine Möglichkeit, Enge zu beseitigen. Eine andere Variante der Gewinnung von Freiräumen ist arbeitsreicher: Sie beschreibt den Auszug aus dem Internat mit der Metapher, dass sie und eine Freundin begonnen hätten, sich »*freizuschaufeln*« (B.B.).

Diese Stellen zeigen, dass das metaphorische Konzept der sozialen Eingeschlossenheit in enge Räume eine Struktur darstellt, in der das Verhältnis zu sich und zur Welt abgebildet ist. Ändert sich dieses Schema in der Erkrankung? Eine drastische Formulierung scheint eher anzudeuten, dass die Erkrankung als Wiederholung der Enge erlebt wird: Nach der Diagnose hatte sie »das Empfinden, als ob sich eine riesige *Glasglocke* über mir ausbreitet und dicht macht« (B.B.), eine starke Metapher, die sie später wiederholt: »und dann war ich wieder in meiner Glasglocke hier« (B.B.).

Erst in dieser Vielzahl von Einzelbildern, die hier denselben Quellbereich »Raumerfahrung« und den gemeinsamen Zielbereich »(Er-)Leben« haben, wird nach Lakoff und Johnson die handlungs- und denkleitende Macht eines metaphorischen Konzepts deutlich: Die Befragte erlebt sich eingeschlossen sowohl in Kindheit und Jugend wie in der Zeit der Erkrankung; Veränderungen geschehen über gewaltsame (»sprengen«), arbeitsreiche (»freischaufeln«) oder überraschende Eingriffe (»aus dem Käfig entlassen werden«). Die Krebserkrankung erlaubt diese Auswege nicht und führt zur aussichtslosen Krise – wären da nicht weitere metaphorische Konzepte, die noch vorzustellen sind. Das Ergebnis einer Metaphernanalyse besteht in der möglichst umfassenden Rekonstruktion aller vorhandenen metaphorischen Konzepte (einer Person oder eines Milieus) und der damit gegebenen Denk- und Handlungsmöglichkeiten (Schmitt 2003, 2005, 2007).

13.2 Forschungsstand: Metaphern für Lernen und Bildung

In einem Überblick (Schmitt 2011) konnte gezeigt werden, dass die Nutzung von Metaphernanalysen in der Erziehungswissenschaft sehr ungleich verteilt ist: Im Kontext des Lehrens und Lernens sowie der Selbstreflexion der Disziplin finden sich differenzierte Studien, in anderen Bereichen, z.B. der Biographieforschung, wenige. Bereits diskutiert wurde, dass die Metaphern für Lernen und für Bildung nicht immer unterschieden werden konnten (Schmitt 2006), und so sind in der Studie von Wiedenhöft (2005) zu den Alltagsvorstellungen des Lernens beide enthalten. Wiedenhöft analysierte Zeitungen und Zeitschriften, eine Radiosendung des Deutschlandfunks und Gespräche mit Teilnehmenden und Lehrenden einer beruflichen Weiterbildung. Lernen wurde als »Sehen und Einsehen«, »Einflößen und Eintrichtern«, »Reinziehen und Verdauen«, als »gärtnerische Pflege«, »Packen und Weitergeben«, »Bezahlen und Besitzen«, »Produzieren und Schaffen«, »Planen und Aufbauen«, »Durchsteigen und Steckenbleiben«, »Funktionieren«, »Anstrengen, Konfrontieren und Kämpfen« verbildlicht. Der breite Rahmen der Erhebung nötigt die Autorin, die scheinbare Eindeutigkeit der gefundenen metaphorischen Konzepte zu relativieren. Sie verweist darauf, dass ein Konzept (z.B. die Gärtnermetaphorik) unterschiedliche Implikationen enthalten kann (ebd., S. 77; vgl. z.B. »wachsen lassen« versus »zurechtstutzen«).

Forschungsmethodisch relevant sind auch noch die Hinweise von Geffert (2006) in einer Untersuchung der Sprachbilder von Haupt- und Förderschülern: In der Metapher, dass Schule etwas »bringen« müsse, mangelt es z.B. an dem Moment des Tauschens aufseiten der Schülerinnen und Schüler (damit verbunden: kein eigenes »Geben« von Aufmerksamkeit o.Ä.), oder es fehlt das metaphorische Konzept des Lernens als eines selbstbestimmten Gehens auf einem Weg. Defizitäre metaphorische Konzepte und das Fehlen von Konzepten sind also ebenso interpretationsbedürftig.

13.3 Forschungsstand: Metaphern für Krebserkrankungen

Die kognitive Linguistik nach Lakoff u. Johnson (1980, 1999) geht davon aus, dass sich elementare metaphorische Schemata an körperlichen Grunderfahrungen orientieren (»embodiment«; vgl. Stadelbacher 2010). Dieser Umstand mag dazu beigetragen haben, dass die Rolle von Metaphern in den gesundheitsorientierten Wissenschaften bereits umfangreich thematisiert wird (vgl. Schmitt u. Böhnke 2009; zur Diskussion von Körper, Geschlecht und Metapher vgl. Schmitt 2009). Bereits vor dem Erscheinen des ersten Buchs von Lakoff u. Johnson (1980) skizzierte der Ethnologe Warner (1976), dass andere Kulturen Krankheiten z. B. in Bildern der Balance metaphorisieren, während die Sprachen des »standard average European« extensiv Metaphern der Verräumlichung (innen/außen) und der Verdinglichung (Krankheit als Gegenstand) nutzen. Warner folgert, dass diese Metaphorisierung die Wahrnehmung des Arztes als Chirurgen fördert, der Krankheit als krankes Körperteil identifiziert und ab- oder herausschneidet. Die Zahl methodisch differenzierter Studien ist jedoch begrenzt. Oft werden einzelne Sprachbilder isoliert, und dann wird über deren weitreichende Bedeutung spekuliert (vgl. die kritischen Anmerkungen bei Thorne et al. 2002), wobei der innere Zusammenhang mehrerer Metaphern nicht diskutiert und die Breite ihres Vorkommens nicht dokumentiert wird.

Einen solchen Fall stellt die einflussreiche Publikation von Sontag (1978) über die Metaphern von Tuberkulose und Krebs dar. Zunächst analysiert sie, wie im 19. Jahrhundert Tuberkulose als Krankheit eines ausschweifend-romantischen Lebens figuriert (von der *Kameliendame* bis zum *Zauberberg*). Im Kontrast dazu skizziert sie Krebs, den Vorstellungen von Wilhelm Reich folgend, als Resultat ungelebter Gefühle, wie im Roman *Mars* von Fritz Zorn beschrieben. Die Folge dieser Metaphorisierung sei ein die Erkrankten treffender Vorwurf, Gefühle nicht oder falsch gelebt zu haben. Sontag selbst nutzt jedoch eher technische Denkfiguren, etwa, dass Krebs letztlich eine Krankheit sei, die »durch ein einziges Behandlungsprogramm unter Kontrolle zu bringen ist«, und hofft, dass diese Krankheit »eine schlichte physische Ursache« habe (Sontag 1978, S. 66; ähnlich 72f.). Ihre Arbeit knüpft an einen nicht explizierten Metaphernbegriff an, und ihr fehlt eine Methode. So kann sie nur die Sprachbilder erkennen, die nicht zu ihren Überzeugungen passen, ohne ihre eigene Metaphorik der rationaltechnischen Beherrschung einer nur biologisch begriffenen Erkrankung als solche erkennen zu können.

Gibbs u. Franks (2002) untersuchen ungleich differenzierter die Wortwahl von sechs an Krebs erkrankten Frauen vier Jahre nach der Behandlung und finden 23 metaphorische Konzepte (ebd., S. 150f.): »Life is a journey, cancer is an obstacle on life's journey«; »Emotional strength is physical strength«, »Life is a gambling game, cancer and its treatment is a game«, »Understanding is seeing, cancer clears vision and allows for new understanding«, »Cancer is a teacher« u.a. mehr. Diese gründliche Sammlung von Konzepten bleibt derzeit unerreicht. Semino et al. (2004) diskutieren für Krebserkrankungen vor allem die methodischen Probleme der Metaphernerkennung nach Lakoff u. Johnson. Coreil et al. (2004) stellen in einer wieder unsystematischen Metaphernanalyse bei Brustkrebs jenseits der Kriegsmetaphern des »Überlebens« und »Bekämpfens« der Erkrankung die Metaphern »Familie« oder »Schwesternschaft« für die Selbsthilfegruppe heraus.

Was den Sprachgebrauch der Professionellen betrifft, sind zwei methodisch gut reflektierte Studien zu nennen: van Rijn-van Tongeren (1997) untersucht 33 Aufsätze aus zwei zentralen medizinischen Handbüchern: Tumorzellen werden dort als handelnde und wahrnehmende Personen begriffen, die sich nicht um die Regeln ihrer Gesellschaft, d.h. ihres Gewebes, kümmern, sondern autonom handeln. Wenn ihre Ausbreitung als »Invasion« in gesundes Gewebe und als »Kolonisation« desselben metaphorisiert wird, bleibt es nicht aus, dass die verschiedenen Zellmechanismen in Bildern von Verteidigung und Angriff diskutiert werden: Krebs wird zum Krieg. Weitere Metaphern sind die Bilder der DNA- und weiterer Zellreproduktion in der Bildlichkeit des »Textes«, der »kopiert« oder »übersetzt« wird; ferner wird das Krebsgeschehen in einer Variante der Wegmetapher zu Schritten oder Stufen verräumlicht (alle Beispiele van Rijn-van Tongeren 1997, S. 62–78). Die wahrnehmungserzeugende wie -behindernde Kraft dieser Figuren ist unübersehbar: So versteckt die Metapher von den unordentlichen Abweichlerzellen als »Feinden« z.B. soziale und individuelle Kontexte der Erkrankung. In der Behandlung, die als Krieg gegen diese Zellen gedacht wird, sind alle radikalen Mittel recht.

Schiefer (2006) rekonstruiert in den Entlassungs- oder Arztbriefen neben den hier schon genannten metaphorischen Konzepten folgende (ebd., S. 99f.): Krankheit als fass-, lokalisier- und quantifizierbarer Gegenstand; Befund als Skala; Krankheit/Diagnose als schweres/leichtes Gewicht; Diagnostik als Rätsel/Puzzle, der Arzt als Detektiv. Schiefers Befund, dass sich die Metaphorik des Kriegs kaum in seinen Daten findet, verdeutlicht, dass zur Interpretation der Reichweite einer Metaphernanalyse der pragmatische Gesprächs- oder Textentstehungskontext in seinen sozialen Funktionen unbedingt berücksichtigt werden muss: Die Selektion der Sprachbilder in Arztbriefen muss im Zusammenhang mit ihrer spezifischen kommunikativen und sozialen Situation gesehen werden; die Selbstpräsentation deutschsprachiger Ärztinnen und Ärzte vor ihresgleichen scheint einen »kognitiven« Stil zu verlangen (vgl. Diagnostik als Rätsel, der Arzt als Detektiv). Pauschale Aussagen über die Metaphorisierung von Gegenstandsbereichen riskieren ohne Hinweis auf die untersuchten Textsorten und Gesprächskontexte eine unzulässige Verallgemeinerung.

Im Vergleich der Metaphern von Professionellen und Patienten lässt sich nur eine partielle Übereinstimmung feststellen. Die Vorstellung des Kampfs ist beiden Gruppen gemeinsam, scheint von Ärzten und Ärztinnen je nach Kontext aber umfassender genutzt zu werden. Letztere benutzen distanzierendere Metaphern der Erkenntnis (Diagnostik als Rätsel, visuelle Metaphorik), die Metaphorik der Klientinnen und Klienten ist sehr viel breiter und nutzt Figuren, die Leben und Krebs verbinden (z.B. die Wegmetapher) oder der Erkrankung eine persönliche Bedeutung geben (»cancer is a teacher«).

Interessant wären nun Studien zur Interaktion zwischen Patienten und Ärzten mit der Frage, wie bildliche Vorstellungen der Erkrankung im Gespräch von einer der beiden Seiten gesetzt, von der anderen aufgenommen, bestätigt, modifiziert oder zurückgewiesen werden (oder wie gar gemeinsam neue entwickelt werden). Es ist bisher jedoch keine Studie zu Interaktionen im Kontext von Brustkrebs zu finden. Brünner u. Gülich (2002) beschreiben für andere Erkrankungen, dass Experten Analogien expliziter einführten und sich des Abstands zwischen Bild und realem Phänomen bewusster seien. Dieses Ergebnis im Widerspruch zu den genannten Arztstudien rührt auch daher, dass Brünner und Gülich zwischen Metaphern, Vergleichen, Szenarien, Analogien, Beispielen, Beispielerzählungen und Konkretisierungen unterscheiden, die jeweils auf ihre konversationellen Aufgaben untersucht wurden. Man kann darüber diskutieren, ob man der von den Autorinnen vorgenommenen Trennung zwischen Metapher und narrativen Formaten folgt. Bohnsack (2003) nutzt solche zentralen Erzählungen dagegen als »fokussierte Metaphern«, d.h. als Allegorien.

13.4 Metaphern für Bildungsprozesse im Kontext der Krebserkrankung: Das Fallbeispiel

Die Übersicht hat gezeigt, dass zwar metaphernanalytische Studien für das Lernen und für Erkrankungen zu finden sind, aber keine für die Frage, in welchen Sprachbildern die Betroffenen selbst ihre Lern- bzw. Bildungsprozesse nach einer einschneidenden Krankheitserfahrung verstehen. Für das untersuchte Interview war bereits das Muster der »Enge« und ihrer Überwindung beschrieben worden. Andere metaphorische Konzepte ergänzen diese im Interview und entwerfen auch ganz andere Aussichten.

13.4.1 Die Metaphorik des Lebenswegs: »Gezwungen« und »frei gewählt«

Das metaphorische Konzept, dass das Leben ein Weg sei, korrespondiert mit der Metaphorik der beschränkenden Enge. Die Befragte beginnt damit, von nicht selbst gewählten Lebenswegen zu erzählen: Dass sie kein Empfehlungsschreiben des Schuldirektors bekam, bedeutete für sie, »dass ich einen *Volksschulweg gehen* musste« (B.B.), es ist der unfreiwillige »*Weg*, der mich dann zu meinem heutigen Leben *führte*« (B.B.). Aber bald fügen sich in die Metaphorik des Lebenswegs Verneinungen ein: Bei der von den Eltern gewünschten Ausbildung im Bürobereich beschließt sie, mit falschen Antworten durchzufallen: »Das ist *nicht mein Weg*« (B.B.). Entscheidend wird für sie »*dieser Schritt*« (B.B.), ins Internat zu gehen. Die Vorstellung des selbstbestimmten Wegs wird von ihr sehr stark vertreten: »... habe ich mir *einen Weg ausgemalt*, so muss es sein, und *dann musste der Weg auch so sein*« (B.B.).

Allerdings formuliert sie das in einem Moment, in der diese Selbstbestimmung ihre Grenze gefunden hat: Mit der Krebserkrankung ist sie von Entscheidungen für oder gegen einzelne Maßnahmen wie z.B. eine Studienteilnahme überfordert. Zu diesen Zeitpunkten greift sie auf eine andere Variante des Bilds vom Weg zurück, den »*Leidensweg*« (B.B.), als den sie schon die Komplikationen bei ihrer ersten Schwangerschaft begriffen hatte und den sie bei einer Folgeerkrankung noch einmal nennt. Ihr bleibt nur, rückblickend zu bekräftigen, dass sie diesen Weg (der medizinischen Behandlung) »*nie mehr gehen werde*« (B.B.).

Bisher wirkt es so, als könnte die Bildlichkeit des Wegs ebenso wenig wie die des engen Raums Veränderungen des Verhältnisses zu sich und zur Welt anzeigen; in beiden Vorstellungen wird die Erkrankung als Zurückgeworfenwerden auf frühe Unfreiheit konstruiert. Es finden sich jedoch Ausnahmen. Zum einen bedeutet die ehrenamtliche Arbeit in Selbsthilfegruppen mit anderen Opfern der Erkrankung einen »kleinen, .. *anderen Weg*« für sie (B.B.). Dann wird die Wegmetaphorik genutzt für eine offene Veränderung ihrer Betrachtungen: »dann muss ich mich auf *diesen Weg begeben, ehm, das zu lernen*« (B.B.), und sie wertet die unfreiwillig gegangene Strecke als Leistung: »… ich habe mich dafür entschieden, diesen *Therapieweg* so zu gehen. Ich zweifel vieles an, aber ich bringe ihn zu Ende, ja? Weil nur, wenn ich ihn zu Ende bringe, kann ich für mich am Ende auch sagen, ich hab das gemacht, ja?« (B.B.). Eine weitere Aufweichung der normierenden Kraft eines bestimmenden Wegs findet sich in ihrer Reflexion einer später als beschämend empfundenen Rechthaberei gegenüber der Angestellten eines Sanitätshauses (es geht um die notwendigen Stützstrümpfe): »Sie hat 'n *Informationsweg*, und ich hab 'n *Informationsweg*, und es kann nicht sein, dass ich Menschen aburteile, .. weil sie *meinen Weg*, den ich für .. *den goldenen Weg* halte, nicht einhalten« (B.B.). Diese Auflösung dogmatischer Weg-Vorstellungen wird ergänzt durch eine Erweiterung der Wegmetapher: Bisher war nur von *ihrem* Weg die Rede, nun sagt sie bilanzierend: »dass ich ohne meinen Mann *diesen Weg so nie hätte gehen können*« (B.B.). Zusammenfassen lässt sich also, dass sich innerhalb der Wegmetaphorik zwischen selbst- und fremdbestimmten Wegen andere Betrachtungsweisen – und damit Bildungserfahrungen – andeuten: Wege können in offene Richtungen führen; auch unfreiwillige Wege können als Entscheidung und Leistung gedeutet werden; es gibt mehr als einen Weg; Begleitung auf dem Weg ist möglich.

13.4.2 »Das Leben ist Arbeit« und verwandte Konzepte

Das Interview enthält ein weiteres komplexes Geflecht von mehreren metaphorischen Konzepten. Im Mittelpunkt dieser Muster steht das Konzept: »Leben ist Arbeit«, das sich schon in der Formulierung des »Freischaufelns« aus der Enge andeutete. Arbeiten als Lebenshaltung scheint eine kompensierende Reaktion auf die Verhältnisse darzustellen. Schon das selbst gewählte Fachabitur wird »*nachgemacht*« (B.B.), zwischen Ausbildung und Arbeit wird erst nachträglich unterschieden: »… hab ich dann die Kindergartenhelferinnen-Ausbildung *gemacht*, ne, nicht Ausbildung, ich hab ein Jahr lang im Kindergarten *gearbeitet*« (B.B.) und dann natürlich noch die Erzieherinnenausbildung »*gemacht*« (B.B.). Man könnte das für alltägliche Redewendungen ohne tiefere Bedeutungen halten, wären sie nicht so häufig und würden sie nicht von der Befragten unterstrichen:

- B.B.: Hab mich nur noch *über meine Arbeit definiert* oder überhaupt über Leistung definiert, *was ich alles tue und was ich alles kann, und ich hab alles gut gemacht* (Beate Becker).

Mit dem Konzept, dass das Leben Arbeit ist, ist ein anderes kompatibel: nicht nur zum Arbeiten notwendigerweise physisch »stark« zu sein. Sie sieht sich als »*starke* Persönlichkeit« (B.B.). Diese Übertragung körperlicher auf psychische Eigenschaften ist auch in ihrem Gegenteil zu spüren, als sie sich und ihren Mann als »nicht *stark* genug« (B.B.) sieht, um sich von den Vorstellungen der Schwiegereltern zu befreien.

Eine Variante dieser Vorstellung von Stärke besteht in der Projektion psychischer Eigenschaften auf hartes Material: Sie schildert, dass ihre Schwiegermutter sie erziehen wollte, was sie als »*zurechtbiegen*« (B.B.) konstruiert und verweigert. Auch später will sie sich von der Erkrankung nicht »*verbiegen*« lassen (B.B.). Von sich selbst sagt sie, »dass ich so durchs Leben bin .. mit *eiserner* Hand, mit *eisernen* Regeln« (B.B.).

Eine Variante des Bildes vom Leben als Arbeit ist die Selbstimaginierung als »Maschine«: Beate Becker erholt sich nicht, als die dement gewordene Schwiegermutter, die sie mitversorgt hat, im Altenheim ist, es war »immer noch so, dass ich *auf Hochtouren lief*« (B.B.). Diese Redewendung korrespondiert mehrfach mit Zahlenangaben zur Leistungsfähigkeit einer Maschine: Sie sei durch die Erkrankung »*von 100 auf 0 gefahren*« (B.B.) worden. Die Selbstverdinglichung zur Arbeitsmaschine ist auch dann zu spüren, als sie rückblickend sagt, sie habe früher »*multitaskingmäßig* alles (lachend) gemacht« (B.B.).

Das Leben ist Arbeit, die Arbeitende ist stark, ist nicht zu verbiegen und aus Eisen, manchmal sogar eine Maschine: Wie verhalten sich diese Konzepte zur Krankheitserfahrung? Die Konsequenz dieser Metaphorik lässt die Erkrankung zur existenziellen Katastrophe werden:

- B.B.: Dass ich Existenzberechtigung hatte, wenn ich etwas *leiste*, wenn ich *etwas tue*. Und wenn ich dann noch was oben draufsetze und *noch mehr tue*, dann habe ich eine .. Berechtigung, da zu sein, und wenn ich *nichts mehr tun kann* und mich eine Krankheit dann so hinrafft, habe ich keine Möglichkeiten mehr, darf ich eigentlich auch nicht mehr existieren sozusagen (Beate Becker).

Lässt sich hier ein Bildungsprozess identifizieren? Das Schema des Lebens als Arbeiten ist an keiner Stelle transzendiert oder substituiert worden durch die Erkrankung. Für Beate Becker beginnt auch die Gesundung mit Arbeit:

- B.B.: Wenn ich anfangen kann, *mitzuarbeiten* daran, dass ich gesund werden will, dann werde ich auch gesund (Beate Becker).

Aber der Inhalt des Arbeitens hat sich verändert: Die Arbeit richtet sich jetzt auf sie selbst. Von den gründlich vorbereiteten Vorträgen, die sie im Kontext der Selbsthilfe hält, sagt sie, es seien Versuche, das Geschehene »*aufzuarbeiten*« (B.B.). In der folgenden Passage formuliert sie die Frage nach dem Sinn des Lebens in eine Frage nach einer Arbeitsaufgabe um:

- B.B.: Wo, .. wo liegt der Sinn meines Lebens, dass ich noch leben darf? Wo, wo liegt jetzt, eh .. meine *Aufgabe*, ne? Sie liegt ganz sicher immer noch in dem Bereich, der mit dem Krebs zu tun hat (Beate Becker).

Das Konzept, dass das Leben Arbeit ist, hat sich also nicht verändert; es hat jedoch eine Umdefinition stattgefunden, dass Arbeit auch ist, wenn »ich mich mit mir .. *beschäftigen* muss« (B.B.) oder mit anderen, wenn es hilfreich auf sie zurückwirkt: »wenn ich mich mit diesen .. Gruppen .. und den Menschen weiter *beschäftige*, dass ich auch von ihnen lerne und, eh, durch sie gestärkt werde« (B.B.).

13.4.3 Bilder von Kampf und Dominanz

Die Befragte formuliert eine Selbstdarstellung, die nach dem Überblick über die Metaphern der Krebserkrankung zu erwarten ist: Sie sieht sich als Kämpferin gegen den Krebs wie gegen dessen Behandlung, ob sie nun dem Arzt widerspricht, der für die zweite Operation eine zweite Einwilligungserklärung haben möchte (»da kam auch immer wieder dieser alte *Kampfgeist* in mir auf«, B.B.), ob sie an einer Stelle von dem Impuls spricht, »*aufgeben*« zu wollen (B.B.), oder ob sie aus dieser Imagination heraus keine therapeutische Hilfe annehmen kann (da »war immer noch dieser innere *Kampf* in mir selbst, ich bin doch eigentlich stark«, B.B.). Als eine Ärztin ihr in der Krise der Behandlungszuversicht während der Chemotherapie zusichert, man würde jetzt von Termin zu Termin neu entscheiden, sagt sie: »damit hatte sie *gewonnen*« (B.B.) – auch eine Kampfmetapher. Weitere Konflikte um die Behandlung mit dem Hausarzt und den Krankenkassen beschreibt sie mit dem Verb »mit jemand *zackern*« (B.B.).

Allerdings ist diese Figur des Kampfs gegen Zumutungen nicht erst seit der Erkrankung da. Schon bei ihrer ersten schwierigen Schwangerschaft hätten sie, so sagt sie, »sehr *gekämpft* für dieses Kind« (B.B.). In die Selbstkonstruktion der Kämpferin passt auch, dass sie den Tod der demenzkranken Schwiegermutter als »*Befreiungsschlag*« (B.B.) beschreibt. Jenseits eines traditionellen Metaphernverständnisses nötigen zwei Szenen dazu, als Allegorien des Kampfs gelesen und zur Sättigung des Konzepts der Kämpferin hinzugefügt zu werden: Sie streitet sich mit dem Schuldirektor der Volksschule, der ihr das Schreiben für die weiterführende Schule mit dem Argument verweigert, sie sei genauso dumm wie ihre Eltern, und sie widerspricht dem katholischen Bischof, der ihr das Studium an der konfessionellen Fachschule nur erlauben will, wenn sie bereit ist, gegen ihre fachlichen und menschlichen Standards zu verstoßen und die Mitarbeit im evangelischen Kindergarten abrupt zu beenden. Beide Szenen werden plastisch als verbale Niederlagen geschildert. Es überrascht nicht, dass diese Metaphorik des Kampfs bei der Schilderung der Genesung wieder auftaucht, als sie von den Krankenkassen nicht nur für sich die Erstattung der Kosten für eine Maltherapie verlangt: »es ist ein *Kampf*, ein ganz kleiner *Kampf* gegen, ehm .. die sozialen Ungerechtigkeiten« (B.B.).

Auch hier gleichen sich die Metaphern des Verhältnisses zu sich und zur Welt vor, in und nach der Erkrankung. Es fallen jedoch zwei selbstironische Distanzierungen vom kämpferischen Verhalten auf: Zum einen schildert Beate Becker sich indirekt in der Beschreibung der Situation ihres Mannes als herrische und nicht loslassende Frau, die Ähnlichkeiten mit seiner Mutter und Großmutter gehabt habe, und fügt lachend hinzu, ihr Mann könne einem bei diesen drei Frauen nur leidtun. Als kleines, trotziges Mädchen inszeniert sie sich, als sie sich der Kur verweigert, weil sie nichts mit anderen Krebskranken zu tun haben will: »(mit der Zunge schlackernd) rrrr+, macht se nicht, geht se nicht, hat se entschieden, (lachend) ja, so« (B.B.).

Neben der ironischen Distanzierung vom kämpferisch-trotzigen Gestus ist noch eine andere Reflexionsbewegung zu erkennen, die zu einer neuen, selbstkritisch genutzten Metapher führt: Es ist die räumliche Bildlichkeit der sozialen Dominanz des »Oben« über das »Unten«. Zweimal spricht sie davon, durch die Erkrankung »*erniedrigt*« worden zu sein (B.B.). Das Gegenteil sagt sie über sich, als sie den Ausspruch einer Nonne über sie zitiert: dass ihre Erwartungen an die Menschen in dieser Welt »*viel zu hoch*« seien (B.B.). Mit dieser Ausrichtung an einem »hohen« Maßstab konstruiert sie sich selbst als »hohe« Person und weist anderen eine untere Position zu:

- B.B.: Das kann ich aber jetzt erst mit dem Rückblick sagen, dass ich alle Menschen immer daran gemessen habe, .. ehm .. an meinem eigenen Anspruch, wie ich arbeite, wie ich lebe, wie ich mit Menschen umgehe, so habe ich die Menschen, anderen Menschen gemessen, *an meiner Messlatte* [...]. Und da sind alle .. Ärzte in dieser Klinik und fast .. alle Menschen aus dem Pflegebereich *unter dieser* [...] *Messlatte* geblieben, ne? (Beate Becker)

Wie die Formulierung, sie habe dies erst im Rückblick gesehen, nahelegt, zeigt die selbstkritische Formulierung eine distanzierende Bewegung gegenüber ihrem Dominanzstreben an. Ein Bildungsprozess lässt sich im Kontext der Kampfmetapher also in zwei Dimensionen fassen: zum einen in der ironischen Distanzierung von der mit dem Bild verbundenen kämpferischen Inszenierung und zum anderen in der Nutzung von neuen, spezifischen Figuren zur Beschreibung eines nun selbstkritisch gesehenen Verhaltens.

13.4.4 Das späte Hören, das imaginierte Gespräch und das Loslassen

Einen Quellbereich für Bildungserfahrungen bilden Gespräche, wie sie sich schon in den Lehrdialogen der klassischen griechischen Philosophie und noch im belehrenden Unterricht finden. Insofern ist eine Redewendung wie die, dass sie »gehört« habe (B.B.), was der Hausarzt ihr über ein anderes Verständnis von Gesundheit gesagt habe, kaum als Metapher zu verstehen, eher, dass sie es nicht »*aufnehmen*« konnte (1643). An anderen Stellen wird der metaphorische Charakter des Hörens und Sagens deutlicher. Sie sagt mehrfach, sie habe auf ihren »*Körper nicht mehr gehört*« (B.B.), imaginiert ihre Lungenentzündung als »*Wehschrei* meines Körpers oder meiner Seele« (B.B.), die ihr etwas »*sagen*« wollten (B.B.). Sie konzeptualisiert den Körper nach der Erkrankung als lebendigen Gesprächspartner, wenn es z.B. um Grenzen der Belastung geht: »dann wird's mein *Körper mir sagen*. Und da weiß ich inzwischen, *hör ich zumindestens, wenn er sagt:* ‚Hier hast du wieder mal deine Grenze überschritten', *dass ich ihn höre*« (B.B.).

Prozesse der inneren Auseinandersetzung werden von ihr als Gesprächsszene mit unterschiedlichen Stimmen gestaltet. Eine andere Unterredung wird sogar zweimal als szenische Allegorie für Einsichtsprozesse entfaltet: Im Gespräch mit einer Nonne beim Verlassen des Internats sei der entscheidende Satz gefallen, dass sie zu viel von anderen Menschen erwarte, eine Szene, die sie später im Gespräch wieder aufnimmt. Die Ordensfrau prägt offenbar eine weitere wichtige Metapher für Veränderung, als es darum geht, den Sohn in seiner pubertären Trotzphase seinen Weg gehen zu lassen: »Loslassen« (B.B.). Nach der Behandlung wird ihr dieses Bild wieder sehr wichtig:

- B.B.: Ganz vieles, glaube ich, hat mit *Loslassen* zu tun. In all der Auseinandersetzung mit der Erkrankung, mit der Behandlung und dem, was danach kommt, geht es immer für mich darum *loszulassen*. .. Und im Kennenlernen mit all den anderen Krebspatienten .. ist es immer ein Loslassen

▼

oder ein *Nicht-loslassen-Können* im Leben, *ein Festhalten*. [...] Und an den entsprechenden Stellen meines Lebens, wo ich das hätte tun müssen, weil es angesagt war, einfach aus entwicklungsbedingten, eh, Situationen, *habe ich das nicht getan* (Beate Becker).

Das Modell der Einsicht durch Gespräch ist also zunächst an die religiöse Sphäre gebunden. In diesem Gespräch wird eine lösende Metaphorik erworben, und das Gespräch mit dem Körper als Modell der Einsichtsgewinnung ist eine spätere Entwicklung nach der Behandlung.

13.5 Bildungsprozesse als Reaktivierung und Differenzierung metaphorischer Denkmuster

Das Konzept des Hörens im Einsicht generierenden Gespräch und das Konzept des »Loslassens« stehen der Metaphorik des Kämpfens und des Arbeitens in ihren Konsequenzen diametral gegenüber; sie sind auch indifferent zu denen des Wegs, der Enge und ihrer Überwindung. Alle sechs metaphorischen Konzepte (Gespräch als Hören einer Wahrheit, Loslassen, Kämpfen, Arbeiten, Weg, Enge) kommen vor, in und nach der Erkrankung vor und geben diesem Interview eine eigene, spezifische und durchaus spannungsgeladene Gestalt. Moser (2000) hat in ihrer Studie zu den figurativen Selbstkonzepten von Hochschulabgängern mehrere Aspekte des Selbst unterschieden. Ein bedeutendes Ergebnis ihrer Untersuchung bestand darin, dass die Befragten in der Beschreibung ihres »ideal self« die gewohnten Bilder für andere Bereiche des Selbst nicht benutzten (so kam die Kampfmetaphorik hier kaum vor), sondern die Metaphorik wechselten. Die Autorin folgert, dass für Entwicklungen der Person »die bewährte metaphorische Strukturierung des Selbstkonzepts verlassen und eine andere Art der metaphorischen Strukturierung gesucht [wird], die neue und veränderte Sinnzusammenhänge stiften kann« (Moser 2000, S. 201). Wenn die Metaphernanalysen in den letzten vier Bereichen metaphorischer Konzepte (räumliche Enge, Weg, Arbeit und Kampf) eher kleinere Veränderungen der metaphorischen Ausgestaltung als Ergebnis von Bildungsprozessen unter den Bedingungen der Erkrankung fassen konnten, sind die Konzepte der Einsicht durch Gespräch als Hören einer Wahrheit sowie das Konzept des Loslassens Entwicklungen eines veränderten Verhältnisses zu sich selbst und zur Welt, deren Akzentuierung der Erkrankung zugeschrieben werden kann.

Dieser Befund, dass es weniger dramatische Änderungen der Metaphorik als vielmehr Ausdifferenzierungen der bisherigen Denkvorstellungen sind, die Veränderungen einer Person anzeigen, bestätigt bisherige Vermutungen (Schmitt 2005, 2006). Im Einzelnen noch einmal formuliert: Die Wegmetaphorik differenziert sich aus zu einer offenen und weniger rigiden Vorstellung dessen, was der Weg zu sein hat; die Denkfigur der Arbeit wird neu gefüllt mit Arbeit, welche die Person in den Mittelpunkt stellt. Die Metaphorik des Kämpfens wird einerseits beibehalten, andererseits infrage gestellt. Die Konzepte des Loslassens und des Gesprächs waren vorhanden, bekommen in der Reflexion jedoch einen größeren Raum. Solche veränderten Positionierungen von Selbst und Welt vermag die Metaphernanalyse abzubilden. Diese Art des Lernens ließe sich mit Seltrecht (2006, S. 197ff. u. 207f.) als »Umbau der Identitätsformation« beschreiben, auch wenn es dort anders gefasst wird.

Sind diese Veränderungen als gelingende Bildungsprozesse zu bezeichnen? Die Beantwortung dieser Frage setzt Kriterien für Gelingen und Misslingen voraus. Mit der Metaphernanalyse lässt sich an diesem Fall zeigen, dass eine Nichtveränderung existenzielles Leid und subjektive Ausweglosigkeit verursacht: Das Bild der Enge kulminiert in der Erfahrung der »Glasglocke«, die sich nach der Diagnose über sie senkt; die Metaphorik der Arbeit führt zu dem Gefühl, als Nichtarbeitende nicht mehr existieren zu dürfen; die Kampfvorstellung motiviert, dass Beate Becker aversiv auf die Behandlung reagiert und diese fast abbricht. Die Befragte hat diese Konzepte modifizieren, umdeuten und für die Gesundung nutzen können. Dem könnte der kulturelle Reichtum an metaphorischen Denkmöglichkeiten zu Krebs entgegengehalten werden, wie er in den oben erwähnten Studien von Gibbs u. Frank (2002) entfaltet worden ist. Im Vergleich dazu fehlt hier z.B. die Metapher der Krebserkrankung als lehrende Erfahrung; auch fehlt die Metapher eines neuen und anderen Sehens der Welt. Es bleibt offen, ob diese Bilder für die Befragte sinnvoll wären; sie eröffnen jedoch einen Möglichkeiten- und Vergleichsraum für die Frage nach gelingenden Bildungsprozessen.

Literatur

Black M (1983). Mehr über die Metapher. In: Haverkamp A (Hrsg.) Theorie der Metapher. Wissenschaftliche Buchgesellschaft, Darmstadt, S 379–413 (Orig. 1977)

Bohnsack R (2003) Fokussierungsmetapher. In: Bohnsack R, Marotzki W, Meuser M (Hrsg) Hauptbegriffe qualitativer Sozialforschung. Leske & Budrich, Opladen, S 67

Brünner G, Gülich E (2002) Verfahren der Veranschaulichung in der Experten-Laien-Kommunikation. In: Brünner G, Gülich E (Hrsg) Krankheit verstehen. Interdisziplinäre Beiträge zur Sprache in Krankheitsdarstellungen. Aisthesis, Bielefeld, S 17–93

Coreil J, Wilke J, Pintado I (2004) Cultural models of illness and recovery in breast cancer support groups. Qualitative Health Research 14(7):905–923

Geffert B (2006) Metaphern von Schule. Dr. Kovač, Hamburg

Gibbs RW Jr, Franks H (2002) Embodied metaphor in women's narratives about their experiences with cancer. Health Communication 14(2):139–165

Johnson M (1987) The body in the mind. The bodily basis of meaning, imagination, and reason. University of Chicago Press, Chicago

Lakoff G, Johnson M (1980) Metaphors we live by. University of Chicago Press, Chicago, (dt. 1998: Leben in Metaphern. Carl-Auer-Systeme, Heidelberg)

Lakoff G, Johnson M (1999) Philosophy in the flesh: The embodied mind and its challenge to western thought. Basic Books, New York

Marotzki W (2006) Bildungstheorie und Allgemeine Biographieforschung. In: Krüger H-H, Marotzki W (Hrsg) Handbuch erziehungswissenschaftliche Biographieforschung. VS-Verlag, Wiesbaden, S 59–70

Moser KS (2000) Metaphern des Selbst. Wie Sprache, Umwelt und Selbstkognition zusammenhängen. Pabst, Lengerich

Rijn-van Tongeren G van (1997) Metaphors in medical texts. Editions Rodopi, Amsterdam

Schiefer M (2006) Die metaphorische Sprache in der Medizin. Metaphorische Konzeptualisierungen in der Medizin und ihre ethischen Implikationen, untersucht anhand von Arztbriefanalysen. LIT-Verlag, Berlin

Schmitt R (2003) Methode und Subjektivität in der Systematischen Metaphernanalyse. Forum Qualitative Sozialforschung/Forum: Qualitative Social Research 4(2), Art. 41. URN: http://nbn-resolving.de/urn:nbn:de:0114-fqs 0302415. Zugegriffen: 27. April 2012

Schmitt R (2005) Entwicklung, Prägung, Reifung, Prozess und andere Metaphern. Oder: Wie eine systematische Metaphernanalyse in der Entwicklungspsychologie nützen könnte. In: Mey G (Hrsg) Handbuch Qualitative Entwicklungspsychologie. Kölner Studien-Verlag, Köln, S 545–584

Schmitt R (2006) »Was Ihr einmal gelernt habt, kann Euch keiner mehr wegnehmen«. Metaphern in Biographien der Erwachsenenbildung. In: Nittel D, Maier C (Hrsg) Persönliche Erinnerung und kulturelles Gedächtnis. Einblicke in das lebensgeschichtliche Archiv der hessischen Erwachsenenbildung. Budrich, Opladen, S 359–369

Schmitt R (2007) Versuch, die Ergebnisse von Metaphernanalysen nicht unzulässig zu generalisieren. Zeitschrift für qualitative Forschung 8(1):137–156

Schmitt R (2009) Metaphernanalysen und die Konstruktion von Geschlecht [84 Absätze]. Forum Qualitative Sozialforschung/Forum: Qualitative Social Research 10(1), Art. 16. URN: http://nbn-resolving.de/urn:nbn:de:0114-fqs0902167. Zugegriffen: 27. April 2012

Schmitt R (2011) Metaphernanalyse in der Erziehungswissenschaft. In: Maschke S, Stecher L (Hrsg) Enzyklopädie Erziehungswissenschaft Online. Fachgebiet: Methoden der empirischen erziehungswissenschaftlichen Forschung, Qualitative Forschungsmethoden. Juventa, Weinheim, S 1–34. Download: http://www.erzwissonline.de/, DOI 10.3262/EEO07110177

Schmitt R, Böhnke U (2009) Detailfunde, Überdeutungen und einige Lichtblicke: Metaphern in pflegewissenschaftlichen Analysen. In: Darmann-Finck I, Böhnke U, Straß K (Hrsg) Fallrekonstruktives Lernen. Ein Beitrag zur Professionalisierung in den Berufsfeldern Pflege und Gesundheit. Mabuse, Frankfurt, S 123–150

Seltrecht A (2006) Lehrmeister Krankheit? Eine biographieanalytische Studie über Lernprozesse von Frauen mit Brustkrebs. Budrich, Opladen

Semino E, Heywood J, Short M (2004) Methodological problems in the analysis of metaphors in a corpus of conversations about cancer. Journal of Pragmatics 36:1271–1294

Sontag S (1978) Krankheit als Metapher. Hanser, München

Stadelbacher S (2010) Die körperliche Konstruktion des Sozialen. Ein soziologischer Blick auf die Theorie kognitiver Metaphorik von George Lakoff und Mark Johnson. In: Böhle F, Weihrich M (Hrsg) Die Körperlichkeit sozialen Handelns. Soziale Ordnung jenseits von Normen und Institutionen. Transcript, Bielefeld, S 299–330

Thorne S, Paterson B, Acorn S, Canam C, Joachim G, Jillings C (2002) Chronic illness experience: Insights from a metastudy. Qualitative Health Research 12(4):437–452

Warner R (1976) The relationship between language and disease concepts. International Journal of Psychiatry in Medicine 7(1):57–68

Wiedenhöft S (2005) Vom Reinziehen, Eintrichtern und Anbohren. Eine Metaphernanalyse über die Alltagssprache des Lernens. PsyDok: Open-Access-Server der Virtuellen Fachbibliothek Psychologie, http://psydok.sulb.uni-saarland.de/frontdoor.php?source_opus=2605&la=de. Zugegriffen: 11. April 2010

Biographie, Leib und chronische Krankheit

Wolfram Fischer

Zunächst wird der wechselseitige Konstitutionszusammenhang von Biographie, Leib und Krankheitserleben theoretisch aufgezeigt. In der Fallrekonstruktion wird die biographische Strukturierung einer 55-jährigen Frau nach Krebserkrankung nachvollzogen. Es wird gezeigt, wie die zunächst ichzentrierte Selbstsuche mit Krankheitswert (Anorexie in der späten Adoleszenz) allmählich in einer Reihe von Krisenerfahrungen umgestellt wird auf eine stärker responsive Leiblichkeitskonstitution. Die fortgesetzten Krisenerfahrungen, die sich auch seit anderthalb Jahrzehnten um eine chronische Erkrankung (rezidivierendes Mammakarzinom, seit mehr als sechs Jahren symptomfrei) drehen, werden aufgefasst als ineinandergreifende Prozesse der Selbstsuche und Selbstfindung, als integrierende sozial-leibliche Prozesse. Die Konstitution eigener Leiblichkeit erscheint so balanciert im konkreten alltagweltlichen und professionell therapeutischen Interaktionskontext. Die Folgen chronischer Erkrankung sind so in das Leben der Biographin integriert.

14.1 Theoretische Vorbemerkung: Biographie, Leib und chronische Krankheit

Die Ausbildung eines biographischen Selbstbildes, also einer Vorstellung, wer »ich« im Laufe meines Lebens geworden bin, setzt früh mit der Entwicklung des autobiographischen Gedächtnisses ein. Dieses Selbstbild wird ko-konstruiert in Erfahrungsprozessen, die im sozialen Milieu meines Aufwachsens, also meiner Familie und meiner Gesellschaft, in fortdauernden Kommunikationsprozessen mit dem Erleben meiner Mitwelt abgeglichen werden. Es entsteht dabei meine soziale und personale Identität, die mit anderen geteilte soziale Wirklichkeit, also meine Welt, in der ich handle und mich orientieren kann. Dieser Prozess ist lebenslang unabschließbar; da er sich selbst konstituiert, ist er von einem gewissen Beharrungsvermögen. Einmal vollzogene Formungen sind weder fest noch flüssig, sie sind eher wie ein zäher Lavastrom, der der Landschaft folgt und diese zugleich dauerhaft mitformt.

Als ein angemessenes Begriffspaar für einen solchen biographischen Prozess, der sowohl konsistenzerhaltend wie kreativ ist, erscheint »Strukturierung und Struktur«. Biographische Strukturierung meint dann die permanente Herstellung biographischer Orientierungen für mich (erstpersönlich) und andere Interaktanten. Es geht also um die Erzeugung von Strukturen, die einerseits Erwartungs- und Handlungsstrukturen aufbauen, die mir die Wirklichkeit als gemeinsam geteilte Wirklichkeit erschließen. Dabei entsteht andererseits auch »die Welt« für mich. Es handelt sich um einen ständig andauernden Prozess der Konstitution, der sich nicht nur auf das Selbst, sondern auch auf »die Anderen« und »die Welt« bezieht. Das Selbst, die Anderen und die Welt sowie die Interaktionsformen entstehen unaufhörlich in einem einzigen Prozess. Diese Vorstellung biographischer Strukturierung verbindet sich gut mit soziologischen Konzepten der Gesellschaft als Vollzugswirklichkeit, in deren Kern wir es mit konkreten Interaktionsprozessen zu tun haben, die sprachlich-symbolisch aufgeschlossen und durch kulturelle Praxen getragen werden (vgl. für viele: Goodwin 1981; Schegloff 1998, 2006; Wortham 2000).

Wo kommen in diesem Prozess der »Körper«, der »Leib« oder der »Leibkörper« vor? Er erscheint in diesen Überlegungen, die sich ganz auf abstrakte Konstruktionsvorgänge und symbolgestützte Interaktion konzentrieren, offenbar nicht. Dieses Ausblenden ist jedoch eine Invisibilisierung von unverzichtbaren Voraussetzungen des Sprechens, der Erfahrung und des Handelns, die ohne den Leib gar nicht realisiert werden können. Selbst in Texten (im engeren Sinn) lassen sich Spuren des Leibkörpers finden. Wenn ich »ich« sage, wenn von mir erwartet wird, dass ich etwas tue, und ich es dann tue oder lasse, wenn ich eine Erwartung hege, etwas will oder eine Erfahrung mache: Der Leib, genauer: *mein* Leib, ist immer dabei. Handeln setzt die Leiblichkeit des Akteurs, soziales Handeln die verschränkte Leiblichkeit mehrerer Akteure, die sich auf sich selbst und die Interaktanten beziehen müssen, voraus. Ich kann nichts ohne den Leib, und ich kann ihm, selbst wenn ich will, nicht wirklich entkommen. Husserl spricht vom Leib als immer anwesendem Orientierungszentrum (vgl. Husserl 1952, S. 55f. u. 144ff.; s. auch zum Merkmal leiblicher Permanenz Waldenfels 2000, S. 31ff.). Der Leib lässt sich als selbstverständliche Grundlage, sozusagen als »Leibapriori« auch nur solange unthematisch halten, wie er sich nicht in die als »normal« empfundene Rede oder Interaktion drängt. Das geschieht durch eine Vielzahl von Äußerungsformen und wird vor allem dann nicht mehr ignorierbar, wenn etwas körperlich nicht mehr funktioniert, etwas weh tut oder leibliche Empfindungen wie Lust, Scham oder Ekel, Lachen oder Weinen sich ins Gespräch mischen. Schon wenn nur die Müdigkeit eines der Interaktanten die Interaktionspotenziale reduziert, hat sich der Leib eingemischt.

Begrifflich oszillieren Leib und Körper. Der letztere Begriff scheint einfacher, bezeichnet er doch eher den Körper als etwas Objektives aus der Sicht Dritter. Mit dem Leib hat man vor allem die erstpersönliche Sicht bezeichnet: »Ich bin mein Leib«, das ist etwas anderes, als wenn ich nur in Relation zu einem beliebigen Körper, einem Ding in der Welt, stehe. Dennoch ist auch der Leib nicht ganz meiner, ich bin nicht einfach zu Hause, sondern mein Leib ist mir immer auch fremd und fern (Waldenfels 2000, S. 12 et passim; Waldenfels 1999), ich erlebe lebenslang Überraschungen mit ihm. Somit ist mein Leib immer auch ein fortwährender Prozess der Aneignung und des Verlustes im Laufe meines Lebens. Selbst- und Weltaneignung im Modus des Leiblichen gehen Hand in Hand. Handlungsanforderungen an mich, meine Möglichkeiten und Grenzen in der Welt sind immer in einer gewissen Bewegung, die teils mit Alternsprozessen über die gesamte Lebensspanne, teils mit persönlicher Entwicklung, teils mit kontingenten Ereignissen, denen ich mich zu stellen habe, zusammenhängt und mein Selbst aufbaut, verändert, abbaut. Dabei sind auch eigensinnige körperliche Entwicklungen und Abbauprozesse im Spiel, die ich leiblich zu integrieren habe. Ich kann mir somit meines Leibes nie sicher sein, obwohl ich offenbar von einer stabilen Leibidealisierung als Aktions- und Erlebensbasis ausgehen muss. Diese Idealisierung meines Leibes als etwas, was mir fraglos »dient« und verfügbar ist, kommt vor allem ins Wanken beim Auftreten von Zuständen, die wir als Krankheit bezeichnen. Die momentanen oder dauerhaften Verluste, die sich mir dabei zeigen, sind Anlass, Leibliches zu thematisieren, es mir möglicherweise mit professioneller Hilfe zurückzuholen. Das gilt auch noch dann, wenn das erstpersönliche Empfinden (zunächst) keine Einmischung oder eine »Entfernung« des Körpers von »mir« wahrhaben will, ich sozusagen »alles unter Kontrolle« zu haben vermeine, die Interaktionspartner aber bereits etwas als »nicht normal« empfinden und dies in Richtung Krankheit deuten. Der idealtypische Dialog dieser Situation, »Ich bin o.k.!« – »Nein, du bist vermutlich krank!«, kennzeichnet den Konflikt, der einer Lösung zugeführt werden muss. Wenn die Selbstverständlichkeiten alltäglicher Kommunikation und Interaktion unterbrochen werden, kann Leibliches der Grund sein. In jedem Fall stören leibkörperliche Dysfunktionen erheblich den Fortgang des »Lebens und Sichverständigens wie üblich«, weil sie Idealisierungsunterbrechungen darstellen, auf denen Erwartungssicherheit beruht. Eine solche Störung drängt sofort zur Wiederherstellung von Erwartungssicherheit mit geeigneten Mitteln (so in Anlehnung an Husserl: Fischer 1982, 1986a–c).

Der Leib ist, da er nicht einfach Objekt – also »Körper« im Sinne der Biologie – ist, sondern *mein* Leib, immer auch (lebens-)geschichtlich konstituiert. Es gilt beides: (Auto-)Biographie entsteht nicht ohne Leib, und Leib entsteht nicht ohne Biographie (vgl. Fischer 2003; Fischer-Rosenthal 1999). Beide entstehen aneinander und können auch nur verstanden werden, wenn beide Seiten berücksichtigt werden. Das hat weitreichende Folgen. Es heißt, dass die Krankheit einer Person nicht verstanden werden kann, wenn sie nur biologisch, also rein körperlich objektiviert gesehen wird. Sie muss in therapeutischer Absicht – »öko-bio-psycho-sozial«, wie man heute sagt – in der konkreten Leiblichkeit, zu der eben auch die biographischen Bedeutungen und ihre Entstehung gehören, angegangen werden. Entsprechende Einsichten werden nicht nur von außen an die Medizin herangetragen, sondern sind z.B. in der Psychosomatik oder der Allgemeinmedizin durchaus präsent und handlungsleitend.

Aus dem bisher Skizzierten folgt ein Letztes, was leicht übersehen wird, wenn man sich zu sehr auf die *Erstpersönlichkeit* des Leibes konzentriert. Es wäre ein Fehler, den Leib als reine Selbstkonstitution zu fassen, mit anderen Worten: Der Leib, die Biographie, die Identität, (das Subjekt, die Person etc.) des Einzelnen ist *sozial konstituiert*, also ohne den Einbezug konkreter Anderer und deren Leiblichkeit mit allen Erwartungen, Willensäußerungen, Handlungen und deren Wirkungen auf die

Person nicht konstituierbar. Es gibt einen Zusammenhang, im Idealfall eine Balance, zwischen Erstpersönlichkeit und Zweitpersönlichkeit. Waldenfels spricht hier von Zwischenleiblichkeit und der Responsivität des Leibes (Waldenfels 2000, S. 365ff.). In den meisten *Identitätskonzepten*, vor allem solchen, die G. H. Meads Entwurf des Selbst als Interaktion von »I« und »Me« nahestehen, ist dies schon realisiert. Das Leibkonzept ist hier noch zu erweitern, da es scheinbar einer egologischen Engführung unterliegt. Diese Erweiterungsnotwendigkeit lässt sich vor allem am Beispiel Krankheit belegen. Krankheit kann allgemein (für akute und chronische Erkrankungen) und auch für spezifische Krankheitsbilder wie Essstörungen oder psychosomatische Erkrankungen besser verstanden und behandelt werden, wenn die Verweise auf eine *soziale Konstitution* des Leibes, also die Beteiligung des konkreten Interaktionskontexts des Kranken, in Rechnung gestellt werden. Wenn diese soziale Kontextuierung unterbleibt, kann weder verstanden werden, was die Krankheit hier ausdrückt, welche Funktion sie hat, noch kann eine umfassende Behandlung erfolgen; mit anderen Worten: Eine Integration der Krankheit in die Leiblichkeit und den sozialen Kontext des Kranken im Falle der chronischen Krankheit oder eine Heilung als *restitutio ad integrum* im Falle der Akuterkrankung können nicht nachhaltig erfolgen.

Das Analoge gilt auch für den sozialen Kontext (z.B. die Familie), in dem die kranke Person interagiert. Er wird durch Krankheit belastet, und ungelöste Konflikte im sozialen Kontext können Krankheit verursachen. Die Leiblichkeit des Einzelnen steht also in Wechselwirkung mit seinem Interaktionsmilieu. Die Rekonstitution der Leiblichkeit der kranken Person bleibt somit auch abhängig von der Rekonstitution der relevanten Interaktionsmuster im Milieu. Gelingt diese Strukturveränderung im Interaktionskontext nicht, ist das Verlassen des Milieus für die kranke Person eine wichtige Voraussetzung zur Rekonstitution einer lebbaren Leiblichkeit, also für Heilungsprozesse.

Diese wenigen allgemeinen Bemerkungen müssen zunächst ausreichen, um Rekonstruktionen von biographischen Strukturen und Prozessen der leiblichen Konstitution einer zum Zeitpunkt des Interviews fast 55-jährigen Frau knapp darzustellen.

14.2 Eine Fallrekonstruktion: Selbst- und Fremdbeschreibungsebenen

Im Folgenden werden Selbstpositionierungen von Uta Berger (anonymisiert) mit Fremdpositionierungen kontrastiert, und es wird vor allem darauf geachtet, wie sich die Leiblichkeitskonstruktionen aufbauen.

In der Erzählaufforderung des narrativ-biographischen Interviews benennt die Interviewerin zunächst die Zielgruppe des Forschungsprojekts (Personen mit Herzinfarkt oder Brustkrebs), löst dann aber den Fokus auf den Krankheitsverlauf auf:

- I: Vielmehr ihre Lebensgeschichte.
- U.B.: Ach, du meine Güte! #(lacht laut)#
- I: #Also .., wer sind Sie,# wodurch geworden, wo kommen Sie her? Wie ist so eins zum anderen gekommen? Damit ich dann später verstehen kann,
- U.B.: Hmh.
- I: wie sind Sie mit der Krankheit umgegangen und, äh, wo kommt es **her**, dass man das so verarbeitet oder eben anders? (Uta Berger)

Das Lachen der Biographin ist bereits ein erstes »Einmischen und Auftauchen des Leibes« der Befragten ins Interview. Sie ist überrascht über eine Umformulierung ihrer Erwartung, empfindet die Aufforderung nach einer kompletten Identitätsdarstellung offenbar als sehr viel weiter gehend als gedacht. Konnte sie bislang aufgrund der Vorvereinbarungen einfach vermuten, dass es bei ihr »nur« um ihre Krebserkrankung gehen würde, wird nun erwartet, dass sie sich jetzt in noch viel weiterem Maße öffnet und mitteilt. Angesichts dieser vermutlich empfundenen »Riesenaufgabe« fällt sie ins Lachen. Sie kooperiert jedoch in der Folge umstandslos. Sie nennt die Herkunft ihrer Eltern, die als Kriegsflüchtlinge aus zwei verschiedenen, heute osteuropäischen Ländern gekommen seien, sich nach dem Krieg in einem kleinen Dorf (in Süddeutschland) kennengelernt und dann geheiratet hätten.

- U.B.: Äh, dort **getroffen**. ... Ja, ähm, ich war oder ja die älteste oder die ältere von zwei Schwestern.
- I: Mmh.
- U.B.: Also ich habe oder hatte eine zw-, vier Jahre jüngere Schwester, .. die: ist vor, was ist es jetzt schon, vier Jahren an Krebs gestorben.
- I: Mmh.
- U.B.: Also, das, ähm, ist so 'n bisschen 'ne schwierige **Geschichte**.
- I: Mh, mh.
- U.B.: (Luft holend) Ähm, .. gut, meine Kindheit, würde ich mal sagen, war geprägt dadurch, dass, äh, meine Eltern Flüchtlinge waren (Uta Berger).

Uta Berger positioniert sich eingangs als die ältere von zwei Schwestern und als eine Überlebende, denn ihre Schwester sei vor vier Jahren an Krebs gestorben. Sie präsentiert sich damit als Teil einer geschwisterlichen Dyade, die über nahezu fünf Jahrzehnte bestand und nun aufgrund des Krebstodes der Jüngeren nicht mehr existiert. Damit wird die Fremdpositionierung durch die Interviewerin, sie habe hier »nur« eine krebskranke Gesprächspartnerin vor sich, in ambivalenter Weise abgewiesen und erweitert: Nicht ich bin die an tödlichem Krebs Erkrankte, sondern meine Schwester war es, denn sie hat es nicht geschafft. Damit erscheint das Überleben der Älteren – und, wie man später hören wird, der früher an Krebs Erkrankten – als etwas Besonderes. Sie drückt im Bezug auf die verstorbene Schwester und die »schwierige Geschichte« mit ihr aus: Meine leibliche Existenz ist besonders prekär und bedroht, aber ich bin jetzt hier und habe gewisse Probleme mit dem Krebs erst einmal überstanden. Es wird der starke Kontrast von Leben oder Tod aufgemacht. Der schließlich tödliche Verlauf der gleichen terminalen Erkrankung bei der Schwester ist der Wahrnehmungshintergrund, vor dem sich Uta Berger selbst abhebt und positioniert. Obwohl sie ebenfalls von dieser Krankheit betroffen ist, steht sie auf der Seite des Lebens.

In der im Interview durchweg stark argumentativen und weniger narrativen Darstellung wird das Kindheitsmilieu der Familie durch einen hohen Anpassungsdruck der Eltern in der neuen Heimat, durch ihre Arbeit (Hausbau über sechs Jahre bei beschränkten finanziellen Mitteln), die klare Erwartung, dass die Kinder zu funktionieren hatten, und einen Mangel an emotionaler Zuwendung – vor allem seitens der Mutter – charakterisiert. Im Blick auf den leiblichen Bedarf der beiden Kinder konstatiert die Biographin, dass es Nahrung, Kleidung und Schulbildung gegeben habe, aber nicht die emotionale Wärme, die man von einer Mutter brauche.

Es sticht an dieser Argumentation hervor, dass Uta Berger einen direkten Zusammenhang zwischen der fehlenden Zuwendung und alltäglich entwertenden Interaktionen der Mutter und dem lebenslangen Gefühl eigenen Mangels an Selbstvertrauen, Eigenwert oder Stolz auf eigene Leistungen herstellt. Diese Grundstimmung, die einen basalen Mangel des Vertrauens in die eigene Leiblichkeit offenbart, wird auch für die Schwester als lebenslanges Problem und Aufgabe formuliert.

Die Person, die sich hier zusammen mit ihrer Schwester positioniert und »Schuldzuschreibungen« an die Mutter formuliert, konstruiert dies retrospektiv; sie ist heute Mitte 50. Der perspektivische Fluchtpunkt ihrer gesamten Darstellung ist ihr eigenes Überleben vor dem Hintergrund des Krebstodes der Schwester. Sie präsentiert sich in einer Überlebensgeschichte, die gleichzeitig auch eine Leidensgeschichte ist.

14.3 Fallrekonstruktion im Modus biographischer Ereignisse

Wechselt man nun vom analytischen Modus der Rekonstruktion der Selbstpräsentation oder der Selbstpositionierung (vgl. methodisch hierzu Fischer-Rosenthal 1996; Fischer-Rosenthal u. Rosenthal 1997; speziell zur Verbindung von Positionierungsanalyse und biographischer Konstruktion: Goblirsch 2010) in die Ebene biographischer Ereignisse, so reduziert man die perspektivischen sprachlichen Darstellungen auf das, was geschehen ist. Man nimmt eine vergröberte Außenperspektive ein, die subjektive Bedeutungen ignoriert. Dieser methodische Zugang simuliert einen objektiven Zugang zur Ereignisgeschichte (und lässt sich auch ggf. durch andere Datenquellen, z.B. Krankenakten o.Ä., weiter anreichern). Das soll nun im Folgenden hauptsächlich geschehen. Um einen zweiten Durchgang zu ersparen, wird allerdings immer wieder einmal auch die Ebene der sprachlichen Konstruktionen im Interview aufgesucht.

Nach dem Besuch der Realschule – es handelt sich um ein katholisches Klosterinternat, das Uta Berger als Externe besuchte – nimmt die 16-Jährige eine Dolmetscherausbildung an einer Sprachschule in der nahen Kreisstadt auf. Diese Ausbildung lässt sich objektiv als der Versuch deuten, zwischen verschiedenen Sprach- und Kulturwelten zu vermitteln. Dafür muss man sich sowohl mental und evtl. leiblich in eine andere Kultur hineinbewegen wie auch bereit sein, Fremdes in die eigene Welt zurückzubringen. Im Hinblick auf die berufliche Funktion überwiegt dabei ein Servicegedanke, dem sich etwaige eigene inhaltliche oder sprachliche Ambitionen stark unterzuordnen haben. Während ihrer Ausbildungszeit entgeht die Jugendliche knapp einer Vergewaltigung durch einen etwa gleichaltrigen Jungen, der sie auf dem nächtlichen Nachhauseweg abpasst, dann aber von ihr ablässt, weil er durch einen Passanten gestört wird. Nach dem Abschluss geht die nunmehr 18-Jährige für ein Jahr als Au-Pair-Mädchen in einen Haushalt an der amerikanischen Westküste. Sie entwickelt dort eine Essstörung, vermutlich vorwiegend eine Anorexie. Ihr Körpergewicht beträgt bei der Rückkehr angeblich 35 Kilogramm. (Sie erinnert ein ungefähres Körpergewicht von 43 Kilogramm vor der Abreise; nach den üblichen Kriterien einer Anorexie sind bereits diese Werte tödlich bzw. ausgesprochen dramatisch und unbedingt behandlungsbedürftig.) Das Körpergewicht wird also als viel niedriger »erinnert« und kommuniziert, als es wohl gewesen ist. Objektiv dramatisiert die Biographin, ohne es zu wissen. Der Anlass, einen Arzt aufzusuchen, ist das Ausbleiben ihrer Periode, und der Gynäkologe vermutet »psychische Gründe«. Die angestrebte Aussprache mit der Mutter wird von dieser offenbar abgeblockt. Uta Berger nimmt in der Kreisstadt – wir sind jetzt ca. im Jahr 1974 – Sekretariatsarbeit bei einer amerikanischen Firma auf. Sie wohnt in einer eigenen Wohnung und beginnt eine Therapie bei einer Psychoanalytikerin.

In diesen wenigen Daten sind ausgesprochen leibliche Phänomene manifest, die noch über die Ereignisse hinausweisen. Es ist nicht ganz klar, wie die etwas dramatisierte Darstellung der »versuchten Vergewaltigung« zu bewerten ist. Eine versuchte Vergewaltigung hat im Leben einer Adoleszenten eine schwerwiegende Beeinträchtigung der psychosexuellen Entwicklung zur Folge und kann dazu führen, dass die anstehenden Entwicklungsschritte der Ausformung einer sexuellen Identität beeinträchtigt werden. Nach Einschätzung der stark abgekapselten Familiensituation und der Darstellung der einerseits leistungsorientierten, andererseits wenig emotionalen Mutter liegen in diesem Familienkontext noch stärkere und langfristigere Konfliktpotenziale und Behinderungen der psychosexuellen Entwicklung als in der einmaligen Szene einer Beinahe-Vergewaltigung. Der Rückzug in eine kindliche, sexuell neutrale Existenz und der Versuch, sich der Aufgabe der Entwicklung einer fraulichen Identität zu verweigern, werden jedenfalls in der Anorexie der Biographin in ihrer späten Adoleszenz erkennbar. Schon vor der Beendigung der Dolmetscherausbildung war die geforderte Autonomie, das Vertrauen in die eigene (auch sexuelle) Leiblichkeit in Relation zur Körperlichkeit junger Männer, offenbar nicht altersadäquat und tragfähig genug, um angstfrei und mit Aussicht auf Autonomie das elterliche Haus zu verlassen.

Der Au-Pair-Aufenthalt in den USA ist eine große Herausforderung für Uta. Die Biographin spricht von einem »Wahnsinnsschritt«, auf den sie emotional nicht vorbereitet war (U.B.). Jedenfalls ist eine mit neuen Aufgaben, Verantwortlichkeiten und kulturell differenten Herausforderungen versehene familiennahe weibliche Rolle in der amerikanischen Gastfamilie für sie mit Problemen verbunden, auf die sie mit erhöhter Kontrolle ihrer eigenen Leiblichkeit durch Nahrungsreduktion und schließlich auch mit einer sekundären Amenorrhoe reagiert. Es ist genau dieses Merkmal der nicht intakten weiblichen Leiblichkeit, das sie veranlasst, sich medizinische Hilfe zu holen. Bei der Suche nach körperlicher Unterstützung erfährt sie durch einen Frauenarzt, dass ihr Problem auch aus einem Mangel ihrer psychosozialen Wirklichkeit resultiert. Ihre Formulierung »der hat dann auch schon so psychische, äh, Gründe da auch vermutet« (U.B.) lässt noch nach mehr als drei Jahrzenten etwas von ihrer Überraschung oder Scham erkennen. Sie sucht nun psychoanalytische Hilfe auf und etabliert – zunächst auf Zeit – eine professionelle psychotherapeutische Interaktion. Damit hat sie in praktischer Anerkennung ihrer Körperstörung mit Krankheitswert einerseits akzeptiert, dass sie mit ihrer Leiblichkeit nicht alleine klarkommt. Sie kann sich dem professionellen Hilfesystem übergeben, das ihr helfen soll, ihre Balance zu finden. Sie muss sich allerdings auch mit der paradoxen Situation befassen, möglicherweise etwas tun zu sollen, was dem eigenen Kontrollverhalten, der Reduktion der Nahrungsaufnahme, zuwiderläuft. Die Möglichkeit einer eigenen Lösung für ihr Problem wird ihr in der Therapie zunächst genommen. Die Angst, eine weibliche Identität unter den gegebenen Umständen ihres familialen und milieubezogenen Interaktionsfeldes nicht darstellen zu können, hat sie mit der Notlösung, ihren Leib absolut zu kontrollieren, also keine fremden Einflüsse zuzulassen (Nahrung oder fordernde männliche Erwartungen), beantwortet. Damit wird tendenziell auch ihr Leib aus der Identitätsbildung ausgeschlossen: Je mehr sie »verkopft«, desto stärker wird ihr Leib zum fremden, vielleicht feindlichen Körper, der bekämpft wird.

Im Fall der Biographin Uta Berger kann man sagen, dass es ihr zunächst in der Abgrenzung zur und Abhängigkeit von der Mutter nicht gelingt, eine weibliche Identität aufzubauen. Die mit aller Kraft der Selbstkontrolle angestrebte stabile Identität und Leiblichkeit richtet sich gegen sie selbst, weil sie nicht sozial kontextuiert werden kann. Der Körper wird zum Feind, Autonomie und Individuierung von der Familie müssen gegen den eigenen Körper gesucht werden.

Uta Berger kann ihrem Beruf als Sekretärin bei einer amerikanischen Firma in A-Stadt nachgehen und nimmt sich eine eigene Wohnung. Diese Distanz zum Elternhaus könnte ihr guttun, aber es kommt dennoch zu auffälligem Essverhalten. Zu der anorektischen Nahrungskontrolle kommen nun »Fressattacken« (U.B.), die sie als Kontrollverlust empfindet und gegen die sie mit obsessiver Aufmerksamkeit für das Thema »Essen und Körpergewicht« vorgeht. Die Therapeutin (»Es war so 'ne Analytikerin, und da hatte ich nur so 's Gefühl: was soll das? Also irgendwie schien mir 's ziemlich sinnlos zu sein, ja?«; U.B.), mit der sie – zumindest gesprächsweise – einen Kontext hätte, der ihr andere Möglichkeiten aufzeigen könnte, wird explizit als nicht hilfreich bezeichnet. Nach dem Wegzug der Therapeutin beginnt sie eine Gestalttherapie. Heute wird das so kommentiert: »also, ähm, das waren immer wieder Versuche, irgendwie mit **mir** zurechtzukommen« (U.B.). Im Sinne der oben theoretisch ausgeführten Distanzierung eines Selbst von seinem eigenen Körper als Kernthema einer Essstörung ist diese Selbstevaluation der Biographin symptomatisch. Es ist anzunehmen, dass ihre Identitätskrise anhielt, es ist auch die Krise ihrer Leiblichkeit, manifest in ihrer Essstörung. Offenbar blieb Uta Berger allerdings so weit in Balance, dass sich auf der Ebene objektiver biographischer Daten direkt keine weiteren Spuren der Anorexie oder bulimischer Probleme zeigten.

Im Alter von 21 Jahren lernt sie Georg (einen englischen Muttersprachler) kennen. Es ist offenbar verlockend für sie, dass es sich nicht um einen »üblichen« Deutschen handelt und sie in der Beziehung auch ihre Englischkenntnisse anbringen und vertiefen kann. Diese Beziehung wird – im Unterschied zu einer Reihe früherer, kürzerer Partnerschaften – auch sexuell gelebt.

- U.B.: Ähm, ich hab dann auch immer so zurückgeschreckt davor, mit jemandem zu schlafen, irgendwo hatte dann immer so 's Gefühl, äh, ähm .., ich bin mir immer noch nicht sicher oder so. Und, ähm, na ja, gut, und da dachte ich dann, so, **jetzt** isses so weit irgendwie (Uta Berger).

Es gelingt der Biographin offenbar nunmehr, sich so weit sicher zu fühlen, dass ihre spätadoleszente psychosexuelle Entwicklung fortschreiten kann. Sie kann sich auf den fremden Anderen (als Mann und als Migranten aus einem angelsächsischen Land) einigermaßen einlassen und trägt so zur Konstitution ihrer weiblichen Leiblichkeit bei.

Georg ist als Lehrer tätig. Im Sinne ihrer auch schon bislang im biographischen Verlauf gut sichtbaren *Agency* (Aktivität und Selbstwirksamkeit) nimmt Uta Berger zeitgleich ein dreijähriges Abendstudium auf, das sie 1979 mit dem Abitur abschließt. Es ist anzunehmen, dass auch die berufliche Position des Freundes die Entscheidung, sich weiterzubilden, mit motivierte. Diese drei Jahre sind von großem Fleiß und strengem Alltagsregime geprägt. Nach zweijähriger Wochenendbeziehung ziehen Georg und Ute in der entfernten Kreisstadt zusammen (ca. 1978).

Nach dem Abitur beginnt Ute Berger ein Sozialwesenstudium und verlässt damit ihre bisherige – ihr auch Sicherheit vermittelnde – Berufslaufbahn. Dieser Aufbruch erfolgt aufgrund der Sicherheiten, die sie sich bisher aufgebaut hat. Die Biographin gerät mit Studienbeginn allerdings in eine schwere Krise, die sie bis zu Selbstmordphantasien führt. Sie problematisiert ihre ganze bisherige Lebenswelt und muss eine neue Lebenswelt praktisch und kognitiv aufbauen. Da sie offenbar noch weitere nicht oder schlecht bewältigte Konflikte mitbringt, wird die Situation als kaum zu bewältigende Überforderung erlebt.

Für Uta Berger schlägt die Fremdheitserfahrung des neuen Studienkontexts in eine selbstvernichtende Konstruktion um: Alles, was ich war, war völlig verkehrt. Diese argumentativ extrem zugespitzte Aussage über die nicht passende eigene Identität zielt zwar nicht direkt auf die Leiblichkeit der Biographin, umschließt diese jedoch. In der Annahme professioneller psychotherapeutischer Hilfe, die im Leben der Biographin bereits als Stützmodus etabliert ist, sucht sie einen Ausweg. Wo der vorhandene alltagsweltliche Interaktionskontext nicht reicht, die Probleme zu mindern, nimmt Uta Berger professionelle Hilfe in Anspruch. Sie beweist damit Agency, gleichzeitig muss sie sich in der therapeutischen Interaktion jemand anderem vertrauensvoll überlassen und sich Fremdes aneignen, um Optionen zu gewinnen. Dies scheint gelungen zu sein, denn die Wirkung dieser Therapie wird von ihr heute als erfolgreich bewertet.

Auf der Ebene der weiteren Ereignisdaten lässt sich dies bestätigen, auch wenn die Biographin im Spagat zwischen Studienmilieu und Elternhaus, in dem sie sich zu verlieren meint, leidet. Das rund fünfjährige Sozialpädagogikstudium wird mit Erfolg absolviert. Auch die Beziehung zu Georg kann aufrechterhalten werden, obgleich Uta Berger in professioneller Manier eine eigene »Bindungsproblematik« formuliert, mit der Georg offenbar humorvoll-abwartend umgehen kann (U.B.). Etwa Mitte der 1980er Jahre – die Biographin hat ihr 30. Lebensjahr vollendet – nimmt sie nach einem Anerkennungsjahr in der Erziehungshilfe eine Dauerstelle bei einem etablierten Träger der Sozialen Arbeit an. Im Augenblick des Interviews arbeitet sie immer noch für diese Einrichtung. Berufsbegleitend absolviert sie auf eigenen Wunsch eine mehrjährige Ausbildung zur Familientherapeutin. In dieser Phase macht sie sowohl eine »Eigentherapie« wie auch mit Georg zusammen eine etwa zweijährige Paartherapie. Uta Berger nutzt offenbar hier bestimmte Möglichkeiten beruflicher Spezialisierung auch für die Bearbeitung eigener und partnerschaftlicher Themen. Es kann davon ausgegangen werden, dass dies nicht nur aus reinem Bildungsinteresse geschah, sondern dass die fortgesetzte professionelle Bearbeitung eigener Probleme und auch der Probleme partnerschaftlicher Interaktion und geteilter Leiblichkeit als notwendig und Erfolg versprechend angesehen wurde.

Diese Prozesse machen offenbar eine Heirat des Paares Ende der 1980er-Jahre möglich. Inzwischen ist die Biographin Mitte 30. Im Jahr 1990 bringt Uta Berger ihre Tochter Lisa zur Welt. Die Geburt und die ersten drei Lebensjahre Jahre mit der Tochter stellen eine intensive Herausforderung für die Leiblichkeit Uta Bergers dar. Es gibt sicher keine Lebensphase, die einen so starken leibbezogenen Test für die Autonomie und Sozialität der Mutter bzw. der Eltern darstellt wie diese Phase. Die neuen Aufgaben und alles, was an bisherigen Problemen noch offen ist, gehen als Herausforderungen in die Situation ein. Die ersten Jahre des gemeinsamen Lebens mit einem Baby, das von der Mutter abhängig ist und doch in Richtung Autonomie strebt und entsprechend begleitet werden will, erfordern von der Mutter (wie dem Paar) ein Höchstmaß an Interaktionskompetenz, Sicherheit und Körpereinsatz. Die Zeit wird im Rückblick als sehr erfüllt erinnert.

Kostbar ist diese Zeit offenbar auch, weil die Biographin hier eine hohe Stabilität, ja einen Zugewinn ihrer Identität als Partnerin und Mutter erfahren hat. Von heute aus gesehen, war diese Phase, das zeigt Uta Bergers Formulierung, offenbar eine Art Klimax in der Lebenskurve, denn spätere Phasen ihres Lebens wurden für sie wieder schwieriger. Es gibt allerdings auch Anhaltspunkte dafür, dass diese ersten Jahre mit der Tochter auch die alten Probleme wieder zum Vorschein gebracht haben: Als die Tochter mit ungefähr anderthalb Jahren in die Krabbelgruppe geht, nimmt Uta Berger wieder eine Vollzeitbeschäftigung auf und muss nun Beruf und ihre Aufgaben als Mutter vereinbaren. Sie formuliert ein Gefühl der Überforderung.

Der Kauf eines alten Hauses, das auch in jahrelanger Eigenleistung saniert und umgebaut wird, markiert eine neue Lebensphase, die zusätzliche Probleme bringt. Die Biographin wird Mitte der 1990er-Jahre erneut schwanger, und das Paar entschließt sich unter heftigen Konflikten zu einem Schwangerschaftsabbruch. Dieses Ereignis betrifft die Generativität des Paares und die Leiblichkeit der Biographin in hohem Maße. Was immer die Gründe für den Schwangerschaftsabbruch gewesen sein mögen: Es handelt sich um ein krisenhaftes Ereignis, das eine Belastung für die Partnerschaft und für die Biographin darstellt.

14.4 Beginn der Krebserkrankung

Das nächste biographische Datum markiert eine noch weit dramatischere leibliche Krise: Im Jahr 1996, Uta Berger ist im 41. Lebensjahr und hat ein Kind im Vorschulalter zu versorgen, wird bei ihr ein Mammakarzinom diagnostiziert und sofort brusterhaltend operiert.

Mit dieser spezifischen chronischen und möglicherweise terminalen Erkrankung ändert sich im Moment der Diagnosemitteilung schlagartig die gesamte Lebensperspektive eines Menschen und seiner unmittelbaren familialen Umwelt. Die üblicherweise diffuse Todeserwartung jedes Menschen, die durch eine alltägliche »Und-so-weiter-Idealisierung« (Husserl) ausgeblendet wird, verwandelt sich jetzt in eine reale Todesbedrohung, die alle bisherigen Lebens- und Sinnzusammenhänge infrage stellt (vgl. zum Zusammenbruch der Idealisierung bei terminaler Krankheit Fischer 1982, 1986b). Auch bisher erfolgreiche Strategien im Umgang mit leibkörperlichen Krisen sind nicht ohne Weiteres verfügbar, weil eine solche Todesnähe meist zuvor noch nie erlebt wurde. Dies trifft auch auf die Biographin zu. Allerdings hatte sie bereits schwere Krisen ihrer Leiblichkeit (inkl. Suizidphantasien) zu bewältigen, für die sie in eigener Agency und mithilfe fortgesetzter therapeutischer Unterstützung auch offenbar eine lebbare Balance hatte finden können.

In der Selbstdarstellung im Interview nimmt Uta Berger zunächst noch einmal auf den Schwangerschaftsabbruch und ihre Schuld Bezug und insinuiert sogar einen gewissen kausalen Zusammenhang:

- U.B.: Ähm, aber trotzdem, äh, glaub ich, gab's da einen Teil in mir, der mir das nicht verziehen hat, dieses Kind nicht gewollt zu haben. Und für mich, äh, irgendwie war das dann schon wie, ähm, wie soll ich das sagen? So 'n, äh .. tja, ein .. lo-, fast log-, ne, nicht logisch, das ist nicht logisch, nicht, aber auf jeden Fall Tatsache war, neun, neun Monate nachdem, äh, sozusagen dieses, äh, Kind, äh, nicht sein durfte, hab ich Brustkrebs bekommen.
- I: Hmh.
- U.B.: Und, äh, für mich bestand da irgendwo innerer Zusammenhang .. (Uta Berger).

Explizit formuliert sie, dass nach der Diagnosemitteilung »dann meine Welt zusammengebrochen ist« (U.B.). In großer narrativer Dichte wird der anschließend einsetzende Bewältigungsprozess geschildert. Es werden verschiedene Stationen genannt, die es der Biographin ermöglichten, in dieser angstvollen Situation wieder Boden unter die Füße zu bekommen. Sie nennt die Mut machende Intervention einer Erzieherin der Tochter, die auch ein Mammakarzinom hatte und es »auch überlebt hätte«. Diese in der Vollform einer Narration (anders als in der meist stark argumentativen Selbstpräsentation im Interview) vorgebrachte Ereignisverkettung und Erfahrung weist die Biographin als jemand aus, der Glück und Unterstützung hat, aber auch eine starke eigene Agency, die sich bis jetzt bewährt hat. Uta Berger stellt es so dar, dass trotz verweigerter Total-OP »da jetzt« bis heute kein Rezidiv mehr auftrat. Die Zuhörerin, die noch nichts vom weiteren Verlauf und der kommenden Darstellung weiß, muss dies zunächst als vollkommene Remission verstehen, so als wäre danach tatsächlich kein Rezidiv mehr aufgetreten. Das entspricht jedoch nicht dem Fortgang der Biographie und des Interviews, in dem man erfährt, dass sie später in der anderen Brust ein Rezidiv hatte.

Im Umgang mit ihren bisherigen Leiblichkeitsthemen hat sich die Biographin als eine Person gezeigt, die sich trotz oder gerade wegen eigener Unsicherheiten stark auf den eigenen Willen verlässt und so viel wie möglich selbst steuern muss. Die Eigenständigkeit im Umgang mit der Krankheit und beim Aushandeln der therapeutischen Maßnahmen wird in vielen Details dargestellt. Sie entscheidet sich – trotz Gegenreden aus dem Bekanntenkreis – für eine Chemotherapie, bricht sie aber kurz vor Beendigung der geplanten Zyklen ab. Sie übernimmt weitere Behandlungselemente und stellt sich dabei als hochgestimmt dar. Dieser faktische Überlebenskampf wird erzählerisch sehr engagiert und nicht als Erleidensprozess, sondern mit eigener Agency darstellt. Es wird auch deutlich, dass die Unterstützung aus ihrem Interaktionskontext sie mit getragen und zu dieser positiven Gesamtevaluation beigetragen hat. Sowohl von den Fakten wie auch von der gewählten Textsorte »Erzählung« her lässt sich diese Bewältigung ihres ersten Mammakarzinoms als Höhepunkt ihrer Lebendigkeit, einer balancierten Identität in ihrem sozialen Kontext und in der Vollkonstitution eigener Leiblichkeit, rekonstruieren.

Im Vollzug ihrer Lebendigkeit kann sie auch erspüren, dass sie mit ihrer lebensbedrohenden Erkrankung mittelfristig eine negative Wirkung auf ihre Tochter hat. Etwa ein halbes Jahr nach ihrer Diagnose fallen ihr die Kinderzeichnungen der Fünfjährigen auf, die sich selbst ohne Arme malt, was sie vor der Erkrankung so nicht getan habe. Uta erkennt, ohne es so zu formulieren, in dieser gemalten »Körperschemastörung« eine Reaktion der Tochter auf ihre eigene bedrohte Leiblichkeit; die Tochter hat sich ihr in diesem Bild verbunden und spiegelt in ihrem defizitären Selbstbild als Strichmännchen einen körperlichen Makel der mütterlichen Leiblichkeit und die Bedrohung für ihr eigenes kindliches Selbst. Uta Berger führt dies darauf zurück, dass die Tochter nicht genau gewusst, aber doch gespürt habe, was mit ihrer Mutter los gewesen sei. Uta habe in ihrer Todesangst dem Kind gegenüber nichts sagen und die Tochter so nicht einbeziehen können. Der mehrfache Gang zum Familientherapeuten, gemeinsam mit dem Ehemann und schließlich auch mit der Tochter, führen für die Biographin zu einer Renormalisierung. Sie setzt ihre berufliche Arbeit ungefähr anderthalb Jahre aus und genießt die zusätzliche Familienzeit. Auch hier sprechen die Formulierungen im Detail dafür, dass sie diese Zeit gerade in ihrer stabilisierten Identität *als Mutter* wahrgenommen und wertgeschätzt hat. Weitere selbst initiierte therapeutische Unternehmungen (Ayurveda-Kuren, Körpertherapie und eine Psychotherapie) stabilisieren Uta Berger. In der Psychotherapie thematisiert sie auch die Abtreibung. Im Interview evaluiert sie positiv, dass es sich dabei um eine »Aussöhnung mit diesem Wesen« gehandelt habe (U.B.). Leibtheoretisch kann man das so fassen, dass sie hier in eine ausgeglichene Haltung gegenüber ihrem nicht geborenen »Kind« gehen kann. Diesem »Interaktanten« ihrer eigenen weiblichen Leiblichkeit gegenüber hatte sie Schuldgefühle entwickelt, die sie sogar mit ihrer Krebserkrankung in Verbindung gebracht hatte. In der Therapie kann sie sich offenbar von dieser Schuld und damit der möglichen Destruktivität befreien, »loslassen«, wie sie sagt.

Fünf Jahre nach der Erstdiagnose – etwa 2001 – werden keine Rezidive festgestellt. Uta Berger stellt ihre Situation als zufriedenstellend und insgesamt ausbalanciert dar.

Dann folgt in den biographischen Daten etwas Überraschendes und Destruktives: Nicht sie selbst, sondern ihre Schwester erhält eine Krebsdiagnose. In ihrer Erstpositionierung im Interview präsentiert sie sich in ihrer leiblichen Identität als Schwester einer Verstorbenen. Dieser Selbstaspekt der Biographin entwickelt sich in der Lebensphase, die mit der Krebsdiagnose der Schwester einsetzt. Diese Lebensphase – 2003 beginnend – resultiert offenbar in der Gegenwartsperspektive der Biographin *als Überlebende*. Dem soll nun abschließend kurz nachgegangen werden. Das Ereignis wird so eingeleitet:

- U.B.: Und dann hat, wann war's, es war im Frühjahr 93. Ja! 93 hat meine Schwester Brustkrebs bekommen.
- I.: Hmh.

▼

- U.B.: Und zwar und dann wurde sie operiert und so, und dann haben sie festgestellt, dass sie nicht nur Brustkrebs hat, sondern auch Eierstockkrebs. Ja. Und das war dann auch noch mal ganz schlimm, weil einmal wurd' da so klar, aha, da gibt's anscheinend irgendwie eine familiäre Komponente. Des war mir, also als ich Krebs hatte, gar nicht so bewusst (Uta Berger).

Der bedrohliche Charakter dieses Ereignisses wird hier dem Beobachter mehrfach deutlich. Die Schwester ist nicht irgendwer, sondern eine Verwandte ersten Grades, sie hat nicht nur »einen« Krebs, sondern neben dem Mammakarzinom, das auch die Biographin zu bewältigen hatte, noch ein Ovarialkarzinom. Uta Berger steigert diese Bedrohung für sich noch, indem sie weitere Krebsfälle in der Familie anführt und damit klarmacht: Ich selbst bin genetisch in die höchste Risikoklasse einzustufen. Sie kennzeichnet das als neue Erkenntnis, die ihr Angst gemacht habe. Alle sonstigen Zeitangaben im Interview deuten darauf hin, dass die Angabe der Jahreszahl (1993) falsch ist; die Biographin »täuscht« sich offenbar um ganze zehn Jahre. Was könnte der Grund dafür sein? Zunächst soll das Bild durch weitere Ereignisse vervollständigt werden.

Nur drei Monate nach der Diagnose der Schwester wird im Sommer 2003 bei der Biographin ein weiterer Tumor auf der anderen Brustseite diagnostiziert. Das Rezidiv des Mammakarzinoms bringt sie in eine verzweifelte Situation. Die Krise der Schwester und die eigene erneute Krise vermengen sich. Die eigene bedrohte Leiblichkeit und die bedrohte Leiblichkeit der Schwester gehen ineinander über. Wie kann man einander helfen, was soll man einander raten, wie soll man sich entscheiden, um die leibliche Existenz zu sichern? Einerseits ist die Biographin nicht nur die Ältere, sondern nunmehr so etwas wie eine erfolgreiche Expertin in Sachen Krebs; die Erwartung, irgendwie helfen zu können, steht im Raum. Andererseits hat sie nicht nur selbst einen Krankheitsausbruch »wie den vorigen« zu bewältigen, sondern sie wird sich hereditärer Komponenten ihrer Situation bewusst, die ihre Lage potenziell ausweglos machen und die Wirkungen ihrer Handlungsmöglichkeiten einschränken.

Es beginnt eine verstärkte und konfliktreiche, wie immer schon schwesterlich konkurrierende Kommunikation, die in verschiedene Richtungen geht. Die Schwester geht nun den Weg einer alternativmedizinischen Behandlung, die Biographin willigt wie beim ersten Mal in einen vorwiegend schulmedizinischen Weg ein, dem sie jedoch ihre eigene Prägung zu geben versucht. Während die Schwester nach dem Abbruch einer ersten Chemotherapie mit Unterstützung ihres Mannes über »ganz obskure Sachen«, vor allem spezielle Ernährung und »extreme Außenseitersachen – mit absoluter Überzeugung« den Krebs angeht, wählt die Biographin den ihr geläufigen Weg (U.B.). Die Konkurrenzsituation und lebenslange Distanz der Schwestern manifestiert sich jetzt in Diskussionen um die erfolgversprechendste Behandlung. Die Biographin ist in diesem Diskussionsprozess offenbar zunächst verunsichert, findet aber zu ihrem früheren Bewältigungsmodell zurück. Sie nimmt die Chemotherapie in Anspruch, verkürzt sie aber in eigener Regie, verweigert die Strahlentherapie diesmal ganz und setzt auf ayurvedische statt auf anthroposophische Konzepte. Die Überlebensangst wird offenbar als nicht mehr so stark empfunden wie beim ersten Mal.

Die frühe Rückkehr in den Alltag der Familie und nach Jahresfrist auch wieder in das Arbeitsleben wird als Zeichen der Normalität präsentiert, die durch die Symptomfreiheit der letzten sechs Jahre belegt wird. Zwei Jahre nach der Erstdiagnose stirbt die Schwester (2005); die Biographin beginnt erneut eine Psychotherapie. Im weiteren Verlauf gründet sie mit einer Kollegin zusammen Selbsthilfegruppen für Krebspatientinnen und deren Angehörige. Eigene Erfahrungen und professionelles Handeln durchdringen sich. Zum Zeitpunkt des Interviews werden Ausweitungen dieser Selbsthilfegruppenarbeit geplant. Das berufliche und private Leben der Biographin und ihre soziale Leiblichkeit scheinen zum Zeitpunkt des Interviews in Balance.

14.5 Fallspezifische und generalisierende Zusammenfassung der Entwicklung sozialer Leiblichkeit angesichts chronischer Erkrankungen

Die etwa 55-jährige Biographin präsentiert sich im Interview mit einer gefestigten sozialen und personalen Identität nach der Krebserkrankung. Diese »ausgedehnte Gegenwart« beginnt mit und resultiert in der Bewältigung ihres ersten Mammakarzinoms vor fast anderthalb Jahrzehnten. Ihre balancierte Identität wurde gefestigt in der Bewältigung eines Rezidivs, das sechs Jahre vor dem Interview auftrat. Während des therapeutischen Verlaufs der zweiten Krankheitsphase musste sich die Biographin gleichzeitig mit einer multiplen Karzinomerkrankung der jüngeren Schwester, die zwei Jahre später verstarb, auseinandersetzen. Durch die irrtümliche Datierung der Karzinomerkrankung der Schwester noch vor die Zeit ihrer eigenen ersten Diagnose konfundiert die Biographin im Interview die eigene Krankheitsbewältigung und erste Bedrohung ihrer Leiblichkeit mit der ihrer Schwester. Die Schwester mit ihrem terminalen Krankheitsverlauf wird so »von Anfang an« zum Hintergrund des eigenen Überlebens und der auch der eigenen Person zugerechneten aktiven Handlungsstrategien.

Die Rekonstruktion des gesamten biographischen Verlaufs und der Selbstpräsentation zeigt biographische Strukturen, die von persönlicher Unsicherheit, Identitätskrisen und der Bewältigung von Krankheit geprägt sind. Immer wieder taucht in der Selbstpräsentation auf, dass sich die Biographin »verloren« habe. Dieser höchste Ausdruck einer Selbstdiffusion wird in der biographischen Strukturierung mit zunehmend erfolgreichen und zunehmend interaktiven Mitteln auf der sprachlichen Ebene vorwiegend argumentativ bearbeitet. Es handelt sich in den biographischen Szenarien durchweg um Krisen der Identitäts- und Leibkonstitution, in denen sich die Biographin zunehmend und immer wieder *findet*. Die Probleme kulminieren vor allem in einer Essstörung in der späten Adoleszenz, einer langen Krisenphase während des Studiums, Unsicherheitsphasen in der Partnerschaft, der frühen Mutterschaft und nach einem Schwangerschaftsabbruch. Die auffälligste und potenziell lebensbedrohliche Krise ist die Anorexie, bei der jedoch der Versuch, sich durch überzogene Kontrolle und ohne soziale Responsivität allein aus eigener Kraft zu finden, aufgegeben werden kann. Hierbei spielen sowohl die Psychotherapie wie auch das Eingehen einer Partnerschaft, die lebenslang aufrechterhalten werden kann, eine wichtige Rolle. Die als problemhaft dargestellte adoleszente Identität wird stark mit der Emotionsarmut der mütterlichen Beziehungsgestaltung begründet. Mit weiteren Interaktionspartnern (Schwester, erste Freunde, fester Lebenspartner) und in verschiedenen Therapien werden bis ins frühe vierte Lebensjahrzehnt die eigenen Positionen und die sozial-leibliche Identität der Biographin ausgehandelt. Die Eheschließung, die Geburt einer Tochter und der Aufbau der Mutterrolle stabilisieren diesen Prozess in alltagsweltlicher Interaktion. Doch diese alltagweltliche Konturierung wird offenbar als nicht ausreichend, nicht genügend Sicherheit bietend empfunden und lebenslang durch die *professionellen* Interaktionspartner in fortgesetzten Psychotherapien und einer Zusatzausbildung zur Familientherapeutin abgestützt. Offenbar sind die sozial-leiblichen Ressourcen der gut 40-Jährigen nachhaltig so aufgebaut, dass der Schwangerschaftsabbruch, die in zwei heftigen Schüben verlaufende eigene Krebserkrankung und der Krebstod der Schwester mit den personalen Ressourcen und verfügbaren Konfliktbearbeitungsstrategien bewältigt werden können. Dabei werden auch ein Zuwachs an eigenen Handlungsspielräumen und eine dauerhafte Stabilisierung der leiblichen Identität plausibel dargestellt. Uta Berger kann sich – und das offenbar trotz existenzieller Bedrohungen – seit nunmehr nahezu anderthalb Jahrzehnten auf eine stabile, bei Krisen immer wieder aktivierbare sozial-leibliche Identität verlassen. Sie weiß, wer sie ist, was sie kann, und sie weiß auch, dass sie immer wieder mit der Unterstützung anderer rechnen kann, wenn sie alleine nicht weiterkommt.

Die genauere sprachliche Analyse der Selbstpräsentation, die hier nicht vorgeführt werden kann, zeigt durchweg eine um Worte ringende, sich durch Abbrüche auszeichnende Diktion. Paradoxerweise gelingt es der Sprecherin in diesem Dschungel sprachlicher Möglichkeiten dann doch meist, ihr Argument genau zu formulieren und sich entsprechend hoch reflektiert zu positionieren. Prüft man die Produktion der Textsorten *Argumentation, Beschreibung* und *Narration,* ist die ganze Selbstdarstellung vorwiegend argumentativ aufgebaut. Narrative Textpassagen sind selten und kreisen vor allem um die Bewältigung der eigenen Krebserkrankung. Durch die Argumentationen versucht die Biographin – bei aller scheinbaren Unsicherheit – ein konzises direktes Bild von sich, und d.h. ihrer internalen Vorgänge, aufzubauen und zu vermitteln. Sie kontrolliert auf diese Weise stärker den Eindruck, den die Interviewerin von ihr haben *soll.* Die »externen« Prozesse werden nur so weit kommuniziert, dass keine Fragen aufkommen. (Dieser schwach indexikale argumentative Stil macht es auch nur schwer möglich, die biographischen Ereignisse fehlerfrei kalenderzeitlich zu fixieren. Es sind komplizierte häufige Quervergleiche notwendig gewesen, um aus den wenigen genannten Jahreszahlen die Ereignisse in ihrer zeitlichen Abfolge sicher zu rekonstruieren. Beim ersten Zuhören in der Interviewsituation erschließt sich die zeitliche Abfolge nicht, das wird auch an entsprechenden Nachfragen der Interviewerin deutlich.) Lediglich im Themenbereich »Bewältigung der Krebserkrankung« lässt sie es durch narrativ merkmalsreiche, wirkliche Erzählungen, die auch Prozessabläufe ausweisen, zu, dass ihre Evaluationen auch über die Ereignisabläufe vom Hörer eigenständig interpretiert werden können. Die ansonsten »verkopfte« Darstellung belegt den auch auf der Ebene der biographischen Strukturierung durchweg sichtbaren Kontrollbedarf. Es ist eines der Hauptmerkmale – um nicht zu sagen, der Hauptprobleme – dieser Biographin, das sich vor allem auch in ihrer Anorexie lebensgeschichtlich einen sinnfälligen leiblichen Ausdruck verschafft hat. Man wird nicht so weit gehen können, die Genese der Krebserkrankung als leiblichen Ausdruck dieser Thematik aufzufassen. Vielmehr passt der ganze, eher aktive als duldende Umgang mit dieser chronischen Erkrankung zu den biographischen Strukturen dieser Biographin. Sie hat im Laufe des dritten und vierten Lebensjahrzehnts, also im jungen und mittleren Erwachsenenalter, ihre ichzentrierte Selbstsuche allmählich umgestellt auf stärker responsive Dimensionen ihrer leiblichen und sozialen Identität. Sie lernt, ihren Interaktionspartnern mehr zu trauen und von ihnen Sicherheit zu beziehen, und »findet sich« so in allen dramatischen und wiederkehrenden Krisen immer wieder und immer besser.

Wenn man sich nicht noch einmal auf die im ersten Abschnitt erörterten allgemeinen Zusammenhänge von Biographie, Leib und Krankheit zurückziehen und sie abschließend als bestätigt markieren will, ist eine fallübergreifende Erkenntnisebene zu wählen, die gleichwohl nicht vollkommen von den Fallmerkmalen befreit werden kann. Nur durch den Fall hindurch lassen sich die konkreten Möglichkeiten der biographischen Strukturierung und der fortgesetzten Gewinnung einer balancierten leiblichen Identität angesichts verschiedener Krisen, die zum Teil auch Krankheitswert haben, erkennen. Der Fall zeigt allgemein, wie eine Frau im Kontext ihrer Herkunftsfamilie, sodann in ihrem Berufsleben und ihrer Gründungsfamilie in biographischer Arbeit eine unverwechselbare Identität und Leiblichkeit aufbaut und flexibel aufrechterhält. Dieser Prozess ist immer im Gange und lebt sowohl von der Aktivität der Biographin wie auch von den zunehmend genutzten Ressourcen ihrer nächsten Interaktionspartner. Die Protagonistin reagiert in der Welt ihrer Adoleszenz mit einer lebensbedrohlichen Anorexie, deren Krise sie jedoch nicht von ihrem eigenen Körper entfremdet, sondern zu weiterer biographischer Arbeit, auch mit psychotherapeutischer Unterstützung, anleitet. Schwere weitere Krisen begleiten ihren Individuierungsprozess, den sie beruflich und in leiblicher Partnerschaft fortsetzt. Die Krebserkrankung, die bei ihr mit Anfang 40 festgestellt wird, wird mit der gleichen responsiven Leiblichkeit beantwortet. Die fortgesetzte Gewinnung einer tragenden sozialen Zwischenleiblichkeit erweist sich so auch unter schweren Bedingungen als möglich und förderlich für das Leben mit chronischer Krankheit. Trotz der starken Erschütterung verliert sie sich nicht, sondern lernt, auch mit der Situation und den Herausforderungen der Therapie umzugehen, sodass sowohl der Tod der Schwester wie auch ein weiteres Rezidiv in ihr Leben integriert werden können. Es gelingt in dieser Biographie, die auftretenden Krisen und Verluste nicht einfach als Hindernisse oder Mängel zu erfahren, sondern zum Ausgang von persönlicher Entwicklung und Gewinn zu machen. So erscheint es nicht verwunderlich, dass »zuletzt« –

zumindest während der letzten Jahre – die Krankheit schweigt. Diese Biographie erzählt aber auch, dass selbst im Fall der akut vorhandenen Krankheit (oder ihrer möglichen Wiederkehr) ein Leben *mit* der Krankheit möglich ist, wenn man sich ihr stellt.

Literatur

Fischer W (1982) Time and chronic illness. A study on the social constitution of temporality. Eigenverlag, Berkeley

Fischer W (1986a) Alltagszeit und Lebenszeit in Lebensgeschichten von chronisch Kranken. In: Hurrelmann K (Hrsg) Lebenslage, Lebensalter, Lebenszeit. Beltz, Weinheim, S 157–171

Fischer W (1986b) Prekäre Leiblichkeit und Alltagszeit. Kontingenz und Rekurrenz in der Zeiterfahrung chronisch Kranker. In: Fürstenberg F, Mörth I (Hrsg) Zeit als Strukturelement von Lebenswelt und Gesellschaft. Trauner, Linz, S 237–256

Fischer W (1986c) Soziale Konstitution von Zeit in biographischen Texten und Kontexten. In: Heinemann G (Hrsg) Zeitbegriffe. Alber, Freiburg, S 355–377

Fischer W (2003) Körper und Zwischenleiblichkeit als Quelle und Produkt von Sozialität. ZBBS 1:9–31

Fischer-Rosenthal W (1996) Strukturale Analyse biographischer Texte. In: Brähler E, Adler C (Hrsg) Quantitative Einzelfallanalysen und qualitative Verfahren. Psychosozial-Verlag, Gießen, S 147–209

Fischer-Rosenthal W (1999) Biographie und Leiblichkeit. Zur biographischen Arbeit und Artikulation des Körpers. In: Alheit P, Dausien B, Fischer-Rosenthal W, Hanses A, Keil A (Hrsg) Biographie und Leib. Psychsozial-Verlag, Gießen, S 15–43

Fischer-Rosenthal W, Rosenthal G (1997) Narrationsanalyse biographischer Selbstpräsentationen. In: Hitzler R, Honer A (Hrsg) Sozialwissenschaftliche Hermeneutik. Leske & Budrich, Opladen, S 133–164

Goblirsch M (2010) Biographien verhaltensschwieriger Jugendlicher und ihrer Mütter. Mehrgenerationale Fallrekonstruktionen und narrativ-biographische Diagnostik in Forschung und Praxis. VS-Verlag, Wiesbaden

Goodwin C (1981) Conversational organization. Interaction between speakers and hearers. Academic Press, New York

Husserl E (1952) Ideen II. Husserliana, Bd IV. Nijhoff, Den Haag, S 143–161

Schegloff EA (1998) On talk and its institutional occasions. In: Drew P, Heritage J (Hrsg) Talk at work. Interaction in institutional settings. Cambridge University Press, Cambridge, S 101–134

Schegloff EA (2006) Interaction: The infrastructure for social institutions, the natural ecological niche for language, and the arena in which culture is enacted. In: Enfield NJ, Levinson SC (Hrsg) Roots of human sociality: Culture, cognition and interaction. Berg, London, S 70–96

Waldenfels B (1999) Nähe und Ferne des Leibes. In: Waldenfels B (Hrsg) Sinnesschwellen. Studien zur Phänomenologie des Fremden 3. Suhrkamp, Frankfurt am Main, S 16–32

Waldenfels B (2000) Das leibliche Selbst. Vorlesungen zur Phänomenologie des Leibes. Suhrkamp, Frankfurt am Main

Wortham S (2000) Interactional positioning and narrative self-construction. Narrative Inquiry 10(1):157–184

Formen und Ressourcen der Eigensinnigkeit: Varianten der Uneinsichtigkeit einer Herzinfarktpatientin

Jörg Dinkelaker

In diesem Beitrag wird Eigensinnigkeit nicht als eine Eigenschaft individueller Personen, sondern als eine soziale Konfiguration thematisiert. Besonders in Feldern wie der Pädagogik und der Medizin, die durch eine starke Ungleichheit in der Legitimation von Wissensansprüchen gekennzeichnet sind, ist Eigensinnigkeit ein erwartbar wiederkehrendes Phänomen. Anhand des Interviews mit der Herzinfarktpatientin Anna Alfeld werden Formen und Ressourcen der Eigensinnigkeit herausgearbeitet. Es wird rekonstruiert, wie sich die Patientin in Auseinandersetzung mit medizinischen Erfordernissen eigensinnig zeigt und wie es ihr gelingt, diese Uneinsichtigkeit gegen die Geltungsansprüche medizinischen Wissens zu behaupten.

15.1 Eigensinnigkeit als soziale Konfiguration

Entgegen dem üblichen Sprachgebrauch wird im Folgenden Eigensinnigkeit nicht als eine Eigenschaft lediglich einer einzelnen Person verstanden, sondern vielmehr als eine spezifische soziale Konstellation. Sie entsteht, wenn unterschiedliche Personen eine Situation unterschiedlich einschätzen und wenn darüber hinaus eine der Parteien davon ausgehen kann, dass ihre Sicht der Dinge allgemeine Anerkennung findet. Wer sich in einer solchen Konstellation diese als legitim und zutreffend angesehene Deutung nicht zu eigen macht, erweist sich vor diesem Hintergrund dann als eigensinnig.

Für die »Eigensinnigen« ist es mit einigem Aufwand verbunden, trotz der dieser Konfiguration innewohnenden Spannungen vom unterstellten »Richtigen« abzuweichen. Der Aufwand ist besonders hoch, wenn die Wissensposition des Gegenübers eine hohe gesellschaftliche Legitimation erfährt, wie es im Umgang zwischen Laien und Experten oder zwischen Klienten und Professionellen der Fall ist. Die Aufgabe von Professionellen, wie z.B. Ärzten oder Pädagogen, besteht darin, ihr Expertenwissen einzusetzen, um ihre Adressaten bei einem für sie lebensbedeutsamen Problem zu unterstützen. Diese Aufgabe können sie allerdings nur realisieren, wenn die Adressaten mit ihnen zusammenarbeiten. Eine gewisse Übereinstimmung in den Zielen und ein gewisser Überschneidungsbereich im Wissen bei Professionellen und ihren Adressaten ist daher eine zentrale Voraussetzung professionellen Handelns. Die Umstände einer solchen einsichtigen Zusammenarbeit werden sowohl in der Medizin als auch in der Pädagogik breit thematisiert, hier beispielsweise unter dem Stichwort »Arbeitsbündnis« (vgl. etwa Hecht 2010; Helsper 2002), dort vorwiegend unter dem Stichwort »Compliance« (vgl. etwa Geisler 1992; Scherenberg 2003). Die Kollaboration in solchen Beziehungen zwischen Professionellen und Klienten basiert auf einer Ungleichheit im Wissen. Sie verlangt von den Klienten, die zur Bewältigung ihres Lebens auf die Unterstützung eines ausgebildeten Experten zurückgreifen, dass sie die Geltungsansprüche akzeptieren, die die Professionellen ihnen gegenüber erheben, und Einsicht in die Notwendigkeiten zeigen, die sich aus diesem professionellen Wissen ergeben. Die Professionellen dagegen, die ihre Expertise nutzen, um andere in lebenswichtigen Problemlagen zu unterstützen, müssen Wege finden, ihren Klienten einsichtig zu machen, was diese wissen müssen, um erfolgreich an der Intervention mitwirken zu können.

Interaktionen zwischen Professionellen und Klienten sind daher ein besonders günstiger Nährboden für Eigensinnigkeit. Anstatt dem von Professionellen vertretenen Wissen aufgeschlossen entgegenzutreten und dessen Bedeutsamkeit für die eigene Lebensführung anzuerkennen, entziehen sich wiederholt einige Klienten dieser Erwartung. Situationen der Eigensinnigkeit erfahren daher im Kontext professionellen Handelns, insbesondere in der Pädagogik, große Aufmerksamkeit (vgl. etwa Axmacher 1990 oder Grell 2004). Betont wird hier i.d.R. das Lernpotenzial, das die Widerständigkeit gegen herrschende Wissensansprüche birgt. Geht der »Eigensinnige« allerdings aus der Perspektive des »Vernünftigen« durch seine Eigensinnigkeit ein Risiko ein, so kann der Versuch, den Eigensinnigen von seiner Sicht der Dinge abzubringen, sogar zur moralischen Pflicht werden, wie in dem hier vorliegenden Fall der Herzinfarktpatientin Anna Alfeld, die – aus Sicht der Medizin – ihre Eigensinnigkeit mit dem Leben bezahlen könnte.

Es ist letztlich eine Frage der Perspektive, ob Eigensinnigkeit als Ressource erscheint, die es ermöglicht, unabhängig von den Erwartungen anderer handlungsfähig zu bleiben, oder ob Eigensinnigsein als eine Verletzung von basalen Verständigungs- und Begründungserwartungen wahrgenommen wird. Im vorliegenden Beitrag wird Uneinsichtigkeit aus der Perspektive einer Eigensinnigen und damit primär in ihren Potenzialen betrachtet. Eigensinnigkeit erlaubt es, eigene Situationsbestimmungen zu behaupten, auch wenn man sich in der Auseinandersetzung um Geltungsansprüche (zumindest vorläufig) als unterlegen erweist. Eigensinnigkeit beschränkt damit die Macht der Akteure, die sich auf allgemeines und anerkanntes Wissen berufen können, und sichert eine Vielfalt konkurrierender Weltzugänge auch dort, wo Erwartungen an Eindeutigkeit dominieren. Eigensinnigkeit kann daher, insbesondere in Zeiten verallgemeinernd-standardisierender Wissenserzeugungspraktiken (vgl. Gill 2007) und eines gesteigerten individuellen und gesellschaftlichen Bewusstseins von den Grenzen des Wissens (vgl. Wehling 2010; Dinkelaker u. Kade 2011), durchaus auch als eine Tugend verstanden werden, die allerdings, wie alle Tugenden, nur dann als solche gelten kann, wenn sie mit Maß praktiziert wird.

Im Folgenden stehen nicht die Herausforderungen im Mittelpunkt, die sich den Professionellen stellen, wenn sie mit Eigensinnigkeit konfrontiert sind. Genauer betrachtet werden vielmehr die Herausforderungen, die die Klienten zu meistern haben, wenn sie in ihrer Eigensinnigkeit vor den dominierenden Wissenserwartungen bestehen wollen. Wie gelingt es der Eigensinnigen im vorliegenden Fall, sich den mit dem medizinischen Wissen verbundenen Handlungserwartungen zu entziehen, die sich auf allgemein anerkanntes Wissen berufen können und deren Nichtbeachtung in diesem Fall sogar mit lebensbedrohlichen Konsequenzen verbunden sein könnte?

Die hier näher betrachtete Krankheitsgeschichte erweist sich aus drei Gründen als besonders erkenntnisträchtig:

- In ihr tritt erstens die Ambivalenz der Eigensinnigkeit plastisch hervor: Sie ermöglicht Selbstbestimmung, aber sie ist mit dem Risiko verbunden, Wichtiges, unter Umständen sogar Lebenswichtiges nicht zu beachten, auf das einen andere hinweisen.
- Zweitens wird mit dem vorliegenden Fall eine bestimmte, besonders dichte Konfiguration der Uneinsichtigkeit thematisch, die sich im Kontext professionellen Handelns realisiert. Der Fall erhellt daher spezifische Dynamiken, die sowohl für Arzt-Patient-Interaktionen als auch für pädagogische Interaktionen strukturgebend sind.
- Drittens ist die Abfolge der Ereignisse in diesem Fall so geartet, dass in ihrem Nachvollzug Bedingungen der Fortsetzung und Umstände von Variationen der Eigensinnigkeit detailliert herausgearbeitet werden können.

15.2 Formen der Eigensinnigkeit

Anna Alfeld hat Erfahrungen mit Herzinfarkten und Herzkrankheiten aus ihrer nächsten Umgebung. Ihre Großmutter hatte kurz nach dem Mauerbau einen Herzinfarkt erlitten und wurde daraufhin in ein Westberliner Krankenhaus eingeliefert. Da Anna Alfeld selbst im Osten lebte, war es ihr nicht möglich, sie dort zu besuchen. Die Familie bekam zunächst einen Brief, in dem die Großmutter von ihrer Besserung berichtete, dann aber die Nachricht von einem zweiten, tödlichen Infarkt. Auch Anna Alfelds Mutter war Zeit ihres Lebens aufgrund einer Herzkrankheit in Behandlung. Anna Alfeld sieht in diesen Erfahrungen auch einen Grund für ihre Krankheit: »also mütterlicherseits bin ick vorbelastet gewesen« (A.A.).

Als ausgebildete medizinisch technische Assistentin kennt Anna Alfeld darüber hinaus die typischen Symptome eines Herzinfarkts. Als sie aber eines Nachts selbst einen Infarkt durchlebt, kommt sie nicht einmal auf die Idee, dass es sich um einen solchen handeln könnte. Sie geht trotz andauernder massiver Beschwerden am nächsten und übernächsten Tag zur Arbeit. Erst bei einem lange zuvor angesetzten Vorsorgetermin zwei Tage später entdeckt eine Ärztin aufgrund eines Routine-EKGs den Infarkt. Anstatt dem dringenden Rat der Ärztin zu folgen, sich unverzüglich in ein Krankenhaus einweisen zu lassen, zweifelt Anna Alfeld an der Diagnose und ist nicht einmal bereit, mit dem Taxi statt mit der Straßenbahn nach Hause zu fahren. Selbst als ein Besuch bei ihrer Kardiologin, der sie vertraut, denselben Befund erbringt, weigert sich Anna Alfeld weiterhin, ins Krankenhaus zu gehen, und geht dabei bewusst auch das Risiko ein, einen zweiten, tödlichen Infarkt zu erleiden:

- A.A.: Wenn, dann sterb ick jetzt zu Hause oder auf 'm Weg oder wat, ist mir auch egal, also ick geh nicht ins Krankenhaus (Anna Alfeld).

Im Interview charakterisiert sich Anna Alfeld selbst als eine Person, die im Umgang mit ihrem Infarkt uneinsichtig gehandelt hat. Im Fortgang ihrer Erzählung beschreibt sie drei unterschiedliche Varianten, in denen sich diese Widerständigkeit in Bezug auf die Geltungsansprüche der Medizin ausprägt.

15.2.1 Ausblenden

Die erste Form der Eigensinnigkeit, die Anna Alfeld im Rahmen ihrer Infarktgeschichte realisiert, besteht im Ausblenden des medizinischen Wissens.

Im Nachhinein ist es Anna Alfeld selbst unerklärlich, dass sie den von ihr durchlebten Infarkt nicht selbst als einen solchen erkannt hat:

- A.A.: **Hinterher habe ick mir an den Kopp gefasst.**
- I: Mhm.
- A.A.: Überall hat man det gelesen.
- I: Mhm.
- A.A.: Schmerzen im Oberarm, Brustkorb, **alles hatte ich, aber dass ich den Herzinfarkt haben könnte**, nein.
- I: Mhm.
- A.A. **Nein, bin gar nicht auf die Idee gekommen** (Anna Alfeld).

15

Obwohl Anna Alfeld weiß, welche Symptome mit einem Herzinfarkt verbunden sind, deutet sie im Moment ihres eigenen Infarkts die Symptome, die sie an sich beobachtet, nicht vor dem Hintergrund dieses Wissens. Sie bezieht also ein Wissen, das nicht nur in Büchern verfügbar ist, sondern das sie sich auch im Rahmen ihrer Ausbildung aneignen musste, in dieser Situation nicht auf die eigene unmittelbare Erfahrung. Solange Anna Alfeld nicht »auf die Idee« kommt, sich vor dem Hintergrund des medizinischen Wissens über Herzinfarkte zu betrachten, bleibt ihr Wissen über Infarkte daher folgenlos. Ohne sich dessen bewusst zu sein, entzieht sie sich den mit der Symptomdefinition verbundenen Wissensansprüchen des medizinischen Felds. Statt ihr Infarkterleben entsprechend einzuordnen, erfährt sie sich in dieser ersten Phase des Krankheitsverlaufs in einem Zustand des naiven Nichtwissens:

- I: Ehm, was, was, was haben Sie denn .. gedacht, was es ist?
- A.A.: **Ja, gar nischt, .. obwohl ich aus der Medizin bin** (Anna Alfeld).

Anna Alfeld ignoriert dabei keineswegs die körperliche Befindlichkeit, die mit dem Infarkt einhergeht:

- A.A.: **Also, wirklich die ganz typischen Schmerzen**, die man beim Herzinfarkt, Schüttelfrost, Schweißausbrüche, der Arm war mir hier wie gelähmt, ja? Der hat mir **wehgetan**, hier der Oberarm hauptsächlich (zieht die Luft ein) (Anna Alfeld).

Zum Zeitpunkt des Interviews, an dem sie längst anerkannt hat, dass es ein Infarkt war, berichtet Anna Alfeld über die von ihr erfahrenen Schmerzen als denjenigen Schmerzen, die genau denen entsprechen, die das medizinische Wissen kennt. In der Situation selbst aber, über die sie berichtet, waren es zwar Schmerzen, aber damals noch keine Zeichen, die auf einen Herzinfarkt hingedeutet hätten. Über die Hintergründe der Entstehung dieses eigentümlichen Nichterkennens wider besseres Wissen erfährt man im vorliegenden Interview nichts Eindeutiges. Allerdings macht Anna Alfeld deutlich, dass dieses nicht bewusste Ausblenden Optionen ihrer aktuellen Lebensgestaltung offenhielt, die andernfalls verschlossen worden wären. Mit der Anwendung des medizinischen Wissens wäre dagegen ein Abbruch der alltäglichen Praxis verbunden gewesen, die auch mit Konsequenzen für andere Personen in ihrem Umfeld verbunden gewesen wären:

- A.A.: Nächsten Morgen bin ich aufgestanden, konnte kaum gehen, ... denke, du musst doch zur Arbeit.
- I: Mhm.
- A.A.: Du kannst doch nicht einfach fehlen, war immer nur ein Arzt und eine Assistentin da [sie arbeitet zu dem Zeitpunkt als Assistentin in der Sportmedizin; J.D.]. Wenn die Assistentin nicht kam, konnte der Arzt et nicht alleine machen mit dem Sportler,
- I: Mhm.
- A.A.: denn wir haben ja diese Kurven angefertigt (Anna Alfeld).

Ob das von Anna Alfeld beschriebene »Nicht-auf-die-Idee-Kommen« mit Eigensinnigkeit treffend bezeichnet werden kann, mag zu Recht bezweifelt werden. Schließlich fehlt hier das oben dargestellte, für Eigensinnigkeit charakteristische Beharren gegenüber einem explizierten konkurrierenden Geltungsanspruch. Wenn dieses Ausblenden eigentlich vorhandenen Wissens dennoch im Rahmen dieses Beitrags mit in das Spektrum der Formen der Eigensinnigkeit aufgenommen wird, dann geschieht dies vor dem Hintergrund dreier Überlegungen. Erstens trifft ein wesentliches Charakteristikum der Eigensinnigkeit auch auf diese Wissenskonfiguration zu: Es gibt einerseits ein allgemein anerkanntes Wissen und andererseits eine Person, die sich diesem Wissen nicht unterwirft, obwohl es ihr bekannt ist. Zweitens beschreibt Anna Alfeld ihre Geschichte des Umgangs mit dem Infarkt selbst in einer Kontinuität. Die im Folgenden noch darzustellenden Formen der Eigensinnigkeit entwickeln sich aus dieser hier beschriebenen Wissenskonfiguration heraus. Drittens, und dies ist der wohl schwerwiegendste Grund für eine Aufnahme dieser Konfiguration ins Spektrum der Formen der Eigensinnigkeit, hat auch diese »Eigensinnigkeit« Anna Alfelds eine unmittelbar soziale Komponente. Dass ihr die Nichtverwendung ihres Wissens über Infarkte nicht bewusst wird, hat eine spezifische soziale Verhaltensweise zur Voraussetzung, auf die Anna Alfeld auch eigens und mehrfach hinweist: Die Erkrankte setzt ihr Umfeld nicht oder unvollständig von ihrer Situation in Kenntnis. Weder bittet sie ihre Familienangehörigen um Hilfe (»Ick hab meinen Mann nicht geweckt«, A.A.), noch weiht sie ihren Arbeitsgeber, einen Arzt, von dem sie eine profunde Diagnose erwarten könnte, in ihre Befindlichkeit ein:

- A.A.: Ick hab dem Doktor [bei dem sie arbeitet; J.D.] nicht gesagt, dass mir schlecht oder schwindlig war, ne. Und och ziemlich gezittert und nur gedacht, Mensch, hoffentlich ist bald der Feierabend (Anna Alfeld).

Die Eigensinnigkeit Anna Alfelds erweist sich in dieser Phase ihrer Infarktgeschichte darin, dass sie sich sowohl einer Diagnose als auch einer möglichen Intervention entzieht, indem sie weder ihr eigenes medizinisches Wissen auf ihre Symptomatik anwendet, noch andere über ihre Symptomatik informiert, die wiederum ihre medizinischen Kenntnisse auf sie anwenden könnten. Sie entzieht ihren Körper dem medizinischen Feld (paradoxerweise, indem sie ihm seine Arbeitskraft zur Verfügung stellt) dadurch, dass sie medizinisches Wissen und körperliches Geschehen voneinander isoliert. Ob dies vor dem Hintergrund einer ihr selbst nicht bewussten Intentionalität geschieht, lässt sich schwer sagen. Zumindest aber erweist sich diese Strategie der Eigensinnigkeit als zielführend hinsichtlich der Verhinderung eines Zustands, den sie offenbar – wie wir später im Interview noch erfahren – noch mehr fürchtet als den Tod: die Einweisung ins Krankenhaus. Allerdings gelingt es Anna Alfeld, die drohende Einweisung auch dann noch zu verhindern, als ein Ausblenden nicht länger realisierbar ist.

15.2.2 Anzweifeln

Die zweite von Anna Alfeld beschriebene Form der Eigensinnigkeit besteht im Anzweifeln des medizinischen Wissens.

Nicht nur Anna Alfelds Gesundheitszustand bleibt für die nächsten zwei Tage (mit gleichbleibenden Beschwerden) stabil, auch ihre Strategie des Umgangs mit ihm (weder Erkennen noch Thematisieren) setzt sich fort. Ein seit Langem zur Krebsvorsorge angesetzter Arztbesuch verunmöglicht allerdings dann doch die Fortsetzung dieser Umgangsweise. Im routinemäßig durchgeführten EKG entdeckt die Ärztin den Infarkt. Eindrücklich schildert Anna Alfeld, wie drastisch sich das Verhalten der Ärztin gegenüber der Patientin nach dieser Beobachtung ändert:

- A.A.: Und da macht die erst 'n EKG. .. Auf einmal kommt die zu mir und sagt: »Frau Alfeld, Sie dürfen nicht aufstehen, Sie müssen jetzt gleich hier in den Rollstuhl. Frau Alfeld, Sie müssen jetzt hierbleiben, ich rufe jetzt in der Klinik an.« Ich sage: »Was ist denn los?« »Ja«, sagt se, »Sie haben 'n Herzinfarkt gehabt.« (Anna Alfeld)

Die Art und Weise, in der Anna Alfeld die Situation schildert, in der ihr die Diagnose »Herzinfarkt« eröffnet wird, lässt diese wie eine Gefangennahme erscheinen. Noch bevor sie über die Situation aufgeklärt wird, wird ihre Bewegungsfreiheit massiv eingeschränkt. Sie darf sich nicht mehr von der Stelle rühren. Um dennoch transportfähig zu bleiben, soll sie im Rollstuhl Platz nehmen. Zudem ist ihr nicht länger gestattet, das Gebäude zu verlassen, bis sie in eine Klinik gebracht werden kann. Nicht die lebensverändernde Neuigkeit, dass das, was sie die letzten beiden Tage durchlitten hat, Auswirkungen eines Herzinfarkts waren, sondern die mit dieser Neuigkeit verbundenen massiven Einschränkungen ihrer Bewegungs- und Entscheidungsfreiheit stehen im Vordergrund ihrer Erzählung.

Anstatt sich die tiefe Besorgnis der Ärztin zu eigen zu machen, betrachtet Anna Alfeld die Anweisungen der Ärztin mit Unverständnis. Gegen die Befunde des EKG stellt sie ihre eigenen Beobachtungen:

- A.A.: Sag ick: »Ja, mir war gestern ganz doll schlecht, .. **das stimmt**, .. und ich bin auch heute hier **sehr schwer hergekommen**.«
- I: Mhm.
- A.A.: »**Nein**, ich kann Sie nicht wieder weglassen.« .. Ich sag: »Wissen Se wat, ich habe heut den Tag über gearbeitet.«
- I: Mhm.
- A.A.: »**Ich setz mich in keinen Rollstuhl, und ich geh auf keine Station«,** sag ick, »**hab ick det jetzt überstanden**? Na, dann übersteh ick dat nächste auch, oder.« Ick bin dann weg (Anna Alfeld).

In Anna Alfelds Erzählung erscheint ihr eigener Umgang mit dem Infarkt als überlegt und unaufgeregt. Sachlich wägt sie die unterschiedlichen Beobachtungen gegeneinander ab, die sie an sich selbst gemacht hat. Den wahrgenommenen Beschwerden stellt sie die von ihr wahrgenommene fortgesetzte Handlungs- und Leistungsfähigkeit entgegen. Sie prolongiert den bisher glimpflichen Verlauf ihrer Beschwerden in die Zukunft und leitet daraus ab, dass die von der Ärztin angeordnete Behandlung nicht notwendig sein wird. Anstatt auf die Frage einzugehen, ob tatsächlich ein Infarkt stattgefunden hat oder nicht, fokussiert sie auf ihr an ihr selbst beobachtbares Allgemeinbefinden. ‚Selbst wenn ein Infarkt stattgefunden haben sollte', so könnte man Anna Alfelds implizite Argumentation paraphrasieren, ‚selbst wenn dem so wäre, sind dessen Auswirkungen wohl nicht so gravierend, als dass ich deswegen ins Krankenhaus müsste.'

Mit dem im Hinblick auf den Infarkt rein zufällig entstandenen EKG ist eine radikale Veränderung von Anna Alfelds Positionierung im medizinischen Feld verbunden. War sie beim Eintritt in die Praxis lediglich eine Risikopatientin, die sich regelmäßig zu präventiven Untersuchungen einfindet, ist sie nun eine Patientin, die von einer akuten lebensbedrohlichen Krankheit betroffen ist, der aber weder das Ausmaß der Gefahr noch die Notwendigkeit einer Intervention einsichtig sind. Anna Alfeld gelingt es, diese mit der Notwendigkeit einer Abwehr existenzieller Gefahren verknüpfte Fremdzuschreibung zurückzuweisen, indem sie an ihrer Stich-

15

haltigkeit zweifelt. Gegenüber der Ärztin zieht sie lediglich die Gefährlichkeit ihrer Situation in Zweifel. Gegenüber sich selbst lässt sie allerdings auch die von der Ärztin vorgebrachte Diagnose nicht gelten, wie sie zu einem späteren Zeitpunkt des Interviews betont:

- A.A.: Auch als die Schilddrüsenärztin mir det gesagt hat, hab ich's och noch nicht geglaubt (Anna Alfeld).

In dem Moment, in dem die Ärztin Anna Alfeld das Ergebnis des EKGs mitteilt, ist es ihr nicht mehr länger möglich, auszublenden, dass sie einen Herzinfarkt haben könnte. Nichtbeachtung ist nun nicht länger realisierbar. Stattdessen erhält Anna Alfeld ihre Eigensinnigkeit aufrecht, indem sie nun eine Vorgehensweise des Anzweifelns realisiert. Auch das Anzweifeln ist wie das Ausblenden durch eine spezifische Aufmerksamkeitspraktik gekennzeichnet: Anstatt die Ergebnisse des EKGs oder die Besorgnis der Ärztin zu fokussieren, betont Anna Alfeld die ihr eigenen – differenzierten – Wahrnehmungen zu ihrem körperlichen Zustand. Anders als beim Ausblenden nimmt die Eigensinnige beim Anzweifeln das von ihr nicht übernommene Wissen durchaus wahr. Es wird aber durch die Betonung widersprechender Beobachtungen außer Kraft gesetzt:

- A.A.: Und dann bin ick nach Hause gefahren, mit der **Straßenbahn**. .. Hab gedacht, wenn de .. 'n Tag über **gearbeitet** hast und am Morgen nach diesem, nach dieser Attacke **zur Arbeit gegangen bist**, dann kannste jetzt och dich hier in die Straßenbahn setzen und bis vor de Haustür fahren. Da brauch ick mir nicht 'n Taxi zu nehmen (Anna Alfeld).

Anna Alfelds Anzweifeln gelingt, weil sie gegen die dominante Deutung der Ärztin Wahrnehmungen ins Feld führen kann, die eine abweichende Deutung begründen können. Als allerdings auch diese Strategie des Zweifelns nicht mehr aufrechtzuerhalten ist, greift Anna Alfeld auf die wohl letzte ihr zur Verfügung stehende Ressource ihrer Eigensinnigkeit zurück: ihren blanken Willen.

15.2.3 Verweigern

Die dritte von Anna Alfeld beschriebene Form der Eigensinnigkeit ist das Verweigern.

Die Uneinsichtigkeit der Interviewten ist keineswegs mit fortgesetzter Ignoranz gepaart. So nimmt sie die Diagnose in der Vorsorgeuntersuchung zum Anlass, am nächsten Tag ihre Kardiologin aufzusuchen. Als diese die Diagnose bestätigt, zweifelt Anna Alfeld nicht länger an ihrem Infarkt. Sie lässt sich dadurch allerdings nicht davon abhalten, sich weiterhin den medizinischen Erfordernissen zu entziehen:

- A.A.: U:nd dann nächsten Tag zur Kardiologin, hat mein Mann mich mit dem Auto hingefahren, klar. Ja, hat sich bestätigt, im EKG war zu sehen: Herzinfarkt. »Ja, Frau Alfeld, ich muss Sie einweisen **ins Krankenhaus.**« Ick sag: »Ick geh in ken Krankenhaus«, sag ick, »ick kenn Krankenhäuser von innen, ick will det nicht.« (Anna Alfeld)

Die offenbar unmittelbar mit der Diagnose »Herzinfarkt« verbundene Konsequenz einer Einweisung ins Krankenhaus tritt Anna Alfeld in der Praxis der Kardiologin in einer leicht veränderten Variante entgegen. Es ist nicht die Ärztin, welche die Patientin zwingt, ins Krankenhaus zu gehen, vielmehr sieht sich die Ärztin selbst gezwungen, auf einer Überweisung zu bestehen (»ich muss Sie einweisen«). Indem sich die Ärztin hier nicht als Verursacherin, sondern lediglich als Ausführende einer Notwendigkeit charakterisiert, nimmt sie eine etwas andere Position im medizinischen Feld ein. Dies bringt zumindest im Rahmen der Erzählung Anna Alfelds eine Dynamik in Gang, die letztlich zur Auflösung der Eigensinnigkeit führen wird.

Zunächst aber setzt sich die Konfiguration der Eigensinnigkeit fort. Jetzt, wo Anna Alfeld die Diagnose nicht länger anzweifelt, verändert sich erneut die Art und Weise, in der sie sich uneinsichtig zeigt. Sie blendet nicht länger das medizinische Wissen aus, sie stellt auch nicht länger eine eigene Diagnose gegen die ärztliche, sondern sie weigert sich schlicht und einfach, sich entsprechend dem medizinischen Wissen zu verhalten. Das Einzige, was Anna Alfeld noch bleibt, um sich ihre Eigensinnigkeit zu bewahren, ist dabei ihr Wille. Anstatt weiterhin zu begründen, warum ihr von den medizinischen Erwartungen abweichendes Verhalten sinnvoll sei, stellt sie ihre Intentionalität als durch keinen Wissensanspruch und keine vorgebrachte Erwartung verrückbar dar:

- A.A.: »Nö«, sag ick, »mach ick nicht.«
- I: Mhm.
- A.A.: Nö.
- I: Mhm.
- A.A.: Da hab ick meinen dicken Kopf. ..
- I: Mhm.
- A.A.: Wat ick nicht will, mach ick nicht (Anna Alfeld).

Hatte Anna Alfeld im Fall des Zweifelns das medizinische Wissen zwar anerkannt, aber seine Anwendung auf ihre Situation abgewehrt, indem sie ihm eine eigene vernünftige Version der Situationsdefinition entgegengestellt hat, so entzieht sie sich nun dem Geltungsbereich des Wissens, ohne dessen Geltung oder dessen Anwendbarkeit auf ihre Situation infrage zu stellen. Dass sie nicht länger rational argumentiert, bedeutet allerdings nicht, dass sie ihre Entscheidung nicht begründet:

- A.A.: Ick kenn Krankenhäuser von innen, ick will det nicht (Anna Alfeld).

In dieser Begründung verweist Anna Alfeld auf ihre eigenen Erfahrungen mit Krankenhäusern. Was genau aber in Krankenhäusern geschieht, das sie dazu bewegt, dort unter keinen Umständen Patientin sein zu wollen, wird von ihr nicht ausgeführt.

Bereits zu Beginn des Arztbesuchs hat sich die Kardiologin laut der Erzählung von Anna Alfeld als flexibler gegenüber dem medizinischen Wissen positioniert als die zuvor konsultierte Ärztin. Auch im weiteren Verlauf des Gesprächs zeigt sich die Ärztin beweglich, was letztlich zu einem plötzlichen Verschwinden der Eigensinnigkeit führt. Möglich wird dies, weil die Ärztin die Weigerung der Patientin in die Diagnose integriert:

- A.A.: Die hat gesagt: »Ich geb Ihnen jetzt ein Medikament, Sie fahren mit Ihrem Mann nach Hause, Sie legen sich ins Bett, Sie rufen mich dann, dann und dann an und sagen, wie's Ihnen, **Ihnen geht**, .. (schnalzt leise) mehr können wir nicht machen, wenn Sie ablehnen und dann nicht ins Krankenhaus gehen.« (Anna Alfeld)

Auch die Anweisungen dieser Ärztin erscheinen in der Erzählung Anna Alfelds als sehr direkt und bestimmt. Dennoch werden sie von ihr nicht nur begrüßt und akzeptiert, sondern auch aufs Engste befolgt:

- A.A.: Und dat hab ick gemacht und die Tabletten so genommen, wie sie dat gesagt hat, und sie hat zu mir gesagt: »Immer zur gleichen Uhrzeit, (zieht die Luft ein) niemals vergessen.«
- I: Mhm.
- A.A.: Und dat hab ick gemacht, und dat mach ick bis heute (Anna Alfeld).

Rhetorisch bildet Anna Alfeld in diesem Moment der Erzählung einen Gegensatz, der kaum größer sein könnte. Gegen die bislang dargestellte Ignoranz und Totalverweigerung stellt sie ein konsequentes und stetig andauerndes Einhalten des ärztlichen Rats.

- A.A.: Und wenn die Kardiologin sagt, springen Se ins Wasser, dann spring ick ins Wasser (Anna Alfeld).

Der Umschlag von Eigensinn in bedingungslosen Gehorsam ergibt sich in dem Moment, in dem die Ärztin sich dem Willen der Patientin beugt, von der Einweisung in ein Krankenhaus absieht und zugleich an ihrem medizinischen Wissen und ihrem Auftrag der Heilung der Patientin festhält, indem sie genaue Anweisungen zur häuslichen Therapie gibt. Pädagogisch gesprochen, ist es ihr hier gelungen, zwischen den bis dato als unvereinbar erscheinenden Polen der erfahrungsbasierten Eigensinnigkeit Anna Alfelds und des medizinischen Wissens so zu vermitteln, dass Anna Alfeld in der Lage war, sich Letzteres anzueignen (vgl. Kade 1997).

15.2.4 Überblick

Der Krankheitsverlauf, der in der hier betrachteten Erzählung Anna Alfelds im Mittelpunkt steht, ist von einer großen Distanz zwischen dem medizinischen Wissen und ihrer individuellen Erfahrung geprägt. Das medizinische Wissen droht sie in etwas zu zwingen, was sie auf keinem Fall erleben will (den Krankenhausaufenthalt). Es gelingt ihr allerdings, sich den mit diesem Wissen verbundenen Erwartungen zu entziehen. Diese Eigensinnigkeit realisiert sie in drei unterschiedlichen Varianten, die jeweils die die Situation prägende Wissenskonfiguration reflektieren:

- Im Moment des *Ausblendens* wird das medizinische Wissen für Anna Alfeld nicht handlungsleitend, weil es schlicht nicht beachtet wird. Ihre konkrete Erfahrung wird weder mit ihrem eigenen Wissen verknüpft noch mit dem Wissen anderer Personen.
- Im Moment des *Anzweifelns* wird das medizinische Wissen nicht zum Orientierungspunkt, weil ihm ein anderes Wissen entgegengestellt wird. Dies gelingt Anna Alfeld, indem sie wider das Wissen der Ärztin empirisch begründete Gegenargumente ins Feld führt.
- Im Moment des *Verweigerns* wird Anna Alfeld nicht durch das medizinische Wissen geleitet, *obwohl* dessen Stichhaltigkeit von ihr nicht länger begründet angezweifelt werden kann. Dies wird möglich, weil die Patientin ihren Willen über die vom Wissen beanspruchte Autorität stellt. An die Stelle eines Gegenwissens tritt eine erfahrungsbasierte, nur für sie selbst einsichtige Begründung ihrer Verweigerung.

15.3 Ressourcen der Eigensinnigkeit

In jeder dieser drei Formen ihrer Eigensinnigkeit greift Anna Alfeld auf eine andere Ressource zurück, die es ihr ermöglicht, ihr abweichendes Welt- und Selbstverhältnis gegenüber dem ebenso übermächtigen, wissenschaftlich und professionell gestützten wie lebensentscheidenden medizinischen Wissen zu behaupten. Nur weil diese Ressourcen für sie verfügbar sind, kann sie die entsprechenden Formen der Eigensinnigkeit realisieren.

Im Fall des *Ausblendens* ist die zentrale Ressource der Eigensinnigkeit die Selektivität der Aufmerksamkeit (vgl. etwa Styles 1997; Dinkelaker 2011). Solange wir die Geltungsansprüche nicht wahrnehmen, die mit spezifischen Erwartungen verbunden sind, haben sie für uns keine Bedeutung: »My *experience* is what I *agree* to attend to. Only those items which I notice shape my mind« (James 1950, S. 402).

Die durch Selektivität ermöglichte Nichtbeachtung wird allerdings umso schwerer, je deutlicher andere auf das hinweisen, was man selbst nicht wahrnimmt (zur Bedeutung des Zeigens in der Pädagogik vgl. Berdelmann u. Fuhr 2009). Allerdings können Eigensinnige in diesem Fall wiederum auf etwas hinweisen, das die anderen vernachlässigt haben, und dessen Relevanz betonen, um Wissensbehauptungen zu entkräften (vgl. Deppermann 1997; Gruber 1996). Die Ressource der Uneinsichtigkeit ist in diesem Fall des *Anzweifelns* die eigene, vom dominierenden Wissen nicht vereinnahmte Erfahrung (vgl. etwa Mayer-Drawe 2008).

Ist es allerdings weder möglich, den dominanten Wissenszusammenhang zu ignorieren, noch, ihn durch eine plausible Gegenerfahrung zu entkräften, so bleibt immer noch die Möglichkeit, sich der Anerkennung des Wissens schlicht zu *verweigern*. In diesem Fall ist es nicht entscheidend, ob das Wissen zutrifft oder nicht, denn so oder so kann es keinen Einfluss auf die Entscheidungen des Eigensinnigen mehr gewinnen. Dies allerdings bedeutet einen Bruch mit einer der basalen moralischen Erwartungen moderner Lebensführung: Entgegen dem aufklärerischen Ideal wird der eigene Wille nicht dem unterworfen, was als vernünftig begründet werden kann (vgl. etwa Habermas 1995). Die Ressource, die hier zum Einsatz gebracht wird, ist die Freiheit des individuellen Willens, der letztlich an keine der Erwartungen gebunden ist, die der Person entgegengebracht werden.

Wer diese Ressourcen der Eigensinnigkeit kennt, kann versuchen, sich in den Geltungskonflikten Vorteile zu verschaffen, die die Eigensinnigkeit begleiten. »Vernünftige« können versuchen, den »Eigensinnigen« diese Ressourcen zu entziehen: Sie können sie zu zwingen versuchen, ihre Aufmerksamkeit auf etwas Bestimmtes zu fokussieren, und so Einsicht hervorrufen. Sie können die vorgebrachten Gegenargumente entkräften und so die Eigensinnigen überzeugen. Sie können sich schließlich darauf berufen, dass es nicht legitim ist, sich unbegründet begründeten Erwartungen zu entziehen.

»Eigensinnige« wiederum können sich gezielt den Aufmerksamkeitserwartungen der »Vernünftigen« entziehen und ignorieren, was ihnen gezeigt wird. Sie können fortgesetzt widersprechende Begründungen vorbringen, und sie können (offen oder verdeckt) anders handeln, als es den »Vernünftigen« vernünftig erscheint.

Die Dynamiken, die sich aus diesen Kämpfen um die Ressourcen der Eigensinnigkeit ergeben, sind Tag für Tag in solchen Settings zu beobachten, die auf ungleichen Wissenszugängen basieren: Wir finden sie im schulischen Unterricht (vgl. etwa Hecht 2010) in Unternehmen (vgl. Bolder u. Dobischat 2009) und auch, wie der obige Fall deutlich macht, in der Arzt-Patient-Interaktion (vgl. auch Riccardi u. Kurtz 1983).

Der Fall von Anna Alfeld eröffnet Einsichten in solche Dynamiken der Eigensinnigkeit und in die Ressourcen, die dabei relevant werden. Er informiert zwar nicht über die Gründe der Eigensinnigkeit (vgl. etwa Holzkamp 1997), aber über die unterschiedlichen Formen, die diese annimmt, und über den Anteil der Professionellen an ihrer Entstehung. Der Fall verweist darüber hinaus auf die Ressource, die die Eigensinnigkeit selbst darstellt. Im vorliegenden Fall erlaubt die Aufrechterhaltung von Eigensinnigkeit den Erhalt der Handlungsfähigkeit vor dem Hintergrund individueller biographischer Erfahrungen – auch dann, wenn es nicht gelingt, die Vernünftigkeit dieses Vorgehens gegen ein vorhandenes Wissen in Geltung zu bringen. Die Aufrechterhaltung der Handlungsfähigkeit ist die Grundlage für Anna Alfelds späteren bewussten und sorgsamen Umgang mit dem Risiko eines zweiten Infarkts:

- I: Und hat sich da im, im Alltag, so im täglichen Leben irgendwas verändert, dass Sie irgendwas anders?
- A.A.: Man, man lebt bewusster.
- I: Ja?
- A.A.: Ja, also man überlegt, machste da, rennste nach der Straßenbahn oder lässt se fahren?
- I: Mhm.
- A.A.: Ne, dann lässt man se fahren oder man geht noch eher.
- I: Mhm.
- A.A.: Also, mein Tagesablauf ist ruhiger geworden.
- I: Mhm.
- A.A.: Das muss ich sagen, nach dem Infarkt.
- I: Mhm.
- A.A.: Da:, eh, überlegt man mehr (Anna Alfeld).

Literatur

Axmacher D (1990) Widerstand gegen Bildung. Deutscher Studien Verlag, Weinheim

Berdelmann K, Fuhr T (2009) Operative Pädagogik. Grundlegung, Anschlüsse, Diskussion. Schöningh, Paderborn

Bolder A, Dobischat R (2009) Eigen-Sinn und Widerstand. Kritische Beiträge zum Kompetenzentwicklungsdiskurs. VS-Verlag, Wiesbaden

Deppermann A (1997) Glaubwürdigkeit im Konflikt. Rhetorische Techniken in Streitgesprächen. Lang, Frankfurt am Main

Dinkelaker J (2011) Aufmerksamkeit. In: Kade J, Helsper W, Lüders C, Egloff B, Radtke FO, Thole W (Hrsg) Pädagogisches Wissen. Erziehungswissenschaft in Grundbegriffen. Kohlhammer, Stuttgart, S 178–185

Dinkelaker J, Kade J (2011) Wissensvermittlung und Aneignungsorientierung. Antworten der Erwachsenenbildung/Weiterbildung auf den gesellschaftlichen Wandel des Umgangs mit Wissen und Nicht-Wissen. Report – Zeitschrift für Weiterbildungsforschung 34:24–34

15

Geisler L (1992) Arzt und Patient – Begegnung im Gespräch. 3. Aufl. Pharma Verlag, Frankfurt am Main

Gill B (2007) Dialektik der Wissensgesellschaft – Die widersprüchliche Dynamik von Explizierung und Implizierung des Wissens. www.lrz.de/~Lehrstuhl_Beck/d/gill/Forschung/levi10.pdf. Zugegriffen: 5. Oktober 2011

Grell P (2004) Teilnehmerforschung zum Thema Lernwiderstand – ein Konzept partizipativer Forschung und seine Ergebnisse. Report – Zeitschrift für Weiterbildungsforschung 27:60–67

Gruber H (1996) Streitgespräche. Zur Pragmatik einer Diskursform. Westdeutscher Verlag, Opladen

Habermas J (1995) Theorie des kommunikativen Handelns. Suhrkamp, Frankfurt am Main

Hecht M (2010) Selbsttätigkeit im Unterricht. Empirische Untersuchungen in Deutschland und Kanada zur Paradoxie pädagogischen Handelns. VS-Verlag, Wiesbaden

Helsper W (2002) Lehrerprofessionalität als antinomische Handlungsstruktur. In: Kraul M, Marotzki W, Schweppe C (Hrsg) Biographie und Profession. Klinkhardt, Bad Heilbrunn, S 64–102

Holzkamp K (1997) Lernen und Lernwiderstand. Skizzen zu einer subjektwissenschaftlichen Lerntheorie. In: Holzkamp K (Hrsg) Schriften, Bd 1: Normierung, Ausgrenzung, Widerstand. Argument, Berlin, S 159–195

James W (1950). The principles of psychology, Bd 1. Dover Publications, New York

Kade J (1997) Vermittelbar/nicht vermittelbar: Vermitteln: Aneignen. Im Prozeß der Systembildung des Pädagogischen. In: Lenzen D, Luhmann N (Hrsg) Bildung und Weiterbildung im Erziehungssystem. Suhrkamp, Frankfurt am Main, S 30–80

Mayer-Drawe K (2008) Diskurse des Lernens. Fink, München

Riccardi VM, Kurtz SM (1983) Communication and counseling in health care. Thomas, Springfield, IL

Scherenberg V (2003) Patientenorientierung – Compliance und Disease Management Programme. Verlag für Wissenschaft und Kultur, Stuttgart

Styles E (1997) The psychology of attention. Taylor & Francis, Hove

Wehling P (2010) Nicht-Wissen: Entstehungskontexte, Pluralisierung und Politisierung. In: Engelhardt A, Kajetzke L. (Hrsg) Handbuch Wissensgesellschaft. Theorien, Themen und Probleme. Transcript, Bielefeld, S 259–270

Komplexe Medikamentenregime bei chronischer Krankheit – diskutiert am Beispiel kardiologischer Erkrankungen

Doris Schaeffer und Jörg Haslbeck

Mit komplexen Medikamentenregimen umzugehen zählt zu den vielfältigen Bewältigungsherausforderungen bei chronischer Krankheit. Der vorliegende Beitrag widmet sich der lange Zeit vernachlässigten Nutzer- bzw. Patientenperspektive, rückt Probleme im Umgang mit Medikamenten in den Mittelpunkt und konzentriert sich besonders auf die sich in den verschiedenen Phasen des Verlaufs chronischer Krankheit verändernden unterschiedlichen Bewältigungs- und Lernerfordernisse. Die Ergebnisse aus 27 Fallverläufen überwiegend kardiologisch erkrankter Personen unterstreichen, dass eine Vielfalt an Interventionsstrategien zur Kompetenz- und Selbstmanagementförderung erforderlich ist, um den sich im Verlauf chronischer Krankheit kontinuierlich wandelnden Herausforderungen im Umgang mit Medikamentenregimen zu begegnen.

16.1 Einleitung

In den vergangenen Jahrzehnten ist der Anteil chronischer Krankheiten am Morbiditäts- und Mortalitätsspektrum kontinuierlich gestiegen, und dies wird sich in den kommenden Jahren weiter fortsetzen (SVR 2009). Schon heute machen sie in Europa mehr als die Hälfte der Krankheitsfälle aus und sollen künftig sogar 90 Prozent der Todesfälle verantworten (WHO 2009). Kardiovaskuläre Krankheiten, die hier im Mittelpunkt stehen, haben dabei hohe Bedeutung. 2007 waren sie in Deutschland für ca. 43 Prozent der Todesfälle verantwortlich, in Europa für ca. 40 Prozent (OECD 2011); die WHO wiederum gibt – je nach Region – 35 bis 65 Prozent an.

Immer stellen chronische Krankheiten die Erkrankten vor eine ganze Reihe an Bewältigungs- und auch Lernherausforderungen, die für sie ungewohnt sind und vielfach auf eine Leerstelle in ihrem Erfahrungsrepertoire treffen, mit denen sie aber dennoch – so oder so – umgehen müssen. Wie vielfältig diese Herausforderungen sind, belegen inzwischen etliche Studien (exempl. Charmaz 2000). Dazu zählt auch das Management des Medikamentenregimes, das hier im Mittelpunkt steht und in der Palette der Herausforderungen eine bedeutsame Stellung einnimmt (Conrad 1985; Dunbar-Jacob et al. 2000; Strauss et al. 1984). Es hat bei chronischer Krankheit oft komplexen Charakter, weil mehrere pharmakologische Wirkstoffe in unterschiedlicher Form verabreicht werden und schwer kontrollierbare Interaktionseffekte entstehen können. Vor allem aber wirft es – wie auch die Adhärenzforschung belegt (exempl. WHO 2003) – für die Erkrankten zahlreiche Schwierigkeiten auf. Sie zeigen sich auch und besonders bei Menschen mit einer schweren kardiologischen Erkrankung und haben ihre Ursache unter anderem in Mängeln der Arzneimittelverordnung und -versorgung sowie in einer suboptimalen Arzt-Patient-Kommunikation. Hinzu kommt, dass der Patientenperspektive im Versorgungsalltag nicht hinreichend entsprochen wird und es den Erkrankten an adäquater, auf ihre Probleme ausgerichteter Unterstützung bei der Bewältigung des Medikamentenregimes fehlt (Ekman et al. 2007; Pound et al. 2005; Shrank et al. 2009; SVR 2009; Tarn et al. 2008).

Eine Korrektur, wie sie auch in der Adhärenz- bzw. Compliancedebatte angemahnt wird (Bond 2004; Haslbeck 2010; Haslbeck u. Schaeffer 2009), erfordert allerdings hinreichendes Wissen über die Perspektive der Erkrankten und die sich ihnen stellenden Schwierigkeiten und Herausforderungen, ebenso Kenntnisse darüber, wie sich diese im Verlauf der Krankheit verändern. Denn die mit einem komplexen Medikamentenregime einhergehenden Herausforderungen sind nicht gleichförmig, sondern wechseln im Verlauf der Krankheit, nehmen sich oft sogar von Phase zu Phase anders aus, und daraus erwachsen – so die hier entfaltete These – Konsequenzen für die Unterstützung der Erkrankten.

Vermehrt setzt sich auch in der lange Zeit durch die Expertenperspektive dominierten Adhärenz- und Compliancediskussion die Erkenntnis durch, dass der Patientenperspektive mehr Beachtung zu schenken ist. Verlaufsgesichtspunkte finden jedoch nach wie vor zu wenig Aufmerksamkeit. Dies gilt auch für die Frage, wie sich die Schwierigkeiten im Umgang mit dem Medikamentenregime in den unterschiedlichen Phasen der Krankheit aus Patientensicht ausnehmen, welche (Lern-)Herausforderungen ihnen jeweils abverlangt werden und wie folglich auch Unterstützungsstrategien variieren müssen. Diese Frage stellen wir in den Mittelpunkt des Beitrags. Wir greifen dabei auf das uns zur Verfügung gestellte Datenmaterial zurück, rekurrieren aber vor allem auf empirische Befunde aus einer eigenen Studie, in der wir unter anderem 27 Fallverläufe von chronisch Erkrankten mit einem komplexen Medikamentenregime erhoben haben, darunter 21 Fallverläufe primär kardiologisch Erkrankter. Diese Studie wurde vom BMBF gefördert und zusammen mit Gabriele Müller-Mundt und Gunnar Geuter im Rahmen des Pflegeforschungsverbunds NRW durchgeführt (Fördernr. 01GT0315, Laufzeit 2004–2010). Die qualitative Longitudinalstudie orientiert sich an den Erhebungs- und Analysestrategien der Grounded Theory. Die Daten wurden zu drei Ergebungszeitpunkten erhoben und thematisch ausgewertet (Haslbeck 2010; Haslbeck u. Schaeffer 2009; Müller-Mundt u. Schaeffer 2011; Müller-Mundt et al. 2008; Schaeffer et al. 2007).

16.2 Komplexe Medikamentenregime im Verlauf chronischer Krankheit – Herausforderungen aus Patientensicht

16.2.1 Krankheitsbeginn: Schockzustand und Handlungsunfähigkeit

Fragen wir zunächst, wie sich der Krankheitsbeginn aus der Perspektive chronisch Erkrankter ausnimmt. Er wird meist als Einschnitt im Leben, als »plötzlicher Absturz aus dem normalen Leben, als Absturz zum Nullpunkt« (P1) erlebt, so ein Patient wenige Wochen nach einem Herzinfarkt. Nicht nur für diesen Patienten, sondern fast immer nehmen sich der Beginn und die Diagnose einer chronischen Krankheit wie ein »Sturz aus der normalen Wirklichkeit« (Gerdes 1986) aus und kommen einer biografischen Zäsur gleich (Bury 2009; Corbin u. Strauss 2010; Schaeffer 2009). Angst, Schmerzen, Unsicherheit, Ohnmacht, biographische und existenzielle Erschütterung und Irritation: Ein ganzes Bündel an Krankheitskonsequenzen führt dazu, dass die Erkrankten durch die akuten Krankheitsereignisse und die Diagnose in einen schockähnlichen Zustand geraten, vorübergehend die Kontrolle über ihr Leben verlieren und in ihrer Handlungsfähigkeit irritiert sind, nicht zuletzt, weil sie nicht absehen können, welche biographischen Konsequenzen aus der Situation erwachsen.

> »Man stürzt so tief ab, weil man sich eine andere Lebensplanung zurechtgelegt hat. Ich will das und das tun in meinem Leben, und dann geht das auf einmal nicht mehr« (P1).

Für viele Erkrankte stehen die aus der Krankheitssituation erwachsenen existenziellen Irritationen im Vordergrund. Die Bewältigung der Krankheit überantworten sie in dieser Phase den Gesundheitsprofessionen, insbesondere den Ärzten und Pflegekräften, die sich bemühen, die Krankheitskrise einzudämmen. Dabei spielen Arzneimittel eine tragende Rolle.

Überwiegend sind die Erkrankten in dieser meist krisenhaften Anfangsphase chronischer Krankheit mit sich beschäftigt; gleichzeitig strömen viele Eindrücke, Herausforderungen und auch Informationen auf sie ein, die – ebenso wie die eingetretene Krankheitssituation und der durch sie ausgelöste »Absturz« – verarbeitet werden wollen. Um beim Beispiel der Medikamente zu bleiben: Hier sind Hinweise zur Therapie, Indikation, Wirkungsweise oder zu möglichen Nebenwirkungen aufzunehmen und zu verarbeiten, die die Erkrankten von den Gesundheitsprofessionen erhalten. Dabei ist zu bedenken, dass all dies in einer akuten Krise und zu einem Zeitpunkt erfolgt, an dem die Betroffenen im Diagnoseschock gefangen sind. Daher können sie die erhaltenen Informationen in ihrer Relevanz und Tragweite kaum erfassen, wie das folgende Zitat aus einem Interview mit einem herzkranken Mann exemplarisch zum Ausdruck bringt:

> »Der Arzt hat mich natürlich informiert. Nur, das kann man sich das alles gar nicht so richtig merken« (P2).

In dieser Phase rauschen krankheits- und medikamentenbezogene Informationen gewissermaßen an den Erkrankten vorbei oder prallen an ihnen ab. Gleichzeitig werden Medikamente unhinterfragt und selbstverständlich eingenommen, denn ohne sie – das ist den Erkrankten bewusst – ist die Krisensituation nicht unter Kontrolle zu bringen:

> »Ich wusste, ohne Tabletten schaffe ich es nicht, haben jedenfalls die Ärzte gesagt« (P3).

Die sich hier zeigende fraglose Akzeptanz ist in dieser Phase typisch für den Umgang mit der Krankheit, der Therapie und auch der Patientenrolle. Denn insgesamt, so lässt sich zusammenfassen, sind die Erkrankten durch die krankheitsbedingte Krisensituation und den schockähnlichen Zustand, in dem sie sich befinden, nur begrenzt handlungs- und auch aufnahmefähig. Daher gleicht auch ihr Umgang mit den zahlreichen krankheitsbedingten Bewältigungs- und Lernherausforderungen in dieser Phase einer unhinterfragten, kaum reflektierten Anpassung, was sich auch im Umgang mit dem Medikamentenregime widerspiegelt: Dieses wird ebenso wie die Hinweise der Gesundheitsprofessionen, vor allem der Ärzte, fraglos akzeptiert und befolgt.

16.2.2 Renormalisierung: Adhärenzstress und Episodalitätserwartung

Welche Konsequenzen aus den eben beschriebenen Herausforderungen erwachsen (können), zeigt sich schon in der Phase der Renormalisierung, wenn sich der Gesundheitszustand konsolidiert, die Erkrankten langsam aus dem Schockzustand herauskommen und unter anderem aufgrund medikamentöser Therapieerfolge sukzessive ihre Handlungsfähigkeit zurückgewinnen. In der Regel haben sie dann den Wunsch und die Hoffnung, zum gewohnten »normalen« Leben zurückkehren zu können, und sind hoch motiviert, selbst aktiv zur Verbesserung ihres Gesundheitszustands beizutragen:

> »Ich mach absolut alles, was die gesagt haben, absolut. Ich nehme die Medikamente absolut pünktlich, vollständig und ordentlich. … Ich will wieder mein vorheriges normales Leben führen können« (P4).

Exemplarisch wird im vorangegangenen Zitat deutlich, wie sehr chronisch Erkrankte sich in dieser Phase um Adhärenz bemühen. Meist zeigen sie ein »vorbildliches« Patientenverhalten und nehmen die verordneten Arzneimittel akkurat und zuverlässig ein. Diese gleichen in dieser Zeit für sie mehr oder minder »Heilsbringern«, die als Symbole für den Ausweg aus der Krise und die Rückkehr zum normalen Alltag stehen, ebenso für die Möglichkeit, die Krankheit und das durch sie irritierte Leben wieder unter Kontrolle zu bekommen.

Einhergehend mit dem Bemühen um vorbildliche »Therapietreue« ist in dieser Phase eine der dringlichsten Fragen für die Erkrankten, wie sie im Alltag der »Gefahr des Vergessens« der Medikamenteneinnahme begegnen können. Auf der Suche nach wirksamen Strategien wenden sie sich an die Gesundheitsprofessionen, so auch an die Ärzte, ohne hier jedoch immer auf die erhoffte Resonanz zu stoßen:

> »Ich habe das bei Ärzten angesprochen: ,Wie mache ich das, dass ich daran [an die Medikamenteneinnahme; D. S./J. H.] denke?' Aber da kommen dann auch keine tollen Hilfen, … die konnten mir nur sagen: ,Du musst dir Schritte überlegen, wie du das machst'« (P5).

Wie dieses Zitat zeigt, werden – aus Patientensicht drängende – Anliegen im Umgang mit Medikamenten von den Gesundheitsprofessionen oft nicht in ihrer Tragweite erkannt. Ergo werden auch die Herausforderungen bei der Entwicklung von Strategien »wider das Vergessen« oder zur Routinisierung der Medikamenteneinnahme von ihnen meist übersehen und bleiben wie das Medikamentenregime selbst oft dethematisiert. Zwar wird den Erkrankten die Bedeutung der Medikamenteneinnahme vermittelt, offensichtlich wird aber nicht kommuniziert, wie sie das Medikamentenregime im Alltag handhaben bzw. in ihr Leben integrieren und mit den sich dabei stellenden Problemen umgehen können. Antworten auf diese Fragen zu finden bleibt ihnen selbst überlassen, was sie nicht selten überfordert. Auf sich selbst gestellt, aber um »Therapietreue« bemüht, geraten sie in dieser Zeit daher in einen Zustand »gestresster Adhärenz«, der von den Gesundheitsprofessionen ebenfalls oft nicht wahrgenommen wird. Auch von den Erkrankten wird er in seiner Bedeutung unterschätzt. Denn sie sind in dieser Phase ganz von der Hoffnung auf Rückkehr zur Normalität erfüllt und erwarten insgeheim und wider besseres Wissen, dass sich die Medikamentenmenge reduziert, sobald die bedrohliche Krankheitskrise abgewendet ist, oder sogar, dass die medikamentöse Therapie nur episodalen Charakter hat.

Zusammenfassend ist festzuhalten, dass die Erkrankten in dieser Phase langsam ihre krankheits- und schockbedingt irritierte Handlungsfähigkeit zurückgewinnen, größere Aufnahmebereitschaft zeigen und motiviert sind, sich mit den an sie gerichteten (Lern-)Anforderungen auseinanderzusetzen. Dies geschieht, wie zu sehen war, jedoch auf der Basis irrealer Erwartungen.

16.2.3 Im Auf und Ab des Krankheitsverlaufs: Expertisierungsbestrebungen

In der sich anschließenden Phase des Krankheitsverlaufs wird den Patienten klar, dass die Annahme einer schnellen Rückkehr zur Normalität ein Irrtum ist. Erst jetzt wird Ihnen die Tragweite der Ereignisse bewusst und beginnen sie innerlich zu realisieren, dass die Krankheit eben nicht vorübergehend, sondern dauerhaft ist und sie sich folglich mit ihr arrangieren müssen. Das gilt auch für die medikamentöse Therapie, die meist ebenfalls dauerhaften Charakter hat. Infolgedessen macht sich bei vielen Erkrankten zunächst insgeheim Enttäuschung breit – ausgelöst durch den Verlust von Hoffnung. Zugleich wird ihnen in dieser Zeit deutlich, dass sie der Krankheit und den verordneten Arzneimitteln vergleichsweise »ahnungslos« gegenüberstehen: »Der Doktor hat mir was verschrieben und mich mit Medikamenten versorgt – aber was das im Einzelnen ist, weiß ich bis heute nicht«, so beschreibt dies ein herzkranker Mann (P2).

Solche Informations- und Wissensdefizite sind nicht zuletzt auf die Art und Weise zurückzuführen, in der im Gesundheitswesen chronisch Erkrankten Informationen zu Krankheiten, Therapien etc. vermittelt werden. Ein Interviewzitat illustriert dies:

> »Im Krankenhaus stehen die da und quatschen Lateinisch vor meinem Bett, und unsereiner versteht wieder mal Bratkartoffel« (P6).

Exemplarisch zeigt sich hier, wie verwirrend die Kommunikation im Gesundheitswesen aus Sicht der Erkrankten sein kann. Allein die Sprache schafft Barrieren zwischen ihnen und den professionellen Akteuren, die unter anderem durch die im Gesundheitswesen üblichen Abkürzungen verstärkt werden: »Die Ärzte haben nur ‚KHK' gesagt, und ich konnte mir nichts darunter vorstellen«, so eine weitere herzkranke Patientin (P9). Die kryptische und fragmentarische Sprache und die sperrige, weil nicht mit dem Alltagswissen kompatible Information verunsichern die Erkrankten, insbesondere ältere Menschen, und stellen sie, wie in vielen Interviews betont wird, vor die Aufgabe, sich »selbst kundig zu machen«.

Allerdings werden sie auch dabei mit Hürden konfrontiert. Einerseits ist es im Informationszeitalter vergleichsweise einfach, Zugang zu krankheits- und arzneimittelbezogenen Informationen zu bekommen. So nutzen chronisch Erkrankte bekanntlich unterschiedlichste Medien (Tageszeitungen, Magazine, Internet, Broschüren von Pharmafirmen oder Packungsbeilagen der Arzneimittel) eigeninitiativ als Informationsquellen, um sich Krankheits- und Medikamentenwissen anzueignen. Andererseits aber sind sie dabei vor die Herausforderung gestellt, sich in einer Flut an Informationen zurechtzufinden, relevante Information zu identifizieren und von irrelevanter zu unterscheiden, die Qualität von Informationen einzuschätzen sowie die erhaltene Information und neues, ungewohntes Wissen zu verarbeiten und sich anzueignen. Dies stellt keine leichte Aufgabe dar, zumal viele Hinweise unverständlich und zuweilen auch demotivierend oder gar beängstigend sind: »Wenn man den Beipackzettel liest, mag man schon gar nix mehr einnehmen«, so der Tenor in diversen Interviews (exempl. P10). Dennoch wollen die Erkrankten in dieser Zeit meist genau(er) wissen, woran sie leiden und was sie warum an Medikamenten einnehmen. Indem sie sich Krankheits- und Medikamentenwissen aneignen, machen sie sich zugleich mit der medizinisch-pharmazeutischen Terminologie vertraut, die zuvor als kryptisch empfunden wurde. Zugleich verschaffen sie sich die nötige Wissensbasis, die ihnen einen autonomeren Umgang mit ihrer Erkrankung und den Medikamenten, aber auch mit den Gesundheitsprofessionen ermöglicht.

Dabei machen chronisch Erkrankte im Gesundheitswesen die Erfahrung, dass sie »selber auf sich aufpassen müssen – denn die anderen tun es nicht« (P10). Dieser Devise verpflichtet, setzen sie sich noch gründlicher mit ihrer Erkrankung und den Medikamenten auseinander: Sie intensivieren ihre Suche nach Informationen, loten Behandlungsmöglichkeiten neu aus und eignen sich eine krankheits- und medikamentenbezogene Expertise an, die teilweise den Vergleich mit professioneller Fachkenntnis nicht zu scheuen braucht. Im Zuge dieser Expertisierung übernehmen sie oft sogar den im Gesundheitswesen üblichen Fachjargon, was ihnen neue Kommunikations- und Interaktionsmöglichkeiten mit professionellen Akteuren und ggf. besser auf ihre Bedürfnisse abgestimmte therapeutische Möglichkeiten eröffnet.

Allerdings stoßen sie mit ihren Expertisierungsbemühungen nicht immer auf positive Resonanz bei den Gesundheitsprofessionen. Vor allem, wenn Patienten ärztliche Vorschläge kritisch zu hinterfragen beginnen, entstehen nicht selten Schwierigkeiten:

> »Man wird als mündige Patientin als anstrengend empfunden. Meine Ärztin sagt immer, ihr wären Patienten lieber, die die Medikamente nehmen und den Beipackzettel nicht lesen. Die wären für sie besser zu händeln als Leute, die ständig kritisch hinterfragten. Das ist ihr zu aufwendig, sich mit denen auseinanderzusetzen« (P11).

16

Wie dieses Interviewzitat zeigt, werden offenkundig nach wie vor vielerorts unkritische und traditionellen Rollenmustern folgende Patienten bevorzugt, weil sie einfacher und weniger aufwendig zu steuern sind und die professionellen Akteure zeitlich nicht überdurchschnittlich beanspruchen. Zugleich – so die Sicht vieler Patienten – scheinen Ärzte oft wenig Interesse daran zu haben, den Wandel der Patientenrolle im Praxisalltag umzusetzen und Informationsasymmetrien auszugleichen, denn besser informierte, kritische Nutzer im Gesundheitswesen schaffen womöglich Probleme im Klinik- und Praxisalltag.

In der Summe zeigt sich in dieser Phase chronischer Krankheit, dass die Erkrankten um aktive Auseinandersetzung mit ihrer Krankheit und den Medikamenten bemüht sind, ebenso darum, gut informierte Nutzer des Gesundheitswesens zu werden. Allerdings stoßen sie bei dem Unterfangen, »Experten in eigener Sache« zu werden, auf Hürden. So werden sie beispielsweise mit sperrigem Wissen konfrontiert, das sie sich nur unter Schwierigkeiten aneignen können, und finden mit ihren Informations- und Lernbedürfnissen mitunter wenig Beachtung bei den Gesundheitsprofessionen, denn vielfach goutieren diese noch eher die traditionelle passive Patientenrolle, da ein kompetenter, partnerschaftlich agierender Patient Reibungs- und Zeitprobleme provoziert.

16.2.4 Komplexitätssteigerung: Lernen im Kontext von Frustration und Enttäuschung

Früher oder später entwickeln sich im Verlauf chronischer Krankheit neue Krankheitskrisen, gesellen sich weitere Erkrankungen hinzu oder stellen sich negative Begleiterscheinungen ein. Letztere können unerwünschte Wirkungen, Unverträglichkeiten von Arzneimitteln oder sonstige Komplikationen hervorrufen. Insgesamt werden die Herausforderungen komplexer. All dies ruft bei den Erkrankten neue Irritationen hervor. Meist verändert sich in dieser Phase auch die Qualität und Quantität des Medikamentenregimes, und es müssen mehr und andere Arzneimittel eingenommen oder vertraute Medikamente abgesetzt bzw. verändert werden. Nicht selten verlieren die Erkrankten den Überblick und können über kurz oder lang kaum mehr unterscheiden, woher ihre Beschwerden rühren und wie sie zu deuten sind. Handelt es sich um neue Krankheitszeichen? Sind es Arzneimittelnebenwirkungen? Oder – bei fortgeschrittenem Alter – einfach normale Alterungsprozesse?

Hinzu kommt, dass sie vielfach das Gefühl haben, »immer mehr« Arzneimittel verordnet zu bekommen und einem kaum noch überschaubaren »Gewirr« an Medikamenten gegenüberzustehen. Daher verändert sich nun vielfach die Einstellung gegenüber Medikamenten. Wurden diese bei Krankheitsbeginn noch als »Heilsbringer« und später als notwendig angesehen, so entsteht bei den Erkrankten nun oft Aversion:

»Ich betrachte meine Medikamente als lästiges Übel, ohne die man seine Sachen nicht in den Griff kriegt. Besser wäre es ohne« (P10).

Vor allem aber macht sich in dieser Zeit Frustration breit. Meist haben die Erkrankten aus ihrer Sicht die verordneten Medikamente über lange Zeit regelmäßig eingenommen, sich um Compliance bemüht, nötige Informationen beschafft und versucht, einen gesundheitsfördernden Lebensstil zu entwickeln und einzuhalten – alles Strategien, die dazu dienen sollen, ihren Gesundheitszustand dauerhaft zu stabilisieren. Und genau darin sehen sie sich getäuscht:

»Ich habe gedacht, das Ganze ist einigermaßen im Griff, wenn ich die Medikamente weiter nehme. Und wenn ich regelmäßig Kontrollen mache, dann kann nicht viel passieren. Aber das ist auch ein Trugschluss« (P2).

So resümiert ein herzkranker Patient, nachdem sich seine Krankheit für ihn unerwartet drastisch verschlechtert hat. Selbst eine sorgfältige Medikamenteneinnahme und das Bemühen um Adhärenz vermögen neue Krisen und die »Horrorvision eines Medikamententrips«, wie eine Patientin (P11) die wachsende Anzahl ihrer Medikamente bezeichnet, oft nicht zu verhindern. Anders formuliert: Die Erkrankten erhalten – so stellt es sich ihnen dar – trotz vorbildlichen Verhaltens keinen Gegenwert für ihre Compliance. Die Krankheit schreitet dennoch voran.

Wie gehen sie damit um? Faktisch wird ihre Compliance nun irritiert und dadurch kritischer gehandhabt. Vielfach beginnen sie in dieser Phase, sich gegen neue Arzneimittel zu wehren, weil diese für sie jetzt zum Auslöser von negativem Befinden und zum Synonym für die Krankheit (statt für die Renormalisierung) geworden sind. Oder sie versuchen, beim Arzt eine Verringerung der Anzahl einzunehmender Medikamente zu erwirken. Bleibt all dies erfolglos, versuchen sie selbst die fortlaufende »Medikalisierung« ihres Lebens aufzuhalten, indem sie mit ihren Arzneimitteln flexibler umgehen und nach dem »Trial-and-error«-Prinzip mit Einnahmezeiten und Dosierungen »jonglieren«, um die Medikamenteneinnahme an ihre Alltagsroutinen anzupassen. Ebenso testen sie zuweilen nun auf eigene Faust zusätzliche Medikamente oder greifen selbst in das verordnete Regime ein. Zum Teil werden sogar Therapien abgebrochen, wenn der subjektiv wahrgenommene therapeutische Nutzen und die Erfordernisse der Einnahme in einem Missverhältnis stehen und die Patienten mit den Therapieerfolgen nicht zufrieden sind. Das kann in Abstimmung mit den behandelnden Ärzten erfolgen, muss es aber nicht. Teilweise werden diese »Experimente« ohne das Wissen der Ärzte durchgeführt und nehmen die Erkrankten erhebliche gesundheitliche Risiken auf sich, wenn das Krankheitsgeschehen und die Komplexität ihres Medikamentenregimes eskalieren. Auf diese Weise versuchen sie, die Erkrankung, die ihnen in dieser Zeit zu entgleiten droht, doch noch »in den Griff« zu bekommen. Dieses Streben nach Kontrolle durch eigeninitiatives Anpassen der Medikamenteneinnahme entgeht den Gesundheitsprofessionen meist, da es im Alltag erfolgt und damit ihrem Blick entzogen ist. Im schlimmsten Fall kann dies in einer akuten Notsituation enden, die eine Klinikeinweisung erforderlich macht. In der Regel ist die Diagnose der Gesundheitsprofessionen dann »fehlende Therapietreue«, also »Non-Compliance«. Unerkannt bleibt jedoch, dass das Verhalten der Erkrankten dazu dient, die Komplexität des Krankheitsgeschehens und der Krankheitsfolgen zu reduzieren und Kontrollerhalt zu ermöglichen.

Auch in dieser Phase chronischer Krankheit haben die Erkrankten also aufgrund der zunehmenden Komplexität der zu bewältigenden Herausforderungen zahlreiche Hürden zu nehmen. Zugleich stellt sich jetzt oft Frustration und Enttäuschung ein, weil der erhoffte Gegenwert für ihre Compliance- und Expertisierungsbemühungen – nämlich Normalität und Stabilität – ausbleibt. Dies lässt auch die aktive Suche nach einem Ausweg nicht unberührt. Diese läuft teils »ins Leere«, teils stößt sie auf Kritik, was die Compliance und auch eigene Lernprozesse nachhaltig irritiert.

16.3 Diskussion: Lernen im Spannungsfeld zwischen Hoffnung, Krise und Normalität

Fragen wir abschließend, welche Schlussfolgerungen sich aus den zurückliegenden Ausführungen unter Lern- und Unterstützungsgesichtspunkten ziehen lassen.

Zeigen wollten wir am Beispiel des Umgangs mit dem bei chronischer Krankheit erforderlichen Medikamentenregime zunächst einmal, dass die Auseinandersetzung mit der Patientenperspektive ein lohnenswertes Unterfangen darstellt, das nicht nur für das Verständnis der Situation der Erkrankten, sondern auch für die Konzipierung von Unterstützungsmöglichkeiten sehr erhellend sein dürfte und in der Forschung dringend weiterer Aufmerksamkeit bedarf (Thorne et al. 2002). Wie bedeutsam dies ist, sei angesichts der Ausdehnung der Verlaufsdauer sowie der Veränderung der Verlaufsmuster vieler chronischer Krankheiten noch einmal betont. Infolge des medizinisch-pharmakologischen Fortschritts begleiten sie die Erkrankten heute oft über viele Jahrzehnte hinweg. Was es aus Sicht der Erkrankten bedeutet, über so lange Zeit mit chronischer Krankheit zu leben und welche unterschiedlichen (Lern-)Herausforderungen sich dabei im Verlauf der Krankheit stellen – darüber ist das empirische Wissen nach wie vor gering, nicht zuletzt, weil, wie eingangs erwähnt, Studien zum »patient's view« in Deutschland eher rar sind und viele der vorliegenden Untersuchungen aus einer Zeit stammen, in der chronische Krankheiten noch andere Verlaufsmuster aufwiesen. Größer angelegte Studien aufzulegen, die den Gesamtverlauf chronischer Krankheit aus Patientensicht zum Gegenstand erheben und dabei nicht auf einzelne Krankheitsbilder bzw. die Spezifika, sondern auf die allgemeinen Merkmale chronischer Krankheit zielen, gehört daher zu den wichtigen Aufgaben der Zukunft (Corbin et al 2009; Schaeffer 2009; Schaeffer u. Moers 2011).

Mit unseren Ausführungen wollten wir dazu einen Beitrag leisten. Wenngleich die Spätphasen chronischer Krankheit hier nicht thematisiert wurden (s. dazu Ewers u. Schaeffer 2005), dürfte deutlich geworden sein, wie sehr sich die durch die Krankheitssituation entstandenen Herausforderungen im Verlauf der Krankheit wandeln und wie in Korrespondenz dazu auch das Verhalten der Erkrankten variiert. Sind die Erkrankten zu Beginn stark durch die existenziell bedrohliche Krankheitskrise und den Schock der Diagnose geprägt, infolge deren sie sich den Gesundheitsprofessionen überantworten und unhinterfragt in die traditionelle Patientenrolle begeben, setzen sie später hoffnungsfroh auf Renormalisierung und Rückkehr zum bis dato gewohnten Leben, weil sie insgeheim dem Muster von Akutkrankheiten folgen und nicht antizipieren, was es bedeutet, an einer chronischen Krankheit zu leiden. In der Folgezeit müssen sie notgedrungen eine Umgangsweise für das Leben mit Chronizität und die damit verbundenen Unkalkulierbarkeiten entwickeln und auch ein anderes Verhältnis zur Patientenrolle finden. Dabei befinden sie sich – wie zu sehen war – in einer schwierigen Situation, denn aufgrund der Eigendynamik chronischer Krankheit, die durch den Wechsel von Krisen, Phasen der Restabilisierung, relativer Stabilität, erneuter Destabilisierung und weiteren Krisen gekennzeichnet ist, sind ihren Bemühungen immer nur zeitweise Erfolge beschert. Vor allem bei Umschwüngen des Krankheitsverlaufs oder erneuten krisenhaften Zuspitzungen bzw. Komplexitätssteigerungen werden sie wieder irritiert. Das Leben mit chronischer Krankheit kommt daher fast einem Jongleursakt gleich, für dessen Steuerung die Erkrankten unterschiedlich gelagerte Kompetenzen benötigen (Schaeffer 2004). Sie zu erwerben ist – wie zu sehen war – nicht einfach, vor allem dann nicht, wenn keine angemessene Unterstützung bei den dazu erforderlichen Lernprozessen zur Verfügung steht. Fehlt diese Unterstützung, drohen die Anpassungsbemühungen der Patienten begrenzt zu bleiben oder ins Leere zu laufen, was unter Umständen vermeidbare Krisen oder vorzeitige Abwärtsentwicklungen provoziert.

Nicht weniger wichtig ist es für die Erkrankten, ein angemessenes Verhältnis zur Besonderheit der Patientenrolle bei chronischer Krankheit zu finden, worüber der Diskurs noch recht begrenzt ist (Boyer u. Lutfey 2010; Lubkin 2002; Schaeffer u. Moers 2008). Die Patientenrolle bei chronischen Erkrankungen unterscheidet sich grundlegend von der (traditionellen) Patientenrolle akut Erkrankter. Akutkranke leiden an einer vorübergehenden Krankheit, erhalten Dispens von ihren Alltags- und Rollenverpflichtungen und sind im Gegenzug lediglich zur Mithilfe bei ihrer Genesung verpflichtet (Parsons 1963). Chronisch Kranke befinden sich dagegen in einer durch Ambiguität geprägten Situation (Schaeffer 2004, 2009). Sie sind bedingt krank und bedingt gesund (Gerhardt 1993), phasenweise mehr in ihrer Handlungsfähigkeit eingeschränkt, phasenweise weniger. Dennoch steht ihr Leben insgesamt unter den Bedingungen der Erkrankung. Dabei erhalten sie keine Entlastung von Alltagsverpflichtungen, sondern müssen diese *und* die Krankheit bewältigen – eine Situation, der Überforderungstendenzen innewohnen (Schaeffer u. Moers 2008). Um ihnen zu entgehen, benötigen sie unterschiedlichste Selbstmanagementkompetenzen, zu deren Erwerb die Erkrankten immer wieder ungewohntes (Lern-)Terrain betreten müssen.

Auch deshalb bedürfen sie der Unterstützung – darüber besteht inzwischen Konsens, wie die in den letzten Jahren entstandenen Angebote auf dem Gebiet der Patienteninformation, -beratung und -schulung, etwa zum Erwerb von »health literacy« (Gesundheitskompetenz), zur Förderung der Nutzerkompetenz oder zur Selbstmanagementunterstützung, belegen (Gazmararian et al. 2003; Petermann u. Schaeffer 2011; Schaeffer et al. 2007; Schaeffer u. Müller-Mundt 2012; Speros 2005). Wenn all diese unterschiedlichen Konzepte und Strategien kommunikativ-edukativer Unterstützung ihr Ziel nicht verfehlen sollen, ist es allerdings erforderlich, dass auch sie Verlaufsgesichtspunkten größere Aufmerksamkeit widmen, denn bislang finden diese kaum Beachtung. Wie wir gezeigt haben, stellt sich die Situation der Erkrankten in den verschiedenen Phasen des Krankheitsverlaufs jedoch sehr unterschiedlich dar, sodass auch jeweils andere Interventionsstrategien gefordert sind.

So benötigen chronisch Erkrankte zu Beginn eher kommunikative Unterstützung bei der Verarbeitung der Diagnose und der durch die Krankheitsmanifestation hervorgerufenen biographischen Zäsur sowie bei der Überwindung der schockbedingten Handlungsunfähigkeit. Erst in der darauffolgenden Phase sind Strategien wie Information, Wissensvermittlung und auch die Förderung von »health literacy« sinnvoll, denn erst jetzt sind die Erkrankten überhaupt (wieder) aufnahmefähig und auch an Wissenserwerb interessiert. Wie zu sehen war, sollten entsprechend ausgerichtete kommunikativ-edukative Unterstützungsmaßnahmen prospektiv angelegt sein und auch das Thema »Chronizität und Leben mit Chronizität« umfassen, um die Erkrankten vor Enttäuschung und Hoffnungsverlust in der folgenden Phase zu bewahren und sie realistisch auf den Alltag mit chronischem Kranksein einzustellen und vorzubereiten. In der darauffolgenden Phase wiederum ist Kompetenzförderung, vor allem jedoch (empowermentorientierte) Selbstmanagementförderung angebracht, also eine gezielte proaktive Unterstützung der Erkrankten bei den unterschiedlichen Problemen, die sich ihnen (aus ihrer Sicht!) im Umgang mit ihrer Situation stellen, um sie zu kompetenten Akteuren zu machen (de Silva 2011; Lorig et al. 2005). Dabei kann sich Selbstmanagementförderung auf höchst unterschiedliche Bereiche erstrecken, etwa auf Fragen der Medikation, des Umgangs mit Krankheitsfolgen im Alltag, Fragen zum Versorgungssystem und zur Rolle als Patient und Nutzer in der Interaktion mit den Gesundheitsprofessionen, Fragen zum Berufs- und Familienleben bei chronischer Krankheit, zur eigenen Lebensplanung unter den Bedingungen der Krankheit etc. (ebd.).

Wenn die Krankheit voranschreitet und das Geschehen an Komplexität gewinnt, zeigen sich oft Überforderungsanzeichen, sodass erneut ein Wechsel der Interventionsstrategie angezeigt ist. Selbstmanagementförderung hat zwar auch dann nach wie vor Bedeutung, sollte aber unter Umständen durch »health coaching« (Lawn u. Schoo 2010) und Monitoring/Case Management (Ewers 2011) ergänzt oder gar ersetzt werden, je nach fallspezifischen Bedingungen.

Vor allem in den Spätphasen, die hier nicht thematisiert wurden, sind wiederum eher protektive, aber nichtsdestotrotz autonomieerhaltende Interventionsstrategien gefragt und gewinnt Case Management an Bedeutung. Kommunikativ-edukative Unterstützung sollte sich dann eher an die

Angehörigen richten und darauf zielen, sie zu befähigen und zu »ermächtigen«, mit der Situation umzugehen.

Die hier aufgezeigten Herausforderungen beim Umgang mit Medikamenten und die daraus resultierenden Unterstützungserfordernisse verdeutlichen vor allem eines: Chronisch Erkrankte müssen sich im Verlauf ihrer Krankheit zahlreichen (Lern-) Herausforderungen stellen. Entsprechend vielfältig und variabel sollten die Interventions- und Unterstützungsstrategien sein, um dem Spannungsfeld zwischen Hoffnung, Krise und Normalität adäquat begegnen zu können.

Literatur

Bond C (2004) Concordance. A partnership in medicine-taking. Pharmaceutical Press, London

Boyer CA, Lutfey KE (2010) Examining critical health policy issues within and beyond the clinical encounter: Patient-provider relationships and help-seeking behaviors. Journal of Health and Social Behavior 51:80–93

Bury M (2009) Chronische Krankheit als biografischer Bruch. In: Schaeffer D (Hrsg) Bewältigung chronischer Erkrankungen im Lebenslauf. Huber, Bern, S 75–90

Charmaz K (2000) Experiencing chronic illness. In: Albrecht G, Scrimshaw S (Hrsg) Handbook of social studies in health and medicine. Sage, London, S 277–292

Conrad P (1985) The meaning of medications: Another look at compliance. Social Science & Medicine 20:29–37

Corbin J, Strauss A (2010) Weiterleben lernen: Verlauf und Bewältigung chronischer Krankheit. Huber, Bern

Corbin J, Hildenbrand B, Schaeffer D (2009) Das Trajektkonzept. In: Schaeffer D (Hrsg) Bewältigung chronischer Erkrankungen im Lebenslauf. Huber, Bern, S 55–74

Dunbar-Jacob J, Erlen JA, Schlenk EA et al. (2000) Adherence in chronic disease. Annual Review of Nursing Research 18:48–90

Ekman I, Schaufelberger M, Kjellgren KI et al. (2007) Standard medication information is not enough: poor concordance of patient and nurse perceptions. Journal of Advanced Nursing 60:181–186

Ewers M (2011) Case Management und andere Steuerungsaufgaben der Pflege. In: Schaeffer D, Wingenfeld K (Hrsg) Handbuch Pflegewissenschaft. Juventa, Weinheim, S 643–660

Ewers M, Schaeffer D (2005) Am Ende des Lebens. Versorgung und Pflege von Menschen in der letzten Lebensphase. Huber, Bern

Gazmararian JA, Williams MV, Peel J et al. (2003) Health literacy and knowledge of chronic disease. Patient Education and Counseling 51:267–275

Gerdes N (1986) Der Sturz aus der normalen Wirklichkeit und der Suche nach Sinn. In: Schmidt W (Hrsg) Jenseits der Normalität: Leben mit Krebs. Kaiser, München, S 10–34

Gerhardt U (1993) The sociological relevance of chronic illness. In: Abel T, Geyer S, Gerhardt U et al. (Hrsg) Medical sociology: Research on chronic illness, 3. Aufl. Informationszentrum Sozialwissenschaft, Bonn, S 11–35

Haslbeck J (2010) Medikamente und chronische Krankheit. Selbstmanagementerfordernisse im Krankheitsverlauf aus Sicht der Erkrankten. Huber, Bern

Haslbeck J, Schaeffer D (2009) Routines in medication management: The perspective of people with chronic conditions. Chronic Illness 5:184–196

Lawn S, Schoo A (2010) Supporting self-management of chronic health conditions: Common approaches. Patient Education and Counseling 80:205–211

Lorig KR, Hurwicz ML, Sobel DS, Hobbs M, Ritter PL (2005) A national dissemination of an evidence-based self-management program: A process evaluation study. Patient Education and Counseling 59:69–79

Lubkin IM (2002) Chronisch Kranksein. Implikationen und Interventionen für Pflege und Gesundheitsberufe. Huber, Bern

Müller-Mundt G, Schaeffer D (2011) Bewältigung komplexer Medikamentenregime bei chronischer Krankheit im Alter. Förderung des Selbstmanagements als Aufgabe der Pflege. Zeitschrift für Gerontologie und Geriatrie 44:6–12

Müller-Mundt G, Schaeffer D, Haslbeck J (2008) Bewältigung komplexer Medikamentenregime – Erfordernisse der Selbstmanagementunterstützung. In: Schaeffer D, Behrens J, Görres S (Hrsg) Optimierung und Evidenzbasierung pflegerischen Handelns. Ergebnisse und Herausforderungen der Pflegeforschung. Juventa, München, S 30–55

OECD (2011) Health at a glance: Europe 2010

Parsons T (1963) Struktur und Funktion der modernen Medizin. Eine soziologische Analyse. Kölner Zeitschrift für Soziologie und Sozialpsychiatrie 3:10–57

Petermann F, Schaeffer D (2011) Patientenberatung/Patientenedukation. In: BZgA (Hrsg) Leitbegriffe der Gesundheitsförderung und Prävention, 5. Aufl. Conrad-Verlag, Werbach-Gamburg, S 413–416

Pound P, Britten N, Morgan M, Yardley L, Pope C, Daker-White G, Cambell R (2005) Resisting medicines: A synthesis of qualitative studies of medicine taking. Social Science & Medicine 61:133–155

Schaeffer D (2004) Der Patient als Nutzer. Krankheitsbewältigung und Versorgungsnutzung im Verlauf chronischer Krankheit. Huber, Bern

Schaeffer D (2009) Bewältigung chronischer Erkrankung – Status quo der Theoriediskussion. In: Schaeffer D (Hrsg) Bewältigung chronischer Krankheit im Lebenslauf. Huber, Bern S 15–51

Schaeffer D, Moers M (2008) Überlebensstrategien – ein Phasenmodell zum Charakter des Bewältigungshandelns chronisch Erkrankter. Pflege und Gesellschaft 13:6–31

Schaeffer D, Moers M (2011) Bewältigung chronischer Krankheiten – Herausforderungen für die Pflege. In: Schaeffer D, Wingenfeld K (Hrsg) Handbuch Pflegewissenschaft. Juventa, Weinheim, S 329–363

Schaeffer D, Müller-Mundt G (2012) Bewältigung komplexer Medikamentenregime bei chronischer Erkrankung – Herausforderungen und Unterstützungserfordernisse aus der Sicht der Gesundheitsprofessionen. Pflege 25:33–48

Schaeffer D, Müller-Mundt G, Haslbeck JW (2007) Bewältigung komplexer Medikamentenregime bei chronischen Erkrankungen – Herausforderungen aus der Sicht der Gesundheitsprofessionen. Veröffentlichungsreihe des Instituts für Pflegewissenschaft, P07-134. IPW, Bielefeld

Shrank WH, Cadarette SM, Cox E, Fischer MA, MD, Mehta J, Brookhart AM, Avorn J, Choudhry NK (2009) Is there a relationship between patient beliefs or communication about generic drugs and medication utilization? Medical Care 47:319–325

Silva D de (2011) Evidence: Helping people help themselves. A review of the evidence considering whether it is worthwhile to support self-management. The Health Foundation, London

Speros C (2005) Health literacy: concept analysis. Journal of Advanced Nursing 50:633–640

Strauss A, Corbin J, Fagerhaugh S, Glaser BG, Maines D, Suczek B, Wiener CL (1984) Chronic illness and the quality of life. Mosby, St. Louis

SVR (2009) Koordination und Integration – Gesundheitsversorgung in einer Gesellschaft des längeren Lebens. Sondergutachten des Sachverständigenrates zur Begutachtung der Entwicklung im Gesundheitswesen 2009, Bonn

Tarn DM, Paterniti DA, Kravitz RL, Heritage J, Liu H, Kim S, Wenger NS (2008) How much time does it take to prescribe a new medication? Patient Education and Counseling 72:311–319

Thorne S, Paterson BL, Acorn S, Canam C, Joachim G, Yillings C (2002) Chronic illness experience: Insights from a qualitative meta-study. Qualitative Health Research 12:437–452

WHO (2003) Adherence to long-term therapies. Evidence in action, Genf

WHO (2009) Millenium Development Goals: Progress towards the health-related Millenium Development Goals. World Health Organization, Genf

»Da wurde man, auf Deutsch gesagt, so richtig in heißes Wasser geschmissen«: Der Herzinfarkt als »politisches« Phänomen?

Peter Alheit

Krankheit ist nicht nur ein körperliches Geschehen. Wir werden krank auch unter den Bedingungen, unter denen wir leben und arbeiten müssen. Eine bestimmte Gruppe von Aktivisten der DDR-Gesellschaft, die sog. betrieblichen Kader – also die Führungskräfte des sozialistischen Wirtschaftssystems –, war strukturell überfordert. Dafür gibt es aus unterschiedlichen Bereichen überzeugende Belege. Auch der Fall Dietmar Dollinger, der im Folgenden qualitativ analysiert wird, gehört dazu. Seine Krankheitsgeschichte ist nahezu typisch für politische Akteure in seiner Position. Menschen werden krank unter der Last von ideologischen Erwartungen, die aus benennbaren Gründen nicht zu erfüllen waren. Herzinfarkte erscheinen keineswegs überraschend. Vergleichsbasis der Fallstudie ist die interessante Untersuchung einer großen Werft in Ostdeutschland (vgl. Alheit u. Haack 2004), wichtige Einsichten vermittelt auch ein literarisches Dokument der DDR-Zeitgeschichte (Neutsch 1964).

17.1 Statt einer Einleitung: Geschichten und Strukturen

Dietmar Dollinger erzählt sein Leben. Er hat es schwer gehabt. Eigentlich ist immer zu viel von ihm verlangt worden. Er hat versucht, die Anforderungen zu erfüllen, aber irgendwann streikt das Herz. Nach einer Rehabilitationsphase wird er weiterarbeiten und erneut Infarkte bekommen. Seine Arbeits- und Krankheitsgeschichte liegt in der DDR. Nach der Wende verschlechtert sich der Gesundheitszustand zunächst, verbessert sich dann jedoch überraschenderweise. – Gibt es zwischen dem Krankheitsprozess und den gesellschaftlichen Entwicklungen einen systematischen Zusammenhang? Lässt sich ein individuelles Krankheitsgeschehen auf strukturelle Einflüsse zurückführen? Haben die Geschichten, die Menschen erzählen, methodologisch gefragt, einen Hintergrund, der uns womöglich soziale Strukturen erkennen lässt? Was haben »Geschichten« und »Strukturen« überhaupt miteinander zu tun (vgl. Alheit 2005)?

Wenn wir uns sozialer Wirklichkeit in ihren konkreten Ausprägungen methodisch nähern, haben wir – unabhängig davon, ob wir Historiker, Soziologen oder Erziehungswissenschaftler sind – prinzipiell zwei Möglichkeiten des Zugangs: Wir können sie gleichsam »von außen« betrachten wie eine Landschaft, auf die man herabsieht, und nehmen dabei die markanten Strukturen wahr, Hierarchien und Funktionen, Institutionen und Organisationen, Protagonisten und Zuarbeiter. Oder wir beobachten sie »von innen«, mit den Augen der sozialen Akteure, die praktisch handeln müssen, ihr Handeln rechtfertigen und deuten und selbstverständlich auch eine Vorstellung von dem haben, was soziale Wirklichkeit ist, gleichgültig, ob sie den Beobachtungen von außen entspricht oder nicht.

Bourdieu hat in einer treffenden Metapher und mit Rückgriff auf literarische Beispiele die erste Art, wissenschaftlich zu sehen, mit einer Position auf dem Feldherrnhügel verglichen. Dort geht es um die generellen Ideen, die nach einem Bonmot von Virginia Woolf fast immer »Generalsideen« sind (Bourdieu 1992, S. 43f.). Er selbst sympathisiert freilich mit der zweiten Sichtweise, die er literarisch mit der Situation des Fabricius in Stendhals *Kartause von Parma* verknüpft, der im Schützengraben sitzt, keinerlei Übersicht hat und dem die Kugeln nur so um die Ohren fliegen (ebd., S. 43). Soziale Wirklichkeit schließt offenbar beides ein, Generalsblick und Schützengraben; und wir grenzen als wissenschaftliche Beobachter dann einen entscheidenden Teil der Realität aus, wenn wir entweder nur »auf dem Feldherrnhügel« verharren oder uns ausschließlich »im Schützengraben« verschanzen.

Der folgende Teil der Überlegungen wird gleichsam »im Schützengraben« beginnen und die Lebensgeschichte eines Herzinfarktpatienten aus Ostdeutschland zum Thema machen. Die nachfolgenden Gedanken werden dann die Frage stellen, ob diese Krankheitsgeschichte mehr verrät als ein triviales Myokardinfarktgeschehen, ob sie also plausible Schlüsse auf gesellschaftliche Kontexte zulässt. Eine knappe Reflexion schließt die Überlegungen ab.

17.2 Die narrative Rekonstruktion eines »politischen« Infarkts

17.2.1 Das biographische Porträt

Dietmar Dollinger wird 1934 in Ostdeutschland geboren. Er kommt aus einer multikulturellen Familie. Seine Mutter stammt offensichtlich aus einem anderen kulturellen Kontext. Während der Kindheit werden innerhalb der Familie verschiedene Sprachen gesprochen (»Wir haben da, eh, auch zwei Sprachen mal gelernt«, D.D.), allerdings beherrscht er die Sprache der Mutter heute nicht mehr. Die späte Kindheit ist durch die Nachkriegszeit geprägt. Als ältestes Kind muss er Verantwortung für die Familie übernehmen. Der Vater ist noch in Kriegsgefangenschaft (»Ich war der älteste Sohn und hab praktisch die Familie ernähren müssen«, D.D.). Er stiehlt Kohlen für ein wenig Wärme in der kargen Unterkunft, die er mit der Mutter und den beiden Geschwistern teilt. Und er »organisiert« Essbares für die kleine Familie.

Der beständige Hunger ist auch der Grund für die Wahl einer Lehrstelle in der Landwirtschaft: »... da hat man sich das gesucht, wo man unter Umständen bisschen was zu essen bekommen hat; hab ich Landwirt gelernt« (D.D.). Als der Vater zurückkommt, zieht die Familie um. Dietmar Dollinger selbst bleibt auf dem Hof seines Lehrherrn. Nach der Lehre möchte er »ein bissl was erleben«, verlässt die DDR über Berlin und geht in den Westen. Im Ruhrgebiet findet er Arbeit unter Tage (»war ich 1.200 Meter unter der Erde«, D.D.), verdient überdurchschnittlich gut und kann sich gemeinsam mit einem Kollegen eine »600er BMW mit Seitenwagen« leisten. Die nutzt er für Urlaubsreisen in Europa, unter anderem 1954 zum Besuch der Fußballweltmeisterschaft in der Schweiz. Reisen sind übrigens ein Thema, das Dollingers gesamte Biographie durchzieht. Es ist eine Lebensgeschichte der Orte, Städte und Länder. Der Erzähler ist in gewissem Sinn »immer unterwegs«.

Eine schwere Nierenkrankheit der Mutter zwingt ihn, auf ihr Drängen hin in die DDR zurückzukehren. Die Entscheidung ist nicht unriskant. Hier wird zunächst seine »Republikflucht« mit fünf Monaten Gefängnis geahndet. Danach beginnt indessen ein Bildungs- und Karriereaufstieg ohne Beispiel. Man kann nur mutmaßen, dass – möglicherweise während des Gefängnisaufenthalts – ein ideologischer Anpassungsprozess stattgefunden hat, der die günstige Startsituation plausibel macht. Er selbst erzählt dazu nichts.

Seine eigenartig diffuse Darstellung der Berufskarriere lässt immerhin folgende Stadien erkennen: Zunächst macht er an einem landwirtschaftlichen »Lehrmeister-Institut« eine Ausbildung zu einer Art Berufsschullehrer. Damit beginnt auch die strukturelle Überforderung, die ihn einerseits zum betrieblichen Kader prädestiniert, andererseits jedoch – mit einer gewissen »Logik« – eine Gesundheitsgefährdung heraufbeschwört, die ihn an den Rand des Todes führt: »Da wurde man, auf Deutsch gesagt, so richtig, eh, in, in, na ja, wie soll man sagen, in heißes Wasser geschmissen.« (D.D.) Er wird an einen entlegenen Ort geschickt und muss zum einen Lehrlinge praktisch ausbilden, zum anderen theoretischen Unterricht geben, und zwar in allen Fächern – auch in Deutsch und Literatur, was ihm ganz und gar widerstrebt (»Ich war ja kein **Deutschlehrer** oder so was«, D.D.).

Dollinger wechselt dann zu einer neuen Arbeitsstelle, einem »Volksgut« mit ungefähr 140 Lehrlingen. Hier wird er »praktisch drei Stellen« bekleiden: Er ist Abteilungsleiter, Lehrobermeister und stellvertretender Direktor für den Wohnungsbaubereich des Guts (»das war 'ne unheimliche Belastung, aber war für die Gesamtentwicklung also .. gut«, D.D.). Das »verhältnismäßig sehr gute Gehalt« aus der Dreifachbelastung ist allerdings notwendig geworden, weil er 1957 geheiratet hat und seine Frau in kurzen Abständen vier Kinder bekommt.

Aber weder seinen eigenen Ambitionen noch den Erwartungen von Partei und Gesellschaft ist damit Genüge getan. Parallel zu der Belastung mit drei beruflichen Funktionen beginnt Dollinger ein zehn Jahre dauerndes Fernstudium zum Agraringenieur. Seinem Wunsch, zwischenzeitlich auch eine Leitungsfunktion zu übernehmen, wird – wenn auch verspätet – mit einem äußerst diffizilen Auftrag entsprochen: In der zweiten Phase der Agrarpolitik der DDR, der Kollektivierung der Landwirtschaft zwischen 1952 und 1960, wird er beauftragt, in einer äußerst rückständigen Region eine landwirtschaftliche Produktionsgenossenschaft (LPG) zu gründen und private Höfe zu verstaatlichen. Der

Widerstand ist erheblich (»die haben an ihren kleinen Katen haben die gehangen«, D.D.). Die ersten Jahre belasten auch die Familie schwer (»Das war eine sehr strapaziöse Zeit ... das war mit Morddrohungen verbunden, also, die, mit Abstechen und alles Mögliche«, D.D.). Acht Jahre wird er als LPG-Vorsitzender hier bleiben.

Dann kommt der Parteiauftrag, im konservativen ostdeutschen Norden eine große LPG aufzubauen. Sieben Dörfer sind beteiligt. Und die ökonomische Ausgangssituation ist miserabel. Auch dieser Aufbau ist mühsam. Dollinger hat mit heftigen Widerständen zu kämpfen. Ein Hausbau kommt hinzu – mit all den bekannten Konflikten von Materialmangel und Beschaffungsproblemen. Am Ende steht ein Landwirtschaftsbetrieb mit knapp 3.000 Hektar Fläche, 1.000 Kühen und 13.000 Schweinen – ein Großbetrieb also, der gut funktioniert. Und genau zu diesem Zeitpunkt, in der Mitte der 1980er-Jahre, kommt der erste Herzinfarkt. Dollinger hat noch Glück. Der Infarkt tritt bei einer Autofahrt ein. Er fährt nur in den Graben, wird schnell gefunden und rechtzeitig ins Krankenhaus gebracht.

Eigentlich müsste die Arbeitskarriere damit beendet sein. Die Ärzte verpflichten ihn nach einer Rehaphase zur Begrenzung seiner Arbeitszeit auf vier Stunden am Tag. Das ist freilich unrealistisch und mit seiner Kaderfunktion als LPG-Vorsitzender nicht vereinbar (»ich kann als Betriebsleiter net bloß vier Stunden arbeiten«, D.D.). Er erreicht schnell wieder die alte Arbeitsbelastung und wird noch zwei weitere Infarkte überstehen. Noch vor der Wende wird er jedoch verrentet. Mit 55 Jahren ist er »invalidisiert«, wie er ironisch resümiert.

1995 müssen ihm vier Bypässe gelegt werden, und dabei wird noch ein weiterer Infarkt festgestellt, den er selbst gar nicht bemerkt hat. Zur Herzinsuffizienz gesellt sich ein chronisches Rückenleiden. Um die Schmerzen erträglich zu halten, wird ihm eine »Morphinpumpe« eingesetzt, die die Wirbelsäule kontinuierlich mit schmerzstillenden Medikamenten versorgt. Sarkastisch stellt er fest, dass kaum ein Körperteil ohne Metallunterstützung funktioniere.

Lebensinhalt sind nach der Wende der eigene Garten und die Erziehung eines Enkels, der bei den Großeltern aufwächst. Ein wichtiges Erinnerungsreservoir sind allerdings auch die vielen Reisen – als junger Mann nach Westdeutschland, Frankreich und in die Schweiz, als Kadermitglied mit Delegationen in verschiedene, auch weit entfernte Sowjetrepubliken, mit seiner Frau in den letzten Jahren nach Prag und Wien und an viele Stätten in Westdeutschland (»also wir waren viel fort, sind viel, viel unterwegs«, D.D.). Dietmar Dollinger ist jemand, der es gewiss nicht leicht hatte, der aber doch auch Alternativen kennt zur Schwere seines Arbeitslebens.

17.2.2 Die sozialen Rahmenbedingungen des Krankheitsgeschehens

Was bei der Betrachtung der biographischen Erzählung zunächst auffällt, ist die relative Gelassenheit angesichts der schweren gesundheitlichen Beeinträchtigungen des Erzählers bis zum heutigen Tag. Man hat durchaus den Eindruck, dass eine *Erfolgsgeschichte* erzählt wird und keineswegs eine Leidensgeschichte. Dietmar Dollinger ist auf seine eigene Weise stolz auf das, was er zustande gebracht hat in seinem Arbeitsleben, vielleicht ist er sogar stolz auf die Art, wie er seine vielen Herzinfarkte bewältigt hat. Die sarkastische Distanz, mit der er über seinen mehrmaligen Abtransport in die Klinik per Hubschrauber reden kann, ist symptomatisch: »Man gönnt sich ja sonst nichts.« (D.D.)

Andererseits jedoch werden auch die Belastungen nachvollziehbar:

- D.D.: Also das war, wissen Sie, bisschen eigenartig. Da wurde man, .. auf Deutsch gesagt, so richtig .. eh, .. in, in, ... na ja, wie soll man das sagen, .. in heißes Wasser geschmissen.
- I: Mhm.
- D.D.: Da musste ich dann .. eh, praktische Ausbildung machen und .. Lehre [...]. Und, eh .. in, ... im Winter vor allen Dingen, weil der Lehrer dort gar net hinkam auf dieses, in dieses Gebiet, .. das war ja eingeschneit, da musste ich dann theoretischen Unterricht geben, Unterricht, den ich ja gar net konnte.

▼

- I: Mhm.
- D.D.: Ich war ja kein **Deutschlehrer** oder so was
- I: Ja.
- D.D.: und musste alles unterrichten .. und die praktische Ausbildung auch noch, .. war aber insgesamt alles .. positiv und man hat, .. man war gezwungen,
- I: Mhm.
- D.D.: eh, praktisch sich vielseitig .. selber zu bilden ... (Dietmar Dollinger).

Die Einführung der zitierten Passage ist typisch für Dollinger. Er nimmt eine ironisch-distanzierte Haltung zu seinem Leben ein. Was man ihm zumutet, ist ein »bisschen eigenartig«. Solche bewussten Untertreibungen häufen sich in der gesamten Erzählung. Tatsächlich soll er gleichzeitig Lehrmeister und universal gebildeter Berufsschullehrer sein. Besonders die zweite Aufgabe (»theoretischer Unterricht«) ist offensichtlich nicht sein Metier. Er ist kein »Deutschlehrer«; an einer anderen Stelle der biographischen Erzählung wird er mit einem gewissen Abscheu sagen, dass er sogar »Literatur« habe lehren müssen. Er ist Praktiker. Sein späteres Fernstudium zum Agraringenieur wird das nicht dementieren. Wenn er zur Lehre taugt, dann im mathematischen und im technischen Bereich.

Mit diesem Qualifikationsprofil passt er freilich exakt in die gesellschaftspolitische Idealvorstellung der frühen DDR: Ein aus dem Proletariat durch intensive Selbstbildung aufsteigendes Mitglied der Solidargemeinschaft ist gleichsam der »neue Mensch«, den der Sozialismus hervorbringen will. Vergleichbare Extremanforderungen werden etwa auch von sog. Neulehrern literarisch belegt – den an Arbeiter-und-Bauern-Fakultäten ausgebildeten, politisch engagierten und zumeist proletarischen Pädagogen der DDR-Frühzeit (vgl. hierzu Hermann Kants Roman *Die Aula*, 1965; vgl. auch Miethe u. Schiebel 2008). Wie heißt es in der neuen Nationalhymne der 1949 gegründeten DDR? »Auferstanden aus Ruinen / Und der Zukunft zugewandt, / Laß uns dir zum Guten dienen, / Deutschland, einig Vaterland.« Und in der dritten Strophe heißt es weiter: »Laßt uns pflügen, laßt uns bauen, / Lernt und schafft wie nie zuvor, / Und der eignen Kraft vertrauend, / Steigt ein frei Geschlecht empor.«

Dollinger hat durchaus Aspekte dieser ideologischen Emphase verinnerlicht, wenn er sagt, dass »insgesamt alles positiv« gewesen sei, aber er lässt auch den ungeheuren Erwartungsdruck auf seine Person erkennen, wenn er deutlich macht, dass »man gezwungen war«. Dieser Zwang (im positiven Sinn), dem man nicht ausweichen kann, aber dessen Erwartungshorizont man auch nie wirklich erreicht, wird ihn in seiner weiteren Karriere begleiten:

- D.D.: Da hatten wir dort einen, 'n, eine Betriebsberufsschule .. von dem Volksgut und hatten ungefähr so 140 Lehrlinge.
- I: Mhm.
- D.D.: Und dann hab ich ... eh .. praktisch drei Stellen als, als, drei Stellen in der Funktion gehabt. .. Da war ich einmal stellvertretender WBS-Direktor, Lehrobermeister und (halb lachend) Abteilungsleiter.
- I: Mhm.
- D.D.: Eh, das war 'ne unheimliche Belastung, aber war für die Gesamtentwicklung also .. gut (Dietmar Dollinger).

Auch hier ist wieder der Doppelaspekt erkennbar: »unheimliche Belastung« und »für die Gesamtentwicklung [...] gut«. Das Individuum muss gleichsam Opfer bringen für die Entwicklung der Gesellschaft. Ohne solche Opfer gibt es keinen Fortschritt. Die Eliten der »neuen Zeit« müssen Außergewöhnliches leisten, ob sie in der Aktivisten- und Wettbewerbsbewegung Normübererfüllung durchzusetzen haben oder, wie im Fall Dollinger, drei berufliche Funktionen zugleich wahrnehmen müssen: Es sind immer Herkules- oder genauer: Sisyphosaufgaben, die sie sich aufladen.

Zu diesen Aufgaben zählt die verordnete Kollektivierung der Landwirtschaft, die in der Geschichte der DDR niemals von allen Betroffenen akzeptiert worden ist (vgl. Schöne 2005). Die Kader, die sie durchzusetzen haben, stehen vor einer doppelten Aufgabe: Sie müssen die Menschen gewinnen, die häufig dem sozialistischen System am fernsten stehen (»die haben an ihren kleinen Katen haben die gehangen«, D.D.), und dann mit diesen widerspenstigen Akteuren dem Staat gegenüber nachweisen, dass die neuen Kollektive ökonomisch erfolgreicher sind als die alten Höfe und Güter. Das gelingt anfangs nur unter schwersten physischen und psychischen Belastungen (»das war mit Morddrohungen verbunden, also, die, mit Abstechen und alles Mögliche«, D.D.).

Die Vorstellung, dass genau dies ein hochgradiges Infarktpotenzial darstellt, ist gewiss naheliegend. Nachdem Dietmar Dollinger diesen Prozess zweimal durchgemacht hat, erscheint es eher erstaunlich, dass er erst 1985, mit 51 Jahren, seinen ersten Herzinfarkt bekommt. Drei weitere werden folgen. Aber trotz schwerer Invalidität hat er die Zeit nach dem Ausscheiden aus dem Arbeitsprozess, befreit auch von der Bürde eines leitenden betrieblichen Kaders, nicht nur überstehen, sondern in vieler Hinsicht sogar genießen können.

Der Weg in die Krankheit hat also unübersehbar gesellschaftliche Hintergründe. Das Leben mit der Krankheit ist möglich geworden durch eine Art »Befreiung«, die allerdings nur mit der Reisemetapher angedeutet werden kann (»also wir waren viel fort, sind viel, viel unterwegs«, D.D.). Die Wende selbst spielt übrigens in der biographischen Erzählung fast gar keine Rolle. Sie hat mit der Herzerkrankung wenig zu tun.

17.3 Der ungesunde Erwartungsdruck der »neuen Zeit«

Die DDR war eine »arbeiterliche« Gesellschaft. Engler (1999), der diesen Begriff im Anschluss an einen Vorschlag von Elias (1989) prägt, bezieht ihn auf eine kollektive Befindlichkeit der Ostdeutschen nach dem Zusammenbruch des Faschismus – eine doppelte Scham gleichsam: wie die Westdeutschen einer Nation von Verlierern anzugehören und, als Ostdeutsche, in eine neue Nation von Verlierern einzumünden. »Diese Schmach galt es zu tilgen. Arbeiten, um auch moralisch zu gesunden, hieß die Devise« (Engler 1999, S. 27f.).

Tatsächlich wurde die DDR eine »Arbeitsgesellschaft« fast im metaphysischen Sinn. Über Arbeit definierte sich der Alltag. Die heroische Arbeit prägte das politische Leitbild. Und Arbeit war auch Gegenstand der bildenden Kunst, der Literatur und des Theaters. Freilich, die konkreten Arbeitserfahrungen sahen anders aus: überall Fehlplanungen, immer wieder Desorganisation, lächerliche Wettbewerbe, ermüdende und widersinnige Verhandlungen um Löhne und Normen (vgl. ausführlich Alheit et al. 1999, Bd. 1, S. 573ff.). Engler resümiert:

> » Da die Rationalisierung der heroisch überspannten Arbeitspraxis jedoch auf Dauer nicht gelang, die Metaphysik der Arbeit andererseits nicht wiederzubeleben war, endete das Unternehmen in der Auszehrung jeglicher Arbeitsmotivation. (Engler 1999, S. 28) «

Das Problem war freilich, dass die unmittelbaren Adressaten all dieser Missgeschicke – i.d.R. völlig unberechtigterweise – die *betrieblichen Leitungskader* waren. Sie übernahmen eine »Pufferfunktion« nach oben – gegenüber den Parteileitungen – und nach unten – gegenüber den produktiv Arbeitenden, insbesondere den Brigaden. Und viele von ihnen wurden krank dabei (vgl. Alheit u. Haack 2004, S. 329ff.). Probleme mit der staatlichen Wirtschaftsplanung und der gleichzeitige Widerstand der Basis der Arbeiter, die beinahe ein »autonomes Gegenmilieu« bildeten (Alheit et al. 1999, Bd. 2, S. 1030ff.) – also genau die Dynamik, die Kader wie Dietmar Dollinger auszuhalten hatten –, wird überzeugend an einem berühmten literarischen DDR-Dokument der frühen 1960er-Jahre nachvollziehbar.

Eine der bemerkenswertesten Produktionen in der Geschichte der DEFA, der unter der Regie von Frank Beyer gedrehte Film *Spur der Steine* (mit Manfred Krug in der Hauptrolle eines Zimmermanns und Brigadiers mit eigenem Kopf), widmet dem angedeuteten Autonomiemotiv einen erstaunlich großen Raum. Allerdings verschwindet der Film – nach Stasi-Protesten – drei Tage nach seiner Premiere 1966 im Ostberliner Kino »International« aus dem Programm und wird erst nach 1989 wieder gezeigt. Offenbar war bis zu diesem Zeitpunkt das Thema noch zu heikel. Das Drehbuch basiert auf dem bereits 1964 erschienenen, literarisch nicht völlig überzeugenden, aber vom Publikum gut angenommenen gleichnamigen Roman von Erik Neutsch. Kernstellen dieses Romans vermitteln – gleichsam »gegen den Strich« gelesen – einen relativ präzisen Eindruck von jenem autonomen Gegen-

17

milieu, das auch in Dollingers Interview zu erahnen ist, aber nicht explizit zur Sprache kommt.

Die eigentliche »Botschaft« des fast 1.000 Seiten starken Epos lässt sich knapp skizzieren: Der robuste Brigadier einer Zimmermannsbrigade, Hannes Balla, ebenso leistungsfähig wie unberechenbar, wandelt sich vom egoistischen »Kohlemacher« zum Helden der Arbeit und zum loyalen Parteigenossen der SED. Dieser Wandlungsprozess verdankt sich auch dem Parteisekretär der Großbaustelle, die den Ort der Handlung bildet, einem dynamischen und unorthodoxen Organisator namens Horrath, der Balla nicht allein als Kommunist, sondern auch als Mensch überzeugt. Freilich, gerade das Menschliche bringt schließlich Horrath zu Fall. Er verliebt sich in die junge Ingenieurin Katrin Klee, beginnt neben seiner Ehe mit ihr ein Verhältnis und zeugt sogar ein uneheliches Kind. Sein moralisches Scheitern besteht darin, dass er sich weder vor seiner Frau noch vor der Partei vollends zu dieser Liebe bekennt, was sie schließlich zerstört und auch zum Ende seiner Parteikarriere führt. Balla, der seinerseits ein Auge auf Katrin geworfen hat, ist trauriger Zeuge dieses Niedergangs. Ein Happy End bleibt aus. Der Roman schließt mit einer elegischen Reflexion über »den Kommunismus hier drinnen«.

Rund um die zentralen Protagonisten und ihre Konflikte gruppieren sich eine Reihe zweitrangiger Akteure: ein überforderter Großbaustellenleiter, ein schüchterner, aber begabter Ingenieur aus protestantischem Hause, die als Kind geschändete Ehefrau des Parteisekretärs, ein bornierter Parteikarrierist ohne Bezug zum realen Leben, der forsche Altkommunist und Widerstandskämpfer, Mitglied des Zentralkomitees der Partei, der auf jedes Problem eine Antwort weiß, und sogar der Staatsratsvorsitzende. Alle Charaktere wirken konstruiert, kaum eine der beschriebenen individuellen Entwicklungen kann überzeugen, aber das versteckte Hintergrundthema (wie gewinnt die DDR bei den großen Aufgaben der Zukunft die veritablen Arbeiter?) lässt sich durchaus erkennen. An einigen Kernstellen des Romans will ich diese Lesart zu belegen versuchen:

»Horrath spürte die eisige Ablehnung des Brigadiers, spürte, daß er von Balla geschnitten wurde. Er konnte sich den Grund dafür nicht erklären. Vielleicht, dachte er, will er sich nur in seiner Arbeitswut nicht stören lassen. Diese Sorte von Zimmerleuten hält jeden, der nur kommt, um mit ihnen zu reden, für völlig überflüssig auf der Welt. Die Jacke sollte ich ausziehen und ihm beispringen, damit er nicht denkt, ich fürchte den Schmutz an den Händen. Ehe mich die Partei auf die Schule schickte, lieber Balla, bin ich Tag für Tag in den Schacht gefahren. Glaub nicht, daß das ein Vergnügen war, wenn wir auf dem Bauch lagen und bohrten. Oder ich muß ihn daran erinnern, daß wir uns schon einmal trafen, wenn auch nur flüchtig. Genauso habe ich dich noch in Erinnerung, im linken Ohr die Perle: ‚Einen schönen Gruß soll ich euch bestellen, von der Ostsee, vom Rostocker Hafen.' Balla horchte auf. Er richtete sich überrascht in den Knien hoch und blickte Horrath prall in die Augen. Aber er verriet mit keiner Miene, was er dachte. Von Rostock einen schönen Gruß? Sollten wir uns dort schon einmal begegnet sein? Dein Gesicht kam mir gleich nicht geheuer vor. Als ich dich vor ein paar Tagen sah, allerdings nur von weitem, war mir, als kennten wir uns. Doch unsere Bekanntschaft muß sehr oberflächlich gewesen sein. Ich vergesse sonst kein Gesicht, verlaß dich drauf. Deins aber ist verschwunden in mir, wie in einem Nebel. Du hast mir demnach nichts zuleide getan. Oder ...? Gutes ist von deiner Seite ja ohnehin nicht zu erwarten. Ich könnte dir für diesen Gruß danken. Das erhoffst du doch jetzt, wie? Aber du bist der Parteisekretär. Und das genügt, daß ich dir nicht antworte. Hast du mich verstanden, Bursche? Laut fragte Balla: ‚Hoffentlich haben sie dir die Arbeitsschutzbestimmungen erklärt. Damit nicht mich die Schuld trifft, wenn du dir den Hals brichst.'« (Neutsch 1964, S. 95)

Die Prototypen der Auseinandersetzung stehen sich gegenüber: der Brigadier und der Parteisekretär. Diese Inszenierung wäre wenig überzeugend, wenn es um eine zufällige Konfrontation ginge, den »wilden Balla« und den »klarsichtigen Horrath« beispielsweise. Die Szene lebt jedoch von einer objektiven Dynamik. Brigadier und Parteisekretär sind ein bereits literarisierbarer Antagonismus wie »König und Bettelmann«, »Arbeiter und Kapitalist«. Brigadier und Parteisekretär stellen offensichtlich Antipoden dar, die nicht mehr erklärungsbedürftig sind. »Gutes ist von deiner Seite ja ohnehin nicht zu erwarten«, sinniert Balla, »[...] du bist der Parteisekretär. Und das genügt, daß ich dir nicht antworte.«

Die DDR ist nicht einmal 20 Jahre alt, und im Kern ihres sozialen Lebens hat sich ein Konflikt etabliert, der ihre Legitimation bedroht, kein ideologischer Konflikt, sondern ein pragmatisches Dilemma um Arbeit und Lohn: »Horrath spürte die eisige Ablehnung des Brigadiers«. Der Brigadier seinerseits, da er Horrath zum ersten Mal bewusst als Parteisekretär wahrnimmt, kann ablehnend reagieren, weil »Parteisekretär« sich mit einer bereits typisierten Erfahrung verknüpft (»Und das genügt, daß ich dir nicht antworte«). Der Romancier, der sich dieses Konfrontationsmusters bedient, muss auf etabliertes Alltagswissen zurückgreifen können. Gewiss hat er ein geradezu pädagogisches Interesse, die antagonistische Konstellation aufzubrechen, aber das Geschehen kann nur dynamisch werden, wenn in der Grundkonstellation eine *reale* Dynamik liegt.

Natürlich zeigt schon die erste Szene, in welche Richtung sich der Roman entwickeln wird: Auch Horrath war Arbeiter, bevor er auf die Parteischule ging; und Balla scheint nicht ganz unbeeindruckt. Kennt er den Parteisekretär? Gibt es tatsächlich eine zurückliegende Begegnung? Die Vermutung, dass man miteinander ins Gespräch kommen wird, ist nicht besonders gewagt. Freilich, die Distanz ist vorläufig unüberwindbar. Der Antagonismus bleibt bestehen.

Aber worauf beruht eigentlich die Gegensätzlichkeit? Die Ratlosigkeit des Parteisekretärs angesichts der ablehnenden Haltung des Brigadiers (»Er konnte sich den Grund dafür nicht erklären«) erscheint wenig glaubhaft. Seine Assoziation, der andere wolle sich »vielleicht [...] nur in seiner Arbeitswut nicht stören lassen«, deutet immerhin in eine bestimmte Richtung: Balla steht für den Typus des Arbeiters, der außer an seiner Arbeit, der Brigade und seinem Lohn keinerlei soziales Interesse zeigt. Solchen Leuten ist freilich im Sozialismus schwer beizukommen. Sie sind gute und motivierte Arbeiter (»Arbeitswut«) und werden deshalb für den Aufbau der Gesellschaft dringend gebraucht, aber man kann sie nicht dazu zwingen, zusätzliche gesellschaftliche Aufgaben zu übernehmen, schon gar nicht zum Parteiengagement. Das Interesse an ausreichender und angemessener Arbeit und einem guten Lohn ist nicht ehrenrührig.

Neutsch entschärft den realen Konfliktstoff, der in seiner szenischen Konfrontation steckt, indem er den Brigadier zu einer Art Kunstfigur stilisiert: Balla ist *Zimmermann*. Seine Brigade, die längst mit Zementgießen im großen Stil beschäftigt ist (»Spur der Steine«), erscheint als objektiver Anachronismus. Ihre schwarze Montur, die Zimmermannshüte und die Perle im linken Ohr repräsentieren die Insignien zünftigen Handwerks, über das die moderne Zeit längst hinweggegangen ist. Balla wird später, als er sich zum Tragen des Parteiabzeichens durchgerungen hat, die Perle aus dem linken Ohr nehmen. Das Motiv avantgardistischer Moderne konkurriert mit dem Signum längst vergangener Tradition.

Freilich, der Durchschnittsbrigadier in der DDR ist kein Mann aus dem 19. Jahrhundert, sondern gewöhnlich ein moderner Industriearbeiter. Der Grundkonflikt, auf den die zitierte Szene sich bezieht, ist nicht der Antagonismus von Handwerk und Partei, von Tradition und Moderne, sondern ein Widerspruch, den die »sozialistische Moderne« erst erzeugt hat. Diese versteckte Dynamik lässt sich auch an anderen Kernstellen des Romans aufzeigen:

> »Heftiger als gewöhnlich wurde an allen Objekten über eine von den Modebewegungen gestritten, die garantiert mindestens halbjährlich erfunden wurden, sich meist auch nie länger hielten und sich stets hinter irgendwelchen Schlagworten verbargen, diesmal hinter diesem: sozialistisch arbeiten, lernen und leben. Bisher hatte Balla solche Diskussionen von sich und seiner Brigade fast immer mit der lapidaren Bemerkung abwehren können:
> ▼

Nichts wird so heiß gegessen, wie es gekocht wird. Manchmal allerdings, wenn er gar zu sehr bedrängt worden war, hatte er sich auch zur Mode bekannt, war fortan in Ruhe gelassen worden und hatte sich nie mehr um sie zu kümmern brauchen. Einmal war er deswegen sogar öffentlich gelobt, als Aktivist ausgezeichnet worden, obwohl er sich kaum noch des Namens entsonnen hatte, eines schwer aussprechbaren russischen Namens, mit dem die Methode bedacht worden war.« (Neutsch 1964, S. 147f.)

Der Autor stellt hier die Auseinandersetzungen des Brigadiers mit den jeweils verantwortlichen Leitungsebenen in einen (realen) Zusammenhang mit den Wettbewerbsbewegungen am Ende der 1950er-Jahre, namentlich mit der Gründungsphase der »sozialistischen Brigaden«. Die Distanz der Initiativen zu den unteren Produktionseinheiten wird sichtbar (»Modebewegungen«, »mindestens halbjährlich erfunden«, die »auch nie länger hielten« und »sich stets hinter irgendwelchen Schlagworten verbargen«), damit auch die Fehler der Partei. Der Text macht mit erstaunlicher Direktheit plausibel, wie die »Modebewegungen« von den Arbeitern ihrerseits instrumentalisiert und ausgenutzt wurden. Hier ist der Roman dicht an den wirklichen Problemen. Der Antagonismus »Brigadier« und »Parteisekretär« (verallgemeinert: *Arbeiter* und *Leitungskader*) bekommt ein sehr konkretes Gesicht. Das Problem, das sich aus diesem Widerspruch ergibt, ist für die Organisation der Industrie von beträchtlicher Tragweite und geht über diesen Basiskonflikt weit hinaus, wie Neutsch das erfahrene Zentralkomiteemitglied ausführen lässt:

»Über zehn Jahre lang haben wir den Gutwilligen unter der alten Intelligenz Gelegenheit gegeben, sich an die Bedingungen unserer Staatsmacht zu gewöhnen. Viele junge Ingenieure haben den Doktortitel und das Diplom an unseren Universitäten und Hochschulen erworben. Wir wären schlechte Marxisten, wollten wir glauben, daß das alles ohne Eindruck auf sie geblieben ist, mögen sie sich auch oft noch dagegen sträuben. Gerade deshalb muß die Partei ihnen helfen, damit wieder Ordnung in das Leitungswesen auf unseren Baustellen einzieht. Bauführer, Meister, Brigadier, so ist die Reihenfolge. Nicht der Brigadier bestimmt, wann und wie gebaut wird, sondern der Ingenieur. Beide beraten sich gegenseitig, wie es besser zu machen geht, immer besser, das verstehen wir unter Vertrauensverhältnis. Anders ist es gar nicht möglich, mit der komplexen industriellen Bauweise zu beginnen.« (Neutsch 1964, S. 233)

Die Partei kämpft offenbar an verschiedenen Fronten: Sie muss den Söhnen und Töchtern der »alten Intelligenz« klarmachen, dass sie Verantwortung übernehmen und ihre Leitungsfunktion ernst nehmen müssen, und sie steht gleichzeitig vor der Aufgabe, die zumindest innerbetrieblich autonom agierende Arbeiterschaft von der Preisgabe dieser neu gewonnenen Autonomie zu überzeugen (»Nicht der Brigadier bestimmt, wann und wie gebaut wird, sondern der Ingenieur«). Wenn dabei die Partei selbst auch nicht mehr verantwortlich erscheint für die Organisationsprobleme zwischen Leitung und Produktionseinheiten – immerhin ein starkes Indiz dafür, dass solche Probleme an der Tagesordnung waren (»helfen, damit wieder Ordnung in das Leitungswesen unserer Baustellen einzieht«) –, ist die soziale Konstellation, die dieser Appell voraussetzt, nicht ohne Pikanterie: Die SED kann sich problemlos weder auf die Loyalität der bürgerlichen Intelligenz beziehen, die zu Beginn der 1960er-Jahre nach wie vor einen großen Teil der technischen Intelligenz in der DDR stellt, noch auf die der breiten Arbeiterschaft, die offenbar ihren eigenen Weg gefunden hat zu bestimmen, »wann und wie gebaut wird«. Während nun die Disziplinierung und Einbindung der alten Intelligenz keine wirkliche Schwierigkeit für die Parteistrategie darzustellen scheint (»deshalb muß die Partei ihnen helfen«), besteht die Herausforderung in der Resistenz und Autonomie der Arbeiterschaft:

»Wir […] müssen die Menschen, die die Pläne aufstellen und danach bauen, zum sozialistischen Denken erziehen, zur bewußten Arbeitsdisziplin […]. Wie aber sieht es jetzt damit aus? Die Ingenieure werden von den Zunftgesellen als ihre Schuhputzer behandelt. Sie werden hin und her gejagt, Holz ran, Zement ran […] Wenn nicht, dann kracht es. Manchmal ist es noch die Rache dafür, daß es früher umgekehrt war. Das bestreitet auch niemand. Die Ingenieure, die Techniker waren die getreuen Diener der Konzerne. Sie haben die Arbeiter angetrieben, in den meisten Fällen […]. Was aber ist das für eine erbärmliche Gesinnung, sich heute rächen zu wollen.« (Neutsch 1964, S. 232f.)

Die Beschreibung des Konflikts ist klar (»Die Ingenieure werden von den Zunftgesellen als ihre Schuhputzer behandelt«), aber seine Interpretation bleibt schillernd: Einerseits wird das Traditionsmotiv wieder in den Vordergrund gerückt (»Zunftgesellen«) – die verantwortlichen Brigadiere verhalten sich nicht der modernen Zeit entsprechend; andererseits wird aber gerade die »neue Zeit« selbst dafür als Erklärung herangezogen – die Umkehr der Hierarchien (»Manchmal ist es noch die Rache dafür, daß es früher umgekehrt war«). Das heißt, es ist durchaus eine Art »neuer Arbeiterklasse« entstanden, offensichtlich erstaunlich autonom und ihrer Möglichkeiten bewusst. Aber diese neue Klasse bedarf noch der Erziehung durch die Partei (»Wir dagegen müssen die Menschen […] zum sozialistischen Denken erziehen«).

Die einzige Konkretisierung des Erziehungsziels ist freilich »bewußte Arbeitsdisziplin« und die Akzeptanz der alten betrieblichen Hierarchie: »Bauführer, Meister, Brigadier, so ist die Reihenfolge.« Es erscheint eher unwahrscheinlich, dass die Arbeiter ihre neue Autonomie dafür aufgeben werden. Selbst der zumindest halb geläuterte Balla bringt diese Skepsis zum Ausdruck:

»Wollen wir betonieren, kommt das Holz, wollen wir schalen, kriegen wir Kies. Engpaß auf der ganzen Linie. Ich renn mir die Hacken wund, wegen so 'n paar eiserner Stützenstöße. Ich sag […], es ist zum Verzweifeln. Der Brigadier ist wieder der Laufbursche. Und das Schlimmste, man findet sich damit ab. Immer nehm ich mir vor, die Faust auf den Tisch zu knallen, diesem [Bauleiter], diesem [Parteisekretär]. Ich bring's nicht mehr fertig. Verdammt auch, und dabei hab ich einen an der Krackanlage, der's mir zeigt. Bast heißt er. Geht saufen, wann es ihm paßt. Und ich hab geglaubt, ich bieg ihn um.« (Neutsch 1964, S. 677f.)

Balla hat sich offensichtlich »bewusst« der parteikonformen Arbeitsdisziplin unterworfen, hat seine Autonomie preisgegeben und sich der alten Hierarchie untergeordnet (»Der Brigadier ist wieder der Laufbursche«). Aber er erscheint keineswegs überzeugt von seiner Selbstdisziplinierung. Nach wie vor misslingt die Arbeitsorganisation: »Wollen wir betonieren, kommt das Holz, wollen wir schalen, kriegen wir Kies. Engpaß auf der ganzen Linie.«

Der einzige Unterschied scheint darin zu bestehen, dass Balla es »nicht mehr fertig« bringt, »die Faust auf den Tisch zu knallen«. Im Grunde bringt ihn diese wenig überzeugende Zurückhaltung auch der Lösung des Gesamtproblems nicht näher. Der Konflikt schiebt sich sozusagen auf die nächste Ebene: Bast heißt der »neue Balla« (»Geht saufen, wann es ihm paßt«). Und selbst Balla, der ihm noch nahe ist und ihn am ehesten verstehen kann, »bieg[t] ihn [nicht] um«.

Tatsächlich verharrt die Gesamtkonzeption des Romans in diesem ungelösten Dilemma. Die idealisierenden Abschlussszenarien scheinen aufgesetzt und ohne Bezug zu den durchaus erkennbaren realen Hintergrundproblemen. Freilich, der Roman wirkt wie eine schlechte Metapher des einzigen sozialistischen Projekts auf deutschem Boden. Die These, dass im Kern der Arbeiterschaft der jungen DDR eine Art autonomes *Gegenmilieu* entsteht, dessen die verschiedenen Leitungsebenen – von der

Partei bis zu den betrieblichen Planungsfunktionen – nicht Herr werden können, erscheint jedenfalls an dieser Stelle schlüssig. Es entbehrt nicht einer gewissen historischen Ironie, dass diese selbstbewusste »neue Arbeiterklasse« möglicherweise die Ursache für den ökonomischen Niedergang jenes sozialistischen Projekts in Ostdeutschland darstellt.

17.4 »Realsozialismus« und Infarkt – eine plausible Verknüpfung?

Betroffene all dieser Widersprüche sind von Anfang an die *betrieblichen Leitungskader*. Sie können die hier beschriebenen Dynamiken aus ideologischen Omnipotenzphantasien, institutionellen Organisationsproblemen, pragmatischen Inkompetenzen und dem subtilen Widerstand der Arbeiter und Bauern nicht lösen. Sie scheinen das sozialistische Projekt zu unterstützen, aber sie leiden physisch und psychisch unter der *strukturellen Überforderung*. Herzinfarkte sind nicht die Ausnahme, sondern die Regel. Dietmar Dollinger ist ein Opfer dieser Entwicklung.

Ist dieses Ergebnis gerechtfertigt? Nimmt es die Lebensleistung der analysierten Protagonisten wirklich ernst? Wird auch dem sozialistischen Projekt(-Versuch) in Ostdeutschland damit eine gerechte Einschätzung zuteil? – Entlastend für die Antwort ist die Tatsache, dass Dietmar Dollinger neben seiner Krankheitsgeschichte ein »Reiseprojekt« realisiert. Er provoziert das Image der DDR, ein Land der Reiseverbote gewesen zu sein: Er wird als junger Mann »republikflüchtig« und geht in den Westen, fährt mit seiner »600er BMW« nach Frankreich und in die Schweiz, kehrt in die DDR zurück und muss dafür ins Gefängnis, beginnt dann jedoch eine Karriere, die ihn zumindest in Osteuropa an viele Orte führt, die er als normaler »Werktätiger« nie gesehen hätte. Und am Ende der Karriere, nach vielen Infarkten, bleibt er ein Reisender, der mit seiner Frau Deutschland und Europa erkundet hat: »Das ist .. für mich das .. Überwiegende gewesen, und wir haben, sind viel immer, .. immer gereist.« (D.D.)

Literatur

Alheit P (2005) Stories and structures: An essay on historical times, narratives and their hidden impact on adult learning. Studies in the Education of Adults 37(2):201–212

Alheit P, Haack H (2004) Die vergessene »Autonomie« der Arbeiter. Eine Studie zum frühen Scheitern der DDR am Beispiel der Neptunwerft. Dietz, Berlin

Alheit P, Haack H, Hofschen H-G, Meyer-Braun R (1999) Gebrochene Modernisierung – Der langsame Wandel proletarischer Milieus. Eine empirische Vergleichsstudie ost- und westdeutscher Arbeitermilieus in den 1950er Jahren, 2 Bde. Donat, Bremen

Bourdieu P (1992) Die verborgenen Mechanismen der Macht. Schriften zu Politik und Kultur 1. VSA, Hamburg

Elias N (1989) Studien über die Deutschen. Machtkämpfe und Habitusentwicklung im 19. und 20. Jahrhundert. Suhrkamp, Frankfurt am Main

Engler W (1999) Die Ostdeutschen. Kunde von einem verlorenen Land. Aufbau, Berlin

Kant H (1965) Die Aula. Rütten & Loening, Berlin

Miethe I, Schiebel M (2008) Biografie, Bildung und Institution. Die Arbeiter-und-Bauern-Fakultäten in der DDR. Campus, Frankfurt am Main

Neutsch E (1964) Die Spur der Steine. Mitteldeutscher Verlag, Halle

Schöne J (2005) Frühling auf dem Lande? Die Kollektivierung der DDR-Landwirtschaft. Links, Berlin

Der Krankheitsverlauf bei einer Brustkrebspatientin aus der Perspektive der Resilienzforschung

Michael Fingerle und Caroline Bonnes

Resilienz lässt sich als eine spezifische Personeneigenschaft auffassen, aber auch als Prozess der erfolgreichen Bearbeitung außerordentlicher Herausforderungen. Im letzteren Fall interessiert weniger die Frage, ob ein Mensch eine spezielle »resiliente« Fähigkeit besitzt, als vielmehr das »Wie« der individuellen Risikobewältigung, das als ein Ergebnis der individuellen Konstellation von Ressourcen und Risiken, aber auch der vorausgehenden und sich in der Risikobearbeitung entwickelnden Lernbiographie betrachtet wird. Anhand des im Beitrag betrachteten Fallbeispiels zeigt sich außerdem, dass in der Analyse solcher Prozesse dem Element des Zufalls in mehrerlei Hinsicht eine wesentliche Bedeutung zukommen kann – sowohl im Rahmen der Sichtweise des Subjekts als auch in der metatheoretischen Analyse.

18.1 Einleitung

Der Begriff der Resilienz weckt schillernde Assoziationen, die sich um den Kerngedanken einer inneren Kraft drehen, welche es Menschen ermöglichen soll, schwere Lebenskrisen und große Entwicklungshindernisse erfolgreich zu meistern. Dieses Stereotyp beherrscht trotz der in der Fachliteratur differenziert geführten wissenschaftlichen Diskussion des Resilienzphänomens seit Längerem die Wahrnehmung, auch in professionellen Kreisen. Wie alle Stereotypen enthält es einen wahren Kern, ist jedoch in vielerlei Hinsicht übertrieben oder sogar falsch. Das liegt jedoch nicht nur an der Unverwüstlichkeit populärer Klischees, sondern auch an den inhärenten Schwierigkeiten eines Konzepts, das eine hochgradig komplexe und heterogene Empirie unter den Schirm eines gemeinsamen Begriffes stellt. Eines der konzeptionellen Probleme stellt dabei die Verknüpfung von Kompetenz und Performanz dar, die dem Resilienzbegriff innewohnt (Fingerle 2011). Ein weiteres, nicht weniger prominentes Problem ist die Vorstellung, es gäbe Kompetenzen, die grundsätzlich zur erfolgreichen Bewältigung von Krisen führten.

Die Wirklichkeit derartiger Lebenspraktiken ist weitaus heterogener und ambivalenter und lässt sich nicht so leicht zu einem Bündel von Erfolgsstrategien zusammenfassen. Wer sich mit der Analyse solcher Bewältigungsprozesse befasst, ist gezwungen, sich mit einer Illusion von Kontrolle über das Leben und die Zukunft auseinanderzusetzen, die unsere Kultur dominiert und überwunden werden muss, um verstehen zu können, wie in einer individuellen Biographie persönliche Bewältigungspraktiken mit sozialen Ressourcen und zufälligen Ereignissen zusammenspielen. Die Ausblendung von Zufällen oder – genauer gesagt – die Reduktion des Zufallsbegriffs auf Ereignisse mit negativen Folgen für die individuelle Entwicklung ist für die Entwicklungspsychologie durchaus typisch. Obwohl es gelegentliche Versuche gab, die Rolle positiver Zufälle für die Entwicklung zu betonen (z.B. Bandura 1982), bleibt der Zufall zumeist den Risikofaktoren vorbehalten, während sich Kompetenzen geradezu dadurch auszeichnen, dass sie (negative) Zufallseinflüsse kompensieren und kontrollieren. An dieser Stelle mag eine Klärung der Begriffe angebracht sein. Obwohl »Zufall« und »Kontingenz« in vielen Diskursen synonym gebraucht werden, gibt es begriffsgeschichtliche Gründe für eine gegenseitige Abgrenzung und Festlegung. In Anlehnung an Vogt (2011, S. 65) soll im Folgenden all das als Zufall bezeichnet werden, das sich ereignet, dies aber nicht notwendigerweise tut. Zufälliges lässt sich zwar als Möglichkeit antizipieren (und diese Möglichkeit würde dann als Kontingenz bezeichnet werden), sein Eintreten ist aber nicht im strengen Sinne vorhersehbar. Man kann zwar die Auftretenswahrscheinlichkeit zufälliger Ereignisse im Voraus abschätzen, ihr Auftreten aber nicht in einem deterministischen Sinne präzise mit Orts- und Tagesangabe vorhersehen. Diese Eigenschaft besitzen kritische Lebensereignisse ebenso wie unerwartete »Glücksfälle«.

In der einseitigen Beschränkung des Zufallsbegriffs auf negative Ereignisse begegnet man im Grunde einem wesentlichen, problematischen Teil des Resilienzkonzepts, denn diese implizite Annahme stellt außerordentlich hohe Anforderungen an Bewältigungspraktiken. Sie verdeckt den Umstand, dass auch diese Praktiken zufällige Konstellationen nutzen müssen und daher nicht universell verallgemeinerbare Erfolgsstrategien darstellen können. Daraus folgt auch, dass das Risiko zukünftiger Fehlentwicklungen nicht alleine durch die Verfügbarkeit bestimmter Bewältigungspraktiken per se ausgeschlossen ist. Auch resilienten Praktiken ist ein Risiko des Scheiterns immanent, das manifest werden kann, wenn sich die Rahmenbedingungen ändern.

18.2 Hintergrund: Der Resilienzbegriff

Den Ausgangspunkt des Resilienzbegriffs bildeten Langzeitstudien, die ein für die damalige Zeit überraschendes Phänomen zutage förderten: Man stellte fest, dass es Kinder gibt, die sich trotz großer sozialer und psychischer Belastungen positiv entwickeln (z.B. Werner 2006, 1993; Sroufe 2009; Wright u. Masten 2006; Göppel 1997). Eine Variante dieses Phänomens findet man bei Menschen, die ein Trauma erfolgreich bewältigen, also beispielsweise nach einem bedrohlichen Lebensereignis wieder zu einem Zustand psychischer Funktionalität zurückfinden (Helgeson u. Lopez 2010).

Der aus diesem Befund abgeleitete Begriff der Resilienz lässt sich aus zwei Perspektiven betrachten. Zunächst einmal kann man die Existenz des empirischen Phänomens konstatieren und mit dem Begriff »Resilienz« markieren. Andererseits kann man versuchen, dieses Phänomen durch Rückgriff auf ein Fähigkeitskonzept zu erklären, das dieser Personengruppe nicht nur eine spezielle Leistung, sondern ein diese Leistung verursachendes spezifisches Merkmal oder Merkmalsbündel zuschreibt, das nun als Resilienz bezeichnet wird.

Forschungshistorisch folgte aus der zweiten Perspektive die Suche nach spezifischen personalen und sozialen Faktoren, durch die sich Angehörige einer resilienten Teilstichprobe vom Rest des untersuchten Hochrisikosamples in typischer Weise unterscheiden sollten. Dies führte einerseits zur Identifikation einer Reihe von sog. Schutzfaktoren, die bei resilienten und nichtresilienten Personen unterschiedlich stark ausgeprägt waren (vgl. Fröhlich-Gildhoff u. Rönnau-Böse 2009). In der Folge stellte sich jedoch heraus, dass solche personalen und sozialen Ressourcen je nach Bedingungskonstellation sowohl positive als auch negative Effekte haben können und dass sogar die empirische Erfassung von Schutzfaktoren methodologische Probleme birgt (vgl. Lösel u. Bender 2007).

Es gibt allerdings auch Konzeptualisierungen, in denen die Vorstellung einer spezifischen Fähigkeit oder spezifischer Faktoren eine etwas weniger dominante Rolle spielt. So definierten Masten et al. (1990) Resilienz als »Prozess, die Fähigkeit oder das Ergebnis erfolgreicher Adaptation angesichts herausfordernder oder bedrohender Umstände im Sinne inneren Wohlbefindens und/oder effektiver Austauschbeziehungen mit der Umwelt« (ebd., S. 426).

An dieser Definition fällt auf, dass die Annahme einer spezifischen resilienzbezogenen Fähigkeit eine untergeordnete Rolle zu spielen scheint. Die Betonung liegt auf einem Prozess der Adaptation und ihrem Ergebnis, und dies lässt sich auf eine spezielle Fähigkeit, aber ebenso gut auf individuelle Konstellationen aus Fähigkeiten, sozialen Ressourcen und riskanten Bedingungen zurückführen. Diese Konstellationen müssen nicht in jedem Fall ähnlich sein – es wird lediglich gefordert, dass ein erfolgreicher Bearbeitungsmodus gefunden wird.

Man kann dies so verstehen, dass sich bei als »resilient« bezeichneten Menschen eine adaptive Qualität der Nutzung personaler und sozialer Ressourcen angesichts der Konfrontation mit Widrigkeiten beobachten lässt, wie dies auch Noeker u. Petermann (2008) konstatieren. Das schließt nicht aus, dass es bei diesen Bewältigungserfahrungen zu Lerneffekten kommt und eine Art persönliches Bewältigungskapital (Bourdieu 1977) aufgebaut wird, auf das in anderen Lebensabschnitten und -situationen zurückgegriffen werden kann (Fingerle 2011; s. auch Coté u. Levine 2002). Derartige Praxen und Ressourcenkonstellationen können aber weitaus heterogener und in ihrem Erfolg variabler sein, als es mit der Annahme eines Fähigkeitskonzepts oder einer stabilen Persönlichkeitseigenschaft vereinbar wäre. Nicht zuletzt muss in diesem Zusammenhang auch festgestellt werden, dass das Resilienzphänomen ohnehin nicht ausschließlich aus einer personenzentrierten Perspektive betrachtet werden kann, sondern jeweils bestimmte soziale Konstellationen, soziale Ökologien (Ungar 2011), zu diesem Phänomen beitragen und es formen.

18.3 Risikofaktor Brustkrebs

Der Begriff »Krebs« ist metaphorisch hoch aufgeladen. Für viele ist er gleichbedeutend mit »Unheilbarkeit« und »Tod«. Der Ausdruck »gegen den Krebs kämpfen« gibt uns einen Hinweis auf das Bild, das Menschen von der Bewältigung und dem Umgang mit dieser Krankheit haben. Die ungewissen Erfolgsaussichten einer Therapie sowie die hohe Letalität schweben nach der Diagnose, aber eben auch noch nach der Heilung ein Leben lang wie ein Damoklesschwert über den Betroffenen. Der Heilungs- und Regenerationsprozess dauert lange und ist letztlich doch nie durchgestanden, da die Angst vor einem Rückfall das Individuum stets begleitet.

Zu der physischen Belastung durch den Krebs selbst kommen psychosoziale Belastungen, die mit Therapiemaßnahmen wie einer Chemo- oder Hormontherapie, aber auch mit der Bedrohung durch eine eventuelle Mastektomie eng verbunden sind. Turner et al. (2005) beschreiben, dass die Betroffenen vor allem unter der Unkontrollierbarkeit des Krankheitsverlaufs, mangelhafter Arzt-Patient-Kommunikation, der Veränderung des eigenen Körperbildes und der Belastung für die Familie leiden. Frauen, die an Brustkrebs erkrankt sind, haben im Vergleich zur weiblichen Normalbevölkerung ein deutlich erhöhtes Risiko, an einer Angststörung oder einer affektiven Störung zu erkranken: In den ersten sechs Monaten nach der Diagnose leiden zwischen 20 und 30 Prozent an einer depressiven Erkrankung (Golden-Kreutz u. Andersen 2004; McDaniel et al. 1997); für Angststörungen liegt die Rate bei 6 bis 14 Prozent (Dausch et al. 2004; Kissane et al. 2004). Durch das Gefühl des Kontrollverlusts und des Ausgeliefertseins kann das eigene Kohärenzgefühl in seinen Grundfesten erschüttert werden.

Die oben genannten Belastungen gelten nicht nur für den an Krebs Erkrankten selbst, auch sein engeres und weiteres soziales Umfeld ist von der Krebsdiagnose betroffen. Die sozialen Bande werden auf den Prüfstand gestellt, und soziale Netzwerke – die eigentlich als Ressource dienen sollten – können wegbrechen, weil sie der Belastungsprobe nicht standhalten.

18.4 Ressourcen und Bearbeitungspraktiken

Thea Thalmann erhält die Brustkrebsdiagnose kurz nach der Geburt ihres ersten Kindes. In ihrer biographischen Erzählung lässt sich klar zwischen »vor der Diagnose« und »nach der Diagnose« unterscheiden. »Vor der Diagnose« erzählt sie chronologisch von einzelnen Stationen in ihrem Leben, die alle etwas gemein haben: Es sind Erzählungen über Krisen und darüber, wie sie mit ihnen umgegangen ist. Bei der genaueren Betrachtung der einzelnen Episoden wird deutlich, dass Thea Thalmann, insgesamt gesehen, als »resilient« beschrieben werden kann, dass jedoch der Umgang mit der jeweiligen Krise differenzierter betrachtet werden muss. Thea Thalmann findet zwar jeweils Möglichkeiten, die Krise zu lösen, doch entspricht dies nicht unbedingt den klassischen Vorstellungen von resilientem Verhalten. Dieser Fall kann uns helfen, das Konzept von Resilienz, das uns in vielen Praxis- und Forschungsfeldern begegnet, zu hinterfragen und ausgehend von einem kritischen Grundverständnis zu betrachten.

18.4.1 Fallporträt Thea Thalmann

Zum Zeitpunkt des Interviews ist Thea Thalmann Anfang 30, zum zweiten Mal verheiratet und hat ca. eineinhalb Jahre zuvor ihr erstes Kind zur Welt gebracht.

Als Thea Thalmann drei Jahre alt ist, trennt ihre Mutter sich von Theas »Erzeuger« (T.T.) und lernt bald darauf einen neuen Mann kennen, der für Thea später wie ein Vater sein wird. Mit 15 setzt sie durch, dass ihr Stiefvater sie adoptiert. Sie nimmt seinen Namen an. Nach ihrem Realschulabschluss macht sie eine Ausbildung zur Industriekauffrau, wird nicht übernommen und kommt »*zufällig*« in einem anderen Unternehmen unter. In dieser Zeit heiratet sie das erste Mal. Die Trennung nach einigen Jahren Ehe erlebt sie als sehr heftig, da ihr Exmann sie verfolgt und so stark bedrängt, dass sie sogar ihren Wohnsitz wechselt. Vier Jahre nach ihrer Ersteinstellung verlässt sie das Unternehmen wieder, weil sie sich von ihrer Chefin gemobbt fühlt. Auf Initiative ihres Onkels bewirbt sie sich bei einem anderen Unternehmen und steigt dort nach einigen

Jahren zur Gruppenleiterin auf. Im Interview erzählt sie, dass eine Mitarbeiterin, der sie positiv zugetan war, hinter ihrem Rücken schlecht über sie geredet habe. Thea Thalmann ist davon so sehr getroffen, dass sie ihre Stelle als Gruppenleiterin sofort aufgeben möchte.

Dieser Erzählstrang wird nicht abgeschlossen, stattdessen berichtet Thea Thalmann nun über eine ungeplante Schwangerschaft, den Schwangerschaftsverlauf, zu dem auch ein kurzer Krankenhausaufenthalt gehörte, und eine Kaiserschnittgeburt mit Komplikationen vor und nach der Geburt.

Ein halbes Jahr nach diesen Ereignissen bemerkt Thea Thalmann einen Knoten in der Brust und geht daraufhin zum Arzt. Nach einigen Untersuchungen steht die Diagnose fest: Brustkrebs. Sie bewirbt sich um die Teilnahme an einer Brustkrebsstudie, wird jedoch abgelehnt, wodurch sie eine erneute Krise erlebt. Es folgen eine Chemotherapie und ein Rehaaufenthalt, der von ihr als katastrophal beschrieben wird. Zum Schluss berichtet sie von ihrer Zeit »danach«, in der sie mit dem Tod einer anderen Brustkrebspatientin umgehen und sich auch immer wieder der eigenen Angst vor einem Rückfall stellen muss.

18.4.2 Allgemeine Bewertung des Fallbeispiels

Wustmann (2005) fasst in ihrer Metaanalyse die in Studien nachgewiesenen Schutz- und Risikofaktoren zusammen. Bei der Betrachtung der Biographie von Thea Thalmann lassen sich keine genauen Aussagen über mögliche Vulnerabilitäts- oder Risikofaktoren treffen, abgesehen von der in die frühe Kindheit fallenden Trennung der Eltern. Die Diagnose einer lebensbedrohenden Krankheit als Erlebnis mit hohem traumatischem Potenzial lässt sich in jedem Fall als Risikofaktor einstufen, als einschneidendes Erlebnis, das bewältigt werden muss.

Thea Thalmann stellt ihre Biographie als eine Aneinanderreihung von Krisen dar, als ständiges Auf und Ab mit kurzen positiven Phasen, die sie jedoch nur am Rande erwähnt. Der Brustkrebs wird somit auf eine weitere Episode in ihrem Leben reduziert. Sie präsentiert durch diese Erzählform ihre Erfahrung und auch ihre Kompetenz im Umgang mit Krisen, und es lassen sich direkte Parallelen zwischen ihrem Verhalten bei früheren Ereignissen und ihrem Umgang mit der Diagnose ziehen. Ihre Kernbotschaft lautet, dass sie schon viele Krisen in ihrem Leben erfolgreich bewältigt hat und daher auch diese Krise meistern wird. Genau das ist ein wichtiges Merkmal von Resilienz, denn in der Krise werden Kompetenzen erlernt, Ressourcen identifiziert und genutzt, sodass das Individuum gestärkt aus der Krise hervorgeht und den folgenden Krisen durch diese Erfahrung besser begegnen kann. Wie sie diese Krise(n) jedoch bewältigt hat und wie sie die ihr zur Verfügung stehenden sozialen und personalen Ressourcen genutzt hat, wollen wir im Folgenden genauer untersuchen.

18.4.3 Soziale und personale Ressourcen

■ Soziale Unterstützung

Thea Thalmann profitiert von der *sozialen Unterstützung* ihres engeren persönlichen Umfelds, ihres Partners und ihrer Eltern. Während der gesamten Zeit sind diese ihr eine große Stütze – psychologisch, organisatorisch und finanziell. Auch von einem Blumenstrauß ihrer Firma, als Anerkennung ihrer Leistung in dieser schweren Zeit, zeigt sie sich sehr berührt. Sie muss jedoch auch mit *negativen Rückmeldungen* von Freunden, Bekannten und Verwandten umgehen, die sich von ihr abwenden, denn sie »*schaffen es nicht, können es nicht*«. Oder sie wird direkt verbal angegriffen, etwa mit der Behauptung, sie würde mit ihrer Glatze eine »*Show*« aus ihrer Krankheit machen. Diese negativen Veränderungen in ihrem sozialen Umfeld empfindet Thea Thalmann als besonders belastend.

Bezüglich ihres *Bewältigungsverhaltens in Krisensituationen* lässt sich ein besonders interessantes Muster herausarbeiten: In den krisenhaften Episoden, von denen sie erzählt, kommt immer erst der Punkt, an dem sie keine Kraft mehr hat und keinen anderen Ausweg als Flucht oder Aufgabe sieht. An diesem Höhepunkt der Krise wendet sie sich jedoch an eine *dritte Person*, die sie berät oder ihr wieder Mut macht, was in der Folge zu einem gestärkten positiven Bewältigungsverhalten ihrerseits führt. Thea Thalmann sieht also nicht von sich aus Lösungswege, sondern hat die Fähigkeit, sich an denjenigen Menschen zu wenden, die sie dazu befähigen, eine Lösung zu finden und diesen Weg zu gehen. Hier sehen wir ein besonders interessantes Spannungsfeld, in dem das Fehlen von Problemlösekompetenz (potenzieller Risikofaktor) durch die Fähigkeit, sich Hilfe von Dritten zu holen (Ressource), ausgeglichen wird.

▪ Kohärenz/Normalität bewahren

Ein anderes durchgehendes Thema ist für Thea Thalmann das Bewahren und Herstellen von Normalität. Normalität steht für vertraute Strukturen, für die Kontrollierbarkeit und Vorhersehbarkeit (und dadurch auch für Bewältigbarkeit) dieser Strukturen sowie für die allgemeine Akzeptanz dieser Norm durch andere. Dieses Streben nach Normalität ist dadurch eng mit dem Bedürfnis nach einem positiven Kohärenzgefühl verbunden.

Das Kohärenzgefühl lässt sich als das Vertrauen einer Person in die Erklärbarkeit, Strukturierbarkeit und Vorhersehbarkeit des eigenen Lebens und Erlebens auffassen. Es geht mit dem Gefühl einher, dass man im Leben mit Anforderungen konfrontiert wird, deren Bewältigung lohnend und sinnhaft ist. Diese Orientierung gründet nicht zuletzt auch in der Gewissheit des Vorhandenseins von Ressourcen zur Bewältigung von Anforderungen (Antonovsky 1997, S. 36).

Eine Brustkrebsdiagnose kann dieses Kohärenzgefühl stark beeinträchtigen. Brustkrebs bedeutet unter anderem, dass man die Kontrolle über den eigenen Körper, das eigene Leben, sogar über die eigene Existenz zu verlieren droht. Diese Kontrolle versucht Thea Thalmann in ihrem Leben so gut als möglich aufrechtzuerhalten oder zumindest durch Bereiche, in denen sie Einfluss nehmen kann, auszugleichen.

Kurz nach ihrer Diagnose ist für sie klar, dass sie auf jeden Fall weiterarbeiten möchte. Um dies zu ermöglichen, spricht sie mit ihrem Chef eine flexible Arbeitszeitregelung ab. Ihre Arbeit scheint ihr ein hohes Maß an Sicherheit zu geben. Als sie den Krankengeldbescheid bekommt, ist sie irritiert. Sie habe doch immer gearbeitet und wolle dies auch weiterhin tun. Für sie ist die Chemotherapie nur eine kurze Unterbrechung ihres normalen Lebens. Durch das Krankengeld fühlt sie sich in diesem Moment – auch für sie selbst sichtbar – als »krank« stigmatisiert. Ihr Bedürfnis nach Normalität spiegelt sich auch in ihrem Wunsch nach einem normalen sozialen Umgang wider. Thea Thalmann möchte nicht »*die Kranke*« sein, möchte nicht mit »*Samthandschuhen*« angefasst werden; sie möchte, dass die Menschen normal mit ihr reden:

- T.T.: Ich habe mich nicht verändert, ich bin immer noch die, die ich vorher war (Thea Thalmann).

Als ihr wegen der Chemotherapie die Haare auszufallen beginnen, entscheidet sie sich bewusst gegen das Tragen einer Perücke. Sie geht zum Friseur und fordert ihn auf, ihr eine Glatze zu schneiden. Für sie ist die Perücke ein Zeichen für »Nicht-normal-Sein«. Mit der Glatze habe sie sich befreit gefühlt. Jeder habe nun sehen können, dass etwas mit ihr nicht stimmte – gleich was die Leute darüber dachten. Thea Thalmann erzählt von einem Kind auf der Straße, das seine Mutter auf die Glatze angesprochen habe. Die Mutter wollte das Kind zum Schweigen bringen, weil es ihr peinlich war, doch Thea Thalmann habe sie angesprochen:

- T.T.: »Sagen Sie doch Ihrem Kind, was ist, warum soll Ihr Kind das nicht erfahren, dass es da Leute gibt, die keine Haare haben und Augenbrauen mehr haben, weil se krank sind, das ist doch was ganz Normales. Wenn Sie jemand sehen mit 'nem Gips, und Ihr Kind fragt, sagen Sie doch auch, der hat das Bein gebrochen.« (Thea Thalmann)

Nach der erfolgreichen Therapie führt sie wieder ein »*normales Leben*« – bis zum Tod einer auch an Krebs erkrankten Freundin. Dieses Ereignis bringt den Brustkrebs wieder in ihr Leben zurück und auch die Angst vor einem Rückschlag. Sie erwartet von sich selbst einen »*normalen Umgang mit dem Tod*«, gerade weil sie viele Menschen kennt, die an Krebs erkrankt sind. Sie möchte nicht, dass ihre

Krankheit wieder im Vordergrund steht. Sie möchte »dieses Thema ‚Krebs' mein Leben [nicht] bestimmen lassen. Das möcht ich gern selbst bestimmen.« Damit fasst Thea Thalmann das Kernziel ihres Handelns – die Herstellung von Kohärenz – noch einmal zusammen: die Kontrolle über das eigene Leben zu haben und dadurch das Gefühl zu bekommen, die eigene Situation bestimmen und dadurch bewältigen zu können.

- **Fähigkeit zur emotionalen Selbstregulation**

Thea Thalmann weist in vielen Situationen eine gute *Fähigkeit zur Selbstregulation* auf, d.h. die Fähigkeit, ihre Emotionen und ihr Handeln zu steuern. Kurz nach der Diagnose ruft sie als Erstes bei Menschen aus ihrem beruflichen und privaten Kontext an und organisiert die notwendigen Schritte. In der Phase der Diagnostik verfällt sie nicht in Panik, sondern geht alles Schritt für Schritt an:

- T.T.: O.k., jetzt habe ich erst einmal die OP vor mir (Thea Thalmann).

Die Dinge, die sich innerhalb ihres Wirkraumes befinden – wozu der Brustkrebs an sich erst einmal nicht gehört –, versucht sie als Ausgleich zu steuern, versucht die Hilflosigkeit gegenüber der Erkrankung mit Handlungsfähigkeit in anderen Bereichen auszugleichen, z.B. im Arbeitskontext oder durch das Beantragen des Schwerbehindertenausweises:

- T.T.: Wunderbar, des war wieder was für mich. Ich konnte was tun (Thea Thalmann).

Auch ihr Streben nach Normalität in ihrem Alltag, aber auch im Umgang mit dem Thema Tod, spricht für eine hohe emotionale Selbstregulationskompetenz.

Ein weiteres Instrument, das sie für ihre Selbstregulation nutzt, scheint die ganz eigene Art zu sein, die sie entwickelt hat, um über ihre *Gefühle* zu sprechen – nämlich so gut wie überhaupt nicht darüber zu sprechen. Statt mit Gefühlen äußert sie sich zu den betreffenden Ereignissen in ihrem Leben mit einem ausgeprägten Zynismus und Sarkasmus, gleich ob es sich nun um ihre Krankheit, ihre eigene Hochzeit oder die Geburt ihres Kindes handelt. Eine weitere ihr eigene Technik ist das Ausdrücken ihrer Gefühle durch die Übertragung auf andere: den Arzt, der *»den Tränen nahe«* ist, als er ihr die Diagnose sagt, die *»jammernden«* Frauen bei der Chemotherapie, die Betroffenheit eines Pflegers im Krankenhaus, die schlechte psychische Verfassung ihres Mannes nach der Diagnose. Sie drückt damit das emotionale Potenzial der Situation aus, positioniert sich aber gleichzeitig durch den Kontrast zu Dritten als die Gefasste und Starke. Diese Art des Ausdrucks eigener Gefühle mithilfe von Distanzierung dient einerseits dem Selbstschutz, weist jedoch auch auf eine gefilterte Wahrnehmung hin, die eine echte Bearbeitung von Gefühlen nur schwer zulässt.

- **Selbstwirksamkeitserwartung/internale Kontrollüberzeugung**

Des Weiteren zeichnet sich Thea Thalmann durch eine *hohe Selbstwirksamkeitserwartung* und *internale Kontrollüberzeugung* aus. In jeder Episode, die sie erzählt, formuliert sie die Erwartung, aber auch die Erfahrung, dass sie die gewünschten Ergebnisse einer Situation aufgrund ihres eigenen Handelns und ihrer Kompetenz erreicht – sei dies im Sorgerechtsstreit mit ihrem Erzeuger, bei der Trennung von ihrem ersten Mann oder bei ihrer Reaktion auf die Diagnose:

- T.T.: Dann reden wir jetzt Tacheles, ja, raus. Was muss ich jetzt tun? Wie sehen meine Chancen aus? (Thea Thalmann)

Dies spiegelt sich auch in ihrem Bemühen wider, ihren Alltag und ihre Arbeit durch ihr eigenes Handeln zu normalisieren.

- **Selbstbehauptung**

In allen Situationen, die Thea Thalmann beschreibt, drückt sie ihre Fähigkeit zur *Selbstbehauptung* aus, d.h. die Fähigkeit, ihre eigenen Grenzen zu erkennen und diese auch nach außen deutlich zu markieren. Allerdings zeigt sie diese Fähigkeit manchmal erst, wenn sie sich Stärkung durch Dritte geholt hat. Besonders deutlich zeigt sich ihre Selbstbehauptung in ihrem Willen, ihr Leben nicht vom Krebs bestimmen zu lassen, sondern selbst darüber zu bestimmen.

- **Optimismus**

Eine weitere Ressource zeigt sich in Thea Thalmanns *Optimismus*. Ihre statistische Überlebenschance von 67 Prozent interpretiert sie für sich als »*halb volles Glas*« und betont dadurch die Überraschung Dritter über ihr positives Verhalten nach der OP und ihre Vitalität und ihren Lebenswillen nach der Diagnose.

- **Flexible Zielanpassung und Reframing**

Im Umgang mit Krisen zeigt sie die Fähigkeit zur *flexiblen Zielanpassung*. Dies wird deutlich in ihrer positiven Reaktion auf die eigentlich ungeplante Schwangerschaft, in der positiven Bewertung ihres ersten Jobs, den sie eigentlich nur »*zufällig*« bekommen hat, ohne dass sie tatsächlich dort hatte arbeiten wollen, sowie an ihrer Stellung als Gruppenleiterin, die sie zuerst mehrmals ablehnt, dann aber mit Hingabe ausfüllt. Selbst ihre Diagnose positiviert sie, indem sie eine Frau, die zusätzlich zu ihrer Brustkrebsdiagnose schwanger war, als Beispiel anführt. Ihr selbst gehe es also viel besser, sie drückt sogar aus, dass sie »*Glück gehabt*« habe. Man könnte meinen, dass sie immer versucht, das Beste aus ihrer Situation zu machen. Ein Instrument, das sie dazu nutzt, ist das *Reframing*, d.h. die Fähigkeit, primär negative Situationen neu und positiv zu bewerten.

Beide Handlungsstrategien, die flexible Zielanpassung und das Reframing, zeigen jedoch auch, dass es zu bestimmten Zeitpunkten in ihrem Leben eine Spannung gab zwischen dem, was sie eigentlich wollte, und ihrer persönlichen Realität. So entstanden Situationen, in denen sie ihre Vorstellungen nicht so umsetzen konnte, wie sie es sich gewünscht hatte, sodass sie kaum noch eine andere Möglichkeit hatte, als die Situation für sich flexibel zu verändern und zu positivieren, wenn sie das jeweilige Ziel nicht als unerreicht deklarieren wollte. Flexibilität stellt grundsätzlich eine Ressource dar, ist jedoch auch oft die notwendige Konsequenz von Misserfolg oder von selbst initiierten oder äußeren Handlungsblockaden. Vor diesen Momenten der flexiblen Anpassung und des Umdeutens in ihrem Leben fehlten also unter Umständen Ressourcen, bei deren Vorhandensein es vielleicht gar nicht erst zu diesen Situationen gekommen wäre.

18.5 Zufälle und Gelegenheiten

Es gibt in diesem Material eine Facette, die sich nicht in der Form einzelner Ressourcen, d.h. statischer Variablen oder Strategien, fassen lässt und für die auch der Begriff einer dynamischen, veränderlichen Kompetenz nicht wirklich greift, da er zu vage bleibt. Es handelt sich dabei um die bereits eingangs angesprochene Rolle zufälliger Wendungen, die hier keineswegs aus der Forscherperspektive an das Material herangetragen, sondern von der Erzählerin selbst als eine Art Leitmotiv betont und mit ihrem zweiten großen Thema, der Selbstbehauptung, verknüpft wird. Im Laufe ihrer Biographie gibt es Ereignisse, die ihren Selbstbehauptungswillen formen, und Ereignisse, die ihrer Krankheitsbewältigung wichtige Impulse geben, die aber jeweils nicht von ihr selbst initiiert, sondern als sich bietende Gelegenheiten ergriffen werden. Der Rechtsstreit, der am Anfang ihres Narrativs steht, scheint für die Entwicklung einer kämpferischen Selbstbehauptung eine zentrale Wegmarke gewesen zu sein. Sie erzählt hier davon, wie es ihr gelang, sich von ihrem leiblichen Vater nicht nur innerlich, sondern auch symbolisch zu lösen, indem sie sich vom neuen Lebensgefährten ihrer Mutter adoptieren ließ und so im Alter von 15 Jahren seinen Namen annehmen konnte. Sie liefert nicht genug Details für eingehende Aussagen über ihre Anteile an der erfolgreichen Bewältigung jener Krise (an der auch ihre Mutter beteiligt war) oder über ihre Strategien, doch es wird deutlich, dass Thea Thalmann hier von einem großen Sieg erzählt, von einem Erlebnis, das für sie mit der Etablierung von Gerechtigkeit und einer Welt, wie sie sein sollte, verbunden ist. Mit lapidaren Worten als »*noch so 'n heißes Thema*« eingeleitet und gerade durch diese Wortwahl von ihr selbst als eine für ihr Leben und ihr Selbstverständnis zentrale Episode hervorgehoben, zeichnet sich hier ein Schema ab, das als Modell für spätere Bewältigungspraxen herhalten kann: Sie lehnt sich gegen eine von außen kommende, letztlich zufällig entstandene Bedrohung oder Zumutung auf, beharrt kämpferisch auf ihrer Position, schlägt einen eigenen Weg ein (durch Trennung von einer Person oder Institution) und setzt sich schließlich durch, nicht zuletzt auch mit der Hilfe anderer Personen (i.e. sozialer Ressourcen) und dank glücklicher Fügungen.

Inwieweit ist in dieser Textpassage das Element des Zufalls enthalten? Man kann den Zufall an der von ihr gezogenen Differenz zwischen den Rollen des »*Erzeugers*« und des »*Vaters*« festmachen. Einen biologischen »Erzeuger« hat man einfach, er stößt einem schlicht zu wie eine Laune der Natur, doch wen man als Vaterfigur – mit allen positiven Konnotationen – ansieht, das entscheidet man selbst. Doch dies gelingt natürlich nur, wenn sich überhaupt die Gelegenheit zu einer echten Wahl bietet und nicht nur zur inneren Ablehnung des »Erzeugers«. Auch dies ist ein Zufall – es war nicht vorhersehbar, dass ihre Mutter einen anderen Mann kennenlernen würde, den Thea Thalmann akzeptieren würde. Man kann sich leicht vorstellen, dass Thea Thalmanns Biographie – ohne diesen Zufall – während der Pubertät eine andere, problematische Wendung genommen haben könnte, ohne gelingende Ablösung und mit andauernden Konflikten.

Direkt im Anschluss spricht sie explizit von einem »*blöden Zufall*«, der dafür verantwortlich gewesen sei, dass sie eine Berufslaufbahn einschlug, die eigentlich nicht auf der Linie ihrer Interessen lag. In der darauf folgenden Mobbingepisode wird der Zufall durchaus indirekt als Auslöser angesprochen, denn diese Phase begann durch das Auftauchen einer neuen Vorgesetzten, mit einem Ereignis also, das nicht in ihrer Macht lag. Hier spielt der Zufall zunächst eine geringere Rolle in der Bewältigungsfigur, denn das Leitmotiv ihrer Erzählung dreht sich um das Einstehen für die eigene, moralisch und juristisch gerechtfertigte Position, auch wenn dies bedeutet, Risiken einzugehen. In diesem Falle wagte sie die Konfrontation mit der Unternehmensleitung, obwohl sie sich über die juristischen Details nicht völlig im Klaren gewesen zu sein scheint und so ihre berufliche Zukunft gefährdete. Wieder spricht sie gleich danach vom Zufall, von »*sehr, sehr viel Glück*«, durch den dieses Risiko verschwand. Mehr noch, ihre Berufslaufbahn nahm nun eine positive Wendung, sie bewarb sich auf Anraten eines Verwandten auf den Arbeitsplatz, den sie zum Zeitpunkt des Interviews noch innehat, auf dem sie sich sehr wohl fühlt, weil er ihr nicht zuletzt Gestaltungsmöglichkeiten bietet, und auf dem sie erfolgreich ist. Es fällt auf, dass sie ihre eigenen Fähigkeiten, die an ihrem Erfolg auf der neuen Arbeitsstelle ebenfalls beteiligt gewesen sein dürften, zunächst nicht thematisiert, sondern die glückliche Fügung in den Vordergrund stellt. Erst wenn sie über das Angebot einer Beförderung spricht, wird auf einmal deutlich, dass man mit ihr sehr zufrieden gewesen sein muss. Thea Thalmann stellt jedoch vielmehr das Thema des Beharrens in den Vordergrund, indem sie davon erzählt, wie sie sich zunächst weigerte, die Beförderung anzunehmen.

Man kann ihre Betonung zufälliger, anekdotenhafter Wendungen, die sie immer wieder in ihre Erzählung einfließen lässt, im sozusagen orthodoxen Sinne als externale Erfolgsattributionen interpretieren – und damit als einen Deutungsstil markieren, der nicht dem Ideal einer starken, selbstwirksamen Persönlichkeit entspricht. Man kann diese Textpassagen aber auch »gegen den Strich« lesen und dann als einen nahezu existenzialistischen Zug ihrer Lebenserfahrungen verstehen. Es liegt in der Natur dieses Materials, dass man unmöglich entscheiden kann, ob die Rolle des Zufalls von Thea Thalmann im Nachhinein – in der Folge des »großen Zufalls Krebs« – in ihrer biographischen Erzählung stärker betont wird oder bereits vorher ihrer Selbstsicht entsprach. Doch in jedem Fall lässt sich konstatieren, dass sie in diesen Passagen nach und nach einen Bearbeitungsstil – ein Schema der Auseinandersetzung mit Problemen und der Aktivierung von Ressourcen – entwickelt, der ihren ganz persönlichen Bearbeitungsmodus und in einem weiteren Sinne ihr Bewältigungskapital darstellt.

Selbstverständlich zeigt sich im Krebs das Wirken des Zufalls am deutlichsten – es geschieht ihr einfach, unvorhersehbar, völlig ihrer Kontrolle entzogen und aus dem Nichts über sie hereinbrechend. Sie schildert ausführlich ihre Odyssee, ihr Ausgeliefertsein an die Medizin. Diese Art ihrer Erzählung lässt sie zunächst verletzlich erscheinen, äußeren Gewalten ausgeliefert und immer wieder durch zufällige Hilfen unterstützt, doch steht dem ihr Beharrungs- und Durchsetzungsvermögen als wesentliches persönliches Thema gegenüber, das den Erfolg ermöglicht. Wie bereits oben verschiedentlich dargestellt, wohnt diesem Lebensstil sehr wohl ein gewisses Risiko inne. Deutlich wird dies und die damit verknüpfte Rolle sozialer Ressourcen – Personen, die an Thea Thalmanns Seite stehen, wie die Mutter im Sorgerechtsstreit oder der Onkel in der Mobbingepisode – auch in dem Textabschnitt, in dem sie schildert, wie sie mit ihrer durch die Chemotherapie entstandenen Kahlheit umgegangen ist.

Wie schon mehrmals angesprochen, scheint auch hier ihr bevorzugter Bearbeitungsmodus eine Form des Kampfes zu sein, der hier eine fast trotzige Note erhält, doch dieser Kampf braucht Unterstützung von außen, denn er ist eine provokative, sehr wohl riskante Form der Selbstbehauptung, die soziale Erwartungen verletzt und Regeln herausfordert. Ihr Mann gibt ihr im Streit mit seinem Vater Recht, er teilt ihre Sicht, er unterstützt sie, trägt ihre Entscheidung mit und etabliert diesen Umgang mit dem Haarverlust somit gemeinsam mit Thea Thalmann als legitime Art der Identitätswahrung. Diese soziale Unterstützung sollte nicht gering geachtet werden, denn ohne sie wäre Thea Thalmanns Erfolgschance fragwürdiger und die Wirkung ihrer symbolischen Selbstbehauptung fragiler gewesen.

Keines dieser Handlungsergebnisse ist wirklich ein notwendig eintretendes Ergebnis im Sinne eines durch ihre Kompetenzen determinierten, unausweichlichen Ergebnisses. Im Nachhinein mag dies so scheinen, doch – und das schwingt in ihren Schilderungen mit – in der konkreten Situation wäre ein Misserfolg jeweils ebenso wahrscheinlich gewesen.

18.6 Diskussion

Das hier behandelte Fallbeispiel der Patientin Thea Thalmann bietet zunächst, aus einer Resilienzperspektive betrachtet, eine interessante Kombination aus Erwartbarem und aus Einsichten, die sich zwar aus den bisherigen Studien durchaus ableiten lassen, die jedoch in quantitativen Studien – wie sie bislang in der Resilienzforschung häufig anzutreffen sind – selten so deutlich hervortreten. Zunächst einmal lässt sich Thea Thalmann insofern als resilient bezeichnen, als es ihr offenbar gelingt, die einschneidenden psychischen Folgebelastungen ihrer Krebserkrankung zu bewältigen. Dies entspricht nicht in toto den Beschreibungen von Menschen, denen in den klassischen Studien das Attribut »resilient« zugeordnet wurde, da sie wohl nicht unter massiven Entwicklungsrisiken aufwuchs, doch dies ist lediglich eine Frage der Definition. Wie erwähnt, betrachtet man etwa in der Traumaforschung Resilienz unter einem anderen Blickwinkel, nämlich dem der Wiederherstellung einer vor dem belastenden Ereignis bereits existierenden funktionalen Anpassung. Diese Sichtweise lässt sich gut auf Thea Thalmann übertragen. Analysiert man ihre biographische Erzählung im Hinblick auf das Vorhandensein von Ressourcen, so stellt man fest, dass es eine Reihe von Indizien für jene personalen und sozialen Ressourcen gibt, die aus der einschlägigen Forschung bereits bekannt sind. Doch das Fallbeispiel eröffnet einen ganz eigenständigen, im Fachdiskurs wenig thematisierten Blick auf jene Prozesse und Interaktionen zwischen Individuum und Umwelt, die ebenfalls zu einer erfolgreichen Bewältigung extremer Belastungen gehören könnten und die sich anhand der Ergebnisse der bislang vorliegenden Studien nur in sehr abstrakter Form postulieren lassen.

Wie die Fallbesprechung zeigt, handelt es sich bei der Patientin Thea Thalmann gerade *nicht* um eine Person, die dem Klischee eines seelisch »unverletzlichen«, in hohem Maße sein Schicksal in die eigene Hand nehmenden Menschen entspricht. Es gibt einige Brüche mit diesem Stereotyp, die weitaus interessanter sind, als es die reine Aufzählung von Ressourcen erwarten ließe. So stellt sie sich in mehreren Textstellen als einen Menschen dar, dessen Leben in hohem Maße von Zufällen bestimmt ist. Diese Charakterisierung verdeckt jedoch den Umstand, dass sie zum einen solche sich bietenden Gelegenheiten bewusst ergreift und für sich nutzt und dass ihr diese existenzialistische Einstellung geradezu die Basis bietet, um mit einem unvorhersehbaren Schicksalsschlag wie einer Krebserkrankung in der gleichen pragmatischen und selbstbestimmten Weise umzugehen wie mit anderen Zufällen, die ihrer Biographie immer wieder neue Wendungen gegeben haben. Diese Episoden verdeutlichen darüber hinaus, dass Thea Thalmann bereit ist, in gewissem Umfang riskante Verhaltenspfade einzuschlagen, die sie mithilfe ihrer sozialen

Ressourcen meistert. Der stellenweise fast schon burschikose, wenig emotionale Stil, in dem sie solche Ereignisse erzählt, signalisiert Stärke und die Weigerung, wehleidig zu sein. Er wirft natürlich andererseits die Frage auf, wie sie für Situationen gerüstet wäre, die sich nicht kontrollieren lassen und tatsächlich nur durch gedankliche Verarbeitung bearbeitbar sind. Es sind diese Passagen ihres Narrativs, die sie auf den ersten Blick wenig resilient erscheinen lassen, doch gerade hier liegt ein grundlegendes Bewältigungsschema verborgen, das Thea Thalmann zu ihren Bewältigungsleistungen befähigt, indem es den prozeduralen Modus erhellt, mittels dessen sie ihre Ressourcen in einer für sie charakteristischen Praktik konfiguriert und adaptiv einsetzt.

Insgesamt zeigt das Fallbeispiel zwei wichtige Desiderata auf: Zum einen verweist es auf die Notwendigkeit qualitativer Studien, die durch solche Erkenntnismöglichkeiten, die quantitative Studien kaum bieten können, gerechtfertigt werden. Zum anderen zeigt das Fallbeispiel, dass es lohnend sein könnte, der Frage der Realitätsangemessenheit von Bewältigungsstrategien stärker nachzugehen. Das Interview mit Thea Thalmann zeigt sehr deutlich, in welch hohem Maße resiliente Praktiken sich in der Auseinandersetzung mit unvorhersehbaren Ereignissen formen und dass solche Praktiken sehr wohl inhärente Risiken bergen können. Gerade weil das Leben nie vorhersehbar ist, lassen sich vermutlich keine Strategien formulieren, die immer zum Erfolg führen, und es mag sein, dass dem Punkt der Risikoabschätzung oder dem antizipierenden Risikofolgenmanagement (etwa im Sinne von: »Was kann ich tun, wenn meine Strategie fehlschlägt?«) mehr Aufmerksamkeit geschenkt werden sollte. Es könnte daher interessant sein, der Frage nachzugehen, wo die Grenze liegt, jenseits deren die Risikoeinschätzung einer Bewältigungspraxis so irreal wird, dass funktionale Ergebnisse ebenfalls nur noch durch Zufall erwartet werden können.

Literatur

Antonovsky A (1997) *Salutogenese. Zur Entmystifizierung der Gesundheit. Dgvt-Verlag, Tübingen*

Bandura A (1982) The psychology of chance encounters and life paths. American Psychologist 37:747–755

Bourdieu P (1977) Cultural reproduction and social reproduction. In: Karabel J (Hrsg) Power and ideology in education. Oxford University Press, New York, S 487–511

Coté JE, Levine C (2002) Identity formation. Agency and culture. A socialpsychological synthesis. Erlbaum, Mahwah, NJ

Dausch BM, Compas BE, Beckjord E, Luecken L, Anderson-Hanley C, Sherman M, Grossman C (2004) Rates and correlates of DSM-IV diagnoses in women newly diagnosed with breast cancer. Journal of Clinical Psychology in Medical Settings 11(3):159–169

Fingerle M (2011) Die Verwundbarkeit des Resilienzkonzepts – und sein Nutzen. Sonderpädagogische Förderung heute 56:122–135

Fröhlich-Gildhoff K, Rönnau-Böse M (2009) Resilienz. Reinhardt, München

Golden-Kreutz DM, Andersen BL (2004) Depressive symptoms after breast cancer surgery. Relationships with global, cancer-related and life event stress. Psycho-Oncology 13(3):211–220

Göppel R (1997) Ursprünge der seelischen Gesundheit. Risiko- und Schutzfaktoren in der kindlichen Entwicklung. Edition Bentheim, Würzburg

Helgeson VS, Lopez L (2010) Social support and growth following adversity. In: Reich JW, Zautra AJ, Hall JS (Hrsg) Handbook of adult resilience. Guilford, New York, S 309–330

Kissane DW, Grabsch B, Love A, Clarke DM, Block S, Smith G (2004) Psychiatric disorder in women with early stage and advanced breast cancer. A comparative analysis. Australian and New Zealand Journal of Psychiatry, 38(5):320–326

Lösel F, Bender D (2007) Von generellen Schutzfaktoren zu spezifischen protektiven Prozessen: Konzeptuelle Grundlagen und Probleme der Resilienzforschung. In: Opp G, Fingerle M (Hrsg) Was Kinder stärkt. Erziehung zwischen Risiko und Resilienz. Reinhardt, München, S 57–78

Masten AS, Best KM, Garmezy N (1990) Resilience and development: Contributions from the study of children who overcome adversity. Development and Psychopathology 2:425–444

McDaniel JS, Musselman DL, Nemeroff CB (1997) Cancer and depression. Theory and treatment. Psychiatric Annals 27(5):360–364

Noeker M, Petermann F (2008) Resilienz: Funktionale Adaptation an widrige Umgebungsbedingungen. Zeitschrift für Psychiatrie, Psychologie und Psychotherapie 56:255–263

Sroufe LA (2009) The concept of development in developmental psychopathology. Child Development Perspectives 3:178–183

Turner J, Kelly B, Swansons C, Allison R, Wetzig N (2005) Psycho-social impact of newly diagnosed advanced breast cancer. Psycho Oncology 14(5):396–407

Ungar M (2011) The social ecology of resilience. Addressing contextual and cultural ambiguity of a nascent construct. American Journal of Orthopsychiatry 81:1–17

Vogt P (2011) Kontingenz und Zufall. Eine Ideen- und Begriffsgeschichte. Akademie Verlag, Berlin

Werner EE (1993) Risk, resilience, and recovery. Perspectives from the Kauai Longitudinal Study. Development and Psychopathology 5:503–515

Werner EE (2006) Wenn Menschen trotz widriger Umstände gedeihen – und was man daraus lernen kann. In: Welter-Enderlin R, Hildenbrand B (Hrsg) Resilienz – Gedeihen trotz widriger Umstände. Carl-Auer-Verlag, Heidelberg, S 28-42

Wright MO, Masten AS (2006) Resilience processes in development. Fostering positive adaptation in the context of adversity. In: Goldstein S, Brooks RB (Hrsg) Handbook of resilience in children. Springer, New York, S 17–37

Wustmann C (2005) Resilienz. In: Bundesministerium für Bildung und Forschung (Hrsg) Auf den Anfang kommt es an: Perspektiven für eine Neuorientierung frühkindlicher Bildung. Bildungsreform, Bd 16. Berlin, S 119–181

Krebskranke in Rehabilitation und Nachsorge: Lebensgeschichtliche Transformationsprozesse zwischen Gestaltwandel und Kontinuierung

Ernst von Kardorff und Christine Schönberger

Rehabilitation erweist sich als eine sensible Phase für Lern- und Bildungsprozesse, weil vielen Betroffenen häufig erst in der geschützten und von Alltagspflichten entlasteten Umgebung der Rehabilitationsklinik ihre einschneidend veränderte Lebenssituation voll zu Bewusstsein kommt. Die Phase der Rehabilitation erscheint somit auch als Zeit der Sammlung und Standortbestimmung und der Reflexion darauf, wie das Leben weitergehen soll. Anhand ausgewählter Interviews mit krebskranken Menschen erörtert der Beitrag das Zusammenspiel von Lern- und Bildungsprozessen bei der erforderlichen Anpassung des Lebens an die Krankheit. Dabei wird gezeigt, wie neues Wissen und neue Kompetenzen in reflexiver Weise mit der Lebensgeschichte, dem erworbenen Habitus und familialen Ressourcen zu einer Kontinuierung wie auch zu einem Gestaltwandel der bisherigen Lebensorientierung und -führung verknüpft werden.

19.1 Chronische Krankheit und Rehabilitation

Die medizinische Anschlussrehabilitation soll Rehabilitanden auf das Leben mit der Krankheit vorbereiten. Arztvorträge und Patientenschulungen liefern krankheitsspezifische Informationen und geben Hinweise zum Umgang mit der Krankheit; zudem sollen sie zur aktiven Teilnahme an der Rehabilitation und zur Veränderung gesundheitsschädigender Lebensweisen motivieren. Ergänzend werden Strategien zur Stressreduktion, zum Umgang mit Ängsten und zur Stärkung des psychosozialen Immunsystems vermittelt. Entscheidend geht es während dieser Zeit aber um Beratung und Hilfestellungen zu Neuorientierungen in Familie, Partnerschaft und Beruf sowie um sozialrechtliche Fragen. Denn für viele Patienten stellt sich nach dem biographischen Bruch, der mit der Diagnose einer folgenreichen Erkrankung eingetreten ist, vor allem die Frage, wie es weitergeht: Ihr Interesse gilt »weniger der *Krankheit*, sondern dem durch sie irritierten *Leben*« (Schaeffer u. Moers 2009, S. 114). Damit geht es in der Rehabilitation nicht allein um den Erwerb von Wissen und Kompetenzen zur direkten Krankheitsbewältigung; weitergehend bietet sie Anregungen, um Bildungsprozesse zur Neubestimmung des Selbst und zur Gestaltung der weiteren Lebensführung anzustoßen. Unter einer patientenorientierten Perspektive ist es eine Aufgabe der Rehabilitation, Patienten so zu unterstützen, dass sie im weiteren Leben mit der chronischen Krankheit neue Perspektiven auf ihre veränderte Lebenssituation entwickeln und umsetzen können.

19.2 Chronische Erkrankungen als Gegenstand der Forschung

Die wissenschaftliche Beschäftigung mit chronischer Krankheit hat eine lange Tradition (vgl. Gerhardt 1989). Während einschlägige medizinsoziologische Studien mehrheitlich in der Tradition des symbolischen Interaktionismus und der phänomenologischen Soziologie stehen, überwiegen in der Psychologie stresstheoretische und kognitiv-behaviorale Ansätze. Letztere konzentrieren sich auf Bewältigungsstrategien (Coping) zum kognitiv-emotionalen Selbstmanagement, zur Beobachtung und Kontrolle körperlicher Veränderungen und zur Stärkung der Selbstwirksamkeit (Weitkunat et al. 1997; Bengel et al. 2003). Soziologische Analysen hingegen lenken den Blick auf alltagsweltliche Arrangements und die Aufgaben, die erledigt werden müssen, um das zu Bruch gegangene Selbst und das Leben »wieder zu einem Ganzen zusammenzusetzen« (Corbin u. Strauss 2004).

Ein wachsendes Interesse gilt den subjektiven Sichtweisen im Erleben der Krankheit, den Erzählungen über Krankheitserfahrungen (»illness narratives«: z.B. Kleinman 1988; Frank 1995; Zola 2003) sowie den Laientheorien über Krankheitsursachen (vgl. Faltermeier 2005), die den Deutungsmustern der Medizin und der Umwelt eine eigenständige und zuweilen widerständige Sicht der Dinge entgegensetzen. In gesundheitswissenschaftlicher Perspektive werden Ergebnisse aus der Salutogenese- und Resilienzforschung (Antonovsky 1997; Bengel et al. 2001) mit Blick auf die Erschließung (familien-)biographischer Quellen der Widerstandsfähigkeit (Welter-Enderlin u. Hildenbrand 2006; Funcke 2011) diskutiert, um Patienten nachhaltiger zu unterstützen.

Gerade weil das Verlaufskurvenpotenzial einer chronischen Krankheit (Schütze 2006) die Autonomie der bisherigen Lebenspraxis auf je spezifische Weise bedroht, kann sich die theoretische Auseinandersetzung nicht auf Bewältigungsleistungen und -muster beschränken (Schaeffer 2009). Das in der Rehabilitation dominante Konzept der Bewältigung scheint sogar problematisch, da es ein Ende der Auseinandersetzungsprozesse unterstellt, wie es bei chronischer Krankheit so nicht gegeben ist (Hildenbrand 2009). Insofern mit dem Wendepunkt der Diagnose eine dauerhaft neue Seinsqualität gegeben ist, richtet sich seit den Arbeiten von Corbin und Strauss die Aufmerksamkeit darauf, wie sich Betroffene damit arrangieren, wie sie biographische Kontinuität wiederherstellen, ihre Identität neu festigen und alternative Zukunftsperspektiven entwickeln. Die dabei zu beobachtenden Lern- und Bildungsprozesse sind in jüngster Zeit auch zum Gegenstand erziehungswissenschaftlicher Analysen geworden, die die reflexiven Prozesse in der Auseinandersetzung mit dem Leben mit einer chronischen Krankheit beleuchten, sie als Beispiel für Subjektivierungsprozesse unter Ausnahmebedingungen analysieren und sie als Herausforderung auch im Kontext lebenslangen Lernens betrachten. Weiterführend ist diese Perspektive, weil sie im Unterschied zu den oft eng an Zielen der medizinisch-beruflichen Rehabilitation und an direkt nachweisbarer Wirkung orientierten Konzepten der Patientenschulung und Psychoedukation ihren Blick auf eine ergebnisoffene Thematisierung und eigenständige Aneignung der Erfahrungen und subjektiven Sichtweisen der Rehabilitanden richten. Kritische Lebensereignisse erscheinen in dieser Perspektive nicht allein als Wendepunkte zum Negativen, sondern werden oft im Nachhinein als Entwicklungschancen wahrgenommen, obgleich sie erzwungene Lernprozesse »im Ausnahmezustand« (Seltrecht 2006) sind. Verlauf, Intensität und Ergebnisse derartiger Lernprozesse werden von der bisherigen Bildungsgeschichte der betroffenen Menschen, ihrem familial- und milieuspezifischen Habitus und ihrer alltäglichen Lebenspraxis beeinflusst. Wie und woran sich Patienten dabei orientieren und welche Aktivitätsmuster und Erwartungen sie entwickeln, ist schließlich auch vom säkularen Wandel gesellschaftlicher Erwartungen an Eigenaktivität und von den größeren Handlungsspielräumen für individualisierte Lebensentwürfe abhängig (vgl. Große 2008).

Im Unterschied zum gängigen Verständnis von Bildung gehen Bildungsprozesse bei einer chronischen Erkrankung aber zunächst nicht mit einer Erweiterung des Weltzugangs einher; Betroffene und Angehörige sehen sich mit Einschränkungen, Schmerzen und emotionalen Belastungen konfrontiert und müssen neue Prioritäten, Routinen und Perspektiven entwickeln und sich mit den krankheitsbedingten Verlusten und Ängsten auseinandersetzen. In der erzwungenen Auseinandersetzung mit dem Vorgegebenen erwerben sie Spezialwissen und machen neue Erfahrungen in einer zuweilen als »Parallelwelt« beschriebenen krankheitsspezifischen Sonderwelt (Fischer 1982).

Die existenzielle Erfahrung gesteigerter Bewusstheit angesichts einer begrenzten Lebenszeit erleben Betroffene und Angehörige jedoch nicht ausschließlich als Verlust, Abschied und Verzweiflung. Vielmehr rahmen viele die Krankheitssituation als Chance oder als bedeutsam für die eigene Entwicklung, zur Klärung und Intensivierung der Beziehungen zum Partner und des Verhältnisses zu anderen. Denn in der Rehabilitation sind Betroffene und ihre Familien immer gemeinsam involviert, weil Krebs wie jede chronische Krankheit das soziale Mikrosystem insgesamt neu ordnet (Schönberger u. von Kardorff 2004).

19.3 Chronisch Kranke in der Rehabilitation: Ebenen des Lernens und der Anpassung

19.3.1 Veränderungen und neue Aufgaben

Nach Diagnoseschock und Akutbehandlung sind oft weitreichende Veränderungen erforderlich. Krankheitsbedingte Einschränkungen erschweren den Alltag und beeinflussen die Lebensplanung. Ängste grundieren das Lebensgefühl und reduzieren die Lebensqualität. Bislang Selbstverständliches steht infrage. Körper und Psyche bedürfen der Beobachtung, Steuerung und Kontrolle. Nicht nur ist das bewusste, rationale Management des eigenen Körpers ungewohnt, es erfordert auch das Erlernen von Techniken, z.B. im Umgang mit Hilfsmitteln, und das Einhalten von Zeitplänen im Rahmen von

Behandlungsregimes, die nur begrenzt auf eigenen Entscheidungen und Wahlmöglichkeiten beruhen. Dabei mischen sich Ärzte als Experten und Angehörige als besorgte Mitbetroffene ein: Kontrolle und Selbstbestimmung über den eigenen Körper sind und werden eingeschränkt.

Chronisch Kranke müssen nicht nur in praktischer Hinsicht Neues lernen; sie müssen auch ein anderes Verhältnis zu ihrer Biographie, zu ihrer Identität und zu ihrem sozialen Umfeld entwickeln. In einem existenziellen Sinne sind sie gezwungen, ein neues Verhältnis zur Welt und zu sich selbst zu finden (Gadamer 1993). Neben das krankheitsbedingte Erfordernis einer im Verhältnis zu Gesunden stärker methodisch strukturierten Lebensführung tritt ein verändertes Zeitbewusstsein und bei vielen auch ein anderer Umgang mit der Lebenszeit als neue Qualität ins Leben (z.B. Charmaz 1991). Die bewusste Konzentration auf die Gegenwart korrespondiert dabei mit der intensivierten Wahrnehmung begrenzter Lebenszeit.

Auch nach der Rehabilitation bleiben beständige Bemühungen erforderlich, die Corbin u. Strauss (2004) mit dem Konzept der Arbeitslinien auf drei Ebenen charakterisiert haben:

- *Alltagsarbeit*: Da die Medizin nur die Symptome lindern, Verläufe überwachen und Verschlechterungen verzögern kann, findet der eigentliche Umgang mit der chronischen Erkrankung in der alltäglichen Lebenspraxis statt. Alltagsroutinen, Rollen und Aufgabenteilungen, Abläufe und Zuständigkeiten müssen mit sich und anderen neu ausgehandelt werden.
- *Krankheitsbezogene Arbeit*: In Abhängigkeit von Schwere, Bedrohungsgrad und Indikation müssen Zeit, Energie, Wissen und Timing für Behandlung, Rehabilitation, Training, Arztkontakte u.a.m. investiert und in die Lebensführung integriert werden.
- *Biographische Arbeit:* Die individuelle und gemeinsame Lebensgeschichte, das Selbstbild und damit verbundene Lebensziele müssen rekonfiguriert und den neuen Bedingungen angepasst werden. Eingespielte partnerschaftliche und familiale Rollenmuster ordnen sich neu. Patienten müssen lernen, akzeptable und selbstwerterhaltende Formen der Arbeitsteilung in der Interaktion mit der Familie, Helfern und Fachkräften zu finden. Die Rolle jedes Patienten im sozialen Netzwerk ändert sich. Was immer jemand sein wollte im Leben – er muss es überdenken, mit dem existenziellen Bruch leben lernen und seine Lebensplanung und den eigenen Identitätsentwurf neu rahmen.

Bei der Suche nach einem neuen Gleichgewicht werden Anregungen aus den Informationen und Schulungen während der Rehabilitation genutzt. Vielfach erweisen sich aber besonders informelle Impulse als subjektiv hilfreich. Anregungen und Modelle bieten in erster Linie der Austausch mit Gleichbetroffenen und später die Selbsthilfegruppen. Hier erfahren Patienten und ihre Angehörigen Zuspruch, Entlastung und erhalten die Informationen, die sich aus der Sicht der Kranken bewährt haben, und sie können ihre eigenen Erfahrungen weitergeben und soziale Reziprozität zeigen. Die Integration und Rahmung des neu erworbenen Wissens, erweiterter Kompetenzen und modellhafter Erfahrungen Gleichbetroffener vollzieht sich auf der Folie biographisch aufgeschichteter Erfahrungen und Wahrnehmungsmuster und familialer Tradierungen, die zu habituellen Mustern der Lebensbewältigung geworden sind.

19.3.2 Besonderheiten der Krebserkrankung

Menschen mit einer chronischen Erkrankung sind mit vielen ähnlich gelagerten Herausforderungen konfrontiert, im Einzelnen unterscheiden sich diese jedoch von Krankheitsbild zu Krankheitsbild. Bei Krebserkrankungen sind es vor allem die mangelnde Kontrollierbarkeit, die Unsicherheit über den Verlauf, Ängste vor Schmerzen, vor dem Sterben und dem Tod, die in unterschiedlichen Krankheitsphasen stärker oder schwächer ausgeprägt sind, als latente Bedrohung aber im Bewusstsein bleiben (Koch u. Weis 1998). Die Symptome sind häufig weder unmittelbar spürbar oder sichtbar, noch können Betroffene – anders als z.B. bei Bluthochdruck – Veränderungen ohne Weiteres selbst feststellen. Auch nach zunächst erfolgreicher Krebstherapie bleibt die beängstigende Unsicherheit über die Dauerhaftigkeit des Erfolgs, leiden Patienten und Angehörige unter beständiger sorgenvoller Unruhe (Schönberger u. von Kardorff 2004). Krankheitsbedingte körperliche Beeinträchtigungen wie ein Stoma oder Amputationen führen zu einem veränderten Körperbezug. Die Spaltung zwischen der selbstverständlichen Einheit von Körper und Ich (»Leibsein«), der distanzierten Kontrolle des kranken Körpers (»Körper haben«; vgl. Plessner 1975) und dem Erleben körperlicher Vorgänge als die eines fremd oder bedrohlich gewordenen Gegenübers ist eine neue Erfahrung. Betroffene und Angehörige müssen ihre Autonomie zumindest teilweise aufgeben, die Angewiesenheit auf ärztliche Expertise und Helfer nimmt zu, was Strategien im Umgang mit dem professionellen System erfordert. Was ihre Beziehungen zur Welt außerhalb der Familie betrifft, sind Betroffene damit konfrontiert, dass Krebs noch immer gesellschaftlich stigmatisiert und metaphorisch aufgeladen ist (Sontag 1981). Schließlich sind viele Krebserkrankungen lebensbedrohlich und führen zu existenziellen Bilanzierungsfragen.

19.4 Rehabilitation als sensible Phase für Lern- und Bildungsprozesse

19.4.1 Eröffnung von Zukunftshorizonten in der Rehabilitation

Die Anschlussrehabilitation ist eine Phase der Orientierungssuche für die Zukunft wie der Bilanzierung des bisherigen Lebens. Neben medizinischen Fragen rücken Fragen der Lebensführung unter Bedingungen eingeschränkter Funktions- und Leistungsfähigkeit und drohender Rezidive in den Vordergrund.

Viele Krebspatienten sind bereits in der Diagnose- und Behandlungsphase zu Experten für ihre Erkrankung geworden, aber in der Rehabilitation können Informationen oft erstmals in ihrer Relevanz und ihren Folgen angemessen eingeschätzt und aufgenommen werden. In der Bearbeitung des eigenen Erlebens und im Austausch mit anderen gewinnen Patienten zumindest umrisshaft eine Perspektive für ein Leben unter anderen Vorzeichen. Jetzt stellt sich die Frage nach der beruflichen Zukunft, der Kontinuität sozialer Beziehungen und dem Selbstbild, nach den konkreten Auswirkungen im Alltag und danach, wie sich Gesundungserfordernisse, soziales Miteinander und ein sinnvolles Hilfepaket in einer Weise herstellen lassen, die für alle Beteiligten machbar und befriedigend ist. In der Rehabilitation werden Transformationslinien für Patienten und Angehörige gebahnt, die oftmals grundsätzliche Neuorientierungen bedeuten und bislang vernachlässigte Lebensbereiche in den Vordergrund rücken. Im Folgenden zeigt sich dies an der Schilderung des Ehepaares Wilfried und Anna Wächter:

- A.W: Ja, also wenn ich jetzt an die Situation denke damals in der Rehaklinik, wie ich meinen Mann kennenjelernt habe, was der für tolle – Sachen gesagt hat, so aus sich **heraus** gesprochen, die ich noch nie von ihm jehört habe – und wie der so malt schön jetzt und, äh, sich also .. Wir haben im Frühjahr so Volkshochschulkurse jemeinsam besucht, und da habe ich **auch schon** festjestellt, dass er **ganz** toll malen kann, aber das geht im, im Berufsding, ne, Berufsleben so unter, nich, wie das so ist. Dann kommt, abends ist man **müde**, der ganze Ablauf, Se wern 'n kennen, und dann sind wa immer ma zufrieden, wenn wir zu Hause warn, ich hab schnell gekocht, und nach 8 Stunden ist man fertig alles, und **das** kam jetzt so – das muss man **sehen** dieses Positive, ja. Und dass ich dachte, siehste, **schön**, wat der für Jedanken hat oder **Assoziationen** oder so was so, ja. [...] eigentlich war unser Leben so ablaufmäßig, war det doch 'ne andre Sache, nich, also das ist positiv. [...] Aber hast **du** jetzt noch was? Also ich bin – in **dieser** Sache nur (4 Sek.) Na, Mann, sag was **Positives**.
- W.W.: Naja, also nu, **meine** ganze Denkungsweise hat sich geändert. (1 Sek.) Ph. (2 Sek.) Das Sinnieren – und, und: pünktlich sein und, und, und, also das sind alles Sachen – det is **weg** jetz, gibt's nicht mehr. [...] Andere Sachen sind wichtiger,

▼

und ich frage mich, wie kann ich 40 Jahre lang da wie ein Besessener eigentlich in die Firma gerast sein und zu – festen Zeiten da, und das und das zu machen [...]. Wie jesagt, meine Denkungsweise in der Richtung hat sich jeändert. Ich seh so manche andere Dinge völlig **neu** jetzt (Anna und Wilfried Wächter).

Die Passage lässt einen im bisherigen Leben der Wächters nicht verwirklichten Bereich, die Entfaltung schöpferischer Qualitäten, lebendig werden. Was im »Berufsding« unterging, taucht nun auf und bereichert das gemeinsame Leben. Auch als Paar lernen sich die Eheleute auf eine neue Weise kennen und schätzen – eine vielfach berichtete Erfahrung.

Während in der Akutbehandlung wenig Zeit zum Nachdenken bleibt, ist die Rehabilitation eine Phase des intensiven Vergleichens mit den Mitpatienten. Der beständige und sehr genaue soziale Vergleich und der Austausch über Erfahrungen und Lösungsversuche können als Spiegelung des Ichs im relevanten Anderen gesehen werden. Das nichtreflexive Ich des bisher unbeschädigten Lebens tritt zurück, und das reflexive Ich im Blick der Anderen wird verstärkt. Als relevante Andere werden oftmals Mitpatienten ausgewählt, weil die Krankheit gemeinsame Relevanzhorizonte schafft. So berichtet Anna Wächter über neu gesetzte Prioritäten im sozialen Umfeld und ihre eigene Neuorientierung im Freundeskreis, weil sich die Werteskala angesichts der begrenzten Lebenszeit verändert hat:

- A.W.: Und, äh, irgendwie denke ich, sollte ma-, und da hab ich so das Gefühl, (3 Sek.) die Zeit besser, bewusster zu nutzen und denn auch eben mit meinen Mitmenschen, ja, klarer umzugehen. Und ja, da hab ich jetzt überlegt [...] da hab ich se vielleicht auch überfordert, also die Krankheit meines Mannes, und dann jetzt so mein Anspruch, vielleicht. [...] Na, Anspruch eben: dieses klare Miteinanderreden. Und ▼ ich weiß gar nich, ob das in den Freundschaften früher nicht da war, also wenn's um 'ne Verabredung hier geht, und es wird einfach so larifari denn [...], ja, und zum Schluss platzt die Verabredung und so, und des ist für mich jetzt so 'n bisschen [...] früher konnt' ich damit einfacher umgehn.
- I: Welche Freunde tun Ihnen gut, oder gibt's auch solche?
- A.W.: Hm, um jetzt hier auf unsre Freundin zu kommen, das tut mir gut, weil ich weiß, da ist diese Gefühlslage die gleiche. Und, äh, dann haben wir jetzt 'ne Gruppe hier aus der letzten Kur. Die hat sich hier in X-Stadt zusammengefunden. [...] Und das sind nun Menschen, alle mit Krebsleiden. Und, äh, wir treffen uns im Restaurant und haben nette Gespräche, und da ist einfach diese Linie, jeder hat ja sein schweres Leid zu tragen dabei, und da ist, da ist 'ne Verbindung da, also es ist nich, dass wir da ständig über die Krankheit reden, sondern einfach zusammen essen, und jeder erzählt irgendwelche Sachen [...]. Natürlich, auch die Krankheit wird angesprochen, aber das tut sogar manchmal gut, nicht, dass man [...] Mein Mann konnte jetzt jemandem, äh, äh, Tipps geben, über die eine Untersuchung, die für ihn vielleicht gut is, und so weiter (Anna Wächter).

Das soziale Miteinander Gleichbetroffener wird in dieser Passage als besondere Form der Gemeinschaft erlebt, in der ein ähnliches Lebensgefühl zu Verbindlichkeit, Intensität und Anteilnahme führt. Die Balance von Geben und Nehmen kompensiert in diesem Kontext den Verlust der sozialen Einbindung in die Arbeitswelt und den bisherigen Freundeskreis. Die Patienten und ihre Angehörigen finden so Modelle und entwickeln über soziale Vergleichsprozesse eine Folie für ihre Lebensentwürfe.

19.4.2 Zur Rolle des medizinischen Wissens in der Rehabilitation

Bury fasst das nichtnormative Lebensereignis einer chronischen Erkrankung als »kritische Situation«, die das gewohnte Alltagsleben, die unbefragte Annahme eines »Und so weiter« (Schütz 1972) zerstört und die Kontinuität der Entwicklung des Selbst (Hildenbrand 2011) unterbricht. Sie markiert den Eintritt in eine »neue soziale Situation« (Bury 2009, S. 78). Deren Tragweite gelangt oft erst während der Rehabilitation, d.h. nach der Zeit der Diagnose und ersten Behandlungsphase ins Bewusstsein. Deshalb handelt es sich um eine *sensible Phase*. In einer vorbildlosen Situation suchen Patienten nach Anknüpfungspunkten. Trotz des Austauschs mit Fachkräften und anderen Menschen bleiben sie in einem existenziellen Sinn letztlich auf sich gestellt und müssen Bewältigung und Anpassung allein leisten (vgl. Stein 2007); auch wenn mittlerweile viele Erfahrungen Gleichbetroffener im Internet zugänglich (z.B.: www.krankheitserfahrungen.de) und Möglichkeiten des Chats (z.B. www.krebskompass.de) vorhanden sind, muss jeder seinen eigenen Weg finden.

In dieser unübersichtlichen Lage suchen Patienten nach »einem objektiven Fixpunkt auf unsicherem Gelände« (Bury 2009, S. 87). Einen solchen stellen medizinische Informationen über Behandlungsformen, absehbare Entwicklungen oder notwendige Lebensstiländerungen dar. Auch diese Informationen sind nicht immer eindeutig, weil die Behandlungsmöglichkeiten bei chronischen Erkrankungen vielfältig, zuweilen sogar umstritten sind. Die Medizin bildet, wenngleich sie als Behandlungssystem an Grenzen stößt, dennoch als kulturelles System »in Zeiten des Leidens und der Schmerzen eine wichtige Ressource« (Bury 2009, S. 88). Sie hilft den Betroffenen, »ihre Suche nach der tieferen Bedeutung ihrer Erkrankung« (ebd., S. 88) einzuschränken und damit Kräfte für eine Neuorientierung freizusetzen:

» Der Zugang zu medizinischem Wissen bietet – zumindest bei somatischer Krankheit – die Möglichkeit, die Krankheit als ein vom Selbst des Kranken getrenntes Phänomen zu konzeptualisieren (Bury 2009, S. 80). «

Damit trägt die Objektivierung durch die medizinische Diagnose psychologisch dazu bei, die Krankheit auf Distanz zu halten. Medizinische Information, die Patienten und Angehörige ebenso vom Arzt erwarten wie Hinweise auf den Umgang mit der Krankheit (Schönberger u. von Kardorff 2004, S. 219ff.), reichen dazu meist nicht aus, sie müssen von den Betroffenen »komplettiert« werden (Bury 2009, S. 82). Unter Rückgriff auf Familientraditionen, Erfahrungen Mitbetroffener und Berichte aus dem Netz suchen viele nach weiteren Informationen, auch über Alternativ- und Komplementärmedizin. Einige nutzen insbesondere die Informationen aus dem Internet zur Kontrolle der behandelnden Ärzte, vor allem aber zur Bestätigung eigener Entscheidungen (Kirschning u. von Kardorff 2008) und zur Gewinnung von stabilen »Inseln der Normalität« (vgl. Strauss 1968), von denen aus die Neukonstruktion ihres weiteren Lebens erfolgen kann. Das entlastet sie nicht davon, die Ambiguität, zugleich »gesunde Kranke« und »kranke Gesunde« (Akashe-Böhme u. Böhme 2005) zu sein, beständig auszubalancieren.

19.5 Vom Ausnahmezustand zu einer neuen Normalität

Die Mehrzahl der Betroffenen und ihrer Familien findet relativ schnell und unspektakulär zu einem neuen Gleichgewicht und neuen Routinen im Alltag (Schönberger u. von Kardorff 2004). Dieser Befund überrascht umso mehr, als der Einschnitt in das bisherige Leben vielfach als radikaler Bruch geschildert wird. Eine erste Erklärung könnte darin liegen, dass Alltags- und Krankheitsarbeit als das Vordringliche zugleich pragmatisch am besten zu bewältigen sind. Der Umgang mit Behandlungsregimes und die Beobachtung des Körpers werden rasch erlernt; die Auseinandersetzung mit dem beschädigten Körper und Selbst und der Zukunft hingegen sind mühevoller und zeitaufwändiger, weil sie grundlegende Fragen des Selbstverständnisses und der Lebensweise berühren. Medizinisches Wissen, ärztliche Empfehlungen, die eigene Erfahrung mit der Krankheit und die Wiedergewinnung einer (neuen) Normalität müssen durch Prozesse aktiver Sinnbildung überbrückt, mental verankert, emotional akzeptiert und sozial vermittelt werden. Dabei geht es um eine

Gestaltschließung, die dazu beiträgt, das Leben wieder als Ganzes erlebbar und darstellbar zu machen, was keineswegs immer gelingt. Entsprechend scheint uns das Konzept des Gestaltwandels zur Beschreibung der Transformation der bedrohlichen Lebenssituation plausibel. Der biographische Einbruch der Krankheit wird retrospektiv-prospektiv mit einem Sinn versehen, der die Integration der biographischen Erfahrungen in ein stimmig gestaltetes Gesamtmosaik und in eine für einen selbst und andere identifizierbare Gestalt erlaubt. Wahrnehmungspsychologisch scheinen uns daher »geschlossene Gestalt«, emotionspsychologisch »innere Beruhigung« und sozialpsychologisch »präsentables Selbst« hilfreiche Heuristiken zur Erschließung und Ordnung der in Krankheitserzählungen dokumentierten Ergebnisse der Arbeit des Weiterlebenlernens zu sein (Corbin u. Strauss 2004).

Ein Bestandteil dieser Erzählungen sind subjektive Theorien über die Krankheit, die im Gegensatz zu wissenschaftlichem Wissen nicht den Regeln der Widerspruchsfreiheit folgen, sondern einander widersprechende Elemente zwanglos inkorporieren, solange sie alltagsdienlich sind und der Gestaltschließung dienen. Dies gilt auch für die Narrationen der medizinischen Wissensordnung, die sich die Betroffenen eigenständig aneignen (vgl. Frank 1995). Die daraus entstehenden Populärsynthesen stehen für das Bemühen, trotz des biographischen Bruchs und mit dem biographischen Bruch Kontinuität zum Leben vor der Erkrankung herzustellen. Die so entstehende Anschlussfähigkeit hilft, eine neue Normalität unter veränderten Bedingungen zu gewinnen. Die folgende Passage aus dem Interview mit der an Brustkrebs erkrankten Elfriede Eisen verdeutlicht exemplarisch, wie sich die Befragte die medizinische Information aus der Rehaklinik kreativ aneignet und in ihre eigene Krankheitsnarration integriert:

- E.E.: ... und da [in der Rehaklinik; E.v.K./C.S.] hatte die Chefärztin damals zu uns gesagt, wir mussten ja dann so Veranstaltungen mitmachen, und da sagte sie, weil viele sagen, es wär vererbt. Die hat dann aber wieder gesagt, das stimmte nicht, dass das 'ne Erbsache ist, sondern [...] es kämen drei Faktoren, die dann aufeinanderprallen. Einmal das Immunsystem, das nicht [...] gestärkt ist, sondern geschwächt ist, dann eine Situation, die einem, einem in der Familie oder im Umfeld vorkommt, **und** die Ernährung. Drei Faktoren, sagt sie, kämen da zusammen, und die würden dann den Auslöser hervorbringen, dass man Krebs bekommt. Und da fiel mir das ein, wie [...] das bei mir das erste Mal ausbrach, da waren auch drei Faktoren, einmal: Meine Mutter verstarb. Das zweite war, ich war sehr angespannt auf der Arbeit [...] Und denn unser Sohn machte große Probleme, naja, und man hat auch nicht, sagen mer mal, man muss ja nicht nur gesund leben, aber man hat dann doch 'n bisschen anders gelebt als heute. [...] Das sind so drei Faktoren, und das stimmte auch, und mein Immunsystem war auch ziemlich geschwächt, und ich hatte damals sehr viel mit Allergien zu tun gehabt. Und das stimmt schon, was sie [die Chefärztin der Rehaklinik; E.v.K./C.S.] sagte, man ist da ja auch nicht so ganz mit der Forschung zu Ende. Wie und woher es kommt oder warum es so passiert, ne (Elfriede Eisen).

Die zitierte Passage weist auf die orientierende und rahmende Bedeutung der *familialen Gesundheitsbiographie* hin (vgl. Schönberger u. von Kardorff 2010): Nachdem bereits ihre Mutter mit 56 Jahren an Brustkrebs verstorben ist, mahnt Elfriede Eisen nun ihre Tochter, sich regelmäßig untersuchen zu lassen, weil sie eine familiäre Erblichkeit befürchtet. Elfriede Eisen folgt damit beiden aus der Rehaklinik aufgenommenen medizinischen Theorien: der ersten zum Schutze ihrer Tochter, und mit der zweiten komplettiert sie die Rahmung des wahrgenommenen biographischen Bruchs. Die Drei-Faktoren-Theorie, die sie aus einer späteren Rehabilitationsmaßnahme übernimmt, scheint sich besser in ihr biographisches Erzählschema einzufügen als die Vererbungstheorie. Und im Rückblick auf das

Rezidiv und die anschließende zweite Krebsbehandlung fühlt sich Elfriede Eisen in der Plausibilität der Drei-Faktoren-Theorie bestätigt:

- E.E.: Und jetzt hier beim zweiten Mal, ja, muss ich auch sagen ... kann auch irgendwie damit zusammenhängen. Mein Bruder ist schwer krank geworden. Irgendwie ist mein Immunsystem da auch ziemlich viel geschwächt gewesen, hab auf der Arbeit da auch immer sehr viel Stress. Das kann alles wieder so zusammenführen, ne (Elfriede Eisen).

Dieses medizinische Deutungsangebot erlaubt Elfriede Eisen wiederum retrospektiv die praktische Schlussfolgerung – von der man annehmen kann, dass sie von in den generellen Empfehlungen des Klinikpersonals Unterstützung gefunden hat:

- E.E.: Wenn ich da heute so drüber nachdenke, man hätte da doch mehr Zeit sich nehmen sollen [...] Ich würde es heute anderen, äh, Patienten raten, wie, dass sie das nicht so machen sollen, ne, sondern sollten wirklich Zeit für sich nehmen (Elfriede Eisen).

Das in der Rehabilitation vermittelte medizinische Wissen bildet eine erste und sichere sowie sozial akzeptierte Basis, von der aus eine reflexive Selbstverständigung zum Verständnis, zur Kontrolle und zur Einordnung der neuen Lebenssituation ihren Ausgang nehmen kann.

Dass nicht nur die in der Krankheitserzählung repräsentierten Inhalte, Lern- und Bildungserfahrungen selbst, sondern auch die Form der (Selbst-)Narration die Funktion stabilisierender Selbstverständigung erfüllen kann, zeigt sich bei Friederike Müller, deren Mann an Darmkrebs erkrankt war (Schönberger u. von Kardorff 2004). Sie erzählte die für die Neukonstruktion des gemeinsamen Lebens mit ihrem Mann entscheidenden Passagen zu zwei unterschiedlichen Zeitpunkten – in der Rehabilitation und ein halbes Jahr danach – in fast wortgleichen Formulierungen. Das stabilisierte Erzählschema – das Überleben der Krebserkrankung wird als »zweite Geburt« gerahmt – fungiert als Halt gebende Orientierung für die Zukunftsperspektive des gemeinsamen Lebens als Paar im Sinne einer notwendigen Konsensfiktion (Hahn 1983) zur Kontinuierung des gemeinsamen Lebensentwurfs.

Die mit den Versuchen einer Kontinuierung verbundene Normalisierung erweist sich als ökonomische Anpassung an die neue Situation mit möglichst geringen Veränderungen; bei einigen Patienten mit sehr schweren Krankheitsfolgen kommt es aber auch zu einem radikalen Bruch mit der bisherigen Lebensweise und den bisherigen Prioritäten. In beiden Fällen zeigt sich gleichwohl eine untergründige Kontinuität mit (familien-)biographischen Tradierungen: Friederike Müller führt unter Rückgriff auf familiale Traditionen neue Rituale in den Familienalltag ein und gibt Aufgaben, die sie während der Akutphase übernommen hat, an ihren Mann zurück, um sein verloren gegangenes Selbstbewusstsein zu stärken.

Mit zunehmender Erfahrung experimentieren Patienten mit ihren persönlichen Belastungsgrenzen, Behandlungsregimes und begleitenden Therapien. Dabei schöpfen sie aus dem Reservoir familienbiographisch tradierter Haltungen und Vorbilder im Umgang mit Krisen (Schönberger u. von Kardorff 2010). Der Weg zu einer neuen Normalität besteht nicht einfach aus Reaktionen auf körperliche oder seelische Veränderungen, sondern ist durch eine aktive Gestaltung gekennzeichnet, die der Krankheit einen Ort im Leben zuweist und die erforderlichen Umstellungen in den Gesamtvollzug der Lebensführung integriert (Hildenbrand 2011). Darin zeigt sich eine Verschränkung von Lernprozessen – Erwerb krankheitsrelevanten Wissens und neuer fachlich vermittelter wie erfahrungsgeleiteter Handlungskompetenzen z.B. im Umgang mit besorgten Angehörigen, Freunden und Ärzten – mit weitergehenden Bildungsprozessen, in deren Verlauf die neuen Wissensbestände gerahmt, in den größeren Zusammenhang der vergangenen Lebensgeschichte, der gegenwärtigen Aufgaben und der erwarteten und gestalteten Zukunft gestellt und mit subjektivem Sinn versehen werden.

19.6 Kreative Transformation als Ausdruck von Bildungsprozessen

Während der Erwerb medizinischen Wissens, der Umgang mit ärztlichen Vorgaben und die Beobachtung körperlicher Veränderungen als kontinuierliches Erlernen von Kompetenzen und Praktiken beschrieben werden kann, zeichnen sich Bildungsprozesse durch Diskontinuität, Reflexivität und ihre Verankerung in lebensgeschichtlich bedeutsamen Erfahrungen aus (z.B. Kilb 2006; Frommer u. Marotzki 2006; Seltrecht 2006). In ihnen kommt es zu einer Transformation bis dato gültiger Konzeptualisierungen und Rahmungen. Dennoch unterscheiden sich, so unsere These, Lern- und Bildungsprozesse bei chronischer Krankheit von Konzepten des lebenslangen Lernens: Grundsätzlich handelt es sich um ein erzwungenes *Lernen wider Willen*, technisch geht es um Wissensaneignung und Kompetenzerwerb, existenziell um einen auch immer vom Scheitern bedrohten Bildungsprozess, der im besten Fall zu einer kreativen Transformation führen, aber auch scheitern kann. Dies zeigt sich an den Versuchen zur Typenbildung von Mustern und Strategien, die mit biographischen, krankheitsspezifischen und umweltspezifischen Konstellationen verknüpft sind. So hat etwa Große (2008) auf ein »biographisch entwickeltes Ziel hin orientierte«, »normorientierte«, »auf Sicherheit und Kontinuierung« gerichtete und auf »Selbstaufmerksamkeit« hin ausgelegte Strategien identifiziert. In unserer Studie (Schönberger u. von Kardorff 2004) konnten wir bei Angehörigen Krebskranker Strategien der »Hingabe und Selbstaufgabe«, des »Paternalismus und des stellvertretenden Handelns«, des »im Dienste des Anderen Handelns« sowie »reflexivichzentrierte« und »gemeinsam-integrierend« wirkende Handlungsmuster aus dem Material abstrahieren. Inwieweit sich die in der inzwischen umfangreichen Literatur identifizierten, sich teilweise überschneidenden idealtypischen Handlungsmuster in einer theoretisch-konzeptionellen Metaanalyse auf einige wenige reduzieren und ggf. spezifischen Konstellationen und biographischen Gesamtmustern zuordnen lassen, bleibt eine Fragestellung für die weitere Forschung, nicht zuletzt mit Blick auf die Erarbeitung differenzieller Unterstützungsangebote für Patienten.

Neuarrangements in den Bereichen Arbeit, Identität und Alltag verweisen auf einen pragmatischen Lern- und einen oft raschen Anpassungsprozess. Gleichwohl bleiben existenzielle Ängste und besorgte Unruhe latent vorhanden. Man könnte hypothetisch von einer »doppelten Lebensführung« sprechen, die erst in der Phase der Nachsorge zum Tragen kommt und in der sich Bildungsprozesse in unterschiedlicher Weise und unterschiedlichem Umfang andeuten. Dabei zeigen sich Veränderungen auf verschiedenen Ebenen: Beim pragmatischen Arrangement im Alltag werden die Aufgaben zwischen den Partnern neu gewichtet oder verteilt, und die Familien suchen nach passfähigen Formen des Umgangs mit den notwendigen medizinischen Behandlungsregimes. Sie leben sich in einen veränderten Zeitrhythmus und Tagesablauf ein und entwickeln neue Routinen. Auf der Ebene der biographischen Identität verändern sich sowohl der Bezug zum eigenen Körper als auch die Beziehungen in Partnerschaft und Familie sowie zum sozialen Umfeld. Neben der Bilanzierung ist eine Anpassung der Prioritäten zu leisten. Charakteristisch sind weiterhin eine veränderte Grundstimmung und Befindlichkeit sowie ein veränderter Weltbezug, da die Bedrohlichkeit der Erkrankung gleichsam als »Basso continuo« ständiger Begleiter bleibt und jede Zukunftsplanung mitbestimmt. Im Verlauf der Bearbeitung und Auseinandersetzung mit der Krankheit und ihren Folgen werden Bildungsprozesse wirksam, die biographische Erfahrungen neu bewerten, zur Entdeckung anderer und neuer Schwerpunkte im Leben sowie zu einer Neurahmung des Geschehens, aber auch zu einer Verdrängung kritischer Aspekte, zu angstbesetzter Passivität oder zum starren Festhalten an alten Routinen führen können.

In der Rehabilitation wird der Erwerb von medizinischem Wissen und von Kompetenzen im Umgang mit der Erkrankung angestrebt und die Auseinandersetzung mit der beruflichen und persönlichen Zukunft angebahnt. Die dadurch angestoßenen Anregungen werden mit individuellen Erfahrungen und Haltungen, durch Erfahrungen von Mitbetroffenen und vielfältigen Informationen aus unterschiedlichsten Quellen zu Populärsynthesen komplettiert, sodass angesichts der beständigen Bedrohung durch die Krebserkrankung bedingte Hoffnung entstehen kann, die in funktional hilfreiche und subjektiv passfähige Handlungsformen auf allen drei Ebenen der Arbeitslinien nach Corbin u. Strauss (2004) übersetzt wird: im Alltag als Herstellung einer Fiktion der Normalität als eines neuen »Und so weiter«, auf der Ebene der Krankheitsarbeit als Befolgen medizinischer Vorgaben und Angebote, auf der Ebene der Biographiearbeit als Neubewertung von Zielen, Erfahrungen, Beziehungen, Zukünften und Selbstverortungen. So wichtig die Anregungen, Lernprozesse und Unterstützungsangebote in der Rehabilitation auch immer sind: Die eigentlichen Neukalibrierungen stehen für die Zeit nach der Rehabilitation an und finden vor allem im Alltag statt.

Literatur

Akashe-Böhme F, Böhme G (2005) Mit Krankheit leben. Von der Kunst, mit Schmerz und Leid umzugehen. Beck, München

Antonovsky A (1997) Salutogenese. Zur Entmystifizierung der Gesundheit. Huber, Bern

Bengel J, Strittmatter R, Willmann H (2001) Was erhält Menschen gesund? Antonovskys Modell der Salutogenese – Diskussionsstand und Stellenwert. BzGA, Köln

Bengel J, Beutel M, Broda M, Haag G, Härter M, Lucius-Hoene G, Muthny FA, Potreck-Rose F, Stegie R, Weis J (2003) Chronische Erkrankungen, psychische Belastungen und Krankheitsbewältigung. Zeitschrift für Psychotherapie, Psychologie und Medizin 53:83–93

Bury M (2009) Chronische Krankheit als biografischer Bruch. In: Schaeffer D (Hrsg) Bewältigung chronischer Krankheit im Lebenslauf. Huber, Bern, S 75–90

Charmaz K (1991) Good days, bad days: The self in chronic illness and time. Rutgers University Press, New Brunswick

Corbin J, Strauss A (2004) Weiterleben lernen. Chronisch Kranke in der Familie. Huber, Bern

Faltermaier A (2005) Subjektive Konzepte und Theorien von Gesundheit und Krankheit. In: Schwarzer R (Hrsg) Gesundheitspsychologie. Hogrefe, Göttingen, S 31–53

Fischer W (1982) Alltagszeit und Lebenszeit in Lebensgeschichten von chronisch Kranken. Zeitschrift für Sozialisationsforschung und Erziehungssoziologie 2(1):5–20

Frank A W (1995) The wounded story teller. Body, illness and ethics. Chicago University Press, Chicago

Funcke D (2011) Resiliente Identitäten. Familiendynamik 36(2):122–130

Frommer J, Marotzki W (2006) Gesundheit und Krankheit als Bildungsprozess – Einleitung in den Themenschwerpunkt. Zeitschrift für Qualitative Sozialforschung 2, Editorial

Gadamer, HG (1993) Über die Verborgenheit der Gesundheit. Suhrkamp, Frankfurt am Main

Gerhardt, U (1989) Ideas about illness. An intellectual and political history of medical sociology. New York University Press, New York

Große S (2008) Lebensbrüche als Chance? Lern- und Bildungsprozesse im Umgang mit kritischen Lebensereignissen – eine biographieanalytische Studie. Waxmann, Münster

Hahn A (1983) Konsensfiktionen in Kleingruppen. Dargestellt am Beispiel junger Ehen. In: Neidhardt F (Hrsg) Gruppensoziologie. KZfSS Sonderband 25:210–232

Hildenbrand B (2009) Die »Bewältigung« chronischer Krankheit in der Familie – Resilienz und professionelles Handeln. In: Schaeffer D (Hrsg) Bewältigung chronischer Krankheit im Lebenslauf. Huber, Bern, S 133–155

Hildenbrand B (2011) Ereignis, Krise und Struktur – ein Konzept von Wandel im Lebenslauf und in Beratung und Therapie. Familiendynamik 36(2):92–100

Kilb B (2006) Bildungsprozesse durch kritische Lebensereignisse und Krankheitserfahrungen. Johannes-Gutenberg-Universitäts-Verlag, Mainz

Kirschning S, Kardorff E von (2008) The use of the internet by women with breast cancer and men with prostate cancer – results of online research. Journal of Public Health 16:133–143

Kleinman A (1988) The illness narratives. Suffering, healing, and the human condition. Basic Books, New York

Koch U, Weis J (1998) Krankheitsbewältigung bei Krebs. Schattauer, Stuttgart

Krankheitserfahrungen.de: Erfahrungen mit Gesundheit, Krankheit und Medizin (vom bmbf, der GKV, der DRV und der PKV im Rahmen des Förderschwerpunkts »Chronische Krankheiten und Patientenorientierung« geförderte Internetseite). www.krankheitserfahrungen.de. Zugegriffen: 26. August 2011

Lazarus RS (2005) Stress, Bewältigung und Emotionen: Entwicklung eines Modells. In: Rice VH (Hrsg) Stress und Coping. Huber, Bern, S 231–263

Pfeffer S (2010) Krankheit und Biographie. Bewältigung von chronischer Krankheit und Lebensorientierung. VS-Verlag, Wiesbaden

Plessner H (1975): Die Stufen des Organischen und der Mensch. De Gruyter, Berlin

Schaeffer D (2009) Bewältigung chronischer Erkrankung – Status quo der Theoriediskussion. In: Schaeffer D (Hrsg) Bewältigung chronischer Krankheit im Lebenslauf. Huber, Bern, S 15–54

Schaeffer D, Moers M (2009) Abschied von der Patientenrolle? Bewältigungshandeln im Verlauf chronischer Krankheit. In: Schaeffer D (Hrsg) Bewältigung chronischer Krankheit im Lebenslauf. Huber, Bern, S 111–132

Schönberger C, Kardorff E von (2004) Mit dem kranken Partner leben. Anforderungen, Belastungen und Leistungen von Angehörigen Krebskranker. Leske & Budrich, Opladen

Schönberger C, Kardorff E von (2010) Die generationale Tradierung von Gesundheitskapital in der Familie. In: Ohlbrecht H, Schönberger C (Hrsg) Gesundheit als Familienaufgabe. Juventa, München, S 191–211

Schütz A (1972) Der Fremde. In: Schütz A, Gesammelte Schriften. Bd 2: Studien zur soziologischen Theorie. Nijhoff, Den Haag, S 53–69

Schütze F (2006): Verlaufskurven des Erleidens als Forschungsgegenstand der interpretativen Soziologie. In: Krüger H-H, Marotzki W (Hrsg) Handbuch erziehungswissenschaftliche Biographieforschung. VS-Verlag, Wiesbaden, S 205–237

Seltrecht A (2006) Lehrmeister Krankheit? Eine biographieanalytische Studie über Lernprozesse bei Frauen mit Brustkrebs. Budrich, Opladen

Sontag S (1981) Krankheit als Metapher. Fischer, Frankfurt am Main

Stein M (2007) The lonely patient. How we experience illness. Morrow, New York

Strauss A (1968) Spiegel und Masken. Die Suche nach Identität. Suhrkamp, Frankfurt am Main

Strauss A, Glaser B (1975) Chronic illness and the quality of life. Mosby, St. Louis

Welter-Enderlin R, Hildenbrand B (Hrsg) (2006) Resilienz – Gedeihen trotz widriger Umstände. Carl-Auer-Verlag, Heidelberg

Weitkunat R, Haisch J, Kessler M (Hrsg) (1997) Public Health und Gesundheitspsychologie. Huber, Bern

Zola I (2003) Missing pieces. A chronicle of living with a disability. Temple University Press, Philadelphia

Der verlorene Körper: Scham und Isolierung als Grundproblem einer Brustkrebspatientin

Katharina Gröning

Die Scham gehört, psychoanalytisch gesprochen, zu den narzisstischen Affekten (vgl. Wurmser 1993b), beschreibt das Gegenteil des Stolzes und zählt zu den wichtigsten Sozialgefühlen (Neckel 1991). In diesem Beitrag wird anhand der Lebensgeschichte einer an Brustkrebs erkrankten Frau aufgezeigt, wie eine Schamdynamik, einhergehend mit weiteren biographischen Themen, z.B. der emotionalen Isolation und der inneren Heimatlosigkeit, in die Bearbeitung einer Brustamputation hineinreicht.

20.1 Die zwei Körper: Theorien von Körperbild, Körperselbst und Scham

In allen bedeutenden Theorien zur Scham spielen der Körper, seine Intaktheit, Naturhaftigkeit und Verletzungsoffenheit eine wichtige Rolle. Der kranke, verstümmelte, entstellte und sterbende Körper widerspricht auch heute kulturellen Regeln der Ästhetik, Autonomie und Personenwürde. Scham gehört als heimliche Begleiterin von Krankheit und Behinderung zum subjektiven Erleben von Krankheit ebenso wie zum Status der Kranken in der Gesellschaft. Ihre Beschreibung und Erklärung ist Gegenstand der verschiedenen sozialwissenschaftlichen Schamtheorien, die auch zur Interpretation des vorliegenden Interviews herangezogen werden.

Die klassischen Schamtheorien lassen sich differenzieren in soziologische Theorien, z.B. bei Simmel (1986) und Elias (1976), laut denen Scham als Gefühl der Bloßstellung unter anderem durch die Veröffentlichung der Naturhaftigkeit des menschlichen Körpers sowie durch das öffentliche Gewahrwerden von etwas Niedrigem entsteht. Es geht hier um den Körper als Träger des Unreinen.

Die moderne Schamsoziologie, wie sie Neckel (1991) oder auch Bourdieu (1982) entwickelt haben, bezieht sich auf das Verhältnis von Scham und Distinktion im Kontext moderner, individualisierter Gesellschaften. Der Körper ist hier der Träger des Habitus. Seine Art, im sozialen Raum eine Position einzunehmen, wird bestimmt durch die Regeln des Geschmacks und des Stils. Gesellschaftlich hat Bourdieu zwei Grenzen – jene der Distinktion und jene der Respektabilität – beschrieben, denen Körperbilder zugeordnet werden können: der ästhetische Körper, der den oberen sozialen Milieus entspricht, der nützliche Körper, der den respektablen mittleren Milieus entspricht, und der verwahrloste/unreine Körper, der keinen Respekt verdient. Die letzte Form findet sich vor allem in Verbindung mit Sucht- und psychischen Erkrankungen, sozialem Elend, Alter und Demenz.

Schließlich seien noch die psychoanalytischen Schamtheorien erwähnt. So sieht Wurmser (1993a, b) eine wichtige Wurzel des Schamgefühls in der Zurückweisung der frühkindlichen Bindungsbedürfnisse (Wurmser 1998, S. 15f.): Jedes Individuum wolle im Sinne seiner Würde als ein Selbstzweck geachtet werden, was in der Kindheit durch die Erfahrung von praktischer Intersubjektivität im Rahmen von guten Objektbeziehungen entwickelt werde. Das Kind wolle gesehen, verstanden und erkannt werden. Diese in der frühen Affektsozialisation sich vollziehende Spiegelung des Kindes und die zustimmende Resonanz, die das Kind in Bezug auf seinen Körper durch die Mutter und andere Bezugspersonen erfährt, ermöglichen das Wachsen einer »psychischen Haut« und – im Sinne der antiken Oikos-Lehre des Zenon – ein »Wohnen in sich selbst«, welches den Kern der Ich-Identität ausmacht. Dieser Oikos als Wohnort des Selbst (Wolfstetter 1984) wird als Metapher für die Interpretation der Textabschnitte genutzt, in denen es um die Suche nach der inneren Heimat, um die Ich-Identität und das Erleben von seelischem Reichtum geht. Die Scham bedroht den Oikos, weil die Zustimmung zu mir von der Zustimmung anderer abhängig ist.

Bei Mary Douglas' Bild der zwei Körper (Douglas 1994) bedeutet die emotionale Anerkennung auch eine Aneignung des Körpers als Ort, der dann zugleich Ausdrucksmedium wie auch Instrument der Performanz des Selbst ist und eine Differenz zum »Gesellschaftskörper« markiert. Umgekehrt besteht die früheste Quelle des Schamgefühls in frühen Erlebnissen der eigenen Wirkungslosigkeit und der Erfahrung der Nichtanerkennung. Scham entsteht, wo der frühkindliche Versuch scheitert, in den Bezugspersonen Gefühle der emotionalen Zustimmung hervorzurufen (vgl. dazu ausführlich Gröning 2010), welche sich in dieser Lebensphase vor allem auf den Körper des Kindes beziehen. Fehlt diese Erfahrung, so entstehen zunächst Angst, Einsamkeit und eine frühe Form der Scham durch die kränkende Erfahrung der eigenen Wirkungslosigkeit, die als Minderwertigkeit verstanden wird (vgl. Wurmser 1993b, S. 15). Hier liegen die Quellen eines negativen Selbst, die in Verbindung mit dem Gefühl von innerer Leere, Einsamkeit und Heimatlosigkeit eine frühe Gestalt bilden.

Die Ethnologin Douglas hat mit ihrer Konzeption von den zwei Körpern (Douglas 1994) darauf hingewiesen, dass die hohe Bedeutung des Körpers für das Selbst diesen zum zentralen Adressaten der Sozialisation mache, ein Aspekt, auf den auch Bourdieu (1997) und Foucault (1984) hingewiesen haben. Sozialisation wurzelt im Körperlichen, die Gesellschaft wird inkorporiert, und die Körper werden dadurch gelehrig. Weil dem Körper eine unmittelbare leiblich-seelische Bedürftigkeit innewohnt, ist er (verletzungs-)offen für soziale Disziplinierung und Zurichtung. Nach Douglas bilden sich im Verlaufe der Sozialisation auf diese Weise zwei Repräsentationen des Körpers heraus: der Selbstkörper und der Gesellschaftskörper, d.h. ein Körper, der als Ausdrucksmedium des Selbst dem in der Sozialisation erworbenen Ordnungs- und Gesellschaftskörper gegenübergestellt sei. In der Schamsoziologie von Simmel repräsentieren diese beiden Körperbilder die Dualität von hoch und niedrig. Der »hohe« Gesellschaftskörper als Träger des Status ist dem niedrigen Selbstkörper als Träger der emotionalen und seelischen Bedürftigkeit entgegengesetzt. Gleichzeitig ist der Gesellschaftskörper auch der entfremdete und konforme Körper, der sichtbar nicht dem Selbst, sondern der Gesellschaft zugewandt ist. Durch verschiedene Pflege-, Hygiene- und ästhetische Maßnahmen, die an ihm sichtbar sind, verweist er nicht auf das Selbst, sondern auf die Gesellschaft. Traumatische Sozialisationsprozesse wie körperliche Züchtigung, hygienische und pflegerische Zurichtung und pädagogische Formung haben nun die seelische Wirkung, dass sich ein Gesellschaftskörper durch den Prozess der Sozialisation zwar erfolgreich konstituieren kann, die andere Seite – der Selbstkörper – aber quasi verstümmelt, stagniert und regrediert. Konformität ist hier das deutlichste Merkmal des Habitus. Auf der anderen Seite steht jedoch eine Art Verlorenheit. Gerade bei Maria Franz ist diese Problematik der zwei Körper, die ihr Lebensthema darstellt, besonders gut nachzuvollziehen.

20.2 Einführung in das Fallbeispiel Maria Franz

Maria Franz ist nach ihrer Brustkrebserkrankung chirurgisch behandelt worden: Eine Brust wurde ihr abgenommen. Ihr Körper ist im Sinne der Schamtheorie von Wurmser (1993b) verstümmelt, wonach Gefühle der Kastrationsscham bedeutend werden. Daneben berichtet Maria Franz von Isolation in ihrer Ehe und einem Mangel an emotionaler Intimität in der Beziehung zu ihrem Mann. Die durch die OP bewirkte Verstümmelung wird also nicht durch Anerkennung ausgeglichen. Sexualität und Körperlichkeit und vor allem ihre Abwehr spielen im Interview zwar quantitativ keine zentrale Rolle, werden jedoch, wenn sie erwähnt werden, im Zusammenhang mit deutlicher Enttäuschung und Trauer erwähnt. Auffällig an der Gestalt der Lebenserzählung von Maria Franz ist das Thema der emotionalen Isolation, der inneren Heimatlosigkeit und der Suche nach einem vertrauten Ort, der seelische Heimat geben kann. Dies verweist auf ein frühes, der Scham innewohnendes Minderwertigkeitsgefühl.

Die Auswertung folgt der Vorgehensweise der hermeneutischen Interpretation (vgl. Bortz u. Döring 1995), d.h., der Text wurde nach der Lektüre in thematische Felder und Sinnabschnitte differenziert. Einzelne Passagen wurden einer Interpretation im Sinne einer Feinanalyse unterzogen, die wiederum mit thematischen Einschüben, den Verobjektivierungen, vertieft wurden. Obwohl die Amputation eines Körperteils und insbesondere die Amputation eines Geschlechtsorgans wie einer Brust eine schwere Verletzung des Körperbildes darstellt und damit nach psychoanalytischer Auffassung fast automatisch eine Schamdynamik und narzisstische Krise hervorruft, steht zunächst einmal der Kampf ums Überleben im Vordergrund der Lebensgeschichte, in der die Krankheit eine Rolle spielt. Die Schamdynamik fügt sich ein in andere Lebenskonflikte, die Maria Franz im Verlauf ihres Lebens zu bewältigen hatte.

20.3 Der Nutzkörper und das nützliche Selbst der Maria Franz

- M.F.: Also ich hab mich nie in meinem Leben krankschreiben lassen, bevor das mit der Brust kam. Ich hab da achteinhalb Jahre nicht einen Tag wegen Krankheit gefehlt.
- I: Hm.
- M.F.: Ich hatt nix zugelassen. Ich hatt keine Krankheit zugelassen. Hatt aber auch das Glück, dass ich eben nicht ständig krank war, was jetzt schwerwiegende Dinge wären, außer mal 'nem Schnupfen oder was (Maria Franz).

Neben der Berufstätigkeit und der Familienarbeit, die quasi rund um die Uhr zu leisten ist, beschreibt Maria Franz ihr Leben als eine Abfolge von Aufgaben und Pflichten. Sie versucht vor allem ihre Rolle zu erfüllen, eine gute Ehefrau und Mutter zu sein und den Erwartungen anderer gerecht zu werden. Das Selbstbild verweist auf eine deutliche Dominanz des Nützlichen, des Pflichtbewussten, des Fleißigen und Unermüdlichen. Ihren Körper stellt sie entsprechend in den Dienst ihrer Pflichten. Jedoch erhält sie für ihre Tugenden nicht den Lohn, den sie erwartet:

- M.F.: Und damals war das so, dass der Mann dann erwartet hat, dass die Frau genau das macht, was die Mutter immer gemacht hat,
- I: Hm.
- M.F.: nämlich Haushalt und Kind und nichts anderes mehr. Ich hab sofort auch aufgehört zu arbeiten (Maria Franz).

Dass ein rein utilitaristisches Denken und die Fixierung auf funktionale Arbeitstugenden im Nachkriegsdeutschland das eheliche Leben und die Intimität von Maria Franz dominiert haben, sodass ihre Person auf den Nutzaspekt reduziert worden ist, zeigt sich an verschiedenen Stellen des Interviews. Der Körper von Maria Franz wird zum Träger von Produktivität. Sie erzählt an verschiedenen Stellen des Interviews, dass sie eigentlich rund um die Uhr gearbeitet habe. Im Zusammenhang mit den geschilderten Problemen in Bezug auf die Intimität mit ihrem Mann zeichnet sich ab, dass die Strategie des Rund-um-die-Uhr-Arbeitens eine Möglichkeit ist, die Einsamkeit und Isolation in der Beziehung nicht mehr zu fühlen. Ihr Normallebenskonzept erfüllt Abwehrfunktion in Bezug auf die enttäuschende Intimität. Ihr Mann und sie selbst reden instrumentell und recht seelenblind über ihre gegenseitigen ehelichen Interessen, die sie als geschäftliche Interessen codieren. Diese Art des Umgangs stellt für Maria Franz eine schwere Kränkung dar.

- M.F.: Ich hab dann, als die Zwillinge noch sehr klein waren, wieder angefangen, für die 350 Mark zu arbeiten, weil auch mein Mann immer wieder sagte: »Ja, alle Leute, die sich irgendwas leisten können, Auto, Haus oder sonst was, da arbeiten ja auch immer die Frauen mit. […] Und dann fing ich hier oben an zu arbeiten, aber dann gleich halbe Stelle, weil mein Mann sagte: »Wenn du noch mal 'ne Rente haben willst, musste jetzt mal langsam anfangen zu arbeiten.« Also es war immer ein Druck (Maria Franz).

20.4 Sexualität und Kränkung

An diese Erzählsequenz schließen sich, sehr verdichtet und schnell erzählt, Sequenzen des Lebens an, die von Konflikten geprägt waren und in einen der großen Lebenskonflikte von Maria Franz führen: die emotionale Isolierung von ihrem Mann. Insgesamt zeigt sich in dem ebenfalls recht kurz gehaltenen Erzählabschnitt über ihre Jugend, dass das adoleszenztypische Moratorium fehlte und der Übergang zur Elternschaft abrupt erfolgte. Über ihre Ehe berichtet Maria Franz, dass sie dort weder emotionale Wärme noch sexuelle Intimität gefunden habe. Sie beschreibt sich als eine Person, die keinerlei Erfahrungen mit Sexualität hatte. Im Elternhaus, besonders für ihre Mutter, war Sexualität unbesprechbar: »Ne, ist alles unanständig, ja?, darf man überhaupt nicht drüber reden« (M.F.). So erfuhr sie erst nach ihrer Heirat von einer Freundin, dass auch Frauen einen Orgasmus haben können. Daraufhin sei ihr deutlich geworden, dass sie nicht als Ehefrau, sondern als Mutter gelebt habe: Sie musste sich ihrem Mann bedingungslos unterordnen und wurde dem Vorwurf ausgesetzt, eine schlechte Ehefrau und gefühlskalt zu sein.

- M.F.: (schnalzt) Und, äh, hab dann, . als ich schon verheiratet war, von 'ner Freundin erfahren, dass auch eine Frau einen Orgasmus haben kann.
- I: Hm.
- M.F.: Ich hab das echt nicht gewusst, ja? (Maria Franz)

Maria Franz beschreibt hier einerseits Sexualnot (vgl. dazu auch von Soden 1988; Prager 1988) und andererseits einen Habitus, den die feministische Forschung eine »Verleiblichung von Herrschaft« nennt (vgl. Glammeier 2009, S. 99f.). Da sich (patriarchalische) Herrschaft von Geburt an in den Körper einspeist, geschieht die Aneignung des eigenen Körpers im Rahmen des kulturellen Systems von Zweigeschlechtlichkeit als männlich oder weiblich – bei Maria Franz deutlich als Dualität von Verletzungsmächtigkeit und Verletzungsoffenheit. Dies zeigt sie am Ende der Erzählsequenz, wenn sie über die sexuelle Lieblosigkeit des Ehemannes und ihre eigene Hilflosigkeit spricht. Gleichzeitig scheint sie von ihrem Mann zu erwarten, dass er ihr das Verlorene, den Oikos, durch Liebe und Sexualität zurückgeben kann. Aus der Erzählsequenz ergibt sich, dass Maria Franz und ihr Ehemann zwischen dem ersten und dem zweiten Kind wohl versucht haben, einander sexuell näherzukommen, dieser Versuch aber mit der zweiten Schwangerschaft geendet hat.

- M.F.: Mit 20 nicht, ne? Hab natürlich von dem Moment an immer drauf gewartet. Aber das war dann so viel Stress, und dann wurd' ich bald schon wieder schwanger.
- I: Hm.
- M.F.: Ich war viel zu jung, um irgendwie, ich hatte keinerlei Erfahrung bezüglich der Sexualität. [...] Dann haben wir 2 Kinder gehabt. Und das war eigentlich dann 'n Problem, was sich die ganzen Jahre durchgezogen hat. Dass ich nicht folgen konnte oder nicht genügend, ich hab eigentlich nie als Frau gelebt, in der Zeit, in meiner Ehe. Wobei ich wieder denke, .. ich hab als Mutter gelebt.
- I: Hm.
- M.F.: Ich hab dann später noch die Zwillinge dazubekommen und bin halt dann aufgegangen in dem Mutterberuf, und ich dachte, wenn ich schon, (wird lauter) wenn ich schon eine schlechte Ehefrau bin, + weil man mir ja immer gesagt hat, »Du bist gefühlskalt,
- I: Hm.
- M.F.: weil du nicht dazu kommst«, ne, (schnalzt) es war keine Geduld, es war keine Zärtlichkeit, sondern es war gefühlskalt. Ich war immer schuld, immer. Da wollte ich wenigstens 'ne gute Mutter sein (Maria Franz).

Die erfahrene Kränkung in der Sexualität und der Rückzug von ihrem Mann verstärken bei Maria Franz jene Tugenden der Konformität, von denen sie sich, folgt man ihren Erzählsequenzen zur Sexualität, eigentlich befreien wollte. Die Ehe scheint danach kaum noch von emotionaler Zustimmung und Identifizierung, sondern von emotionaler Isolation und instrumentellem Rollenverständnis geprägt zu sein.

- M.F.: Da mein Mann älter ist, hat er dann auch nicht mehr so den Schwung gehabt, äh, und als ich dann gesagt habe, es hat

▼

mich eigentlich immer sehr gequält, weil wir uns so viel, so, meistens im Bett nicht verstanden haben oder
- I: Hm.
- M.F.: eigentlich nie verstanden haben, ich bin froh, dass es vorbei ist,
- I: Hm.
- M.F.: obwohl ich nich sagen will, dass ich keine Empfindungen mehr habe. Ich träume manchmal noch von einer schönen, zärtlichen Nacht mit einem lieben Menschen, so ist das nicht, (amüsiert) ne?, dass ich jetzt 'ne alte Frau bin, und alles ist weg, gell +, aber . (schnalzt) so wie wir das immer zusammen praktiziert haben oder er mit mir, ja,
- I: Hm.
- M.F.: möcht ich das nie mehr erleben. Und das hat er auch jetzt so akzeptiert, dass wir eben, als, wir haben auch mal drüber gesprochen, uns zu trennen, aber dann haben wir gesagt, wir sind jetzt beide älter, und . vielleicht braucht man sich doch noch mal gegenseitig (Maria Franz).

Aus der Ehe wird ein nützliches Arrangement. Die Distanz zwischen Maria Franz und ihrem Mann ändert sich auch nicht durch die Krankheit, obwohl Maria Franz hier das Arrangement ihrer Ehe – die beiderseitig verabredete emotionale Distanz – zu hinterfragen scheint. Sie beginnt zu rebellieren oder zumindest mit indirekten Vorwürfen ihre Enttäuschung über ihren Mann gegenüber der Interviewerin zu kommunizieren.

- M.F.: Äh, ja, das mal .. nur so, also, dass ich jetzt weniger Gefühle hätte
- I: Hm.
- M.F.: oder was, ja. Dass ich als Frau nicht, nicht ausleben konnte, das war eben, weil ich mit meinem Partner nicht zurechtkam,
- I: Hm.

▼

- M.F.: ja? Ich hab mich immer nur eigentlich benutzt gefühlt,
- I: Hm.
- M.F.: aber nicht, äh, glücklich gemacht.
- I: Hm.
- M.F.: ... und, äh, und da des vor der Operation schon eigentlich zum Erliegen (lacht) gekommen war +
- I: Hm.
- M.F.: war des dann für mich überhaupt kein Unterschied mehr. Ach ja, was vielleicht noch ganz seltsam ist, dass mein Mann bis heute noch nicht die Brust gesehn hat und auch nicht sehen wollte. Da wir ja getrennte Zimmer haben und, äh, wenn ich, komm ja nicht nackt aus 'm Bad gerannt, ja, wenn wir duschen, da hat man halt schon en Schlafanzug oder en Bademäntelchen über, un' er hat nie gesagt: »Zeig mir doch mal« [...], aber mein Mann hat da nie danach gefragt, der hat nie gefragt, »Zeig's mal«, oder nicht mal da gestreichelt oder was, ja?
- I : Hm.
- M.F.: .. da, aber des kommt halt, klar, (klopft auf Schenkel) .. wenn 30 Jahre lang, äh, das Gefühl nicht in die Tiefe geht, dann kommt's dann auch nicht .. Des is eigentlich, ja, ich hab auch immer gedacht, ich hab en ganzes Stück von meinem Leben verloren
- I: Hm.
- E: äh, äh, durch des, durch diese schlechte Beziehung eben, ja? Ich hab, ich hab vieles versäumt,
- I: Hm.
- M.F.: (4 Sek.) aber .. das hab ich jetzt, .. ich hab es jetzt abgehakt. Ich kann's nicht mehr rückgängig machen. Ich kann nicht mehr sagen, wär ich noch mal 20, würd ich des alles anders machen (Maria Franz).

Auch in dieser geschilderten Szene zeigen sich noch einmal die Kränkung und jene Scham, die in der Erfahrung der Wirkungslosigkeit der eigenen Person liegt. Diese Kränkung erfährt durch die Erfahrung eine Steigerung, sich nicht wirklich als Subjekt, sondern eben nur als »nützlich« zu erleben. Der Ehemann von Maria Franz scheint sich oberflächlich für den Körper seiner Frau nicht zu interessieren. Maria Franz interpretiert dies auf der Folie der Distanz, zieht sich ihrerseits zurück und formuliert schwere Vorwürfe. Sie gibt ihrem Mann zwar keine Schuld an ihrer Krebserkrankung, aber Schuld an einem »Stück verlorenen Leben«.

20.5 Krankheit und Scham

Simmel, der seinen Aufsatz zur Psychologie der Scham 1901 verfasst hat, betont wie auch der Psychoanalytiker Wurmser (1993a, b) den umfassenden und öffentlichen Charakter der Scham und den besonderen Körperbezug, der sich aus Nacktheit und Sexualität ergibt. Indem man sich schäme, fühle man das eigene Ich in der Aufmerksamkeit anderer hervorgehoben, wobei die Beschämung zumeist eine negative Aufmerksamkeit intendiere (Simmel 1986, S. 141). Die besondere Körperscham wurzelt in der Codierung des Körpers als Repräsentant des »niedrigen Teils des Ich«. Der nackte Körper kann zunächst einmal nur schwerlich Träger eines Status und Prestiges sein, weshalb er »das Andere« repräsentiert. Die innere Dynamik der Beschämung beschreibt die Selbstverurteilung und das depressive Gefühl von Isolation und Selbstverachtung. Mangelnde fürsorgliche Funktionen vor allem eines frühen Über-Ich nehmen beschämende Botschaften der Umwelt auf und übersetzen sie in Selbstverurteilung. Sowohl Simmels wie auch Wurmsers Ausführungen zur Scham verbinden sich mit dem Verhältnis von Scham und Gesellschaft in der Theorie der Zivilisation von Elias. Dort wird die Verbindung der Regulierung des Triebhaushaltes und der Beherrschung des Körpers mit sozialer Anerkennung hervorgehoben. Elias verweist auf die im 16. Jahrhundert entstandene Verbindung der körperlichen Erscheinung mit einem religiös geformten Über-Ich. Der in seiner Naturhaftigkeit gebändigte Körper gilt nicht nur als schön und erhaben, sondern als Spiegel der schönen Seele, wohingegen der fleischliche Körper als Spiegel des Bösen fungiert. Mit der Krankheit, vor allem mit einer entstellenden Krankheit, wird die Naturhaftigkeit wieder sichtbar, weshalb, wie zu Anfang erwähnt, Wurmser von einer besonderen Kastrationsscham spricht, die eine Verstümmelungsscham beschreibt. Neckel (1991) wiederum hat darauf hingewiesen, dass mit der Scham die soziale Deklassierung einhergehe. Diese Dynamik wird aufgerufen, wenn Maria Franz ihren Protest formuliert, als sie wegen ihrer Krebserkrankung einen Behindertenausweis bekommen soll:

- M.F.: Das war auch noch so 'ne Sache. Da liegt man da, frisch operiert, mit diesen ganzen Flaschen da und dem Blut und was da so rauskommt, und da kam eine Sozialarbeiterin vom Krankenhaus und sagte, (leise gesprochen) sie möchte jetzt mal mit mir sprechen, wie wir den Behindertenausweis beantragen können und die Reha und so +.. (lauter, energischer) Ich hab se weggeschickt. +
- I: Hm.
- M.F.: Ich hab gesagt: »Also bitte, nicht jetzt. Ich bin doch nicht behindert.« Ich kam mir vor wie (Stimme wird heller; albern) bekloppt plötzlich +, ja?
- I: (lacht etwas amüsiert) +
- M.F.: weil ich mich damit überhaupt nicht befasst habe, dass ich jetzt behindert sein könnte (Maria Franz).

Maria Franz schildert, dass sie sich vor sich selbst rechtfertigen muss, um einen Schwerbehindertenausweis zu beantragen. Sie schildert diese Phase ihrer Krankheit kontrastierend: Einerseits erwähnt sie die materiellen Vorteile, andererseits rechtfertigt sie sich mit dem Argument, dass sie durch den Schwerbehindertenausweis nicht noch kränker werden müsse, und betont, dass sie im Gegensatz zu anderen bald wieder arbeitsfähig gewesen sei. Diese Kontrastierung zeigt noch einmal die Bedeutung der Arbeit für die Abwehr der Scham auf. Das Schamerlebnis von Maria Franz ist nicht die Amputation eines Geschlechtsorgans. Die Scham richtet sich darauf, keinen produktiven Körper mehr zu haben.

- M.F.: Ja? Also ich bin dann gefahren. War in Y-Stadt. Und hab dann auch den Behindertenausweis beantragt. Hab sogar 60 Prozent bekommen, das heißt, eine Woche mehr Urlaub, Kündigungsschutz, äh, in der Bahn hat's noch nicht geklappt hier, (lacht amüsiert) weil ich nie Bahn fahre.+
- I: Hm (lacht etwas amüsiert) +
- M.F.: Aber . denn, denn hab ich auf einmal kapiert, es is ja aufm Papier, also es kann mir ja nur guttun.
- I: Hm.
- M.F.: Ich muss ja jetzt nich deshalb noch kränker werden.
- I: Hmh.
- M.F.: .. Ja, dann war ich in Kur das erste Mal und hab dann gesehen, dass viele Frauen und auch Männer mit Kehlkopfkrebs und so . viel, viel kränker waren als ich.
- I: Hm.
- M.F.: Die also die Haare verloren hatten, was mir nicht passiert ist. Ich hatte 'ne leichte Chemo. Die solche dicken Arme hatten von diesen, wenn die Lymphen raus sind, ne?
- I: Hm.
- M.F.: die diese, diese Lymphdrainage brauchten, brauchte ich alles nicht. Ich hab gleich angefangen zu tippen hier (Maria Franz).

In der nächsten Erzählsequenz findet ein Wechsel im Erlebensstil statt, sodass Höhen und Tiefen oszillieren, die dann schließlich im Höhepunkt der Entdeckung der Krebserkrankung gipfeln. Nachdem ihr Vater verstorben und Maria Franz der festen Überzeugung ist, nun endlich frei zu sein, entdeckt sie den Knoten in ihrer Brust. Die Diagnose und die Begegnung mit dem Chirurgen beschreibt sie zynisch als instrumentellen Prozess. Durch zwei Körperbilder, die in diesem Erzählabschnitt auftauchen und unvermittelt nebeneinanderstehen, wird deutlich, wie sehr sich Maria Franz durch die Erkrankung noch einmal von ihrem Körper entfremdet: Der eine Körper, der Ich-Körper von Maria Franz, wird nicht krank, war noch nie krank und hat immer funktioniert; der andere Körper, der Krebskörper, ist der Körper mit dem Knoten, der operiert werden muss. Um die Kontinuität des Ich-Körpers aufrechtzuerhalten, ruft sich Maria Franz in Erinnerung, dass sie doch nie krank war, und nimmt sich vor, im Krankenhaus keinen Besuch zu empfangen und nach 14 Tagen wieder auf die Straße zu gehen. In diesem Abschnitt wird die Kastrationsscham deutlich.

- M.F.: Ja, und da dacht' ich, im Krankenhaus, ich will überhaupt nicht, dass es jemand erfährt, ich wollte also einen Brustkrebs unter den Tisch kehren.
- I: Hm.
- M.F.: Ich will kein' Besuch haben, denn ich kenn ja wirklich hier tausend Leute hier, weil ich eben auch aufgewachsen bin, meine ganze Handballgruppe, die Arbeitskollegen und so, bloß keinen Besuch, die sollen mich hier nicht so sehen. Ich geh nach 14 Tagen raus, wenn die Wunde verheilt ist. Fang wieder an zu arbeiten, und alles ist vergessen (Maria Franz).

In dieser Phase der Erkrankung werden Schuld- und Schamgefühle sichtbar. Maria Franz fragt sich zum einen, was sie Böses getan habe: »Warum ich? Ist es jetzt 'ne Strafe für irgendetwas? Ja?« (M.F.) Zum anderen isoliert sie sich und plant, die Amputation geheim zu halten. Die Nachricht, dass sie Chemotherapie und Bestrahlung braucht, löst eine Krise bei ihr aus.

- M.F.: Und dann hat man mir 10 Tage später gesagt, dass sie unbedingt eine Chemotherapie empfehlen und eine Bestrahlung ganz, ganz wichtig ist, wenn die Brust erhalten bleibt. Wenn man se abmacht, muss man nicht unbedingt
- I: Hm.
- M.: Bestrahlung haben, aber wenn se dranbleibt, dass da eben nicht noch andere (schnalzt)

▼

- I: Hm.
- M.F.: kleinste, äh, äh, Metastasen sein können. Ja, und dann ist die Welt zum zweiten Mal zusammengebrochen, ne? Dann musst' ich dann verstehen, dass ich also nicht gleich wieder arbeiten kann, sondern dass ich jetzt einfach mal an mich denken muss und mir selbst Zeit geben muss (Maria Franz).

In Bezug auf den Zusammenhang zwischen körperbezogenem Lernen und der Krankheitsdynamik ist diese Textstelle im Interview besonders hervorzuheben. Maria Franz gewinnt die Erkenntnis, dass sie unmittelbar nach der Krankheitsbehandlung nicht sofort wieder arbeiten gehen kann und sich selbst Zeit zugestehen muss. Der Krebs fordert eine Veränderung ihres Alltagsverhaltens, die sie sich bisher nicht eingestehen wollte: Zeit für sich selbst, die Relativierung des nützlichen und konformen Selbst und die Suche nach dem Oikos. Gleichzeitig löst diese Erkenntnis, nicht einfach mit der Nützlichkeit weitermachen zu können, eine Regression bei ihr aus, die im Appell an die Ärztin – »Bitte, bitte, helfen Sie mir« – gipfelt. Im Gegensatz zu dem Chirurgen kann diese Ärztin die Regression von Maria Franz jedoch akzeptieren und die Patientin auffangen.

- M.F.: Und ich hab eine ganz, ganz, ganz liebe Ärztin dort gehabt, der als, als sie mir das sachten, mit dieser Chemotherapie, hab ich nur gesagt, »Bitte, bitte, helfen Sie mir.« Ich hab einfach das Gefühl gehabt, ich brauch jetzt jemanden, der mich mal festhält, ja?
- I: Hm.
- M.F.: Und ich hab mein' Kopf an ihre Schulter gelegt, und sie hat mich gestreichelt. Das hat, das hat mir so gut getan, und dann sagte sie: (schnalzt) »Eins woll'n wir jetzt mal klarstellen, Sie sind nicht hier zum Sterben, sondern zum Gesundwerden. Und Sie fliegen auch wieder nach (Land in Afrika).
- I: Hm.
- M.F.: Aber ein Jahr müssen Sie sich schon Zeit geben (Maria Franz).

Der Lernprozess im Hinblick auf einen schonenden Umgang mit dem eigenen Körper setzt durch die Krankheit ein. Dieser körperbezogene Lernprozess ist (auch) der Erfahrung im Krankenhaus geschuldet. Hier erhält sie den Impuls, sich unter der Bedingung der Krise mehr Zeit zu geben – eine Maxime, die im bisherigen Nutzkörperkonzept und im Zusammenhang mit den schweren Lebenskränkungen von Maria Franz so nicht vorgekommen ist.

Literatur

Bortz J, Döring N (1995) Forschungsmethoden und Evaluation für Sozialwissenschaftler. Springer, Heidelberg

Bourdieu P (1982) Die feinen Unterschiede. Kritik der gesellschaftlichen Urteilskraft. Suhrkamp, Frankfurt am Main

Bourdieu P (1997) Die verborgenen Mechanismen der Macht. VSA, Hamburg

Douglas M (1994) Ritual, Tabu und Körpersymbolik. Piper, München

Elias N (1976) Über den Prozess der Zivilisation. Soziogenetische und psychogenetische Untersuchungen. Suhrkamp, Frankfurt am Main

Foucault M (1984) Mikrophysik der Macht. Merve, Berlin

Glammeier S (2009) Zwischen verleiblichter Herrschaft und Widerstand. Dissertation, Universität Osnabrück, FB Erziehungs- und Kulturwissenschaft

Gröning K (2010) Der andere Körper – Dimensionen des Alters, des Geschlechts und der Scham für eine Theorie geschlechter- und körpersensibler Pflege. Vortragsmanuskript, Bielefeld

Neckel S (1991) Status und Scham. Campus, Frankfurt am Main

Prager A-L (1988) Die pro Familia in Hessen. Ihre Geschichte vom Beginn 1961 bis zur Modellphase 1975. Holtzmeyer, Braunschweig

Simmel G (1986) Zur Psychologie der Scham. In: Dahme HJ, Rammstedt O, Simmel G (Hrsg) Schriften zur Soziologie. Suhrkamp, Frankfurt am Main, S 14–151

Soden von K (1988) Die Sexualberatungsstellen der Weimarer Republik. Hentrich, Berlin

Wolfstetter L (1984) Die Lehre Xenons und ihre Bedeutung für die Psychagogik. In: Becker H, Fornet-Betancourt R, Gómez-Muller A, Wolfstetter L (Hrsg) Michel Foucault: Freiheit und Selbstsorge. Materialis, Frankfurt am Main, S 69–77
Wurmser L (1993a) Die Flucht vor dem Gewissen. Springer, Heidelberg
Wurmser L (1993b) Die Maske der Scham. Springer, Heidelberg
Wurmser L (1998) Das Rätsel des Masochismus. Springer, Heidelberg

Entwicklung unter der Bedingung einer lebensbedrohlichen Erkrankung im Alter

Anmerkungen aus gerontologischer Perspektive

Frank Oswald und Ines Himmelsbach

Ziel dieses Beitrags ist die Betrachtung einer lebensbedrohlichen Erkrankung im Alter aus gerontologischer Perspektive in zwei Schritten: In einem ersten Schritt werden einige Facetten des Alternsprozesses beschrieben und ein differenzieller Entwicklungsbegriff dargelegt, der Entwicklung auch angesichts einer lebensbedrohlichen Erkrankung einschließt. Vor diesem Hintergrund erfolgt im zweiten Schritt die empirische Annäherung an den Fall Constanze Coburg. Dabei werden aus dem Interview Bewältigungsmuster der Auseinandersetzung mit gesundheitlichen Problemen nach Thomae (1996) abgeleitet und weitergehend interpretiert. Die Identifikation von Reaktionsformen (Thomae) dient der Beschreibung des Umgangs mit einer lebensbedrohlichen Erkrankung und der Aufdeckung wiederkehrender Umgangsformen. Darüber hinaus soll in der ergänzenden Analyse die Auseinandersetzung mit der Gesundheit mit dem eigenen Alter(n) in Bezug gesetzt werden.

21.1 Theoretischer Hintergrund

21.1.1 Entwicklungspsychologische Perspektive auf Altern und Krankheit

Das höhere Erwachsenenalter wird heute als dynamische Lebensphase verstanden, die sich durch mehrere Prozesse und Eigenschaften auszeichnet, von denen hier vier erwähnt werden sollen (vgl. ausführlich Baltes 1997; Wahl u. Heyl 2004). Zunächst ist der dynamische Prozess des Alterns nicht durch ausschließlich negative (oder positive) Funktionsverläufe gekennzeichnet, sondern dadurch, dass erlebte Gewinne und Verluste nebeneinanderstehen können (multiple Gerichtetheit). Zweitens kann die Richtung der Verläufe über die Zeit in unterschiedlichen Bereichen (z.B. Intelligenz, soziale Kontakte, Gesundheit) unterschiedlich sein (Multidimensionalität, Multidirektionalität). Drittens ist zu berücksichtigen, dass das Altern, vielleicht heute deutlicher als jemals zuvor, durch ein sehr großes Ausmaß an interindividueller Variabilität (zwischen Personen) und intraindividueller Variabilität (Phasen der Veränderung und Konstanz innerhalb einer Person) gekennzeichnet ist. Schließlich ist empirisch auch gut belegt, dass Menschen im höheren Alter nicht nur im Bereich kognitiver Fähigkeiten, sondern auch in den Bereichen Persönlichkeit, Motivation und Emotion über ein erhebliches Ausmaß an Plastizität verfügen können, was einerseits für die Kompensation von Einbußen (z.B. im Bereich der Gesundheit) im Alltag bedeutsam sein kann, andererseits aber gerade auch im Hinblick auf Bildungs- und Lernprozesse im höheren Alter sowie auf die Gestaltung von Lernkontexten diskutiert wird (Kessler et al. 2009).

Vor diesem Hintergrund greifen wir als Ausgangspunkt unserer Überlegungen zu Möglichkeiten des Lernens bei lebensbedrohlichen Erkrankungen die in der Entwicklungspsychologie des höheren Alters verortete Frage nach Entwicklungsmöglichkeiten und Entwicklungszielen im Alter heraus. Entwicklung im höheren Lebensalter hat drei unterschiedliche Ziele, nämlich

- Wachstum,
- Aufrechterhaltung einschließlich Wiederherstellung und
- Regulation von Verlusten.

Je nach Lebenssituation werden die Ressourcen der Person in unterschiedlichem Ausmaß zur Erreichung dieser drei Entwicklungsziele eingesetzt. Wachstum dient der Weiterentwicklung eines Verhaltens in Richtung eines höheren Niveaus der Fähigkeiten. Mit Aufrechterhaltung und Wiederherstellung werden Verhaltensweisen beschrieben, die das einmal erreichte Niveau an Fähigkeiten trotz erlebter Einbußen zu erhalten versuchen. Verlustregulation schließlich beschreibt die »Orchestrierung« verbliebener Fähigkeiten, um eine Funktion auf niedrigerem Niveau zu sichern, wenn eine Aufrechterhaltung nicht möglich ist (Baltes 1997). Bei der Konfrontation mit einer lebensbedrohlichen Erkrankung sind insbesondere die beiden letztgenannten Entwicklungsziele angesprochen. Wenn zudem aufgrund der Schwere des Eingriffs eine Aufrechterhaltung bzw. Wiederherstellung des Status quo nicht erreicht werden können, beschränkt sich Entwicklung auf das Ziel der Regulation von Verlusten.

Unabhängig von den drei genannten Zielen werden Entwicklungsprozesse aber auch jenseits einer funktionalen Erhaltungs-, Wiederherstellungs- oder Regulationsperspektive beschrieben, beispielsweise wenn es um die Konfrontation mit einer nicht nur lebensbedrohlichen, sondern sogar infausten, also absehbar zum Tode führenden Diagnose oder um die Auseinandersetzung mit dem eigenen Sterben und Tod geht (z.B. Kruse 1995, 2007). Die Konfrontation mit Sterben, Tod und Endlichkeit stellt dabei eine Krise oder auch Grenzsituation (Jaspers 1932) dar, die nicht nur nach verantwortlichem Umgang und Bewältigung verlangt, sondern auch eine Möglichkeit zur Entwicklung der Persönlichkeit bieten kann (Kruse 2007, S. 81). Diese Perspektive wird hier nicht weiterverfolgt, verdeutlicht aber die Bandbreite möglicher Entwicklungsoptionen auch unter scheinbar widrigen Entwicklungsbedingungen.

Im höheren Alter, insbesondere im sehr hohen Alter (80 Jahre und älter), ist trotz der Gleichzeitigkeit erlebter Gewinne und Verluste von einer grundsätzlichen Verschiebung des Gleichgewichts zuungunsten der Gewinne und zugunsten der Verluste auszugehen (Mayer u. Baltes 1996). Die Auseinandersetzung mit Verlusten (sozial, gesundheitlich, kognitiv), die erhöhte Wahrscheinlichkeit mehrfacher gleichzeitiger Belastungen (z.B. Multimorbidität) und ein eingeschränktes Fähigkeitsspektrum zur Kompensation der Einbußen gehören somit zum »normalen« Altern, sind gleichsam erwartbare Facetten des Alters, insbesondere des sehr hohen oder sog. vierten Alters (Baltes u. Smith 1999). Die Unterscheidung eines »dritten Alters« (ca. 65 bis 80 Jahre) von einem »vierten Alter« (ab ca. 80 Jahre) wird dabei unter anderem empirisch gestützt durch durchschnittlich höhere Risiken für Multimorbidität, durch häufigere Verlusterfahrungen und weniger Möglichkeiten zur Kompensation von Einbußen (ebd.). Für die Einordnung des individuellen Erlebens z.B. einer lebensbedrohlichen Erkrankung kann dies bedeutsam sein, gerade wenn die Erkrankung, wie im Falle von Constanze Coburg, an der Schwelle des Erreichens dieser Lebensphase auftritt. Es stellt sich also beispielsweise die Frage, über welches Repertoire an Zielerreichungs- und Bewältigungsformen ältere Menschen verfügen, das ihnen hilft, mit den teilweise beträchtlichen Verlusten und kritischen Lebensereignissen im Alter umzugehen.

21.1.2 Zum subjektiven Erleben und zur Auseinandersetzung mit einzelnen Lebensbereichen nach Thomae

Objektive Veränderungen (z.B. in den Bereichen Gesundheit, Soziales, Wohnen, Finanzen) wirken nicht ausschließlich direkt auf mögliche Zielvariablen wie Wohlbefinden oder Lebensqualität, sondern werden auch vermittelt durch das subjektive Erleben der Person. Dabei sind die Effekte subjektiven Erlebens nicht zu unterschätzen. Die kognitive Persönlichkeitstheorie des Psychologen Hans Thomae trägt der Bedeutung des subjektiven Erlebens oder der »kognitiven Repräsentation« eines objektiven Ereignisses ganz besonders Rechnung. Im ersten Postulat dieser Theorie heißt es: »Verhaltensänderungen kovariieren stärker mit erlebter Veränderung als mit objektiver Veränderung« (Thomae 1971, S. 10). An anderer Stelle betont Thomae die Notwendigkeit einer empirischen Analyse, die offen für erlebte Veränderungen ist:

» Nicht die möglichst schnelle Petrifizierung (Versteinerung) bestimmter Geschehnisse zu Eigenschaften scheint uns der Weg zu sein, dem Individuum und seiner Welt gerecht zu werden, sondern das systematische Studium der intraindividuellen Variabilität (Thomae 1968, S. 404). «

Empirisch wurden bereits in frühen gerontologischen Längsschnittuntersuchungen Unterschiede zwischen objektiver und subjektiv erlebter Belastung, z.B. im Bereich gesundheitlicher Beeinträchtigungen, deutlich (Lehr u. Thomae 1987; Thomae 1984). Vergleichsweise geringe objektive Beeinträchtigungen werden einerseits mitunter als schwerwiegende Belastungen erfahren, andererseits werden extreme objektive Beeinträchtigungen in manchen Fällen als nur wenig belastend erlebt, beispielsweise wenn die Person in ihrem Leben noch eine »Aufgabe« hat (Kruse 1989, S. 22). Einige nationale und internationale Studien neueren Datums weisen sogar darauf hin, dass die subjektive Bewertung der eigenen Person und Lebenssituation trotz objektiver Veränderungen generell wenig oder gar nicht beeinträchtigt ist. Das als sog. Wohlbefindensparadoxon beschriebene Phänomen trägt dem Umstand Rechnung, dass Selbstwertempfinden, Lebenszufriedenheit, die Zufriedenheit mit dem eigenen Alter oder die Überzeugung, das eigene Leben unmittelbar kontrollieren zu können, auch im Alter und trotz objektiver Einbußen weitgehend stabil bleiben können (Staudinger 2000; Staudinger u. Kessler 2009).

Das individuelle Erleben einzelner Lebensbereiche (z.B. Gesundheit) kann basierend auf der Persönlichkeitstheorie Thomaes im Rahmen des kognitiven Modells der Repräsentation der jeweiligen Situation untersucht werden (Thomae 1968, 1988). Schwerpunkt der Analyse ist die bereichsspezifische Auseinandersetzung mit einzelnen Lebensbereichen (z.B. Gesundheit), mithilfe eines Instrumentariums von Reaktionsformen (ehemals »Daseinstechniken«). Reaktionsformen sind nach Thomae Handlungsformen, die dem Individuum dazu dienen, mit bedeutsamen, aber vor allem auch mit belastenden Situationen umzugehen. Entgegen klassischen Sichtweisen in Bezug auf Auseinandersetzungsformen oder Problemlösestrategien im Sinne der Literatur zu Stress und Coping (z.B. Lazarus 1990; Thomae 1991) begreift dieser Zugang die Auseinandersetzung nicht ausschließlich aktivistisch oder auf funktionelle Lösungen hin ausgerichtet, zudem nicht ideologisch hinterlegt, sondern ergebnisoffen (z.B. für die mögliche Ausbildung neuer Reaktionsformen durch nachrückende Geburtskohorten älterer Menschen). Reaktionsformen sind demnach zu verstehen als »Oberbegriff für alle instrumentellen und expressiven Antworten auf belastende Situationen« und schließen »darüber hinaus alle kognitiven wie praktischen, emotionalen wie physischen, aktiven und passiven Reaktionen« mit ein (Thomae 1996, S. 112). Thomae beschreibt 20 Reaktionsformen, die er neutral und nicht normativ verstanden wissen will: (produktive, direktive und kognitive) Leistung, Anpassung an die institutionellen Aspekte der Situation (Anpassung I), Anpassung an die Eigenheiten und/oder Bedürfnisse anderer (Anpassung II), Aufgreifen von Chancen, Bitte um Hilfe, Stiftung und Pflege sozialer Kontakte, Zurückstellen eigener Bedürfnisse, Sichverlassen auf andere, Korrektur von Erwartungen, Widerstand, (Selbst-)Behauptung, Akzeptieren der Situation, Positive Deutung der Situation, Situation den Umständen überlassen, Hoffnung, Depressive Reaktion, Identifikation mit den Schicksalen und/oder Zielen anderer, Evasive Reaktion, Betonte Realitätsorientierung, Aggression/Kritik (zur näheren Beschreibung s. insbesondere Thomae 1988 bzw. 1996 sowie zu Anpassungen und Weiterentwicklungen im Rahmen der empirischen Anwendung Jopp u. Schmitt 2010; Martin et al. 2000; Sperling 2003). Diejenigen Reaktionsformen, die im Fallbeispiel Constanze Coburg auftauchen, werden an entsprechender Stelle näher erläutert.

21.2 Methodisches Vorgehen und Fragestellung

Die Analyse des Interviews mit Constanze Coburg folgt der Frage, inwiefern eine psychogerontologische Perspektive auf die Verarbeitung von Brustkrebs eingenommen werden kann. Aus dem Material sollen damit jene Sequenzen geborgen werden, die sich dem »Wie« der Verarbeitung widmen, und Zusammenhänge mit der Biographie von Constanze Coburg aufgedeckt werden, um ihre Umgangsweisen mit der Erkrankung zu erklären.

Um diese Frage zu beantworten, werden zwei Verfahren qualitativer Sozialforschung angewandt. Zum einen werden die Reaktionsformen nach Thomae als sensibilisierende Konzepte eingesetzt, um das »Wie« der Verarbeitung pragmatisch zu klären. Die Identifikation der Reaktionsformen erfolgt i.d.R. mittels biographischer Exploration, die eine systematische Erkundung von Erlebnissen und Erfahrungen im Rahmen einer teilstandardisierten Erhebung erreichen will (Lehr u. Thomae 1991; Kruse 1987; Thomae 1987). Dies bedeutet auch, dass Nachfragen zur besseren Identifizierung von Reaktionsformen erfolgen können und sollen. Da im vorliegenden Fall das narrativ geführte Interview (Schütze 1983) bereits vorlag, wird aus dem Gesamtkonzept der biographischen Exploration nur die Auswertungsstrategie verwendet. Die Analyse der Reaktionsformen erfolgt ausschließlich im Hinblick auf die Auseinandersetzung mit der eigenen Gesundheit.

Zunächst identifizierte jeder der beiden Autoren für sich die vorliegenden Reaktionsformen. In Fällen unklarer Zuordnung wurde eine Einigung im Konferenzrating herbeigeführt.

In einem zweiten Schritt werden die aufgefundenen Reaktionsformen dann in einer vertiefenden Analyse am Fall Constanze Coburg in Zusammenhang mit der Schilderung ihrer Biographie (soweit möglich) gebracht, um nähere Aufschlüsse darüber zu erhalten, ob und inwiefern der Umgang mit Altern auch in Bezug auf den Umgang mit gesundheitlicher Belastung interpretiert werden kann. Die Auswertungsstrategie der Grounded Theory, auf die hier nicht im Detail eingegangen werden soll, gewinnt hier an Bedeutung, da sie als theoriegenerierendes Verfahren in Anlehnung an Strauss (1998) den Einsatz von »sensibilisierenden Konzepten« (Blumer 1954) erlaubt, die in der weiteren Analyse fortentwickelt und am empirischen Material erhärtet werden können.

■ Biographische Exploration

Bei dieser Methode wird die Stellung des Subjekts hervorgehoben und in den Mittelpunkt gestellt, um so das »Individuum in seiner Welt« (Thomae 1968, 1988, 1996) zu erfassen. Die biographische Exploration wurde in Untersuchungen verwendet, die sich mit Fragen nach Konstanz und Veränderung im Erleben und Verhalten in bedeutsamen Entwicklungsabschnitten des Individuums beschäftigten (vgl. Kruse 1987). Übergeordnetes Ziel dieser Methode ist die Integration idiographischer und nomothetischer Forschungsprinzipien: Sie soll konkret genug sein, um die individuelle Welt des Individuums in unterschiedlichen Bereichen differenziert zu erfassen, und sie soll den Vergleich der individuellen Welten ermöglichen. Das betrifft vor allem die Erstellung des Kategoriensystems: Dabei meint »idiographisch«, dass das individuelle biographische Material möglichst vollständig, natürlich und begrifflich adäquat abgebildet werden soll (vgl. Kruse 1987; Thomae 1987). Allerdings soll das Material nicht interpretiert werden, die Betonung liegt auf der möglichst detaillierten Abbildung (vgl. Thomae 1987, 1996). Das nomothetische Forschungsprinzip des Verfahrens liegt in dem Versuch, Verbindungen zwischen den individuellen Welten herzustellen, Gruppierungen vorzunehmen sowie Gemeinsamkeiten herauszuarbeiten, um Aussagen formulieren zu können, denen allgemeine Gültigkeit zukommt. Dies wird mittels quantitativer Verfahren über eine Vielzahl von Fällen hinweg zu erreichen versucht.

Das Ziel der Exploration wird methodisch in drei Schritten umgesetzt, die den Aufbau der Exploration, die Formulierung der Fragen und die Entwicklung des Kategoriensystems umfassen. Wir fokussieren aber nur auf das Kategoriensystem, d.h. auf die Reaktionsformen nach Thomae aus dem Jahr 1988, wobei aus den 17 bis 25 Grundmustern des Reagierens (Lehr u. Thomae 1991, S. 159) 20 vorgestellt werden (s. auch Martin et al. 2000). Sechs davon sind in den meisten Fällen dominant und bilden nach Lehr und Thomae das »allgemeine Anpassungssystem«. Darunter fallen die Reaktionsformen:

- Leistung,
- Anpassung an die institutionellen Aspekte der Situation,
- Anpassung an die Eigenheiten und Bedürfnisse anderer,
- Stiftung und Pflege sozialer Kontakte,
- Akzeptieren der Situation sowie
- Positive Deutung.

Um aus dem Interview Reaktionsformen abzuleiten, gehen wir vor nach dem Leitsatz:

> » Die konkrete Aussage muß [bei der Analyse von biographischen Daten; F.O./I.H.] bestimmten allgemeineren Grundmustern menschlichen Verhaltens zugeordnet werden, wobei der Abstraktionsgrad die jeweiligen situativen und sozialen Bezüge der Reaktionen enthalten muß (Lehr u. Thomae 1991, S. 159). «

21.3 Analyse des Falls Constanze Coburg

21.3.1 Kurzporträt

Constanze Coburg ist 1924 geboren und zum Zeitpunkt des Interviews 79 Jahre alt. Sie verbringt nach eigener Schilderung eine von Strenge geprägte, aber erfüllte Kindheit, die dann von den Kriegsereignissen überschattet wird. Insbesondere ihre Ausbildung und ihre sich parallel dazu entwickelnde Schilddrüsenüberfunktion sind nach ihren Schilderungen von diesen Kriegs- und Nachkriegswirren gekennzeichnet. 1940 tritt sie als Sekretärin ins Berufsleben ein. Auch wenn sie danach noch eine Dolmetscherausbildung beginnt, bleibt sie die meiste Zeit ihres Berufslebens als Sekretärin tätig.

Ihre Heirat erfolgt nach ihren Worten spät, allerdings gibt es im Interview kein genaues Datum. 1998 wird bei ihr Brustkrebs diagnostiziert und die Brust umgehend amputiert. Davor war sie nach ihrer Aussage ganz gesund und aktiv. Die Totaloperation ist zum Zeitpunkt des Interviews (2003) fünf Jahre her, und seitdem sind keine weiteren Folgen der Krebserkrankung aufgetreten. Nach der Brustkrebserkrankung hat sich Constanze Coburg noch eine Oberschenkelhalsfraktur zugezogen, die am Ende der biographischen Haupterzählung erwähnt wird.

21.3.2 Muster abgeleiteter Reaktionsformen

Die Analyse der Reaktionsformen nach Thomae richtet sich im Fall Constanze Coburg auf die Umgangsweisen mit gesundheitlichen Problemen. Im verfügbaren Interviewausschnitt handelt es sich dabei um eine Schilddrüsenerkrankung in jungen Jahren sowie um die Brustkrebserkrankung. Insgesamt können im Transkript 54 Fundstellen für 14 der 20 möglichen Reaktionsformen identifiziert werden. Da es sich um eine Post-hoc-Interpretation einer biographischen Stegreiferzählung handelt, erfolgt die quantitative Interpretation der Reaktionsformen aber nur sehr knapp; zwei Aspekte sollen dennoch hervorgehoben werden:

- Hinweise auf einen eher proaktiven Umgang mit gesundheitlichen Problemen und
- Hinweise auf Vergleiche im Umgang mit Gesundheit früher und heute.

Hinweise auf einen proaktiven Umgang mit gesundheitlichen Problemen

Insgesamt dominieren bei Constanze Coburg proaktive, also anpassungs- und leistungsorientierte Umgangsformen, insbesondere die Anpassung an die institutionellen Aspekte der Situation (15-mal), gefolgt von Leistung (9-mal) und positiver Umdeutung der Situation (6-mal).

▪ Anpassung an die institutionellen Aspekte der Situation

Dabei handelt es sich um den Versuch der Problemlösung bzw. Beantwortung von Belastung unter Beschaffung und/oder Verwertung aller sachlich erforderlichen Informationen oder Fertigkeiten für die Problemlösung.

> - C.C.: *Ich hab den Sport dann aufgegeben, ich konnte nicht mehr wie andere so, so viel ausgehen* und dann mal hier ordentlich so, nicht. […] *Ich hab dann Bohnenkaffee gemieden* damals und was, äh, war (Constanze Coburg).

▪ Leistung

Hierunter werden Verhaltensweisen zusammengefasst, die mit Anstrengung und Mühe, also mit Energieeinsatz, verbunden sind. Zudem werden Äußerungen codiert, in denen vom Einsatz von Ressourcen (z.B. Geld), aber auch von kognitiven Anstrengungen die Rede ist. Gelegentlich werden Aspekte sog. direktiver Leistung (Willensleistung) und kognitiver Leistung (Nachdenken, gedankliche Weiterbeschäftigung) von berichtetem Verhalten unterschieden.

> - C.C.: Und *da hab ich gedacht: »Falls du ins Krankenhaus kommst, du sagst gar nichts.«* […]
> - C.C.: hab *ich immer die Vierteljahreszeiten ganz prompt eingehalten, ich habe auch danach gearbeitet,* und dann hab ich die Lymphdränagen hier gekriegt (Constanze Coburg).

▪ Positive Deutung

Werden positive Aspekte der Situation genannt, auch wenn diese einige belastende oder negative Seiten hat, wird diese Reaktionsform ausgewählt:

> - C.C.: Also *ich hab, äh, äh, gesund gelebt* (lacht). Und ich war dann nachher auch gesund. […]
> - C.C.: Ach, *sag ich: »Ich bin jetzt 'ne Amazone.«* Sagt sie: »Ja wieso?« Sag ich:
>
> ▼

»Die ließen sich das ja damals *freiwillig abnehmen.« (lacht)* (Constanze Coburg)

Hervorzuheben sind zudem die relativ häufigen Fundstellen für Selbstbehauptung (5-mal) und Widerstand (4-mal, teilweise auch als Kritik interpretierbar) (Beispiele s. unten), gefolgt von Belegen für die soziale Anpassung an Wünsche und Bedürfnisse anderer, hier an die ihres Ehemanns (3-mal), und das Akzeptieren der Situation (3-mal). Deutlich nachgeordnet finden sich hingegen Belege für eher passive, resignative, auf die Suche nach Hilfe und den eigenen Rückzug verweisende Reaktionsformen (insgesamt: Bitte um Hilfe, Evasive Reaktion, Situation den Umständen überlassen, Depressive Reaktion: 6-mal). Aggression, aber auch die in manchen Explorationen häufig auftretende Stiftung und Pflege sozialer Kontakte kommen überhaupt nicht vor.

- **Depressive Reaktion**

Bei Gedrücktheit, trauriger Stimmung, Niedergeschlagenheit, Ohnmacht oder der Aufgabe weiterer Bemühungen handelt es sich um die Reaktionsform Depressive Reaktion.

- C.C.: Und dann ging's mir tierisch elend (Constanze Coburg).

- **Evasive Reaktion**

Reaktionen wie das »Aus-dem-Felde-Gehen«, Verlassen der bisherigen Position, Ausweichen oder Meiden der Belastungsquelle und die Abdrängung aller Gedanken an sie gehören zur Reaktionsform Evasive Reaktion.

- C.C.: Und ich hab 'ne relativ große Narbe, und die sagt: »Nein, ich hab nur so 'ne kleine.« Sag ich: »Und wie hat die Ihnen so?« Sagt die: »Der ist da so innen drin rumgegangen. Das hat er dann so gesagt.« ▼ *Und ich habe dann nie wieder jemandem die Narben gezeigt.* [...]
- C.C.: Wenn, [...] *, dann, äh, sieht mich keiner.* Dann mach ich das mit mir selber ab (Constanze Coburg).

Hinweise auf Vergleiche im Umgang mit Gesundheit früher und heute

Vergleiche der Auseinandersetzungsformen (frühere Schilddrüsenerkrankung, aktuelle Brustkrebserkrankung, akute Fraktur) sind nur sehr begrenzt möglich, da die jeweiligen Bereiche nicht vergleichbar ausführlich exploriert wurden. Dennoch seien zwei Anmerkungen dazu gemacht: Einerseits fällt hinsichtlich ableitbarer Reaktionsformen auf, dass heute ähnliche Umgangsformen auftauchen wie früher, was bedeuten kann, dass womöglich im Falle der relativ kurz zurückliegenden Brustkrebserkrankung auf »eingeübte« Formen der Anpassung »zurückgegriffen« werden kann. Andererseits gibt es auch Unterschiede. So findet sich der einzige Beleg für das aktive Aufgreifen von Chancen in der Auseinandersetzung mit der früheren Erkrankung.

- **Aufgreifen von Chancen**

Dabei handelt es sich um Formen der aktiven Auseinandersetzung mit Belastung. Das Aufgreifen solcher Chancen kann den Verzicht auf bestimmte günstige Aspekte der bisherigen Lebenssituation und die Notwendigkeit der Umstellung auf neue Lebensumstände beinhalten.

- C.C.: Und dann hatte man mir gesagt, ich könnte oder ich müsste Leberspritzen haben. Und es gab ja in der Zeit doch gar nichts, nicht? Und da suchte das jetzige Ministerium, nich, äh, jemanden, [...] und *da hab ich noch mal so angerufen, ich hab gedacht, versuch mal,* und hab aber gesagt: »Können Sie denn garantieren, dass ich Leberspritzen bekomme?« »Ja, und Sie kriegen sogar noch 'ne Zulagekarte.« (Constanze Coburg)

Die Reaktionsformen in Bezug auf die aktuelle Brustkrebserkrankung sind hingegen deutlicher durch einige Fundstellen der Selbstbehauptung und des Widerstandes gekennzeichnet, Reaktionen, die für Constanze Coburg ebenfalls (neben der proaktiven Haltung) als charakteristisch gelten könnten:

- **Selbstbehauptung**

Dabei geht es um die Sicherung der physischen Existenz, die Wahrung des Selbstwertgefühls und die Festigung und Bewahrung des inneren Gleichgewichts gegenüber aktueller oder symbolischer Bedrohung (auch bedeutsam bei der Auseinandersetzung mit Angst).

- C.C.: Ich möchte 'ne Lymphdränage haben. [...]
- C.C.: und ich hab da nie en Hehl draus gemacht, wenn mich einer ansprach oder ich sage das, aber ich bin auch nicht so, na, so sehr wehleidig, nicht. [...]
- C.C.: Ja, also, äh, wie gesagt, ich habe nie mich unterkriegen lassen (Constanze Coburg).

- **Widerstand/Kritik**

Diese Reaktion auf Belastung besteht in der impliziten und/oder expliziten Weigerung, Zwang oder Druck nachzugeben oder einem Befehl, Hinweis oder Rat bzw. einem durch Tradition oder Situation aufgedrängten Weg zu folgen.

- C.C.: Ich denk, wenn da so ein Fussel rein kommt, *das gefiel mir nicht.* [...]
- C.C.: *So geht das nicht* [...].
- C.C.: »Sie müssen wieder ins Krankenhaus und zwar hier nach I-Stadt, ich mach die ganze Narbe wieder auf.« *Da hab ich gesagt: »Nein.« Hab mich angezogen, bin gegangen* [...]
- C.C.: dann sag ich: »*Lasst mich in Frieden.*« (Constanze Coburg)

Weiterhin fällt auf, dass die Schilderung der Entdeckung des Brustkrebses zwar sehr ausführlich und detailliert erfolgt, jedoch die Identifizierung von Reaktionsformen daraus weitestgehend (bis auf eine nebenbei bemerkte institutionelle Anpassung, s. unten) erfolglos bleibt, was uns dazu verleitet, hier »über die Reaktionsformen hinaus« zu interpretieren.

21.3.3 Versuch zur vertiefenden Interpretation abgeleiteter Reaktionsformen

Um die Gesprächsteile, aus denen Reaktionsformen abgeleitet wurden, in ein engeres Verhältnis zur Biographie Constanze Coburgs zu stellen, werden diese im Folgenden unter Hinzuziehung des Interviewkontextes interpretiert. Es handelt sich dabei zum einen um Stellen, die sich auf die Entdeckung des Brustkrebses beziehen, zum anderen um eine Alltagsschilderung mit einer besonders hohen Dichte an Reaktionsformen sowie um drei identifizierbare Stellen mit konkretem Altersbezug.

Die Entdeckung von Symptomen und die Eröffnung der Diagnose

Die Entdeckung erster Symptome und die Diagnoseeröffnung werden, wie bereits erwähnt, sehr ausführlich und detailliert, geradezu szenisch geschildert:

- C.C.: Und dann ging es gut und war immer, fühlte mich gesund, und auf einmal, jetzt sind es wohl fünf Jahre her, dann geh ich, äh, dann hab ich einmal mich so gesehen, ohne Zeug. Normalerweise stellte man sich als Frau meines Alters nicht vor den Spiegel und guckt sich ohne Gatten an. Da hab ich so einen langen blauen Fleck hier unter der Brust. Bin ich zu meinem Hausarzt. [...] Und dann sag ich: »*Den nächsten, der am nächsten ist.*« Und dann hat er mir den genannt und hat auch angerufen, und ich komm hin, steht ein Junge, äh, äh, er ist gar nicht da, der Arzt. [...]. Und der, äh, junge

▼

> Mann, das war so ein junger Arzt, der so seine ersten Schritte in der Praxis machte, hätte fast mein Großsohn sein können, nicht? Und, äh, sehr nett, der sagt zu mir: »Sie müssen sofort zur, äh, Mammographie.« […] Und da bin ich mit meinem Mann, *sind wer gleich hingefahren*, die machen die Untersuchungen, und dann sagt die Dame so zu mir: »Alles Gute, Frau Coburg […].« Da hab ich gedacht, na, wie sie mir die Hand geschüttelt hat und dies Gesicht, da dacht ich fast, als wenn sie kondoliert, da hab ich gedacht, das muss ernst sein (Constanze Coburg).

Der Übergang zur Brustkrebsdiagnose erfolgt mitten in der Biographieschilderung von Constanze Coburg, nachdem sie über ihre Ehe, ihre Arbeitsstelle und die gleichzeitige Mitarbeit im Betrieb des Ehemannes gesprochen hat. Nach der evaluativen Äußerung »und dann ging es gut«, die noch sowohl auf das berufliche als auch auf das finanzielle oder das gesundheitliche Wohl von Constanze Coburg bezogen werden kann, wird die Gesundheit durch »fühlte mich gesund, und auf einmal« in den Fokus gerückt und bereits auf den drohenden Einschnitt verwiesen. Obwohl das Ereignis bereits fünf Jahre zurückliegt, wird die Detaillierung der Schilderung, im Vergleich zur vorherigen Raffung der Erzählung, extrem erhöht. Die Schilderung der Beobachtung des eigenen Körpers legt eine fast zufällige Entdeckung nahe. Denn nackt vor den Spiegel zu treten erscheint nicht als angemessen für eine Frau dieser Generation wie diesen Alters. Es wird gegenüber der Interviewerin geradezu entschuldigend vorgebracht, hat aber auch etwas Keckes und betont die Bedeutung der eigenen Entdeckung. Nicht andere haben den Krebs entdeckt, sondern sie selbst, was als Hinweis auf die Autonomie über den eigenen Körper gelesen werden kann. Unmittelbar folgend auf die Entdeckung des Brustkrebses wird der Hausarzt von ihr aufgesucht und anschließend der am nächsten gelegene Frauenarzt, was im Hinblick auf die spätere Spezialisierung der Behandlung dahingehend gedeutet werden kann, dass sie die Rolle als Patientin bei dieser Art von Erkrankung (Fachdisziplin, Schweregrad) erst erlernen musste, auch wenn bei der früheren Schilddrüsenerkrankung schon die Notwendigkeit einer Spezialisierung erlernt wurde.

Andererseits zeigt sie im institutionellen Umgang mit der Erkrankung eine hohe situative Handlungskompetenz. Nach ihrer Schilderung werden, obwohl sie nicht einmal über einen Frauenarzt verfügt, umgehend alle Entscheidungen zum »Wohin« getroffen, was sich auch in den aufgefundenen Reaktionsformen (Anpassung I) widerspiegelt. Dabei bleibt ihre Schilderung weitestgehend frei von Emotionen. Auch in der Sequenz des »Kondolierens« scheint sie frei von Ängstlichkeit, einzig das Realisieren der Ernsthaftigkeit der Situation wird erwähnt. Hier handelt es sich um die Stelle, bei der das erste Mal in diesem Interview die Lebensbedrohlichkeit der Erkrankung aufscheint. Dass hier noch keine Reaktionsform auftaucht und auch die Emotionen in ihrer Schilderung weitestgehend ausgeblendet werden, die Ernsthaftigkeit der Erkrankung also zunächst von Dritten festgestellt wird, legt in der Betrachtung der sehr chronologischen Darstellung der Ereignisse den Schluss nahe, dass institutionelle Anpassungen, also die Beantwortung von Belastung, zunächst mit der Verwertung aller sachlich erforderlichen Informationen hergestellt werden. Diese Reaktionsform schwächt sich mit zunehmender Verarbeitung der Erkrankung ab und wird durch Formen der kognitiven Verarbeitung abgelöst, wie eine spätere Sequenz eindrucksvoll zeigt.

Dichte an Reaktionsformen als Zeichen einer aktiven Verarbeitung der Erkrankung

Constanze Coburg schließt die Schilderung der Umstände, ihrer Erlebnisse und Erfahrungen mit der Totaloperation mit folgender Sequenz:

> - C.C.: Und, nö ja, und dann *hab ich immer die Vierteljahreszeiten ganz prompt eingehalten*, ich habe auch danach gearbeitet, und dann hab ich die Lymphdränagen hier gekriegt, *und andere haben dicke Arme so*
>
> ▼

> *trotz allem, und das ist bei mir in Ordnung,* und ich hab *da nie 'n Hehl draus gemacht, wenn mich einer ansprach, oder ich sage das,* aber *ich bin auch nicht so, na, so sehr wehleidig, nicht.* Wenn, dann sag ich: »Lasst mich in Frieden«, *dann, äh, sieht mich keiner. Dann mach ich das mit mir selber ab* (Constanze Coburg).

In dieser Sequenz finden sich nach unserer Interpretation gleich Hinweise auf mehrere Reaktionsformen (kognitive und produktive Leistung, Positive Deutung, Akzeptieren der Situation, Selbstbehauptung, Evasive Reaktion), die dichteste Häufung unterschiedlicher Auseinandersetzungsformen im Interview. Die Sequenz lässt sich als retrospektive Schilderung des Versuchs einer Integration der Erkrankung in das eigene Selbstbild interpretieren, die zu Beginn der Erkrankung noch nicht möglich erschien. Dies spiegelt sich auch in der Verwendung von – im Vergleich zur Diagnoseeröffnung – anderen und zahlreicheren Reaktionsformen wider. Die Rolle als Patientin wird durch Leistung erfüllt, was ihr bei der positiven Deutung der Erkrankung durch den Vergleich mit anderen hilfreich zu sein scheint. Dies bedeutet aber nicht, dass nur proaktive Umgangsformen vorkommen; auch Verlustregulation im Sinne einer evasiven Reaktion des »Aus-dem-Felde-Gehens« (»dann, äh, sieht mich keiner«) sind für Constanze Coburg Strategien, um mit der Erkrankung umzugehen.

Zum Erleben des eigenen Alters in Bezug zur Gesundheit

Die gerontologische Perspektive wird eingenommen durch die Interpretation von Fundstellen, in denen das (eigene) Alter und Altern thematisiert wird, wenngleich dies bei Constanze Coburg nicht immer über Reaktionsformen erfolgt. Erstens fällt auf, dass im gesamten Interview nur dreimal explizit auf das eigene Alter Bezug genommen wird. Zweitens kann konstatiert werden, dass alle drei Bezugnahmen im Verhältnis zur Brustkrebserkrankung erfolgen: Einmal retrospektiv im Hinblick auf das gesellschaftliche Altersbild und die Körperlichkeit des Alters unmittelbar vor der Erkrankung (nicht als Reaktionsform) und nur zweimal als (seltene) Reaktionsformen im Hinblick auf das Abwägen von eigenen Bedürfnissen (Eitelkeit versus Sicherheit) und eine auf die eigene Zukunft und das Lebensende hin gerichtete Haltung der Akzeptanz bzw. der externalen Kontrollüberzeugung (die Situation den Umständen überlassen).

- **Altersbezug (ohne Reaktionsform)**

> - C.C.: Und dann ging es gut und war immer, fühlte mich gesund, und auf einmal, jetzt sind es wohl fünf Jahre her, dann geh ich, äh, dann hab ich einmal mich so gesehen, ohne Zeug. *Normalerweise stellte man sich als Frau meines Alters nicht vor den Spiegel und guckt sich ohne Gatten an.* Da hab ich so einen langen blauen Fleck hier unter der Brust (Constanze Coburg).

- **Zurückstellen eigener Bedürfnisse (mit Altersbezug)**

> - C.C.: […] ich hab gedacht, falls so, so ein winziges, winziges Metastäschen in dieser Brustwarze sitzt und wird wieder eingesetzt. Dann hab ich gesagt: »Herr Professor, *ich glaube, in meinem Alter … Ich werde jetzt erst mal, es war im Dezember, ich werde jetzt im Mai 75, da kann die Eitelkeit auf der Strecke bleiben, ich möchte auf Nummer sicher gehen.«* (Constanze Coburg)

- **Situation den Umständen überlassen (mit Altersbezug)**

> - C.C.: *Der Krebs kann immer wiederkommen. Aber was soll's, ich werde jetzt im Mai 80.*
> - I: 80.
> - C.C.: *80, verdammt, da kann man doch das (lacht), da, da sagt man, na ja, mit 80 Jahren,* ich möchte bloß nicht leiden, Sterben wär nicht das Schlimmste, aber nicht leiden (Constanze Coburg).

Schließlich fallen drittens an den Fundstellen mit Altersbezug die Reaktionsformen selbst auf, da sie nicht proaktiv und handlungsorientiert, sondern eher passiv, aber nicht resignativ konnotiert sind. Womöglich (und mit großer Vorsicht interpretiert) könnte dies bedeuten, dass hier eine Entlastung des Krankheitserlebens im Verhältnis zum eigenen Alterserleben bzw. den damit einhergehenden begrenzten Erwartungen und der begrenzten Zukunftsperspektive stattfindet. Dies wird auch noch gestützt durch den von Constanze Coburg in dieser Situation hergestellten direkten (und sehr kontrollierten) Bezug zu Sterben und Tod.

21.3.4 Ist Entwicklung angesichts einer lebensbedrohlichen Erkrankung im Alter möglich?

Abschließend wagen wir den Versuch, die Befunde im Lichte der eingangs aufgeworfenen Identifizierung von Entwicklung als Wachstum, Aufrechterhaltung und Verlustregulation zu interpretieren, wohl wissend, dass hierbei größte Vorsicht geboten ist, weshalb unsere Interpretation weniger als gesicherte Evidenz denn als Material für die Diskussion verstanden werden sollte.

Ausgangspunkt ist zunächst eine ausreichend große Zahl von Fundstellen zum Umgang mit Gesundheit über die gesamte von Constanze Coburg dargestellte Biographie hinweg, die überwiegend durch proaktive, zumeist an der Situation ansetzende (Anpassung I) und häufig leistungs- und alltagsorientierte Reaktionsformen und seltener durch resignative, auf Rückzug abzielende Umgangsformen geprägt sind. Dies darf unseres Erachtens nicht als Leugnung der »Lebensbedrohlichkeit« des Krebsbefundes missverstanden werden. Vielmehr sprechen diese sowie einige wenige, aber aussagekräftige Reaktionsformen in Bezug auf das eigene Alter(n) durchaus für eine bewusste Reflexion der immer im Hintergrund schwebenden Lebensbedrohlichkeit ihrer Situation. Eine mögliche Interpretation der Auseinandersetzung mit der Erkrankung und dem eigenen Alter wäre, dass hier Entwicklung stattfindet, und zwar im Sinne von Wachstum (»Neulernen«), im Sinne von »Aufrechterhaltung der eigenen Identität« auch im Angesicht einer Bedrohung und im Sinne von »Regulation der erlebten Verluste«. Dabei kann Frau Coburg einerseits an frühere biographisch verankerte Erfahrungen mit Gesundheitsproblemen und die damit einhergehende »Übung« anknüpfen und andererseits an ein Altersbild und ein Alterserleben, das eine Relativierung von Lebenszielen erlaubt. Die von Constanze Coburg dargestellte Chronologie der Ereignisse im Umfeld der Konfrontation mit der lebensbedrohlichen Erkrankung ist aber nicht nur durch einen Rückgriff auf vorhandene Formen der Auseinandersetzung zur Kompensation mit den akut erlebten Einbußen gekennzeichnet, sondern auch durch viel Veränderung und durch »Neulernen«.

■ »Entwicklung« als Wachstum

Im Vergleich zu biographisch zurückliegenden Gesundheitseinbußen kann in Bezug auf die Krebserkrankung ein neuer, veränderter Umgang mit Krankheit festgestellt werden, bei dem die proaktive Auseinandersetzung (Leistung, Anpassung) durch Formen der Selbstbehauptung und des Widerstands angereichert wird. Dies könnte mit aller hierbei gebotenen Vorsicht als »Entwicklung« im Sinne von Wachstum interpretiert werden.

■ »Entwicklung« als Aufrechterhaltung

Insbesondere die bereits dargestellte Vielfalt der Bewältigungsformen im Anschluss an die Diagnosestellung kann als Versuch einer Integration der Erkrankung ins eigene Selbstbild und damit als Versuch der Aufrechterhaltung der eigenen Identität trotz Konfrontation mit unerwarteten und unveränderbaren Umständen interpretiert werden. Diese Interpretation scheint uns durch das Material am besten abgesichert zu sein.

■ »Entwicklung« als Verlustregulation

Schließlich wird die Auseinandersetzung mit der Krankheit auch (wenngleich nur an drei Stellen) direkt mit dem Erleben bzw. der Auseinandersetzung mit dem eigenen Alter(n) in Beziehung gesetzt. Die dort berichteten Reflexionen und abgeleiteten Reaktionsformen (Zurückstellen eigener Bedürfnisse, Situation den Umständen überlassen) im Umgang mit einer lebensbedrohlichen Erkrankung könnten hingegen als »Entwicklung« im Sinne der Verlustregulation angesichts einer begrenzten eigenen Zukunftsperspektive interpretiert werden.

Entwicklung kann demnach, wie der Fall von Constanze Coburg zeigt, auch unter der Bedingung einer lebensbedrohlichen Erkrankung im Alter stattfinden, wenngleich hier insbesondere Formen der Aufrechterhaltung der eigenen Identität und der Verlustregulation im Vordergrund stehen mögen.

Literatur

Baltes PB (1997) Die unvollendete Architektur der menschlichen Ontogenese: Implikation für die Zukunft des vierten Lebensalters. Psychologische Rundschau 48:191–210

Baltes PB, Smith J (1999) Multilevel and systemic analyses of old age: Theoretical and empirical evidence for a fourth age. In: Bentson VL, Schaie KW (Hrsg) Handbook of theories of aging. Springer, New York, S 153–173

Blumer H (1954) What's wrong with social theory? American Sociological Review 19:3–10

Jaspers K (1932) Philosophie, Bd 2: Existenzerhellung. Springer, Berlin

Jopp D, Schmitt M (2010) Dealing with negative life events: Differential effects of personal resources, coping strategies, and control beliefs. European Journal on Ageing 7:167–180

Kessler E-M, Lindenberger U, Staudinger U (2009) Stichwort: Entwicklung im Erwachsenenalter – Konsequenzen für Lernen und Bildung. Zeitschrift für Erziehungswissenschaften 12:361–381

Kruse A (1987) Biographische Methode und Exploration. In: Jüttemann G, Thomae H (Hrsg) Biographie und Psychologie, Springer, Berlin, S 119–137

Kruse A (1989) Psychologie des Alters. In: Kisker KP, Lauter H, Meyer JE, Müller C, Strömgren E (Hrsg) Psychiatrie der Gegenwart, Bd 8: Alterspsychiatrie. Springer, Berlin, S 1–58

Kruse A (1995) Menschen im Terminal-Stadium und ihre betreuenden Angehörigen als Dyade. Wie erleben sie die Endlichkeit des Lebens, wie setzen sie sich mit dieser auseinander? Zeitschrift für Gerontologie und Geriatrie 28:264–272

Kruse A (2007) Das letzte Lebensjahr. Kohlhammer, Stuttgart

Lazarus RS (1990) Streß und Streßbewältigung – ein Paradigma. In: Filipp S-H (Hrsg) Kritische Lebensereignisse. PVU, München, S 198–232

Lehr U, Thomae H (Hrsg) (1987) Formen seelischen Alterns. Ergebnisse der Bonner Gerontologischen Längsschnittstudie (BOLSA). Enke, Stuttgart

Lehr U, Thomae H (1991) Alltagspsychologie. Aufgaben, Methoden, Ergebnisse. Wissenschaftliche Buchgesellschaft, Darmstadt

Martin P, Ettrich KU, Lehr U, Roehter D, Martin M, Fischer-Cyrulies A (Hrsg) (2000) Aspekte der Entwicklung im mittleren und höheren Lebensalter. Ergebnisse der Interdisziplinären Längsschnittstudie des Erwachsenenalters (ILSE). Steinkopff, Darmstadt

Mayer KU, Baltes PB (Hrsg) (1996) Die Berliner Altersstudie. Akademie-Verlag, Berlin

Schütze F (1983) Biographische Forschung und narratives Interview. Neue Praxis 3:283–293

Sperling U (2003) Responses to the demands of everyday life: Domain-specific or general coping? Journal of Adult Development 10(3):191–204

Staudinger UM (2000) Viele Gründe sprechen dagegen, und trotzdem geht es vielen Menschen gut: Das Paradox des subjektiven Wohlbefindens. Psychologische Rundschau 51(4):185–197

Staudinger UM, Kessler E-M (2009) Adjustment and personality growth – Two trajectories of positive personality development across adulthood. In: Smith MC, DeFrates-Densch N (Hrsg) The handbook on adult development and learning. Routledge, New York, S 241–268

Strauss A (1998) Grundlagen qualitativer Sozialforschung, Bd. 2. UTB, München

Thomae H (1968) Das Individuum und seine Welt – Eine Persönlichkeitstheorie. Hogrefe, Göttingen

Thomae H (1971) Die Bedeutung einer kognitiven Persönlichkeitstheorie für die Theorie des Alterns. Zeitschrift für Gerontologie 4(1):8–18

Thomae H (1984) Reaktionen auf gesundheitliche Belastung im mittleren und höheren Erwachsenenalter. Zeitschrift für Gerontologie 17:186–197

Thomae H (1987) Psychologische Biographik als Synthese idiographischer und nomothetischer Forschung. In: Jüttemann G, Thomae H (Hrsg) Biographie und Psychologie. Springer, Berlin, S 108–116

Thomae H (1988) Das Individuum und seine Welt. 2. Aufl. Hogrefe, Göttingen

Thomae H (1991) Streßbewältigung. In: Oswald WD, Herrmann WM, Kanowski S, Lehr UM, Thomae H (Hrsg) Gerontologie. Kohlhammer, Stuttgart, S 581–592

Thomae H (1996) Das Individuum und seine Welt. 3. Aufl. Hogrefe, Göttingen

Wahl H-W, Heyl V (2004) Gerontologie: Einführung und Geschichte. Grundriss Gerontologie Bd 1. Kohlhammer, Stuttgart

Die Relevanz religiöser und ethischer Orientierungen bei der Bewältigung von Krankheit

Analyse eines autobiographisch-narrativen Interviews mit einer Brustkrebspatientin

Hille Haker

In diesem Beitrag geht es darum, eine im Interview aufgezeichnete Lebensgeschichte mit einer theologisch-ethischen Perspektive zu interpretieren und zu analysieren. Die Analyse, die die Ausführungen des Interviews in der Form eines »selektiven Blicks« auf die autobiographische Interpretation untersucht, ist insofern ethisch motiviert, als es um die ethischen Orientierungen in der Erzählung des Lebens geht (Haker 1999): Autobiographische Erzählungen, so die Voraussetzung der Analyse, interpretieren Erfahrungen vor dem Hintergrund eines bestimmten, ethisch nicht neutralen Identitätsbildes, das eine Person von sich hat. Dieses Bild wird in den je aktuellen Erzählungen durch die Selektion und Bewertungsperspektive an die Hörererwartungen angepasst, zugleich wird Identität aber auch durch die »Eigensinnigkeit« der Erzählung neu formiert. Autobiographische Erzählungen enthalten daher notwendig Wertungen in Bezug auf die eigene Person, ihr Handeln und ihre Erfahrungen, die in der ethischen Analyse in die Sprache der Werte und normativen Bedingungen übersetzt werden können. Dabei geht es nicht um die »Richtigkeit« eines je individuellen (Identitäts-)Entwurfs, sondern vielmehr um ethische Haltungen, die jemand zum Ausdruck bringt, sowie um Brüche, die unter Umständen eine Neuausrichtung der eigenen Identität erfordern. Brucherfahrungen sind Herausforderungen, die eine Person in ihrer Identität verstören, potenziell sogar zerstören können, die sich aber in Lernerfahrungen umwandeln können. Diese können je nach Wertungsperspektive in die jeweilige Identitätskonzeption integriert werden und eine Neuausrichtung der eigenen Identität ermöglichen (Lindemann Nelson 2001).

22.1 Erzählungen als Medium ethischer Reflexion

Geschichten sind Ausdrucks- und Erfahrungsgestalten eines Menschen. Sie sind ein Medium der ethischen Erfahrung und der Selbstreflexion, und zwar für denjenigen oder diejenige, welcher bzw. welche die Geschichte erzählt, genauso wie für diejenigen, die sie hören oder lesen (Haker 1999). Durch das Erzählen einer Geschichte kann ein Widerfahrnis – wie etwa eine schwere Erkrankung – überhaupt erst Konturen erhalten: Eine Erfahrung benötigt die Artikulation und reflexive Auseinandersetzung mit dem Prozess, der im Widerfahrnis ausgelöst wird. Krankheit ist wesentlich durch die Art und Weise bestimmt, wie ein Mensch mit einer physischen und psychischen Belastung umgeht. Das Erzählen der verschiedenen biologischen, psychologischen und emotionalen Aspekte einer Krankheit und ihre Kontextualisierung in der Lebensgeschichte können dabei eine Veränderung des Verständnisses der Krankheit selbst, des Selbstverständnisses sowie des Umgangs mit einer Krankheit bewirken.

Krankheitserfahrungen sind, vom Subjekt her betrachtet, »Störerfahrungen«. Sie stellen eine Verunsicherung der Identitätskonzeption dar, sie demoralisieren das Subjekt (Gadamer 1993; Kleinman 1988; Frank 1995). Krankheitserzählungen bezeugen häufig diesen Schock der Desorientierung, des Verlusts des »Zentrums« der Identität. Erzählungen haben unter anderem aber auch die Funktion, die Orientierung durch das Erzählen wiederherzustellen, Balance und Autonomie wiederzugewinnen und insofern zu re-moralisieren. Durch die Imaginationen und die Emotionen, die Geschichten freisetzen, werden auf der anderen Seite aber Zuhörer oder Leser in eine Welt der konkreten Lebenserfahrungen anderer Menschen hineingezogen. Geschichten drängen den Lesern in gewisser Weise ihre Weltsicht und damit auch ihre Wertungen auf.

22.1.1 Funktionen des Erzählens in der Medizin

Krankheitsgeschichten haben als Versuch einer Wiederherstellung von Autonomie eine *therapeutische Funktion* für den Erzählenden selbst. Insofern ist das »Bilanzinterview«, das Beate Becker gibt, eine Art Zwischenbericht über ihre Auseinandersetzung mit der Krankheit, in dem sie sich selbst darüber Auskunft gibt, an welchem Punkt der »Identitätsarbeit«, die sie für sich angenommen hat, sie zum gegenwärtigen Zeitpunkt steht. Darüber hinaus sind gerade authentische Geschichten aber auch eine Form der *Herstellung von Gemeinsamkeit* und wirken dadurch gemeinschaftskonstituierend oder -stabilisierend. Als Artikulationen besonderer Erfahrungen fördern authentische Erzählungen das *Wissen um bestimmte Erfahrungskomplexe* und unter Umständen die *Einsicht in die Unterschiede der Wahrnehmung von Wirklichkeit* und in die Unterschiede der jeweiligen Perspektiven. Krankheitsgeschichten bzw. Patientenerzählungen sind daher als *Quelle ethischer Erfahrung* ernst zu nehmen. Sie können Einsichten vermitteln, Gemeinschaft stiften oder stabilisieren, sie können aber eben auch moralische Systeme stören, verunsichern und infrage stellen. Darüber hinaus stiften sie zum Weitererzählen an, insbesondere dann, wenn es um die ethische Urteilsfindung in konkreten Situationen geht.

Die Verständigung über Krankheit, vielmehr aber noch über das subjektive Erleben des *Krankseins,* ist ein *hermeneutischer* Akt, der sich aus dem Wechselverhältnis von objektiven, empirisch fassbaren Daten und dem subjektiven Gefühl des Krankseins ergibt. Die Verständigung über eine Krankheit geht jedoch nicht in dieser verstehenstheoretischen Funktion auf, sondern sie ist ebenso auch handlungsleitend. So kann man aus der Erzählung von Beate Becker z.B. ableiten, dass die autobiographische Arbeit als Bestandteil des auch seelischen Heilungsprozesses anerkannt werden sollte, dass das (defizitäre) Handeln von Ärzten und Pflegern korrigiert werden kann und dass die Krankenkassen sich noch einmal mit der Frage der Kostenübernahme für hilfreiche, aber bislang nicht erstattungsfähige Therapien beschäftigen müssten.

22.1.2 Funktion des Arbeitens mit narrativen Formen

Nicht selten geht es bei der Aufnahme von Erzählungen in die theoretische Reflexion, die ich hier als Reflexionsform der Ethik begreifen will, in erster Linie darum, der Gruppe der Kranken, der Patienten oder der für krank Erklärten überhaupt eine Stimme zu verleihen. Wenn authentische Krankheitsgeschichten Eingang in die *medizinethische* Reflexion finden, dann kann es nicht – wie dies häufig in der medizinethischen Verwendung von Fallstudien der Fall ist – darum gehen, die Bestätigung ethischer Maßstäbe durch konkrete Geschichten zu suchen. Eine solche Instrumentalisierung würde das Potenzial der Erzählungen gerade zunichtemachen. Arthur Frank (1995) und andere weisen in diesem Zusammenhang auf den *dialogischen* Charakter von Erzählungen hin. Im Hinblick auf Krankengeschichten, mit denen Frank sich vor allem beschäftigt hat, ist die Aufmerksamkeit für die Geschichte selbst schon ein ethischer Akt: Der Zuhörer oder Leser nimmt nämlich durch seine Anwesenheit Anteil an den Erfahrungen des Gegenübers (auch wenn diese *Anteilnahme* in eine »instrumentelle« Beziehung – etwa im Rahmen einer wissenschaftlichen Studie – eingebettet ist) und erweist dem Erzähler im Zuhören und Zur-Kenntnis-Nehmen dessen, was er oder sie erzählt, *Respekt.* Dadurch wird der Akt des Zuhörens bzw. Lesens zu einem ethischen Akt – man kann aufmerksam oder unaufmerksam zuhören oder lesen: Anteilnahme und Respekt sind nicht exklusiv, sondern graduell.

Der Rekurs auf Geschichten in der Ethik erfolgt in dieser Lesart, um denen eine Stimme zu verleihen, die im allgemeinen medizinischen Diskurs zu wenig gehört werden, um eine reflexive Praxis für Ärzte und Pfleger zu etablieren, welche die eigenen Standpunkte und Vorurteile hinterfragbar macht, um Wissen über und Einsichten in die subjektive Dimension des Krankseins zu gewinnen – kurz, um der Ethik und ihrem Urteilen eine möglichst tiefe und weitreichende hermeneutische Basis zu geben.

Moralisch relevante Erfahrungen sind in erster Linie evaluative Erfahrungen, d.h., sie sind bereits Bestandteil des selbstreflexiven Verhältnisses einer Person. Ethisch relevante Erfahrungen sind Erfahrungen der *Sinnhaftigkeit*, der Möglichkeiten (und Unmöglichkeiten) der eigenen Existenz, des »Könnens« und »Nichtkönnens«, das mit der Handlungsfähigkeit einhergeht und menschliches Handeln von Verhalten unterscheidet. Konzepte der Selbstsorge reflektieren auf die Möglichkeiten und die Herausforderungen, die sich dem Selbst im Umgang mit seinem Leben stellen. Diese Dimension spricht Beate Becker explizit an – Brucherfahrungen wie eine Krebserkrankung nötigen häufig zur Revision von Lebenskonzepten, die bis dato eine Sinnperspektive geboten haben. Für Beate Becker ist dies die Ausrichtung ihrer Existenz auf Leistung, die ins Wanken gerät und durch eine neue Sinnperspektive ersetzt werden muss. Diese benennt sie mit dem Begriff des Lernens von Vertrauen und Gelassenheit, vor allem in Bezug auf die Anerkennung anderer Standpunkte sowie die Anerkennung eigener (körperlicher) Grenzen.

Ethisch relevante Erfahrungen sind Erfahrungen der *moralischen Gefühle:* Ungerechtigkeitsempfindungen, Demütigung, Beschämung, Empörung, Scham, Schuld, Wohlwollen, Mitgefühl und Anteilnahme, Stolz – Gefühle sind so etwas wie das Inventar der Moral, weil sie – und insofern sie – unsere wertende Haltung gegenüber einem Geschehen verdeutlichen. Als moralische *Gefühle* sind sie sicherlich spontan und dem kontrollierenden Zugriff der reflektierenden Vernunft entzogen; als *moralische* Gefühle enthalten sie aber Wertungen, die komparativ und gradualistisch zugleich sind: Sie sind einer Farbpalette vergleichbar, in der das je spezifische Gefühl durch den Kontext und die Differenz gegenüber anderen Gefühlen bestimmt wird. Beate Becker bringt ihren Sinn für Gerechtigkeit bzw. Ungerechtigkeit, aber auch das Gefühl für die Missachtung ihrer Person in verschiedenen Situationen klar zum Ausdruck. Durch das Erzählen werden Gefühle explizit, und die ihnen zugrunde liegenden Urteilselemente werden dadurch als Gegenstand der Überprüfung ihres normativen Gehalts erkennbar.

Ethisch relevante Erfahrungen sind Erfahrungen des »*Anderen*«, der Fremdheit, die sowohl eine Selbsterfahrung sein kann als auch die Begegnung mit anderen meint. Im näheren moralischen Sinn bedeutet die Erfahrung des »Anderen« einerseits die Undurchsichtigkeit des Selbst, als die etwa Judith Butler sie beschreibt, andererseits aber auch die Herausforderung durch den »Einbruch« des Anderen, der das Selbst nötigt, sich in ein Verhältnis zum Anderen zu setzen. Ethisch ausgedrückt, bricht durch den Anderen die Forderung in die Existenz des Selbst ein, Ver-Antwortung zu übernehmen – und sei es (nur) für sich selbst. Für Beate Becker bedeutet der Einbruch des Anderen die Konfrontation mit den Grenzen ihrer Handlungs- und Kontrollfähigkeit. Über Jahre hinweg ist dieser »Einbruch« negativ konnotiert: Durch die Anwesenheit der Schwiegermutter erfährt sie diese konkrete »Andere«, die einen großen Raum in der Lebensgeschichte einnimmt (im Gegensatz etwa zu der Beziehung zu ihrem Mann), als Hemmung ihres eigenen Freiheitswillens und nicht als Ermöglichung und Erweiterung ihres eigenen Handlungsspielraums. Andererseits anerkennt und übernimmt Beate Becker die Verantwortung, die sie für die Betreuung ihrer Kinder sowie für die Versorgung ihrer Schwiegermutter in der Phase der Demenz hat. Dennoch fällt es auf, dass sie keine Freundschaften erwähnt und die Beziehungsebene ihrer Ehe in ihrer Erzählung keinen nennenswerten Stellenwert hat. Der Krebs selbst erscheint jedoch ebenfalls als ein »Einbruch des Anderen«, den Beate Becker nicht kontrollieren kann. Die Krankheit zwingt sie, ihre Verletzlichkeit und den Mangel an Grundvertrauen in andere zu thematisieren (Haker 2012).

Ethisch relevante Erfahrungen sind Erfahrungen von *Gemeinsamkeit*, schließlich stellen sie eine Zugehörigkeit her, die für das individuelle existenzielle Wohlbefinden und darüber hinaus für die Bestärkung, durch das Handeln Veränderungen zu bewirken, wichtig sein können. So stiftet etwa die Erfahrung von Solidarität eine Zugehörigkeit und entsprechend eine Gruppenidentität, die zwischen dem individuellen und dem sozialen bzw. institutionellen Handeln vermittelt. Auf der Erfahrungsebene bilden Erzählungen, die Gemeinschaft stiften, ein wichtiges Medium dieser Vermittlung. Die Erfahrung von Zugehörigkeit bezieht sich in Beate Beckers Erzählung auf andere Krebspatienten. Mit ihnen kann sie ihre Fähigkeit zu kämpfen konstruktiv einsetzen und ihren Sinn für (Un-)Gerechtigkeit in gemeinsames Handeln umsetzen. Aus ethischer Sicht erwächst aus dieser Zugehörigkeit eine Solidarität, die für die Neuausrichtung ihrer Identität genauso wichtig ist wie für den Kampf um Anerkennung bzw. um Gerechtigkeit (Honneth 1992).

Erzählungen artikulieren Werte- und Normensysteme. Sie sind ein Medium, in dem moralische Konflikte und Dilemmata ausgetragen werden. Auf der Ebene des *Erlebens* können diese Erfahrungen als »Ereignisse in Raum und Zeit« charakterisiert werden – zur *Erfahrung* wird das Erlebte aber erst durch den reflexiven Bezug, der wiederum in vielen Fällen ohne die narrative Dimension nicht beschrieben werden kann: Der Erfahrungsbegriff verbindet das Erlebte, sofern es artikuliert wird, mit einer Interpretation, die die Form des Erzählens annimmt.

Umgekehrt bedeutet dies: Erzählungen sind Sedimente von Erfahrungen. Erzählungen bilden nun aber nicht einfach Erfahrungen ab, sondern sie bringen sie zur Darstellung. Im und durch das Erzählen wird eine Ordnungsstruktur erstellt, die die Erfahrungen zu Sinngefügen transformiert. Deshalb ist es für den ethischen Ansatz, für den sich der Begriff der *narrativen Ethik* eingebürgert hat, naheliegend, Erfahrungen, Erzählungen und Lebensgeschichten zu einem primären Gegenstand seiner Analysen zu machen (Joisten 2007; Haker 2010). Dabei geht es keineswegs um »vollständige« Sinngefüge und auch nicht um die Einheit eines Lebens – als könne dieses ein-sinnig erzählt werden, ohne zu einer fiktiven »großen Erzählung« zu werden. Vielmehr gehört es zu den Verstehensbedingungen der Narrativität konstitutiv hinzu, dass die Geschichten je nach Kontext und Perspektive, vor allem aber im Licht neuer Erfahrungen, also jederzeit – wie in einem Kaleidoskop –, veränderbar sind. Beides ist also für das Verhältnis von moralischer Erfahrung und Erzählung wichtig: die Einsicht in die Kontingenz dieses qua Narration hergestellten Sinns, aber auch die Generierung von Sinn, die mit dem Ausdruck der »Lernerfahrung« gut abgebildet wird.

22.2 Analyse der Lebensgeschichte von Beate Becker

Zum Zeitpunkt des Interviews ist Beate Becker 47 Jahre alt. Vier Jahre zuvor ist sie an Brustkrebs erkrankt. Für sie ist diese Krankheit ein Einbruch, der die Werte ihres bisherigen Lebens infrage gestellt hat. Ihre Lebenserzählung ist zugleich das Protokoll der *Interpretation* dieser Brucherfahrung.

22.2.1 Orientierung an Religion

Als 15-jährige Jugendliche verlässt Beate Becker ihr Elternhaus, das ihr kaum Möglichkeiten eines Bildungsaufstiegs gewährt hat. Der Bruch mit dem Elternhaus prägt ihre Erfahrungen insofern, als sie den Kampf um ihre Autonomie als einschneidend erlebt. Das Internat, das Beate Becker nach dem Auszug aus dem Elternhaus besucht, ist Teil eines katholischen Klosters, in dem sie, wie sie sagt, »sehr wichtige« Erfahrungen macht; es ermöglicht ihr, die entsprechenden Schulabschlüsse zu erwerben, und lässt sie »wohlbehütet« erwachsen werden. Die Kehrseite ist allerdings, dass sie im Kloster kaum »rebellieren« muss, »um sich zu finden«; die Kluft zu ihrem Zuhause wird in den drei Internatsjahren immer größer, sodass Lebensmodelle, die ihre Freundinnen sich aneignen – »erste Bausparverträge anzulegen […] und geheiratet […] werden sozusagen« (B.B.) –, für sie nicht zu passen scheinen. Sie verlässt das Kloster mit knapp 18 Jahren und zieht mit einer Mitschülerin in eine Wohnung, um von dort aus das Fachabitur zu machen.

Beate Becker erinnert sich an ein Gespräch mit einer Nonne, das ihr später immer wieder in Krisensituationen in den Sinn gekommen ist – auch als sie an Krebs erkrankt sei, wie sie betont. Die Nonne, die sie fragt, ob sie nicht im Kloster bleiben möchte, sagt ihr, ihre Erwartungen an die Menschen seien zu hoch, und sie befürchte, dass Beate Becker daran scheitern würde. Für Beate Becker ist dies *eine mögliche* Wertungsperspektive, mit der sie auf ihr Leben blicken kann – so als lägen die negativen Erfahrungen, die sie als Erwachsene machen wird, bereits angelegt in ihren (zu) hohen Erwartungen an andere. In der Erzählperspektive wird deutlich, dass sie sich dieser Wertung nicht gänzlich entziehen kann; trotz aller Standhaftigkeit, mit der sie ihren eigenen Weg geht, scheint sie den Zweifel an der Selbstwertschätzung, den die Nonne gelegt hat, nie ganz ausräumen zu können. Insofern ist ihre Erzählung unter anderem auch der Versuch, ihr Handeln zu rechtfertigen und es im Zusammenhang ihrer Handlungsoptionen zu zeigen.

22.2.2 Enttäuschte Erwartungen

Offensichtlich von der katholischen Religiosität des Klosters beeinflusst, beschließt Beate Becker, eine Ausbildung als Gemeindereferentin zu machen. Sie ist idealistisch und identifiziert sich mit dieser Aufgabe, die ihr die Kombination aus Arbeit mit Kindern und praktischer Glaubenserfahrung zu ermöglichen scheint. Doch wie schon einmal in ihrer Kindheit stößt sie auf die Hürde der Bürokratie, in diesem Fall auf eine für sie nicht hinzunehmende Bedingung der katholischen Kirche, von der die

Aufnahme abhängig ist (in der Erzählung ähnelt die Willkürentscheidung des Bischöflichen Ordinariats derjenigen des Grundschuldirektors): Sie soll die von ihr und ihrer Freundin begonnene Jugendarbeit in der evangelischen Kirche sofort einstellen. Nicht ohne Stolz erzählt sie, wie sie sich den »wichtige[n] Persönlichkeiten« (B.B.) entgegengestemmt und ihre Jugendarbeit verteidigt habe – um den Preis, dass sie die Ausbildung nicht habe machen können. Stattdessen wird sie Erzieherin, lernt ihren Mann kennen, dem sie mit ihrem ersten selbst verdienten Geld das Studium ermöglicht. 1981, mit 25 Jahren, heiraten die beiden, nicht zuletzt aus finanziellen Gründen, wie Beate Becker betont. Die Heirat selbst provoziert den »massiven Bruch« mit der Kirche: Nach einer detailreich geschilderten Auseinandersetzung um den Ort der Trauung (im Heimatort ihres Mannes ist diese unerwünscht), um die kirchenrechtlich mögliche Form der Trauung (es gibt keine ökumenische Trauung, wie die Eheleute sie sich wünschen) und um eine den »engen« Heimatort überfordernde Gestaltung der kirchlichen Feier kommt es schließlich zum Eklat, als der katholische Priester den Brautleuten den Segen verweigert und verkündet, dass Beate Becker als Katholikin aufgrund der evangelischen Trauung ohne katholischen Segen nun exkommuniziert sei. Es ist, als würde sich nun der Satz der Nonne zum ersten Mal bewahrheiten und Beate Becker an ihren eigenen Erwartungen – etwa an die Kirchen, sie und ihren Mann ökumenisch zu trauen – scheitern. Jedenfalls scheint die Erfahrung der Hochzeit, die von diesem Eklat genauso erfüllt ist wie von der Enttäuschung, die Beate Becker für die Schwiegereltern darstellt, eine tiefe Verletzung und Erschütterung des Vertrauens in andere Menschen zur Folge zu haben.

22.2.3 Der Einbruch der Krankheit

Nachdem sie sich eine – im Alltag sehr herausfordernde – berufliche Existenz aufgebaut hat und in ihrem Privatleben mit den vielen Schwierigkeiten umzugehen versucht, die sich aus dem Zusammenleben mit ihrer Schwiegermutter und dem häufig abwesenden Ehemann ergeben, erhält sie im Anschluss an eine gynäkologische Routineuntersuchung mit anschließender Biopsie die Diagnose Brustkrebs – »und es brach [...] alles über mir zusammen sozusagen« (B.B.). In ihrer Erzählung erscheint ihr Leben bis zu diesem Punkt des Zusammenbruchs als beinahe verzweifeltes Festhalten an Werten und Normen, die sowohl den gesellschaftlichen Vorgaben als auch den eigenen Überzeugungen standhalten: So versucht Beate Becker, Familie und Beruf zu verbinden und ihre Vorstellungen von Sorge für sich selbst und Fürsorge für andere in Einklang zu bringen. Immer wieder, so ein Hauptmuster ihrer Erzählung, beginnt sie Lebensstationen voller Idealismus und muss dann mit Enttäuschungen zurechtkommen. Die narrative Identität, die im Interview dargestellt wird, ist eine zutiefst moralische Identität, die sich in Konflikten immer wieder bewähren muss. In dieser Identitätsperspektive beharrt Beate Becker darauf, dass ihre Vorstellung von einem »guten Leben« gerade nicht im Widerspruch zu den sozialen Normen (etwa der Versorgung der demenzkranken Schwiegermutter, der an Individualität orientieren Erziehung von Kindern, aber auch einer an Leistung orientierten Anerkennung) steht, sondern diese gerade realisiert; zudem ist ihr Handeln leicht als individuelle Vorstellung praktisch gelebter Glaubenserfahrung zu lesen, wobei nach ihrer Überzeugung der christliche Glaube die Vorstellungen des Einzelnen von einem gelingenden Leben gerade nicht überspringt. Vielmehr nimmt Beate Becker ihre eigenen Vorstellungen und (Glücks-)Erwartungen zum Ausgangspunkt ihrer moralischen Reflexionen, wobei sie die Erwartung, in der Familie wie auch im Beruf »für andere« zu sorgen, in ihre Vorstellungen von einem gelingenden Leben zu integrieren vermag.

In der narrativen Konstruktion spielen religiöse Werterfahrungen kaum eine Rolle, aber dennoch werden vor allem die Begegnungen mit der Nonne aus ihrer Jugendzeit zu einem Seismograph des Gelingens bzw. Scheiterns ihres Lebensentwurfs. An markanten Stellen des Interviews kehrt Beate Becker in ihrer Erinnerung durchgängig zu den Gesprächen mit der Nonne zurück; diese Frau scheint Weichenstellungen in ihrem Leben in einer Weise begleitet zu haben wie kaum eine andere Person. Dies kann aber nicht darüber hinwegtäuschen, dass es in Beate Beckers Leben offenkundig keine religiöse Gemeinschaft – eine Gemeinde oder Gruppe von Menschen – gibt, die einen so nachhaltigen Eindruck hinterlassen hätte, dass sie in der Erzählung auftauchen würde. Die ethischen Wertungen, mit denen Beate Becker ihr Leben erzählt, sind durchweg individualistisch oder existenzialistisch verfasst – soziale Zugehörigkeiten jenseits der Familie, die aber selbst auch nur bedingt eine Kraftquelle für Beate Becker ist, vielmehr vor allem von ihr als zentraler »Figur« der Sorge lebt, spielen dabei kaum eine Rolle.

Die Auseinandersetzung mit dem Krebs wird für Beate Becker zu einem Kampf um »ein Loslassen oder ein Nicht-loslassen-Können im Leben, ein Festhalten« (B.B.) – so wie die Nonne es ihr bereits einige Jahre zuvor gesagt hatte. Das Urteil über ihr ganzes bisheriges Leben, das nun auf dem Spiel steht, ist hart, etwa wenn sie sagt:

- B.B.: Und an den entsprechenden Stellen meines Lebens, wo ich das [loslassen; H.H.] hätte tun müssen, weil es angesagt war, einfach aus entwicklungsbedingten, eh, Situationen, habe ich das nicht getan (Beate Becker).

Ohne die Möglichkeit zu arbeiten, so Beate Becker, ohne die »Leistung«, die sie dort wie auch in der Familie erbringt, hat sie nichts mehr, über das sie sich definieren kann, und so ist die Krankheitserfahrung nicht nur eine radikale Brucherfahrung, sondern vielmehr auch eine Erfahrung des drohenden Scheiterns der Existenzberechtigung jenseits von Pflichterfüllung und Leistung, der Bedrohung des moralischen Anspruchs auf das Recht auf Selbstsorge, auf ein gelingendes, glückendes Leben. Ihre »Existenzberechtigung« hängt an der Leistung, und diese wird Beate Becker, so erzählt sie es, durch den Krebs entzogen (B.B.). Theologisch betrachtet, sind diese Passagen der Krankheitserfahrung insofern aufschlussreich, als sich eine zentrale christliche Grundüberzeugung, nämlich die »unbedingte Annahme« eines Menschen durch Gott, für Beate Becker im Umgang mit Vertretern dieser Religion nicht bewahrheitet. Im Gegenteil, sie scheint sich gezwungen zu sehen, immer mehr von ihren eigenen Identitätsansprüchen aufzugeben. Der Krebs zwingt sie, sich mit ihrem Leben, aber auch mit dem Tod, dem »Aufgebenwollen«, auseinanderzusetzen. Rückblickend sagt sie über die Jahre der Krebsbehandlung, dass dies eine gravierende Angsterfahrung gewesen sei und ein »Aufgeben« des Lebenswillens. Erst später wird ihr klar, dass ihr schon immer eine »Grundsicherheit« gefehlt hat, das Vertrauen in sich und auch in andere. Mit diesem Defizit erklärt sie sich auch ihr Bedürfnis, alles genau zu wissen, zu verstehen:

- B.B.: Ich muss mich genauestens informiert haben, und das Schlimme .. ist dann, dass es auch genauso weiterlaufen muss, so laufen muss, wie ich mich informiert habe (Beate Becker).

Aber es gibt auch einen Rückhalt für Beate Becker – das ist ihr Ehemann, der, für sie geradezu überraschend, weil sie ja nun gar nicht mehr »funktioniert«, zu ihr steht und, wie sie sagt, »diesen Weg von da an gemeinsam« mit ihr geht (B.B.). Ohne ihn und ihre Familie, davon ist sie überzeugt, hätte sie die Behandlung nicht durchgestanden.

22.2.4 Die Erfahrung des Leidens als Kampf um Integrität und Gerechtigkeit im medizinischen System

Beate Becker erzählt von ihren Erfahrungen mit Ärzten, Schwestern und anderen Krebspatientinnen und -patienten, die sie trifft. Viele Episoden, die den Umgang mit Diagnosen, die Patienteninformation oder auch die menschliche Behandlung während der Therapien zum Thema haben, lesen sich wie Negativgeschichten des medizinischen Alltags: Da ist ein Gynäkologe, der eine Biopsie durchführt, ohne dass Beate Becker genau weiß, was gemacht wird. Die Krebsdiagnose wird ihr von ihm noch persönlich mitgeteilt, aber danach wird sie nur in die Klinik überwiesen, wo sie keinen persönlichen Ansprechpartner hat. Es gibt offenkundig nicht genügend Gesprächs- und Beratungssituationen, die Beate Becker helfen würden, den Krebs zu verstehen: So kann sie etwa keine wirkliche Vorstellung von einem Tumor entwickeln, um z.B. zu begreifen, warum er auch nach der Entfernung noch »Unheil anrichten« kann. Dafür gibt es aber immer wieder Defizite im Umgang mit der Patientin: Der angesetzte Operationstermin soll plötzlich ohne ersichtlichen Grund verschoben werden, was Beate Becker nur durch ihren Kampfesgeist verhindern kann – eine Entschlossenheit, auf die sie stolz ist; sie wird operiert, aber das Ergebnis (der Befall der Lymphdrüsen) wird ihr telefonisch übermittelt. Eine Ärztin rät ihr vor dem Aufklärungsgespräch für die zweite Operation, sich nicht auf die Entfernung der Brust einzulassen, auch wenn der Operateur ihr dazu raten würde – und genau dies geschieht; sie lehnt eine Brustamputation ab:

- B.B.: Da war ich innerhalb von 2 Minuten fertig, er hatte .. kein größeres Gesprächsbedürfnis mehr mit mir (Beate Becker).

Wieder erfolgt die Mitteilung über den Verlauf der Operation telefonisch, obwohl sie dies ausdrücklich abgelehnt hatte. Ihr wird die Teilnahme an einer Studie nahegelegt, obwohl sie deren Sinn nicht versteht und ihre Chancen dadurch nicht wesentlich steigen. Erst nach einer Beratung im Krebszentrum in Heidelberg und einer privaten Beratung mit einem befreundeten Apotheker, der ihr die Medikation und die Studie erklärt, kann Beate Becker sich für eine Chemotherapie, aber gegen die Teilnahme an der Studie entscheiden: »Das war für die Klinik völlig unverständlich, für diese Ärzte, die waren sehr erbost.« (B.B.) Die Konsequenz ihrer Entscheidung ist der Abzug der Ärzte während der Chemotherapie: »‚wenn Sie sich gegen die Studie entscheiden, dann ist ab sofort das Pflegepersonal für Sie zuständig […] nicht mehr die .. Frau Dr.‘« (B.B.) (Haker 2007, 2009).

Auch die Informationen zur Chemotherapie sind für Beate Becker unzulänglich – so weiß sie etwa nicht genau, wie die Zusammensetzung der »roten Flüssigkeit« ist und was sie bewirkt – das »braucht der Mensch nicht zu wissen, die Frau an sich […] ich war unmündig vom ersten Tag der Diagnose bis zu allen weiteren Geschichten, wenn ich mich nicht selbst drum gekümmert hab« (B.B.). Der Ausfall der Haare ist für Beate Becker eine psychische, der Umgang mit den Patientinnen während der Chemotherapie eine menschliche Katastrophe. Erst später, bei der Strahlenbehandlung in einer Universitätsklinik, trifft sie auf Personal, das sie in angemessener und respektvoller Weise behandelt. In der anschließenden Kur hört sie zum ersten Mal, dass Krebs einen individuellen Verlauf nimmt und es – anders, als es ihr während der Behandlungsschritte immer wieder suggeriert wurde – keinen Standard gibt, der einer Patientin einfach übergestülpt werden kann, und dass zwischen »Gesundsein« und »Heilwerden« eine große Kluft besteht, die nur sie alleine überwinden kann:

- B.B.: Und für das Heilen gehört für mich mein Leben dazu, was war bisher? Dann kommt eine Diagnose, ein radikaler Schnitt in einem Leben, in meinem Leben, und ich wusste immer, es .. wird, darf nie mehr so sein, wie's vorher war, denn da gab es Punkte in meinem Leben, .. die waren ungesund, die hab ich mir vielleicht selber geschaffen, aber sie waren ungesund (Beate Becker).

Ungesund war, dass sie nicht auf ihren Körper – auf die Erschöpfung und die Grenzen, die ihr Körper ihr setzt – geachtet hat und erst jetzt lernen kann, sich selbst zu lieben und anzunehmen, ohne ihre »Existenzberechtigung« aus der Leistung, die sie erbringt, abzuleiten.

Die Passagen des Interviews, die die Erfahrungen einer Krebspatientin zum Teil minutiös darstellen, sind für eine medizinethische Analyse sicherlich sehr aufschlussreich, weil sie die alltäglichen Unzulänglichkeiten des medizinischen Betriebs und die Nichterfüllung medizinethischer Prinzipien gut dokumentieren. Vor dem Hintergrund der Prägungen durch die christliche Religion in Beate Beckers Jugendzeit überrascht jedoch die Abwesenheit religiöser Motive – und die Abwesenheit von Gesprächspartnern oder Gesprächspartnerinnen, die es Beate Becker ermöglicht hätten, ihre »verletzte Identität« (Lindemann Nelson 2001) religiös zu verstehen und in eine neue narrative Ordnung zu bringen. Die Türen, die vonseiten der katholischen Kirche viele Jahre zuvor zugeschlagen wurden, lassen sich in dieser Krisenerfahrung offenkundig nicht in der Weise wieder öffnen, dass etwa eine seelsorgerliche Begleitung erfolgen würde. Entsprechend auffällig ist das »beredte Schweigen« über die Auseinandersetzung mit Religion. Was bleibt, ist jedoch Beate Beckers überaus kritische Aufmerksamkeit gegenüber den Missständen im Umgang mit Menschen, die an Krebs erkranken. Und es ist diese Erfahrung, die sie dazu motiviert, sich noch einmal neu zu erfinden.

22.2.5 Überleben nach dem Krebs

Das Leben nach der akuten Behandlung besteht für Beate Becker einerseits vor allem in der Neuorganisation ihres Berufslebens – kurz nach der Rückkehr in ihren Beruf muss sie sich eingestehen, dass sie nicht mehr als Erzieherin arbeiten kann –, andererseits in der Auseinandersetzung mit ihren Erfahrungen. Inzwischen hält sie Fortbildungen und hat einen Verein zur Unterstützung von nicht kassenfinanzierten Kunsttherapien für krebskranke Menschen gegründet. Sehr deutlich wird, dass in Beate Beckers Erzählung zum ersten Mal ein »Wir« auftaucht, wenn sie über die Arbeit in diesem Verein berichtet. In der Reflexion auf ihre Lernerfahrungen gelingt es ihr, sich selbstkritisch zu betrachten; sie kann ihr eigenes Verhalten anderen Menschen gegenüber hinterfragen und auf ihr mangelndes Vertrauen beziehen, anstatt anderen ein eigenes Urteilsvermögen abzusprechen, wenn diese eine andere Auffassung haben als sie selbst. Sie sieht auch ihr Arbeitsleben kritisch und kann anerkennen, was ihr eine Kollegin einmal gesagt hat:

- B.B.: Ich hab immer mein Bestes gegeben, aber dir war mein Bestes nie gut genug […] Und wenn's mir sehr schwer fällt, es einzugestehen, aber sie hat recht, es ist so, es ist so (Beate Becker).

Sie weiß, dass sie mit dieser Haltung immer wieder Beziehungen gefährdet (sie beschreibt eine solche Situation mit ihrem Hausarzt, der ihr sehr wichtig ist), aber sie ist bereit, sich mit den Gründen für ihr Verhalten auseinanderzusetzen. Neben der Einsicht, dass sie Vertrauen lernen muss, nennt sie Gelassenheit, die sie durch die Krankheit gelernt habe. Darüber hinaus kann sie klar erkennen, wie wichtig die Begleitung durch ihren Mann während der Behandlungszeit für sie gewesen ist. Und trotzdem kann sie sich eingestehen, dass die inzwischen wiederhergestellte Normalität zwar für ihre Familie besteht, nicht jedoch für sie. Diese (scheinbare) Normalität besteht für sie deshalb nicht, weil es für sie einen »inneren Prozess« gibt, den »Prozess der inneren Wandlung, den ich durchmache, wo ich mich immer wieder frage, was ist für mich ein weiterer Sinn .. oder der Sinn meines weiteren Lebens, ja? Den muss ich allein machen« (B.B.). Auf dieser Ebene der Auseinandersetzung sind es andere krebskranke Menschen, die sie verstehen, von denen sie lernen kann und denen sie selbst auch etwas geben kann: »Die wissen einfach .. darum, weil es ihnen auch so geht, und für mich sind diese Menschen .. wichtig geworden« (B.B.).

Aus dem Förderverein wächst offenkundig auch eine Solidarität, die in einen Kampf gegen soziale Ungerechtigkeiten mündet – zuallererst in den Kampf für die Finanzierung von Therapien, die die krebskranken Menschen selbst als hilfreich ansehen, die aber dennoch nicht von den Kassen finanziert werden.

22.3 Fazit: Störerfahrungen als Identitätsherausforderung

Störerfahrungen, wie sie durch Krankheiten ausgelöst werden, sind womöglich sehr eng mit traumatischen Erfahrungen verbunden, aber die Verstörung, die im Begriff der Störerfahrung anklingt, meint die Ver-Störung von identitätssichernden Werten und normativen Orientierungen. Insofern, als Identitätsentwürfe einen Zeitindex haben, führt etwa eine Krebserkrankung dazu, dass bestimmte Lebensvorstellungen nicht (mehr) realisierbar sind. Der Tod erscheint als eine Grenze, die nicht mehr nur abstrakt das Ende des Lebens markiert, sondern ihren Schatten auf alle Lebenspläne legt, bis in die nächste Zukunft. Ideale wie die von Beate Becker wiederholt erwähnte Leistungsfähigkeit, die Zähigkeit, den Widrigkeiten des Alltagsleben zu trotzen, lassen sich unter Umständen nicht (mehr) realisieren, weil die Energie, die dafür aufgewendet werden muss, gegen Widerstand zu kämpfen, nicht aufgebracht werden kann. Das Vertrauen in die eigene Kraft und Autonomie gerät leicht ins Schwanken – die Angewiesenheit auf die Hilfe von anderen, die eigene Verletzlichkeit und Endlichkeit, aber auch die Erfahrung mangelnder Hilfe in der Situation der Hilfsbedürftigkeit – dies sind Störfaktoren der »gelingenden Identität«, die insofern eine ethische Tiefendimension haben, als sie die Vorstellung des »guten Lebens« erschüttern oder doch erschüttern können.

Beate Beckers Ausführungen zeigen, dass die »Brucherfahrung«, die jede schwere Krankheit mit sich bringt, nur vor dem Hintergrund der eigenen Lebensgeschichte interpretiert werden kann – die Auseinandersetzung mit der eigenen Identität ist daher auch Bestandteil eines Heilungsprozesses, der dem medizinischen Gesundungsprozess notwendig zur Seite zu stellen ist. Beate Becker kann sagen, dass die Krebserkrankung sie mit Dimensionen ihres Lebens konfrontiert hat, die sie plötzlich nicht mehr wegschieben kann – das fehlende Vertrauen bis zur angenommenen Verweigerung ihrer Lebensberechtigung, die Verdrängung von (körperlichen) Grenzen, das extreme Kontrollbedürfnis in Situationen, in denen sie von anderen abhängig ist. Diese Aspekte ihrer Identität sind »evaluativ« – sie sind von starken Wertungen durchzogen, die ihre Identität ausgemacht haben. In der Retrospektive der Erzählung, die schon die Distanz voraussetzt, werden diese Wertungen (und die dahinterliegenden Werte des Selbstvertrauens, des Lebensrechts, der Grenzen des Könnens oder auch der Gelassenheit im Hinblick auf Kontingenz) artikulierbar; sie erhalten insofern einen Sinn, als sie die Identität im Horizont dieser Werte erzählbar machen. Aber nicht nur die inzwischen korrigierten Wertungen kommen nun in der Erzählung zum Vorschein, sondern auch die Wertungen, die Beate Becker aufrechterhalten will: So hat sie bereits als junge Frau gelernt, für ihre – berechtigten – Interessen zu kämpfen, und ihr Verlangen, ihren eigenen Weg zu gehen, lässt sich auch nicht von Autoritäten oder Hierarchien beeinflussen. In der Auseinandersetzung mit der Institution Krankenhaus bzw. mit dem medizinischen Personal, von dem sie während der Krebsbehandlung abhängig ist, befähigt sie diese Kompetenz dazu, Therapievorschläge zu hinterfragen und autonome Entscheidungen zu treffen – nicht selten gegen erheblichen Widerstand. Auch wenn Beate Becker das Bild einer Einzelkämpferin zeichnet, beschreibt sie doch auch die Unterstützung durch ihren Mann und ihre Familie in dieser Krisensituation. Dass sie jedoch überrascht ist, dass ihr Mann sie nach der Krebsdiagnose nicht verlassen will, sondern im Gegenteil die Krankheit mit ihr gemeinsam durchzustehen verspricht, zeigt deutlich, dass sie sich zum Zeitpunkt der Erkrankung kaum auf andere Menschen meint verlassen können.

In der Erzählung prägt nicht nur das eigene Handeln – vor allem die Bildungs- und Berufsentscheidung sowie die Überwindung der Widerstände ihrer Schwiegereltern – ihre Identität, sondern auch die Zeit, die sie als Jugendliche im Klosterinternat verbracht hat. Nur aus der Bewertung der Bedeutsamkeit von zwei Gesprächen mit einer Nonne aus diesem Kloster wird deutlich, welchen Einfluss diese Zeit auf Beate Becker hat. Denn über religiös motivierte Werte oder gar ihren Glauben spricht sie nicht. Dagegen zeugt ihre Erzählung vom Bruch mit der katholischen Kirche am Tag ihrer Trauung noch immer von einer großen Verletzung und dem Gefühl des Unverständnisses und der Ungerechtigkeit. Insofern überrascht es beinahe, welch großen Einfluss die Gespräche mit der Nonne haben, aus denen Beate Becker zwei Fragmente wiedergibt. In ihrer Bewertung hat diese Frau ihr einerseits eine schwere Hypothek mitgegeben, indem sie ihre Autonomieerwartung als »zu hohe Erwartung an andere Menschen« interpretierte. Dieses Urteil setzt Beate Becker von vornherein ins Unrecht und nimmt ihr vielleicht sogar die Möglichkeit, für ihre Rechte zu kämpfen. Im zweiten Gespräch, das Beate Becker später auf ihre Krankheit beziehen wird, geht es um den Wunsch festzuhalten, der von der Nonne mit der Notwendigkeit loszulassen konfrontiert wird. Diese Interpretation ihrer Probleme mit ihrem jugendlichen Sohn gibt Beate Becker offenkundig eine Orientierung, die sie nach der Erkrankung auch auf das Loslassen ihres bisherigen Lebens (vor allem ihres Berufs) beziehen kann.

Auf die Lernerfahrungen direkt angesprochen, artikuliert Beate Becker die Dramatik der durch die

Krebserkrankung ausgelösten Krise. Zum einen hat diese ihr – neben der Erfahrung der Angst und der Einsamkeit – überhaupt erst die Möglichkeit eröffnet, sich anders zu sehen und die existenzielle Frage nach ihrer Vertrauensfähigkeit in den Mittelpunkt ihrer Auseinandersetzung zu stellen, zum anderen sieht sie sich aber in ihrem eigenen Verhalten anderen gegenüber nun zumindest *auch* als Lernende, die die Erfahrungen und Urteile anderer annehmen kann. Dass sie aus ihren Erfahrungen heraus einen Förderverein gründet und für eine gerechte Finanzierung von hilfreichen Krebstherapien kämpft, erscheint als eine Weiterführung ihrer früher beruflich bedingten Fähigkeit zum Aufbauen, es zeigt aber auch, dass sie in diesem Verein auf Menschen stößt, die die radikale Brucherfahrung teilen – Erfahrungen, die Menschen, die diesen Leidensweg nicht gegangen sind, offenkundig nicht in gleicher Weise verstehen können.

Die Erzählung der Lebensgeschichte endet an diesem Punkt. Zwar gibt es noch immer Nachwirkungen der Krebskrankheit – und noch immer ist die Gefahr des Wiederauftretens des Krebses nicht gebannt. Dennoch ist klar, dass Beate Becker die Neuausrichtung ihrer Identität als gelungen erkennen kann, weil sie den »Kampf« um die Heilung aufgenommen hat, die notwendige Auseinandersetzung mit ihrem Leben vor dem Krebs:

- B.B.: Denn da gab es Punkte in meinem Leben, .. die waren ungesund, die hab ich mir vielleicht selber geschaffen, aber sie waren ungesund (Beate Becker).

Ethisch relevante Erfahrungen werden je nach Herkunft und Bedeutsamkeit für eine Person unter Umständen mit religiösen Motiven bzw. Orientierungen, zuweilen auch mit religiösen Normen verbunden. In Beate Beckers Erzählung spielen zwar ihre Erfahrungen mit der katholischen Kirche eine (letztlich negative) Rolle; die Krisenerfahrung der Krebserkrankung bezieht sie jedoch nicht auf aufbrechende religiöse Fragen. Ebenso wenig scheint für sie die Betreuung durch die Seelsorge eine Rolle gespielt zu haben. Diese Leerstelle in der Erzählung ist vor allem aus theologisch-ethischer Perspektive interpretationsbedürftig, da Beate Becker als junge Frau sogar einen kirchlichen Beruf (Gemeindereferentin) anstrebte. Ihre Erfahrungen mit der Kirche sind eher als Stör- und Brucherfahrungen zu werten, die es ihr offenkundig unmöglich machen, die Religion als eine Kraftquelle für die Auseinandersetzung mit ihrer Krankheit, aber auch als Quelle für das von ihr vermisste Grundvertrauen und ihre von jeder Leistung unabhängige »Existenzberechtigung« zu erfahren.

Diese Leerstelle bzw. Beate Beckers Negativerfahrungen mit der katholischen Kirche können vonseiten der Theologie bzw. der theologischen Ethik als Hinweis aufgenommen werden, dass nicht nur das »System Krankenhaus«, sondern auch das »System Kirche« offensichtliche Defizite aufweist. So wirken kirchliche Normen wie die Zugangsbedingungen zur Ausbildung als Gemeindereferentin nicht so sehr als religiöse, sondern vielmehr als soziale Normen: Sie sind als Ausschlussmechanismen kenntlich zu machen, die weniger von religiösen Motiven getragen sind als vielmehr von einer autoritären Auffassung von Gehorsam und Macht. Diese Erfahrung ist für Beate Becker womöglich gerade auch deshalb eine tief greifende Störerfahrung, weil sie mit viel Idealismus ihren Glauben leben will. Für sie ist der Eintritt in das Kloster keine Option, aber das Arbeiten in der und für die Kirche sehr wohl. Mit ihrem Verständnis einer auf dem tätigen Engagement des Einzelnen basierenden Glaubenspraxis hat das Machtgebaren der Diözese wenig zu tun, zumal es bedeutet, ihr die Übernahme von diakonischer Verantwortung zu verweigern, die Beate Becker (in der evangelischen Jugendarbeit) übernommen hat. Aber es gibt noch eine zweite, womöglich sogar tiefer gehende Problematik, die Beate Becker nicht auf die Kirche bezieht, die sich aber wie ein roter Faden durch ihre Erzählung zieht – diese Problematik ist der Eigen-Sinn oder der Eigen-Wille, den wir modern als »Autonomie« bezeichnen. Offenkundig wird Autonomie in ihrem Elternhaus nicht als eine Tugend angesehen – d.h. als Disposition des Willens, in einem bestimmten, für richtig erachteten Sinn zu handeln. Beate Becker zeichnet aber ein Bild von sich selbst, das von einem hohen Maß an Eigen-Sinn geprägt ist; diese Autonomie ist ihre eigentliche Identitätsquelle, die sie zumindest implizit als ihr höchstes

Identitätsgut beschreibt und von dem ihre Vorstellung eines gelingenden Lebens abhängt. Auch wenn das religiöse Umfeld des Klosters sie fördert, so scheint es doch, als wäre dieser »Wille zum Selbst«, der mit hohen Erwartungen an sich selbst und andere verbunden ist, auch an diesem (religiösen) Ort nicht gänzlich willkommen. Immer wieder, so suggeriert die Erzählung, stößt Beate Becker auf Widerstände, die sie selbst jedoch nicht nachvollziehen kann, weil ihre Autonomie keineswegs mit Egoismus oder Gleichgültigkeit zu identifizieren ist.

In der feministischen Theologie der zweiten Hälfte des 20. Jahrhunderts hätte Beate Becker Verbündete für ihre Werthaltung gefunden, die sie in der katholischen Kirche, mit der sie es zu tun hat, nicht finden kann: So schreibt die Religionswissenschaftlerin Judith Plaskow in einer Umkehrung des gängigen Sündenverständnisses der jüdisch-christlichen Tradition, dass es gerade »Sünde« wäre, die Potenziale des Selbst zu ignorieren, den Eigen-Sinn oder die Autonomie nicht wertzuschätzen – und dass Frauen in der *Verantwortung* stünden, ihre Autonomie zu realisieren (Plaskow 1979). Es ist dieses Verständnis, das in Beate Beckers Erzählung über ihre religiöse bzw. kirchliche Sozialisation fehlt – und das sie offenkundig nicht erfahren hat. Im Gegenteil, in ihrer Erzählung wird ersichtlich, dass die Kirche, die Beate Becker erlebt, mit ihrem Gestaltungswillen nicht umgehen kann und es deshalb vorzieht, Individualität, Autonomie und den Willen zum Engagement als »Idealismus« oder gesteigerte »Erwartung« zu interpretieren. Liest man das Interview vor diesem Hintergrund einer notwendigen, aber bis heute nicht wirklich geführten Auseinandersetzung um die Ausschlussmechanismen insbesondere der katholischen Kirche gegenüber Frauen, so erscheint die Lebensgeschichte von Beate Becker nicht nur als Narration einer Krankheitsbiographie, sondern auch als Geschichte einer »Lücke« und eines »Mangels« einer gelungenen religiösen Identität, und sie wird darüber hinaus zu einem Seismograph für die Kluft zwischen religiösem Bekenntnis und sozialer bzw. institutioneller Glaubenspraxis. Sie kann nicht zuletzt dadurch Anlass zu der Einsicht sein, dass es einer grundsätzlichen Korrektur der kirchlichen Praxis bedarf, um Geschichten wie die von Beate Becker nicht noch zusätzlich durch kirchliches Versagen zu belasten.

Literatur

Frank AW (1995) The wounded storyteller: Body, illness, and the human condition. University of Chicago Press, Chicago

Gadamer HG (1993) Über die Verborgenheit der Gesundheit. Suhrkamp, Frankfurt am Main

Haker H (1999) Moralische Identität. Literarische Lebensgeschichten als Medium ethischer Reflexion. Mit einer Interpretation der »Jahrestage« von Uwe Johnson. Francke, Tübingen

Haker H (2007) Narrative Bioethik. Ethik des biomedizinischen Erzählens. In: Joisten K (Hrsg) Narrative Ethik. Das Gute und das Böse erzählen. Sonderheft der Deutschen Zeitschrift für Philosophie Berlin, S 253–271

Haker H (2009) Narrative Ethik in der Klinikseelsorge. In: Haker H, Bentele K, Wanderer G, Moczynski W (Hrsg) Perspektiven der Medizinethik in der Klinikseelsorge. Lit, Berlin, S 267–307

Haker H (2010) Narrative Ethik. In: Zeitschrift für Didaktik der Philosophie und Ethik 2:74–83

Haker H (2012) Verletzlichkeit als Kategorie der Ethik. In: Bobbert M (Hrsg) Parteilichkeit und Ethik (Ethik in der Klinikseelsorge 3). Lit, Berlin (im Druck)

Honneth A (1992) Kampf um Anerkennung. Zur moralischen Grammatik sozialer Konflikte. Suhrkamp, Frankfurt am Main

Joisten K (2007) Narrative Ethik. Das Gute und das Böse erzählen. Akademie Verlag, Berlin

Kleinman A (1988) The illness narratives: Suffering, healing, and the human condition. Basic Books, New York

Lindemann Nelson H (2001) Damaged identities, narrative repair. Cornell University Press, Ithaca

Plaskow, J (1979) Sex, sin, and grace. University Press of America, Washington

Herr Adler wird vernünftig. Veränderungen der Lebensauffassung und des Todesbildes nach einem Herzinfarkt

Werner Fuchs-Heinritz

Schwere Erkrankungen wie ein Herzinfarkt sind lebensbedrohlich oder werden doch so erlebt. Dem Erkrankten werden Umstellungen seiner Lebensgewohnheiten nahegelegt bzw. aufgenötigt. Aber führen sie auch zu einer Neufassung des Verhältnisses zum Tod oder auch nur dazu, dass Vorstellungen und Erwartungen im Hinblick auf das Lebensende neu überlegt werden? Auf der Grundlage eines lebensgeschichtlichen Interviews mit Axel Adler, der vor ein paar Jahren einen Herzinfarkt erlitten hat, wird überlegt, ob der Erkrankte seine Vorstellungen vom Tod bzw. seine Deutung des Verhältnisses von Leben und Tod verändert hat. Ergebnis ist: Seine Vorstellungen vom Tod bleiben blass und werden nicht überarbeitet. Hingegen fügt er sich in der Folge der Erkrankung in einigen Bereichen dem Rat der medizinischen Fachleute und unternimmt in anderen immerhin Versuche. Er will »vernünftiger« werden, damit er mit seinen verbliebenen Lebenskräften noch möglichst lange leben kann.

23.1 Zum empirischen Material

Das empirische Material zu dieser Frage ist ein umfangreiches narratives Interview mit Axel Adler, der vor einigen Jahren einen Herzinfarkt erlitten hat. Er erzählt und berichtet ausführlich, wie es war, als er einen Herzinfarkt hatte, bettet dieses Geschehen lebensgeschichtlich ein, reproduziert einzelne Gespräche in wörtlicher Rede und bringt ausführlich Deutungen und Bewertungen vor. Für die Interpretation dieses Interviews entscheide ich mich für einen im Verhältnis zum narrativen Analyseverfahren stark vereinfachten Weg. Ziel ist nicht die Rekonstruktion der Bedeutung der Erkrankung im lebensgeschichtlichen Zusammenhang insgesamt und eine Klärung, ob sie zu Lernprozessen geführt hat bzw. ob sie parallel zu biographischen Wandlungen verlaufen ist (so Seltrecht 2006, S. 121ff.), sondern eine Antwort auf die Frage, ob, und wenn ja, wie Axel Adler in der Folge des Herzinfarkts sein »Todesbild« und seine Deutung des Verhältnisses von Leben und Tod geändert hat.

23.2 Der Herzinfarkt

Im Jahr 2003 geht Axel Adler – zu diesem Zeitpunkt 46 Jahre alt – auf Anraten seines Hausarztes, der erhöhte Zuckerwerte festgestellt hatte, zu einer Ärztin für Diabetologie, um sich ein Medikament verschreiben zu lassen. Nach Wochen mit hohen Arbeitsanforderungen hatte er sich seit Tagen unwohl und kraftlos gefühlt. Die Ärztin lässt ihn nach einem EKG mit dem Rettungswagen in die Notaufnahme einer Klinik bringen, wo er sofort operiert wird. Seine Darstellung hebt heraus, wie überraschend das für ihn, der eigentlich nur ein Rezept in einer anderen Angelegenheit abholen wollte, war, dass er in den Rettungswagen, in die Notaufnahme, in den Operationssaal gebracht wurde. Als er aus der Narkose aufwacht, begrüßt ihn der leitende Arzt mit den Worten:

- A.A.: »Hallo Herr Adler .. Wir haben Sie zurück, Sie leben wieder.« (Axel Adler)

Erst nach Tagen auf der Intensivstation wird Axel Adler die Schwere seiner Erkrankung deutlich, weil man ihn nach und nach genauer unterrichtet. Wegen der Heftigkeit des Infarkts konnte im ersten medizinischen Schritt noch nicht alles gemacht werden. Axel Adler wird auf eine umfassende Operation vorbereitet, bei der nicht nur ein Bypass eingesetzt, sondern auch das Herz verkleinert werden soll. Der leitende Arzt spricht ihm gegenüber seine Verwunderung darüber aus, dass er noch lebt. Eine nächste Herzrhythmusstörung könne sein Leben beenden. Jetzt wird ihm klar:

- A.A.: Ist nichts mehr so, wie es mal war, (leiser) war auch nichts mehr so, wie es mal war (Axel Adler).

Weder er noch seine Familie, die gemeinsam ein Fleischereiunternehmen führen, waren auf seine Erkrankung vorbereitet. Noch während er auf der Intensivstation ist, muss er für den Fortgang des Unternehmens sorgen.

- A.A.: Meine Schwester, meine Frau, meine Frau, meine Schwester, meine Mutter, die kamen mit Buchungsunterlagen, ich war gerade operiert, oh, gab's ein Riesentheater, ich war schon, (stöhnt) auf der Intensivstation, musst ich ja Dinge unterschreiben, ne?
- I: Mhm.
- A.A.: War ja nicht darauf vorbereitet, dass ich ma' krank werd, das war grauenhaft (Axel Adler).

23.3 Zur Lebensgeschichte

Axel Adler wird 1957 in einem Dorf in Ostdeutschland geboren. Der Vater ist Traktorist und Schlosser, die Mutter Buchhalterin, sie arbeitet zeitweise auch in der Viehwirtschaft. Axel ist das älteste von fünf Kindern und muss für seine jüngeren Geschwister früh Verantwortung übernehmen, weil beide Eltern berufstätig sind. Trotzdem beurteilt er im Rückblick seine Kindheit als »sehr gut« und ist seinen Eltern dankbar dafür, dass sie alle Kinder auf einen soliden Weg gebracht haben. Nach zehn Jahren Allgemeinbildender Polytechnischer Oberschule und zwei Jahren Erweiterter Oberschule schließt er 1975 das Abitur ab. Danach absolviert er den Grundwehrdienst bei der Nationalen Volksarmee und erhält dann einen Studienplatz für Landwirtschaft. Er unterbricht dieses Studium, wird in einer landwirtschaftlichen Genossenschaft Meister der Pflanzenproduktion und schließt dann, von der Genossenschaft an eine Hochschule delegiert, ein Studium der Agrarökonomie ab.

In diesen Jahren lernt er seine spätere Frau kennen, die mit einer seiner Schwestern in eine Klasse gegangen war. Beide heiraten früh. Mit 20 Jahren wird er zum ersten Mal Vater (insgesamt bekommt das Paar drei Söhne, jeweils im Abstand von zwei Jahren).

- A.A.: Wir … haben 1984/85 auf diesem heutigen, unseren Grundstück unser Eigenheim und die Nebengebäude

▼

errichtet, … sind (4. Sek.) ich meine, das sagen zu dürfen, eine sehr .. glückliche, sehr solide, sehr ordentliche Familie .. (Axel Adler).

Bis zur Wende ist Axel Adler »auf freiwilliger Basis« Mitglied der SED. Als Nachwuchskraft für den Vorsitz in einer Genossenschaft wird er in die Kreisleitung der SED geholt und arbeitet hier neun Jahre lang im Bereich »Parteiinformation« (d.h. auch interne Information ans Zentralkomitee der SED in Berlin). Einladungen von Parteihochschulen in Moskau und Berlin lehnt er mit der Begründung ab, er wolle seine Familie nicht allein lassen. Zum Interviewzeitpunkt stellt er fest, er habe an die DDR geglaubt, wünsche das System aber nicht zurück, der Sozialismus habe seine geschichtlichen Chancen nicht genutzt.

Nach der Wende erhält Axel Adler von einem beruflich als Förster tätigen Nachbarn das Angebot, als Forstarbeiter zu arbeiten. Diese Offerte nimmt er an – eine Weiterarbeit als SED-Funktionär, noch dazu im Bereich »Parteiinformation«, wird nicht möglich gewesen sein – und bleibt hier zwei Jahre lang. 1993 bekommt er von der Handwerkskammer in einer nahe gelegenen Stadt die Möglichkeit, drei Monate lang einen Lehrgang zu besuchen, der zum Meister des Fleischerhandwerks qualifiziert. Eine Gesellenausbildung wird ihm erlassen, weil er sich nebenberuflich durch Hausschlachtungen qualifiziert hat. Ab 1990 richten die Eheleute auf ihrem Grundstück einen Imbiss bzw. Kiosk ein, den die Ehefrau führt (Axel Adler ist zunächst noch Forstarbeiter), und machen dabei erste Erfahrungen mit der beruflichen Selbstständigkeit. Nach jahrelangen Auseinandersetzungen mit den Behörden erhalten sie 1993 die Genehmigung, auf dem Grundstück eine Schlachterei bzw. Fleischerei (samt Büffet- und Plattenservice) zu bauen und zu führen, die die Familie heute noch betreibt. Axel Adler und seine Frau arbeiten von da an 10, 15 Jahre lang in ihrem eigenen Unternehmen, ohne sich ein freies Wochenende oder einen Urlaub zu gönnen.

Das Interview ist nicht besonders informativ, was die Entwicklungen in den ersten Jahren nach der Wende angeht. Wir wissen nicht genau, woher

Axel Adler die Initiative, die Arbeitsbereitschaft, das Wissen genommen und von wem er die Kredite bekommen hat, um nach seiner Tätigkeit in einer landwirtschaftlichen Genossenschaft und als Funktionär der SED ein eigenes Unternehmen zu gründen und bis heute erfolgreich zu leiten. Gewiss beschreibt er sich schon für die Zeit unter dem DDR-Regime als zielstrebig und tatkräftig. Aber eine Erfolgsorientierung als Parteifunktionär war von anderen Haltungen und Qualifikationen gestützt (wie z.B. Folgsamkeit gegenüber dem zentral bestimmten Parteikurs; Geübtheit in einer politischen Rhetorik, von der alle wussten, dass sie nur zum Teil mit der Wirklichkeit harmonierte; Beachtung von Rang und Status), als sie eine Erfolgsorientierung als Unternehmer im vereinigten Deutschland erfordert. Im Rückblick nennt er die beiden Jahre als Forstarbeiter als jene Zeit, in der er den politischen Umbruch verarbeitet und für seine berufliche Entwicklung einen neuen Weg gefunden habe:

- A.A.: Diese zwei Jahre haben mir unwahrscheinlich geholfen, mit diesen, mit diesen politischen Veränderungen, mit dieser Wende fertigzuwerden, und die haben ganz einfach in mir auch den Willen immer mehr verstärkt, auch was Neues anzufangen und zu sagen: »Das geht.« (Axel Adler)

Offenbar hat er sich in dieser Zeit entschieden, seine mit dem DDR-Regime verknüpfte bisherige Berufsentwicklung hinter sich zu lassen und die jetzt neu gegebenen Möglichkeiten der beruflichen Selbstständigkeit beim Schopf zu fassen. Sein Arbeitseinsatz ist wirtschaftlich erfolgreich, die Schulden können nach Jahren zurückgezahlt werden. Rückblickend ist er stolz darauf:

- A.A.: Nach diesen gravierenden politischen Veränderungen **völlig** umgeschult, die Ärmel hochgekrempelt, ein eigenes kleines Unternehmen aufgebaut, wir haben jetzt ▼

15 Jahre für sechs Familien den Lebensunterhalt gemeinsam alle erarbeitet, wenn man so ein Grundstück besitzt, keine Schulden mehr hat (Axel Adler).

Sein Arbeitseinsatz ist auch in anderer Hinsicht erfolgreich. Axel Adler sieht seine Frau und sich als »privilegiert« an, weil »wir das Recht hatten, uns jeden Tag aus eigener Kraft ein Erfolgserlebnis zu erarbeiten« (A.A.). Die Ehe sei während dieser Belastung stabil geblieben, auch der Zusammenhalt mit den Kindern. Jedoch vermutet er, dass diese große Anstrengung »letztendlich« auch zu seinem Herzinfarkt geführt habe.

23.4 Veränderte Einstellungen zu Sterben und Tod?

Mit Blick auf die kritischen Tage der Operation und den Aufenthalt auf der Intensivstation (mit der Sorge, ein weiterer Infarkt könne sich ereignen) beschreibt Axel Adler den Tod als Grenze, an die er für ihn überraschend geraten sei. Hinter dieser Grenze ist von ihm aus gesehen nichts. Hätte er sie überschritten, wäre er nicht mehr da.

Axel Adler bezeichnet sich als »überzeugten Atheisten«, der es als Resultat natürlicher Gesetzmäßigkeiten akzeptiert, dass die Menschen altern und sterben. Mit Atheismus ist hier offenbar eine Erinnerung an die in der DDR propagierte materialistische Weltanschauung verbunden, der zufolge die Menschen Teil der Natur sind, weshalb sie auch ihre Sterblichkeit als natürlich akzeptieren sollten (und könnten). Was sein eigenes Sterben betrifft, hofft er darauf, dass es nicht lange dauern und also nicht qualvoll sein wird.

- A.A.: Die Ärzte haben mir auf den Kopf zugesagt, dass ich sehr gute Chancen habe, . einen schnellen Tod zu sterben (Axel Adler).

Deshalb auch habe er keine Angst, weil der Tod so schnell kommen werde, dass ihm keine Zeit bleiben werde, darüber nachzudenken. Für sein Begräbnis präferiert er die Feuerbestattung:

- A.A.: Ich will mal nicht auf den Friedhof kommen, ich will in eine Urne (Axel Adler).

Diese Formulierungen schließen nicht ganz aus, dass er nach seinem Tod noch ein Ich haben wird, das eine bestimmte »Daseinsweise« wünscht. Phantasien, man werde nach dem Tode noch wirkkräftig oder empfindungsfähig sein, sind heute bei vielen Menschen verbreitet, auch bei solchen, die ansonsten den Tod als absolutes Ende vor sich sehen (man denke etwa an Gespräche über die Nachteile der Verwesung im Grab). An einer Stelle imaginiert er sich explizit (wenn auch vermutlich ironisch) als gestorben und in einer Urne bestattet, um seine heutige Lebenseinstellung begreiflich zu machen:

- A.A.: Aber selbst da würd ich mich dann zusammenraffen, umdrehen, vor **Gram,** weil man so vieles nicht erlebt hat, und es lohnt sich ganz einfach, jeden Tag zu genießen (Axel Adler).

Das Todesbild von Axel Adler entspricht im Großen und Ganzen dem der medizinischen Institutionen (der Tod als Grenze) und gibt sich als nichtreligiös. Das Sterben sollte rasch geschehen, damit man nicht leiden muss. Daneben ist er zu Phantasien von einer Wirkkraft bzw. Empfindungsfähigkeit nach dem Tode in der Lage. Zusammengenommen: Axel Adler ist durch den Herzinfarkt für ihn überraschend an die Grenze des Lebens geraten, das weiß er. Aber es gibt keine Hinweise darauf, dass er in der Folge seiner Erkrankung sein Verhältnis zum Tod verändert hat. Hier hat kein Lernprozess stattgefunden – außer, dass er jetzt aus eigener Erfahrung weiß, wie schnell man in Lebensgefahr kommen kann.

23.5 Veränderte Gewohnheiten und Einstellungen zum Leben?

Axel Adler weiß, dass schwere Erkrankungen eine Neujustierung der Lebensführung und der Lebensauffassung ermöglichen, vielleicht auch nötig machen. Gewiss, die Interviewerin hatte zu Beginn des Interviews angedeutet, dass die Erkrankung eine lebensgeschichtliche Bedeutung haben und zu Veränderungen in der Lebensführung Anlass geben könne. Aber die Häufigkeit, mit der Axel Adler solche Veränderungen andeutet, übrigens oft, ohne sie genau darzustellen (z.B. »Ich sehe heute eine Reihe Sachen anders wie früher«, A.A.), spricht dafür, dass er dabei nicht allein den Anregungen der Interviewerin folgt, sondern auf einen gängigen Diskurs zurückgreift, der für das Thema einer schweren Erkrankung relevant ist. Ihm zufolge führen schwere Erkrankungen (wie Lebenskrisen überhaupt) Chancen zu Lernprozessen mit sich.

Axel Adler fügt sich von nun an den Anordnungen der Ärzte, hält die regelmäßigen Untersuchungstermine ein und nimmt jeden Morgen gewissenhaft »13 verschiedene Tabletten« (A.A.). Er sieht sich jetzt in folgender Verpflichtung:

- A.A.: Pflicht, […] ganz einfach ein wenig **vernünftiger** zu sein und noch lange zu leben und noch lange da zu sein für all diejenigen, die mir geholfen haben. Da muss man irgendwo auch mal daran denken, dass man .. dort dann in der Pflicht steht, und das ist, und so manche Geste, so mancher Händedruck, so manches kleines Gespräch […] ganz einfach ein helfender Optimismus, ein Dasein füreinander, das ist für mich heute 'ne Garantie, dass ich mich an all das halten werde (Axel Adler).

Axel Adler versucht sich damit abzufinden, dass er durch die Operation nicht vollständig wiederhergestellt worden ist (»äh, sexuelle Schwierigkeiten und andere Dinge mehr«, A.A.). Eine Psychologin, die er zu Konsultationen aufsucht, rät ihm zu einer Veränderung seiner Lebenseinstellung:

- A.A.: Was die Frau mir beigebracht hat: »Herr Adler, Sie müssen ganz einfach begreifen, .. dass Sie **nicht mehr** das große, weiße, kräftige Pferd sind, das den Wagen zieht, auf dem alle andern sitzen. **Sie** sind jetzt .. der Isegrim, der Dachs mit den langen Barthaaren und der Brille, der hinten rechts in der Ecke sitzt und zuschaut, wie die andern den Wagen ziehen, und aufpasst, dass sie das auch richtig machen.« Ganz profan in diesen wenigen Sätzen ausgedrückt. Un:d das habe ich dann mehr und mehr begriffen, oder ich bin noch heute dabei, es zu begreifen (Axel Adler).

Auch haben die Ärzte ihm gesagt, dass der Erfolg ihrer Operation »ein kleines Wunder« sei, dass er aber in Zukunft damit rechnen müsse, noch weitere Operationen über sich ergehen lassen zu müssen. Axel Adler ist entschlossen, sich dem zu fügen:

- A.A.: Ich werd das auch **tun**, weil ich leben will (Axel Adler).

In den Wochen nach der Operation, die er im Krankenhaus bleiben musste, sei für ihn das Schwierigste das »Heimweh« gewesen.

- A.A.: Obwohl ich, äh, sehr intensiven Kontakt zu meiner Familie hatte, aber diese lange Zeit, und dieses Heimweh, diese lange Zeit, die hat in mir den Willen **so** geprägt .. zu kämpfen, ganz einfach zu kämpfen. Ich will einfach leben. Wir haben uns etwas aufgebaut, ich hab inzwischen **zwei** Enkel, .. unsere Kinder gehen einen sehr guten Weg, von meinen drei Söhnen hat nie einer ein, äh, äh, eine Arbeitsagentur oder ein Arbeitsamt von innen gesehen. […] u:nd die Jungs haben nie ▼ vergessen, wo sie herkommen, wo sie zu Hause sind, und sie sind ohne Weiteres in der Lage, dass, äh, dass sie vom Wort Arbeit mehr beherrschen als nur, äh, das Orthographische. […] Das ist .. nicht überheblich, wenn ich das jetzt so sag. All das hat, eh, auch die, die, das Zusammenleben mit meiner Frau, unsere Ehe, wir sind nun inzwischen 32 Jahre verheiratet, .. und, ehm … eh .. ich hatte richtig Angst davor, sie alleine zu lassen. Ebenso wie sie Angst hatte, dass es so weit kommen könnte (Axel Adler).

Im Laufe seines wochenlangen Aufenthaltes im Krankenhaus vermisst er den gewohnten Umgang mit seiner Familie. Er klagt über »Heimweh«, obwohl die Familie ihn besuchen kommt. Gleichzeitig hat er Angst davor, auf immer aus diesem Familienzusammenhang ausgeschlossen zu werden, also zu sterben. Deshalb will er »einfach leben«.

Noch auf der Intensivstation, als Axel Adler in Begleitung einer Krankenschwester und eines Arztes das erste Mal aus dem Bett aufstehen darf, geht er zu seinem Schrank, nimmt eine Schachtel Zigaretten, wirft sie in den Mülleimer und verspricht, nie wieder zu rauchen. Er hatte zuvor jahrelang stark geraucht, 40 Stück am Tag gibt er an. »F 6« sei seine Marke gewesen, »die berühmteste Zigarettenmarke in der damaligen DDR, ich hab sie leidenschaftlich gern geraucht« (A.A.). Der leitende Arzt hatte den Herzinfarkt zu 50 Prozent auf das starke Rauchen und zu 50 Prozent auf die Arbeitsbelastung zurückgeführt. Bis heute hat Axel Adler nicht wieder geraucht. Er habe das Bedürfnis danach nicht wieder gehabt, »weil ich, also ich, weil bei mir immer mehr das Bedürfnis fest- und durchgesetzt hat, einfach leben zu wollen, und viel, .. noch zu genießen, viel zu schaffen« (A.A.).

Was die übrige alltägliche Lebensführung und die Lebensgestimmtheit insgesamt angeht, so scheint sich nicht viel verändert zu haben. Axel Adler wurde zwar für berufsunfähig erklärt und ist Rentner, aber zum Isegrim ist er nicht geworden. Nach wie vor arbeitet er im Familienunternehmen, oft bis zu zehn Stunden am Tag. Nach wie vor arbeitet er im eigenen Gemüsegarten, hält drei Schweine, 20 Enten, 80 Hühner sowie Karpfen im Gartenteich. Nach wie vor tut er all das unter hoher Anspannung. Ein »inaktives Dahinvegetieren« (A.A.) kann er sich nicht vorstellen. Vor drei Jahren musste er eines Sonntags sogar ins Krankenhaus gefahren werden, weil er am Morgen 250 Eisbeine gekocht hatte, um einem großen Auftrag nachzukommen. Immerhin fahren die Eheleute jetzt jedes Jahr eine Woche in Urlaub und arbeiten auch nicht mehr jeden Tag der Woche im Betrieb. In absehbarer Zukunft wird wohl der älteste Sohn die Leitung der Schlachterei übernehmen.

Axel Adler glaubt zu wissen, dass er nicht ohne tägliche Aufgaben und Herausforderungen leben kann: »wenn ich mich auf diese Schiene schiebe, schieben lasse, dann gehe ich ein wie eine Primel« (A.A.).

- A.A.: Meine größte Angst bestand darin, und das ist auch heute noch ein psychologisches Problem für mich […], dass ich oft gegen die Angst ankämpfen muss, .. äh, das alles, was ich noch will, nicht zu schaffen. Das ist ein Unruheherd für mich, der mir persönlich schadet. Hat damit zu tun, dass ich dann schlecht schlafe, das hat damit zu tun, dass ich mich immer übernehme, ich soll jeden Tag zwei Stunden spazieren gehen, ich bin Rentner … An normalen Tagen arbeite ich zehn Stunden. Es gibt auch, aber nicht, weil ich […] muss, sondern ganz einfach, weil ich **will**, weil es mir **Freude macht**, weil ich, ehm, mir selbst bestätige, dass ich noch zu etwas tauge und dass ich da bin und dass ich ein vollwertiger Mensch bin, (Luft holen) das ist so mein Problem (Axel Adler).

Diese Schilderung seiner Unruhe, die ihn zum Arbeiten treibt, zeigt nicht nur, wie mehrdeutig sie ihm selbst vorkommt, sondern auch, dass er nicht Herr dieser Gehetztheit ist. Es braucht hier keine Analyse, warum ihn das Unternehmen »ohne Weiteres nicht loslässt«, warum er »ein vollwertiger Mensch« nur sein kann, wenn er gebraucht wird, warum ihm die Seinsgewissheit nur durch angestrengtes Arbeiten erreichbar erscheint. Sicher spielt bei dieser Problematik auch eine Rolle, dass ihn der Herzinfarkt mit 46 Jahren und auf einem Höhepunkt seines Erfolges als Unternehmer getroffen hat. Vermutlich ist auch das Gefühl wirksam, dass er als Unternehmer »krachen gehen«, also durch eine falsche Entscheidung oder eine ungünstige wirtschaftliche Konstellation alles verlieren kann.

Hier ist allein wichtig, dass sich in der Folge des Herzinfarkts seine grundlegende Lebensgestimmtheit nicht entscheidend geändert hat. Er hat nicht zu einer entspannteren Lebensweise gefunden. Einen biographischen Wandlungsprozess (für an Brustkrebs Erkrankte vgl. Seltrecht 2006, S. 129ff.) hat er im Zusammenhang mit oder in der Folge seiner Erkrankung nicht vollzogen, sooft er auch Veränderungen an sich betonen mag. Hingegen fügt er sich den Ratschlägen und Prognosen der Mediziner (regelmäßige Medikamenteneinnahme, Beachtung von Untersuchungsterminen, Wahrscheinlichkeit weiterer Operationen usw.) und gibt das Rauchen von einem Tag zum anderen auf, weil er »ein wenig vernünftiger« sein und seine Lebenskräfte nicht weiter mutwillig beeinträchtigen will. So hat er einige Gewohnheiten radikal und nachhaltig umgestellt, hat aber bis heute nicht zu einer ruhigeren Lebensweise gefunden. Er glaubt selbst nicht recht, dass ihm das überhaupt gelingen könnte: Es würde seine Selbstidentifikation zerstören, mindestens würde es seine Entscheidung damals als Forstarbeiter, die im Kapitalismus gegebenen Möglichkeiten der beruflichen Selbstständigkeit aktiv zu ergreifen, infrage stellen.

23.6 Gesprächspartner und Berater

Mehrfach führt Axel Adler seine Gespräche mit anderen über seine Erkrankung und die Folgen, über das Leben allgemein und über die jetzt angemessene Lebensführung an, und zwar zum Teil in direkter Rede. Fast immer sind das Gespräche mit der Hausärztin und mit den Ärzten in der Klinik, auffallend häufig mit »Professoren«. Einigen Professoren schreibt er »auch wesentlichen Einfluss auf meine Persönlichkeit« zu (A.A.). Die Ärzte raten ihm dazu, bei der Arbeit schonender mit seinen

Kräften umzugehen, die Medikamente zuverlässig zu nehmen, regelmäßig ein EKG machen zu lassen, allgemein das anzunehmen, was ihm die Medizin bieten kann. Es sind offenbar auch Ärzte, die ihn dazu aufgefordert haben, jeden Tag zu genießen. Sie haben ihm gesagt:

- A.A.: »Herr Adler, wenn Sie Sonntag nach 'm .. Mittag einen Cognac trinken wollen, dann trinken Sie doch einen. Und wenn Sie abends so viel geschuftet haben und kaputt sind, dann setzen Sie sich in den Sessel und rauchen 'ne Zigarre. Das schad' überhaupt nix, Sie müssen einfach leben und genießen, solange Sie es noch können.« (Axel Adler)

Familienmitglieder kommen als Gesprächspartner fast nicht vor (seine Frau bleibt relativ undeutlich), Freunde und Bekannte nur andeutungsweise. Die Professionellen haben durch Gespräche und Ratschläge den größten Einfluss auf ihn. Dieser Befund verwundert angesichts der mehrfachen Beteuerungen, in wie gutem Verhältnis Axel Adler mit seinen Eltern, seiner Frau, seinen Kindern und seinen Schwiegerkindern steht. Möglicherweise trennt er (und trennen die anderen) zwischen tragfähigen Beziehungen des Lebensalltags (Arbeit im Unternehmen, Partnerschaft usw.) und der Erörterung von existenziell bedeutsamen Fragen, die sich im Zusammenhang mit einer schweren Erkrankung stellen.

23.7 Zwischenergebnis

Aufgrund seines Herzinfarkts verändert Axel Adler sein Bild vom Tod als Grenze nicht und formuliert es auch nicht ausdrücklicher als zuvor. Wohl aber stellt er einige Gewohnheiten radikal um, will von jetzt an achtsamer mit seinen Lebenskräften umgehen sowie verlässlicher mit den Professionellen kooperieren, die für die Sicherung seiner durch den Infarkt eingeschränkten Gesundheit zuständig sind. Er will mehr dafür tun, dass er noch lange leben wird. Nur in einem Problemkreis konnte er den Ratschlägen der Psychologin und der Mediziner bis heute noch nicht hinreichend folgen, nämlich in dem seiner Arbeitsgewohnheiten. Er glaubt selbst nicht recht daran, dass er sich in diesem Bereich umstellen wird; er fürchtet offenbar, als Isegrim im Leben keinen Sinn mehr zu finden.

23.8 Der Tod als Grenze, Sorge um das Leben

An der Geschichte von Axel Adler kann ein Deutungsmuster von Leben und Tod identifiziert werden, das heute in den westlichen Gesellschaften dominiert: der Tod als Grenze des Lebens. Dieses Todesbild ist im Grunde leer. Es eröffnet keine neue Welt, es leuchtet nicht vor in eine andere, gar in eine höhere Daseinsweise, es malt weder Engel noch Teufel aus und auch kein Totengericht. Es wird allenfalls durchbrochen von Phantasien über eine Wirkkräftigkeit bzw. Empfindungsfähigkeit auch nach dem Tode, bei denen es sich um »survivals« aus kulturell älteren Deutungsmustern handelt, manchmal auch (nicht bei Axel Adler) durch Hoffnungen auf ein Weiterleben nach dem Tod oder auf eine Wiedergeburt, die gewöhnlich ziemlich selbst gestrickt wirken und weder durch eine kirchliche Lehre noch durch eine andere Weltanschauung legitimiert sind.

Wenn die Einstellungen zum Tod im Zuge und in der Folge einer lebensbedrohlichen Erkrankung nicht überarbeitet, ja kaum thematisiert werden, liegt das nicht an einer Verdrängung oder Tabuisierung des Todes, wie das kulturkritisch oft behauptet wird, sondern daran, dass dieses kulturell dominante und in den medizinischen Institutionen verankerte Todesbild dem Tod keine andere Bedeutung als die einer Grenze zubilligt, hinter der nichts sein wird. Dieses Bild von der Grenze, hinter der man ins Nichts fällt, kann im Grunde nicht überarbeitet oder ausführlicher gedeutet werden; es ist als kulturelles Muster schon weitgehend sinnleer konzipiert.

Ist der Tod bloße Grenze des Lebens, die man möglichst spät überschreiten will, dann richtet sich alle Sorge darauf, möglichst lange im Leben zu bleiben und die körperlichen Ressourcen nicht mutwillig zu beschädigen. Wichtig ist dann die Lebenserhaltung für eine möglichst lange Zeit, unter Hinnahme auch von eventuellen Einschränkungen (in der Folge von Erkrankungen und des Verfalls der Lebenskräfte), allerdings in dem Wissen, dass diese Bemühungen um Lebenserhaltung eines Tages unwirksam sein werden (für chronische Krankheiten: Charmaz 1991).

Diese Konstellation wird eventuell ergänzt durch Ratschläge (die man auch an sich selbst richten kann), einen jeden Tag des Lebendigseins bewusst zu erleben, zu gestalten, wertzuschätzen, damit man so noch möglichst lange Zeit in den gewohnten und lieb gewordenen Interaktionskreisen (vor allem der Familie) bleibt sowie diesen Interaktionskreisen nicht einen zu frühen Verlust (nämlich den eigenen Tod) zumutet.

Ein solches Todesbild wurde durch weltanschauliche Entwicklungen (darunter in erster Linie die Verbreitung der naturwissenschaftlichen Denkweise) seit der Neuzeit möglich. An anderer Stelle habe ich dieses moderne Todesbild als »natürlichen Tod« bestimmt, als das »durch biologische Ursachen nach einem ausgelebten Leben herbeigeführte unwiderrufliche Ende der Menschen« (Fuchs 1969, S. 63; kritisch dazu: Feldmann 2010, S. 64). Es enthält drei Momente:

1. Der Tod gilt als herbeigeführt durch natürliche Ursachen körperlicher Art (Verlöschen der Lebenskraft usw.) und nicht länger als Ergebnis von Gottes Entscheidung, vom Wirken übelwollender Geister, von Hexerei, von der Willkür des Sensenmannes o.Ä.
2. Mit dem Tod als Ausfall der körperlichen Lebenskräfte enden auch alle anderen Potenziale des Menschen, auch seine Persönlichkeit und seine sozialen Beziehungen. Der Tod ist ein endgültiges Ende. Der Tote hat die Interaktionskreise der Lebenden verlassen, er ist vielleicht kein Ding, aber in jedem Fall ist er kein Mensch mehr. Diese Vorstellung vom Tod ist in der Arbeitsweise der Ärzte und der medizinischen Institutionen insgesamt verankert, unabhängig von eventuellen religiösen Glaubensvorstellungen bei diesem oder jenem Arzt. Stirbt ein Kranker, so halten sich die Medizinerschaft (mit Ausnahme der Pathologie) und die Pflegekräfte nicht mehr für zuständig und überlassen das weitere Prozedere den Angehörigen und dem Bestattungsunternehmer.
3. Die Medizin als Berufsstand und Institutionenfeld stellt sich im Rahmen dieses Todesbildes die Aufgabe der Todesprävention. Sie will erreichen, dass der Tod wirklich erst nach dem Ausleben der körperlichen Lebenskräfte eintritt, und bekämpft deshalb die Krankheiten und den körperlichen Verfall. Sie will Leben erhalten und erreichen, dass ein natürlicher Tod für einen jeden möglich wird. Damit verbunden richten sich auch viele andere gesellschaftliche Bemühungen (z.B. Gesundheitserziehung, Ernährungsberatung, Drogenberatung, Ratschläge zur körperlichen Ertüchtigung und zum Sport, Physiotherapie, Rehabilitation, Verkehrserziehung, Unfallprävention, Sterbebegleitung, im Grunde auch die staatlich garantierte Rentenphase) darauf, jedem Menschen eine ungestörte Ausschöpfung seiner Lebenskräfte zu ermöglichen (vgl. Fuchs 1969, S. 181).

Diese Konzeption von Leben und Tod wird den Menschen spätestens seit dem 19. Jahrhundert gezielt und ständig nahegelegt. Seitdem aufgrund weltanschaulicher Umbrüche seit der Neuzeit der Tod nur noch als Grenze gilt, hinter der nichts mehr kommt (»natürlicher Tod«), hat ein achtsam kalkulierender Umgang mit der eigenen Gesundheit mit dem Ziel, die Wahrscheinlichkeit zu sichern, dass man möglichst spät an jene Grenze gelangt, soziokulturell hohe Bedeutung gewonnen. Die medizinischen Berufe und Institutionen, staatliche Instanzen und mannigfache Bewegungen der Lebensreform legen der Bevölkerung eine solche eigenverantwortliche Haltung gegenüber ihren körperlichen (und seelischen) Lebenskräften also spätestens seit zwei Jahrhunderten nahe: von der Hygieneerziehung über den Kampf gegen den Alkoholkonsum in der Industriearbeiterschaft Ende des 19. Jahrhunderts (später auch in den Vereinigten Staaten von Amerika und in Russland) über die Reformhäuser, die Wandervogelbewegung, die Sportvereine und den Jugendschutz bis hin zur Drogenberatung, zu den Verordnungen gegen das Rauchen und den Ratschlägen der Krankenkassen und Gesundheitspolitiker zu gesunder Ernährung und körperlicher Bewegung heute. Inzwischen dominiert diese Deutung des Verhältnisses von Leben und Tod kulturell und hat alle Deutungen aus religiösen Traditionen zu individuellem Beiwerk gemacht.

Die Logik dieser Ratschläge beruht auf Wahrscheinlichkeiten, die durch die Beobachtung größerer Bevölkerungsgruppen festgestellt worden sind. Wenn man den Ratschlägen folgt, wenn man im Interesse der eigenen Gesundheit dieses lässt und jenes tut, so kann man nicht *mit Sicherheit* damit rechnen, von bestimmten Krankheiten verschont zu bleiben und länger als andere zu leben, die den Ratschlägen nicht gefolgt sind. Daraus folgt, dass die einschlägigen Erziehungskampagnen, die einen achtsamen Umgang mit der eigenen Gesundheit erreichen wollen, von der angesprochenen Bevölkerung nur verstanden werden können (und nur angenommen werden können), wenn diese über die Fähigkeit verfügt, ihre Lebensführung mit den Kategorien von Risiko und Wahrscheinlichkeit zu kalkulieren. Vermutlich mussten die Kampagnen zunächst einmal ein solches Wahrscheinlichkeitsdenken fördern.

23.9 Gibt es Gegenmodelle?

Kursorisch seien Lebensformen und Lebensstile angedeutet, die über die Fähigkeit zur Kalkulation der Lebensführung in Wahrscheinlichkeiten nicht verfügen, sie nicht durchgehend anwenden oder die zur Kalkulation nicht bereit sind, etwa weil sie sie verachten.

Die meisten »Gruppen«, die sich in der einen oder der anderen Weise dem dominierenden Diskurs der Hinausschiebung des Todes durch Lebenserhaltung versperren, sind sprachlos und unorganisiert. Wer zu viel isst, zu dick wird und dadurch seine Risiken, krank zu werden, erhöht, bildet mit anderen keine Initiative, die in den gesellschaftlichen Diskurs eingreifen will, auch der nicht, der stundenlang vor dem Fernseher sitzt und sich zu wenig bewegt. Die Trinker auf der Parkbank wollen niemanden von ihrer Lebensweise überzeugen, auch die Drogenabhängigen hinter dem Bahnhof missionieren nicht. Die Autofahrer, die der Geschwindigkeitsrausch überkommt, bilden keinen Interessenverband, auch nicht die Jugendlichen, die auf der Suche nach Erregung am Freitagabend zu viel Alkohol trinken und Randale machen. Wer daran denkt, sich umzubringen, gründet keine Gruppe von Gleichgesinnten.

In manchen Konstellationen erkennt man sich und schätzt den Kontakt miteinander. Raucher erkennen sich manchmal als »Mitglieder« einer Art von Gruppe, die im Interesse von Lebensintensität Risiken in Kauf nimmt. Bei jeder Sitzung, bei jeder Tagung finden sie sich in der ihnen gerade noch zugestandenen Ecke zusammen und verständigen sich ohne viele Worte darüber, dass sie geselliger und interessanter (auch erotisch interessanter) sind als die Nichtraucher. Motorradfahrer wissen um die Gefährlichkeit ihres Hobbys und erkennen sich gegenseitig als Mitglieder eines männlich-heroischen Lebensstils an ihren Treffpunkten.

In anderen Konstellationen jedoch gewinnen solche Gruppen, die sich der Forderung nach achtsam-berechnender Lebenserhaltung nicht fügen wollen, Einfluss auf den öffentlichen Diskurs, indem sie auch für eine breitere Öffentlichkeit attraktive Muster entwickeln. Der Drogenkultur ist in den 1960er-Jahren ein solcher Einfluss gelungen, befördert durch die damals dominierende Musikrichtung (seit den Rolling Stones und den Beatles), die in ihren Texten und durch das Beispiel vieler Protagonisten immer wieder vorgeschlagen hat, zugunsten von ekstatischen Erfahrungen auf den achtsamen Umgang mit den eigenen Lebenskräften zu verzichten und lieber kurz zu leben, dafür aber intensiv.

Gemeinsam ist diesen »Gruppen«, dass sie – häufig mit Wissen um die Schädigungen, manchmal aber auch nur aus Gewohnheit und Tradition – in diesem oder jenem Teilbereich der Lebensführung nicht achtsam kalkulierend mit ihrer Gesundheit und ihren Lebenskräften (oder denen anderer) umgehen (wollen), sondern gegenwartsbezogen verschwenderisch.

Eine Neigung zu solcher Verschwendung haben vermutlich auch alle anderen hin und wieder. Viele trinken mal viel zu viel Alkohol, versündigen sich an ihrer selbst auferlegten oder vom Arzt empfohlenen Diät, machen mal eine ganze Nacht durch, arbeiten bis zur Erschöpfung oder schlagen auf andere Weise über die Stränge, um danach reuig zum gewohnten Lebensprogramm zurückzukehren.

Diese »Gegner« der seit 200 Jahren laufenden Gesundheitskampagnen dürften jedoch ein ähnliches Todesbild haben wie das oben skizzierte. Auch für sie wird der Tod eine bloße Grenze des Lebens sein, auch für sie kommt es hauptsächlich auf das Leben bis zu dieser Grenze an (s. die Suche nach Lebensintensität in der Gegenwart). Der Unterschied ist allein, dass es ihnen nicht darauf ankommt, die Wahrscheinlichkeit zu sichern, dass sie diese Grenze möglichst spät erreichen. Auch deshalb hat sich am Todesbild des starken Rauchers Axel Adler nichts geändert, seitdem er nicht mehr raucht.

23.10 Schlussthese

Hat Herr Adler die kulturell dominierende Auffassung von Leben und Tod anlässlich seines Herzinfarkts gelernt? Ja und nein. Sie war ihm gewiss vorher schon bekannt (nicht rauchen, nicht dauerhaft bis zur Erschöpfung arbeiten), aber er hatte ihr für seine Lebensführung keine Bedeutung gegeben. Jetzt schwenkt er – störrisch-widerstrebend, wenn man daran denkt, wie viel er weiterhin arbeitet – ein in den großen Trend der sorgsam kalkulierenden Lebensführung und des Versuchs, aus dem Leben so viel Lebenszeit herauszuholen wie möglich.

Ein solches Einschwenken auf eine sorgsam kalkulierende Lebensführung dürfte bei vielen Menschen als Lernprozess vorkommen, wenn schwere Erkrankungen auftreten. Dann geben die Erkrankten oft Gewohnheiten auf, die Fachleute als riskant für den Gesundheitszustand erachten, und sehen zu, dass sie die verbliebenen körperlichen Ressourcen so sparsam wie möglich nutzen und so für weitere Lebensjahre bewahren. Schwere Erkrankungen sind also Schlüsselsituationen, in denen die Erkrankten sich aufgefordert sehen und sich selbst auffordern, im Hinblick auf ihre Lebensführung von nun an stärker auf den Rat der Mediziner und anderer Fachleute zu hören und sich einer Vorstellung von Leben und Tod zu fügen, der zufolge es auf die Sicherung der Wahrscheinlichkeit einer möglichst langen Lebenszeit ankommt.

Damit bleibt offen, wer und in welchen Konstellationen sich auch durch eine schwere Erkrankung nicht davon abbringen lässt, unachtsam mit seinen Lebenskräften umzugehen. Und es bleibt offen, warum andere immer schon achtsam kalkulierend mit ihren gesundheitlichen Ressourcen umgegangen sind und also einen solchen biographischen Anstoß durch eine schwere Erkrankung nicht brauchen. Auf die zweite Frage hat vermutlich die Jugendsoziologie die Antworten.

Literatur

Charmaz K (1991) Good days, bad days. The self in chronic illness and time. Rutgers University Press, New Brunswick, NJ

Feldmann K (2010) Sicht der Wissenschaften und Religionen: Soziologie. In: Wittwer H, Schäfer D, Frewer A (Hrsg) Sterben und Tod. Geschichte – Theorie – Ethik. Ein interdisziplinäres Handbuch. Metzler, Stuttgart, S 62–74

Fuchs W (1969) Todesbilder in der modernen Gesellschaft. Suhrkamp, Frankfurt am Main

Seltrecht A (2006) Lehrmeister Krankheit? Eine biographieanalytische Studie über Lernprozesse von Frauen mit Brustkrebs. Budrich, Opladen

Vertrauen und Hoffnung: Zur Relevanz dieser Untersuchungskategorien für die Aufdeckung von Lernprozessen

Astrid Seltrecht

Im Kontext lebensbedrohlicher Erkrankung sind sowohl Vertrauen als auch Hoffnung von besonderer Relevanz. Bislang ist jedoch wenig darüber bekannt, ob Vertrauen und Hoffnung – deren Herstellung, Aufrechterhaltung oder Verlust – auch als Untersuchungskategorien bei der Aufdeckung von Lernprozessen gewinnbringend genutzt werden können. In diesem Beitrag werden zunächst Unterschiede zwischen Vertrauen und Hoffnung, wie sie in den Sozialwissenschaften und der Philosophie thematisiert werden, vorgestellt. Anschließend wird an einem Einzelfall, einem an Brustkrebs erkrankten Mann, dargestellt, welche oftmals verschlungenen und in der ärztlichen Praxis kaum zu erkennenden Wege das Vertrauen nehmen kann, das Patienten gegenüber ihren Ärzten entwickeln, und welche Lernprozesse beide Untersuchungskategorien aufzudecken vermögen.

24.1 Über Vertrauen und Hoffnung in Soziologie, Psychologie und Philosophie

In der *Soziologie* wird von einigen Wissenschaftlern konstatiert, dass es einen wissenschaftlich fundierten Begriff der Hoffnung nicht gebe. So werde weder in soziologischen Theorien (z.B. Treibel 2000) noch in soziologischen Wörterbüchern (z.B. Endruweit u. Trommsdorff 1989; Fuchs et al. 1988; Hartfiel 1976; Reinhold 1992) Hoffnung thematisiert (vgl. Laubach 2006, S. 79). Aus der *Psychologie* ist vor allem die Arbeit von Hermann (*Das Arrangement der Hoffnung*, 2006) zu nennen, in der Kommunikation und Interaktion in einer onkologischen Klinik untersucht und besonders zwei »boundary objects« beschrieben werden: Zum einen werden Prozentangaben der Heilungswahrscheinlichkeit von Ärzten und Patienten unterschiedlich interpretiert, zum anderen wird das Argument, dass von einer (unbehandelten) Krebserkrankung eine Lebensbedrohung ausgehe, sowohl vom medizinischen Fachpersonal als auch von den medizinischen Laien vertreten (vgl. Hermann 2005, S. 363). In der *Philosophie* hat sich bekanntlich Bloch mit dem Begriff der Hoffnung auseinandergesetzt und festgestellt, dass die Hoffnung »weder als psychisches noch als kosmisches Wesen und am wenigsten als Funktionär des nie Gewesenen, des möglichen Neuen« (Bloch 1985, S. 4f.) vorkomme. Dies hat nicht zuletzt damit zu tun, dass philosophische Betrachtung und Auslegung fast immer mit der Vergangenheit verbunden sind. Hoffnung ist hingegen auf das Zukünftige ausgerichtet. Bloch räumt jedoch ein, dass sich immer wieder Hinweise auf den Begriff der Hoffnung in den philosophischen Schriften finden lassen:

> » Nicht nur im Platonischen Eros, auch in dem weittragenden Begriff der Aristotelischen Materie als der Möglichkeit zum Wesen, und im Leibnizschen Begriff der Tendenz. Unvermittelt wirkt Hoffnung in den Kantischen Postulaten des moralischen Bewußtseins, welthaft vermittelt wirkt sie in der historischen Dialektik Hegels. (Bloch 1985, S. 6) «

Unabhängig von der wissenschaftlichen Betrachtung und dem derzeitigen Forschungsstand findet sich der Begriff bereits in der griechischen Mythologie, nach der mit dem Öffnen der Büchse der Pandora das Schlechte, aber auch die Hoffnung in die Welt gebracht wurde: Die Menschen, die bis dahin keine Schmerzen kannten, litten von nun an unter Krankheit und Schmerzen, denn nachdem alle Übel aus der Büchse entwichen waren, verblieb die Hoffnung als letzte Gabe in der Büchse. Nietzsche spricht von dieser letzten Gabe als dem »übelste[n] der Uebel, weil sie die Qual der Menschen verlängert« (Schlechta 1954, S. 495).

In der abendländischen Tradition ist Hoffnung mit der Religion verbunden: Hoffnung liegt hier in Gott, der als unveränderlich gut und verlässlich gilt. Die Verheißung eines erfüllten Lebens in der Zukunft bzw. über das irdische Leben hinaus gibt Halt und verleiht Mut und Geduld für die Gegenwart. Ein Übel zu vermeiden oder zu überwinden und damit einer Hoffnungslosigkeit entgegenzutreten, aber auch ein Besseres zu erreichen, liegt im Fokus der Hoffnung.

Anders als der Begriff der Hoffnung, der teilweise sogar als »persona non grata« im wissenschaftlichen Kontext (Haimerl 2006, S. 55) bezeichnet wird, gehört der Begriff des Vertrauens zu den vielfach untersuchten und ausgelegten Begriffen. In der *Psychologie* bzw. *Psychoanalyse* wird der Begriff des Vertrauens mit den Arbeiten von Erikson in Zusammenhang gebracht. In seinem Hauptwerk

Kindheit und Gesellschaft beschreibt Erikson ausführlich die Entwicklung von Vertrauen. In der oralen Phase bilden sich als erste soziale Leistung eines Kindes die Ursprünge des Grundgefühls des Vertrauens (oder Misstrauens), das sog. Urvertrauen (oder Urmisstrauen), heraus (Erikson 1965, S. 74). In der *Soziologie* setzt sich unter anderem Luhmann mit dem Begriff des Vertrauens auseinander. Nach Luhmann bildet sich Vertrauen in der Interaktion, beeinflusst durch psychische und soziale Kontextbedingungen (vgl. Luhmann 2000, S. 4f.). Ein entscheidender Unterschied zwischen Vertrauen und Hoffnung liegt nach Luhmanns Theorie in der Erwartung:

> » Ein Fall von Vertrauen liegt nur dann vor, wenn die vertrauensvolle Erwartung bei einer Entscheidung den Ausschlag gibt – andernfalls handelt es sich um eine bloße Hoffnung. […] Vertrauen bezieht sich also stets auf eine kritische Alternative, in welcher der Schaden beim Vertrauensbruch größer sein kann als der Vorteil, der aus dem Vertrauenserweis gezogen wird. Der Vertrauende macht sich mithin an der Möglichkeit übergroßen Schadens die Selektivität des Handelns anderer bewußt und stellt sich ihr. Der Hoffende faßt trotz Unsicherheit einfach Zuversicht. Vertrauen reflektiert Kontingenz, Hoffnung eliminiert Kontingenz. (Luhmann 2000, S. 28f.) «

24.2 Die Bedeutung von Vertrauen und Hoffnung für Lernprozesse

Nach dem Blick in die Philosophie, die Psychologie und die Soziologie soll jetzt die Frage diskutiert werden, ob die Phänomene Vertrauen und Hoffnung bei der Identifizierung von Lernprozessen hilfreich sein können. Wie zuvor aufgezeigt, ist Hoffnung kein durchgehend definierter Begriff in den Wissenschaften, dennoch finden sich, wenn Hoffnung thematisiert wird, auch Hinweise auf Lernprozesse: So schreibt beispielsweise Bloch: »Es kommt darauf an, das Hoffen zu lernen« (Bloch 1985, S. 1). Das Hoffen zeigt hier als substantiviertes Verb an, dass Hoffen selbst ein Lerngegenstand ist.

Deutlicher als beim Begriff der Hoffnung ist die erziehungswissenschaftliche Relevanz beim Begriff des Vertrauens erkennbar: In der historischen Pädagogik finden sich Hinweise bei Rousseau (2008), stärker dann bei Nohl (1988). Bis auf wenige Arbeiten (Flick 1989; Brewster u. Railsback 2003; Cocard 2003; Wagenblass 2004) gibt es derzeit jedoch kaum empirische Studien über den Zusammenhang von Vertrauen und Lernprozessen (einigen der bestehenden erziehungswissenschaftlichen Forschungsdesiderate wird daher derzeit im Netzwerk »Bildungsvertrauen – Vertrauensbildung« nachgegangen; vgl. www.bildungsvertrauen.de).

24.3 Vertrauen und Hoffnung im Kontext einer Brustkrebserkrankung unter erziehungswissenschaftlicher Perspektive

Vertrauen und Hoffnung spielen im Kontext lebensbedrohlicher Erkrankung und ihrer Behandlung faktisch eine zentrale Rolle, tauchen aber dennoch nur in impliziter Form auf. Aus diesem Grund wird zunächst die explizite Thematisierung von Vertrauen und Hoffnung in der Lebensgeschichte von Ernst Eichler untersucht, um anschließend die impliziten Hinweise auf die Entstehung und Veränderung von Vertrauen und Hoffnung in dieser Biographie aufzuspüren. Hierfür folgt der vorliegende Beitrag nicht der biographieanalytischen Logik der sequenziellen Analyse einer Lebensgeschichte, sondern unternimmt den Versuch, sich der Thematik vom Offenkundigen zum Dahinterliegenden, vom begrenzten Ausschnitt zu größeren Einblicken in die Biographie zu nähern.

24.3.1 Explizite Thematisierung von Hoffnung und Vertrauen durch Ernst Eichler

Ernst Eichler erhält im Alter von 44 Jahren die Diagnose »Brustkrebs«. Fünf Jahre später, mit 49 Jahren, erfährt er, dass er aufgrund zahlreicher Metastasen an dieser Krankheit sterben wird. Die persönliche Bedeutung dieser neuen Diagnose stellt er in seiner Lebensgeschichte wie folgt dar:

- E.E: Das ist natürlich 'n mächtiger Einschnitt im Leben, weil ich hab ja auch *gehofft*, eh, .. das ist weg. .. Ja, gut, ich hab das Herz noch und dies und jenes und (zieht die Luft ein), aber .. ich hab immer *gehofft*, bis 70 schaffst du die ganze Sache, ne? Jetzt wird's vielleicht bis 55, vielleicht weniger .. (Ernst Eichler).

Nachdem bei Ernst Eichler fünf Jahre lang engmaschig Kontrolluntersuchungen durchgeführt worden sind, werden im sechsten Jahr nach der Erstdiagnose zahlreiche Metastasen festgestellt. Diese neue Diagnose wird als »mächtiger Einschnitt im Leben« beschrieben. Ernst Eichler begründet diese Deutung mit seiner bis dahin gehegten Hoffnung, dass der Brusttumor endgültig entfernt worden sei und damit wieder die Option auf ein langes Leben bestanden habe. Die im Präsens formulierte Aussage, dass die Diagnostizierung von Metastasen und die Zunichtemachung der Hoffnung auf Heilung und langes Leben ein mächtiger Einschnitt sei, verweist darauf, dass dieses Lebensereignis noch immer Bestand hat. Zudem zeigt der mit der zweiten Vergangenheitsform (Perfekt) verbundene Gegenwartsbezug in der Formulierung, er habe gehofft, die Krankheit sei geheilt, dass diese Hoffnung zwar vergangen, ihr Aufgeben aber zum Interviewzeitpunkt noch relevant ist.

Relativierend schließt der Biographieträger an, dass er durch eine Herzerkrankung (er hat mit 32 Jahren eine künstliche Herzklappe erhalten) und durch weitere körperliche Einschränkungen, die sich aus den Folgen eines Motorradunfalls ergeben hätten, Einschränkungen in der Lebensqualität habe hinnehmen müssen. Die erneute Formulierung im Tempus der gegenwartsbezogenen Vergangenheit, er habe gehofft, 70 Jahre zu werden, zeigt, dass diese Hoffnung eine bereits vergangene ist und dass er mit den daraus erwachsenen Folgen derzeit umzugehen versucht. Die Relativierung und vor allem Reduzierung der eigenen Hoffnung auf nur mehr fünf weitere Lebensjahre markiert eine Korrektur der ursprünglichen Lebenszeitperspektive. Eine weitere relativierende Angabe – dass es unter Umständen auch weniger als fünf Jahre sein könnten, die ihm verbleiben – offenbart, dass Hoffnung immer korrigiert werden kann. Damit ist die Veränderung des Hoffnungshorizontes immer auch eine Anpassungsleistung, die auf einen Lernprozess verweist. Dieser Lernprozess findet im Modus des Umlernens statt, bei dem ein »Wandel des Vorverständnisses« (Meyer-Drawe 1984) oder eine »Modifikation von Eigentheorien« (Seltrecht 2006, 2012) vollzogen wird:

> » In der Konfrontation des Lernenden mit einem neuen Verständnis negiert er sein bislang leitendes Vorwissen, das ihm jetzt als fundierender Horizont allererst ausdrücklich wird. (Meyer-Drawe 1984, S. 37) «

Der Prozess des Umlernens geht bei Ernst Eichler einher mit einer massiven Erschütterung vormals entwickelter biographischer Pläne, sodass er auch »mit sich selbst« konfrontiert wird. Diese Auswirkungen auf sein Selbstverständnis und seine spezifische Weise des Zur-Welt-Seins müssen nun in Anbetracht der verringerten Lebenszeit wahrgenommen, reflektiert und modifiziert werden. Er lernt, dass sein Leben früher als erwartet enden wird. Gleichzeitig muss er sich von der Welt, die er verlässt, verabschieden. Das Umlernen Ernst Eichlers betrifft damit nicht nur Veränderungen auf der Ebene des Wissens und der Alltagsroutinen, sondern reicht hinein in die Ebene der Identität.

Wie aber verhält es sich mit Vertrauen bzw. der Herstellung von Vertrauen? Bieten sie ebenfalls Anhaltspunkte für die Aufdeckung von Lernprozessen?

- E.E: Und da hab ich eigentlich die 5 Jahre, sind genau 5 Jahre jetzt, damit gelebt, .. bin alle Vierteljahr regelmäßig zur Untersuchung nach B-Stadt gegangen (5 Sek.), also in die Brustkrebsklinik. Hab auch immer an B-Stadt festgehalten, hab immer gesagt, egal was es ist, ich lass mich hier auf diesen, .. auf diesen Bauernhöfen nicht mehr ein. Also, für mich zählt B-Stadt und .. Arsch lecken egal, es sind 90 km und wenn ich sie laufen muss, .. also ganz, ganz hohes *Vertrauen* an B-Stadt. (7 Sek.) Und man hat nie was gefunden, man hat nie was entdeckt (4 Sek.) (Ernst Eichler).

Ernst Eichler lässt sich in einer Klinik in B-Stadt behandeln, und auch die Kontrolluntersuchungen finden in der B-Stadt-Klinik statt. Er nimmt dafür sogar einen längeren Fahrtweg in Kauf. Woraus aber das »hohe Vertrauen« erwachsen ist und warum es Bestand hat, geht aus dieser Textpassage nicht hervor. Aus diesem Grund wird nun die medizinische Vorgeschichte des Falles mit den jeweiligen Behandlungsorten und -stationen nachgezeichnet.

24.3.2 Ernst Eichlers Krankengeschichte: Behandlungsorte und -stationen

Nach einem verzögerten Diagnoseprozess – Ernst Eichler vernachlässigt ihm nahegelegte Untersuchungen der Brust – wird letztlich ein bösartiger Tumor mit einer Größe von 4,5 Zentimetern diagnostiziert. Diese Diagnose trifft Ernst Eichler unvorbereitet: Ihre Vermittlung steht zunächst im Widerspruch zu seinem subjektiven Erleben, denn er fühlte sich unmittelbar vor der Diagnose nicht krank, hatte nur einen ihn hauptsächlich ästhetisch störenden »Kirschkern« in der Brust. Der behandelnde Arzt in der C-Stadt-Klinik schlägt ihm zwei Stunden nach der Diagnoseübermittlung vor, das Tumorgewebe komplett zu entfernen. Die Mitteilung der Krebsdiagnose und der Vorschlag der Amputation führen dazu, dass Ernst Eichler die Behandlung ablehnt und stattdessen eine zweite Meinung einholt. Hierzu wendet er sich zunächst an einen Chirurgen in B-Stadt, der ihn zwei Jahre zuvor nach einem Motorradunfall mehrfach operiert hat. Dieser macht sofort einen Termin beim Chefarzt des Brustzentrums der Klinik in B-Stadt. Dort werden dann das Tumorgewebe und mehrere Lymphknoten entfernt. Auch ist eine weitere Operation notwendig, da es zu Einblutungen in die Wunde gekommen ist.

Nach der Behandlung geht Ernst Eichler regelmäßig zu den Nachsorgeuntersuchungen in die B-Stadt-Klinik. Nach fünf Jahren der Nachsorge fühlt er sich sicher, dass die Krankheit nun überstanden ist. Zeitgleich treten gesundheitliche Probleme bei ihm auf: Wiederholt hat er Rückenschmerzen, die teilweise so stark werden, dass der Notarzt gerufen und zweimal eine Einweisung ins örtliche Krankenhaus in C-Stadt erfolgen muss. Dort wird er nach wenigen Tagen immer mit der Diagnose »Hexenschuss« zur ambulanten Weiterbehandlung entlassen. Bei einer ambulanten Untersuchung in einer radiologischen Praxis wird später festgestellt, dass die Schmerzen nicht von einer Lumbago stammen, sondern durch Metastasen in der Wirbelsäule verursacht werden. Gleichzeitig werden Metastasen in der Leber, an den Gallengängen sowie im Gehirn festgestellt.

24.3.3 Ernst Eichlers Verhältnis zur B-Stadt-Klinik: Erklärungsversuche

Weshalb hält Ernst Eichler an der Behandlung in B-Stadt fest und spricht derart positiv über die B-Stadt-Klinik, obwohl sich nach der dortigen Behandlung der Krebserkrankung und während der fünfjährigen Nachsorgezeit Metastasen gebildet haben, die dort nicht entdeckt wurden, aber derart massiv vorhanden sind, dass die medizinische Prognose für Ernst Eichler sehr schlecht aussieht? Hierfür ist es notwendig, auch den Erst- und Zweitkontakt von Ernst Eichler mit der B-Stadt-Klinik genauer zu betrachten.

Ernst Eichler hatte mit 42 Jahren, zwei Jahre vor der Brustkrebsdiagnose, einen schweren Motorradunfall, für dessen Behandlung er mit dem Rettungshubschrauber in die B-Stadt-Klinik geflogen wurde. Dieser Unfall war so dramatisch, dass Ernst Eichler später sagt:

- E.E.: Hätte ich schon tot sein müssen eigentlich, da hatte ich ein Riesenglück, da waren 1.000 Schutzengel da (Ernst Eichler).

Die Dramatik steigert er, indem er aufzeigt, wie knapp er einer dauerhaften Behinderung – »war ja haarscharf an, an (4 Sek.) der Querschnittslähmung vorbei«, »es waren nur eben bloß Millimeterchen, was da gefehlt hat« – bzw. dem Tod entkommen ist (»und hätte nur ein Knochen sprießen müssen, dann wäre ich verblutet«). Besonders betont er in diesem Zusammenhang die Leistung des Arztes: »Ich habe dem Arzt sehr viel zu verdanken, (8 Sek.)«;

».. wunderbare Arbeit, wunderbare Arbeit«; »[a]lso, ich bin so glücklich gewesen auch, bin's auch heute noch, eh, ohne diese medizinischen Möglichkeiten, die man heute hat, (bläst Luft aus) pf+, da wär ich lange Krüppel oder tot!« (E.E.).

Außerdem spielt die Schicksalhaftigkeit der Begegnung für Ernst Eichler eine Rolle, denn als der Unfall passiert, ist der Chefarzt der Unfallchirurgie vor Ort und übernimmt seine Behandlung. Formulierungen wie »sein Patient, ja, so 'n Problempatient« bzw. »sein Problemkindchen« (E.E.) zeigen, dass er sich als medizinisch interessanten, aber auch riskanten Fall sieht. Begründet und bestätigt werden diese Vorstellungen durch die erhaltene Chefarztbehandlung, obwohl seine Krankenversicherung diese eigentlich nicht abdeckt.

Schließlich führt der Behandlungserfolg dazu, dass Ernst Eichler den Arzt als »Koryphäe« (E.E.) betrachtet. Für Ernst Eichler war die medizinische Hilfe der B-Stadt-Klinik für das Entkommen aus einer Lebenssituation, in der er vom Tod oder zumindest von Behinderung bedroht war, alles entscheidend. Diese durchgehend positiven Erfahrungen mit der B-Stadt-Klinik im Zusammenhang mit dem Motorradunfall führen dazu, dass Ernst Eichler nach der Brustkrebsdiagnose in der C-Stadt-Klinik den Chirurgen der B-Stadt-Klinik aufgrund der Eigentheorie »die guten Leute, die kennen sich untereinander« (E.E.) anruft. Als dieser Arzt bzw. sein Mitarbeiter dann einen Termin im Brustzentrum der B-Stadt-Klinik vereinbart, ist Ernst Eichler diesem Arzt »natürlich riesig dankbar«, da er ihm »wieder den Weg geebnet, also die Tür geöffnet« hat (E.E.). Nach den ausnahmslos positiven Erfahrungen mit der B-Stadt-Klinik im Kontext des Motorradunfalls und der ihn in der C-Stadt-Klinik überraschenden und überfordernden Ankündigung einer medizinisch notwendigen Brustamputation ist sein Wunsch, nun auch die Brustkrebserkrankung in der B-Stadt-Klinik behandeln zu lassen, durchgehend auch aus der Beobachterperspektive konsistent und nachvollziehbar.

Bei diesem zweiten Kontakt mit der B-Stadt-Klinik ist also in Rechnung zu stellen, dass Ernst Eichler zuvor nur positive Erfahrungen mit der B-Stadt-Klinik gemacht hat: Sowohl das institutionelle Ablauf- und Erwartungsmuster der medizinischen Behandlung als auch die Bearbeitung des Krankheitserleidensprozesses im Kontext des Motorradunfalls sind für ihn erfolgreich gewesen.

Die medizinrelevanten Unterschiede zwischen Unfallereignis und Krankheitsereignis machen Ernst Eichler den Klinikwechsel erst möglich: Im Falle des Motorradunfalls ist ein Behandlungsaufschub nicht denkbar gewesen, was sich am Einsatz eines Rettungshubschraubers zeigt. Im Gegensatz zum Motorradunfall und dem mit ihm verbundenen Blaulichtphänomen besteht bei einem Brusttumor keine akute Lebensgefahr, sodass Zeit für eine zweite Diagnose bleibt. Und auch die Frage, ob die medizinische Behandlung erfolgreich war, ist im Falle des Motorradunfalls deutlich schneller zu beantworten als im Fall einer Krebserkrankung, bei der sich erst nach Monaten oder gar Jahren zeigen wird, ob die Krankheit langfristig beseitigt ist. Es sind also aus medizinischer Perspektive deutliche Unterschiede zwischen Krankheits- bzw. Unfallereignis auszumachen, die sich im institutionellen Ablauf- und Erwartungsmuster der medizinischen Behandlung widerspiegeln.

Neben den ereignisbedingten Unterschieden treten aus der subjektiven Perspektive Ernst Eichlers aber auch Ähnlichkeiten in Bezug auf das Erleben beider Ereignisse hervor: Er ist bei der Behandlung seiner Brustkrebserkrankung erneut ein *besonderer Patient*, da er im Einzelzimmer auf der Frauenstation behandelt wird. Zudem befindet er sich in der Klinik einer Großstadt, in der vornehmlich geforscht wird und deren angeschlossenes Brustzentrum zertifiziert ist. Schließlich darf aufgrund der langwierigen Behandlung nach dem Motorradunfall, zu der vier Operationen gehörten, auch eine Vertrautheit mit dieser Klinik unterstellt werden:

> » In vertrauten Welten dominiert die Vergangenheit über Gegenwart und Zukunft. [...] Die Orientierung am Gewesenen kann daher die Welt vereinfachen und verharmlosen. (Luhmann 2000, S. 23) «

Die für Ernst Eichler vertraute Welt der B-Stadt-Klinik führt zu einer unreflektierten Orientierung an der Vergangenheit. Diese Form des Nichtlernens verunmöglicht rationale Entscheidungen: Denn erst eine prozesshafte Veränderung, d.h. das Zugewinnen, das Erweitern, das Modifizieren oder das Verhindern von Wissensbestandteilen, Alltagsroutinen oder Identitätsmarkierern zwischen zwei Zeitpunkten zeugt von Lernprozessen. Die Rückbesinnung auf Altbekanntes und das Festhalten hieran – in diesem Fall an der B-Stadt-Klinik – sichern als Kontrollhandlungsschema biographische Kontinuität in einer Situation größter Diskontinuität. Bei dieser Rückwärtsgerichtetheit ist ein besonderer kognitiver oder emotionaler Aufwand der Vertrauensbildung durch Ernst Eichler nicht zu erbringen. Er hat sich nicht bewusst gemacht, dass aus einem einmalig eingetretenen Ereignis keine Regel erwächst. Aus der Beobachterperspektive lässt sich hier deshalb von Nichtlernen sprechen.

Warum aber will Ernst Eichler – so lässt sich aus der Beobachterperspektive fragen – nach der Entdeckung von Metastasen unbedingt wieder in die B-Stadt-Klinik zur Behandlung? Wie lässt sich die starke Verbindung zur B-Stadt-Klinik erklären?

Zunächst scheint der Umstand, dass Ernst Eichler in keinem der drei Behandlungsfälle – Motorradunfall, Brustkrebsbehandlung, Behandlung des metastasierten Brustkrebses – eine schlechte Nachricht innerhalb der B-Stadt-Klinik übermittelt wurde, erleichternd für das Beziehungsgefüge zu sein: Im ersten Fall war der Motorradunfall bereits passiert, im zweiten Fall ist Ernst Eichler die Brustkrebsdiagnose bereits von der C-Stadt-Klinik mitgeteilt worden, und vor der dritten Behandlung in der B-Stadt-Klinik hatte eine radiologische Praxis Ernst Eichler bereits über die vorhandenen Metastasen unterrichtet. Der jeweilige Diagnoseschock hat also in keinem der drei Fälle die Beziehung von Ernst Eichler zur B-Stadt-Klinik belastet.

Eine weitere Erklärung für sein uneingeschränktes Festhalten an der B-Stadt-Klinik liegt in der Idealisierung der Klinik anhand von zwei Vergleichsfolien: Zum einen besitzt die B-Stadt-Klinik großes Renommee als Forschungseinrichtung und zertifiziertes Brustzentrum. Zum anderen begründet sich sein Festhalten an dieser Klinik in der Autorität, die der Chefarzt der dortigen Chirurgie für Ernst Eichler besitzt. Diese große Vertrautheit und die damit einhergehende Verallgemeinerung auf andere Klinikbereiche, Personen und Krankheitsereignisse verhindern anscheinend Reflexionsprozesse und kritisches Hinterfragen des aktuell Gegebenen, auch wenn hier ausdrücklich keinesfalls Mutmaßungen darüber angestellt werden sollen, was ein zeitigeres Hinterfragen der medizinischen Behandlung durch Ernst Eichler für seine Krankengeschichte bedeutet hätte. Deutlich ist aber, dass Ernst Eichler während des letzten Nachsorgetermins nichts von den Schmerzen erzählt, die er bereits spürt. Die Schmerzen in seiner Wirbelsäule machen ihn auch nicht misstrauisch, obwohl ihm zu Beginn der Krebsbehandlung mitgeteilt wurde, dass ein Brusttumor bevorzugt zu Knochenmetastasen führt: Das vorhandene Wissen hat keine Konsequenzen auf der Handlungsebene. Und hier deutet sich an, dass Vertrautheit in eine Alltagsroutine mündet, die – in einem Zustand der Trägheit (im physikalischen Sinne) – von einer Nichtveränderung, von einem Nichtlernen zeugt.

Die Erwartung, von Ärzten gut behandelt zu werden, sollte den Patienten jedoch weder aus medizinischer noch aus gesundheitspädagogischer Perspektive von seiner Verpflichtung zur Selbstsorge befreien. Unreflektiertes Eintreten in Interaktionsprozesse, die unüberlegte Abgabe oder nicht erfolgte Übernahme von Verantwortung für sich selbst sowie das Ausführen von durch stetige Wiederholung selbstverständlich gewordenen Routinen innerhalb der Patientenrolle scheinen demnach Nichtlernen zu begünstigen.

Besonders beachtet werden muss aber auch, dass es schlichtweg keine Alternative für Ernst Eichler gibt. Denn die C-Stadt-Klinik am Heimatort kommt aufgrund der gestörten Beziehung zwischen ihm und den dortigen Ärzten, die ein Vertrauensverhältnis kaum möglich macht, nicht mehr infrage. Unter dieser Perspektive gibt es für Ernst Eichler keine Komplexität von Behandlungsmöglichkeiten, die durch Herstellung von Vertrauen gegenüber einem Behandlungsort reduziert werden könnte. Vertrauensbildung als Kontrollhandlungsschema ist hier also weder notwendig noch möglich.

Eine letzte Erklärung für das Festhalten an einer Behandlung in der B-Stadt-Klinik liegt in der durch Krankheit – und nicht durch Vertrauen – reduzierten Komplexität von Möglichkeiten: Hier kommt das Argument zum Tragen, dass Ernst Eichler um die Begrenztheit der medizinischen Möglichkeiten im Fall von Krebserkrankungen weiß. Vor diesem Hintergrund muss jetzt konstatiert werden, dass die noch fünf Jahre zuvor bei der Erstdiagnose bestehende Hoffnung auf »Heilung und langes Leben« nun nicht mehr besteht. Von den verschiedenen Zukunftsmöglichkeiten, die fünf Jahre zuvor bestanden haben (Heilung oder Rezidiv oder Metastasen), ist nur eine zur Gegenwart geworden. Und diese eine Gegenwart (geprägt durch eine Vielzahl an Metastasen) hat ihre ganz eigenen Zukunftsmöglichkeiten: Ernst Eichler weiß, dass er in absehbarer Zeit an den Folgen der Brustkrebserkrankung sterben wird, ungewiss bleibt jedoch, wie viel Zeit bis dahin bleibt – aus seiner Perspektive: fünf Jahre oder weniger. Eine »gute Behandlung« bedeutet jetzt nicht mehr die Behandlung der Krebserkrankung mit dem Ziel ihrer Beseitigung, sondern die palliativmedizinische Behandlung, einschließlich einer gut eingestellten Morphintherapie zur Schmerzbekämpfung.

Zusammenfassend kann konstatiert werden, dass gleich mehrere Einflussfaktoren das Festhalten von Ernst Eichler an der Behandlung in der B-Stadt-Klinik erklären: a) das Wissen um die nicht vorhandene Heilungschance, b) die Vermischung zweier lebensbedrohlicher Ereignisse, c) seine positiven Erfahrungen mit der B-Stadt-Klinik und die daraus erwachsene Vertrautheit mit dieser Klinik, d) die veränderte Zukunftsperspektive und ein damit verändertes Anliegen an die B-Stadt-Klinik und e) die für ihn faktisch nicht mehr bestehende Möglichkeit, sich in der C-Stadt-Klinik behandeln zu lassen.

Erforderlich ist zudem eine Differenzierung zwischen einem alltagsweltlichen und einem sozialwissenschaftlichen Begriffsverständnis: Diese Differenzierung zeigt, dass im Fall von Ernst Eichler nicht *Vertrauen* (sozialwissenschaftlich im Sinne Luhmanns), sondern *Vertrautheit* die Beziehung zur B-Stadt-Klinik bestimmt.

Darüber hinaus muss erzähltheoretisch in Rechnung gestellt werden, dass sich Ernst Eichler zum Zeitpunkt des Interviews bereits in der Phase biographischer Arbeit (Corbin u. Strauss 2004; Sennett 2001; Schütze 1994) *zum* und *am* Lebensende befindet, in der die Planung des Sterbens im Vordergrund steht und nicht die Aufarbeitung vergangener Themen (vgl. hierzu den Beitrag von ► Seltrecht, »Lernen im Angesicht des Todes?« in diesem Band). Der thematische Aspekt der Lebensgeschichte, unter dem Ernst Eichler seine Geschichte konstruiert, ist die Rückschau auf ein gesamtes Leben, das krankheitsbedingt abbricht und aufgegeben werden muss.

24.4 Fazit

Das Fallbeispiel Ernst Eichler macht deutlich, dass sich Ärzte und Patienten im Kontext von Krankheit und ihrer Behandlung eines unterschiedlichen Relevanzsystems bedienen.

Für Ärzte sind Prozesse der Vertrauens- oder (im Falle der C-Stadt-Klinik) Misstrauensbildung bei Patienten oft nicht erklärlich. Dies liegt unter anderem daran, dass sich nur die aktuelle medizinische Behandlung und die medizinische Vorgeschichte, nicht aber die Gesamtbiographie eines Patienten im ärztlichen Fokus befinden. Und der Fokus der Ärzte ist neben der Behandlung des Einzelfalls immer auch auf die Erweiterung des medizinischen Wissens und Könnens in der Behandlung von Krebserkrankungen gerichtet. Selbst das Scheitern einer Behandlung ist für den medizinischen Fortschritt funktional und »notwendig«. Professionsspezifisch vertrauen Ärzte ihrer Profession und ihrem ärztlichen Können auch unter dem Risiko des Scheiterns.

Auf der anderen Seite vertrauen Patienten ihren Ärzten – wenn diese Möglichkeit im soziologischen Sinne (anders als im Fall Ernst Eichel) besteht – bzw. darauf, dass sie von diesen eine gute medizinische Behandlung erhalten, und hoffen darüber hinaus auf Heilung und ein langes Leben. Dieses *doppelte*, aber *nicht reziproke Verhältnis* zwischen dem Vertrauen der Ärzte und dem Vertrauen der Patienten kennzeichnet jede Arzt-Patient-Interaktion, kommt aber in der Behandlung lebensbedrohlicher Erkrankungen in gesteigertem Maße zum Tragen. Das Vertrauen der Patienten gegenüber Ärzten vor dem Hintergrund der *Wahl* und der *Entscheidung* für einen Arzt und für eine Behandlungsmethode ist also mit der Erwartung einer guten Behandlung verbunden. Patienten sind hierbei immer als »ganze Personen« anwesend: Aus ihrer Perspektive bedarf nicht die Krankheit medizinischer Behandlung, sondern die Person als Biographieträger benötigt medizinische Hilfe, denn schließlich wird sie – als Person – geheilt oder erliegt der Erkrankung. Inwieweit jedoch Ärzten eine biographische Perspektive auf die erkrankte Person abverlangt werden kann, bleibt vor dem Hintergrund einer stetig steigenden fachlichen Spezialisierung einerseits und zunehmender Bürokratisierung andererseits fraglich. Ein Dilemma also, das in der Begegnung von Arzt und Patient nicht aufzulösen ist, dort aber zum Tragen kommt.

Gleichzeitig wissen Patienten um die Möglichkeit, an einer Krebserkrankung zu sterben. Sie wissen, dass Ärzte es nicht in der Hand haben, Krebserkrankungen mit Gewissheit zu heilen. Im Kontext der medizinischen Behandlung einer Brustkrebserkrankung wird deshalb von Patienten Heilung nicht *erwartet*, sondern lediglich *erhofft*. Der Bedingungs- und Orientierungsrahmen sozialer Prozesse ist hierbei entscheidend: Patienten hoffen *für sich allein* auf Heilung und erwarten eine gute Behandlung von den Ärzten. Diese Erwartung im Kontext der Herausbildung von Vertrauen bildet sich – im Gegensatz zur Hoffnung – in der Begegnung *mit anderen Personen*.

Wenn dann ein Patient einem Arzt Vertrauen entgegenbringt, muss (eigentlich) berücksichtigt werden, dass der Arzt immer auch innerhalb institutioneller Rahmenbedingungen und in seiner *Rolle* handelt, denen bzw. der er gerecht werden muss. Daher ist ebenso fraglich, ob Patienten, insbesondere in akuten Situationen, die Übernahme der ärztlichen Perspektive abverlangt werden kann, zumal Abläufe im Medizinsystem nicht als alltagsweltlich bekannt vorausgesetzt werden können. Ein konkretes Beispiel liefert der Fall Ernst Eichler: Vor seiner erneuten Aufnahme in die B-Stadt-Klinik muss Ernst Eichler in der C-Stadt-Klinik auf Knochenbrüche geröntgt werden, da eine Aufnahme durch die B-Stadt-Klinik nur erfolgen kann, wenn keine Frakturen vorliegen. Diese institutionelle Bedingung wird von Ernst Eichler nicht kritisch hinterfragt, er kommt also nicht zu dem Schluss, dass sein vermeintliches Vertrauen, bei dem es sich eigentlich um Vertrautheit handelt, nicht uneingeschränkt angenommen wird: Aus seiner Perspektive »vertraut« er damit jemandem, dessen übergeordnete Organisation unabhängig von diesem Vertrauen handelt und sich selbst gegen die Interessen des Vertrauen Schenkenden absichert. Wird hinsichtlich dieses Vorgehens der Klinik kurzzeitig die Perspektive gewechselt, so zeigt sich, dass ärztliche Entscheidungsprozesse im Spannungsverhältnis von Professions- und Organisationsrationalität erfolgen:

» Auf der einen Seite steht der ärztliche Wunsch, bestmöglich dem Wohle des Patienten zu dienen […]. Auf der anderen Seite steht die Organisation Krankenhaus mit ihren institutionellen Grenzen (Vogd 2004, S. 434). «

Unter lernbiographischem Gesichtspunkt ist bedeutsam, dass Vertrauen und Hoffnung als Untersuchungskategorien in der Erziehungswissenschaft gewinnbringend genutzt werden können. Hinsichtlich ihres Lernpotenzials zeigen sich jedoch entscheidende Unterschiede zwischen Vertrauen und Hoffnung: Bei der Frage, ob Vertrauen bei der Aufdeckung von Lernprozessen hilfreich ist, muss zunächst differenziert werden zwischen Vertrauen und Vertrautheit. Anschließend muss eruiert werden, ob Vertrauen a) bereits vorhanden war, z.B. im Kontext vorausgegangener positiver Erfahrungen, b) aktuell hergestellt wird oder ob c) gar keine Option zur Vertrauensbildung besteht, weil es beispielsweise keine Auswahlmöglichkeit hinsichtlich der Behandlung gibt. Nur die Herstellung von Vertrauen gleicht einem Lernprozess; unreflektiertes Festhalten an zuvor gebildetem Vertrauen oder eine große Vertrautheit, die nur oberflächlich Vertrauen vortäuscht, lassen sich aus Beobachterperspektive als Nichtlernen beschreiben.

Hingegen scheint es ein Zuviel an Hoffnung – aus der Perspektive des jeweiligen Subjekts – nicht zu geben. Die Veränderung des Hoffnungshorizonts, die im Falle einer als gering prognostizierten Lebenszeit mit einem veränderten Selbst- und Weltbezug einhergehen kann, verweist als Anpassungsleistung auf einen Lernprozess im Modus des Umlernens. Vor dem Hintergrund einer lebensbedrohlichen Erkrankung richtet sich die Hoffnung auf das Eintreten eines positiven Ereignisses, nämlich der Heilung dieser Krankheit, und die Fortsetzung der Lebenspraxis. Besteht jedoch medizinisch keine Aussicht auf Heilung, so verändert sich auch der Hoffnungshorizont des Kranken: Er wird – als Lernleistung – angepasst an bzw. zurückgestuft auf die neuen Bedingungen im institutionellen Ablauf- und Erwartungsmuster der Behandlung und der Krankheitsverlaufskurve. Dieses Ergebnis liefert unter Zuhilfenahme der Untersuchungskategorie der Hoffnung ein starkes Argument für die These, dass der Mensch tatsächlich bis zum Tod in Lernprozesse involviert ist.

Literatur

Bloch E (1985) Das Prinzip Hoffnung, Bd 1. Suhrkamp, Frankfurt am Main

Brewster C, Railsback J (2003) Building trusting relationships for school improvement: Implications for principals and teachers. By Request Series. http://www.eric.ed.gov/PDFS/ED481987.pdf. Zugegriffen: 25. Juli 2011

Cocard Y (2003) Vertrauen im Jugendalter. Theoretische Überlegungen und empirische Ergebnisse zur Vertrauensentwicklung bei 12- bis 21-Jährigen. Haupt, Bern

Corbin JM, Strauss AL (2004) Weiterleben lernen. Verlauf und Bewältigung chronischer Krankheit. Huber, Bern

Endruweit G, Trommsdorff G (1989) Wörterbuch der Soziologie. Enke, Stuttgart

Erikson E (1965) Identität und Lebenszyklus. Suhrkamp, Frankfurt am Main

Flick U (1989) Vertrauen, Verwalten, Einweisen. Subjektive Vertrauenstheorien in sozialpsychiatrischer Beratung. Deutscher Universitätsverlag, Wiesbaden

Fuchs W, Klima R, Lautmann R, Rammstedt O, Wienold H (Hrsg) (1988) Lexikon zur Soziologie. Westdeutscher Verlag, Opladen

Haimerl D (2006) Hoffnung als medizinpsychologischer Begriff: Über die Notwendigkeit der Spurensuche. In: Huppmann G, Lipps B (Hrsg) Prolegomena einer Medizinischen Psychologie der Hoffnung. Königshausen & Neumann, Würzburg, S 55–76

Hartfiel G (1976) Wörterbuch der Soziologie. Körner, Stuttgart

Hermann A (2005) Das Arrangement der Hoffnung. Kommunikation und Interaktion in einer onkologischen Spezialklinik während der chirurgischen Behandlung von Knochen- und Weichgewebesarkomen. Mabuse, Frankfurt am Main

Laubach W (2006) Brauchen wir eine »Soziologie der Hoffnung«? Überlegungen zu einer soziologischen Konzeption der Hoffnung in sozialen Systemen. In: Huppmann G, Lipps B (Hrsg) Prolegomena einer Medizinischen Psychologie der Hoffnung, S 77–90

Luhmann N (2000) Vertrauen. Ein Mechanismus der Reduktion sozialer Komplexität. Lucius & Lucius, Stuttgart

Meyer-Drawe K (1984) Lernen als Umlernen. Zur Negativität des Lernprozesses. In: Lippitz W, Meyer-Drawe K (Hrsg) Lernen und seine Horizonte. Phänomenologische Konzeptionen menschlichen Lernens – didaktische Konsequenzen. Scriptor, Frankfurt am Main, S 19–45

Nohl H (1988) Die pädagogische Bewegung in Deutschland und ihre Theorie. Klostermann, Frankfurt am Main

Reinhold TJ (Hrsg) (1992) Soziologie-Lexikon, Oldenbourg, München

Rousseau J-J (2008) Diskurs über die Ungleichheit. Schöningh, Stuttgart

Schlechta K (1954) Friedrich Nietzsche. Werke in drei Bänden, Bd 1. Hanser, München

Schütze F (1994) Das Paradoxe in Felix' Leben als Ausdruck eines »wilden« Wandlungsprozesses. In: Koller H-C, Kokemohr R (Hrsg) Lebensgeschichte als Text. Zur biographischen Artikulation problematischer Bildungsprozesse. Deutscher Studien Verlag, Weinheim, S 13–60

Seltrecht A (2006) Lehrmeister Krankheit? Eine biographieanalytische Studie über Lernprozesse von Frauen mit Brustkrebs. Budrich, Opladen

Seltrecht A (2012) Lehrmeister Krankheit: Was lehrt uns der Ausnahmefall für den Normalfall des Lernens? Hessische Blätter für Volksbildung 1:25–37

Sennett R (2001) Die Arbeit und ihre Erzählung. In: Libeskind D (Hrsg) Alles Kunst? Wie arbeitet der Mensch im neuen Jahrtausend, und was tut er in der übrigen Zeit? Rowohlt, Reinbek bei Hamburg, S 11–36

Treibel A (2000) Einführung in die soziologischen Theorien der Gegenwart. Einführungskurs Soziologie. Leske & Budrich, Opladen

Vogd W (2004) Ärztliche Entscheidungsfindung im Krankenhaus. Komplexe Fallproblematiken im Spannungsfeld von Patienteninteressen und administrativorganisatorischen Bedingungen. Zeitschrift für Soziologie 33(1): 26–47

Wagenblass S (2004) Vertrauen in der Sozialen Arbeit. Theoretische und empirische Ergebnisse zur Relevanz von Vertrauen als eigenständiger Dimension. Juventa, Weinheim

Brustkrebs als Statuspassage: Leben und Sterben als Krise und Lösung

Sophia Richter und Barbara Friebertshäuser

Die Diagnose einer lebensbedrohlichen Krankheit wie Brustkrebs verändert das Leben schlagartig. Betroffene befinden sich in einer Zwischenphase, sie müssen sich aus dem bisherigen Leben verabschieden und wissen noch nicht, was nach den Therapien kommt. Diese Lebenssituation, die mit körperlichen, psychischen und sozialen Wandlungen einhergeht, lässt sich mit der Theorie der Statuspassage deuten. Dieser Beitrag lenkt den Blick auf die Frage, welche Krisen diese lebensbedrohliche Erkrankung begleiten können und welche Lösungen entstehen. Dabei wird anhand biographischer und autobiographischer Dokumente auch das Phänomen analysiert, dass Suizid von einigen Betroffenen als eine Lösung betrachtet wird. Das Verstehen dieser Auseinandersetzung mit dem Leben und Sterben bildet die Basis für weitere Hilfen und eine (pädagogische) Begleitung der durch diese Erkrankung ausgelösten Statuspassage.

25.1 Diagnose Brustkrebs: Dem Leben entrissen und ins Ungewisse gestürzt

Die Frage, wer man einmal war, wer man ist und wer man zukünftig sein wird, ist die zentrale Frage, die sich Betroffene nach der Diagnose einer schweren Krankheit stellen (vgl. Corbin u. Strauss 1993, S. 41). Es scheinen sich die Dichotomien Gesundheit und Krankheit, Leben und Tod, Kraft und Schwäche, körperliche Unversehrtheit und körperliche Einschränkung sowie Autonomie und Ohnmacht gegenüberzustehen. Alles Gewohnte scheint infrage gestellt: Alltag, Körper und Beziehungen sind ungewiss, und entgegen den gesellschaftlich proklamierten Autonomieannahmen (»alles ist machbar bei entsprechendem Einsatz«; Posch 2002, S. 21) sind Betroffene im Prozess der Diagnose Gefühlen der Ohnmacht, Unkontrollierbarkeit und Hilfsbedürftigkeit ausgeliefert. Das gesunde, unversehrte und autonom gestaltete Leben endet schlagartig, und die Betroffenen wechseln in einen neuen, unbekannten und ungewissen Status, der gerade bei der Diagnose »Brustkrebs« stets vom drohenden Sterben überschattet wird. Dieser Wechsel vom Bekannten zum Unbekannten manifestiert sich am eigenen Körper: einem Körper, der fremd wird und das eigene Leben bedroht (vgl. Fesenfeld 2006, S. 38ff.). Vor diesem Hintergrund lässt sich der Prozess der Diagnose als Statuspassage deuten, die nach van Gennep (1986) in drei Phasen gegliedert ist:

- Ablösungsphase (Separation),
- Zwischenphase (Transition, Liminalität) und
- Integrationsphase (Inkorporation).

Turner (1989) entwickelte van Genneps Konzept weiter. Ihn interessiert der besondere Zustand des »Nicht-mehr-und-noch-nicht« (»betwixt and between«) der Zwischenphase, in der bisherige Strukturen sich auflösen, Krisen entstehen, aber zugleich auch kreatives Potenzial freisetzt wird. Unter denjenigen, die sich in dieser liminalen Phase befinden, kann eine »Communitas« (als eine besondere Gemeinschaft menschlicher Verbundenheit) entstehen (vgl. auch Friebertshäuser u. Richter 2010). Die Krankheit Brustkrebs ist in besonderem Maße durch eine Prozesshaftigkeit des Diagnoseverfahrens gekennzeichnet. Oftmals ohne vorhergehende Symptome katapultiert der erste Befund die Betroffenen in einen Ausnahmezustand. Die Diagnose »Krebs« verdichtet sich nach und nach in einem Prozess, welcher durch vielfältige Kontakte zu unterschiedlichen Ärzten und Institutionen geprägt ist und mit der Hoffnung auf ein positives Ergebnis einhergeht (vgl. Kirschning 2001; Holmberg 2005; Fesenfeld 2006).

> » Je weiter der Diagnoseprozess fortschreitet, desto unwahrscheinlicher scheint letztlich diese Hoffnung und desto mehr wird aus der vormals gesunden Frau eine »krebskranke Patientin«. (Fesenfeld 2006, S. 74) «

In zahlreichen publizierten Erfahrungsberichten und Tagebuchaufzeichnungen von Frauen (vgl. u.a. Gibbs 2009; Lorde 2000; Riderer 2010; Roman 1993; Wander 2009), die im Laufe ihres Lebens mit der Diagnose »Brustkrebs« konfrontiert wurden, finden sich Schilderungen des Diagnoseprozesses. Vieles ist diesen Dokumenten gemeinsam: die Ungewissheit, die Ängste, das Warten, die Auseinandersetzung mit dem eigenen Leben und dem Sterben, die Abhängigkeit von Ärzten und die schlaflosen Nächte. Wie beim Durchlaufen anderer klassischer Statuspassagen wird am Ende die Person auch hier verwandelt ins Leben zurückkehren. Anhand mehrerer Schilderungen von betroffenen Frauen lassen sich einige Effekte des Diagnoseprozesses als Statuspassage rekonstruieren.

Monika Montag (Pseudonym) ist 31 Jahre alt, als bei ihr eine Brustkrebserkrankung diagnostiziert wird. In einem Interview schildert sie den Prozess vom Entdecken des Knotens in der Brust bis zur ärztlichen Diagnose sehr detailliert, teilweise in wörtlicher Rede. Sie erinnert sich genau an zeitliche Abläufe, an eigene Gedanken und Emotionen. Es wird deutlich, welche Prozesse der Veränderung die Diagnose mit sich bringt: Das bisherige (autonome) Leben bleibt zurück, und Monika Montag erlebt sich in einem Status, der durch Unwissenheit und Angewiesensein gekennzeichnet ist:

- M.M.: Ja, und dann war das, ja, das war auch so wie so 'n Film […], und das war also auch ganz schrecklich für mich, so. […] Und da kam der Arzt und sagte: »Nee, und Sie sehen hier ja auch auf diesem Röntgenbild, das sieht nicht so gut aus, kommen Sie mal mit in den Ultraschall.« Und da musste ich mit in diesen Ultraschallraum. […] Und dann sagte er nur so: »Das Ding muss raus.« Und dann hab ich nur gesagt: »Nicht vor Weihnachten«, weil es war der 12. Dezember. Und da sagt er: »Und doch vor Weihnachten.« […] Na ja, und dann sagt er: »Wann gehen Sie zu einem Gynäkologen?« Ich sag: »Ja, heut oder morgen.« »Nee, Sie gehen heute noch.« Und ich: »Ja **gut,** dann geh ich heute noch.« Aber ich wollt' ja auch noch 'nen Stadtbummel machen (lacht). Und, na ja, dann hab ich auch noch so 'nen Stadtbummel gemacht und bin dann abends zu meinem Gynäkologen gegangen […], und dann sagte Dr. A.: »Ja, seit wann haben Sie das?« Ich sag: »**Seit 2 Tagen.**« Sagt er: »Das kann nicht sein.« […] Und dann nur irgendwann: »Sie müssen sich bewusst sein, Sie haben Brustkrebs.« (Monika Montag)

Monika Montag erlebt den Diagnoseprozess »*wie im Film*«. In dieser Metapher zeigen sich Autonomieverlust und die Dimension des Nichtbegreifbaren, sie wird zur Zuschauerin ihres eigenen Lebens, das ihr fremd erscheint. In der Geschwindigkeit eines Films ereilen sie Themen und Emotionen, die nicht in ihr Leben zu passen scheinen. In ihren Alltag, ihre Planungen und die bisherige Selbstbestimmtheit des eigenen Lebens tritt die existenzielle Auseinandersetzung mit einer Krankheit, die zum Tode führen kann. Monika Montag sieht sich als Akteurin in einem Drehbuch, welches sie nicht geschrieben hat, und versucht die ihr darin bestimmte Rolle im Prozess der Diagnose immer wieder umzuschreiben, indem sie sich bemüht, an ihrem bisherigen selbstbestimmten Alltag festzuhalten. Ihr eigenes *Wollen* trifft auf ein fremdes *Müssen*. Der Mediziner argumentiert und handelt nach seinem fachlichen Kompetenzmuster und konfrontiert Monika Montag mit einem Therapieplan und seiner medizinischen Logik. Er sieht die Diagnose und nicht die Frau vor sich, in seinen Augen existieren nur das Symptom, die Krankheit und daran geknüpfte medizinische Untersuchungen und Abläufe. Im Dialog zwischen Arzt und Patientin treffen Selbstbestimmung und Fremdbestimmung aufeinander. Der »*Film*«, in dem sich Monika Montag sieht, folgt der Regie der Ärzte, sie erhält darin die Rolle der Patientin und büßt mit der Diagnose den Status einer Frau mit einem autonomen Leben, mit Wünschen und Bedürfnissen ein.

Der Entschlossenheit der Ärztin steht auch Susanne Riderer erschrocken gegenüber. Sie schreibt nach dem Arztbesuch in ihr später veröffentlichtes Tagebuch:

»Die Ärztin schüttelt den Kopf: ,Das kann ich nicht durchlassen. Das muss raus.' Man sieht ihr die langjährige Erfahrung an, dazu ein etwas harter Zug um den Mund. Sie wird keinen Widerspruch dulden. Offenbar hat sie das Bedürfnis, sehr klar und deutlich zu sagen, was Sache ist. Damit es die Patientin nicht etwa in einem Anflug von Leichtsinn verpasst, die nächsten Schritte zügig und konsequent in Angriff zu nehmen!?« (Riderer 2010, S. 4)

In der Analyse der Passage zeigt sich, dass Susanne Riderer auf Distanz zu der möglichen Krebsdiagnose geht. Auch diese Ärztin schreibt ihrem Gegenüber die Rolle der Patientin vor, die bestimmten Schritten Folge zu leisten hat – ob sie diese befolgt, ist zu diesem Zeitpunkt noch unklar. In der Selbstbeschreibung als »*die Patientin*« zeigen sich Distanz und Fremdheit gegenüber der neuen und ungewollten Rolle. Susanne Riderer wählt die Position der beschreibenden Beobachterin, die ihr in der Situation selbst und auch danach reflexive Distanz und Autonomie ermöglicht. So kann sie eine entschlossene Ärztin beobachten, die Erfahrung, Härte und Klarheit verkörpert – gegenüber einer Patientin, bei der sie Leichtsinn, Inkonsequenz und Unentschlossenheit vermutet. Welche Rolle dem Schreiben als Form der Distanzierung und Reflexion über die Ereignisse zukommt, wäre noch genauer zu untersuchen. Ohne diese Form der Bewältigung würden die autobiographischen und literarischen Zeugnisse fehlen, die Einblicke in das Innenleben von Patientinnen gewähren, die durch eine lebensbedrohliche Erkrankung in eine Krise geraten und nach Lösungen suchen.

Maxie Wander, die 1976 an Brustkrebs erkrankt, schreibt über die Zeit des Wartens auf die Diagnose:

> »An Krebs zu denken ist, als wär' man in einem dunklen Zimmer mit einem Mörder eingesperrt. Man weiß nicht, wo und wie und ob er angreifen wird!« (Wander 2009, S. 18)

Maxie Wander benutzt sprachliche Bilder, in denen die Orientierungs- und Ausweglosigkeit ihrer Situation anschaulich werden. Das »*dunkle Zimmer*« könnte auch als Metapher für die Zwischenphase einer Statuspassage gedeutet werden: Alles Bekannte scheint verloren, und die Zukunft ist unklar. Zudem schwebt man in der ständigen Gefahr, durch den Krebs wie durch einen nicht kalkulierbaren Mörder, dem man nicht entfliehen und gegen den man nur schwer ankämpfen kann, sein Leben in brutaler Weise zu verlieren. Die Dunkelheit verhindert das Sehen und damit auch das Vorhersehen. Dieses Bild entspricht dem Gefühl der Ohnmacht, das sich in vielen Schilderungen findet. Der Status des Krankseins konfrontiert mit der Endlichkeit des Lebens und provoziert eine Auseinandersetzung mit dem Sterben.

Mit der Theorie der Statuspassage lässt sich die Diagnose »Krebs« als Auslöser einer akuten Krise deuten, die noch dadurch verschärft wird, dass es für die Schwellenphase des Übergangs vom Gesundsein zum Kranksein keine professionelle Begleitung gibt. Schlagartig katapultiert der Befund einen Menschen in eine vollständig andere Lebenslage, die mit neuen Anforderungen und Rollenzuschreibungen einhergeht. In anderen gesellschaftlichen Feldern, die mit einem Statuswechsel verbunden sind (Schule, Hochschule, Beruf, Heirat, Geburt), gibt es mehr oder weniger ausgedehnte Schwellenphasen (Turner 1989) und Begleiter, die auf den neuen Status vorbereiten. Oftmals wird die Passage in einer Gruppe vollzogen, wobei Rituale beim Abschied vom Bisherigen und bei der Vorbereitung auf das Neue helfen. Bei einer Brustkrebserkrankung setzen entsprechende Angebote jedoch erst nach der Diagnose ein, insofern kommt den Aussagen des Arztes in der Interaktion mit einer Patientin bei einer solchen Diagnose eine biographische und psychosoziale Bedeutung zu, die vermutlich in ihrer Brisanz und ihren Effekten kaum genug reflektiert werden kann. Die Erzählungen und Berichte der betroffenen Frauen weisen auf die Isolation in dieser Phase hin. Einige Patientinnen haben den Eindruck, sich in einem völlig anderen und fremden Leben zu befinden. Das Fremdheitsgefühl sich selbst und dem eigenen Leben gegenüber geht mit der Fremdbestimmung durch den medizinischen Apparat einher.

25.2 Sterben als Krise und Lösung: Entwicklungsgeschichten

Nach der Diagnose hat Monika Montag auf dem Heimweg suizidale Gedanken:

> - M.M.: Also, es ist schon erschreckend, dass man diese Diagnosen kriegt, wenn man alleine dahin geht, weil ich weiß nicht, wie ich nach Hause gekommen bin. Ich seh
>
> ▼

> noch eine Situation so, wo ich gesagt hab, so, fährst du jetzt an 'nen Baum, dann gleich beenden. So, das war so, weil man hat plötzlich, ja, man denkt ganz anders, man sagt: »Ja, was soll das denn alles noch? Was soll ich mich denn quälen?« Ich weiß, es kommt 'ne Operation, es kommt 'ne Chemo. Es kommt noch 'ne Bestrahlung, und **will** ich das alles? Will ich das mitmachen? (Monika Montag)

Nach der Diagnose fragt Monika Montag nach dem Sinn eines Lebens, welches nun vollständig durch quälende Behandlungen bestimmt zu werden droht. Dem fremdbestimmten Ausgeliefertsein an die »medizinische Mühle« und den Regieplan des Arztes stellt sie die Möglichkeit eines schnellen Todes als Lösung gegenüber. Die Erkrankung mit ihren erschreckenden Therapieformen wirft radikal die Frage nach der verbleibenden Lebensqualität auf.

Der plötzliche und unvorhersehbare Bruch mit allem Gewohnten und der Wechsel in einen noch ungewissen Status löst bei einigen Patienten eine »traumatische Krise« (Cullberg 1978) aus. Traumatische Krisen sind durch verschiedene Phasen gekennzeichnet, die unterschiedliche Zeitspannen in Anspruch nehmen. Die *Schockphase* ist durch ein Gefühl der Betäubung und durch Sprachlosigkeit charakterisiert. Diese wird durch eine *Reaktionsphase* abgelöst, in der psychische Abwehrmechanismen wie Verdrängung ebenso zum Tragen kommen wie Hilflosigkeit, Wut und Trauer. Diese Phase kann auch mit suizidalem Verhalten einhergehen, sodass hier Hilfestellungen und tragfähigen Beziehungen eine besonders wichtige Funktion zukommt. In der folgenden *Bearbeitungsphase* kann bei günstigen Voraussetzungen durch die Auseinandersetzung mit der Situation eine Neubetrachtung und Neuorientierung mit einem Gewinn an Lebenserfahrung erreicht werden (vgl. Sonneck 2000, S. 16). Anhand der Schilderungen von Monika Montag lassen sich Schock- und Reaktionsphase nachzeichnen, gekennzeichnet von Autonomieverlust, Angst und Hilflosigkeit.

In den Erfahrungsberichten finden sich ähnliche suizidale Gedanken auch zu späteren Zeitpunkten im Krankheitsverlauf. Maxie Wander beispielsweise schreibt über ihre Gedanken im Krankenhaus:

> »Seinen Tod in der Hand haben, denke ich, wenn ich aufwache, das müßte gut sein. Etwas finden, damit man selbst Schluß machen kann!« (Wander 2009, S. 23)

Der Gedanke, dem eigenen Leben ein Ende zu setzen, erscheint als Möglichkeit, angesichts von Ungewissheit, Ohnmacht und Unsicherheit wieder Handlungsoptionen zu gewinnen, Einfluss auf das Geschehen und auf das eigene Leben zu erlangen.

Jo Roman denkt angesichts der bedrohlichen Seiten des Alters daran, sich selbst eines Tages das Leben zu nehmen. Vor diesem Hintergrund spricht sie vom Freitod als aktiver Auseinandersetzung mit dem eigenen Leben und Sterben. Als sie 1978 an Brustkrebs erkrankt, beschließt sie, den Zeitpunkt ihres Todes vorzuverlegen. In einem Abschiedsbrief an Freunde und Familienmitglieder beschreibt sie ihre Gedanken, die zu diesem Entschluss führten:

> »Vor mehr als einem Jahrzehnt bin ich zu dem Schluß gekommen, daß eine Selbsttötung nicht unbedingt pathologisch sein muß; außerdem, daß ein durchdachter, überlegter Freitod es einem Menschen ermöglicht, einen idealen Abschluß seiner Lebensspanne zu finden. Der Entschluß zu einem durchdachten Freitod erspart einem zunehmend zermürbendere Anstrengungen gegen eine unerwünschte Existenz. Weit wichtiger als eine solch praktische Ökonomie ist jedoch der paradoxe, das Leben bereichernde Wert des Freitods. Die durch die Zufälligkeiten und Ängste eines offenen Endes umwölkten Lebensperspektiven werden kristallklar. Energien werden freigesetzt.« (Roman 1993, S. 15)

Jo Roman hält ihre Erkrankung weitgehend geheim, mit dem Ziel, ihr Leben so unbeschwert wie möglich gestalten zu können. Einem Leben als Patientin mit allen sich daraus ableitenden Einschränkungen setzt sie ein selbstbestimmtes Ende entgegen, um die kostbare Zeit bis dorthin autonom, intensiv und bewusst ausleben zu können. Sie will ihr Leben vor dem Eintreten einschränkender und unerwünschter Krankheitserscheinungen beenden. Somit gibt ihr die Möglichkeit des Suizids eine Sicherheit angesichts der Verunsicherung durch die Krebsdiagnose und erlaubt es ihr, sich rein auf das Leben zu konzentrieren. Dem ungewissen Leben und Sterben will sie durch ein »verantwortungsbewußtes gutes Ende« (Roman 1993, S. 18) begegnen.

Aus den Schilderungen der Frauen und vielen weiteren veröffentlichten Dokumenten geht hervor, dass mit der Diagnose »Brustkrebs« zahllose Verunsicherungen und Ängste einhergehen. Diese beziehen sich auf Behandlungsformen (Operation, Chemotherapie, Bestrahlung), auf zwischenmenschliche Beziehungen (Versorgungswünsche, Belastungsängste, Verlassenheitsgefühle, Einsamkeit), auf existenzielle Bedrohungen (Leid, Schmerz und Tod), auf körperliche Veränderungen (Brustamputation, Haarverlust) und darauf bezogene Selbstentwertungen sowie alle sonstigen belastenden körperlichen und seelischen Folgen. Die Krankheit birgt für die Betroffenen Identitätskrisen auf unterschiedlichen Ebenen: Neben der Gesundheit ist hier auch die Identität als Frau bedroht, denn kaum ein Organ ist emotional so besetzt wie die weibliche Brust als Symbol für Leben, Weiblichkeit, Sexualität, Trost und Wärme, Konsum und (Wieder-)Herstellbarkeit (vgl. Sorgo 2003). Mit dem Herausschneiden eines lebensbedrohlichen Tumors verbinden die betroffenen Frauen daher oftmals einen Verlust ihrer Weiblichkeit und Identität als Frau (vgl. auch Fesenfeld 2006, S. 281). Das Selbstbild als Frau und die Erwartungen an weibliches Aussehen stehen im Gegensatz zu den Effekten der Behandlung, die durch Operationen, Amputationen und Chemotherapien die Attraktivität zu zerstören droht und damit zusätzliche Sorgen auslöst. Für Partnerschaften sind Erkrankungen stets Gefährdungen. So ist Brustkrebs eine Krankheit, die eine Person ganzheitlich trifft: in ihrer Beziehung zu sich selbst, in ihrer Beziehung zu anderen, in ihrer eigenen Wahrnehmung und in ihrer Emotionalität.

25.3 Krankheit und Suizidalität: Erklärungsansätze

Es geht bei einer lebensbedrohlichen Krankheit oftmals weniger um die Angst vor dem Tod als um die Auseinandersetzung mit dem Leben und Sterben (nicht als Todessehnsucht, sondern als Lebensverunsicherung), die zu suizidalen Handlungen führen kann. Wolfersdorf et al. (1991, S. 15) sehen den Zusammenhang in der Verkürzung von Lebenszeit, der Einengung von Lebensmöglichkeiten, der Belastung und Veränderung der Qualität von Beziehungen und Bedingungen. Hoffnungslosigkeit, Depressivität, Schmerzen und Hilflosigkeit sind Phänomene, die häufig mit schweren Erkrankungen einhergehen, und gleichzeitig sind sie zentrale Aspekte suizidalen Verhaltens. Über die möglichen Zusammenhänge von körperlicher Erkrankung und Suizidalität liegen bislang nur wenige Erkenntnisse vor. Der Zusammenhang zwischen psychischen Krankheiten und Suizidalität ist hingegen wenig umstritten, wobei Wunderlich (2004, S. 48) darauf aufmerksam macht, dass empirische Studien weder »in psychologischer noch in biologischer Hinsicht einen sicheren ursächlichen Zusammenhang zwischen Depression und suizidalem Verhalten bestätigen« konnten. Auch sind die Bereiche »psychisch«/»somatisch« nicht voneinander zu trennen. Gerade bei der Erkrankung Brustkrebs geht die Therapie häufig mit hormonellen Behandlungen, Operationen und Chemotherapie einher, die sich in den Körper einschreiben und Auswirkungen auf die Psyche haben. Es geht um die Frage, inwieweit körperliche Erkrankungen das Erleben und die Bewertung des Lebens im Hinblick auf die verbleibende Lebensqualität und das Nachdenken über die Beendigung des Lebens beeinflussen (vgl. Wolfersdorf et al. 1991, S. 9f.).

Die Verbindung von Krankheit und Suizid ist ein heikles Thema, da die Zusammenhänge nur schwer zu untersuchen sind (zu den unterschiedlichen Modellannahmen vgl. Schmidtke u. Schaller 1991, S. 50f.) und gleichzeitig die Frage nach dem Verständnis von Suizidalität geklärt werden muss. So werden im Folgenden unter dem Begriff »Suizidalität« alle Gedanken, Neigungen und Handlungen zusammengefasst, die darauf gerichtet sind, sich selbst das Leben zu nehmen. Darunter fallen sowohl

Suizidphantasien und Suizidversuche wie auch vollendete Suizide. Suizid kann aktiv verübt werden, aber auch – durch das Unterlassen von lebensverlängernden Maßnahmen (z.B. das Absetzen von Medikamenten oder das Ablehnen von Behandlungen) – indirekt und weniger auffällig geschehen. Suizidalität gehört in unserer Gesellschaft zu den tabuisierten Themen, was mit der Ausgrenzung des Sterbens (vgl. Elias 1982), insbesondere aber mit dem Verpönen des Suizids durch Kirche und Staat zusammenhängt (vgl. Bronisch 1995, S. 83ff.). Nach Wedler u. Möller (1991, S. 7) gehört eine schwere (unheilbare) körperliche Krankheit zu den gesellschaftlich am ehesten akzeptierten Gründen für suizidales Verhalten.

Das Thema Selbsttötung hat zu allen Zeiten die Menschheit begleitet und bewegt (vgl. Bronisch 1995, S. 7ff.). Es ist ein Teil der Auseinandersetzung mit Leben und Tod, die jeder Mensch zu führen hat. Suizidale Gedanken kennen viele Menschen, sie treten besonders in krisenhaften Lebensphasen auf. Zahlreiche Gedichte, Theaterstücke, Dramen und bereits die antiken Sagen und Mythen beschäftigen sich mit der Selbsttötung als Lösung in einer unüberwindbar scheinenden, unerträglich gewordenen Situation. Das Thema wird öffentlich jedoch kaum diskutiert, um den sog. Werther-Effekt, die Nachahmung, zu vermeiden (vgl. Ziegler u. Hegerl 2002). Durch den Verzicht auf Medienberichte über dieses Thema ist die Situation kaum im Bewusstsein der Bevölkerung präsent. Die lerntheoretische Perspektive betont die Wirkung von Suizidmodellen (vgl. Bandura 1976) und die antizipierten Auswirkungen eines Suizidversuchs auf das soziale Umfeld (insbesondere bei Kindern und Jugendlichen) als wesentlichen Aspekt des insgesamt sehr komplexen Suizidgeschehens (vgl. zusammenfassend Bründel 2004, S. 118ff.). Es existieren unterschiedliche Erklärungsansätze aus soziologischer, psychologischer, psychoanalytischer oder erziehungswissenschaftlicher Perspektive, wobei man in der Forschung von einem mehrfaktoriellen Geschehen ausgeht (vgl. Wunderlich 2004, ein Überblick findet sich bei Lochmann 1985). So können soziale, gesellschaftliche sowie familiäre Bedingungen die Entwicklung von Suizidalität begünstigen, bilden jedoch keine kausalen Zusammenhänge, sondern sind stets multifaktoriell zu sehen (vgl. Wunderlich 2004, S. 67). Abgesehen von Kurzschlusshandlungen, »EXIT-Suiziden« (Ajdacic-Gross 2007, S. 5), entsteht Suizidalität nicht von heute auf morgen, sondern entwickelt sich langsam. Pöldinger (1968) differenziert drei Stadien des Suizids: Zunächst wird ein Suizid erwogen. Abgelöst wird diese Erwägungsphase durch eine Ambivalenzphase: Ein innerer Kampf um das Für und Wider findet statt, wobei der Suizid in Form von Ankündigungen thematisiert wird. Die dritte Phase ist schließlich der Entschluss zum Suizid. Hier werden genaue Vorbereitungen getroffen, z.B. Abschiedsbriefe geschrieben. Diese Phasen lassen sich auch in Jo Romans Buch *Freiwillig aus dem Leben. Ein Dokument* (1993) nachzeichnen.

Die verschiedenen theoretischen Ausführungen zum Thema Suizidalität greifen einzelne Merkmale auf, die jedoch in ihren Möglichkeiten und Grenzen kritisch aufeinander zu beziehen sind. Dies ermöglicht einen multiperspektivischen und interdisziplinären Blick, wobei die Nützlichkeit der Erklärungsmodelle immer im Hinblick auf den individuellen Fall und die praktische Arbeit mit Menschen in suizidalen Krisen geprüft werden muss. Auf der Suche nach Erklärungsmodellen für den Zusammenhang von lebensbedrohlichen Krankheiten und Suizidalität müssen Potenziale und Begrenzungen der unterschiedlichen theoretischen Ansätze ausgelotet und in Studien empirisch geprüft werden.

Durkheim erarbeitete in seiner erstmals 1897 in Paris erschienenen soziologischen Studie *Der Selbstmord* (1997) auf der Basis von Todesursachenstatistiken verschiedener europäischer Länder im 19. Jahrhundert Theorien zur Erklärung suizidalen Verhaltens. Er sieht die Ursachen für einen Suizid in sozialen Konflikten und kollektiven Zusammenhängen: Suizidalität entstehe nicht allein im einzelnen Individuum, sondern in dessen Austausch mit der Gesellschaft unter den jeweiligen gesellschaftlichen Bedingungen. Durkheim unterscheidet zwischen vier Selbstmordtypen: dem altruistischen Selbstmord (ausgelöst durch eine zu starke soziale Integration und Bindung), dem egoistischen Selbstmord (als Ausdruck von mangelnder Integration und zunehmender Isolation), dem anomischen Selbstmord (als Effekt von Störungen der kollektiven Ordnung und individueller Unzufriedenheit) und dem fatalistischen Selbstmord (der sich in den historischen Dokumenten häufig bei Sklaven finde und aus einem »Unmaß eines materiellen oder moralischen Despotismus« erwachsen sei). Auf den fatalistischen Suizid geht Durkheim lediglich in einer Fußnote ein (1997, S. 318, Fußnote 29), sodass es zu diesem Typus keine weiteren Ausführungen gibt. Für die Betrachtung von Suizidalität und Krankheit wäre jedoch zu prüfen, ob dieser Ansatz übertragbar ist, da hier das Gefangensein im eigenen Schicksal und die Ausweglosigkeit der Situation zu einer Quelle suizidaler Gedanken und Handlungen werden können. Die mit einer schweren Krankheit einhergehenden Unumgänglichkeiten können für Betroffene zu Unveränderbarkeiten und Ungestaltbarkeiten des eigenen Lebens werden, denen sie ohnmächtig ausgeliefert zu sein scheinen und durch den Tod zu entgehen suchen.

Die psychoanalytischen Erkenntnisse von Ringel (1989), der in den 1950er-Jahren das »präsuizidale Syndrom« auf der Basis von Selbstauskünften von Menschen nach einem Suizidversuch als analytisches Instrumentarium entwickelte, münden in eine Trias aus affektiver Einengung des Denkens (als Reduktion der eigenen Entwicklungs- und Wahlmöglichkeiten, begleitet von Angst, Verzweiflung, Hoffnungslosigkeit, Entwertung von Beziehungen, Isolation), Aggressionsumkehr (als gehemmte und gegen die eigene Person gerichtete Aggression, Selbstbestrafung) und Suizidphantasien (als Gedankenflucht). Besonders die von Ringel beschriebene Dimension der Einengung als eine zunehmende Einschränkung der inneren und äußeren Entfaltungsmöglichkeiten bei gleichzeitiger Reduktion des objektiven Werterlebens bei Patientinnen und Patienten sollte im Zusammenhang mit der (Brust-)Krebsdiagnose intensiver untersucht werden. Dabei müsste die Reaktion der Gesellschaft und des sozialen Umfelds der Erkrankten auf die neue Situation einbezogen werden, da Krankheit zu sozialer Isolation und zur Veränderung der gesamten Person führen kann. Suizidalität lässt sich dabei als eine besondere Form der intensiven Auseinandersetzung mit dem Leben und dem Sterben begreifen, resultierend aus der Ohnmacht gegenüber der Krankheit sowie der Idee, wieder Autonomie in Bezug auf das eigene Leben zu erlangen. Suizid ist jedoch meist kein Ausdruck von Selbstbestimmung, sondern von Einengung durch eine subjektiv erlebte biographische, körperliche und seelische Not. Man will in dieser Weise nicht mehr weiterleben.

Auch die Deutungen von suizidaler Psychodynamik vor dem Hintergrund der Narzissmustheorie von Henseler (2000) sind für die Zusammenhänge von Krankheit und Suizidalität ergiebig und sollten weitere Forschungen anregen. Henseler (2000, S. 69) deutet suizidale Handlungen als narzisstische Krise, als Beeinträchtigung des narzisstischen Gleichgewichts, wodurch die »Bedeutung des Selbstwertgefühls und seiner gelungenen oder misslungenen Regulation für das Verständnis der Suizidalität in den Vordergrund« tritt. In fünf Thesen fasst Henseler (2000, S. 84f.) die Besonderheiten der zu Suizid neigenden Persönlichkeit zusammen, woraus hervorgeht, dass der Suizident eine im Selbstwertgefühl stark verunsicherte Persönlichkeit ist, in deren subjektivem Erleben ein Zustand von Bedrohung, Hilflosigkeit, Verunsicherung und Ohnmacht vorherrscht. Die Verletzung des Selbstwertgefühls und die tiefe Verunsicherung (als Ausdruck einer narzisstischen Störung) führen zu Phantasien von einem harmonischen Primärzustand und vom Tod als Erlösung, Ruhe und Geborgenheit. Die Thesen erheben keinen Anspruch auf Vollständigkeit, und auch eine Kopplung mit anderen Determinanten wird nicht ausgeschlossen. Suizidhandlungen lassen sich mit Henseler jedoch im Kontext von lebensbedrohlichen Erkrankungen als Konfliktlösung deuten, wobei der Konflikt in der Hilflosigkeit, Machtlosigkeit und dem Ausgeliefertsein gegenüber der Krankheit begründet liegt. Es geht darum, der Gefahr aktiv zu entkommen. In der Statuspassage Brustkrebs scheinen suizidale Gedanken dadurch zu entstehen, dass die Betroffenen der erlebten Passivität eine aktive Komponente (Autonomie, Macht über den eigenen Tod) gegenüberstellen. Die Dramatik dieser psychosozialen Situation wird deutlich, denn die scheinbar einzige Form der Selbstbestimmung mündet in die Idee der Selbsttötung. Bei Jo Roman haben diese Gedanken eine entlastende und beruhigende Wirkung, die Henseler (2000, S. 91) mit den Worten »ein Mittel, das es ermöglicht, dem ohnmächtigen Verlassen- und Ausgeliefertsein mit Sicherheit zu entgehen und es in einen harmonischen Zustand aufzuheben« beschreibt. Die Beispiele zeigen einige der möglichen Zusammenhänge zwischen Krankheit und Suizidalität auf, wobei man nicht von kausalen Zusammenhängen ausgehen sollte:

» Körperliche Erkrankung und Suizidalität können sich gegenseitig bewirken und auslösen, aber auch zufällig gleichzeitig auftreten. (Wolfersdorf et al. 1991, S. 10) «

So war bei Jo Roman der Plan eines Suizids bereits vor der Brustkrebsdiagnose vorhanden, sodass die Krankheit hier lediglich den Suizidzeitpunkt veränderte.

25.4 Statuspassage Brustkrebs: Bilanz und offene Fragen

Im Gegensatz zu anderen Statuspassagen ist der Übergang in den Status einer Erkrankten eine, die kaum gesellschaftlich gerahmt und begleitet wird. Die Betroffenen fühlen sich oftmals alleingelassen und einem Medizinsystem ausgeliefert, das seinen eigenen Regeln folgt und wenig Rücksicht auf persönliche Empfindungen (wie Scham, Angst, Frustration) oder Fluchtphantasien (von der Verweigerung bis hin zum Suizid) nimmt. Empathie und Beistand erweisen sich in den Dokumenten als Leerstellen, wären aber gerade in diesen Phasen bedeutsam, um die Patientinnen nicht mit ihren Fragen, Unsicherheiten, Ängsten, Phantasien und Sorgen alleinzulassen. Dabei kommt dem medizinischen Personal als Ratgeber in der Statuspassage von der Gesunden zur Kranken eine zentrale Bedeutung zu, denn gerade dieser Übergang ist im sozialen Umfeld aus verschiedenen Gründen (z.B. emotionale Verstrickung, Unkenntnis) nur sehr schwer zu begleiten.

Anhand der Fallbeispiele wurde nachgezeichnet, dass neben dem Diagnoseprozess, der meist mit einer traumatischen Krise einhergeht und somit gerade von suizidalen (Kurzschluss-)Handlungen begleitet sein kann, Suizidalität als Folge der Auseinandersetzung mit dem Leben und Sterben in der gesamten »Statuspassage Brustkrebs« eine Rolle spielen kann. Aus einer aktuellen Studie in den USA (vgl. Misono et al. 2009) geht hervor, dass Patientinnen und Patienten nach dem Überwinden einer Krebserkrankung oft Jahre später noch suizidale Gedanken haben, wodurch der Zusammenhang von körperlichen und psychischen Faktoren in den Fokus der Forschung rückt. In den ersten fünf Jahren nach der Diagnosestellung ist das Suizidrisiko am höchsten und nimmt danach nur langsam ab. So ist auch 15 Jahre nach der Diagnosestellung ein erhöhtes Suizidrisiko nachzuweisen (vgl. ebd.). Diese Erkenntnisse sollten gerade in den unterschiedlichen Stadien der Behandlung und in der Nachsorge Berücksichtigung finden, in der meist lediglich die körperlichen Aspekte der Erkrankung im Zentrum stehen. In den Erfahrungsberichten spiegeln sich die Krisenmomente der Statuspassage Brustkrebs mit all den offenen Fragen, den Unsicherheiten, Ängsten, der Auseinandersetzung mit dem Leben, der eigenen Sterblichkeit sowie den möglichen Formen des Sterbens, aus denen oftmals Neubetrachtungen resultieren. Krisenhafte Ereignisse können auch Chancen bergen, sie können zu Neuorientierungen und Neubewertungen von Situationen sowie zu Reifung und Wachstum führen. Das Leben scheint eine neue Qualität zu bekommen. Über die Auseinandersetzung mit dem Sinn des eigenen Lebens können sich Sinndimensionen entfalten, die den Betroffenen zuvor fremd oder unbekannt waren und die oftmals als »Reise zu sich selbst« beschrieben werden:

» Indem wir zu unserer uns umfangenden Sterblichkeit ein Verhältnis gewinnen, gewinnen wir zugleich Freiheit in der Unausweichlichkeit: Freiheit der Annahme des Todes und der Gestaltung des Lebens und des Endes. (Gahl 2010, S. 114f.) «

Krisen bergen Gefahren, aber sie besitzen auch ein produktives Potenzial. Krisen durchziehen das menschliche Leben, begleiten Wandel und Veränderung, führen zur Überforderung, produzieren Konflikte und mobilisieren Ressourcen. Seltrecht (2006) hat in ihrer biographieanalytischen Studie zu den Lernprozessen von Frauen mit Brustkrebs die Krankheit als »Lehrmeister« bezeichnet. Dabei arbeitet sie die teilweise sehr große biographische Bedeutung der Diagnosemitteilung und der Klärung der medizinischen Heilungschancen und Therapiemöglichkeiten im Arzt-Patientin-Gespräch heraus. Im Zusammenhang mit der Krisenbewältigung kommt es bei den betroffenen Frauen zu Prozessen des Neulernens, Verlernens, Umlernens und Nichtlernens. Es wird deutlich, dass eine schwerwiegende Erkrankung zum Auslöser für biographische Fragen und Entwicklungen wird. Dabei geraten neben der eigenen Lebensgeschichte auch die Ressourcen und Gefährdungen in den Fokus, denn sie entfalten Wirkungen bei der notwendigen Neuorientierung.

Die Begleitung von Krisen erweist sich im Prozess der Bearbeitung der Erkrankung also als zentral und sollte im medizinischen Behandlungsplan berücksichtigt werden. Nach der Diagnose befinden sich Patientinnen und Patienten zunächst in der Schockphase und anschließend in der Reaktionsphase und benötigen hier in erster Linie Hilfen, um die eigenen Handlungs- und Entscheidungsfähigkeiten zurückzugewinnen, Verstehbarkeit, Handhabbarkeit und Sinnhaftigkeit müssen im Zentrum der Bearbeitung stehen. Dabei spielt die Ausgrenzung von Krankheit aus dem Alltagsleben eine große und problematische Rolle. Es gibt Berührungsängste, die nicht nur mit einer vermeintlichen Ansteckungsgefahr gekoppelt sind, sondern auch auf der Verdrängung von Krankheit basieren und bis zur sozialen Ausgrenzung von Kranken reichen, die man lieber dem Krankenhaus übergibt, auch aus Angst vor dem Unbekannten und Bedrohlichen, das man nicht zu nah an sich herankommen lassen möchte, weil man sich ihm nicht gewachsen fühlt. Da Krankheit in unserer Gesellschaft nicht als Teil des Lebens, sondern eher als »Störfall« betrachtet wird, der so rasch wie möglich beseitigt werden sollte, wird auch mit den Kranken selbst oftmals in einer entsprechend problematischen Weise umgegangen.

Die existenzielle Frage, welchen Wert das Leben angesichts einer lebensbedrohlichen Krankheit (noch) hat, stellt sich auch den Erkrankten mehr oder weniger drängend, und so haben einige Betroffene Dokumente (Interviews, Tagebuchaufzeichnungen, Briefe oder Bücher) hinterlassen, um andere an diesen Fragen und Perspektiven auf das Leben als Kranke sowie an ihren Gedanken und Sorgen rund um das Sterben teilhaben zu lassen. Ein ganzes Spektrum an Gefühlen, das von Wut, Angst, Verzweiflung bis zu Hoffnung und Mut reicht, wird hier in Worte zu fassen versucht. Man kann bei autobiographischen Dokumenten oder biographischen Fallstudien stets die Frage stellen, wie repräsentativ das Gesagte für eine Personengruppe ist. Die Auseinandersetzung mit diesen Dokumenten ist jedoch als Zugang zu dem Problemfeld sehr gut geeignet, da die Perspektiven der Betroffenen in den Fokus rücken und Einblicke in die biographische und emotionale Verarbeitung einer Lebenssituation gewähren, die Außenstehenden ansonsten verschlossen bleibt. Es entstehen neue Forschungsfragen, denen man auch mit anderen Instrumenten (beispielsweise quantitativen Erhebungen) nachgehen kann.

Die Selbst- und Weltansichten von Betroffenen vermitteln neue Einsichten in die verschiedenen Formen der Bearbeitung dieser Erkrankung und des Erlebens einer biographischen Krise. Diese Einsichten sind nicht nur für die Gesundheitsbildung oder Gesundheitspädagogik bedeutsam, sondern auch für die erziehungswissenschaftliche Biographieforschung, die Lern- und Bildungsprozesse von Menschen begleitet, analysiert und deutet, um zu einem tieferen Verstehen derjenigen Dimensionen zu gelangen, die das Denken, Handeln und Erleben von Menschen beeinflussen. So ist gerade bei der Diagnose »Brustkrebs« anzunehmen, dass die jeweiligen Reaktions- und Verarbeitungsmuster der Betroffenen ebenso variieren wie deren Alter, Bildung, Ressourcen, biographische und soziale Lage. Dennoch lässt sich die These vertreten, dass die Konfrontation mit einer Krebsdiagnose bei den meisten Menschen eine existenzielle Auseinandersetzung mit dem Leben und Sterben auslöst. Je mehr das eigene Leben zu entgleiten droht, umso wahrscheinlicher wird auch eine gedankliche Auseinandersetzung mit dem Suizid. In diesem Fall entsteht die paradoxe Situation, dass man sein Leben wieder in die Hand zu bekommen sucht, indem man die Möglichkeit in Betracht zieht, »Hand an sich zu legen«, wie es Jean Améry (1976) nannte, um dem Leiden und dem Gefühl, der Krankheit ausgeliefert zu sein, durch eigenes Handeln entgegenzutreten. Diesem Zusammenhang und der problematischen Reaktionsphase nach der Diagnose sollten sich weitere Forschungen intensiver widmen, um Konzepte für eine umfassendere Begleitung der Betroffenen entwickeln zu können.

Literatur

Ajdacic-Gross V (2007) Fakten über Suizid. Begriffe, Zahlen, Theorien. Ph akzente 3. http://www.phzh.ch/Documents/phzh.ch/Ueber_uns/PH-Akzente/3-2007/vaj_phakzente07-3.pdf. Zugegriffen: 28. Juli 2011

Améry J (1976) Hand an sich legen. Diskurs über den Freitod. Klett-Cotta, Stuttgart

Bandura A (Hrsg) (1976) Lernen am Modell. Klett, Stuttgart

Bronisch T (1995) Der Suizid. Ursachen, Warnsignale, Prävention. Beck, München

Bründel H (2004) Jugendsuizidalität und Salutogenese. Hilfe und Unterstützung für suizidgefährdete Jugendliche. Kohlhammer, Stuttgart

Corbin J, Strauss AL (1993) Weiterleben lernen. Chronisch Kranke in der Familie. Piper, München

Cullberg J (1978) Krisen und Krisentherapie. Psychiatrische Praxis 5:25–34

Durkheim E (1997) Der Selbstmord. Suhrkamp, Frankfurt am Main

Elias N (1982) Über die Einsamkeit des Sterbenden in unseren Tagen. Suhrkamp, Frankfurt am Main

Fesenfeld A (2006) Brustverlust. Zum Leib-Erleben von Frauen mit einer Brustamputation. Tectum, Marburg

Friebertshäuser B, Richter S (2010) »Passagen« im Leben eines Menschen. Übergänge und Rituale im Kontext von Schule. Schulverwaltung spezial 4:4–6

Gahl K (2010) Nachdenken über Wahrheit im ärztlichen Alltag. In: Deter H-C (Hrsg) Die Arzt-Patient-Beziehung in der modernen Medizin. Vandenhoeck & Ruprecht, Göttingen, S 103–116

Gennep A van (1986) Übergangsriten. Campus, Frankfurt am Main

Gibbs R (2009) Für Dich will ich leben. Eine junge Mutter kämpft gegen den Brustkrebs. Weltbild, Augsburg

Henseler H (2000) Narzisstische Krisen. Zur Psychodynamik des Selbstmordes, 4. Aufl. Westdeutscher Verlag, Wiesbaden

Holmberg C (2005) Diagnose Brustkrebs. Eine ethnographische Studie über Krankheit und Krankheitserleben. Campus, Frankfurt am Main

Kirschning S (2001) Brustkrebs. Der Diagnoseprozess und die laute Sprachlosigkeit der Medien. Eine soziologische Untersuchung. Leske & Budrich, Opladen

Lochmann W (1985) Suicidale Handlung und körperliche Erkrankung. Dissertation, Universität Frankfurt am Main

Lorde A (2000) Auf Leben und Tod. Krebstagebuch. Fischer, Frankfurt am Main

Misono S, Weiss NS, Fann JR, Redman M, Yueh B (2009) Suizidhäufigkeit bei Krebspatienten. Journal of Clinical Oncology 2(1):216–223

Posch W (2002) Statussymbol Körper. Der Kult um die Schönheit. In: Becker, Gerold et al. (Hrsg) Körper. Jahrbuch der Zeitschrift Schüler. Friedrich, Seelze, S 20–21

Pöldinger W (1968) Die Abschätzung der Suizidalität. Eine medizinisch-psychologische und medizinisch-soziologische Studie. Huber, Bern

Riderer S (2010) In Dir geborgen. Mein Krebs-Tagebuch. Francke, Marburg an der Lahn

Ringel E (1989) Selbstmord. Appell an die anderen. Kaiser, München

Roman J (1993) Freiwillig aus dem Leben. Ein Dokument. Droemer Knaur, München

Schmidtke A, Schaller S (1991) Modelle der Kovariation und mögliche Kausalbeziehungen zwischen somatischen Erkrankungen und suizidalem Verhalten und methodische Probleme ihrer empirischen Evaluation. In: Wedler H, Möller HJ (Hrsg) Körperliche Krankheit und Suizid. Roderer, Regensburg, S 43–85

Seltrecht A (2006) Lehrmeister Krankheit? Eine biographieanalytische Studie über Lernprozesse von Frauen mit Brustkrebs. Budrich, Opladen

Sonneck G (Hrsg) (2000) Krisenintervention und Suizidverhütung. Facultas, Wien

Sorgo E (2003) Die Brüste der Frauen. Ein Symbol des Lebens oder des Todes? Brustkrebs als Ausdruck der »Kränkung« von Frauen im Patriachat. Lang, Frankfurt am Main

Turner V (1989) Das Ritual. Struktur und Anti-Struktur. Campus, Frankfurt am Main

Wander M (2009) Leben wär' eine prima Alternative. Suhrkamp, Frankfurt am Main

Wedler H, Möller H J (Hrsg) (1991): Körperliche Krankheit und Suizid. Roderer, Regensburg

Wolfersdorf M, Zeschick L, Fröscher W (1991) Körperliche Krankheit und Suizid – Literaturübersicht und kritische Anmerkungen. In: Wedler H, Möller HJ (Hrsg) Körperliche Krankheit und Suizid. Roderer, Regensburg, S 9–42

Wunderlich U (2004) Suizidales Verhalten im Jugendalter. Theorien, Erklärungsmodelle und Risikofaktoren. Hogrefe, Göttingen

Ziegler W, Hegerl U (2002) Der Werther-Effekt. Bedeutung, Mechanismen, Konsequenzen. Der Nervenarzt 73(1): 41–49

Lernen im Angesicht des Todes?

Astrid Seltrecht

Möchten Sie lieber mit Bewußtsein sterben oder überrascht werden von einem fallenden Ziegel, von einem Herzschlag, von einer Explosion usw.? Wissen Sie, wo Sie begraben sein möchten?

Max Frisch, Fragebogen XI, *18, 19*

In den Erziehungswissenschaften ist die Erforschung des lebenslangen Lernens ein zentrales Thema. Mit den Mitteln der Biographieforschung – z.B. mit dem autobiographisch-narrativen Interview und dem narrationsstrukturellen Verfahren – werden Lernprozesse über die Lebensspanne analysiert. Der folgende Beitrag zeigt zunächst auf, dass die Biographieforschung an ihre Grenzen stößt, versucht man mit ihr das Lernen tatsächlich zwischen den Grenzmarkierungen Geburt und Tod zu untersuchen. Unter Hinzuziehung der Lebensgeschichte eines an Brustkrebs erkrankten Mannes kann dennoch veranschaulicht werden, dass bis an das Lebensende gelernt werden kann.

26.1 Anfang und Ende des Lebens aus interdisziplinärer Sicht

Vom Standpunkt des Common Sense gesehen, wird das Leben von den Grenzmarkierungen Geburt und Tod gerahmt. Bei genauerer Betrachtung ist aber gar nicht so leicht auszumachen, wo das Leben beginnt und wo es endet. Die Biologie geht davon aus, dass neues Leben mit der Befruchtung einer Eizelle entsteht. Auch die deutsche Rechtsetzung sieht in den ersten Stunden nach der Befruchtung den Beginn des Lebens, was sich im Embryonenschutzgesetz manifestiert. Gleichzeitig regelt der Gesetzgeber aber auch im Schwangerschaftskonfliktgesetz den Schwangerschaftsabbruch bis zur zwölften Schwangerschaftswoche, der unter besonderen Umständen wie Krankheit oder genetischen Defekten sogar bis kurz vor der Geburt möglich ist. Die katholische Kirche lehnt hingegen die Abtreibung des ungeborenen Lebens durchgängig ab. In einigen Religionen ist die Geburt nur die Fortsetzung eines früheren, quasi bereits gelebten Lebens, sodass der Beginn des *einen* Lebens noch schwieriger auszumachen ist.

Auch für das Ende des Lebens lassen sich verschiedene historische und aktuelle Auslegungen finden (Ariès 2009; Assmann 2000; Ohler 2006; von Barloewen 2000; Beck 1995). Todesmerkmal war über Jahrtausende hinweg ein kalter und steifer Körper (Hoff u. in der Schmitten 1995, S. 154). Obwohl bei diesen Merkmalen eine Person nach alltagsweltlichen Maßstäben als tot galt, war ihre Rechtspersönlichkeit in den vergangenen Jahrhunderten mit dem Tod nicht erloschen: So ist bei Fuchs (1973) nachzulesen, dass im Mittelalter Leichen vor Gericht als Kläger und Beklagte »in Erscheinung traten«, eine Leiche also durchaus noch Prozesspartei war. Und noch im Jahr 1690 soll ein bereits Hingerichteter erneut vor Gericht gestellt worden sein, weil er bei seiner Hinrichtung Gott gelästert habe (vgl. Fuchs 1973, S. 44). Heute erlischt mit dem biologischen Tod die Rechtspersönlichkeit. Dennoch ist die Feststellung des Todes mit der medizinischen Möglichkeit der Herzmassage und der künstlichen Beatmung erst kompliziert geworden: Denn nun werden auch Patienten vor Abbruch der lebensverlängernden Maßnahmen teilweise für tot erklärt, wenn nämlich ein Hirntod diagnostiziert wird – zu einem Zeitpunkt, an dem noch Blut durch den Körper fließt und das Herz schlägt.

Diese kurzen Einlassungen verdeutlichen, dass die Frage nach dem Ende des Lebens je nach fachspezifischer Perspektive unterschiedlich beantwortet wird: Aus erziehungswissenschaftlicher Sicht lässt sich z.B. die Frage stellen, wann das Ende des Lernens im Lebensablauf erreicht ist bzw. ob das Ende des Lernens mit dem Ende des Lebens zusammenfällt.

26.2 Lernprozesse am Ende des Lebens

In der Erziehungswissenschaft, und mehr noch in der Erwachsenenbildung, ist in den letzten Jahrzehnten – ausgehend von einer breit angelegten bildungspolitischen Debatte – das lebenslange Lernen zum Thema gemacht worden. Noch immer gibt es jedoch eine Vielzahl an Fragen, wie das eigensinnige, innerpsychische und/oder intersubjektive Lernen »funktioniert«. Und mit der in den letzten Jahren laut gewordenen bildungspolitischen Forderung, dass *alle* Lebensphasen in das lebenslange Lernen – von der Frühförderung bis zur Altenbildung – einbezogen werden sollen, müssen sich

Erziehungswissenschaftler in ihrer Forschungstätigkeit und Pädagogen in ihrem jeweiligen Handlungsfeld kritisch auseinandersetzen.

Für das Lernen Älterer und Hochaltriger finden sich im historischen Rückblick immer wieder implizite und explizite Hinweise bezüglich einer »Schule des Greisenalters« bis hin zu einer »Schule des Todes« (Comenius 2001, S. 296f.) bzw. einer »Anleitung des Sterbens« (Fromm 1996, S. 127). Die pädagogische Forderung, sich mit dem Tod auseinanderzusetzen, ist nicht neu. Bereits Seneca (1–65 n. Chr.) betont das Sterbenlernen im Leben: »zu leben aber muss man das ganze Leben lernen und […] man muss das ganze Leben lang lernen zu sterben« (zit. nach Zirfas 2008, S. 312). Hervorzuheben ist auch Comenius (1592–1670), der in seiner »Schule des Greisenalters« konstatiert, dass es nicht darauf ankomme, zu sterben, sondern darauf, *gut* zu sterben:

» Mit dem bloßen Sterbenlernen ist es nicht getan, wir müssen lernen, gut zu sterben. Alle sündhaften Gedanken müssen noch vor dem leiblichen Tod erstickt werden, und noch im Leibe soll man ein Leben beginnen, wie es uns außerhalb unseres Leibes erwartet. Lebe also wahrhaft und rein ein geistiges Leben, frei von deinem Leibe! Nicht nur der Welt und den anderen, auch dir selbst sollst du absterben. Weile in deinem Geiste mehr im Himmel als auf Erden! Verkehre mit Gott, den Engeln und den Seligen des Himmels als mit den sterblichen Menschen! (Comenius 2001, S. 294) «

Im Gegensatz zum religiös geprägten Sterbenlernen bei Comenius hat Fromm (1900–1980) als Sozialpsychologe und Psychoanalytiker zwischen zwei Existenzweisen des Menschen differenziert, die auch in der Konfrontation mit Sterben und Tod von Bedeutung sind: Eine Orientierung am *Haben* bedeutet, sich selbst, den Sinn seines Lebens und die eigene Lebenspraxis von dem her zu bestimmen, was man hat oder haben kann oder haben möchte. Es geht hierbei um Dinge oder auch Personen, die quasi gesammelt und vereinnahmt werden können. Haben oder Nichthaben bestimmen so den Lebenssinn und die eigene Identität. Hingegen bedeutet eine Orientierung am *Sein*, dass man sich an den psychischen Fähigkeiten zum Selbststand, an den eigenen Fähigkeiten zur Liebe, zur Vernunft und zu produktivem Tätigsein orientiert. In der Konfrontation mit dem Lebensende ist die Orientierung am Haben oder am Sein entscheidend für den Umgang mit der Angst, das Leben zu verlieren. Bei einer Orientierung am Haben geht es um den Verlust des Besitzes:

» Man hat dann nicht vor dem Sterben Angst, sondern davor, *zu verlieren, was man hat:* seinen Körper, sein Ego, seine Besitztümer und seine Identität, die Angst, in den Abgrund der Nichtidentität zu blicken, »verloren« zu sein. In dem Maße, in dem wir in der Existenzweise des Habens leben, müssen wir das Sterben fürchten, und keine rationale Erklärung wird uns von dieser Angst befreien. Aber sie kann selbst noch in der Stunde des Todes gemildert werden – durch Bekräftigung der Liebe zum Leben, durch Erwiderung der Liebe anderer, die unsere eigene Liebe entfachen kann. Aber die Bekämpfung der Angst vor dem Sterben sollte nicht als Vorbereitung auf den Tod beginnen, sondern ein Teil des ständigen Bemühens sein, *das Haben zu verringern und im Sein zu wachsen*. (Fromm 1996, S. 126) «

In pädagogischen Handlungsfeldern ist die Konfrontation mit Sterben und Tod jedoch faktisch fast ausgeschlossen: Eine Begleitung beim Sterbenlernen ist professionell-pädagogisch im Selbstverständnis der Berufsgruppe nicht vorgesehen. Professionell tätige Pädagogen sind nur eingeschränkt für das Alter zuständig, obwohl eine Auseinandersetzung mit Sterben und Tod im höheren Lebensalter auch eine biographische Lernaufgabe ist (zum Sterbenlernen vgl. Göhlich u. Zirfas 2007; Zirfas 2008):

» Bis heute koexistieren zwei institutionalisierte Alterskulturen, die sich weitgehend getrennt voneinander entwickelt haben: Für das »autonome Alter« ist die Altersbildung zuständig, die mit einem pädagogischen Bildungskonzept aufwartet, für das »abhängige Alter« die Sozialpädagogik und Altenarbeit, die mit einem Betreuungskonzept arbeitet […]. Ist der Ältere stark eingeschränkt in seiner Autonomie und durchgehend von fremder Hilfe abhängig, ist auch die sozialpädagogische

▼

Betreuung unzuständig und gerät der Ältere in die Behandlungsschleife der Prävention und Rehabilitation des Medizinsystems, das für die Hochaltrigen quasi allein verantwortlich ist. (Kade 2007, S. 141) «

Wenn also professionell tätige Pädagogen weder einen Zugang zu medizinisch zu versorgenden Hochaltrigen noch zu palliativmedizinisch zu versorgenden jüngeren Personen haben, stellt sich die Frage, welche erziehungswissenschaftlichen Erkenntnisse bislang zum Lernen unmittelbar vor dem Tod vorliegen bzw. wo die Grenzmarkierung des lebenslangen Lernens überhaupt verläuft.

Wichtige Erkenntnisse liefert die Studie von Glaser u. Strauss (1995) über die Betreuung von Sterbenden. Die besondere Leistung dieser Studie besteht in der differenzierten Analyse von »geschlossenen« und »offenen Bewusstheitskontexten«: Geschlossene Bewusstheitskontexte zeichnen sich dadurch aus, dass Ärzte, Pflegepersonal, mitunter auch Familienangehörige um die Unheilbarkeit der Erkrankung eines Patienten bzw. Familienangehörigen wissen, während der eigentlich Betroffene nicht weiß, dass er an dieser Krankheit sterben wird. Wenn hingegen sowohl die behandelnden und pflegenden Personen als auch der betroffene Patient weiß, dass sein Tod bevorsteht, handelt es sich um einen Kontext offener Bewusstheit (vgl. Glaser u. Strauss 1995, S. 66). Die Autoren haben bei ihrer Untersuchung ungeschriebene Regeln – aus der Perspektive der im Medizinsystem tätigen Personen – festmachen können, wie sich ein Patient, der um seinen bevorstehenden Tod weiß, zu verhalten hat:

» [...] der Patient sollte weitgehend seine Fassade und Ausgeglichenheit bewahren. Ganz am Ende sollte er mit Würde den Tod erwarten. Er sollte sich nicht vorzeitig von der Welt abwenden und den Lebenden den Rücken kehren; er sollte sich vielmehr bemühen, ein »gutes« Mitglied seiner Familie zu bleiben und »nett« zu Mitpatienten zu sein. Solange es ihm möglich ist, sollte er an dem sozialen Leben auf der Station teilnehmen. Er sollte dem Stab seine Tätigkeit durch Kooperation erleichtern und alles vermeiden, was einzelne in Verlegenheit bringen könnte. Ein Patient, der sich weitgehend an diese Normen hält, wird respektiert. Er beweist einen »angemessenen Sterbestil« oder [...] einen »angemessenen Lebensstil während des Sterbens« (Glaser u. Strauss 1995, S. 72). «

Ob und wie unheilbar kranke Personen und Sterbende diese pädagogisch anmutenden Forderungen des medizinischen Personals aber lernend umsetzen, bleibt in der Untersuchung von Glaser und Strauss offen, denn ihre Forschungsperspektive ist hauptsächlich auf die Interaktion zwischen dem Krankenhauspersonal und dem Kranken und nicht auf den Patienten selbst gerichtet (vgl. Glaser u. Strauss 1995, S. 7). Es gibt einige (wenige) Untersuchungen, die Lernprozesse von Sterbenden zum Gegenstand haben; für diese Untersuchungen wurden die professionellen Begleiter im Sterbeprozess nach ihren Erfahrungen befragt (Kübler-Ross 1999; Hauke 2006; Begemann 2006). Hingegen haben qualitative Forschungsarbeiten, die gezielt Lernprozesse bei Älteren oder Hochaltrigen untersuchen, indem sie *die Personen selbst* befragen, nicht das Lebensende im Blick: So untersucht beispielsweise Wagner (2004) Lernprozesse am Übergang von der Berufstätigkeit in den Ruhestand, und Himmelsbach (2009) analysiert den Umgang mit eingeschränkter Handlungsfähigkeit aufgrund von Sehbehinderung im Alter. In diesen Untersuchungen geht es immer um ein Lernen im Kontext veränderter *Lebens*bedingungen. Weder in qualitativen Untersuchungen über Ältere und Hochaltrige noch in qualitativen Untersuchungen über lebensbedrohlich erkrankte Personen (z.B. Seltrecht 2006) geht es um Lernprozesse im Angesicht des Todes oder gar um das Sterbenlernen selbst. Unter dem Fokus des Lernens wurden Sterben und Tod bislang kaum untersucht. Damit können wir keine Aussagen darüber treffen, wo das lebenslange Lernen endet, obgleich es eine Reihe von Selbstzeugnissen, z.B. Autobiographien (Milow 1993), Tagebücher und Briefe (Wander 1980) oder E-Mail-Korrespondenz (Picardie 2000) gibt, die bislang ungenutztes Potenzial zur Erforschung der genannten Fragestellung bieten.

Anders als in der qualitativen Sozialforschung gibt es in der quantitativen Forschung Befunde im Kontext des »terminal decline«. Mit diesem Begriff wird das Durchlaufen einer Phase beschleunigter

Leistungseinbuße hinsichtlich der Lern-, Denk- und Problemlösefähigkeit in den letzten Lebensjahren bezeichnet (vgl. Kruse 2007, S. 39). Je nach Forschungsdesign zeigen die Studien mehr oder weniger starke kognitive Leistungseinbußen im letzten Lebensjahr auf. Kruse konstatiert nach der Aufarbeitung quantitativer Forschungsbefunde:

» Für das letzte Lebensjahr muss weiterhin eine gewisse Einbuße in der kognitiven Leistungsfähigkeit als charakteristisch gelten. Auch wenn ausdrücklich auf ein hohes Maß an Variabilität in der Entwicklung der kognitiven Leistungsfähigkeit auch im sehr hohen Alter hingewiesen werden muss, belegen empirische Studien einen deutlichen Rückgang in zahlreichen Maßen der kognitiven Leistungsfähigkeit, der bereits mehrere Jahre vor dem Eintritt des Todes beginnt. (Kruse 2007, S. 45) «

26.3 Untersuchung von Lernprozessen am Lebensende: Ein unlösbares methodisches Problem?

Wie aber lassen sich nun die Lernprozesse am Lebensende empirisch untersuchen? Forschungsethisch und auch forschungspraktisch werden hier zunächst einige Fragen aufgeworfen: So ist es forschungsethisch nicht vertretbar, eine im Sterben liegende Person nach Lernprozessen zu befragen, denn es wäre möglich, dass erst die Reflexion im Kontext des Interviews aufdeckt, was im Leben bereut, nicht erledigt oder nicht gelernt wurde. Eine Bearbeitung dieses Reflexionsergebnisses wäre zu diesem späten Lebenszeitpunkt kaum noch möglich. Zudem kann kein todesnaher Erhebungszeitraum benannt werden, denn mit dem Tod lässt sich in der Realität – anders als beispielweise in der Literatur – keine Verabredung treffen.

Wenn es um die Erforschung des lebenslangen Lernens geht, tritt zwingend die Biographieforschung auf den Plan: Die biographieanalytischen Methoden der Datenerhebung und -auswertung sind für die Untersuchung von Prozessen des Lernens über die Lebensspanne die Methoden der Wahl. Kann die Biographieforschung aber auch bei der Untersuchung von Lernprozessen am Lebensende weiterhelfen? Zur Beantwortung dieser Frage muss zunächst auf die Besonderheiten einer Biographie und ihr Zustandekommen eingegangen werden: Eine Autobiographie ist eine »*[r]ückblickende* Prosaerzählung einer tatsächlichen Person über ihre eigene Existenz, wenn sie den Nachdruck auf ihr persönliches Leben und insbesondere auf die Geschichte ihrer Persönlichkeit legt« (Lejeune 1994, S. 14). Nach dieser Definition wird also in einer Autobiographie zumeist die Vergangenheit dargestellt, teilweise wird auch die Gegenwart angesprochen; die Zukunft taucht hingegen in dieser Definition nicht auf.

Schütze (1987) hat mit dem autobiographisch-narrativen Interview eine Methode entwickelt, die Lebensgeschichte einer Person gezielt zu erheben. Dieses Verfahren unterscheidet sich von dem vorbereiteten und Zeit zum Überdenken lassenden Schreiben einer Autobiographie. Anhand der aus dem Stegreif erzählten Lebensgeschichte gelingt es zum einen, faktisch abgelaufene Ereignisse nachzuzeichnen, und zum anderen, Haltungen der Biographieträger zu den einzelnen Lebensereignissen aufzudecken. Und schließlich werden auch kollektiv-historische Gegebenheiten, die in jeder Biographie ihren Niederschlag finden, transparent. Aber auch hier geht es um den Blick zurück auf die Ereignisse des eigenen Lebens und auf kollektive Erfahrungen.

Wo bei diesem Blick zurück mit der Erzählung angefangen wird, obliegt dem Biographieträger. Oftmals wird mit der Geburt begonnen, in Ausnahmefällen auch davor, wenn z.B. das Kennenlernen der Eltern dargestellt wird. Die frühen Ereignisse von der Geburt bis zu den ersten Kindheitsjahren sind immer aus zweiter Hand vermittelt worden, an sie kann sich der Erzähler selbst nicht erinnern. Wie sieht es aber am Ende einer aus dem Stegreif erzählten Lebensgeschichte aus? Es gibt am Ende einer solchen Lebensgeschichte beispielsweise die Bilanzierung »Es war / war kein leichtes Leben« (Fall Karl Berger, Schütze 1991, S. 226). Und gemeint ist *das Leben bis hierher*. Oder es gibt die Coda »… ich möchte ma' behaupten, also […] das wär's dann so insgesamt, ne.« (Fall Willi Kunze, Nittel 1992, S. 213) Natürlich war es das nicht mit dem Leben von Willi Kunze, sondern nur mit dem in der Lebensgeschichte thematisierten und bis zum Interviewzeitpunkt abgelaufenen Leben.

In einigen aus dem Stegreif erzählten Lebensgeschichten gibt es auch auf die Zukunft gerichtete Äußerungen, wie »mal 'nen Urlaub machen« (Fall Ilona Schwennecke, Seltrecht 2006, S. 120) oder »Ja, also Sie können sicher sein, ich bin sehr zufrieden mit meinem jetzigen Leben. [...] Ja, ich, und ich wünsche mir, dass es noch so weitergeht« (Fall Irene Inn, Seltrecht 2006, S. 142). Diese Ausblicke berühren jedoch kaum das Lebensende. Zu den *aufgeschichteten Erfahrungen,* die narrativ dargestellt werden, können das Ereignis des Sterbens und der eigene Tod nie zählen; auf beide kann der Biographieträger nicht zurückschauen. Beide Ereignisse liegen – und das trifft auf alle Menschen gleichermaßen zu – immer erst in der Zukunft. Ihr Eintreten ist gewiss, wenn auch die Art und Weise sowie der Zeitpunkt i.d.R. ungewiss sind.

Wenn nun behauptet wird, dass das lebenslange Lernen mit den Mitteln der Biographieforschung untersucht werden kann, muss also zunächst eingeräumt werden, dass es sich immer nur um das Lernen in der *abgelaufenen Lebenszeit* einer Person handelt. Damit lässt sich mit den Mitteln der Biographieforschung nie ein gesamtes Leben zwischen Geburt (die nicht erinnert werden kann) und Tod (der noch nicht eingetreten ist) auf Lernprozesse untersuchen. Doch es gibt Ausnahmen: Eine dieser Ausnahmen stellt beispielsweise die Lebensgeschichte eines Mannes dar, der an Brustkrebs erkrankt ist und fünf Jahre nach der Erstdiagnose erfahren hat, dass die Krankheit so weit fortgeschritten ist, dass eine Heilung nicht mehr möglich ist. Diese Lebensgeschichte soll im Folgenden untersucht werden.

26.4 Das autobiographisch-narrative Interview mit Ernst Eichler

Dass Ernst Eichlers Lebensgeschichte hier überhaupt analysiert werden kann, war zunächst nicht absehbar: In der Vorbereitung des Forschungsprojektes sind wir davon ausgegangen, dass Personen, die nur noch begrenzte Zeit zu leben haben, a) nicht von Kooperationspartnern auf ein Interview angesprochen werden und b) ohnehin nicht in ein Interview einwilligen würden. Ernst Eichler weicht von diesen Vorannahmen ab.

Im Alter von 44 Jahren erkrankte Ernst Eichler an Brustkrebs. Im Laufe des Interviews erfahre ich, dass er sehr wahrscheinlich an dieser Krankheit und ihren Folgen sterben wird. Er hat Metastasen in der Leber, an den Gallengängen, in den Knochen, d.h. von der Brustwirbelsäule über die Lendenwirbelsäule bis hinunter ins Steißbein, sowie Metastasen im Gehirn. Er bekommt jeden Tag mehrere Milligramm Morphin und schafft es i.d.R. nur für wenige Stunden, das Pflegebett, das im Wohnzimmer aufgestellt ist, zu verlassen. Ich sitze ihm am Tag des Interviews fast fünf Stunden lang am Esstisch gegenüber, mehr als vier Stunden dauert das eigentliche Interview. Auch auf explizite Nachfragen meinerseits möchte er keine Pause. Er sagt, dass er die Konsequenzen dieser Anstrengung wahrscheinlich in den nächsten Tagen spüren werden werde, dennoch wolle er erzählen. Und er erzählt mir sehr ausführlich seine Lebensgeschichte, darin eingebettet seine Krankengeschichte und dann – als Ausblick – seine Sterbegeschichte. Als ich ihn verlasse, ahnen wir wohl beide, dass ich die letzte Person gewesen bin, der er in dieser Ausführlichkeit von sich zu erzählen vermocht hat.

Wie Ernst Eichler mit konkreten Vorstellungen und Plänen umgeht, die *innerhalb* der autobiographischen Haupterzählung über den Interviewzeitpunkt auf das weitere Leben *hinaus-* und in den Tod *hineinreichen,* soll in den folgenden Abschnitten ausführlich dargestellt werden.

26.5 Biographieanalytische Auswertung der antizipierten Nachsterbephase

26.5.1 Die letzten Dinge des Lebens regeln

- E.E.: Wie gesagt, das muss ich alles noch machen, solange ich .. so mobil bin. ..
- I: Mhm. ..
- E.E.: Und (räuspert sich) .. ooch meinen ganzen Rest regeln.
- I: Mhm. (7 Sek.)

▼

- E.E.: (stöhnt leise) Ob das die Finanzierung von dem, .. oder Weiterfinanzierung von dem Gebäude ist oder (seufzt), .. oder auch meinen Tod, .. habe ich genaue Vorstellungen.
- I: Mhm. (4 Sek.)
- E.E.: Ich will zwar kirchlich heiraten (4 Sek.), aber (7 Sek.) ich brauch keen Singsang bei meinem Begräbnis.
- I: Mhm. ..
- E.E.: Das kann ich absolut net gebrauchen, es gibt 'ne Party (4 Sek.), und das gibt Led Zeppelin, »Stairway to Heaven«. ..
- I: (lacht)
- E.E.: Es gibt Deep Purple, es gibt meine Lieblingslieder.
- I: Mhm. ..
- E.E.: Vielleicht of CD gebrannt 'n paar, .. paar Episoden, die man so erlebt hat mit, mit Freunden.
- I: Mhm. ..
- E.E.: U:nd das wird 'ne Party, das ist mal Fakt, das möchte ich so. Natürlich darf auch mal 'ne Runde geweint werden, aber net so viel (7 Sek.) (Ernst Eichler).

Das Wissen um die in absehbarer Zeit aufgrund der Krebserkrankung stark nachlassenden körperlichen Kräfte veranlasst Ernst Eichler zu einer gewissen Geschäftigkeit: Er sieht sich in der Pflicht, die »letzten Dinge« zu regeln – eine Einstellung, die auf die Vorstellung von einem aktiven und autonomen Leben sowie auf die Übernahme von Verantwortung für sich und seine Familie hindeutet. Zu den noch zu regelnden Angelegenheiten gehört zum einen die Klärung versicherungs- und finanztechnischer Fragen: Der Kreditvertrag für eine Eigentumswohnung wurde vor Jahren so abgeschlossen, dass mit seinem 60. Lebensjahr alle finanziellen Verpflichtungen erfüllt gewesen wären. Nun »fehlen« ihm jedoch ca. zehn Jahre an der regulären Zahlungszeit, denn es ist bereits absehbar, dass er eine derart lange Lebenszeit nicht mehr haben wird. Die Frage, ob durch seinen Tod Versicherungsleistungen (z.B. durch eine Lebensversicherung) fällig werden, die die Restsumme des Wohnungskredites abdecken könnten, bleibt für ihn noch zu überprüfen. Sein Leben bzw. sein Tod lässt sich finanztechnisch also in einen »finanziellen Wert«, auf Euro und Cent genau, umrechnen. Als bisheriger Haupternährer der Familie – seine Frau geht einer geringfügigen Tätigkeit nach, und die Tochter studiert – versucht er so, einen nach seinem Tod drohenden familiären Kaufkraftverlust und damit einen Erleidensprozess für die Ehefrau kontrollhandlungsschematisch bereits im Vorfeld abzuwenden. Die Planung dieses biographischen Kontrollhandlungsschemas impliziert Lernprozesse auf der Ebene der Wissensaneignung, da Ernst Eichler sich finanztechnische und bestattungsrechtliche Details aneignen muss.

Die Regelung des »ganzen Rest(s)« zeigt zudem eine Loslösung vom »Haben« an: Die aktuelle Lebenssituation mit dem sich andeutenden Lebensende bedeutet für Ernst Eichler ein geordnetes und umsichtiges Loslassen von materiellen irdischen Gütern. Das, was ihn bisher sozial – auch durch sein ökonomisches Kapital – ausgemacht hat, verliert nun im Angesicht des Lebensverlustes an Bedeutung. Die Verringerung des *Habens* und die Orientierung am *Sein*, d.h. die Liebe zu seiner Familie und die Übernahme von Verantwortung für sie, deuten auf eine Veränderung der Identität hin.

Andererseits plant Ernst Eichler auch sein Ableben handlungsschematisch: Er wendet sich gegen eine kirchliche Bestattung mit den entsprechenden Kirchenliedern, die er für sich bzw. für seinen Tod nicht als angemessen empfindet. Er hat im Umgang mit sozial erwartbaren Feiern für sich eine pragmatische Lösung gefunden: Je nach überlieferter Bedeutung und Zeremonie nutzt er entweder traditionell-religiöse oder modern-weltliche Rituale. Die religiöse Ungebundenheit – Ernst Eichler gehört keiner Religion oder Konfession an – eröffnet hier individuelle Freiheiten, die er für sich auszugestalten weiß. Obwohl er also einer kirchlichen Hochzeit wohlwollend gegenübersteht, möchte er statt einer kirchlichen Beerdigung eine Party veranstalten, auf der die Trauergesellschaft bei seinen Lieblingsliedern feiert, aber auch seiner gedenkt. Hier will *er* sich von seiner Familie und seinen Freunden verabschieden: Er wendet diese letzte »Begegnung« also handlungsschematisch, indem er – und nicht die Trauergesellschaft – derjenige ist, der sich verabschiedet. Vom »stillen Gastgeber« dieser Party wird es als letztes Geschenk eine Erinnerungs-CD mit gemeinsamen Erlebnissen geben, das den Gästen quasi als moderne »goody bag« mitgegeben werden soll. Für diese handlungsschematische Planung und deren Umsetzung ist es notwendig – auch wenn er es explizit nicht thematisiert –, dass er darüber reflektiert, wer er ist, wie er sich im Spiegel der anderen sieht und wie er den anderen in Erinnerung bleiben möchte, damit die Lebenserinnerungen entsprechend ausgewählt und zusammengestellt werden können. Das zielgerichtete Lernen im Kontext der zu planenden Abschiedsfeier stößt damit eine Bilanzierung und eine Reflexion sowohl über Selbst- und Weltbilder als auch über Interaktionsbeziehungen an und bietet dadurch die Chance für Lernprozesse auf der Ebene der Identität. Nicht in Rechnung stellt er bei seinen Ausführungen, dass er die Partystimmung selbst nicht mehr in der Hand haben wird, lediglich die Rahmenbedingungen kann er im Vorfeld schaffen. Die gedankliche Antizipation der Trauerfeier scheint hier der Versuch zu sein, das *Gefühl* zu behalten, auch über den Tod hinaus handlungsschematisch aktiv bleiben zu können: Nachdem Ernst Eichler kein »ausgelebtes Leben« für sich in Anspruch nehmen kann, nimmt er sich nun das Recht auf einen würdigen Tod: Er lebt gleichsam seinen Tod aus.

26.5.2 Die Verbrennung des Leichnams

- E.E.: Dann werde ich verbrannt, (4 Sek.) aber nicht hier in Deutschland (7 Sek.) (Ernst Eichler).

Die biographische Arbeit (Corbin u. Strauss 2004; Sennett 2001; Schütze 1994) endet bei Ernst Eichler nicht im Hier und Jetzt seiner Lebenssituation, sondern beinhaltet auch eine antizipierte Nachsterbephase: Er hat den Wunsch, dass sein Leichnam – in der Schweiz, wie sich später zeigen wird – verbrannt werden soll. Alltagsweltlich oft anzutreffen, aber sprachlich dennoch auffallend, ist die Passivsatzkonstruktion, nach der *er* verbrannt werden wird, womit er zum Ausdruck bringt, dass er über den Tod hinaus noch immer *Leib sei*. Nach Fischer-Rosenthal (1999) gehören Biographie und Leib zusammen. An diesem Fallbeispiel deutet sich an, dass es auch einen Zusammenhang zwischen dem vorweggenommenen weiteren Lebensweg und dem dann bestehenden Leibsein gibt: Die Geschichte, die ich *haben werde*, und der Leib, der ich *sein werde*, bilden in der Erzählung von Ernst Eichler eine – über den Tod hinausreichende – Einheit.

26.5.3 Die Urnenbeisetzung

- E.E.: Und dann geht meine Urne hier nach Hause, das wünsche ich mir.
- I: Mhm. ..
- E.E.: Und eine Scheinurne wird begraben, ..
- I: Mhm.
- E.E.: weil's ja dieses Land so möchte. (7 Sek.) In jedem Land der Welt .. können Sie mit Ihrer Urne machen, was Sie wollen, .. in diesem Lande haben wir wieder Vorschriften, nur weil irgendwelche Verbrecher Geld daran verdienen .. und die genug Lobby haben (Verkehrslärm) wie die Bestattungsunternehmen (Ernst Eichler).

Nach dem Verbrennen des Leichnams soll die Asche zunächst nach Hause gelangen: Ernst Eichler spricht jetzt von *seiner* Urne: Trotz des Nicht-mehr-Körper-Habens gibt es etwas (eine Urne mit Asche), was ihm bzw. zu ihm gehört: In seiner Formulierung scheint ein Leibsein weiterhin durch.

Der Plan von Ernst Eichler sieht für diesen Zeitpunkt vor, dass eine – leere – Zweiturne beigesetzt wird, um der deutschen Gesetzgebung gerecht zu werden. Die Asche steht damit für andere Zwecke zur Verfügung. Ernst Eichler arbeitet sich vergleichend an den gesetzlichen Bestimmungen anderer Länder ab, in denen andere Möglichkeiten bestehen, mit der Asche umzugehen. Er verkennt an dieser Stelle jedoch, dass er auch in einem anderen Land nicht post mortem bestimmen könnte, sondern nur a) vorher notariell festlegen, b) aufgrund kultureller Tradition oder gesetzlicher Bestimmungen annehmen oder c) wegen seines persönlichen Vertrauens in Familie und Freunde erwarten kann, was mit der Asche geschehen wird. Wenn auch nicht explizit thematisiert, wird doch deutlich, dass Ernst Eichler sich im Zuge seines biographischen Handlungsschemas zielgerichtet Wissen zu den unterschiedlichen Bestattungsgesetzen hat aneignen müssen. Diese ihm nun bekannten Regelungen finden jedoch nicht seine Zustimmung, sodass er sich im Interview subversiv an der legislativen Gewalt des Staates abarbeitet.

Hinsichtlich der Umsetzung der Pläne rechnet er fest mit Freunden, die seine letzten Wünsche erfüllen sollen. Diese in die Freunde gesetzte Hoffnung sichert das biographische Handlungsschema im Hier und Jetzt und die antizipierte »biographische Existenz« nach dem Tod ab.

26.5.4 Die Aufteilung und Verwendung der Asche

- E.E.: 'n Teil meiner Urne wird, .. meiner Asche kommt in die Schweiz.
- I: Mhm.
- E.E.: Und dann lasse ich zwo Diamanten pressen, einen für meine Frau und einen für meine Tochter, (4 Sek.) und die Restasche steht hier und .. passt of meine Familie auf. .. Das ist mein Wunsch, und den lasse ich mir auch von niemandem nehmen .. (Ernst Eichler).

Der Plan von Ernst Eichler sieht weiterhin vor, dass ein Teil der durch die Scheinurne »gewonnenen« und nicht einer Beisetzung gemäß den gesetzlichen Bestimmungen zum Opfer gefallenen Asche in die Schweiz zurückgeschickt wird. Dort sollen aus der Asche zwei Diamanten gepresst werden. Diese Abschiedsgeschenke an seine Ehefrau und seine Tochter sind aufgrund moderner Technologie möglich: Kohlenstoff, der aus der Asche gefiltert wird, wird so stark gepresst, dass ein künstlicher Diamant entsteht. Diese geplante Verwandlung von Ernst Eichler erinnert stark an die Metamorphose einer Raupe (im Fall Eichler: des Körpers), die sich mithilfe eines Kokons verpuppt (Asche), um dann als Schmetterling (Diamant) zu erwachen – in seinem Fall entstehen sogar zwei Diamanten. Dieses Vorhaben ist für Ernst Eichler gegenüber seiner Zuhörerin im Interview nicht begründungspflichtig; es scheint fast, als würde er hierbei, wie auch zuvor mehrfach, wieder an einen Songtext denken (z.B. »Diamonds are a girl's best friend« aus dem Musical *Blondinen bevorzugt*, gesungen von Marilyn Monroe).

Die »Restasche«, also der zweite Teil der Asche, verbleibt in einer Urne und soll in der Wohnung stehen und Schutzfunktion für die Familie übernehmen. Es scheint also, dass in der Auslegung von Ernst Eichler etwas von ihm – Körper? Seele? Leib? – fortbesteht. Diese individuelle Auslegung einer Existenzform nach dem Tod beinhaltet eine Selbstsakrifizierung: ein ewiges Fortbestehen in der ästhetisch ansprechenden Form zweier Diamanten und als Schutzpatron der Familie in Form der Asche. Hier ließe sich makrosoziologisch vor dem Hintergrund von Technisierung und Globalisierung mit der Individualisierungsthese (Beck 1986) und mikrosoziologisch mit dem Erreichen einer gesteigerten Generativität (Erikson 1966) argumentieren. Psychologisch ließe sich dieser Plan als Omnipotenzphantasie, theologisch als »quasireligiös« auslegen (für den intensiven Austausch über religiöse Fragen danke ich Barbara Wischhöfer).

Ebenso wie bei dem festen Einplanen von Freunden und Familienangehörigen in seine Bestattungspläne ist auch bei der Idee von den Diamanten und der auf die Familie »aufpassenden« Asche nicht ersichtlich, ob Ernst Eichler jeweils die Perspektiven der Freunde und Familienangehörigen berücksichtigt. Die Umsetzung seiner Pläne erfordert jedoch Absprachen mit Familienangehörigen und Freunden, die ihrerseits wieder Potenziale für ein Interaktionslernen bilden.

Auch ist nicht ersichtlich, ob und inwieweit die mit seinen Plänen möglicherweise einhergehende Last für Ehefrau und Tochter von Ernst Eichler gesehen bzw. mit den betreffenden Personen thematisiert und so das den Interaktionen inhärente Erkenntnis- und Lernpotenzial genutzt wurde. Allein aus der Beobachterperspektive lässt sich fragen: Wie werden Ehefrau und Tochter den

Diamanten betrachten? Wie viel vom Ehemann bzw. Vater wird noch in den Diamanten stecken bzw. symbolisch transportiert werden? Und wie soll jeweils mit diesen Geschenken umgegangen werden?

26.6 Erziehungswissenschaftliche Schlussbetrachtung: Sterbenlernen durch Körperlernen

Die heutige Normalerwartung an ein Leben ist die eines *langen* Lebens, das eine Phase der Entberuflichung und des Altersruhestandes einschließt. Diese Phase hatte auch Ernst Eichler zunächst für sein Leben eingerechnet: Der Kreditvertrag für die Eigentumswohnung sollte bis zu seinem 60. Lebensjahr laufen, dann wollte er mit seiner Ehefrau große Bootsreisen unternehmen und die Welt sehen. Mit der Diagnose, dass der Brustkrebs nicht geheilt ist, sondern gestreut hat, muss er sich unwiderruflich von der Erwartung eines langen Lebens, das eine Phase der Altersfreizeit und Altersfreiheit einschließt, verabschieden. Denn hinter diese Erfahrung einer schlechten Prognose kann er nicht zurück. Jedoch will er seinen Tod nicht einfach ohne entsprechende Sinngebung hinnehmen. Die nach menschlichem Ermessen unendlich viel längere Phase des Todes in Abgrenzung zur Phase des Lebens ist – wohl auch aufgrund der Religions- und Konfessionslosigkeit – bei Ernst Eichler bislang frei von konkreten Vorstellungen gewesen. Diese *Leerstelle* gilt es für ihn zu füllen. Und er weiß den damit verbundenen Gestaltungsspielraum für sich zu nutzen: Er plant – frei von sozialen Erwartungen und tradierten Ritualen und unter Nutzung modernster Technologien – eine konkrete Daseinsform nach seinem Lebensende. Dieser Akt der Sinngebung in Bezug auf seinen Tod und die damit einhergehende alltagstheoretische Bearbeitung und handlungsschematische Umsetzung seiner biographischen Pläne, die zeitlich über den Tod hinausreichen, schließt damit unmittelbar an den pädagogischen Lernbegriff an: Die Konstruktion und Zuschreibung von Sinn in Bezug auf den eigenen Tod ist eine Lernleistung. Die *Tatsache des Sterbenmüssens* wird für Ernst Eichler also zur *Aufgabe des Sterbenlernens*, die er handlungsschematisch und alltagstheoretisch – in diesem Fall in Form eines zielgerichteten Lernens – bearbeitet. Dass er hierbei auch zu unkonventionellen Mitteln (Abschiedsparty, Diamanten, Urne in der Wohnung) greift, ist erst aufgrund der modernen Fähigkeit zur Biographizität vor dem Hintergrund einer Individualisierung innerhalb der Gesellschaft möglich. Die Auslegung, was der Tod ist bzw. ob – und wenn ja, welche – Existenzformen nach dem Eintritt des Todes bestehen, ist in einer säkularisierten Welt, in der keine einheitliche, kollektiv geteilte Vorstellung über den Tod besteht, rein subjektiv zu erbringen. Und wenn, wie eingangs gezeigt, selbst die einzelnen Fachdisziplinen den Beginn und das Ende des Lebens nicht einheitlich bestimmen, so kann – ja darf – jeder Einzelne diese Sinnfrage für sich selbst beantworten.

Das Sterbenmüssen zwingt zum Sterbenlernen: Die Auseinandersetzung mit der Endlichkeit des Lebens und der Unendlichkeit des Todes sowie das »Einüben in den Tod« stellen einen Lernprozess dar, der besonders im Angesicht des Todes im Kontext offener Bewusstheit erforderlich wird. Ist das Sterbenmüssen krankheitsbedingt verursacht (ohne kognitive Einschränkungen), so geht das Sterbenlernen mit einem Körperlernen einher. Dieser Lernprozess schließt sowohl die Aneignung von Wissen (Metastasen werden irgendwann zum Versagen eines Organs führen und damit den Tod verursachen) im Modus des Neulernens als auch die Veränderung von Alltagsroutinen (ans Bett gefesselt sein mit dem Fernsehprogramm als wichtigster verbliebener Unterhaltungsmöglichkeit) im Modus des Umlernens ein. Und sogar Veränderungen hinsichtlich der eigenen Identität (z.B. lebenslängliches Einnehmen der sozialen Rolle des Kranken), ebenfalls im Modus des Neulernens, sind möglich. Entscheidend sind also die wahrgenommenen körperlichen Veränderungen, die zu Lernprozessen zwingen: Der Gesundheitszustand von Ernst Eichler lässt ihn beispielsweise immer weniger am sozialen Leben teilnehmen. Sein Körper nötigt ihm den Lernprozess auf, dass er vieles nicht mehr wie bislang tun kann bzw. dass er mit seinem Körper immer schonender umgehen muss. Dass er im Zuge körperlicher Veränderungen gelernt hat, zeigt sich sogar in der Interviewsituation, als er deutlich macht, dass die Belastung durch das Interview in den nächsten Tagen für ihn schmerzhafte Folgen haben wird.

Es zeichnet sich ab, dass der Lernprozess, Einbußen der körperlichen Funktionsfähigkeit wahrzunehmen und zu akzeptieren, bei langsamem Fortschreiten einer körperlichen Krankheit ohne kognitive Einschränkungen bis zum unmittelbaren Lebensende anhält. Diese Lernprozesse, die in besonderem Maße die Identität einer Person betreffen, sind auch schmerzhafte Prozesse. So bedingen sich dann in der Konfrontation damit, dass das Leben entgegen der ursprünglichen Erwartung abbrechen wird, Leidens- und Lernprozesse gegenseitig: Es findet ein *Lernen am Leiden* und ein *Leiden am Lernen* statt. Das Lernergebnis, d.h. ein entwickelter persönlicher Entwurf, der über den Tod hinausreicht, stimmt dann versöhnlich, bietet emotionalen Halt und ist somit heilsam für die betreffende Person.

In diesem Beitrag wurde mit dem vorgestellten Fallbeispiel ein *Lernen des Sterbens über den körperlichen Verfall* im Kontext eines »abgebrochenen« Lebens aufgezeigt. In diesem Fall wurde vor dem Hintergrund der Prozessstruktur eines begonnenen biographischen Handlungsschemas zielgerichtet gelernt. In weiteren Untersuchungen muss geklärt werden, ob und wie in Fällen eines »abgebrochenen Lebens«, in denen nicht das biographische Handlungsschema, sondern eine der drei anderen Prozessstrukturen (institutionelles Ablauf- und Erwartungsmuster, Erleidensprozess, biographischer Wandlungsprozess) dominant ist, gelernt wird. Darüber hinaus muss untersucht werden, ob und wie sich Lernprozesse am Ende eines »gelebten Lebens« oder im Kontext einer Erkrankung, die mit kognitiven Einbußen einhergeht (z.B. demenzielle Erkrankungen), vollziehen.

26.7 Forschungsmethodische Schlussbetrachtung: Zeitnahes Zusammenfallen von Erzählcoda und Lebenscoda

Wie in kaum einem anderen Fall liegen im Beispiel von Ernst Eichler das Ende der erzählten Lebensgeschichte und das Ende des Lebens *gewusst* dicht beieinander:

> » Der Mensch ist dasjenige Lebewesen, das weiß, dass es stirbt, was zunächst zweierlei meint: Der Mensch weiß, dass er sterben *kann*, dass Sterblichkeit als eine stets präsente Möglichkeit sein Dasein begleitet; und zum zweiten weiß er, dass er sterben *muss*, dass er dem Tod nicht entrinnen kann, dass es einen Zeitpunkt in der Zukunft gibt, in der die jetzige Form des Lebens in eine andere Form, die des Todes übergeht. (Zirfas 2008, S. 311) «

Ernst Eichler weiß nicht nur, dass er sehr wahrscheinlich an der Krebserkrankung und deren Folgen sterben wird, er weiß auch, dass dies relativ bald sein wird. Damit unterscheidet sich diese Erzählung einer Lebensgeschichte von jenen, in denen das Ende des Lebens relativ offen und unbestimmt ist. Und dieses Wissen von Ernst Eichler findet tagtäglich Bestätigung, z.B., indem er selbst körperlich spürt, dass er nur durch die Einnahme starker Schmerzmittel einen relativ schmerzfreien Alltag hat. Und diese Gewissheit äußert sich nicht nur im Neulernen auf der Ebene der Wissensaneignung, sondern auch im Umlernen von Alltagsroutinen und im Neulernen auf der Ebene der Identität (z.B. durch die nun durchgängig bis zum Lebensende einzunehmende Patientenrolle). Das Wissen um die Zukunft hat Auswirkungen auf die Gegenwart, und die Gegenwart unterscheidet sich deutlich von der Vergangenheit: Das Leben in der jetzigen Form ist also schon lange nicht mehr das, was es einmal für ihn gewesen ist. Er befindet sich in einer Zwischenphase: Zum einen bestimmt in der aktuellen Phase ein ständiges Abschiednehmen vom bereits vergangenen und vom gegenwärtigen Leben den Alltag. Zum anderen müssen die Veränderungen erkannt und in den gegenwärtigen Lebensalltag integriert werden. Die besondere Lebenssituation von Ernst Eichler ist dadurch gekennzeichnet, dass die verbleibende Lebenszeit *gegenwärtig* ist: Umfangreich verbleibende und in der Zukunft liegende Lebenszeit, wie sie andere Personen, die ihre Lebensgeschichte erzählen, zu haben glauben, gibt es für Ernst Eichler nicht. Damit schließt die Perspektive Ernst Eichlers auf sein Sterben und den nahenden Tod an die Aussage Lejeunes an, der eine Autobiographie auch folgendermaßen charakterisiert:

» … die Perspektive muß *hauptsächlich rückblickend* sein: was jedoch Abschnitte der Selbstbeschreibung, begleitende tagebuchartige, die Gegenwart der Niederschrift einbeziehende Eintragungen und sehr komplexe Zeitkonstruktionen nicht ausschließt. (Lejeune 1994, S. 15) «

Der offene Bewusstheitskontext, d.h. das Wissen des Erzählers, dass seine Brustkrebserkrankung nicht heilbar ist und in absehbarer Zeit zum Tod führen wird, rückt das Sterben und den Tod von einem entfernt geglaubten Zeitpunkt in der Zukunft schlagartig in die Gegenwart. Das Sterben gehört jetzt zur aktuellen Lebenssituation und kann daher *innerhalb* der aus dem Stegreif erzählten Lebensgeschichte thematisiert werden. Mit einer Coda in der Form »*Das ist mein Leben*« oder »*Das ist meine Geschichte*« werden dann die strukturellen Ähnlichkeiten zwischen den zeitlich fast zusammenfallenden Codaformen – Erzählcoda und Lebenscoda – angesprochen: Beide Codas haben die Funktion der Gestaltschließung, sowohl in Bezug auf die Erzählung als auch in Bezug auf das Leben, und müssen Plausibilität – gegenüber der eigenen Person als auch gegenüber Interaktionspartnern (im Fall der Erzählcoda: Interviewerin; im Fall der Lebenscoda: signifikante Andere) – herstellen. Beide Codas zeigen ein Finale und darüber hinausreichende gedanklich vorweggenommene Sachverhalte an, z.B. die antizipierte Nachsterbephase und das antizipierte »Leben nach dem Tod«, d.h. das über den Tod hinaus fortbestehende Zusammenfallen von (antizipierter) Biographie und (antizipiertem) Leib.

Die zeitliche Nähe von Erzählcoda (Ende der erzählten Lebensgeschichte) und Lebenscoda (Ende des faktischen Lebensablaufs) bietet – durch Datenmaterial, das gar nicht zu erheben beabsichtigt war – die Chance, Lernprozesse am Lebensende aus subjektorientierter und aneignungsbezogener Perspektive erziehungswissenschaftlich zu untersuchen. Überprüft werden muss in weiteren Untersuchungen, ob hierfür auch nichtreaktiv erhobenes Material (z.B. Tagebuchaufzeichnungen, Briefe) forschungsmethodisch genutzt werden kann.

Literatur

Ariès P (2009) Geschichte des Todes. Dtv, München

Assmann J (2000) Der Tod als Thema der Kulturtheorie. Todesbilder und Totenriten im Alten Ägypten. Suhrkamp, Frankfurt am Main

Barloewen C von (Hrsg) (2000) Der Tod in den Weltkulturen und Weltreligionen. Insel, Frankfurt am Main

Beck R (1995) Der Tod. Ein Lesebuch von den letzten Dingen. Beck'sche Verlagsbuchhandlung, München

Beck U (1986) Risikogesellschaft. Auf dem Weg in eine andere Moderne. Suhrkamp, Frankfurt am Main

Begemann V (2006) Hospiz – Lehr- und Lernort des Lebens. Kohlhammer, Stuttgart

Comenius JA (2001) Pampaedia – Allerziehung. Academia-Verlag, Sankt Augustin

Corbin JM, Strauss AL (2004) Weiterleben lernen. Verlauf und Bewältigung chronischer Krankheit. Huber, Bern

Erikson EH (1966) Identität und Lebenszyklus. Suhrkamp, Frankfurt am Main

Fischer-Rosenthal W (1999) Biographie und Leiblichkeit. Zur biographischen Arbeit und Artikulation des Körpers. In: Alheit P, Dausien B, Fischer-Rosenthal W, Hanses A, Keil A (Hrsg) Biographie und Leib. Psychosozial-Verlag, Gießen, S 15–43

Frisch M (1992) Fragebogen. Suhrkamp, Frankfurt am Main

Fromm E (1996) Haben oder Sein. Die seelischen Grundlagen einer neuen Gesellschaft. DVA, Stuttgart

Fuchs W (1973) Todesbilder in der modernen Gesellschaft. Suhrkamp, Frankfurt am Main

Glaser BG, Strauss AL (1995) Betreuung von Sterbenden. Eine Orientierung für Ärzte, Pflegepersonal, Seelsorger und Angehörige. Vandenhoeck & Ruprecht, Göttingen

Göhlich M, Zirfas J (2007) Lernen. Ein pädagogischer Grundbegriff. Kohlhammer, Stuttgart

Hauke M (2006) Die Lebensendphase als Grenzfall des lebenslangen Lernens. Vermittlungs- und Aneignungsprozesse aus der Expertenperspektive. Diplomarbeit, Frankfurt am Main

Himmelsbach I (2009) Altern zwischen Kompetenz und Defizit. Der Umgang mit eingeschränkter Handlungsfähigkeit. VS-Verlag, Wiesbaden

Hoff J, Schmitten J in der (1995) Wann ist der Mensch tot? Organverpflanzung und »Hirntod«-Kriterium. Rowohlt, Reinbek bei Hamburg

Kade S (2007) Altern und Bildung. Eine Einführung. Bertelsmann, Bielefeld

Kruse A (2007) Das letzte Lebensjahr. Zur körperlichen, psychischen und sozialen Situation des alten Menschen am Ende seines Lebens. Kohlhammer, Stuttgart

Kübler-Ross E (1999) Interviews mit Sterbenden. Knaur, München

Lejeune P (1994) Der autobiographische Pakt. Suhrkamp, Frankfurt am Main

Milow ME (1993) Ich will aber nicht murren. Dölling & Galitz, Hamburg

Nittel D (1992) Gymnasiale Schullaufbahn und Identitätsentwicklung. Eine biographieanalytische Studie. Deutscher Studien Verlag, Weinheim

Ohler N (2006) Sterben und Tod im Mittelalter. Patmos, Düsseldorf

Picardie R (2000) Es wird mir fehlen, das Leben. Rowohlt, Reinbek bei Hamburg

Schütze F (1987) Das narrative Interview in Interaktionsfeldstudien I. Fachbereich Erziehungs- und Sozialwissenschaften, Fernuniversität-Gesamthochschule Hagen

Schütze F (1991) Biographie eines Müllerlebens. In: Scholz H-D (Hrsg) Wasser und Windmühlen in Kurhessen und Waldeck-Pyrmont. Eiling, Kaufungen, S 206–227

Schütze F (1994) Das Paradoxe in Felix' Leben als Ausdruck eines »wilden« Wandlungsprozesses. In: Koller H-C, Kokemohr R (Hrsg) Lebensgeschichte als Text. Zur biographischen Artikulation problematischer Bildungsprozesses. Deutscher Studien Verlag, Weinheim, S 13–60

Seltrecht A (2006) Lehrmeister Krankheit? Eine biographieanalytische Studie über Lernprozesse von Frauen mit Brustkrebs. Budrich, Opladen

Sennett R (2001) Die Arbeit und ihre Erzählung. In: Libeskind D (Hrsg) Alles Kunst? Wie arbeitet der Mensch im neuen Jahrtausend, und was tut er in der übrigen Zeit? Rowohlt, Reinbek bei Hamburg, S 11–36

Wagner K (2004) Biographische Prozessstrukturen, Generationslagerung und lebenslanges Lernen/Nichtlernen. Eine biographieanalytische Studie auf der Grundlage autobiographisch-narrativer Interviews mit Männern der Alterskohorte 1930–1939. Dissertation, Universität Frankfurt am Main

Wander M (1980) Leben wär' eine prima Alternative. Tagebuchaufzeichnungen und Briefe. Luchterhand, Darmstadt

Zirfas J (2008) Sterben lernen. Historische Anmerkungen zum philosophischen und pädagogischen Umgang mit der Endlichkeit. In: Mitgutsch K, Sattler E, Westphal K, Breinbauer IM (Hrsg) Dem Lernen auf der Spur. Die pädagogische Perspektive. Klett-Cotta, Stuttgart

Die Passage des Sterbens: Krebserkrankung im Spielfilm

Timo Hoyer

In Erinnerung an Pit, Norbert und meinen Vater

Berücksichtigt man, dass in Spielfilmen relativ selten Krankheiten thematisiert werden, dann fällt die vergleichsweise hohe Anzahl von Filmen auf, in denen Personen an Krebs erkranken. Dabei erfüllt die Krankheit meistens eine bestimmte narrative Funktion: Der Krebs dient zur Einrahmung der biographischen Passage des Sterbens. Das kann beispielsweise, wie in *Love Story*, innerhalb einer dramatischen Wendepunktdramaturgie geschehen, oder, wie jüngst in *Halt auf freier Strecke*, die gesamte Handlung umfassen. Lediglich in den Filmen, in denen Brustkrebspatientinnen im Mittelpunkt stehen, führt die Erkrankung weniger zwangsläufig zum Tod. Der Beitrag analysiert anhand einer repräsentativen Stichprobe, welche Bilder der Spielfilm vom Krebs entwirft, und er untersucht, welche Vorstellungen das Medium vom Umgang mit der Erkrankung vermittelt.

27

27.1 Kino und Krankheit

Das Kino tut sich schwer mit der Darstellung von Krankheiten. Die meisten Figuren sind notorisch gesund. Spiegelten Filme die Wirklichkeit wider, dann hätten wesentlich mehr Menschen an Schussverletzungen zu laborieren als an Erkältungen. Sind Kino und Krankheit einander wesensfremd? Die Primärfunktion des Kinos ist seit den Anfängen der Kinematographie bis zur großindustriellen Spielfilmproduktion unserer Tage unverändert geblieben: Das Gros der Filme dient der Unterhaltung, dem Vergnügen. Mit Krankheiten hingegen kommen Bereiche ins Spiel, die nicht gerade zur Erheiterung beitragen: Unwohlsein, Leid, Schwäche, Hilflosigkeit, Tod, Trauer. Allerdings müssen das nicht zwangsläufig Kassengifte sein. In den meisten Filmgenres, sei es im Western oder im Krimi, im Kriegs-, Katastrophen-, Gangster- oder Actionfilm, wird unentwegt und massenhaft getötet und gestorben. Auch im Melodram gehört es zu den gängigen »plot elements«, dass Protagonisten sterben und betrauert werden. Und nicht zuletzt auf den Fernsehbildschirmen begegnen wir dem Tod in serieller Häufung – unzählige Geschichten und leichtfertig produzierte Bilder, die blind machen für das, was sie abbilden.

Krankheiten haben auch deshalb einen schweren Stand im Film, weil dieser wie keine andere Kunstgattung von der Bewegung lebt. Mit ernsten Erkrankungen jedoch geht für die Betroffenen eine Beeinträchtigung ihres Aktionsradius einher. Im Endeffekt laufen namentlich die akut lebensbedrohlichen Pathologien darauf hinaus, dass Motivationen erlahmen, Bewegungsspielräume eingeschränkt werden. Erst der unabhängige europäische Autorenfilm – man denke an Carl Theodor Dreyer, Ingmar Bergman, Andrej Tarkowskij oder Theo Angelopoulos – hat für extrem verlangsamte, äußerlich ereignisarme Szenarien individuelle Bildlösungen gefunden, die sich auch als geeignet erwiesen, Krankheiten und Sterbevorgänge kinematographisch zu erschließen.

Das konventionelle Erzählkino hat sich freilich nicht gänzlich davor verschlossen, schwerwiegende Krankheiten zu inszenieren. Dabei kam ihm der Umstand zugute, dass Schwersterkrankungen als »Lebenskrisen« oder »kritische Lebensereignisse« (vgl. Filipp u. Aymanns 2010) zu begreifen sind. Aus der Lebensereignisforschung ist bekannt, dass Krankheiten in der Lage sind, psychosoziale Veränderungen negativer wie positiver Natur anzustoßen: Sie lösen existenzielle Erschütterungen und starke Emotionen aus, sie können die Person-Umwelt-Passung ins Wanken bringen, Selbst- und Weltbilder infrage stellen, Widerstandskräfte mobilisieren und anderes mehr. Dass mit kritischen Lebensereignissen affektiv besetzte, radikale biographische Umwälzungen einhergehen, macht sie für die narrativen Künste attraktiv. Schon in Aristoteles' *Poetik* ist zu lesen, dass die Handlung einer Tragödie einen Wendepunkt benötige, und zwar einen, in dem die Geschichte vom Glück ins Unglück umschlage (Aristoteles 1982, S. 35ff.). Diese Erkenntnis haben sich die Drehbuchautoren des 20. und 21. Jahrhunderts variantenreich zunutze gemacht. Um den Effekt der »Peripetie« zur Geltung zu bringen, greifen sie auf Schicksalsschläge, Unglücksfälle, unerwartete Ereignisse aller Art zurück – auch auf Krankheiten, die aber erst dann vollends filmtauglich werden, wenn sie eine weitere Bedingung erfüllen: Vor allem die für den großen Markt produzierten Filme sind bekanntlich darauf erpicht, dass sich die Peripetie ins Unglück schlussendlich wieder ins Positive wendet. Auf »happy endings« können erzähltechnisch im Prinzip sämtliche Stoffe zugeschnitten werden; selbst die bitterste Krankengeschichte kann versöhnlich ausklingen.

Manche Krankheiten machen es den Filmemachern allerdings besonders schwer, jene nämlich, denen der Ruf eines *unrevidierbaren* Schicksalsschlages anhängt, der sich für die Betroffenen durch und durch negativ auswirkt. Zu diesen Krankheiten gehört der Krebs.

27.2 (Brust-)Krebs im Film

Verglichen mit anderen schweren Krankheiten, beispielsweise Diabetes, Morbus Crohn oder Herzinsuffizienz, taucht Krebs mittlerweile verhältnismäßig häufig in Spielfilmhandlungen auf, allerdings überwiegend am Rande, beiläufig erzählt wie in dem Gefängnisfilm *Ein Prophet* (*Un prophète,* Frankreich 2009, Regie: Jacques Audiard), in dem eine der Hauptfiguren an Krebs erkrankt. Aufwendig bebildert wird dies indessen nicht. Eine einzige Aufnahme von einer Kernspintomographie ersetzt langwierige Untersuchungsszenen, da unser Bildwissen die Prozedur unwillkürlich mit Krebsdiagnostik assoziiert. Umständliche medizinische Erklärungen sind ebenfalls überflüssig. Die einsilbige Diagnose spricht Bände: Die Angelegenheit ist ernst, todernst – die Person wird sterben. Die außerordentlich sparsame Inszenierung der hochkomplexen, dramatischen Lebenssituation funktioniert, weil uns die Zeichen und die Semantik geläufig sind.

Unsere hohe Vertrautheit mit bestimmten »visuellen Codes« (Eco 1988, S. 195ff.), die ein Krebsleiden symbolisieren, kommt nicht von ungefähr. Seit über 40 Jahren suchen fiktionale Filme die Krankheit sichtbar zu machen, deren Herde im Inneren des Körpers verborgen, also für das bloße Auge unsichtbar sind. Zwei Bildformeln haben Signalcharakter gewonnen, obwohl sie gar nicht unmittelbar auf die Krankheit verweisen. Zum einen ist dies die Untersuchung in der erwähnten Kernspinröhre, deren Einsatz Klarheit über den Stand der Erkrankung ankündigt und selten Gutes verheißt. Selbst in Woody Allens Komödie *Hannah und ihre Schwestern* (*Hannah and Her Sisters,* USA 1986) wird das negative Image des Verfahrens aufrechterhalten, obgleich das computertomographische Resultat den Verdacht auf Krebs restlos ausschließt. Doch diese frohe Botschaft bringt dem Betroffenen (Woody Allen) keine Erleichterung, da es sich bei ihm um einen waschechten Hypochonder handelt, der sich seine Todesängste von einem maschinellen Befund nicht nehmen lässt.

Das zweite filmische Krebssignal basiert auf einer möglichen Begleiterscheinung der chemotherapeutischen Behandlung: dem Haarverlust. Mit der Zeit ist der kahle Kopf zum Krebssymbol schlechthin avanciert. Die Versuchung scheint hier besonders groß, Klischeebilder zu produzieren, die einfach und schnell zu entschlüsseln, aber inhaltsleer sind.

Als vor gut 40 Jahren die Krebsthematik in der *Love Story* (*Love Story,* USA 1970, Regie: Arthur Hiller) ihre cineastische Feuerprobe bestand, war von Chemotherapie und Haarausfall noch nichts zu sehen. Weltweit ließen sich Millionen Menschen vom Tod der jung verheirateten Jennifer (Ali MacGraw) zu Tränen rühren, was belegte, dass der Krebstod einem Massenpublikum zumutbar war. Allerdings gingen die Filmemacher höchst dezent zu Werke. Nur über Andeutungen erfährt man, woran Jennifer eigentlich leidet. Extrem zurückhaltend wird auch die Pathogenese der Leukämie ins Licht gesetzt. Spuren des physischen Niedergangs bleiben so gut wie ausgespart. Die 25-Jährige stirbt im Vollbesitz ihrer Schönheit, ihres Mutterwitzes, ihrer Selbstkontrolle.

Krebs war damit als Filmmotiv eingeführt, aber die verschämte Darstellung wich der Krankheit aus, so weit es nur ging. So verhält sich das Kino aufs Ganze gesehen bis heute. Das Krebsmotiv gehört mittlerweile zwar zum gängigen Repertoire, aber gemessen an der weltweiten Verbreitung und existenziellen Bedeutung von Krebserkrankungen sind Filme, die sich um eine ernsthafte Auseinandersetzung mit der Thematik bemühen, rar. Die Filmindustrie geht zu Recht davon aus, dass viele Menschen mit Krebs, gerade weil dieser eine allgegenwärtige Bedrohung darstellt, starke negative Assoziationen und Erfahrungen verbinden. Die Krankheit weckt Ängste und bittere Erinnerungen, und nicht nur Unterhaltungsfilme haben begreiflicherweise eine Scheu davor, sich mit solch einer Hypothek des Unbehagens zu belasten.

Hinzu kommt, dass sich Krebs offenbar nicht so einfach in die dramaturgische Wendepunktlogik einspannen lässt, zumindest nicht, wenn am Ende des Tunnels ein freundliches Licht aufscheinen soll. Entgegen den statistisch belegten Überlebenschancen von Krebspatienten haftet der Erkrankung das Stigma an, in den meisten Fällen unheilbar zu sein: Fast durchgehend wird sie im Film als »Krankheit zum Tode« in Szene gesetzt. Wird davon ausnahmsweise einmal abgerückt, wie in der melancholischen Sozialkomödie *Le Havre* (*Le Havre,* Finnland u.a. 2011, Regie: Aki Kausrismäki), dann trägt dies einen märchenhaften Zug. Der Film erzählt in einem Seitenstrang minimalistisch von der Erkrankung. Alle Zeichen deuten unzweideutig auf den Tod der Protagonistin (Kati Outinen) hin. Die plötzliche Heilung erfolgt bewusst kontrafaktisch: Zur Rettung vor dem Tod braucht es ein echtes Wunder.

Es sei denn, es handelt sich um Brustkrebs. Auch Brustkrebspatientinnen sterben zwar im Film, so z.B. in *Love Life (Komt een vrouw bij de dokter,* Niederlande 2009, Regie: Reinout Oerlemanns), der Verfilmung des niederländischen Bestsellers *Mitten ins Gesicht* (Kluun 2006). Doch insgesamt geht vom Mammakarzinom im Film – in Übereinstimmung mit den tatsächlich hohen Heilungserfolgen – weniger zwangsläufig ein akutes Mortalitätsrisiko aus als von sonstigen Karzinomen. Das belegen zwei Filme von sehr unterschiedlicher künstlerischer Qualität. Zur plakativen Botschaft wird der Sieg über den Brustkrebs in dem simpel gestrickten Ermutigungsfilm *Kampf dem Krebs* (*Four Extraordinary Women,* USA 2006, Regie: Gail Harvey). Drei der vier nacheinander daran erkrankten Frauen können am Ende als symptomfrei oder, wie es im Abspann heißt, als »cancer survivors« gelten; nur die älteste von ihnen ist gestorben. In dem ungleich anspruchsvolleren Film *Elegy* (*Elegy,* USA 2008, Regie: Isabel Coixet) wird bei der jungen, begehrenswerten Consuela (Penélope Cruz) im letzten Viertel der Geschichte, die um ihre Affäre mit einem Literaturprofessor kreist, Brustkrebs diagnostiziert. Das setzt Ängste frei, die gewiss auch als Todesängste zu deuten sind, die sich aber mehr noch aus der Gefährdung von Sexualität, Weiblichkeit und der Destruktion des Körpers speisen. Der Ausgang ist einigermaßen optimistisch. Nach der operativen Entfernung der Brust deutet der Film an – abweichend von der Vorlage, Philip Roths Roman *The dying animal* (2001), der *vor* der Mastektomie endet –, dass aus der vorwiegend erotischen Beziehung zwischen Consuela und ihrem ehemaligen Professor eine echte Liebesbeziehung werden könnte.

Dass der Brustkrebs weniger stereotyp auf den Tod hin inszeniert wird als die übrigen Krebsformen, gehört zu den Differenzierungen im Krankheitsbild, von denen es in den Filmen nicht viele gibt. Meistens werden die Symptome und die Therapie unspezifisch oder überhaupt nicht gezeigt, sodass mitunter sogar im Dunkeln bleibt, welche Organe malignös befallen sind. Diese Unbestimmtheit der Krebsart tritt nicht nur in Filmen wie *Le Havre, Ein Prophet* oder *Magnolia* (*Magnolia,* USA 1999, Regie: Paul Thomas Anderson) zutage, in denen die Krankengeschichten von eher untergeordnetem Gewicht sind. Selbst Filme, in deren Zentrum die erkrankte Person steht, halten sich, was die Phänomenbeschreibung betrifft, meistens sehr bedeckt. Die sprachwitzige Tragikomödie *Die Invasion der Barbaren* (*Les invasions barbares,* Kanada u.a. 2003, Regie: Denys Arcand) bringt es beispielsweise fertig, von den letzten Freundschafts- und Familiengesprächen eines sterbenskranken Hochschullehrers (Rémy Girard) zu erzählen, ohne dass dabei die Ursache des Sterbens ein einziges Mal zur Sprache kommt. Nicht einmal das Wort »Krebs« wird ausgesprochen.

Im Vagen bleibt die Krebserkrankung auch in dem preisgekrönten Fernsehfilm *Marias letzte Reise* (Deutschland 2005, Regie: Rainer Kaufmann), der die letzten Tage der 71-jährigen Maria (Monica Bleibtreu) und ihr Ringen um ein selbstbestimmtes Sterben verfolgt. Dass sie unheilbar an Krebs erkrankt ist, steht außer Zweifel. Aber an welchem? In der öffentlichen Rezeption des Films war von Brustkrebs die Rede. Dafür spricht eine Szene, in der Maria ihre zurückliegenden Operationen unwirsch mit dem Satz kommentiert, seit drei Jahren sei bei ihr »alles weg«. Welche Organe oder Körperteile damit gemeint sind, lässt sich anhand ihrer flüchtigen Gestik vermuten, aber sicher ist es nicht. Für die Handlung macht es keinen Unterschied, an *welchem* Krebs Maria stirbt, wichtig ist allein, *dass* sie stirbt.

So verhält es sich auch mit den meisten anderen »Krebsfilmen«, die die Erkrankung lediglich grob spezifizieren. In *Mein Leben ohne mich* (*My Life*

Without Me, Kanada u.a. 2003, Regie: Isabel Coixet) wird bei der jungen Hauptfigur Gebärmutterkrebs diagnostiziert, in den US-amerikanischen Familiendramen *Beim Leben meiner Schwester* (*My Sister's Keeper,* USA 2009, Regie: Nick Cassavetes) und *Seite an Seite* (*Stepmom,* USA 1998, Regie: Chris Columbus) sind die weiblichen Figuren an Leukämie bzw. Lymphdrüsenkrebs erkrankt. In dem Biopic über Brigitte Reimann, *Hunger nach Leben* (Deutschland 2004, Regie: Markus Imboden), wird der DDR-Schriftstellerin eröffnet, dass sie von Brust-, Knochen- und Rückenmarkkrebs befallen sei, in dem rührseligen Liebesfilm *Kein Mittel gegen die Liebe* (*A Little Bit of Heaven,* USA 2011, Regie: Nicole Kassell) stirbt die weibliche Hauptfigur an Darmkrebs. In der Schauspielverfilmung *Indien* (Österreich 1993, Regie: Paul Harather) bekommt einer der Helden Hodenkrebs, im düsteren *Biutiful* (*Biutiful,* Mexico u.a. 2010, Regie: Alejandro González Iñárritu) bringt ein Prostatakrebs, der in die Leber gestreut hat, den kleinkriminellen Vater zweier Kinder in eine hoffnungslose Situation. In den Road- und Buddy-Movies *Knockin' on Heaven's Door* (Deutschland 1997, Regie: Thomas Jahn) und *Das Beste kommt zum Schluss* (*The Bucket List,* USA 2007, Regie: Rob Reiner) sind bei den von Jan Josef Liefers und Til Schweiger verkörperten Freunden das Knochenmark bzw. das Gehirn betroffen und bei den von Jack Nicholson und Morgan Freeman dargestellten Männern das Gehirn bzw. die Lunge. An einem Gehirntumor leidet und stirbt auch der 30-jährige Fotograf Romain in François Ozons behutsamer Studie *Die Zeit, die bleibt.*

Schaut man aus der Genderperspektive auf diese Filme (die Aufzählung erhebt keinen Anspruch auf Vollständigkeit), dann zeichnet sich folgendes Muster ab: Brust-, Gebärmutter-, aber auch Blutkrebs *(Love Story, Beim Leben meiner Schwester)* sind weibliche Krebsformen, Hoden- und Prostatakrebs, aber auch Hirntumoren die männlichen Varianten. Ansonsten jedoch sind die filmischen Krebstypologien weitgehend austauschbar und die handlungswirksamen Unterschiede marginal.

Die Krankheit wird in den Filmen zumeist narrativ funktionalisiert, d.h., auf die Krankheitsverläufe als solche, die unterschiedlichen Stadien oder die pathogenen Phänomene kommt es den Filmerzählungen weniger an als auf die lebensgeschichtliche Phase, die mit dem Ausbruch der Erkrankung beginnt und mit dem Tod der Person endet. Anders gesagt: Der Krebs dient zur Rahmung der biographischen Passage des Sterbens. Das kann, als Coda eingesetzt, wenige Filmminuten beanspruchen *(Hunger nach Leben)* oder aber annähernd die gesamte Filmhandlung umspannen *(Die Invasion der Barbaren, Knockin' on Heaven's Door, Mein Leben ohne mich, Beim Leben meiner Schwester, Love Life, Marias letzte Reise, Kampf dem Krebs, Das Beste kommt zum Schluss, Biutiful, Die Zeit, die bleibt).* Definiert der Krebs den Handlungsrahmen der Erzählung, ist damit nicht gesagt, dass er auch den Inhalt dominiert. In nicht wenigen Filmen fungiert er nur als Vehikel, um die Geschichte in Gang zu setzen und zu beschließen. Im actionreichen *Knockin' on Heaven's Door* etwa tritt die Krebserkrankung völlig in den Hintergrund; sie ist zu nichts anderem da, als den Abenteuern der beiden Männer den gewissen »human touch« zu verleihen.

Einen besonderen Stellenwert nimmt Andreas Dresens Film *Halt auf freier Stecke* (Deutschland u.a. 2011) ein, der mit ungewöhnlicher – und schmerzlicher – Genauigkeit davon erzählt, wie ein inoperabler Gehirntumor in nur wenigen Wochen das Leben eines Familienvaters (Milan Peschel) aufzehrt. Der Film erlaubt sich keine Ausflüchte, er zeigt das Elend des Sterbens, die Belastungen und die kleineren und großen Verluste, die schließlich zum Tod führen.

Seine Funktion, die Passage des Sterbens zu umgrenzen, erfüllt der Krebs auch in Filmen, die sich an die klassische Peripetiedramaturgie halten. Den entscheidenden Wendepunkt der Handlung markiert die Krebserkrankung unter anderem in *Love Story* und *Seite an Seite* und besonders radikal in dem österreichischen Film *Indien. Indien* ist die Geschichte von zwei ungleichen Dienstreisenden (gespielt von den Kabarettisten Josef Harder und Alfred Dorfer), die zunächst als bissige Spießerkomödie angelegt ist. Die Krebskatastrophe stellt neue Fakten her. Im zweiten Teil des Films, der die Zeit des Sterbens umfasst, ändert sich die Tonart der Erzählung, sie wird milde, warmherzig, mitfühlend. Wir sehen dabei zu, wie Freundschaft entsteht – bis der Tod die beiden scheidet.

Was auf die Freunde oder Angehörigen *nach* dem Krebstod an psychischer Belastung zukommt, welche Anstrengungen sie unternehmen, das Ereignis zu bewältigen, wird in keinem der Filme beleuchtet. Nachdem die lebensgeschichtliche Passage des Sterbens durchschritten ist, versiegt zumeist der Erzählfluss. Oftmals bildet eine tröstende Momentaufnahme den Schlusspunkt der Geschichte. In *Mein Leben ohne mich* leistet dies die wunscherfüllte Zukunftsphantasie der Sterbenden, in *Biutiful* eine Todes- oder Transitionsvorstellung, in *Die Invasion der Barbaren* ist es ein Erinnerungsbild des Begehrens. *Indien* endet mit einer verschmitzten Reinkarnationsanekdote, *Beim Leben meiner Schwester* entlässt die Zuschauer mit Eindrücken von der ausgesöhnten Familie, in *Knockin' on Heaven's Door* wandert der Blick aufs brandende Meer, in *Magnolia* nehmen wir daran teil, wie der verlorene Sohn am Totenbett seines Vaters den Hass auf ihn ausagiert und überwindet, und in *Marias letzte Reise* gehören die abschließenden Bilder der Krankenschwester, die beschwingt, weil frisch verliebt, mit dem Fahrrad davonfährt. Auch *Love Story* folgt diesem Schema, insofern der Film in den Tod der Erkrankten mündet. Doch erstaunlicherweise verweigert ausgerechnet dieser als Schnulze verrufene Publikumsfilm den Zuschauern selbst jenes Quäntchen Trost, das die Schlusssequenzen normalerweise bereithalten. Stattdessen wird durch die zyklische Erzählstruktur – *Love Story* endet mit der Anfangseinstellung vom trauernden Ehemann – eine Zwangsläufigkeit suggeriert, in der die Liebe, die Erkrankung und der Tod schicksalhaft miteinander verknüpft sind.

Als ein unerklärliches Schicksal, das einem aus heiterem Himmel zustößt, tritt Krebs meistens in Erscheinung. Spekulationen über die Ursachen der Erkrankung leisten nur die wenigsten Filme Vorschub. In *Kampf dem Krebs* wird der einmal ausgebrochene Brustkrebs zu einem regelrechten Familiensyndrom, mit dem nicht nur die konsanguinen Familienangehörigen zu rechnen haben, sondern auch die übrigen Frauen, die in den Kreis der Familie aufgenommen werden. Die althergebrachte Vorstellung von Krankheit als Strafe für ein Vergehen oder, etwas moderner, als Resultat dauerhaft belastender innerer Konflikte, findet sich in *Magnolia* wieder. Die diversen Erzählstränge des Films ranken sich um das große Thema »Schuld und Sühne«, das auch auf die beiden Krankengeschichten abfärbt. Dass die von Jason Roberts und Philip Baker Hall dargestellten Männer an Krebs sterben, ist kein Zufall. In Anbetracht ihrer Lebenslügen und moralischen Fehltritte, die im Angesicht des Todes zum Vorschein kommen, erhält ihr Krebsleiden den Anstrich einer gerechten Vergeltung.

Solche metaphysischen oder psychosomatischen Deutungsangebote bieten aber, wie gesagt, nur wenige Filme an. In der Regel stellen die Filme keine ätiologischen Bezüge zwischen bestimmten Persönlichkeitsmerkmalen, vorausgehenden Erfahrungen und der Erkrankung her, sie hüten sich sogar davor, sich auf die geläufigen Risikofaktoren (Rauchen, Übergewicht etc.) zu stützen. Von der Krankheit sind im Kino Männer und Frauen aller Altersgruppen aus unterschiedlichen sozioökonomischen Verhältnissen und mit verschiedenen Bildungshintergründen betroffen. Aus der Summe der Geschichten spricht die Erkenntnis: Krebs kann jeden ereilen, jederzeit.

27.3 Umgang mit der Krankheit und Formen der Bewältigung

Vom Krebs ist selbstverständlich in erster Linie die erkrankte Person betroffen, die den Schock verarbeiten und auf die eine oder andere Weise »bewältigen« muss (vgl. Filipp u. Aymanns 2010, S. 148ff.). Die Wucht kritischer Lebensereignisse lässt aber auch die Angehörigen und nahestehende Menschen wie Freunde und Geliebte nicht unberührt. Und schließlich sind noch Personen involviert, die sich aus professionellen Gründen mit den Ursachen, den Konsequenzen und der Linderung des Krankseins befassen. Was sagen uns die Filme also über den Umgang mit der Krankheit und die Bewältigungsformen, die die Erkrankten wählen? Was löst das Ereignis im sozialen Umfeld aus? Und wie verhalten sich die Repräsentanten des Medizinsystems?

27.3.1 Die Erkrankten

In *Elegy* erwähnt Consuela, dass sie nach der Brustkrebsdiagnose einen Monat in schierer Panik verbracht habe. Diese Phase spart der Film jedoch aus. Wir sehen sie besorgt um ihre Zukunft, um ihren

Körper und ihre erotische Attraktivität, die die Operation, wie Consuela befürchtet, »zerstören« werde, und wir erleben sie trauernd um zurückliegende Jahre, die sie nicht intensiv genug gelebt zu haben glaubt. Die junge Consuela wirkt relativ gefasst. Die Krankheit scheint den beträchtlichen Altersunterschied zu ihrem Geliebten – 30 Jahre – eingeebnet zu haben; sie selbst bemerkt, sie komme sich nun älter vor als er. Mit ihrem Wunsch, er möge ihre Brüste fotografieren, bevor sie ihr genommen werden, nimmt sie initiativ Abschied von dem Leben, wie es war, um gewappnet zu sein für das Leben, wie es wird.

Consuelas ins Bild gesetzte emotionale Antwort auf ihre Krankheit ist frei von Verzweiflung. Das ist symptomatisch für die von Krebs betroffenen Filmfiguren, die gar nicht oder allenfalls kurzzeitig von heftigen Affektreaktionen, wie man sie bei kritischen Lebensereignissen erwarten würde, überwältigt werden. In dem für das Fernsehen produzierten Film *Kampf dem Krebs* wirft das Schicksal keine der vier Frauen aus der Bahn. Kontrolliert, entscheidungsstark, fast routiniert wirkt ihr Umgang mit dem Brustkrebs. Der Film verneigt sich vor der Alltagsheroik der Frauen, aber er zahlt für seine Huldigung den Preis der Verharmlosung. Nur ein einziges Mal gestattet er einer der Frauen, ihre Fassung zu verlieren. Als die älteste von ihnen (Lindsay Wagner) nach der Operation zur Kenntnis nehmen muss, dass ihre Brüste nicht zu retten waren, überfallen sie Gefühle der Trauer und Trostlosigkeit. Solch ein Moment der »Schwäche« ist den anderen Frauen unbekannt. Die Jüngste (Katie Boland) entscheidet sich sogar nach eigenem Gutdünken für eine Brustamputation, da ihre Intuition ihr sagt, dass Gefahr in Verzug sei.

In *Indien* werden wir ausnahmsweise Zeuge, wie der Protagonist außer sich gerät, kurz nachdem er vom Ernst der Lage erfahren hat. Sein Freund muss sich von ihm die Frage gefallen lassen: »Warum ich, warum nicht du?« Eine Antwort gibt es nicht. Das verzweifelte Aufbäumen läuft ins Leere. Der kurzen Raserei folgt die Akzeptanz des Faktischen, des Sterbens. »Warum ich?«, fragt auch Uxbal (Jarvier Bardem) in *Biutiful* im Ton einer verzagten, kleinlauten Anklage, die nicht weiß, wen oder was sie eigentlich anklagt. Uxbal hat nach der Diagnose, die ihm seinen baldigen Tod verkündet hat, keine Sekunde damit zugebracht, sein Schicksal zu bedenken oder zu betrauern. Äußerlich reagiert er genauso gefasst wie das Liebespaar in *Love Story*, wo zuerst der Ehemann Oliver (Ryan O'Neal) die Hiobsbotschaft erhält. Den Rat des Arztes, er solle sich seiner Frau gegenüber so normal wie möglich verhalten, setzt er beeindruckend souverän in die Tat um. Überboten wird er in seiner Selbstkontrolle von Jennifer, die, nachdem sie erfahren hat, wie es um sie steht, nicht einmal den Anflug einer extremen Gefühlsregung zeigt. Jegliche Extravaganzen – etwa einen Traumurlaub in Paris – verbittet sie sich. Die Aufrechterhaltung von Normalität bewahrt sie davor, im Ausnahmezustand den Kopf zu verlieren.

Die Fortsetzung der täglichen Routinen, und seien es die banalsten Handlungen, stärkt die vom Krebs massiv bedrohte Kontinuität der Lebensführung. Deshalb lassen es sich sterbenskranke Frauen nicht nehmen, den Haushalt zu führen und das aufwendige Weihnachtsmenü zuzubereiten *(Kampf dem Krebs)*. Deshalb arbeitet ein Fernsehmoderator so lange, bis er vor laufender Kamera zusammenbricht *(Magnolia)*. Deshalb versucht ein Vater das Hochbett seines Sohnes aufzubauen, obgleich ihm die Koordination der Handgriffe nicht mehr gelingt *(Halt auf freier Strecke)*. Und deshalb schreibt eine Schriftstellerein noch unter Schmerzen buchstäblich bis zum letzten Atemzug *(Hunger nach Leben)*. Alltags- und Berufsroutinen zeichnen sich durch verlässliche Handlungsstrukturen aus, die umso wertvoller werden, je heftiger die bewährten Koordinaten des Selbst unter Druck geraten. Was tun die beiden Patienten in *Das Beste kommt zum Schluss* als Erstes, nachdem ihnen ihre kurze Lebensfrist mitgeteilt wurde? Sie fahren fort, Karten zu spielen, weil dieser gemeinsame Zeitvertreib das kostbare Gut der Sorglosigkeit repräsentiert, an das sie sich klammern, während es ihnen abhandenkommt.

Im Kartenspielen angesichts des nahegerückten Todes tritt auch der psychische Schutzmechanismus des Nicht-wahrhaben-Wollens in Kraft. Beiden Männern wird das binnen Kurzem klar. Sie geben sich keinen Illusionen hin und ziehen entsprechende Konsequenzen. Sie werden die verbleibenden Wochen nicht in den gewohnten Bahnen verbringen, sondern die kurze Lebensspanne mit ebenso intensiven wie exklusiven Erlebnissen anreichern.

Dass sie nicht in der Krankheitsleugnung verharren und sich keinen kontrafaktischen Denkfiguren hingeben (etwa: »Ich wünschte mir, dass es anders wäre« oder »Wenn ich doch nur anders gelebt hätte, dann ...«), teilen sie mit den Erkrankten in anderen Filmen. Die Krebspatienten sehen den Tatsachen meistens nüchtern ins Auge und wehren sich, wenn ihnen Hoffnungen gemacht werden, die sie für unrealistisch halten *(Marias letzte Reise)*, wenn andere ihr Sterben nicht akzeptieren können *(Beim Leben meiner Schwester)* oder wenn man sie mit aufgesetzten Vergnügungen ablenken will *(Love Story)*.

Ist mit dem Krebsbefund die Vorhersage des baldigen Todes verknüpft, dann wird – insofern der Krankheitsverlauf dies noch zulässt – die Frage akut: Was fange ich mit der mir noch zur Verfügung stehenden Zeit an? Die Antworten, von denen die Filme erzählen, lassen sich danach unterscheiden, ob die Erkrankten die Gestaltung ihrer knapp bemessenen Zukunft am Prinzip der Selbstsorge, dem eigenen Wohlergehen, ausrichten, ob sie ihr Handeln der Für- und Vorsorge, dem Wohl anderer, widmen oder ob sie die Sorge um sich und die Sorge um andere zu vereinbaren suchen.

Komplett im Zeichen der Selbstsorge steht die Zukunftsplanung der beiden Männer in *Das Beste kommt zum Schluss*, der im Original *The Bucket List* heißt. Damit ist die Liste ihrer offenen Wünsche gemeint, die sie sich Punkt für Punkt erfüllen wollen, bevor sie, in ihren Worten, »den Löffel abgeben« (»kick the bucket«). Die Verwirklichung ihrer Sehnsüchte duldet keinen Aufschub. Sie berauschen sich an den Sonnenseiten des Lebens, die sie erst in vollen Zügen genießen können, seit sie mit der Schattenseite in Berührung kamen. Diese »Ode an das Leben«, wie der Hollywoodstreifen beworben wurde, setzt auf betörende Attraktionen, exotische Länder, kostspielige Dekors. Das Kino neigt dazu, »Leben« mit Extremsituationen zu verwechseln. Das geschieht auch in *Knockin' on Heaven's Door*. Zur Ruhe kommt der aufgedrehte Film erst, als der Sehnsuchtsort, das Meer, erreicht ist; auf das Erreichen folgt prompt der Tod. Angenehm unspektakulär wirkt dagegen *Marias letzte Reise*. Die Dinge, die Maria noch zu erledigen hat, bevor sie ihre allerletzte Reise antritt, bedürfen keiner Auflistung und keiner aufregenden Ortswechsel. Sie weiß, was sie sucht: die Nähe zur Heimat, zur Natur. Pragmatisch und unaufgeregt regelt sie ihre eigene Bestattung: »Es muss eine Ordnung sein.«

Auch Uxbal *(Biutiful)* hat seine Dinge noch in Ordnung zu bringen, wie ihm eine Freundin einschärft, als er für einen Augenblick verzagt. Der Film macht deutlich, dass Selbstsorge ein Luxus ist, den man sich nicht leisten kann, wenn die äußeren Umstände es nicht dulden. Uxbal führt ein Dasein am unteren Rand der Gesellschaft. Die Versorgung seiner beiden Kinder gelingt mehr schlecht als recht. Die Zeit des Sterbens bringt er damit zu, den von Katastrophen berstenden Alltag zu meistern und zugleich Vorsorge zu treffen, dass sein Tod die Kinder nicht schutz- und betreuungslos zurücklässt.

In der vorausschauenden Fürsorge für ihre zwei Kinder geht auch die unheilbar erkrankte Jackie Harrison (Susan Sarandon) auf *(Seite an Seite)*. Materielle Notlagen belasten sie nicht, aber emotionale. Jackie kommt schlecht damit zurecht, dass die Kinder die Hälfte der Zeit bei ihrem Exmann und seiner zukünftigen Ehefrau verbringen. In die für alle Personen schwierige Beziehung bringt der Krebsbefund Bewegung, da er für Klarheit sorgt. Jackie sieht sich vor die Notwendigkeit gestellt, ihre Mutterrolle unwiderruflich an eine andere Frau abzutreten. Es beansprucht ihre gesamte psychische Energie, diese Gewissheit mit positiven Emotionen zu besetzen und den Kindern zu vermitteln, dass mit ihrem Tod nicht nur das endgültige Ende einer Familienkonstellation, sondern auch der Beginn einer neuen verbunden ist. Ansonsten ist Jackie mit ihrem Leben im Reinen. Offene Rechnungen, unerfüllte Sehnsüchte scheint sie nicht zu kennen.

Das ist bei der 23-jährigen Ann (Sarah Polley), die mit zwei kleinen Kindern und ihrem Ehemann in einem Wohnwagen zu Hause ist, ganz anders *(Mein Leben ohne mich)*. Auf die bestürzende Nachricht, dass sie nur noch wenige Wochen zu leben hat, reagiert sie handlungsorientiert, da für Verzweiflung keine Zeit ist. Auch sie verfasst eine »bucket list«, die jedoch von anderem Charakter ist als die der beiden abenteuerlustigen Herren. In Anns To-do-Liste halten sich Selbstsorge- und Vorsorgeaspekte die Waage. Welche Erfahrungen kamen zu kurz, was lässt sich noch kurzfristig nachholen? Eine neue Frisur, noch einmal jemandem den Kopf verdrehen, Sexualität mit einem Mann, der nicht der eigene ist – sich als Frau spüren und nicht als Mutter. Was muss dringend vorbereitet werden, bevor das Leben ohne sie beginnt? Ihren Kindern nimmt sie Geburtstagsgrüße auf Band auf, für jedes Jahr, bis sie volljährig sind. Und bei ihrem Ehemann versucht sie Sympathie für eine Frau zu wecken, die sie für geeignet hält, ihren Platz einzunehmen. Ann hätte allen Grund, mit ihrem Schicksal zu hadern. Doch nur ein einziges Mal bricht aus ihr heraus, was sich an Entbehrungen und Wut über die Jahre angestaut hat. Was sie letztlich davon abhält, an den Umständen zu verzweifeln, ist die Liebe zu ihrer Familie und die Trauer um den absehbaren Verlust, starke Emotionen also, die keinen Zweifel daran lassen, dass es im noch so ungerechten, falschen Leben viel Gutes und Richtiges gab.

Ann verschweigt ihren Nächsten, woran sie leidet und dass sie sterben wird. Die gleiche Rücksichtnahme üben Romain *(Die Zeit, die bleibt)*, der lediglich seiner Großmutter von seiner tödlichen Krankheit erzählt, und Uxbal, dessen älteste Tochter erst vom Sterben ihres Vaters erfährt, als sich dessen verheerender körperlicher Zustand nicht mehr verbergen lässt. Auch Jackie hält ihre Krankheit lange geheim, bevor sie ihr Umfeld schweren Herzens ins Vertrauen zieht. Das Bedürfnis, ihre emotionalen Belastungen und Erfahrungen mit anderen zu teilen, trifft man bei den Filmfiguren selten an. Über die Erkrankung und ihre Ängste tauschen sich allenfalls die Leidensgenossinnen in *Kampf dem Krebs* aus. Wer professionelle Hilfe sucht, wie Frank in *Halt auf freier Strecke*, bekommt nutzlose Allerweltsweisheiten zu hören. So selten über die Krankheit, das Sterben, den Tod gesprochen wird, so verbreitet ist der Wunsch nach einem die Einsamkeit mildernden »social sharing«. Entweder bevorzugen die Erkrankten die Nähe von Freunden *(Indien, Das Beste kommt zum Schluss, Knockin' on Heaven's Door)*, oder sie bewegen sich im Kreis der Familie *(Love Story, Seite an Seite, Marias letzte Reise, Kampf dem Krebs, Beim Leben meiner Schwester, Love Life, Halt auf freier Strecke)*. Dass Freunde und Familienangehörige gemeinsam dem Kranken zur Seite stehen, wie in *Die Invasion der Barbaren*, ist dagegen derart ungewöhnlich, dass der Verdacht aufkommen könnte, im Ernstfall seien das Freundschafts- und Familiensystem nicht miteinander verträglich.

27.3.2 Das soziale Umfeld

Auch bei den Familienangehörigen löst das Ereignis der Erkrankung nur hin und wieder heftige affektive Reaktionen aus; überwiegend wirken sie besorgt, aber nicht verzweifelt. Dass die adoleszente Tochter von Jackie Harrison ihre von der schockierenden Nachricht entfachten Ängste augenblicklich in Wut und Vorwürfe ableitet *(Seite an Seite)*, gehört ebenso zu den Ausnahmen wie die angedeutete Trauerdepression, die in *Kampf dem Krebs* den Ehemann der Sterbenden ergreift. Dass eine enorme Anstrengung dazu gehört, der Verzweiflung und Trauer keinen Raum zu geben, weil man den Kranken nicht zusätzlich belasten will, macht einem *Halt auf freier Strecke* klar. Nach quälenden Wochen der tapferen Fürsorge gesteht Franks Ehefrau ihrer Mutter unter Tränen, dass sie sich mitunter wünsche, ihr Mann möge bald sterben.

Viele Filme erzählen, wie die Perspektiven der Erkrankten und Angehörigen auseinanderdriften. Wie kann ein Sterbenskranker seine letzten Wochen damit verbringen, mit einem wildfremden Mann in der Welt herumzureisen, anstatt daheimzubleiben und alle medizinischen Möglichkeiten auszuschöpfen? Das geht der Ehefrau von Carter Chambers nicht in den Kopf *(Das Beste kommt zum Schluss)*. Und wie kann eine Sterbenskranke die Nerven haben, den eigenen Sarg anliefern zu lassen, anstatt sich um ihre Genesung zu kümmern? Für dieses nüchterne Kalkül hat der beileibe nicht sentimentale Sohn Marias kein Verständnis *(Marias letzte Reise)*. *Love Life* schildert eine Ehe im Moment der ultimativen Zerreißprobe: Während Carmens Lebenskräfte unaufhaltsam schwinden, beginnt der notorisch untreue Ehemann eine neue Liebesbeziehung, aus der er eigene Lebenskräfte bezieht. In *Beim Leben meiner Schwester* nimmt die Kluft zwischen den Perspektiven eine dramatische Dimension an. Sara (Cameron Diaz) will nach jahrelangen aufopferungsvollen Bemühungen nicht wahrhaben, dass ihre leukämiekranke Tochter Kate (Sofia Vassilieva) nicht zu retten ist. Die Signale Kates, die mit ihrem kurzen Leben abgeschlossen hat und den Tod als Befreiung herbeisehnt, nimmt Sara nicht zur Kenntnis. Zur Einsicht muss sie – durch ein Familienkomplott – geradezu gezwungen werden. Sie lernt endlich, das Unvermeidliche zu akzeptieren, mehr noch, sie begreift, dass sie das Leben ihrer Tochter erst würdigt, wenn sie deren Sterben und Tod achtet.

Das ist allemal ein feinsinnigerer Lernprozess als jener in *Kampf dem Krebs*, wo der »Kampf« der Frauen dazu herhalten muss, bei John (George Stults), dem Sohn, Bruder, Ehemann bzw. Freund der vier Erkrankten, Familiensinn und Verantwortungsgefühl zu wecken. In der offiziellen Filmbeschreibung heißt es in entlarvender Banalität: »The four women help each other as they fight against the disease and, inspired by their courage, John becomes a better man« (http://gailharvey.ca/four-extraordinary-women).

27.3.3 Das Medizinsystem

Zum Besseren wendet sich auch einiges im Leben der Krankenschwester Andrea (Nina Kunzendorf), die Marias Sterbebegleitung übernimmt *(Marias letzte Reise)*. Dass sie sich in Marias Sohn verliebt, ist hier weniger bedeutsam als der Umstand, dass sie damit die Liaison zu ihrem Klinikchef beendet. Dieser Partnerwechsel übersetzt nämlich die im Film mitschwingende Kritik am Medizinsystem auf die Beziehungsebene. Der Chefarzt repräsentiert das kühle Antlitz der Schulmedizin, die sich mit standardisierten Therapiemaßnahmen über das individuelle Kranksein hinwegsetzt. Marias Entscheidung, keine weiteren Behandlungen über sich ergehen zu lassen, kann das technokratische System ebenso wenig tolerieren wie ihren Willen, ihr Leben außerhalb des Krankenhauses zu beenden. Andrea hingegen legt allmählich ihre verinnerlichten Vorbehalte ab, sie respektiert das eigenverantwortliche Sterben und öffnet sich der Alternativmedizin.

Maria ist nicht die einzige Filmfigur, die sich dagegen sträubt, im Hospital unter ärztlicher Aufsicht zu sterben. Manch anderer Krebspatient spricht sich gegen die medizinische Weiterbehandlung aus *(Seite an Seite, Mein Leben ohne mich, Das Beste kommt zum Schluss)*, und einige ziehen es vor, die »Abnippelstation«, wie die beiden Krankenhausflüchtlinge in *Knockin' on Heaven's Door* das Hospital nennen, zu verlassen oder gar nicht erst aufzusuchen *(Die Invasion der Barbaren, Biutiful, Die Zeit, die bleibt)*. Diese indirekte Kritik an der institutionalisierten Medizin wird durch wenig schmeichelhafte Krankenhausbilder bekräftigt. *Indien* zeigt das Sanatorium als ein bürokratisches Großunternehmen, in *Die Invasion der Barbaren* wird daraus ein korrupter, aus allen Nähten platzender Massenbetrieb, und *Das Beste kommt zum Schluss* stellt die darin herrschende Zwei-Klassen-Behandlung bloß.

Das menschliche Gesicht der Medizin bekommt man selten zu sehen. Der Heilpraktiker Dr. Wu verkörpert es in seiner professionellen und dennoch mitfühlenden Art *(Marias letzte Reise)* ebenso wie der sensible Krankenpfleger in *Magnolia*, dessen diskrete Zuwendungsbereitschaft den Kontrapunkt bildet zur Egozentrik der in sich gefangenen Figuren ringsum.

Bedrückend ist die Eingangssequenz in *Halt auf freier Strecke*. Erstarrt wie bei einer Urteilsverkündung, hören Frank und seine Frau die nüchterne medizinische Mitteilung. Der klinische Befund ist denkbar niederschmetternd. Zwischendurch läutet das Telefon, das den überforderten Arzt zu anderen Geschäften ruft. Die Hilflosigkeit auf allen Seiten könnte größer nicht sein. Welche Überwindung es kostet, eine Krebsdiagnose auszusprechen, die der betroffenen Person keinerlei Hoffnung macht, wird einem auch in *Mein Leben ohne mich* vor Augen geführt. Der Arzt bringt es nicht fertig, der nichts ahnenden Ann ins Gesicht zu schauen, während er ihr eröffnet, dass sie in kürzester Zeit sterben wird. Die beiden sitzen nebeneinander, die gewaltige Tragweite der Nachricht erfüllt den Raum. Ann beginnt sich für den Geschmack eines Bonbons zu begeistern, bevor sie den Arzt sitzenlässt und dem Krankenhaus den Rücken kehrt. Sie hat lauter letzte Dinge zu tun. – Diese kleine Szene stellt so etwas wie die Quintessenz dessen dar, was das Kino vom Krebs zu erzählen weiß.

Verzeichnis der Filme

- Beim Leben meiner Schwester (My Sister's Keeper), USA 2009, Regie: Nick Cassavetes
- Biutiful, Mexico u.a. 2010, Regie: Alejandro González Iñárritu
- Das Beste kommt zum Schluss (The Bucket List), USA 2007, Regie: Rob Reiner

▼

- Die Invasion der Barbaren (Les invasions barbares), Kanada u.a. 2003, Regie: Denys Arcand
- Die Zeit, die bleibt (Le temps qui reste), Frankreich 2005, Regie: François Ozon
- Ein Prophet (Un prophète), Frankreich 2009, Regie: Jacques Audiard
- Elegy, USA 2008, Regie: Isabel Coixet
- Halt auf freier Stecke, Deutschland u.a. 2011, Regie: Andreas Dresen
- Hannah und ihre Schwestern (Hannah and Her Sisters), USA 1986, Regie: Woody Allen
- Hunger nach Leben, Deutschland 2004, Regie: Markus Imboden
- Indien, Österreich 1993, Regie: Paul Harather
- Kampf dem Krebs (Four Extraordinary Women), USA 2006, Regie: Gail Harvey
- Kein Mittel gegen die Liebe (A Little Bit of Heaven), USA 2011, Regie: Nicole Kassell
- Knockin' on Heaven's Door, Deutschland 1997, Regie: Thomas Jahn
- Love Life (Komt een vrouw bij de dokter), Niederlande 2009, Regie: Reinout Oerlemanns
- Love Story, USA 1970, Regie: Arthur Hiller
- Le Havre, Finnland u.a. 2011, Regie: Aki Kaurismäki
- Magnolia, USA 1999, Regie: Paul Thomas Anderson
- Marias letzte Reise, Deutschland 2005, Regie: Rainer Kaufmann
- Mein Leben ohne mich (My Life Without Me), Kanada u.a. 2003, Regie: Isabel Coixet
- Seite an Seite (Stepmom), USA 1998, Regie: Chris Columbus

Literatur

Aristoteles (1982) Poetik. Griechisch/Deutsch. Reclam, Stuttgart
Eco U (1988) Einführung in die Semiotik. Fink, München
Filipp S-H, Aymanns P (2010) Kritische Lebensereignisse und Lebenskrisen. Kohlhammer, Stuttgart
Kluun S (2006) Mitten ins Gesicht. Scherz, Frankfurt am Main
Roth P (2001) The dying animal. Houghton Mifflin, Boston

Sicht der Professionellen

Die Patientenuniversität: Krankheit als Lerngegenstand

Marie-Luise Dierks

Auseinandersetzung mit Krankheit bedeutet nicht nur eine wie auch immer geartete »Anpassung« an die Krankheit in der Weise, dass Menschen z.B. gewohnte Verhaltensweisen ändern (müssen). Auseinandersetzung mit Krankheit heißt auch, die Krankheit »verstehen« zu lernen und sie als Bestandteil des eigenen Lebens akzeptieren zu können (Filipp et al. 1987). In diesem Kontext ist das praktisch beschriebene, aber bislang theoretisch nicht ausdifferenzierte Konzept der Patientenkompetenz angesiedelt. Dieses umschreibt, wie Menschen durch ihr Erleben, Bewerten, Wissen und Handeln eine Erkrankung und deren Behandlung verarbeiten und bewältigen (Morreim 1983; Schulte 2004; Nationaler Krebsplan 2011). Patientenkompetenz als »erlebte Kompetenz« wird dabei der »erlernten Kompetenz« der Behandler gegenübergestellt. An diesem Punkt setzt das im Folgenden vorgestellte Konzept einer »Patientenuniversität« an, wobei der Name zwar die Fokussierung auf Krankheit und davon Betroffene ausdrückt, die Aktivitäten jedoch auf ein breiteres Verständnis zielen und im Kern die Kompetenz im Umgang mit Krankheit und Gesundheit adressiert wird. Somit ist also nicht nur Krankheit als Lerngegenstand zu betrachten, sondern auch die Gesundheit und der Umgang mit der Gesundheit und den Institutionen der Gesundheitsversorgung.

28.1 Patientenuniversität: Begründungszusammenhänge

Hintergrund der Etablierung einer Bildungsinstitution für Bürger und Patienten an einer Medizinischen Hochschule ist die veränderte Situation der Menschen im deutschen Gesundheitswesen, die durch zahlreiche Anforderungen gekennzeichnet ist (Sachverständigenrat 2002). Diese Anforderungen betreffen nicht nur bereits erkrankte Personen, sondern alle Bürger. Menschen, die sich gegen das »Risiko Krankheit« versichern wollen (oder müssen), sind aufgefordert, zwischen diversen Krankenkassen und diversen Versicherungsmodellen zu wählen und sich bei der Wahl ihrer Krankenkasse markt- bzw. kundenbewusst zu verhalten. Gesunde Menschen werden aufgefordert, an Früherkennungsuntersuchungen teilzunehmen, und müssen sich für oder gegen ein solches Angebot entscheiden. Konstitutiv für das deutsche Gesundheitswesen ist inzwischen auch, dass seine Nutzer zunehmend in die Rolle von Kunden gebracht werden. Hier brauchen sie ganz neue Fähigkeiten, um förderliche von weniger förderlichen Angeboten unterscheiden zu können. Dies gilt nicht nur für den Markt der frei verkäuflichen Medikamente und Nahrungsergänzungsmittel, sondern auch für Selbstzahlerleistungen (sog. individuelle Gesundheitsleistungen/IGeL), die durch die niedergelassenen Ärzte angeboten werden. Vor dem Hintergrund dieser Entwicklungen müssen die Bürger erst lernen, ob die angebotene Leistung tatsächlich dem Patienten oder vor allem dem Arzt oder dem Hersteller bzw. Anbieter nützt. Viele Menschen kennen in diesem Zusammenhang weder die zugrunde liegenden Bestimmungen noch ihre Rechte (Dierks u. Seidel 2009). Deshalb ist es nützlich für sie zu wissen, wo sie gute Informationen finden können, an wen sie sich bei Schwierigkeiten oder Unstimmigkeiten mit Professionellen wenden können, wie sie ihre individuellen Patientenrechte, aber auch – falls sie größere Interessengruppen vertreten – die kollektiven Patientenrechte im Zusammenhang mit § 140 SGB V – in Anspruch nehmen können.

Wenn es um Entscheidungen für oder gegen diagnostische oder therapeutische Maßnahmen geht, erfährt aktuell das Paradigma der evidenzbasierten Entscheidung auf der Grundlage einer systematischen Aufbereitung und Bereitstellung patientenorientierter klinischer Studien zunehmende Bedeutung (Cochrane 1972; Bastian 2008). Mit der Aufarbeitung und Bereitstellung von Evidenz durch Wissenschaftler allein ist es jedoch nicht getan. Einerseits muss die Evidenz so dargestellt werden, dass sie durch Laien interpretierbar ist, andererseits müssen diese die Fähigkeit erwerben, selbst die Interpretation vorzunehmen (Gigerenzer 2008). Dazu gehört auch das Verständnis, dass es zu bestimmten Aussagen keine oder nur schwache Evidenz gibt. Unsicherheit ist selbst bei guter medizinisch-wissenschaftlicher Evidenz unvermeidbar (Gigerenzer 2008; Gaissmaier u. Gigerenzer 2011). Menschen sollten also ein Verständnis dafür entwickeln, dass nahezu alle Entscheidungen vor dem Hintergrund von Unsicherheiten getroffen werden müssen. Nur wenn dieses Grundverständnis vorhanden ist, können sie informierte Entscheidungen im Hinblick auf einen gesunden

Lebensstil, Maßnahmen der Prävention, Therapieoptionen oder Nutzung von Gesundheitsleistungen treffen und mit der Unsicherheit bei fehlender oder konfligierender Evidenz umgehen.

28.2 Gesundheitskompetenz als Voraussetzung für einen guten Umgang mit Gesundheit und Krankheit

Um den skizzierten Anforderungen gerecht werden und das Gesundheitssystem so nutzen zu können, dass es für den Einzelnen den höchsten Nutzen erbringen kann, benötigen Menschen Fähigkeiten, die mit dem Stichwort »Gesundheitskompetenz« umrissen werden (Kickbusch u. Marstedt 2008; Nutbeam 2000; Soellner et al. 2010).

Gesundheitskompetenz bezeichnet die kognitiven Fähigkeiten und sozialen Fertigkeiten eines Individuums, sich Zugang zu Informationen zu verschaffen und sie so zu verstehen und zu nutzen, dass sie zur Förderung und Erhaltung der Gesundheit beitragen. Gesundheitskompetenz schließt die Fähigkeit (und das Vertrauen auf diese Fähigkeit) ein, Gesundheit im täglichen Leben zu managen, tragfähige gesundheitliche Entscheidungen zu treffen, Gesundheitsbelange zu kommunizieren und sich so im Gesundheitssystem zu bewegen, dass es bestmöglich genutzt wird. Damit ist die im angelsächsischen Raum gebräuchliche Bezeichnung »health literacy« (Nutbeam 2000), die überwiegend für Lese- und Schreibfähigkeit verwendet wird, nicht nur übersetzt, sondern in ihrer Bedeutung auch erweitert worden. Zur Gesundheitskompetenz gehört nach aktuellem Verständnis ein ganzes Bündel von Fähigkeiten: kognitive Kompetenzen (d.h. Lese-, Schreib- und Rechenfähigkeiten, um Informationen zu verstehen und umzusetzen); kommunikative Kompetenzen (d.h. sich selbst mitteilen und erfolgreich Gespräche führen können); die Fähigkeit, eigene Interessen zu artikulieren und ggf. durchzusetzen, Selbstwirksamkeitserwartungen (d.h. das Vertrauen und den Glauben daran, mit Gesundheitsfragen umgehen zu können); Wissen bzw. die Fähigkeit, sich neues Wissen anzueignen; Transferfähigkeit (d.h. die Fähigkeit, Wissen in adäquates Handeln umzusetzen (Dierks et al. 2012).

Gesundheitskompetenz stellt eine der Patientenkompetenz übergeordnete Perspektive dar, weil sie bereits im Vorfeld von möglichen Erkrankungen ansetzt und grundlegende Fähigkeiten im Zusammenhang mit Gesundheit und dem organisierten Gesundheitswesen thematisiert.

Betrachtet man vor dem Hintergrund dieser theoretischen Überlegungen Untersuchungen zur Gesundheitskompetenz von Bürgern, so zeigen die Studien, dass der Gesundheitszustand von Menschen auch davon abhängt, wie gut sie in der Lage sind, Grundfertigkeiten wie Lesen, Schreiben oder den Umgang mit Zahlen einzusetzen bzw. wie gut sie in der Lage sind, für ihre Belange einzutreten (Berkman et al. 2011; Coulter u. Ellis 2007). Eine niedrige Gesundheitskompetenz wird mit einer geringen Nutzung von präventiven Diensten, niedrigen Selbstmanagementfähigkeiten, einem Anstieg der Mortalität sowie mit höheren Kosten im Gesundheitssystem in Verbindung gebracht (Weiss u. Palmer 2004), wobei die niedrige Gesundheitskompetenz sicher auch ein Ausdruck der sozialen Lage von Menschen ist.

Viele Menschen weisen in der oben definierten Gesundheitskompetenz auf unterschiedlichen Ebenen Defizite auf, weil ihnen beispielsweise grundlegendes Wissen über Gesundheit und Krankheit fehlt, ihnen die Strukturen der Versorgung und der Finanzierung von Leistungen nicht bekannt sind und sie ihre Interessen deshalb nicht oder nur unzureichend artikulieren und durchsetzen können, z.B. im Fall einer Beschwerde gegenüber Leistungserbringern oder -trägern.

Es gibt viele Gründe, die Gesundheitskompetenz der Bevölkerung zu analysieren und Strategien zu entwickeln, diese Kompetenz zu verbessern, insbesondere unter der Vorstellung, dass Gesundheitskompetenz vor dem Hintergrund sich verändernder sozialer und technischer Entwicklungen lebenslanges Lernen und eine kontinuierliche Entwicklung der oben skizzierten Fähigkeiten voraussetzt (Coulter u. Ellis 2007). So wurde auch bei der Formulierung der nationalen Gesundheitsziele für Deutschland die Erhöhung der Gesundheitskompetenz durch Gesundheitsbildung explizit als eines der prioritären Ziele und als Querschnittsaufgabe bei der Umsetzung weiterer Gesundheitsziele (z.B. Reduktion von Diabetes, Depression, Nikotinkonsum) festgeschrieben (Gesellschaft für Versicherungswissenschaft und -gestaltung e.V./GVG 2002).

28.3 Die Patientenuniversität als Einrichtung zur Erhöhung der Gesundheitskompetenz

Die im Jahr 2006 gegründete Patientenuniversität, ein Ort der Wissensvermittlung an der Schnittstelle zwischen Medizin und Pädagogik, ist ein unabhängiges Bildungsinstitut, offen für jeden interessierten Bürger, finanziert durch Eigenmittel der Medizinischen Hochschule Hannover, Teilnehmerbeiträge und Spenden. Ausdrücklich wird auf eine Finanzierung durch Firmen und Konzerne der Gesundheitsindustrie verzichtet (Dierks 2008).

Der konzeptuelle Rahmen orientiert sich an internationalen Wertvorstellungen im Bereich der Gesundheit. Bereits 1986 hatte die WHO mit der Ottawa-Charta die Verbesserung sozialer Kompetenzen der Menschen im Umgang mit Gesundheit und Krankheit durch Information und gesundheitsbezogene Bildung gefordert (WHO 1986). Die Angebote der Patientenuniversität basieren auf einer Definition von Gesundheitskompetenz, die die oben beschriebenen Aspekte umfasst und die neben der Wissensvermittlung die Artikulations- und Durchsetzungsfähigkeit der Teilnehmer weiterentwickeln will, ihr Vertrauen in die eigenen Fähigkeiten stärken und sie dazu befähigen möchte, mit einem komplexen Gesundheitssystem so umzugehen, dass ihre Bedürfnisse darin angemessen befriedigt werden können. Gesundheitsbildung, so die Vorstellung, soll nicht nur (chronisch) Erkrankte erreichen, sondern auch »gesunde« Bürger und Personen, die sich für die Belange von Patienten einsetzen.

Pro Jahr werden aktuell zwei Bildungsreihen mit zehn zusammenhängenden Themen durchgeführt, z.B. unter der Überschrift »Das Organsystem des Menschen« oder »Die großen Volkskrankheiten«. Eingeschrieben sind hier zwischen 300 und 350 Personen pro Reihe. Ebenfalls angeboten werden zwei bis vier krankheitsspezifische Informationstage (ca. 100 bis 150 Teilnehmer) und sechs kleinere Seminare (8 bis 20 Teilnehmer), in denen es unter anderem um die Fähigkeit zur Bewertung von Gesundheitsinformationen oder den Umgang mit dem Internet geht.

Teilprojekte widmen sich der Gesundheitsbildung von Schülern im Rahmen der »rollenden Patientenuniversität« (Seidel et al. 2009), der aufsuchenden Informationsvermittlung in Betrieben oder der Vermittlung von Systemwissen für Multiplikatoren und Entscheidungsträger. Unter dem Stichwort »Kulturvermittlung« wird zudem eine Vorlesungsreihe »Große Künstler und ihre Erkrankungen« durchgeführt, in der die Werke von Malern, Schriftstellern oder Musikern auch vor dem Hintergrund körperlichen und seelischen Leidens interpretiert werden. Die Reihe ermöglicht neue Einblicke in das künstlerische Schaffen und zeigt, welche Rolle die Kunst bei der Bewältigung von Krankheiten spielt, dass der Schaffensdrang trotz schwerer körperlicher Beeinträchtigungen ungebrochen sein kann und dass die betreffenden Künstler trotz – oder sogar wegen – dieser Beeinträchtigungen in ihrem Bemühen um Ausdruck nicht nachgelassen haben. Somit trägt dieses Angebot dazu bei, kulturelle Kompetenz im Sinne von Deutungskompetenz in der Auseinandersetzung mit Kunst zu unterstützen und Kunst als Katalysator für Problemlösungsprozesse nutzbar zu machen (Dierks u. Seidel 2012).

Über die Patientenuniversität und ihre Aktivitäten, in die über die Jahre inzwischen fast alle Kliniken und zahlreiche Funktionsbereiche der Medizinischen Hochschule Hannover eingebunden werden konnten, wird das Thema »Patientenorientierung« in neuer Form in die Hochschule selbst eingebracht. Die Bereitschaft der Kollegen aus den verschiedenen Bereichen, zusätzlich zu ihrer regulären Tätigkeit Lehraufgaben zu übernehmen, ist erfreulich hoch. Dazu trägt sicherlich auch bei, dass die Teilnehmer hoch motiviert sind, sehr konzentriert Vorträgen folgen und auch an den Lernstationen aktiv und kritisch nachfragen bzw. an Demonstrationen und Übungen teilnehmen.

28.4 Das didaktische Konzept der Patientenuniversität

Das didaktische Konzept der Patientenuniversität reflektiert die Vorstellung, dass Lernen in der Gesundheitsbildung auf unterschiedlichen Ebenen ansetzen muss: Es soll funktionalen Wissenserwerb ermöglichen, die Selbstwahrnehmung vertiefen und auch eine Korrektur von Deutungsmustern und Wertmaßstäben erlauben (Siebert 2006). Ebenso relevant ist der Erwerb von Handlungskompetenzen.

Da sich die Angebote im Wesentlichen an intrinsisch motivierte Erwachsene richten, wird die Teilnehmerorientierung als wichtiges Prinzip beachtet. Teilnehmerorientierung sei, so Siebert, ein Grundprinzip der Erwachsenenbildung, nicht nur, weil ein Interesse daran bestehe, dass die Teilnehmer wiederkämen, sondern auch, weil nur das intensiv gelernt werde, was für die Lernenden anschlussfähig und relevant sei (ebd. 2006, S. 158). Dabei heißt Teilnehmerorientierung nicht, uneingeschränkt die Wünsche der Lernenden zu erfüllen, sondern das, was thematisch wichtig ist, mit den Teilnehmerperspektiven zu verknüpfen. So setzen wir beispielsweise am primären Interesse der Teilnehmer an krankheits- und gesundheitsbezogenen Fragen an – immerhin gut 40 Prozent der Teilnehmer besuchen, so die Ergebnisse einer Teilnehmerbefragung im Jahr 2007, die Veranstaltungen aus allgemeinem Interesse an medizinischen Themen, 26 Prozent wollen mehr über die Funktionsweise des menschlichen Körpers erfahren, 15 Prozent sind an Prävention interessiert. Knapp 20 Prozent nehmen teil, weil sie selbst oder Angehörige krank sind und sie sich hilfreiche Informationen erhoffen. Jeder zehnte Teilnehmer will die Kommunikation mit Ärzten verbessern, ebenfalls jeder zehnte erwartet eine Stärkung seiner Autonomie und Entscheidungsfähigkeit (Wrede 2011).

In Ergänzung zur Bearbeitung der oben genannten Lernbedürfnisse bieten wir in allen Veranstaltungen »en passant« weitere Themen zur Erhöhung der Gesundheitskompetenz an, nämlich Wissen über das Gesundheitssystem und seine Akteure, über Patientenrechte oder über die Relevanz wissenschaftlicher Studien und die Generierung von medizinischer Evidenz. Diese Themen werden von den Adressaten aktiv kaum nachgefragt, wenn sie als Seminarüberschrift oder Hauptthema angekündigt werden, als »En-passant-Angebot« dagegen werden sie nicht nur wahrgenommen, sondern als hilfreiche Anregung geschätzt. So z.B. die Aussage einer Teilnehmerin:

> »Ich habe gar nicht gewusst, dass die Untersuchungen, die ich beim Arzt selbst bezahlen muss, nicht oder vielleicht noch nicht wissenschaftlich genug überprüft wurden«
> (Seidel und Dierks 2012).

28.5 Die Reihe »Gesundheitsbildung für Jedermann«

Besondere Aufmerksamkeit und Resonanz hat seit Gründung der Patientenuniversität die Bildungsreihe »Gesundheitsbildung für Jedermann« erfahren. Angeregt wurde die Reihe durch die MiniMed-Schools aus den USA, die dort seit mehr als zehn Jahren erfolgreich erprobt und inzwischen in einigen europäischen Ländern adaptiert wurden (http://www.ucdenver.edu/academics/colleges/medicalschool/community/MiniMed/Pages/Create-yourownMiniMedSchool.aspx). Dieses Konzept wird in der Patientenuniversität konzeptionell und vor allem didaktisch erheblich erweitert. Die Bildungsreihen der Patientenuniversität richten sich an alle interessierten Bürger mit dem Ziel, ihr Wissen über den Aufbau des menschlichen Körpers, die Funktion der Organe, die Entstehung von Erkrankungen und die therapeutischen Möglichkeiten ebenso zu erhöhen wie das Wissen über Prävention, Patientenrechte, Finanzierungsfragen oder Anlaufstellen im Gesundheitswesen. Gleichzeitig können die Teilnehmer lernen, mit bestehenden Erkrankungen umzugehen, kranke Angehörige zu verstehen und ihre Situation zu reflektieren.

Eine Themenreihe besteht i.d.R. aus zehn Abendveranstaltungen à drei Stunden. Die Interessenten belegen die Reihe als Komplettangebot. Jede Reihe kann mit einem Zertifikat abgeschlossen werden, vorausgesetzt, dass die »Studierenden« an mindestens acht Terminen anwesend waren. Interessenten können mehrere Reihen in Folge besuchen, die Reihen bauen jedoch nicht zwingend thematisch aufeinander auf. Die Teilnehmergebühren betragen 95 Euro pro Reihe, Schülern, Studierenden und Personen mit geringem Einkommen werden die üblichen Ermäßigungen gewährt, zudem erstatten einige Krankenkassen ihren Versicherten diesen Beitrag.

28.6 Gestaltung einer Veranstaltung in der Reihe »Gesundheitsbildung für Jedermann«

Jede einzelne Veranstaltung einer Reihe steht unter einem zentralen Thema. Dieses Thema wird durch einen ca. 45-minütigen Expertenvortrag in einem der großen Hörsäle der Medizinischen Hochschule Hannover (MHH) eingeleitet. Hier werden zunächst die erforderlichen Wissensgrundlagen gelegt, z.B.: Wie arbeitet ein Organ, welche Funktionen hat es, und wie können Erkrankungen entstehen? Darauf aufbauend erläutern die Referenten ausgewählte therapeutische Möglichkeiten, neue Forschungsstränge, aber auch die noch offenen Forschungsfragen.

Ein vorab ausgehändigtes Vortragsskript ermöglicht den Teilnehmern, im Verlauf des Vortrags Anmerkungen und Fragen zu notieren, die anschließend direkt gestellt werden können. Dabei achten wir darauf, dass diese Fragen allgemeiner Natur sind. Die Teilnehmer werden vorab darauf hingewiesen, dass in einem großen Auditorium keine individuellen Fragen zum Umgang mit eigenen Gesundheitsproblemen gestellt werden sollten, allerdings halten sich nicht immer alle Menschen daran. Hier ist es Aufgabe der verantwortlichen Moderatoren, die Fragenden freundlich, aber bestimmt zu unterbrechen und sie auf die anschließende Möglichkeit zu einem Vier-Augen-Gespräch mit Experten zu verweisen.

Um individuelle Lernprozesse in Gang zu setzen, ist vor allem die aktive Verarbeitung der Lerngegenstände entscheidend. Die Lernangebote sollten einen großen Verhaltensspielraum zulassen, damit die Teilnehmer ihr Lerntempo selbst bestimmen können (Luchte 2001). Deshalb erfolgt eine Vertiefung der Vorlesungsinhalte an 15 bis 20 interaktiven Lernstationen, die im Foyer vor dem Hörsaal im Sinne eines »Marktplatzes« aufgebaut sind. Diese Lernstationen unterliegen einer definierten, über alle Veranstaltungen weitgehend identischen Struktur unter den Überschriften »Anatomie und Physiologie«, »Mikroskopie«, »Krankheitsbilder«, »Diagnostik«, »Therapie«, »Aktuelle Forschungsergebnisse«, »Medikamente«, »Erste Hilfe«, »Experimente«, »Empowerment und Patientenrechte«, »Prävention« und »Information«. Hier werden z.B. zum Thema »Das schwache Herz« die entsprechenden Modelle des Herzens oder Präparate gezeigt, diverse Untersuchungsverfahren praktisch demonstriert, Warnzeichen für einen Herzinfarkt besprochen, Erste-Hilfe-Maßnahmen im praktischen Einsatz vermittelt, die Notfallkette wird veranschaulicht, die Relevanz von Sport in der Rehabilitation wird demonstriert, und es werden Herzsportgruppen und ihre Arbeit vorgestellt. Im Zusammenhang mit dem Thema »Weibliche Geschlechtsorgane« werden Modelle der weiblichen Brust präsentiert, die Teilnehmerinnen können das Prinzip der Brustselbstuntersuchung unter Anleitung erproben, das Brustzentrum der Medizinischen Hochschule Hannover und die dort vorgehaltenen therapeutischen Angebote einschließlich der psychoonkologischen Betreuung kennenlernen, über Möglichkeiten und Grenzen der Mammographie in der Krebsfrüherkennung diskutieren, mit Mitgliedern aus Selbsthilfegruppen sprechen, sich über IGeL-Leistungen beim Gynäkologen und diverse Therapieoptionen bei Brustkrebs informieren oder etwas über den Stellenwert der Mistel in der Krebstherapie lernen. Psychosomatische Angebote für Frauen mit Brustkrebs werden ebenso vorgestellt wie die Bedeutung von Ernährung und Entspannung unter dem Titel »Impulse für mehr Lebensqualität für Frauen nach Brustkrebserkrankungen«.

Die Lernstationen eröffnen Lerngelegenheiten, die die Teilnehmer – getreu den Prinzipien einer teilnehmerorientierten Didaktik – nach eigenen Vorstellungen, eigenen Bedürfnissen und auch in je eigener Intensität wahrnehmen können. Zur Unterstützung der Lernprozesse werden schriftliche Materialien ausgegeben, z.B. Listen mit Ansprechpartnern zu den behandelten Gesundheitsstörungen, relevante Adressen, Anregungen zu präventiven Verhaltensweisen, Hinweise auf interessante Literatur sowie Internetinformationen zum Thema.

Über die Lernstationen soll auch die kritische Kompetenz der Teilnehmerinnen und Teilnehmer gestärkt werden, auch indem die Möglichkeiten und Grenzen der Medizin und des Erkenntnisgewinns in der Medizin bearbeitet werden. Dies geschieht insbesondere in den Gesprächen an den Lernstationen, die zu den Themen »Leitlinien in der Medizin«, »Studienergebnisse interpretieren« oder »Die Aufgaben des Instituts für Qualität und Wirtschaftlichkeit in der Medizin« angeboten werden. Hier haben wir z.B. anhand von Daten zum Nutzen des Mammographiescreenings in der Brustkrebsfrüherkennung den Unterschied zwischen der Darstellung der Risikoreduktion in absoluten Zahlen im Vergleich zu der immer noch üblichen Darstellung in Prozentangaben in einfachen Abbildungen gezeigt und mit den Menschen darüber diskutiert, welche unterschiedlichen Wirkungen die beiden Darstellungen haben und welche Schlussfolgerungen sie für sich persönlich daraus ziehen.

Die Teilnehmer werden auch angeregt, im Rahmen der Veranstaltungen selbst kreativ zu werden. So stehen an ausgewählten Lernstationen Materialien für darstellende Aktivitäten zur Verfügung, ebenso werden Tanz und Bewegung angeboten.

Schließlich können sie über die gemeinsame Arbeit in den Kleingruppen Kontakte herstellen, die sie dann ggf. auch in anderen Kommunikationsformen weiterführen. Es ist bekannt, dass viele Erwachsene Bildungsveranstaltungen auch aufsuchen, um den Berufsalltag ausgleichen zu können und mit anderen Menschen in Kontakt zu kommen, und sich hier wünschen, positive Zuwendung durch andere Teilnehmer, aber auch durch die Lehrenden zu erfahren. Dies wird durch Pausenräume, »Klönecken« und einen Getränkestand erreicht. Diese Angebote werden gut frequentiert, hier herrscht immer reges Treiben.

Ein Drittel der Teilnehmer aus den ersten vier Jahren gibt an, über die Patientenuniversität andere Menschen näher kennengelernt zu haben, von diesen hat wiederum ein Drittel den Kontakt auch nach den Veranstaltungen weitergeführt. Es kann vermutet werden, dass die verschiedenen Möglichkeiten, mit anderen in Kontakt zu kommen, dabei eine nicht unwesentliche Rolle gespielt haben.

Einen hohen Stellenwert hat bei allen Teilnehmern das Gespräch mit den Personen an den Lernstationen, dies wird in allen Evaluationsrunden immer wieder besonders betont:

> »Aus der Theorie und am Anschluss gleich die Lernstationen. Und dass ich die Personen bei der Lernstation alles fragen konnte. Und es auch oft möglich war, etwas selbst auszuprobieren.« (Seidel u. Dierks 2012)

28.7 Das Tutorenkonzept der Patientenuniversität

An den Lernstationen stehen erfahrene Praktiker und speziell ausgebildete Tutoren – Studierende der Humanmedizin, Krankenpflegeschüler, Schüler der MTRA-Schule oder angehende Diätassistenten – als Lehrende zur Verfügung. Diese Tutoren werden gezielt auf ihre Aufgabe vorbereitet. Sie eignen sich theoretische Grundlagen der Kommunikation, der Informationsaufnahme und -vermittlung sowie Lerntheorien an, vertiefen ihre Kenntnisse der Anatomie und der Physiologie und erproben ihre Fähigkeiten anschließend mithilfe von Rollenspielen und Schauspielpatienten praktisch. Ihre Arbeit in der Patientenuniversität wird durch Ärzte bzw. andere Professionen medizinfachlich supervidiert und durch pädagogische Mitarbeiter der Patientenuniversität bezüglich der pädagogischen Vermittlung begleitet.

Im supervidierten Umgang mit den interessierten Laien lernen die Tutoren nicht nur, Informationen zielgruppenspezifisch zu vermitteln, sondern auch, welche Fragen die Menschen bewegen, was diese lernen wollen und welche Kompetenzen sie als Betroffene bereits mitbringen. Dazu der Bericht einer Studierenden der Humanmedizin:

> »Ich habe als Tutorin an der Patientenuniversität teilgenommen, da es mich ärgert, wenn ich höre, dass Ärzte mit unverständlichen Fachbegriffen reden und sich keine Mühe geben, ihre Patienten in einer angemessenen Sprache über ihre Erkrankungen aufzuklären. Ich möchte mich später besser verhalten und habe daher diese Gelegenheit genutzt, das medizinische Gespräch mit Patienten zu üben. Sehr überrascht hat mich, dass es mir, obwohl ich erst seit drei Jahren die medizinische Fachsprache anwende, schon sehr schwerfällt, medizinische Zusammenhänge in einer einfachen, anschaulichen Sprache zu erklären. Dies hat sich darin bemerkbar gemacht, dass ich z.B. Begriffe wie ‚Herzinsuffizienz' oder ›Pneumonie‹ häufig benutzt habe, obwohl ich mir vorher fest vorgenommen hatte, alles auf ›Deutsch‹ zu erklären.« (Göken 2008, S. 3)

28.8 Resonanz der Bevölkerung und Charakterisierung der Teilnehmer und ihrer Erwartungen an die Patientenuniversität

Die Patientenuniversität wurde vom ersten Tag an von der Bevölkerung in der Region und darüber hinaus sehr stark frequentiert. Die 300 Plätze in der ersten zehnteiligen Bildungsreihe waren kurz nach einer einmaligen Ankündigung in der regionalen Presse bereits ausgebucht. Dieses Interesse ist bis heute – nach Ablauf von zehn Bildungsreihen – ungebrochen. Für die Reihen konnten bislang ca. 3.000 Studienplätze angeboten werden, knapp 2.000 Personen haben an mindestens einer Reihe teilgenommen, knapp 30 Prozent der bisherigen Teilnehmer haben bereits alle Themenreihen besucht.

Frequentiert werden die Kurse vor allem von Menschen im mittleren und höheren Lebensalter (Alter der Teilnehmer im Mittel 60 Jahre (16 bis 86 Jahre), ca. zwei Drittel der Teilnehmenden sind weiblichen Geschlechts. Die Hälfte der Teilnehmer hat selbst eine chronische Erkrankung. Der Bildungsstand ist im Vergleich zur Gesamtbevölkerung deutlich höher: 40 Prozent der Teilnehmer haben einen hohen Schulabschluss. Vorrangig stammen die Teilnehmer aus der Region Hannover, doch das Einzugsgebiet erstreckt sich bis zur Landesgrenze von Niedersachsen und sogar darüber hinaus (z.B. Bremen), und zwar bis zu einer Entfernung von ca. 100 Kilometer zum Veranstaltungsort der Medizinischen Hochschule Hannover.

28.9 Zufriedenheit und Lernerfahrungen der Teilnehmer

Im Rahmen der internen Evaluation bewerten die Teilnehmer jede einzelne Veranstaltung hinsichtlich der eigenen Lernerfahrungen, des Kompetenzzuwachses, der Gestaltung des Abends und der interaktiven Möglichkeiten. Die Bewertung dient der Weiterentwicklung des Konzepts und bietet gleichzeitig die Möglichkeit der Rückmeldung an die Vortragenden und Mitwirkenden an den Lernstationen.

Die Zufriedenheit mit den Veranstaltungen ist i.d.R. hoch, sie liegt im Mittel bei 1,66 (Noten auf einer Skala von 1 = sehr gut bis 6 = ungenügend). Unsere Daten zeigen, dass die Befragten durchaus differenziert bewerten und auch festhalten, wenn Themenabende nicht ihren Erwartungen entsprechen. Dass die Vortragenden bemüht sind, eine klare, einfache Sprache zu benutzen, sollte zwar selbstverständlich sein, dennoch sind medizinisch-wissenschaftliche Formulierungen und eine entsprechende Vortragsweise manchmal so eingeschliffen, dass es den Referenten nicht immer gelingt, eine laiengerechte Sprache zu verwenden. So wurde besonders in den ersten Jahren von den Teilnehmern kritisch angemerkt, wenn zu viele Informationen auf einmal vermittelt wurden, viele Fachausdrücke benutzt wurden oder das Vortragstempo zu hoch war:

- »Die Dozenten packen zu viel in ihre Vorträge. Weniger wäre manchmal mehr.«
- »Besonders gefallen hat mir das erkennbare Anliegen des Vortragenden, viel von seinen Kenntnissen und Erfahrungen uns Laienmedizinern zu vermitteln, was leider nicht immer gelungen ist, weil der Fachmann eben öfter vergessen hat, dass wir Laien sind.« (Seidel u. Dierks 2012)

Inzwischen wird für jeden Themenabend ein ergänzendes Glossar angefertigt und an die Teilnehmer ausgegeben, da es durchaus auch ein Ziel der Patientenuniversität ist, den Teilnehmern die medizinischen Termini zu vermitteln. Auch wird über die Zeit deutlich, dass sich die Vortragenden zunehmend besser auf das Niveau der Teilnehmer einlassen können.

- »Besonders gefallen hat mir die wirklich einfache Verständlichkeit des Vortrages, der dennoch alles andere als flach war.«
- »Oft hat mich auch die humoristische Art der Referenten, mit der Gesundheit oder auch Krankheit umzugehen, erfreut. Durch diese Aufhänger lässt sich vieles leichter im Gehirn speichern.« (Seidel u. Dierks 2012)

Das breite Themenspektrum der Lernstationen an einem Abend führt dazu, dass manche Teilnehmer angesichts der angebotenen Fülle den Eindruck haben, nicht alles ausprobieren und lernen zu können; sie wünschen sich mehr Zeit für die Beschäftigung mit den Themen an den Lernstationen. Auch an den Lernstationen geht es im Übrigen darum, die Balance zwischen den durchaus nachvollziehbaren Wünschen Einzelner nach sehr individuellen Gesprächen und dem Wunsch nach allgemeinen Informationen so herzustellen, dass alle Teilnehmer zufrieden sind. Die Grenze zwischen Lernen und dem Wunsch nach einer individuellen Beratung durch Fachleute ist nicht immer eindeutig zu ziehen, wenngleich die Angebote konsequent als Bildungsangebote aufgebaut sind und eine Beratung im Sinne einer »Zweitmeinung« ausdrücklich nicht intendiert ist.

Die Interaktion mit den Tutoren wird von den Teilnehmerinnen und Teilnehmern besonders positiv bewertet. Fast alle Befragten fühlen sich von den Experten und Studierenden an den Lernstationen ernst genommen, sie empfinden die Tutoren als fachkompetent, beurteilen sie als freundlich und finden deren Erklärungen verständlich und umfassend.

Auch sechs Monate nach Abschluss einer Bildungsreihe sind 96,9 Prozent der Befragten nachhaltig zufrieden mit den erhaltenen Informationen, wie eine Studie im Jahr 2008 zeigte. Die meisten Teilnehmenden können die Veranstaltungsreihe uneingeschränkt weiterempfehlen (87,3 Prozent) und wollen selbst an Folgeveranstaltungen teilnehmen (79 Prozent). Jeder Vierte geht jetzt besser vorbereitet in die Arztsprechstunde, jeder Fünfte hat das Gefühl, im Gespräch mit dem Arzt Fragen besser formulieren zu können, dabei sind die Männer bei ihren Einschätzungen etwas kritischer als die Frauen (Wrede 2011). Über die Hälfte der Frauen und Männer hat nach dem Besuch der Patientenuniversität Gelegenheit, das erworbene Wissen im Alltag anzuwenden, vorwiegend bei Gesprächen im sozialen Umfeld oder mit Ärzten.

»Ich konnte dadurch die Krebserkrankung und den Sterbeprozess meines Vaters besser begleiten und meine Eltern unterstützen. Meine Familie profitiert viel von dem bei Ihnen erworbenen Wissen, weil ich Hinweise und Anregungen bei Erkrankungen geben kann.« (Seidel u. Dierks 2012)

Zudem dient das erworbene Wissen zur Verbesserung des Umgangs mit der eigenen Gesundheit oder Krankheit. Jeder Fünfte hat Ernährungsumstellungen im Hinblick auf »gesündere Lebensmittel« vorgenommen, jeder Vierte verzichtet auf Nahrungsergänzungsmittel, fast jeder Dritte treibt mehr und regelmäßiger Sport (Weithe 2012):

- »Dass ich mich anders verhalte, mehr auf meinen Körper höre, mit Staunen erfahren habe, was er alles kann und leistet. Man kann sagen, ich habe jetzt mehr Respekt und auch gewisse Ehrfurcht.«
- »Ich habe meinen Körper besser kennengelernt und bin aufmerksamer geworden, aber nicht übervorsichtig.« (Seidel u. Dierks 2012)

Ebenfalls profitiert haben die Teilnehmer bei der Entscheidung für oder gegen die Inanspruchnahme diagnostischer Verfahren, bei Vorsorgeuntersuchungen und -maßnahmen oder der Nutzung von IGeL-Leistungen (Wrede 2011; Weithe 2012):

»Ich habe gelernt, dass die Knochendichtemessung keine optimale Aussage machen kann. Gibt falsches Bild, deshalb habe ich das bei meinem Arzt auch abgelehnt.« (Seidel u. Dierks 2012)

Über diese sehr praktischen Ergebnisse hinaus haben einige Teilnehmer das Lernen an sich als positiven Effekt ihrer Teilnahme an der Patientenuniversität formuliert:

- »Es hat Spaß gemacht, Lernen mit nützlichen Kenntnissen zu verknüpfen und vieles auch praktisch auszuprobieren.«
- »Wieder gelernt, etwas konzentriert zu verfolgen und zu lernen. Ethische Denkanstöße erhalten, die zu weiteren Informationen und ‚wissen wollen' anregen.« (Seidel u. Dierks 2012)

28.10 Fazit

»Krankheit und Gesundheit« als Lerngegenstand ist aus unterschiedlichen Gründen für gesunde und kranke Menschen relevant. Das Lernen in einer offenen Struktur, die vielseitige Möglichkeiten zur Vertiefung der zentralen Themen bietet und dabei eine aus Sicht der Teilnehmenden offenbar gelungene Kombination aus Expertenbeiträgen, vorbereiteten Lernbereichen und der dialogischen Aneignung des Lernstoffes im Gespräch mit diversen Vermittlern einsetzt, findet in einem institutionellen Kontext statt, der zunächst vor allem mit dem Themenbereich »Medizin und Heilung« verknüpft ist. Die Tatsache, dass ein Universitätsklinikum nicht nur in Forschung und Therapie, sondern auch in die Weiterbildung von Bürgern und (potenziellen) Patienten investiert, wird von den Menschen hoch geschätzt. Sie sehen die Universität – nicht zu Unrecht – als den Ort, an dem zu diesen Fragen eine hohe Fachkompetenz vorhanden ist. Dass diese aufbereitet und auszugsweise den Interessenten zur Verfügung gestellt wird, ergibt dabei auch aus der Perspektive der Institution selbst Sinn – Menschen, die sich aktiv mit ihrer Gesundheit oder Krankheit beschäftigen, können im besten Sinn Partner in der Gesundheitsversorgung sein (Härter et al. 2007) und, sofern sie es wollen, »auf Augenhöhe« mit Ärzten und anderen Behandlern umgehen. Aber auch erkrankten Personen hilft die Teilnahme, ihre Krankheit besser zu verstehen sowie trotz Beschränkungen mit ihr zu leben.

Das folgende Zitat fasst die Relevanz von Krankheit und Gesundheit als Lerngegenstand aus Sicht eines Teilnehmers der Patientenuniversität zusammen:

»Das war für mich interessant, lehrreich, unterhaltsam und eine enorme Wissens- und Bildungserweiterung. Die Vortragsreihe hat mir mal wieder deutlich gemacht, was für ein Wunderwerk der Körper ist und zum Erhalt verpflichten sollte. Mein persönlicher Nutzen war, dass ich meine Krankheit und die damit entstandenen Probleme begreifen und damit leben kann – es gibt immer noch Schlimmeres. Man muss als Patient noch mehr Eigenverantwortung übernehmen, d.h. auch, selber Infos sammeln, Selbstanalyse, oder Tagebuch schreiben und sich eben um sich selbst kümmern. Es gibt oft keine einfachen Lösungen bei gesundheitlichen Problemen, und die beste Medizin stößt irgendwann an eine natürliche Grenze, auch das müssen wir als Menschen irgendwann akzeptieren.« (Seidel u. Dierks 2012)

Literatur

Bastian H (2008) Health literacy and patient information: Developing the methodology for a national evidence-based health website. Patient Educ Couns 73(3):551–556

Berkman ND, Sheridan SL, Donahue KE, Halpern DJ, Crotty K (2011) Low health literacy and health outcomes: An updated systematic review. Ann Intern Med 155:97–107

Cochrane A (1972) Effectiveness und efficiency: Random reflections of health services. The Nuffield Provincial Hospital Trust, London

Coulter A, Ellins J (2007) Effectiveness of strategies for informing, educating, and involving patients. BMJ 335(7609): 24–27

Dierks ML (2008) Patientenuniversität – Wege zur Erhöhung der Gesundheitskompetenz und Beteiligung. In: Mozygemba P (Hrsg) Nutzerorientierung. Lässt sich das Gesundheitssystem mitgestalten? Huber, Bern, S 93–106

Dierks ML, Seidel G (2009) Angebot und Nachfrage nach kritischer Gesundheitsbildung – Erfahrungen aus der ersten Patientenuniversität in Deutschland. In: Klusen N, Fließgarten A, Nebling T (Hrsg) Informiert und selbstbestimmt: Der mündige Bürger als mündiger Patient. Nomos, Baden-Baden, S 379–394

Dierks ML, Seidel G (2012) Die Patientenuniversität und Ihre Veranstaltungsreihen – ein Konzept auch zur Kulturvermittlung an der Schnittstelle zwischen Medizin und Kultur. In: Dannecker W, Thielking S (Hrsg) Öffentliche Didaktik und Kulturvermittlung. Aisthesis-Verlag, Bielefeld, S 68–91

Dierks ML, Diel F, Schwartz FW (2012) Stärkung der Patientenkompetenz: Information und Beratung. In: Schwartz FW, Walter U, Siegrist J, Kolip P, Leidl R, Dierks ML, Busse R, Schneider N (Hrsg) Das Public Health Buch. Urban & Fischer, München, S 42–45

Filipp SH, Aymanns P, Ferring D, Freudenberg E, Klauer T (1987) Elemente subjektiver Krankheitstheorien: Ihre Bedeutung für die Krankheitsbewältigung, soziale Interaktion und Rehabilitation von Krebskranken. Forschungsbericht Nr. 15 aus dem Projekt: Psychologie der Krankheitsbewältigung. Universität Trier

Gaissmaier W, Gigerenzer G (2011) When misinformed patients try to make informed health decisions. In: Gigerenzer G, Muir Gray JA (Hrsg) Better doctors, better patients, better decisions: Envisioning health care 2020. MIT Press, Cambridge, MA, S 29–43

Gesellschaft für Versicherungswissenschaft und -gestaltung e.V. (GVG) (2002) Gesundheitsziele für Deutschland: Entwicklung, Ausrichtung, Konzepte. Akademische Verlagsgesellschaft, Berlin

Gigerenzer G (2008) Rationality for mortals: How people cope with uncertainty. Oxford University Press, Oxford

Göken C (2008) Das Tutorensystem der Patientenuniversität hat sich bewährt. Erfahrungsbericht einer Studierenden. Newsletter Patientenuniversität 2:3

Härter M, Loh A, Spies C (Hrsg) (2005) Gemeinsam entscheiden, erfolgreich behandeln – Neue Wege für Ärzte und Patienten im Gesundheitswesen. Deutscher Ärzteverlag, Köln

Kickbusch I, Marstedt G (2008) Gesundheitskompetenz: eine unterbelichtete Dimension sozialer Ungleichheit. In: Bökken J, Braun B, Landmann J (Hrsg) Gesundheitsmonitor 2009. Gesundheitsversorgung und Gestaltungsoptionen aus der Perspektive der Bevölkerung. Bertelsmann Stiftung, Gütersloh, S 12–28

Luchte K (2001) Teilnehmerorientierung in der Erwachsenenbildung. Beltz, Weinheim

Morreim H (1983) Three concepts of patient competence. Theoretical Medicine and Bioethics 4(3):231–251

Nationaler Krebsplan (2011) Gemeinsames Zielepapier im Handlungsfeld 4: Patientenorientierung. http://www.bmg.bund.de/fileadmin/dateien/Downloads/N/Nationaler_Krebsplan/Ziel_12a_b_13_Kommunikative_Kompetenz_der_Leistungserbringer_Staerkung_der_Patientenkompetenz_Partizipative_Entscheidungsfindung.pdf. Zugegriffen: 21. Oktober 2011

Nutbeam D (2000) Health literacy as a public health goal: A challenge for contemporary health education and communication strategies into the 21st century. Health Promotion International 15(3):259–267

Sachverständigenrat für die konzertierte Aktion im Gesundheitswesen (2002) Bedarfsgerechtigkeit und Wirtschaftlichkeit, Bd 1: Zielbildung, Prävention, Nutzerorientierung und Partizipation. Gutachten 2000/2001. Nomos, Baden-Baden

Schulte H (2004) Patientenkompetenz aus Sicht der Betroffenen. In: Bartsch HH, Weis J (Hrsg) Gemeinsame Entscheidung in der Krebstherapie. Arzt und Patient im Spannungsfeld der Shared Decision. Karger, Basel, S 114–121

Seidel G, Dierks ML (2012) Originalzitate aus der Befragung aller Teilnehmer der ersten 5 Jahre Patientenuniversität. Unveröffentlichte Daten. Medizinische Hochschule Hannover, Hannover

Seidel G, Forstreuter-Künstler M, Dierks ML (2009) »Gesundheitstag« – Gesundheitsbildung an der Schule. Schüler und Eltern. SchulVerwaltung Niedersachsen 10:273–276

Siebert H (2006) Didaktisches Handeln in der Erwachsenenbildung. Didaktik aus konstruktivistischer Sicht. Ziel, Augsburg

Soellner R, Huber S, Lenartz N, Rudinger G (2010) Facetten der Gesundheitskompetenz – eine Expertenbefragung. Projekt Gesundheitskompetenz. In: Klieme E, Leutner D, Kenk M (Hrsg) Kompetenzmodellierung. Eine aktuelle Zwischenbilanz des DFG-Schwerpunktprogramms. Zeitschrift für Pädagogik, 56. Beiheft. Beltz, Weinheim, S 104–114

Weiss BD, Palmer R (2004) Relationship between health care costs and very low literacy skills in a medically needy and indigent medicaid population. J Am Board Fam Pract 17:44–47

Weithe V (2012) Effekte und Nachhaltigkeit von Gesundheitsbildungsmaßnahmen am Beispiel der Patientenuniversität der Medizinischen Hochschule Hannover. Magisterarbeit im Studiengang Bevölkerungsmedizin und Gesundheitswesen (Public Health), Hannover

WHO (1986) Ottawa-Charta zur Gesundheitsförderung. Verlag für Gesundheitsförderung, Hamburg

Wrede J (2011) Förderung von Gesundheitskompetenzen (Health Literacy) durch Gesundheitsbildung: Ergebnisse einer teilstandardisierten Befragung. Grin-Verlag, München

Klinische Studien und Nachwuchswissenschaftler in der Onkologie

Elke Jäger und Antje Neumann

Die Durchführung klinischer Studien unterliegt umfassenden gesetzlichen Bestimmungen. Die einzelnen Entwicklungs- und Studienphasen neuer Medikamente erfordern die Berücksichtigung sowohl der Rechtslage als auch der individuellen Krankheitssituation der Studienteilnehmer. In frühen Entwicklungsphasen neuer Medikamente nehmen i.d.R. Patienten ohne Standardtherapiemöglichkeiten teil, während an Studien, die Medikamente kurz vor ihrer Zulassung einsetzen, auch Patienten mit kurativer therapeutischer Perspektive partizipieren können. Insbesondere die Studienaufklärung, aber auch die Vermittlung komplexer Studienabläufe stellen hohe fachliche und kommunikative Anforderungen an die Prüfärzte (oft Nachwuchswissenschaftler). Ein entsprechendes Kommunikationstraining ist bislang kein fester Bestandteil der vorgeschriebenen Prüfarztschulung. Bildungsbedarfsanalysen bei Studienpatienten in Abhängigkeit von der Krankheitssituation sowie Analysen des Einsatzes von Schulungsmaterialien bezüglich ihrer Effektivität für Studienpatienten sind ausstehend.

29.1 Klinische Studien in der Onkologie

29.1.1 Phasen der klinischen Prüfung

Bei Anne Müller wurde kürzlich Brustkrebs diagnostiziert. Der Frauenarzt hat ihr bereits den Befund erklärt und weitere Untersuchungen veranlasst. Der Tumor weist Merkmale aggressiven Wachstums auf. Anne Müller soll daher vor einer Operation zunächst eine Chemotherapie erhalten, um die Heilungschancen zu verbessern. Bei ihrem Erstgespräch mit dem Onkologen wird ihr die Teilnahme an einer Studie vorgeschlagen. Anne Müller zögert. Heißt das, dass man ihre Erkrankung noch nicht richtig erforscht hat? Ist sie dann nicht ein Versuchskaninchen? Was wird in dieser Studie eigentlich untersucht?

Die Erprobung von Medikamenten geschieht stufenweise und wird in die klinischen Studienphasen 1 bis 4 unterteilt. Ist ein Präparat völlig neu entwickelt, so muss zunächst innerhalb einer Phase-1-Studie an einer kleinen Personengruppe (10 bis 15 Probanden) vorrangig geprüft werden, ob das Medikament sicher ist, d.h., ob eventuelle Nebenwirkungen in vertretbarem Rahmen bleiben: Die Intensität von Nebenwirkungen ist nach den »Common Toxicity Criteria« von »leicht« über »mittel« bis »schwer« und »sehr schwer« anhand definierter Kriterien genau zu graduieren. »Schwere« und »sehr schwere« Nebenwirkungen sind nur in geringem Umfang akzeptabel und müssen in einer Nutzen-Risiko-Analyse besonders bewertet werden. Die Probanden sind über den experimentellen Charakter der Behandlung intensiv aufgeklärt worden, und im Vordergrund der Beobachtungen steht ihre Sicherheit. Daher sind häufige Arztbesuche und Kontrollen unter der Behandlung vorgesehen. Die Ergebnisse, insbesondere das Auftreten von als »schwer« oder »sehr schwer« bewerteten Nebenwirkungen, werden unter den für die Studie Verantwortlichen kurzfristig kommuniziert und bewertet, um die Probandensicherheit zu gewährleisten (Schumacher u. Schulgen 2008).

Stellt sich die Verabreichung des Medikaments als sicher heraus, wurden also Nebenwirkungen höchstens in dem oben beschriebenen vertretbaren Rahmen beobachtet, so schließt sich eine Phase-2-Studie an, in der insbesondere die korrekte Dosierung des Medikaments untersucht wird. Die Kontrollbesuche der Probanden sind nach wie vor engmaschig, häufig werden zusätzlich zu den Routineuntersuchungen auch die Medikamentenspiegel im Blut bestimmt. In Phase-2-Studien wird eine Zahl von 20 bis 50 Patienten eingeschlossen. Zur Überprüfung des Therapiekonzepts selbst gehört neben der Dosisfindung auch die Beobachtung von erwünschten Effekten des Präparates. So werden Studien an dieser Stelle dann beendet, wenn sich bei den Probanden keine signifikanten Therapieeffekte einstellen.

In der folgenden Phase-3-Studie werden weiterhin mögliche Nebenwirkungen erfasst, aber das Augenmerk liegt vor allem auf der Effektivität der Therapie im Hinblick auf den Behandlungserfolg. Innerhalb einer Phase-3-Studie werden daher (nach erprobter Sicherheit und gefundener Medikamentendosierung in vorangegangenen Phase-1- und Phase-2-Studien) mehrere Hundert bis tausend

Probanden, zumeist multizentrisch und international, eingeschlossen. Oft wird das neue Präparat mit einem bekannten Medikament verglichen, indem den Probanden nach dem Zufallsprinzip entweder die Standardbehandlung oder die Therapie mit dem neuen Medikament zugeteilt wird. Wenn keine Standardbehandlung existiert, kann auch der Vergleich mit einer Placebo-Kontrollgruppe gerechtfertigt sein. Die Effektivität eines Medikaments muss möglichst objektiv erfasst werden. Verschiedene Studienvorgaben sollen dies gewährleisten: Phase-3-Studien werden in mehreren verschiedenen Kliniken/Praxen national oder international durchgeführt. Die Beurteilung von Laborwerten und/oder Röntgenaufnahmen erfolgt verblindet durch außenstehende, unabhängige Experten. Erfolgreich bewertete Phase-3-Studien führen ein neues Medikament schließlich zur Marktzulassung.

Oft liegt zwischen dem Abschluss der Auswertung einer Phase-3-Studie und der Marktzulassung eines Präparats eine mehrmonatige Zeitspanne, in der zwar die Sicherheit und Wirksamkeit eines Medikaments bewiesen ist, dieses aber außerhalb einer klinischen Studie noch nicht verabreicht werden darf. Dieses Zeitfenster wird häufig durch eine Phase-4-Studie mit mehreren Tausend Probanden überbrückt. Patienten kann so unter geschützten Studienbedingungen das Medikament zur Verfügung gestellt werden. Ärzte können während dieser Zeit weitere Erfahrungen in der Verabreichung sammeln. Durch die studienbedingte Datensammlung an einer sehr großen Gesamtpopulation wird außerdem das Medikamentenprofil präzisiert.

Der Prüfarzt erklärt Anne Müller, dass ihre Erkrankung gut erforscht ist und der Begriff »Studie« nicht bedeuten muss, dass ein Medikament völlig neu ist. In ihrem Fall geht es um die Verabreichung eines Medikaments, das bereits kurz vor der Marktzulassung steht und in vorangegangenen Studien bei vielen Hundert Patientinnen sehr erfolgversprechende Ergebnisse erzielt hat. Es handelt sich also um eine Phase-4-Studie. Mögliche Nebenwirkungen sind bekannt und nicht stärker als bei anderen Medikamenten. Anne Müller fühlt sich nach dieser Erklärung beruhigt. Außerdem ist ihr deutlich geworden, dass andere Patientinnen vor ihr durch ihre Teilnahme an Phase-1- bis Phase-3-Studien dazu beigetragen haben, dass ihr nun hoffentlich noch besser geholfen werden kann.

Der sukzessiven Durchführung der einzelnen Phasen klinischer Studien gehen zahlreiche behördliche Genehmigungsschritte voraus, deren Hintergrund im folgenden Abschnitt dargestellt wird.

29.1.2 Gesetzliche Grundlagen

Der Durchführung von klinischen Studien liegen rechtliche Vorgaben zugrunde, die im Arzneimittelgesetz – seit 2004 außerdem unter Einbindung der GCP-Verordnung (GCP = Good Clinical Practice) – verankert sind. Die GCP-Verordnung berücksichtigt sowohl ethische als auch wissenschaftliche Gesichtspunkte. Sie ist als Leitlinie international anerkannt und dient der Qualitätssicherung. So legt sie beispielsweise fest, dass Probanden schriftlich und mündlich über Inhalt, Ablauf, Chancen und Risiken einer Studienbehandlung aufgeklärt werden müssen und auch jederzeit ohne Nachteile wieder von der Studienteilnahme zurücktreten können. Informationen über Verhaltensregeln, die der Sicherheit der Probanden dienen, sowie die besondere Schulung der Prüfärzte werden nicht nur verlangt, sondern durch Behörden explizit vor Studienbeginn geprüft. Hierdurch sollen außerdem die Compliance der Probanden und die Qualität der Datenerhebung erhöht werden. Jedes Studienprotokoll, auch Prüfplan genannt, einschließlich der schriftlichen Patienteninformation und -einverständniserklärung wird zunächst der lokalen Ethikkommission sowie dem Bundesinstitut für Arzneimittel- und Medizinprodukte (im Falle von Impfstoffen dem Paul-Ehrlich-Institut) vorgelegt. Auch sämtliche Vorarbeiten, die das neue Studienprotokoll betreffen, werden begutachtet. Außerdem werden an der Studie beteiligte Personen – wie

Prüfärzte – persönlich benannt, und ihre Qualifikation als Studienarzt muss belegt werden. Hierfür müssen Kenntnisse in GCP nachgewiesen werden, die im Rahmen spezieller Kurse für Prüfärzte erworben werden können. Durch die GCP-standardisierte Dokumentation möglicher Nebenwirkungen wird für die Sicherheit der Probanden und für die Vergleichbarkeit der Medikamentenprofile Sorge getragen. Sollten schwerwiegende Nebenwirkungen auftreten, so müssen die zuständigen Behörden umgehend informiert werden. Auch müssen Prüfärzte stets Studienerfahrung vorweisen. Ist diese nicht vorhanden, wird erwartet, dass weitere Prüfärzte an der Studie beteiligt werden, die für die entsprechende Anleitung sorgen. Dies muss in den Studienunterlagen explizit dokumentiert sein. Besondere Aufmerksamkeit richten die Behörden stets auf die Patientenaufklärung. Sowohl das mündliche Aufklärungsgespräch als auch das Einverständnis des Patienten müssen schriftlich festgehalten werden. Freiwilligkeit und Sicherheit der Studienteilnahme sind wesentliche Grundlage der GCP-Verordnung.

Anne Müller hat während ihres Aufklärungsgesprächs zur Studienteilnahme schriftliche Informationen und eine Einverständniserklärung erhalten. Der Prüfarzt hat ihr alle Behandlungsschritte und Kontrollbesuche verständlich erklärt. Anne Müller fühlt sich durch das ausführliche Gespräch gut informiert. Sie unterschreibt die Einverständniserklärung und würde am liebsten am selben Tag mit der Behandlung beginnen. Sie erfährt, dass 24 Stunden Bedenkzeit vorgeschrieben sind, dass sie dann aber sofort mit der Therapie anfangen kann.

29.2 Behandlung innerhalb klinischer Studien

29.2.1 Studienaufklärung

Dem Aufklärungsgespräch vor Studieneinschluss kommt nicht nur aufgrund der gesetzlichen Auflagen höchste Bedeutung zu. Albrecht et al. (2008) konnten Faktoren definieren, die die Qualität eines solchen Gespräches beeinflussen. Bei 235 Patienten wurde das Aufklärungsgespräch mit dem Prüfarzt per Video dokumentiert. Nach zwei Wochen wurden die Patienten gefragt, aus welchen Gründen sie der Studienteilnahme zugestimmt oder diese abgelehnt hätten. Die meisten Patienten (75 Prozent) hatten sich für die Studienteilnahme entschieden. In ihrer Begründung hoben sie die Möglichkeit der Einbeziehung von Familienangehörigen, eine für medizinische Laien verständliche Sprache, die offene Auseinandersetzung mit möglichen Risiken und das Angebot unterstützender Maßnahmen durch den Prüfarzt hervor. Zustimmende Patienten beschrieben außerdem das Entstehen einer Vertrauensatmosphäre – Voraussetzung dafür, dass die Patienten den Prüfarzt als Verbündeten im Behandlungsprozess und somit bei der Studiendurchführung betrachten. Liang (2002) hat gezeigt, dass ältere Patientinnen mit Brustkrebs sich eher zu einer Therapie entschließen, wenn die Chancen und Risiken mehrerer Therapieoptionen offen dargestellt werden. Ärzte, die sich besonders auf die Erkrankung Brustkrebs spezialisiert hatten, suchten häufiger und intensiver das Patientengespräch. Dass Prüfärzte vermehrt die Initiative zur Aufklärung ergreifen, wurde durch die Patientinnen als besonders zufriedenstellend bewertet und als mit ausschlaggebend für ihre Teilnahme an der Studie bezeichnet.

Die Ergebnisse dieser Arbeiten unterstreichen die hohen Anforderungen der GCP-Verordnung an das Patientenaufklärungsgespräch. So muss das Gespräch vom Prüfarzt initiiert werden, der als Experte für die jeweilige Studie fachliche Sicherheit vermitteln kann. Die schriftliche und mündliche Aufklärung muss für den Patienten in Sprache und Umfang verständlich und nicht überfordernd sein. Behandlungsabläufe, Chancen und Risiken der Studienbehandlung müssen vollständig und offen dargestellt und in einem zeitlich angemessenen Rahmen besprochen werden. Die Einräumung einer Bedenkzeit ist verpflichtend und muss dokumentiert werden.

29.2.2 Durchführung und Nachbeobachtung

Anne Müller möchte heute mit der Studienbehandlung beginnen. In der Patienteninformation ist genau beschrieben, wie das neue Medikament verabreicht wird. Sie hat sich zusätzlich Notizen gemacht. Der Prüfarzt händigt ihr außerdem einen Terminplan aus, damit sie alle notwendigen Kontrolltermine kennt und einhalten kann. In einem speziell für die Studie ausgewiesenen Patiententagebuch wird sie jeden Tag ihre Befindlichkeit dokumentieren und bei den Kontrollbesuchen ihre Eintragungen mit dem Prüfarzt besprechen.

Jeder Studie liegt ein Protokoll zugrunde, das alle Therapieschritte sehr genau beschreiben muss. Der Prüfplan ist im Detail durch die Ethikkommission geprüft und genehmigt worden. Hierbei werden je nach Phase der Studie entsprechende Schwerpunkte gesetzt. So werden in einer Phase-1-Studie vermehrt Kontrollen zur Erfassung der Sicherheit einer Patientin gefordert, während beispielsweise in einer Phase-3-Studie sehr viel genauere Vorgaben bezüglich des Ansprechens der Erkrankung auf die Studientherapie gemacht werden. Je komplexer das Protokoll ist, desto höher sind sowohl die logistischen als auch die edukativen Anforderungen an das Studienpersonal. Dazu zählt z.B. die Vermittlung der absoluten Notwendigkeit, bestimmte Einnahmemodalitäten der Studienmedikation (Abstand zu anderen Medikamenten und/oder zu Mahlzeiten) zu Hause selbstständig und korrekt einzuhalten. Patienten sollen durch die häufigen Besuchstermine in der Klinik nicht verunsichert sein, sondern vielmehr verstanden haben, warum Kontrollen wichtig sind und welche Untersuchungen jeweils auf sie zukommen. Es existieren allerdings keine Erhebungen über den tatsächlichen Bildungsbedarf von Studienpatienten. Von Sponsoren solcher Studien werden gelegentlich Instrumente zur Verfügung gestellt, die die Vermittlung und/oder Dokumentation z.B. von Medikamenteneinnahmen erleichtern sollen. Beispielsweise sollen Schieber mit einzustellendem Zeitraster und -fenster und farbig markierte Dosierungsbehälter die Patienten zu Hause an die korrekten Einnahmezeiten, die ihnen der Prüfarzt erklärt hat, erinnern. Im vorliegenden Fall wird ein Patiententagebuch ausgegeben, um mögliche Nebenwirkungen zu dokumentieren. Solche unterstützenden Maßnahmen sollen das persönliche Gespräch mit dem Prüfarzt sinnvoll ergänzen, Untersuchungen über die Effektivität solcher zusätzlichen Dokumentationen existieren allerdings nicht. Nach GCP vorgeschrieben ist, dass die Patientin einen bestimmten Ansprechpartner für auftretende Fragen haben muss. Sollten sich schwerwiegende Veränderungen des Zustands der Patientin ergeben, die sogar eine stationäre Aufnahme erfordern, so muss ein solcher Vorfall innerhalb von 24 Stunden dem Leiter der klinischen Prüfung gemeldet werden. Ist ein Zusammenhang mit der Studienmedikation zu vermuten, so zieht dies Behördenmeldungen innerhalb bestimmter Zeitfenster nach sich; ggf. muss ein sog. Safety-Komitee zusammentreten, um über die Fortsetzung der Studie oder Dosismodifikationen zu entscheiden. Dieser Fall tritt dank der gründlichen Voruntersuchungen relativ selten ein und betrifft überwiegend die »frühen« Phase-1- und Phase-2-Studien, wie im nachfolgenden Beispiel beschrieben wird.

29.3 Anforderungen an Nachwuchswissenschaftlerinnen und Nachwuchswissenschaftler

29.3.1 Schwierige Situationen und Schulungsmöglichkeiten

Sabine Fischer ist seit Jahren an Brustkrebs erkrankt. Schon mehrmals sind Metastasen diagnostiziert worden, weswegen sie sich immer wieder verschiedenen Chemotherapien unterzogen hat. Sie fühlt sich dennoch recht gut und kann mit ein wenig Unterstützung ihrer Familie ihren Haushalt allein führen. Nun wurde ein erneuter Krankheitsprogress festgestellt. Sabine Fischer hat daher einen

▼

Gesprächstermin bei ihrem Onkologen vereinbart. Sie macht sich große Sorgen, ob es noch Behandlungsmöglichkeiten für sie gibt.

Der Prüfarzt ist hier in besonderer Weise gefragt. Er ist zunächst mit den Sorgen der Patientin und ihrer schwierigen, fortgeschrittenen Krankheitssituation konfrontiert. Der Patientin steht eine Therapiemöglichkeit im Rahmen einer Phase-1-Studie offen, deren experimenteller Charakter ihr aber zunächst erklärt werden muss: Offenheit soll hier aufklärend wirken, der Patientin Sicherheit vermitteln und nicht abschrecken.

Mergenthaler et al. (2011) haben mittels einer problemspezifischen Stressskala bei ambulanten, am Mammakarzinom erkrankten Patientinnen signifikante Ergebnisse ermittelt: Die höchsten Stresslevels wurden a) bei der Erstdiagnose, b) bei Patientinnen, die austherapiert waren und statt einer gezielten Antitumortherapie »Best-supportive-care«-Maßnahmen erhielten, sowie c) bei Patientinnen, die wie im Fallbeispiel einen Rückfall erlitten hatten, gemessen. Die Intensität des Stresserlebens war bei allen Patientinnen unabhängig von der Prognose und der Art der Behandlung (Antihormon- oder Chemotherapie).

Diese Subgruppenanalyse liefert wichtige Hinweise für die notwendige Aufmerksamkeit von Prüfärzten bzw. Nachwuchswissenschaftlern in den einzelnen Krankheitsphasen von Brustkrebspatientinnen, bei denen der Krankheitsverlauf häufig mehrere Jahre umspannt. In der Studie von Mergenthaler et al. (2011) bezeichnen 97 Prozent der Befragten die gezielte Nachfrage des Arztes anhand des ausgefüllten Stresslevel-Fragebogens als hilfreich. Die Autoren konstatieren eine signifikante Verbesserung der Arzt-Patienten-Interaktion durch das gezielte Erfragen von möglichen psychosozialen Problemen. Wie aus den oben beschriebenen Fällen von Anne Müller und Sabine Fischer hervorgeht, fällt das Aufklärungsgespräch vor Studieneinschluss jeweils genau mit einer der von Patientinnen als besonders stressreich beschriebenen Situationen zusammen. Zusätzlich muss der Prüfarzt hier die sachliche Studienaufklärung leisten. Der besondere Anspruch an Prüfärzte wird deutlich und ist vor allem dann von besonderer Bedeutung, wenn es sich um wenig erfahrene ärztliche Nachwuchswissenschaftler handelt. Denkbar ist, dass sich durch besonders belastende Situationen sowohl bei Studienpatienten als auch bei Nachwuchswissenschaftlern Lernprozesse vollziehen, die bislang nicht thematisiert oder untersucht worden sind.

Prüfärzte und Nachwuchswissenschaftler müssen für die Durchführung von klinischen Studien qualifiziert sein. Neben Schulungen, die von Studiensponsoren durchgeführt werden, existieren spezielle Prüfarztkurse. Inhaltlich konzentrieren sich diese Kurse auf die Vermittlung ethisch-rechtlicher Themen und auf Kenntnisse, die zur Planung, Durchführung und Organisation klinischer Studien notwendig sind. Speziell für Nachwuchswissenschaftler ausgewiesene Schulungen zur Kommunikation mit Studienpatienten und zum Management schwieriger Situationen (z.B. die Vermittlung komplexer Behandlungsabläufe oder das Überbringen schlechter Nachrichten) sind nicht vorgesehen.

Bei der Entscheidung über eine Studienteilnahme spielt für viele Patienten auch die informelle Beschaffung von Informationen eine Rolle. Vordermark (2010) hat erhoben, dass 41 Prozent der Patienten sich im Internet über vorgeschlagene Therapieformen informieren, aber nur 39 Prozent aus dieser Gruppe die recherchierten Informationen mit ihrem behandelnden Arzt reflektieren. Einerseits wächst die Zahl der Patienten, die sich eigenständig informieren, stetig mit der Zunahme der zur Verfügung stehenden elektronischen Quellen. Andererseits wird dieses Wissen zu wenig erörtert und kann somit in Form von Fehlinformationen oder mangelhaftem Teilwissen besonders im Bereich experimenteller Therapieformen problematisch sein. Zur Verbesserung der Kommunikation zwischen Arzt und Patient ist laut Vordermark (2010) die Bereitstellung geeigneter, objektiver Informationsmaterialien sowie die gezielte Integration dieser Materialien in das Arzt-Patient-Gespräch erforderlich.

29.3.2 Fazit und Ausblick

Aus den Ausführungen geht hervor, dass an Ärzte, die als Nachwuchswissenschaftler Patienten innerhalb klinischer Studien betreuen, besondere Anforderungen gestellt werden. Zwar sind spezielle Schulungen, die Studieninhalte, medikamentöse Komplikationen und behördliche Anforderungen zum Inhalt haben, gesetzlich vorgeschrieben, doch die komplexen Zusammenhänge von situativem Patientenbedürfnis und den sachlich-fachlichen Ansprüchen an die Kommunikation zwischen Arzt und Patient bei der Studiendurchführung sind wenig untersucht. Mangelnde Berufserfahrung und die zu geringe Zahl etablierter Schulungsmöglichkeiten zu Kommunikationstechniken und Gesprächsführung im ärztlichen Bereich potenzieren hier die defizitäre Situation von Nachwuchswissenschaftlern.

Barth u. Lannen (2011) haben in einer Metaanalyse verschiedene »Communication-Skills«-Trainings für Onkologen untersucht. Die meisten Studien reflektieren das Kommunikationsverhalten der Ärzte, ohne den Effekt auf/für den Patienten zu berücksichtigen. Zwar wird besonders langfristiges Kommunikationstraining (> 3 Tage) als effektiv beschrieben, aber es mangelt an objektiven Kriterien, die diesen Erfolg konkretisieren. Grundsätzlich empfehlen die Autoren Kommunikationstraining für Onkologen, und zwar jeweils für spezielle Problemsituationen, um außerdem definierte Trainingsziele erfassen zu können. Insbesondere im Bereich experimenteller Therapieformen existiert bei Ärzten und Nachwuchswissenschaftlern hier ein bislang im Wesentlichen ungedeckter Schulungsbedarf.

Ein weiterer Aspekt ist die bislang wenig untersuchte Patientenperspektive und das offensichtliche Bedürfnis nach mehr Information und Reflexion von informell angeeignetem Wissen (McNair et al. 2010). Hier könnten spezielle Bildungsbedarfsanalysen, ggf. in Abhängigkeit von der Krankheitssituation des Patienten und in Gegenüberstellung zur Perspektive des ärztlichen Nachwuchswissenschaftlers, zu differenzierteren und verbesserten Kommunikationsstrukturen beitragen.

Literatur

Albrecht TL, Eggly S, Gleason MEJ, Harper FWK, Foster TS, Peterson AM, Orom H, Penner LA, Ruckdeschel JC (2008) Clinical trials: Influence of clinical communication on patient's decision making on a participation in clinical trials. J Clin Oncol 26(16):2666–2673

Barth J, Lannen P (2011) Efficacy of communication skills training courses in oncology: A systematic review and meta-analysis. Ann Oncol 22(5):1030–1040

BGBl. I (2006) Verordnung über die Anwendung der Guten Klinischen Praxis bei der Durchführung von klinischen Prüfungen mit Arzneimitteln zur Anwendung am Menschen (GCP-Verordnung – GCP-V) S. 2081. http://www.gesetze-im-internet.de/gcp-v/BJNR208100004.html. Zugegriffen: 20. April 2011

Liang W, Burnett CB, Rowland JH et al. (2002) Communication between physicians and older women with localized breast cancer: Implications for treatment and patient satisfaction. J Clin Oncol 20(4):1008–1016

McNair AG, Brookes ST, Davis CR, Argyropoulos M, Blazeby JM (2010) Communicating the results of randomized clinical trials: Do patients understand multidimensional patient-reported outcomes? J Clin Oncol 28(5):738–743

Mergenthaler U, Heymanns J, Köppler H, Thomalla J, van Roye C, Schenk J, Weide R (2011) Evaluation of psychosocial distress in patients treated in a community based oncology group practice in Germany. Ann Oncol 22(4):931–938

Schumacher M, Schulgen G (2008) Methodik klinischer Studien. Methodische Grundlagen der Planung, Durchführung und Auswertung. Springer, Berlin

Vordermark D (2010) Patient information and decision aids in oncology: Need for communication between patient and physicians. J Clin Oncol 28(29):567

Herzinfarkt aus Sicht der Allgemeinmedizin

Relevanz von Vermittlungs- und Beratungsmustern im Kontext lebensbedrohlicher Erkrankung in der hausärztlichen Praxis

Markus Herrmann und Bianca Lehmann

Der Beitrag thematisiert aus Sicht der Allgemeinmedizin die unterschiedlichen Perspektiven der verschiedenen Akteure im Kontext des lebensbedrohlichen Geschehens eines Herzinfarkts. Neben dem allgemeinmedizinischen Verständnis wird sowohl die Sicht der spezialisierten Medizin als auch die Patientensicht dargestellt. Der Beitrag geht der Frage nach, welche Deutungen dem subjektiven Erleben von Krankheit im ärztlichen Vermittlungs- und Beratungsprozess im Kontext lebensbedrohlicher Erkrankung gegeben werden. Welche Bedeutung kommt dabei der Allgemeinmedizin in einer wesentlich biomedizinisch geprägten Medizin zu?

30.1 Einleitung

Hausärzte als i.d.R. erste Ansprechpartner für jegliche Gesundheitsprobleme spielen eine zentrale Rolle bei der Vermittlung zwischen dem persönlichen, subjektiven Erleben von Krankheit, Leid und Schmerz des Kranken und den Deutungen und Interpretationen von Krankheit durch medizinische Experten. Besonders bei lebensbedrohlicher Erkrankung kommt diesem Vermittlungsprozess eine herausragende Bedeutung zu. Ein akuter Herzinfarkt ist ein eher seltenes Ereignis in einer Hausarztpraxis. Dennoch hat der Allgemeinarzt eine führende Rolle in der Gesundheitsversorgung, wenn es um die Früherkennung von kardiovaskulären Risikomerkmalen, die zu einem Herzinfarktgeschehen führen können, das schnelle und rechtzeitige Erkennen eines möglichen Herzinfarktes und die Nachsorge nach erfolgtem Herzinfarkt geht. Inwieweit wird dieser Sachverhalt von den verschiedenen Akteuren wahrgenommen? Worin besteht die Relevanz der Vermittlungs- und Beratungsmuster im Kontext lebensbedrohlicher Erkrankung in der hausärztlichen Medizin? Inwieweit werden diese von den verschiedenen Akteuren wahrgenommen?

30.2 Perspektiven von Krankheit und Kranksein im sozialen und gesellschaftlichen Kontext

Lebenslanges Lernen und die Fokussierung auf die pädagogische Sensibilität ärztlicher Vermittlung- und Beratungsmuster im Kontext lebensbedrohlicher Erkrankungen werfen zunächst einige Fragen nach den Konzeptionalisierungen von Krankheit aus der Perspektive des Betroffenen und aus der Perspektive des als Vermittler bzw. als Berater handelnden Arztes aus. Anschließend soll die allgemeinmedizinische Sicht ausgeführt werden.

Zunächst sind die Vorstellungen von Krankheit in unserem Kulturraum unstrittig vor allem geprägt durch Konzepte und Systematisierungen einer naturwissenschaftlich begründeten Medizin, die Krankheit auf biologische Veränderungen im menschlichen Organismus zurückführt. Maßgeblich war hierfür, dass die Theorie der Zellularpathologie Rudolf Virchows Mitte des 19. Jahrhunderts Eingang in die moderne Medizin fand, welche besagt, dass Krankheiten auf Störungen der Körperzellen basieren. Als Krankheitskonzept ersetzte sie die zuvor seit der Antike gültige Humoralpathologie (»Viersäftelehre«) und ist zusammen mit der Mikrobiologie für eine umfassende Umwälzung in der Vorstellung von Krankheitsentstehung und Krankheit im Allgemeinen verantwortlich. Dies hat dazu geführt, dass Krankheiten bzw. Krankheitsbilder als eigenständige, vom Kranken unabhängige Entitäten konzipiert wurden. Einsetzende und sich weiter ausdifferenzierende Spezialisierungen in der Medizin mit deutlichem Bezug zu Organsystemen (z.B. Kardiologie, Urologie) und Krankheitsbildern (Onkologie, Rheumatologie etc.) waren die Folge.

Gleichermaßen hat sich auch in der alltagsweltlichen Auffassung eine organmedizinische bzw. krankheitsspezifische Überzeugung von Kranksein etabliert, zumal in der deutschen Sprache eine begriffliche Unterscheidung zwischen dem subjektiven Erleben des Krankseins und dem medizinischen Blick auf Krankheit nur schwer möglich ist. In der medizinischen Anthropologie werden diese unterschiedlichen Sichtweisen durch die drei englischen Begriffe »illness«, »disease« und »sickness« beschrieben (Kleinman 1988): So benennt *Illness* das subjektive Erleben von Krankheit, Leid und Schmerz aus Sicht des Patienten. Sämtliche Ideen, Erwartungen, Gefühle und Gedanken hinsichtlich seines Leidens, aber auch die Art und Weise, wie der Kranke diese konstruiert und sie meistert, werden damit erfasst. Der Begriff *Disease* wird als Terminus für die medizinische Sicht auf

Krankheit verwendet. In unserem Kulturkreis stehen dahinter naturwissenschaftlich begründete Krankheitsentitäten. Beschwerden des Kranken werden als Symptome eines spezifischen Krankheitsbildes diagnostiziert und, soweit möglich, einer spezifischen Therapie zugeführt; d.h., die Krankheit wird behandelt. Der Begriff *Sickness* wird verwendet, um den Zusammenhang von Krankheit mit politischen, ökonomischen und sozialen Zuständen zu beschreiben (z.B. Unterernährung, schlechte Arbeitsbedingungen, Tabakkonsum).

In unserem Kulturraum ist die moderne wissenschaftliche Medizin so weit Bestandteil unseres Kulturgutes geworden, dass viele Fachbegriffe auch im alltagsweltlichen Erleben und Handeln genutzt werden. Über den Blick in andere Kulturen mit anderen Medizinsystemen wird deutlich, wie wenig selbstverständlich unsere Vorstellungen und Bilder von Krankheit sind und wie stark sie eingebunden sind in einen spezifisch historischen und gesellschaftlichen Kontext (Herrmann 2000). Zum einen ist das medizinische System Teil des jeweiligen kulturellen und sozialen Systems. Die Bedeutung von Krankheit und Gesundheit wird mitbestimmt durch die in einer Gesellschaft bestehenden Traditionen, Glaubensvorstellungen und kulturell verankerten Praktiken, Techniken und Methoden der Heilung oder der Vorbeugung von Krankheit (Pfleiderer et al. 1995). Zum anderen kommt der Wissenschaft als dem größten Symbolsystem der Moderne die wichtigste Stützfunktion aller gesellschaftlich objektivierten und subjektiv erfahrbaren Sinnhaftigkeit unserer Welt zu (Berger u. Luckmann 1969). Die zunehmende gesellschaftliche Bedeutung und Entwicklung der modernen Wissenschaft, im Besonderen der Naturwissenschaft, wird als wesentlicher Schritt zur Säkularisierung und Durchtheoretisierung der Stützfunktion für die Sinnwelt gesehen (ebd.). Problemlösungen wurden (und werden) immer stärker an Experten und Wissenschaftler delegiert.

Das von den verschiedensten Wissenschaften erzeugte Fachwissen aber wird erst zum Expertenwissen, indem es in der allgemeinen Öffentlichkeit als brauchbar, verlässlich und glaubwürdig akzeptiert und somit legitimiert wird. Durch die Delegation von Problemlösungen wird Allgemeinwissen zunehmend zum Verweisungswissen und entzieht sich mehr und mehr der originär eigenen Erfahrung. Auch die Überprüfung von Expertenwissen durch den Laien ist nicht möglich. Damit Erkenntniskonstrukte zu allgemeiner Gewissheit werden können, ist der Vermittlungsprozess zwischen Experten und Laien wichtig. Unter Verwendung alltagssprachlicher Bilder und Analogien wird das Neue mit alltagsweltlich Vertrautem in Zusammenhang gebracht. Es wird auf Kritik und Einwände verzichtet, die eine solche Verankerung infrage stellen bzw. gefährden. Dadurch aber gewinnt ein neues Erkenntniskonstrukt immer stärker an Objektivität und Gewissheit. Dies gilt gerade dann, wenn Beschwerdebilder ihres alltagsweltlichen Kontextes beraubt und einer biomedizinischen Deutung zugeführt werden (z.B. bei der Etablierung der modernen Schlafmedizin in der 1980er-Jahren, vgl. Herrmann 1997, 1999).

Klinisch praktizierende Ärzte unterstützen in der Anwendung spezifischer Techniken für Diagnostik und Therapie am kranken Menschen zum einen diesen Popularisierungsprozess, was der alltagsweltlichen Verankerung medizinischen Sonderwissens dient. Zum anderen verbindet sich mit dieser Nutzung gleichermaßen eine Legitimation des medizinischen Expertenwissens, was letztendlich auch der Legitimation von Wissenschaft – mit den oben genannten Folgen – dient.

30.3 Die Perspektive der Spezialisten auf die Relevanz der Allgemeinmedizin bei Herzinfarkt

Zur Veranschaulichung der Perspektive der Spezialisten wird beispielhaft auf Inhalte der Internetseiten der Deutschen Herzstiftung e.V. verwiesen (www.herzstiftung.de), die 1979 gegründet wurde und mehr als 68.000 Mitglieder hat. Diese hohen Mitgliederzahlen werden als Zeichen der großen Akzeptanz und festen Verankerung der Deutschen Herzstiftung in der Bevölkerung gewertet. Als eine ihrer Hauptaufgaben gibt die Deutsche Herzstiftung an, Patienten in unabhängiger Weise über Herzkrankheiten aufzuklären. Die hohe Qualität der Deutschen Herzstiftung beruht dabei nicht zuletzt auf der Kompetenz renommierter Herzspezialisten, die im Wissenschaftlichen Beirat der Stiftung tätig sind. Dieser Beirat sieht sich als ein Garant für die hohe medizinische Qualität der umfangreichen Empfehlungen und Aufklärungsprojekte.

Auf den Internetseiten der Deutschen Herzstiftung kann man mit Bezug auf das Erkennen eines Herzinfarkts und das richtige Handeln bei einem entsprechenden Verdacht unter der Überschrift »Nicht beim Hausarzt anrufen! Beim Herzinfarkt wählen immer noch viele die falsche Nummer« (http://www.herzstiftung.de/Herzinfarkt/Hausarzt.php; zugegriffen: 21. Mai 2011) lesen, dass ungeachtet zahlreicher »Aufklärungsaktionen zum Thema Herzinfarkt [...] immer noch viele Menschen bei diesem lebensgefährlichen Ereignis erst einmal ihren Hausarzt zu erreichen« versuchten, statt »sofort die 112 zu wählen«, obwohl doch »ein Großteil der Bevölkerung« inzwischen wisse, »dass starke Schmerzen im Brustkorb zu den klassischen Zeichen bei einem Herzinfarkt zählen«.

In dieser Darstellung werden starke Schmerzen im Brustkorb als klassische Zeichen eines Herzinfarktes dargestellt – es wird weder angegeben, wie hoch die Wahrscheinlichkeit für das tatsächliche Vorliegen eines Herzinfarktes ist, noch, welche andere Erkrankungen ebenfalls zu starken Schmerzen in der Brustwand führen können. Die Kontaktaufnahme mit dem Hausarzt sei bei Auftreten dieser Beschwerden ein »gefährlicher Umweg«. Die Hinzuziehung des Hausarztes bei Symptomen, die auf einen Herzinfarkt hinweisen können, wird hier als störend, überflüssig oder sogar gefährlich gedeutet, da jederzeit lebensgefährliche Herzrhythmusstörungen auftreten könnten.

Obwohl Patienten – im Sinne von *Illness* – subjektiv nicht primär einen »Herzinfarkt« erleben, sondern über Schmerzen im Brustkorb, Luftnot und Ängste klagen, wird in dem Beitrag die alltagsweltliche Verankerung des Begriffs »Herzinfarkt« genutzt, um diesen mit starken Brustschmerzen zu koppeln. Suggeriert wird dadurch, dass eben diese subjektiv erlebten Beschwerden eng mit der objektiven *Disease* Herzinfarkt verbunden sind und daher eine schnelle spezialisierte Hilfe benötigt wird, welche der Hausarzt nicht leisten könne.

30.4 Die Perspektive der Patienten: Hintergrund, Erleben und Verarbeitung des Herzinfarktes

Grundlage der folgenden Ausführungen sind zwei Interviews mit Männern, die einen Herzinfarkt erlitten haben. Sie weisen Ähnlichkeiten in Bezug auf ihre Kindheit und Jugend auf, die gekennzeichnet ist durch eine frühzeitige Übernahme von Verantwortung für die Herkunftsfamilie (wobei Walter Westphal ein positives, Horst Hahn ein negatives Verhältnis zu seiner Herkunftsfamilie schildert). Ebenso können beide ihren ersten Beruf aus gesundheitlichen Gründen nicht ausüben und müssen umschulen. Bei beiden wird die berufliche Situation, die zwar als positiv und mit hoher Verantwortung verbunden, aber auch als stressvoll erlebt wird, zum (Mit-)Auslöser des Herzinfarkts.

In beiden Fällen trat nicht das typische Symptom Brustschmerz auf, sodass die Gefahr einer ernsthaften Krankheit anfangs nicht gesehen wurde. Die Analyse der Ursachen des Herzinfarkts spielt für beide Befragten eine Rolle. Walter Westphal nennt neben gesundheitsgefährdenden Verhaltensweisen (Rauchen, Ernährung, Stress) auch medizinische bzw. organische Faktoren (ein bekannter, aber von den Ärzten bis dato nicht als behandlungsbedürftig angesehener Bluthochdruck sowie erhöhte Cholesterinwerte). Außerdem macht er das Fehlen von eigenem Gesundheitswissen für den Herzinfarkt verantwortlich:

- W.W.: Hätt' ich das damals gewusst und wär' damit zum Arzt, hätte man unter Umständen den Infarkt vermeiden können (Walter Westphal).

Horst Hahn thematisiert neben beruflichem Stress und privaten Problemen auch die Negierung der familiären Vorbelastung. In diesem Zusammenhang nennt er auch eine Medikalisierung früherer gesundheitlicher Probleme, anstatt Ruhephasen einzulegen und auf den eigenen Körper zu hören, als Ursache:

- H.H.: 'ne Tablette reingeschmissen, weiter (Horst Hahn).

Sowohl Horst Hahn als auch Walter Westphal betonen die Bedeutung der Eigenmotivation in Hinblick auf ein Leben mit den Folgen des Herzinfarkts und ggf. weiterer (koronarer) Erkrankungen. Diese Eigenmotivation zielt zum einen kognitiv auf das Einholen von Informationen, die Aneignung von Wissen im Kontext der Erkrankung, um erfolgreich mit der Situation umgehen, aber auch in der Kommunikation mit den Ärzten kompetent auftreten zu können. Insofern verkörpern beide in ihren Schilderungen das Bild eines informierten Patienten. Gleichwohl zeigen sich vor allem bei Walter Westphal auch deutliche Tendenzen zu externalen Kontrollüberzeugungen, gerade auch hinsichtlich der – scheinbar objektiven – Definition und Einschätzung seines Krankheitszustandes von außen. Zum anderen spielt die Eigenmotivation, eine Zielorientierung für das weitere Leben und eigene Möglichkeiten der Einflussnahme zu entwickeln, bei beiden eine Rolle. So hat der Herzinfarkt bei beiden Männern zu grundlegenden Änderungen im Lebensstil geführt (berufliche Veränderung, Ernährung, Umgang mit Stress, Bewegung).

In der Auseinandersetzung mit der Erkrankung thematisiert Horst Hahn stark die psychische Belastung, welche vor allem auch mit der Infragestellung der Normen und Werte traditioneller Geschlechterrollen (der Mann als Versorger etc.) durch die Erkrankung verbunden war:

- H.H.: Werte, .. die man ja dann, äh, auf einmal nicht mehr so hat […] was bin ich überhaupt noch wert? (Horst Hahn)

Er sieht die psychische Verfasstheit als zentral für den Umgang und das weitere Leben mit den Folgen des Herzinfarkts an:

- H.H.: Weil, äh, die Psyche ist in meinen Augen, äh, der wichtigste Teil, der einen entweder rauszieht oder ganz kaputt macht. Auch während der Krankheit (Horst Hahn).

Dabei thematisiert er nicht nur die eigene psychische Situation, sondern auch die psychische Belastung der Ehefrau durch seine Erkrankung. Die psychologische Betreuung in der Reha hatte für ihn eine sehr hohe Bedeutung.

Walter Westphal schildert dagegen den Krankheitsprozess und dessen Verarbeitung eher aus einer »technischen« Perspektive, während er seine psychische Konstitution nicht selbst, sondern in ihrer Bewertung von außen wahrnimmt:

- W.W.: Insofern schien ich wohl psychisch gefestigt zu sein (Walter Westphal).

Bei ihm scheint die Fitness, das Funktionieren, im Vordergrund zu stehen, wobei er sich – auch in akuten Krankheitsphasen – selbst als leichtsinnig einschätzt. Auch lehnt er es anfangs ab, einen Antrag auf Schwerbehinderung zu stellen, da er sich selbst nicht als »krank« definiert.

30.5 Ärzte und medizinische Fachkräfte in der Wahrnehmung der Herzinfarktpatienten

30.5.1 Dominanz des biomedizinisch und medizintechnisch orientierten ärztlichen Handelns

In beiden Interviews wird in Bezug auf die Schilderung ärztlichen Handelns wiederholt auf spezifische medizinische Termini und Techniken abgehoben. Diese scheinen auch für die Schilderung des Interaktionsgeschehens und des ärztlichen Vermittlungsprozesses bedeutsam.

Vor allem Walter Westphal schildert sehr ausführlich und »technisch« den Verlauf von stationärer

Diagnostik und Behandlung im Zuge des Herzinfarkts. Blutentnahmen, EKGs, Katheterisierungen spielen als objektive Tests zur Feststellung der *Disease* Herzinfarkt eine zentrale Rolle. Aber auch für Horst Hahn sind die medizintechnische Diagnostik und deren ärztliche Erläuterung wichtig. Bildgebende Diagnostik, die im eigentliche Sinne nur für ärztliche Entscheidungsprozesse gedacht ist, spielt auch im Vermittlungsprozess eine zentrale Rolle:

- H.H.: Und dann hatte ich das Glück, auch noch mit einem jungen Arzt, äh, da oben zu sprechen, nach einer Szintigraphie. Der hat's mir auch anhand dann der Bilder gezeigt, was mit mir passiert. War auch gut (Horst Hahn).

Die Bedeutung medizinischer Terminologien, der richtigen (objektiven) Medikation u.Ä. im Vermittlungsprozess und im subjektiven Erleben der Erkrankung wird auch an der Nutzung spezifischer Metaphern deutlich. So wird z.B. das ärztliche Handeln von Walter Westphal mit einer Metapher belegt, die an einen Gerichtssaal denken lässt, wenn der Arzt sich vom Wissen seines Patienten und von der korrekten Anwendung der Medikation überzeugt:

- W.W.: Und der hat mich in ein Kreuzverhör genommen. Und der fragt: »Was nehmen Sie für Medikamente?« Da hab ich die fünf Medikamente gesagt. »So«, sagt er, »jetzt will ich wissen, wogegen ist das? Wogegen ist das?« Meint er denn: »Na ja. So einigermaßen geht's. Aber es könnt besser sein.« (Walter Westphal)

Auch für den weiteren Verlauf nach der Erkrankung erscheint die Medizintechnik äußerst bedeutungsvoll, obgleich hier erwiesenermaßen eher sekundärpräventive Maßnahmen eine Rolle spielen, wie die Krankheitsverarbeitung oder die Förderung eines gesunden Lebensstils. Beide Ebenen, die der subjektiven Krankheitsverarbeitung und die des objektiven biomedizinisch und medizintechnisch orientierten Arzthandelns, werden in den Interviews miteinander verbunden. So schildert Walter Westphal den Koronarsport nicht nur als Mittel zur Aktivierung von Kreislauf und Stoffwechsel, sondern auch als Angst reduzierend, indem er positiv konnotiert, dass mit der Anwesenheit eines Arztes auch das Vorhandensein eines Defibrillators verbunden ist. Dahinterliegende Ängste vor einer möglichen Überforderung und vor einem erneuten Herzinfarkt werden so durch die Vorhaltung von medizinischem Fachpersonal und Medizintechnik und durch die räumliche Nähe zu medizinischen Einrichtungen kompensiert.

Horst Hahn, dem der Arzt zu einer Veränderung des Lebensstils geraten hat, macht sich über die lebensweltlichen Konsequenzen seiner Erkrankung Gedanken:

- H.H.: Also ich muss es mir durch den Kopf gehen lassen, ist mir mein Leben lieb, muss ich aufhören zu arbeiten, muss gucken, wie lässt sich das finanziell überhaupt alles gestalten (Horst Hahn).

Bei der Lebensumstellung orientiert er sich dann wiederum an medizinischen Messgrößen:

- H.H.: So, und wenn sie eigentlich medikamentös eigentlich sind, dass sie das einfach brauchen, so bestimmte Werte wie Cholesterin halten zu können, weil der eigene, äh, die körpereigene Produktion zu hoch ist, brauchen sie Medikamente, um es auf ein tieferes Level, mit HDL und LDL, halten zu können (Horst Hahn).

30.5.2 Ärztliche Definitionsmacht zur »Realmachung« der Erkrankung und ihrer Schwere als *Disease*

Ärztliches und anderes medizinisches Personal ist auch hinsichtlich der Definition und »Realmachung« der Erkrankung und ihrer Schwere als

Disease von zentraler Bedeutung für die Patienten. So zeigt sich bei Walter Westphal, dass nicht nur die Einschätzung seiner psychischen Verfasstheit »von außen« vorgenommen wird, auch die Tragweite seiner Erkrankung wird ihm erst durch Aussagen des medizinischen Fachpersonals deutlich. Für ihn ist der Arzt der medizinische Experte, dem in letzter Instanz die Definitionsmacht gebührt, wenn auch zum Teil gegen den Ratschlag des Arztes gehandelt wird.

Beide Interviewten schildern in Auseinandersetzung mit ihrer Erkrankung einen eigenen Kompetenz- und Wissenszuwachs im Kontext von *Disease*. Auch hier spielt die wissenschaftliche Expertise der Medizin im Vermittlungsprozess eine zentrale Rolle:

- W.W.: Da diskutier ich dann auch mal die Ergebnisse der Studie, die ja gemacht worden ist, die ja wissenschaftlich die Grundlage für alles ist, ob die denn wirklich so hieb- und stichfest ist (Walter Westphal).

Der Bezug auf die wissenschaftliche Expertise dient bei Horst Hahn auch zur Entlastung des Arztes, der den Herzinfarkt nicht rechtzeitig erkannt hat:

- H.H.: Kiefernschmerzen .. waren zu der damaligen Zeit in keiner wissenschaftlichen Abhandlung die Rede davon, dass auch ein Infarkt sich über Kiefernschmerzen bemerkbar macht (Horst Hahn).

30.5.3 Wahrnehmung des Arztes zwischen fachlich-technischer Expertise und sozialer Kompetenz

In erster Linie werden in den beiden Interviews Ärzte als fachliche Experten dargestellt, die spezifische diagnostische und therapeutische Interventionen durchführen, mit denen sie einerseits ihren Expertenstatus legitimieren und anderseits die alltagsweltliche Vorstellung von lebensbedrohlichen Erkrankungen als *Disease* untermalen. Die kommunikative psychosoziale Kompetenz des Arztes hat in den Erzählungen dagegen eine geringere Bedeutung, obgleich diese ebenfalls als wichtig gewertet wird. Vor allem für Horst Hahn spielen Ärzte als Ratgeber eine wichtige Rolle, welche über die rein organmedizinische Orientierung hinausgeht, obwohl der (Haus-?)Arzt den Herzinfarkt nicht erkannt hat. Nicht nur der allgemeine Rat einer Lebensstiländerung, sondern auch der konkrete Hinweis, die Berufstätigkeit aufzugeben, wird von ihm befolgt. In Walter Westphals Darstellung dagegen bleibt die »menschliche« Seite des Arztes sehr vage.

Ärzte imponieren in den beiden Interviews in erster Linie als gute Diagnostiker und therapeutisch Handelnde sowie als Vermittler der Notwendigkeit einer Medikalisierung zur Beherrschung von Risiken und zur Verbesserung der Prognose. Eine offene patientenorientierte Beratung und eine gemeinsame Entscheidungsfindung kann aus den Interviews nicht abgeleitet werden; ebenfalls fehlt der Bezug auf eine (vertrauensvolle, langjährige) Hausarztbeziehung, was allerdings dem Fokus der Interviewführung geschuldet sein kann.

30.5.4 Fazit

Die Erfahrung einer lebensbedrohlichen Erkrankung konfrontiert die Betroffenen mit einem ärztlichen Vermittlungs- und Beratungsmuster, das bestimmt ist von einem biomedizinisch und medizintechnisch geprägten Paradigma von *Disease*. Die Berücksichtigung der Dimensionen der *Illness* durch die behandelnden Ärzte, welche lebensweltliche Aspekte der Erkrankung und das subjektive Leiden beinhaltet, scheint in den Interviews nur eine nachgeordnete Rolle zu spielen. Es entsteht der Eindruck, dass die *Disease*-Perspektive und die damit verbundene medizinische Definitionsgewalt den alltagsweltlichen Diskurs beherrschen. Die Aneignung und Verwendung medizinischer Terminologien und Interventionstechniken als Metaphern von Krankheit prägt so die Arzt-Patient-Beziehung und die Patientenrolle. Nicht nur die kritische, sondern auch die aus Sicht des Patienten wissenschaftlich begründete Diskussion erfolgt auf der Ebene der impliziten Annahme eines biomedizinisch-medizintechnisch zu bewältigenden Krankheitsgeschehens. Diese Annahme garantiert erst das Gefühl, mit dem Arzt »auf Augenhöhe« kommunizieren zu können. Während Walter Westphal die letzte Entscheidung aber nach wie vor beim Arzt als Experten ansiedelt, thematisiert Horst Hahn darüber hinaus ein hohes Vertrauen des Arztes gegenüber ihm als Patienten:

- H.H.: Der merkt genau, dass es so ist, was ich ihm sage. Da verlässt er sich drauf (Horst Hahn).

Es zeigt sich aber auch, dass der Umgang mit der Krankheit, die Einschätzung ärztlichen Handelns und die Bedeutung, die den unterschiedlichen Dimensionen ärztlichen Handelns beigemessen wird, entscheidend von der eigenen Lebensgeschichte und nicht zuletzt vom individuellen Erleben der *Illness* beeinflusst wird. Ein auf objektiv messbare Leistung und das »Funktionieren« des Körpers ausgerichteter Lebensverlauf wie bei Walter Westphal findet in der Gewichtung medizintechnischen und wissenschaftlichen Expertenwissens seine Entsprechung. Die stärker emotional geprägte Lebensgeschichte von Horst Hahn – auch in Hinblick auf die Betonung des familialen und sozialen Kontextes – ist Grundlage seiner stark psychischen Auseinandersetzung mit der Krankheit und seiner Betonung der Bedeutung medizinischer Fachkräfte als Ratgeber – sowohl in Bezug auf körperliches als auch in Bezug auf psychisches Leiden.

30.6 Die Perspektive der Allgemeinmedizin

Die Deutsche Gesellschaft für Allgemeinmedizin und Familienmedizin (DEGAM) als wissenschaftliche Dachorganisation der Allgemeinmedizin definiert das Fachgebiet der Allgemeinmedizin und Familienmedizin folgendermaßen:

» Der Arbeitsbereich der Allgemeinmedizin beinhaltet die Grundversorgung aller Patienten mit körperlichen und seelischen Gesundheitsstörungen in der Notfall-, Akut- und Langzeitversorgung sowie wesentliche Bereiche der Prävention und Rehabilitation. [...] Die Arbeitsweise der Allgemeinmedizin berücksichtigt somatische, psycho-soziale, soziokulturelle und ökologische Aspekte. [...] Die Arbeitsgrundlagen der Allgemeinmedizin sind eine auf Dauer angelegte Arzt-Patienten-Beziehung und die erlebte Anamnese, die auf einer breiten Zuständigkeit und Kontinuität in der Versorgung beruhen (http://www.degam.de/index.php?id=303; zugegriffen: 21. Mai 2011). «

Ein akuter Herzinfarkt ist ein eher seltenes Ereignis in einer Hausarztpraxis. Hingegen werden in der allgemeinmedizinischen Praxis häufig Patienten betreut, die das Risiko tragen, später einmal einen Herzinfarkt zu erleiden, Patienten, bei denen eine chronische koronare Herzkrankheit oder ein früherer Herzinfarkt bekannt sind, sowie Patienten, die plötzlich oder wiederkehrend über Brustschmerzen klagen.

Für den Hausarzt sind im Kontext eines Herzinfarktes drei Aspekte bedeutsam: erstens die Primär- und Sekundärprävention kardiovaskulärer Erkrankungen, zweitens das Erkennen und schnelle Handeln beim Verdacht auf einen akuten Herzinfarkt, drittens die Tertiärprävention nach erfolgtem Herzinfarkt zur Vermeidung eines neuen Ereignisses sowie die Behandlung und Begleitung der biopsychosozialen Folgeerscheinungen.

Für die Allgemeinmedizin können vier Grundfunktionen als Arbeitsauftrag definiert werden, welche in Bezug auf Brustschmerz und Herzinfarkt von Bedeutung sind und im Folgenden erläutert werden sollen.

Filter- und Steuerfunktion

Im Rahmen der primärärztlichen Filter- und Steuerfunktion hat der Hausarzt z.B. bei plötzlich auftretendem Brustschmerz zu entscheiden, ob es sich um einen akut abwendbaren gefährlichen Verlauf handelt oder ob ein »abwartendes Offenhalten« angezeigt ist. Es geht darum, eine frühzeitige, möglicherweise fehlerhafte Festlegung auf eine Diagnose zu vermeiden, sofern die Beschwerden als nicht akut lebensgefährlich einzuschätzen sind. Hausärztliches Handeln ist – wie ärztliches Handeln im Allgemeinen – immer Handeln unter Unsicherheit, weswegen auch in diesem Kontext Entscheidungsfehler möglich sind: Ein akut abwendbares gefährliches Ereignis (z.B. ein Herzinfarkt) wird möglicherweise übersehen oder falsch gedeutet, oder eine andere Ursache wird als gefährlicher Verlauf eines möglichen Herzinfarktes eingestuft.

Wenn auch Ersteres als gravierenderer, da akut lebensbedrohender Fehler einzustufen ist, kann der zweite mögliche Entscheidungsfehler ebenfalls bedeutsame Fehlentwicklungen zur Folge haben (z.B. Überdiagnostik und Fixierung auf ein vermeintliches organisches Leiden). Insofern kommt dem Hausarzt gerade hier die wichtige Aufgabe einer angemessenen, gegenüber dem Patienten und der Gesellschaft verantwortlichen Stufendiagnostik und Therapie unter Einbeziehung von Fachspezialisten im ambulanten und stationären Sektor zu.

Zur besseren Handlungsorientierung erlangen dabei die seit mehr als zehn Jahren angewendeten beschwerdeorientierten Leitlinien für die hausärztliche Praxis wachsende Bedeutung. Leitlinien sind systematisch entwickelte Darstellungen und Empfehlungen zu angemessenen Maßnahmen der Krankenversorgung unter spezifischen medizinischen Umständen. Die Entscheidung darüber, ob einer bestimmten Empfehlung gefolgt werden soll, muss vom Arzt unter Berücksichtigung der beim individuellen Patienten vorliegenden Gegebenheiten und der verfügbaren Mittel getroffen werden.

Eine allgemeinmedizinische Leitlinie zu Brustschmerz wurde 2011 durch die DEGAM veröffentlicht (DEGAM 2011). Anders als von der Deutschen Herzstiftung dargestellt, lassen Brustschmerzen im hausärztlichen Kontext nicht nur an einen Herzinfarkt denken. Unterscheidet man vereinfachend zwischen kardialen (herzbedingten) und nichtkardialen Ursachen, so liegt der Anteil kardialer Ursachen für Brustschmerzen nur zwischen 8,5 und 16 Prozent (Nilsson et al. 2003; Verdon et al. 2007; Bösner et al. 2009). Als häufigste nichtkardiale Ursache gelten Erkrankungen des Skelett- und Muskelsystems (Bösner et al. 2010; Verdon et al. 2008), die als neuromuskuloskelettale Erkrankungen unter dem Begriff des »Brustwandsyndroms« zusammengefasst werden. Für kardiale Ursachen im Sinne einer koronaren Herzkrankheit konnte die bereits oben erwähnte Studie von Bösner et al. (2009) nur einen Anteil von 14,6 Prozent (11,1 Prozent chronische KHK und 3,6 Prozent akutes Koronarsyndrom) ausmachen. Das heißt, dass nur bei vier von 100 Patienten, die über akuten Brustschmerz klagen, ein Herzinfarktgeschehen vorliegt. Somit liegt im allgemeinärztlichen Sektor der Anteil von schwerwiegenden organischen Erkrankungen deutlich niedriger als im Notfallbereich eines Krankenhauses (Buntinx et al. 2001). Prognostisch günstige Erkrankungen bzw. unkomplizierte Verläufe wie das Brustwandsyndrom oder die Refluxkrankheit sind dagegen vergleichsweise häufig. Neben der Vielzahl der möglichen Ursachen spielen für die hausärztliche Betrachtung auch die Bedrohlichkeit einer Erkrankung und die daraus resultierenden Konsequenzen eine wichtige Rolle. Als hoch relevant für die hausärztliche Praxis werden folgende Erkrankungen eingestuft: Brustwandsyndrom, koronare Herzerkrankung (stabile Angina Pectoris), psychogene Störungen (depressive, somatoforme oder Angststörungen), Atemwegsinfekte einschließlich Entzündung der Lungenhäute, akutes Koronarsyndrom (darunter fällt auch der Herzinfarkt), gastrointestinale/ösophageale Ursachen, d.h. Störungen im Bereich des Magens bzw. der Speiseröhre.

Erst die Kombination mit bestimmten weiteren Symptomen und Befunden macht eine Aussage darüber möglich, wie wahrscheinlich ein akutes Koronarsyndrom ist. Mithilfe eines von der Marburger Arbeitsgruppe für den hausärztlichen Kontext entwickelten spezifischen Herzscores (DEGAM 2011, S. 36f.) ist es möglich, die Wahrscheinlichkeit für das Vorliegen einer koronaren Herzkrankheit in Ergänzung zum klinischen Befund als Ursache des Brustschmerzes einzuschätzen und weiterführende Entscheidungen (z.B. über die Notwendigkeit einer notfallmäßigen Klinikeinweisung) zu treffen. Die Empfehlung der Deutschen Herzstiftung, bei starken Brustschmerzen sofort die »112« zu wählen, umgeht also die hausärztliche Steuer- und Filterfunktion, die für eine effiziente und zielgerichtete Weiterversorgung wichtig ist.

▪ Haus- und familienärztliche Funktion

Seine haus- und familienärztliche Funktion bietet dem Hausarzt die Möglichkeit, die Beschwerden des Patienten durch Hausbesuche und die Einbeziehung von Angehörigen in ihren psychosozialen Kontext einzuordnen, zu beurteilen sowie entsprechende Schritte einzuleiten. Gerade bei kardiovaskulären Erkrankungen spielen Familie und Arbeitswelt sowohl als Quelle von sozioemotionalem Disstress als auch als soziale Ressource, z.B. in Form emotionalen Rückhalts, eine entscheidende Rolle (Siegrist u. Peter 1996; Siegrist 1995; Peter 2002).

▪ Gesundheitsbildungsfunktion

Die Gesundheitsbildungsfunktion des Hausarztes ist bedeutsam in Hinblick auf die Früherkennung kardiovaskulärer Risiken im Rahmen sog. Gesundheitschecks. Neben der Beurteilung der individuellen Risikokonstellation können mit dem Patienten verschiedene Möglichkeiten der Verhaltensprävention besprochen und Vereinbarungen über Verhaltensmodifikationen im Rahmen einer gemeinsamen Entscheidungsfindung von Arzt und Patient (»shared decision-making«) getroffen werden.

Zu diesem Zweck haben allgemeinmedizinische Wissenschaftler der Universitäten Düsseldorf und Marburg ein Instrument namens ARRIBA entwickelt, mit welchem einzelne Risikofaktoren gewichtet werden können und die Wahrscheinlichkeit künftiger Erkrankungen (Herzinfarkt, Schlaganfall) individuell präziser abgeschätzt und den Patienten veranschaulicht werden kann (kostenlose Software unter: www.arriba-hausarzt.de). ARRIBA verbindet evidenzbasierte Berechnungen mit einer patientengerechten Darstellung des individuellen absoluten 10-Jahres-Risikos für schwere kardiovaskuläre Ereignisse (Herzinfarkt, Schlaganfall) unter Einbeziehung der subjektiven Risikowahrnehmung. Gleichzeitig ist ein Vergleich mit der allgemeinen Bevölkerung möglich; auch können die Effekte von Verhaltensänderungen (Rauchstopp, Sport, Ernährungsumstellung) und medikamentöser Therapie graphisch dargestellt werden. ARRIBA integriert die individuelle Risikoeinschätzung mit Beratungshilfen zur praxisangepassten Gesprächsführung, welche helfen sollen, Patienten tatsächlich zu informierten Partnern zu machen.

Eine entsprechende Risikoaufklärung bedeutet hohe Anforderungen nicht nur an die fachliche Kompetenz des Hausarztes, sondern vor allem auch an seine kommunikativen Fähigkeiten und seinen Umgang mit individuellen Abwehrmechanismen. Es gilt, nicht nur die eigene ärztliche Agenda, sondern auch die des Patienten zu begreifen und zu respektieren.

Ein Ziel der Risikokommunikation als Ressourcenkommunikation zwischen Hausarzt und Patient muss es deshalb sein, defensiven Optimismus abzubauen und einen funktionalen Optimismus im Sinne der positiven Kompetenzerwartung (»Es ist möglich, das eigene Gesundheitsverhalten positiv zu verändern«) zu fördern. Ebenso ist es aber auch Aufgabe des Hausarztes, im Rahmen der Risikokommunikation Patienten, die ihr eigenes Erkrankungsrisiko überschätzen, zu informieren und ein realistisches Bild der Gefährdungen mit ihnen zu entwickeln.

▪ Koordinations- und Integrationsfunktion

Durch die Koordinations- und Integrationsfunktion kommt dem Hausarzt eine bedeutende Rolle zu, wenn es darum geht, weiterführende kardiovaskuläre Diagnostik durch gezielte Überweisung an Spezialisten zu veranlassen und die Koordinierung zwischen den verschiedenen ambulant einbezogenen Spezialisten und stationären Einrichtungen federführend zu gestalten. Bei Patienten nach einem Herzinfarkt spielt zusätzlich die Veranlassung rehabilitativer Maßnahmen eine wichtige Rolle. Auch gilt es, alle vorliegenden Fremdbefunde und Empfehlungen zusammenzuführen, zu dokumentieren und unter der allgemeinärztlichen Gesamtsicht – auch zusammen mit dem Patienten – zu werten und zu gewichten.

30.7 Diskussion und Ausblick

Die Homogenisierung der medizinischen Ausbildung Anfang des 20. Jahrhunderts im Zuge der Flexner-Reporte (Flexner 1910, 1912) führte zur Akademisierung der medizinischen Ausbildung auf naturwissenschaftlicher Grundlage. Damit waren die Weichen für die Medizin des 20. Jahrhunderts gestellt, deren Konzeption von *Disease* sich auszeichnet durch nosologisch, d.h. an abstrakten Krankheitsentitäten orientierte Klassifikationsbemühungen, einheitliche Terminologien, zunehmende Spezialisierung, Apparatemedizin, Betonung der reparativen, palliativen und Notfallmedizin, Verflechtungen mit der pharmazeutisch-technischen Industrie und internationale Standardisierbarkeit. Die damit verbundene geisteswissenschaftliche Vernachlässigung der Medizin und die unreflektierte Vorherrschaft einer mechanistischen und technizistisch-pragmatischen Haltung und Einstellung der Menschen zu Gesundheit und Krankheit führte dazu, dass der Blick für die Dimension *Illness*, d.h. für das persönliche, subjektive Erleben von Krankheit, Leid und Schmerz aus Sicht des Patienten, verloren ging.

Auch die gesellschaftliche Dimension einer Krankheit im Sinne von *Sickness*, d.h. die Einbeziehung politischer, ökonomischer und sozialer Zustände als Ursache für Krankheiten, verlor massiv an Bedeutung und wurde in Deutschland erst zu Beginn der 1990er-Jahre durch New Public Health wissenschaftlich und ausbildungsbezogen wiederentdeckt.

In einigen Ländern ging die *Disease*-Fokussierung so weit, dass die Versorgung inzwischen nur noch durch Spezialisten wahrgenommen wird, die sich für spezifische Krankheiten verantwortlich sehen, ohne eine hausärztliche Versorgung vorzuschalten (z.B. USA, Brasilien). Diese Entwicklung ist in den letzten Jahren zunehmend in die Kritik geraten, weil sie gegenüber einem vorgeschalteten Hausarztsystem ineffektiv, unsozial und teuer ist (Starfield et al. 2005).

Ärztliches Handeln wird primär akademisch sozialisiert und ausgerichtet auf das Erkennen von Phänomenen, die von der Norm abweichen, pathogenetisch gedeutet und möglichst medizinisch konstruierten Krankheitsbildern zugeordnet werden. Die damit einhergehende zunehmende Spezialisierung und Subspezialisierung der Medizin fördert dieses Vorgehen, indem Spezialgebiete sich für bestimmte Erkrankungen *(Disease)* als verantwortlich betrachten. So gestaltet sich denn auch die gesundheitliche Versorgung weitgehend nach nosologischen Zuständigkeiten. Von daher kann es nicht verwundern, wenn in der medialen Vermittlung Spezialisten über die Deutsche Herzstiftung versuchen, ihre Perspektive alltagsweltlich zu verankern, und sich dies auch in der Alltagswahrnehmung von Patienten wiederfindet. Es überwiegen im Patientenerleben die Bedeutung von Medizintechnik und hoch spezialisiertem Expertenhandeln, die Notwendigkeit der Medikalisierung und die Fokussierung auf das Organgeschehen.

Die Interventionsmöglichkeiten der Allgemeinmedizin, die sich weniger auf die Anwendung von apparatemedizinischen Techniken bezieht, sondern sich im Kontext lebensbedrohlicher Erkrankungen durch die Anwendung klinischer Diagnostik und Entscheidungsabläufe sowie die Umsetzung spezifischer Beratungsstrategien auszeichnet, werden scheinbar nicht (ausreichend) in ihrer Professionalität wahrgenommen. Die »menschliche« Seite des Arztes wird abgelöst von seiner professionellen Kompetenz erlebt, obschon gerade der Allgemeinarzt sich in seinen Vermittlungs- und Beratungsmustern durch spezifische Techniken der Gesprächsführung wie z.B. aktives Zuhören, Spiegeln und Empathie auszeichnen sollte (Geisler 1992). Auch wenn ein akuter Herzinfarkt in einer Hausarztpraxis ein eher seltenes Ereignis darstellt, kommt dem Allgemeinarzt die führende Rolle in der Gesundheitsversorgung zu, wenn es um die Früherkennung von kardiovaskulären Risikomerkmalen, die zu einem Herzinfarktgeschehen führen können, um das schnelle und rechtzeitige Erkennen eines möglichen Herzinfarktes und um die Nachsorge nach erfolgtem Herzinfarkt geht. Allerdings orientiert sich der Hausarzt im Unterschied zum Klinikarzt und zum Spezialisten nicht primär an Diagnosen von Krankheitsentitäten, sondern an den Beschwerdebildern und Beratungsanliegen seiner Patienten, die sich zunächst (noch) nicht abstrakten Krankheitsentitäten zuordnen lassen. Dadurch ist der Deutungsraum für subjektives Erleben im Sinne von *Illness* deutlich größer als unter der Einengung einer Diagnose. Auch in seiner Steuer- und Filterfunktion kommt dem Hausarzt bei der Diagnose eines möglichen Herzinfarktes eine herausragende Stellung zu. Er kann dabei nicht nur auf einen spezifischen Herzscore zurückgreifen, sondern vermag auch, anders als der Notarzt, lebensweltliche Bezüge zu beurteilen, da er den Patienten i.d.R. über einen längeren Zeitraum und im Kontext seiner sozialen Bezüge kennt.

Arbeiten Oevermanns (1996) ist die Erkenntnis zu verdanken, dass therapiebezogene Professionen als in doppelter Weise professionalisiert anzusehen sind: Die erste Professionalisierung betrifft die Einübung in den wissenschaftlichen Diskurs, durch den Studierende der Medizin in die Lage versetzt werden, überhaupt erst als Träger ärztlicher Kompetenzen in einer spezifischen Arzt-Patient-Beziehung wahrgenommen zu werden. Sobald nun die Anwendung dieser erfahrungswissenschaftlichen Erkenntnisbasis des Arztes in Verbindung mit dem ebenso professionalisierten Habitus auf die Probleme eines konkreten individuellen Patienten ansteht, ist eine zweite Professionalisierung notwendig. Diese zweite Professionalisierung bezieht sich auf die Fähigkeit des Arztes, zwischen der asymmetrischen Ferne einer spezialisierten, professionellen Arzt-Patient-Beziehung und der diffusen Nähe einer zwischenmenschlichen Begegnung bewusst hin- und herzuwechseln. Beide Perspektiven sind Bestandteile des stillschweigenden Behandlungsvertrags zwischen Patient und Arzt sowie für den Behandlungsprozess essenziell.

Was die zweite Professionalisierung beschreibt, ist der Prozess des »Arztwerdens«, welcher bestenfalls impliziter Bestandteil des Medizinstudiums ist, obgleich immer wieder ein Mangel an ärztlicher Beziehungskompetenz postuliert wird, der sich in einer Unzufriedenheit auf beiden Seiten der Arzt-Patient-Beziehung ausdrückt (Oevermann 1996). Die gegenwärtige Betonung biowissenschaftlicher Wissensbestände im Medizinstudium geht auf Kosten des Arztwerdens, sodass eine medizinisch-wissenschaftliche Handlungskompetenz von einer genuin ärztlichen Kompetenz unterschieden werden muss.

Vor dem Hintergrund zunehmender Spezialisierung und komplexer werdender Konstruktionen von Krankheitsentitäten kommt dem Hausarzt eine wachsende Bedeutung zu, insofern es gilt, im Kontext lebensbedrohlicher Erkrankungen gerade auch die subjektive Seite des Leidens, die verschiedenen Aspekte von *Illness* also, zu berücksichtigen. In diesem Zusammenhang ist es notwendig, die Vermittlung kommunikativer Kompetenzen in Beratung und Gesprächsführung konsequenter bereits in das Medizinstudium zu integrieren. Gleichzeitig aber gilt es auch wachsenden Ängsten vor lebensbedrohlichen Erkrankungen zu begegnen, die gerade durch eine Popularisierung vonseiten der spezialisierten Medizin geweckt werden, und Iatrogenisierung und Medikalisierung (Probleme bestimmter Lebensphasen werden der Definitionsmacht der Medizin zugeordnet, vgl. Illich 2007) zu vermeiden.

Literatur

Berger PL, Luckmann T (1969) Die gesellschaftliche Konstruktion der Wirklichkeit. Fischer, Frankfurt am Main

Bösner S, Becker A, Haasenritter J, Abu HM, Keller H, Sönnichsen AC, Karatolios K, Schaefer JR, Seitz G, Baum E, Donner-Banzhoff N (2009) Chest pain in primary care: Epidemiology and pre-work-up probabilities. Eur J Gen Pract 15(3):141–146

Bösner S, Becker A, Hani MA, Keller H, Sönnichsen AC, Karatolios K, Schaefer JR, Haasenritter J, Baum E, Donner-Banzhoff N (2010) Chest wall syndrome in primary care patients with chest pain: presentation, associated features and diagnosis. Fam Pract 27:363–369

Buntinx F, Knockaert D, Bruyninckx R, de Blaey N, Aerts M, Knottnerus JA, Delooz H (2001) Chest pain in general practice or in the hospital emergency department: is it the same? Fam Pract 18(6):586–589

Deutsche Gesellschaft für Allgemeinmedizin und Familienmedizin (DEGAM) (2011) Brustschmerz – DEGAM-Leitlinie Nr. 15, Stand Januar 2011. Omikron Publishing, Düsseldorf

Flexner A (1910) Medical education in the United States and Canada: A report to the Carnegie Foundation for the Advancement of Teaching. The Carnegie Foundation for the Advancement of Teaching, New York

Flexner A (1912) Medical education in Europe: A report to the Carnegie Foundation for the Advancement of Teaching. Carnegie Foundation for the Advancement of Teaching, New York

Geisler L (1992) Arzt und Patient – Begegnung im Gespräch. Frankfurt am Main. Internetversion der 3. Aufl. http://www.linus-geisler.de/ap/ap00_inhalt.html. Zugegriffen: 6. Juli 2012

Herrmann M (1997) Schlafapnoe als Krankheitskonstrukt – Die Mechanisierung und Medikalisierung des Schlafes. Campus, Frankfurt am Main

Herrmann M (1999) Schlafapnoe als Krankheitskonstrukt – Ein medizinsoziologischer Beitrag zur Diskussion um Rationalisierungsrserven in der medizinischen Versorgung. Jahrbuch für Kritische Medizin, Bd 31. Argument, Hamburg

Herrmann M (2000) Kulturspezifische Krankheitskonzepte. In: Bundesweiter Arbeitskreis Migration und öffentliche Gesundheit unter Koordination der Beauftragten der Bundesregierung für Ausländerfragen (Hrsg) Handbuch zum interkulturellen Arbeiten im Gesundheitsamt. Berlin, S 27–30

Illich I (2007) Die Nemesis der Medizin. Die Kritik der Medikalisierung des Lebens, 4. Aufl. Beck, München (Erstveröff. 1975)

Kleinman A (1988) The illness narratives: Suffering, healing, and the human condition. Basic Books, New York

Nilsson S, Scheike M, Engblom D, Karlsson LG, Molstad S, Akerlind I, Ortoft K, Nylander E (2003) Chest pain and ischaemic heart disease in primary care. Br J Gen Pract 53(490):378–382

Oevermann U (1996) Theoretische Skizze einer revidierten Theorie professionalisierten Handelns. In: Combe A, Helsper W (Hrsg) Pädagogische Professionalität. Untersuchungen zum Typus pädagogischen Handelns. Suhrkamp, Frankfurt am Main, S 70–182

Peter R (2002) Berufliche Gratifikationskrisen und Gesundheit. Psychotherapeut 47:386–398

Pfleiderer B, Greifeld K, Bichmann W (1995) Ritual und Heilung – Eine Einführung in die Ethnomedizin. Reimer, Berlin

Siegrist J (1995) Soziale Krisen und Gesundheit. Hogrefe, Göttingen

Siegrist J, Peter R (1996) Threat to occupational status control and cardiovascular risk. Isr JMed Sci 32:179–184

Starfield B, Shi L, Macinko J (2005) Contribution of primary care to health, systems and health. Milbank Quarterly 83(3):457–502

Verdon F, Burnand B, Herzig L, Junod M, Pecoud A, Favrat B (2007) Chest wall syndrome among primary care patients: a cohort study. BMC Fam Pract 8:51

Verdon F, Herzig L, Burnand B, Bischoff T, Pecoud A, Junod M, Muhlemann N, Favrat B (2008) Chest pain in daily practice: Occurrence, causes and management. Swiss Medical Weekly 138(23–24):340–347

Brustkrebs als Auslöser von psychosozialen Belastungen, Angst und Depression sowie Angebote, Methoden und Effekte psychoonkologischer Interventionen

Bianca Senf und Jochen Kaiser

Brustkrebs ist die häufigste Krebserkrankung bei Frauen – eine Erkrankung, die weit mehr betrifft als nur die weibliche Brust. Eine erkrankte Frau ist in ihrem ganzen Menschsein und Frausein betroffen. Unsicherheiten und Ängste beziehen sich auf alle Aspekte des Lebens und bringen Belastungen mit sich, die zu psychischen Störungen führen können. Die Psychoonkologie erkennt und beschreibt typische Belastungen und stellt Lösungsmöglichkeiten bereit. Ziel ist eine erfolgreiche Krankheitsanpassung, um die Lebenszufriedenheit der Patientinnen zu verbessern. Als effektiv gilt ein unterstützender Ansatz, der unterschiedliche Therapiemethoden verbindet. Erfolgreiche Interventionen umfassen Information, niedrigschwellige Beratungsangebote, Einzeltherapie, »supportiv-expressive« Gruppenprogramme, Psychoedukation, symptomorientierte Maßnahmen einschließlich medikamentöser Therapie sowie nonverbale Verfahren. Positive Effekte psychoonkologischer Behandlung sind für nahezu alle Bereiche von Belastungen, unter denen Patientinnen leiden können, gut belegt. Psychoonkologische Angebote sollten daher integraler Bestandteil einer onkologischen Behandlung sein.

31.1 Einleitung

Im Januar 2008 stellte sich Iris Kanu, eine 43-jährige Patientin, in einer psychotherapeutischen Privatpraxis mit dem Schwerpunkt Psychoonkologie vor. Die Patientin berichtete, dass sie neun Monate zuvor die Diagnose Brustkrebs erhalten habe. Sechs Zyklen einer Chemotherapie lägen hinter ihr, und sie befinde sich nun am Ende ihrer strahlentherapeutischen Behandlung. Eine Psychoonkologin habe es in der Klinik zwar gegeben, ihr behandelnder Gynäkologe habe aber gemeint, sie brauche »so etwas« sicher nicht, sie mache einen »starken« Eindruck. Diese Aussage habe ihr geschmeichelt, und sie sei auch selbst davon ausgegangen, dass sie »das« schon packe. Sie habe auch von Beginn an gedacht, dass der Krebs nicht ihr Leben bestimmen solle, und zu einer Psychologin habe sie auch nicht unbedingt gewollt.

- I.K.: Ich habe den Krebs dann in eine Schublade gesteckt und wollte die Schublade nie wieder aufmachen (Iris Kanu).

Lange Zeit sei das auch gut gegangen, aber irgendwie funktioniere es nun anscheinend nicht mehr. Ihr gehe es »hundeelend«. Sie leide unter fürchterlichen Panikattacken mit Luftnot und der panischen Angst zu ersticken. Sie zittere am ganzen Körper und gehe nicht mehr allein aus dem Haus. Jegliche Anforderung an sie erfülle sie mit Angst und Entsetzen. Sie ziehe sich immer mehr aus dem sozialen Leben zurück. Mittlerweile reagiere ihr Partner auch sehr besorgt auf ihre »Verwandlung«, auch habe sie keine Lebensqualität mehr. Sie fühle sich wie auf einer Achterbahn und wisse nicht, wo ihr der Kopf stehe. Zum ersten Mal in ihrem Leben sehe sie kein Licht mehr am Ende des Tunnels – und sie habe schon viele »Baustellen« in ihrem Leben gehabt. Das erste Mal in ihrem Leben denke sie nun öfter daran, sich das Leben zu nehmen.

Die Patientin befand sich zum Zeitpunkt des psychoonkologischen Anamnesegespräches in einer ernsten psychischen Krise. Sie hatte infolge ihrer Krebserkrankung komorbide Störungen entwickelt: eine Angststörung mit Panikattacken, eine deutlich depressive Gefühlslage, Schlafstörungen sowie Alkoholprobleme. Dies war eine klare Indikation für eine psychotherapeutische und möglicherweise auch medikamentöse Begleitbehandlung. Hätte die Möglichkeit bestanden, diese für die Patientin so belastende psychopathologische Eskalation zu verhindern? Diese Frage fällt in das Gebiet der Psychoonkologie als Teilgebiet der Onkologie.

Die Frage nach einer möglichen Prävention psychopathologischer Begleiterscheinungen einer Krebserkrankung ist nach dem heutigen Stand der psychoonkologischen Forschung positiv zu beantworten. Es ist möglich, eine Patientin wie Iris Kanu bei Diagnosestellung oder während des Klinikaufenthaltes als psychosozial belastet zu identifizieren und erfolgreich zu behandeln. Von daher stellt sich die Frage, wie viele Patientinnen welche psychosozialen Belastungen aufweisen, wie groß der psychoonkologische Behandlungsbedarf ist und was die Ziele sowie Effekte einer Behandlung sind.

31.2 Ursachen psychischer und psychosozialer Belastungen

31.2.1 Psychosoziale Belastungen und Persönlichkeitsfaktoren: Ursache oder Folge von Brustkrebs?

Viele Krebspatienten stellen einen subjektiven Zusammenhang zwischen ihrer Krebserkrankung und ihrer Lebensgeschichte her. Auch Ärzte oder Psychoonkologen sind nicht selten der Auffassung, dass eine depressive Grundhaltung oder negativer Stress eine Krebserkrankung mit auslösen können. Die Idee der psychischen Verursachung eines Krebsgeschehens oder die Vermutung, dass Persönlichkeitsmerkmale zur Erkrankung beitragen, ist alt. Schon Hippokrates (460–370 v. Chr.) vermutete Zusammenhänge zwischen »Melancholie« und Krebs. Themoshok (1987) beschrieb eine »Typ-C(Krebs)-Persönlichkeit« mit blockiertem Ärgerausdruck, Überangepasstheit und reduzierter Selbstwahrnehmung als Auslöser einer Krebserkrankung. Heute geht man allerdings davon aus, dass die genannten Eigenschaften Krebs nicht verursachen, sondern eher Folgen der Erkrankung darstellen (Schwarz 1994, S. 37).

Auch »Disstress« als kausaler Verursacher von Krebs dient für viele Krebspatienten und ihre Behandler als Erklärungsmodell. Die mangelhafte Aufklärung (Psychoedukation) und psychoonkologische/-therapeutische Bearbeitung dieser Thematik hat oft enorme negative Auswirkungen auf die Lebenszufriedenheit der Patienten. Der direkte Einfluss psychischer Faktoren auf die Entstehung von Krebs ist biologisch möglich, aber derzeit empirisch nicht gesichert. Dagegen wirkt sich lang andauernder Disstress negativ auf den Lebensstil aus. Das Krebsrisiko erhöht sich wiederum durch stressbezogenen Substanzmittelmissbrauch, ungesunde Ernährung und reduzierte körperliche Aktivität (Tschuschke 2006; Söllner 2010).

31.2.2 Subjektive Krankheitstheorien

Die eingangs beschriebene Patientin äußerte zu Beginn ihres psychoonkologischen Anamnesegespräches die Überzeugung, dass psychische und psychosoziale Ereignisse ihre Brustkrebserkrankung ausgelöst hätten. Diese subjektive Krankheitstheorie kann die Krankheitsverarbeitung negativ beeinflussen, wenn die Betroffene sich selbst Schuld am Entstehen der Erkrankung zuschreibt. Wenn solche moralisch akzentuierten Selbstbeschreibungen nicht zu ändern sind, kann die resultierende Hilf- und Hoffnungslosigkeit zu einer Depression führen. Der Glaube, dass zu viel Disstress, eine pessimistische Grundhaltung oder eine unbefriedigende Partnerschaft die Krebserkrankung ausgelöst habe und dass der Krankheitsverlauf durch »positives Denken« und strikte Verhaltensänderung günstig beeinflusst werden könne, setzt die meisten Frauen extrem unter Druck und vergrößert Anspannung und Angst. Dadurch können Lebenszufriedenheit und -qualität zusätzlich und unnötigerweise negativ beeinflusst werden. Umgekehrt könnte beispielsweise die Vermutung, die Überlastung am Arbeitsplatz habe die Krebserkrankung ausgelöst, den Glauben stärken, auf den Krankheitsverlauf positiv Einfluss nehmen zu können. Diese Überzeugung wirkt dem Gefühl von »Kontrollverlust« entgegen und kann Patienten stärken.

Für die klinische Praxis bedeutet dies, dass mit subjektiven Krankheitstheorien äußerst sensibel umgegangen werden muss. Es gilt im Arzt-Patient-Gespräch herauszufinden, welche Denk- und Verhaltensmuster einer konstruktiven Krankheitsverarbeitung dienen und welche nicht. Die geschilderte Konstellation zeigt die Notwendigkeit, durch eine psychoonkologische Behandlung früh eine konstruktive Krankheitsverarbeitung zu fördern und z.B. einer Depression vorzubeugen.

31.3 Psychoonkologischer Behandlungsbedarf von Brustkrebspatientinnen

In den meisten Fällen kommt die Diagnose »Brustkrebs« völlig unerwartet und erschütternd für die Patientinnen. Sie sind bis zu diesem Zeitpunkt – wie die meisten Menschen – implizit davon ausgegangen, ihr Leben krankheits-, kummer- und beschwerdefrei leben zu können. Umso härter trifft es sie, wenn sie dieses Verständnis von sich und der Wirklichkeit so jäh infrage gestellt sehen (Gerdes

1984). Diese Beobachtung macht deutlich, warum eine Krebsdiagnose häufig eine schwere existenzielle Krise bei Patienten und Angehörigen hervorruft. Im Bedeutungsumfeld des Wortes »Krebs« stehen Aspekte der Lebensbedrohung im Vordergrund (Muthny et al. 1998). Ängste beziehen sich auf das Fortschreiten der Erkrankung und deren Lebensbedrohlichkeit (Faller 1998; Dankert et al. 2003; Irvine 2004; Herschbach et al. 2005). Schon die Zeitspanne vor dem endgültigen Befund und insbesondere vor der Operation wird von den Betroffenen als extrem belastend erlebt.

Nach dem Diagnoseschock sind neben der »Todesdrohung« vor allem Ängste vor der Behandlung zu nennen. Die Angst vor dem Verlust der körperlichen Integrität spielt eine große Rolle. So empfinden viele Frauen nicht nur eine Entfernung ihrer Brust, sondern auch die »brusterhaltende Operation« (BET) als »Verstümmelung«. Antizipierte und tatsächliche Nebenwirkungen einer Chemotherapie lösen vielfach Verzweiflungsgefühle aus. Der Verlust der Haare ist nicht selten von heftigen Stimmungstiefs begleitet und wird von vielen Frauen als Angriff auf ihre Weiblichkeit erlebt. Als sehr problematisch erleben es Frauen, dass mit dem Haarverlust die Erkrankung nach außen sichtbar wird. Daneben verursachen Übelkeit und Erbrechen vielfach große Angst. Viele Jahre nach der Diagnose sind Nebenwirkungen durch antihormonelle Therapien bei hormonabhängigen Brusttumoren die Ursache von psychischen Belastungen. Viele Frauen leiden unter Stimmungsschwankungen, sexueller Unlust mit daraus resultierenden Partnerschaftsproblemen sowie allgemeinem Energieverlust.

Ist die betroffene Frau primär für Haushalt und Kinder verantwortlich, hat die Krebserkrankung Auswirkungen auf die familiären Strukturen. Wenn der Vater der Ernährer der Familie ist, sieht er sich oft einer extremen Doppelbelastung ausgesetzt. Auch durch die Erkrankung hervorgerufene wirtschaftliche Problemlagen belasten die Frauen und die Familie oft zusätzlich (Faller 1998; Holland u. Rowland 1989).

Krebspatienten bewegen sich auf einem Kontinuum, das von »wenig Belastung« bis zu »massive Belastungen« (Ängste, Depressionen, Suizidalität) reicht. Man geht davon aus, dass 30 bis 50 Prozent der Betroffenen psychisch relevante Befindlichkeitsstörungen aufweisen (Kendall et al. 2011; Singer et al. 2010; Senf et al. 2010; Grassi et al. 2004). Etwa 5 bis 10 Prozent aller Krebspatienten werden als »psychosoziale Risikogruppe« bezeichnet, die Hilfe im Sinne einer psychoonkologischen Krisenintervention benötigt (Faller et al. 2003; Pouget-Schors u. Degner 2005). Depressive Reaktionen und Ängste werden als »komorbide Störungen« bezeichnet, wenn sie die Kriterien der Internationalen Klassifikation der Krankheiten (ICD-10) erfüllen (Singer et al. 2007; Kauschke et al. 2004; Massie u. Popkin 1998; McDaniel et al. 1995). Die Prävalenz einer depressiven Störung im Verlauf einer Krebserkrankung wird auf 25 bis 45 Prozent geschätzt (Kauschke et al. 2004; Ziegler et al. 1986). Die Depressionsrate bei Krebspatienten ist allerdings nicht höher als bei Patienten mit anderen körperlichen Erkrankungen und liegt auch nicht wesentlich höher als die Punktprävalenz in der Normalbevölkerung. Krebspatienten sind also nicht per se depressiver als die Allgemeinbevölkerung (Herschbach u. Heußner 2008, S. 131; Möller et al. 2003).

Eine Reihe von Studien mit Brustkrebspatientinnen ergaben kritische Angst- und Depressionswerte zwischen 41 und 45 Prozent (Herschbach et al. 2004b; Kissane et al. 2004). Andere Studien konnten diese hohen Belastungswerte nicht bestätigen, sondern fanden eine klinisch relevante depressive Symptomatik bei lediglich 13,5 Prozent. Depressive Symptome in »milderer« Ausprägung sowie Symptome einer posttraumatischen Belastungsstörung (PTBS) fanden sich bei 33 Prozent der Frauen (Dilling et al. 2004). In einer Studie von Faller et al. (2003) zeigten lediglich 5 Prozent der Patienten eine Depression. Die Rate der psychosozialen Belastung lag allerdings bei 37 Prozent (Faller et al. 2003).

Die Heterogenität der Befunde zu psychischen und psychosozialen Befindlichkeitsstörungen bei (Brust-)Krebspatienten lässt sich unter anderem durch den Einsatz unterschiedlicher Messinstrumente und die Heterogenität der Patientenkollektive erklären. Orientiert man sich an der Diagnose »Major Depression« des DSM-III-Klassifikationssystems, bewegen sich die Werte zwischen 6 und 23 Prozent (Kapfhammer 1993, S. 35).

Untersucht man die Patienten dagegen mit krebsspezifischen Fragebögen wie dem Hornheider

Fragebogen (HF) (Strittmatter 1997) oder der Psychoonkologischen Basisdokumentation (PO-Bado, Herschbach et al. 2004a), finden sich insgesamt höhere Belastungswerte als mit Fragebögen, die dem psychiatrischen Kontext entlehnt sind. In einer radiologischen Poliklinik waren 49 Prozent der mit dem HF untersuchten Patienten mit unterschiedlichen Tumorentitäten über den Schwellenwert hinaus belastet (Kasper u. Kollenbaum 2001). Ähnliche Ergebnisse fand man in einer Klinik für Chirurgie, wo mit der PO-Bado bei 41,4 Prozent der Patienten ein psychoonkologischer Betreuungsbedarf festgestellt wurde (Goerling et al. 2006). In einer eigenen Untersuchung an einem Schwerpunktkrankenhaus zeigten sich nach Fremdeinschätzung mit der PO-Bado 56 Prozent der Patientinnen als über den Schwellenwert hinaus belastet. Nach der selbst eingeschätzten Belastung mittels des revidierten Fragebogens zur Belastung von Krebspatienten (Herschbach et al. 2003) lagen in dieser Untersuchung immerhin 33 Prozent der Befragten über dem Cut-off-Wert. Selbst- und Fremdeinschätzung hingen signifikant zusammen (Senf et al. 2010).

Seit einigen Jahren wird häufiger auch das Vorhandensein einer posttraumatischen Belastungsstörung (PTBS) bei Krebspatienten untersucht. Kornblith (1998) fand bei 48 Prozent ein breites Spektrum an Symptomen, die zu einer PTBS passen, auch wenn das Vollbild einer PTBS »nur« bei 4 bis 10 Prozent vorlag. Eine Auswertung von neun Studien mit Patienten unterschiedlicher Krebsdiagnosen bestätigte diese Ergebnisse (Smith et al. 1999).

Wie stark die Betroffenen die Belastungen empfinden und wie sie mit ihnen umgehen, ist von einer Reihe von Faktoren abhängig, die in komplexen Wechselwirkungen miteinander stehen (Heim 1998; Koch u. Weis 1998; Rieg-Appleson 2005). Zu diesen Faktoren zählen unter anderem Merkmale der Erkrankung (Art, Ausmaß, Zeitpunkt), Merkmale der Behandlung (Art, Häufigkeit, Dauer), soziale Faktoren (z.B. Familienstand), berufliche Situation (berufstätig, finanziell abgesichert, erwerbslos), körperliche oder psychische Begleiterkrankungen, Persönlichkeitsfaktoren, Vorerfahrung mit Krankheit und kritischen Lebensereignissen, personale, soziale und kulturelle Ressourcen und Copingstrategien sowie die Unterstützung durch die Behandler.

Zusammenfassend lässt sich konstatieren, dass die psychosoziale Belastung von Krebspatienten allgemein und von Brustkrebspatientinnen im Besonderen in der Forschung unbestritten ist. In vielen empirischen Untersuchungen wird »Belastung« gleichgesetzt mit »Behandlungsbedarf«. Eine Behandlung ergibt aber nur dann Sinn, wenn man positive Effekte, d.h. eine Verringerung des Leidens bzw. einen persönlich entlastenden Umgang mit dem Leiden, erzielen kann. Deshalb untersucht das nächste Kapitel die Methoden und Ziele psychoonkologischer Interventionen.

31.4 Methoden und Ziele psychoonkologischer Interventionen

Je länger Krebspatienten mit ihrer Erkrankung leben, desto wichtiger wird es, wie sie mit der Diagnose »Krebs« umgehen (lernen). Kappauf u. Gallmeier (2000) haben sich mit den Fragen, mit denen sich Krebspatienten und ihre Angehörigen häufig quälen, ausführlich auseinandergesetzt. Ihre Ausführungen und andere Schriften, die sich mit dem Thema »Leben mit Krebs« beschäftigen, sowie soziale Unterstützung, Selbsthilfegruppen usw. können bei der Krankheitsverarbeitung sehr behilflich sein. In vielen Fällen sind darüber hinaus jedoch psychoonkologische Interventionen (Information, Beratung, Begleitung sowie Psychotherapie) erforderlich, weshalb die Bedeutung der Psychoonkologie gestiegen ist (Tschuschke 2006).

Da sich die Probleme von Krebspatienten auf alle Aspekte menschlichen Lebens beziehen und mithin mehrdimensional sind, erfordern sie breit gefächerte Unterstützungsangebote, wie etwa einzelfallbezogene und gruppenspezifische Informations-, Beratungs- und Therapieangebote. Eingesetzt werden vorwiegend Techniken aus der humanistischen Psychologie, der Tiefenpsychologie, der Verhaltenstherapie, den kreativen Therapien (Kunst-, Musiktherapie) und der Hypnose. An den Schwerpunktkliniken wird die psychoonkologische Behandlung hauptsächlich von Diplom-Psychologen mit psychotherapeutischer und psychoonkologischer Zusatzqualifikation realisiert.

Das Hauptgewicht der Arbeit in Schwerpunktkliniken liegt auf der Einzel- und Paarinformation, der Beratung oder Therapie sowie auf Kriseninterventionen. Vorherrschende Themen sind die Verarbeitung der Diagnose und des Diagnoseschocks, die Angst vor der weiteren Behandlung, die Unsicherheit, was man wie mit Angehörigen bespricht, aber auch hohe Belastungen durch den Alltag in der Klinik. Eine länger andauernde stationäre Behandlung kommt bei Brustkrebspatientinnen eher bei sekundären Begleiterkrankungen oder in einem fortgeschrittenen Erkrankungsstadium vor. Hier werden zusätzlich symptomorientierte psychoonkologische Interventionen eingesetzt, wie Entspannungsverfahren, kunst- oder musiktherapeutische Angebote und psychologische Schmerztherapie. In jüngster Zeit werden auch im akutstationären Bereich zunehmend Gruppenprogramme aus dem kreativ-supportiven Bereich wie Kunst- oder Musiktherapie angeboten. Erfreulicherweise werden im Akutkrankenhaus immer häufiger vor allem in einem fortgeschrittenen Krankheitsstadium bei Bedarf auch die Kinder betroffener Eltern in die psychoonkologische Behandlung einbezogen (Senf 2011).

Innerhalb der verschiedenen Gruppenangebote spielen psychoedukative oder informationsbasierte Ansätze eine zunehmend wichtige Rolle. Den Hintergrund bildet die Erkenntnis, dass Patienten aus vielfältigen Gründen oft gar nicht oder nur sehr zögerlich konkrete Fragen an den behandelnden Arzt stellen und dann zu wenig Informationen über die Erkrankung, die Diagnostik, Krankheitsverläufe sowie die Behandlung erlangen. Diese Wissensdefizite verstärken bei Patienten, aber auch bei den Angehörigen das Gefühl von Unsicherheit, Hilflosigkeit und Angst. Übergeordnetes Ziel der psychoedukativen Gruppenangebote ist es deshalb, die Patienten so zu unterstützen, dass sie zu informierten, aktiven und selbstbewussten Partnern im Behandlungsteam werden (Weis et al. 2006; Spira u. Reed 2003). Die Programme bauen überwiegend auf Konzepten der kognitiv-behavioralen Psychotherapie auf. Die Gruppen bestehen aus acht bis zwölf Teilnehmerinnen; die Therapiesitzungen sind i.d.R. themenbezogen, sehr strukturiert und bilden ein niedrigschwelliges Angebot für Patienten und Angehörige. Neben der patientenorientierten Wissensvermittlung stehen die emotionale Entlastung und die Unterstützung durch das Erleben anderer Patientinnen – und hier vor allem ihres Problemlöseverhaltens – im Mittelpunkt. Die meisten psychoedukativen Gruppen integrieren darüber hinaus gezielt Informationen und praktische Übungen zu einem gesunden Lebensstil (Ernährung, Bewegung, Stressmanagement sowie der Umgang mit Beschwerden). Zu allen Kursinhalten werden die Teilnehmerinnen zusätzlich durch Medien wie Broschüren, Hörbücher und Videos unterstützt. Fragebögen, die die Selbstreflexion anregen, ergänzen das Interventionsangebot.

Bei kognitiv-behavioralen Gruppenkonzepten liegt der Schwerpunkt auf der Veränderung von Bewertungen bestimmter Ereignisse und Gefühle. Hierdurch soll sich vor allem die Krankheitsverarbeitung verbessern. Die Patientinnen werden weiterhin in ihrem Selbstbewusstsein, dem Kommunikationsverhalten und ihrer Ressourcenaktivierung gestärkt (Kissane et al. 2004). Im Gegensatz dazu orientieren sich sog. supportiv-expressive Gruppentherapien zum großen Teil an den Empfehlungen von Yalom (1992), der schon in den 1970er-Jahren viele Gruppentherapien durchführte und wissenschaftlich begleitete. Von Spiegel u. Classen (2000) wurde speziell für Brustkrebspatientinnen im fortgeschrittenen Krankheitsstadium ein an Yalom angelehntes supportiv-expressives Gruppenkonzept entwickelt. In den Sitzungen wird explizit nicht mit Vorgaben gearbeitet. Das ehrliche Äußern von Gedanken und Gefühlen sowie der Gruppenprozess stehen im Vordergrund.

Die Angebote der ambulanten Krebsberatungsstellen sind ebenfalls äußerst heterogen, was auch auf die unterschiedliche Ausgangsqualifikation der Mitarbeiter zurückgeht. Zum Angebot psychosozialer Krebsberatungsstellen zählt primär Informations-, Beratungs- und Vernetzungsarbeit. Fast alle Krebsberatungsstellen bieten sozialrechtliche Beratung an, und viele offerieren Gruppenprogramme zur Stressbewältigung, Krankheitsverarbeitung sowie Angehörigen- und Trauergruppen. Zusätzliche Angebote wie Ernährungsberatung sowie eine unabhängige medizinisch-onkologische Beratung ergänzen in einigen Beratungsstellen die Basisversorgung.

Die psychoonkologischen Angebote der Krebsberatungsstellen sind äußerst wichtig für die

Patientinnen. Im Zeitraum der akutstationären Behandlung hat die betroffene Patientin oft keine psychischen Kapazitäten für das Gespräch mit einem Psychoonkologen, sofern sie nicht krisenbedingt in der Psychoonkologie vorgestellt wird. Hinzu kommt die mittlerweile meist sehr kurze Verweildauer in der Klinik, die kaum Zeit für ein psychoonkologisches Beratungsgespräch lässt. Viele Fragen ergeben sich auch erst dann, wenn der Diagnostik- und Therapiemarathon beendet ist. Krebsberatungsstellen sind mit folgenden Fragen und Aussagen konfrontiert: »Was kann ich sonst noch für mich tun?«, »Bei uns hat sich so viel verändert, ich komme gar nicht mehr zurecht« oder »Ich bin mir gar nicht sicher, ob ich nicht etwas ändern müsste, aber ich weiß gar nicht genau, was.« Beratungen in Krebsberatungsstellen überbrücken häufig auch die Zeit, bis die Patientin einen Platz bei einem niedergelassenen Psychotherapeuten gefunden hat.

Für eine relevante Anzahl von Patientinnen ist eine begleitende Psychotherapie mit dem Schwerpunkt Psychoonkologie sinnvoll. Die psychoonkologische Begleitbehandlung durch niedergelassene Psychotherapeuten sollte sich allerdings, so die Haltung der Fachgesellschaften, einem supportiven Psychotherapieansatz verpflichtet fühlen (Freyberger 1996) und keine Heilungsversprechen suggerieren. Dies steht in Abgrenzung zu psychotherapeutischen Programmen, die einen kurativen Anspruch erheben, wie *You can fight for your life* (dt.: *Psychotherapie gegen den Krebs*, LeShan 1982), *Wieder gesund werden* (Simonton 1982) oder das »Autonomietraining« von Grossarth-Maticek u. Stierlin (1998).

Die Ziele der Einzel- oder Paartherapie knüpfen, unabhängig von therapeutischen Methoden, eng an die subjektiv vorgebrachten Beschwerden der Patientinnen an. Die frühe Kindheit, traumatische Ereignisse und neurotische Entwicklungen werden i.d.R. insoweit mit behandelt oder berücksichtigt, als sie die Krankheitsverarbeitung der Patientinnen behindern:

- I.K.: Ich möchte jetzt endlich ein paar Baustellen räumen, die mich mein ganzes Leben begleitet haben. Ich weiß, dass dazu notwendig ist, dass ich einige Themen aus meiner früheren Familie, meiner Kindheit, bearbeite, damit ich das hier schaffe (Iris Kanu).

Oft wird im Laufe einer psychoonkologischen Beratung, Begleitung oder Behandlung deutlich, dass beispielsweise eine Sitzung pro Woche nicht ausreichend ist, um der betroffenen Frau möglichst rasch Erleichterung zu verschaffen. Es kann sich auch herausstellen, dass spezifische Behandlungen notwendig sind, die der Einzeltherapeut nicht leisten kann. Spätestens hier stellt sich die Frage, ob ein Aufenthalt in einer Rehabilitationsklinik sinnvoll sein könnte.

Das Behandlungsprogramm von onkologischen Rehabilitationskliniken stellt, was die psychoonkologische Versorgung anbelangt, auf der institutionellen Ebene das am besten strukturierte Angebot dar. Es gibt klare Vorgaben der Rentenversicherungsträger mit kontinuierlichen Kontrollen, sodass ein bestimmter Qualitätsstandard gegeben ist. Onkologische Rehabilitationen bieten den Patientinnen die dringend notwendige Erholung nach oft äußerst strapaziösen Therapien und einer sehr belastenden Zeit. Die Angebote reichen von Einzeltherapie über Gruppenangebote zur Stress- und Krankheitsverarbeitung. Programme zur sportlichen Aktivierung, kreative Therapieangebote, sozialrechtliche Beratung und zahlreiche Vorträge zu Themen wie »Was gehört zu einem gesunden Lebensstil?«, »Wie ernähre ich mich vollwertig?« oder »Wie werde ich meine Angst vor einem Rückfall los?« runden das Angebot ab. In der Psychotherapie der eingangs geschilderten Patientin, die keine Rehabilitationsmaßnahme in Anspruch genommen hatte, wurde rasch deutlich, dass eine Einzeltherapie zu diesem Zeitpunkt zu kurz greifen würde:

- I.K.: Ich habe solche Sehnsucht nach Ruhe und einer »Rundum-Versorgung«. Mit der kleinsten Kleinigkeit fühle ich mich überfordert. Dabei müsste ich doch gerade jetzt

▼

gut für mich sorgen. Ich komme nicht aus dem Bett, fühle mich erschöpft. Ich sollte an die frische Luft, aber alleine habe ich keine Energie, mich aufzuraffen (Iris Kanu).

Insgesamt lassen sich die Ziele psychoonkologischer Interventionen wie folgt zusammenfassen: Reduzierung von krankheits- und behandlungsbezogener Angst, Abbau von Verzweiflung und depressiver Symptomatik, Verringerung des Gefühls der Hilf- und Hoffnungslosigkeit, Hilfestellung zur Klärung von Missverständnissen und Fehlinformationen auf der Station, verbesserte Compliance, Verringerung der Gefühle von Isolierung und Vereinsamung durch Gespräche mit anderen in vergleichbarer Situation, Ermutigung zur Selbstverantwortung sowie Verbesserung der Lebensqualität (vgl. Herschbach u. Heußner 2008; Schwarz u. Singer 2008; Tschuschke 2006; Fawzy et al. 1995). Zusammenfassend kann festgehalten werden, dass Patientinnen in allen Phasen der Erkrankung von maßgeschneiderten psychoonkologischen Angeboten profitieren können und dass eine psychoonkologische Behandlung schon allein aufgrund ihrer großen positiven Effekte integraler Bestandteil einer Krebstherapie sein sollte und Patienten nicht mehr vorenthalten werden darf.

31

31.5 Effekte psychoonkologischer Behandlung

Welche Wirkungen können psychosozialen Interventionen bei Krebskranken attestiert werden? Die Antwort nach rund 30-jähriger empirischer Forschung in der Psychoonkologie ist einfach: Psychoonkologische Interventionen haben für Krebspatienten, die an den Folgewirkungen ihrer Krankheit leiden, einen großen Nutzen (Tschuschke 2006). Nachweisbar ist zum einen die Verbesserung der Lebensqualität für die betroffenen Patienten und ihre Angehörigen, indem insgesamt eine Stimmungsverbesserung erzielt wird, wodurch personale Ressourcen gestärkt werden und das Selbstwertgefühl gesteigert wird. Zum anderen zeigen sich positive Effekte hinsichtlich der Vermeidung oder Linderung physischer Probleme (Schmerzen, Übelkeit, Fatigue). Schließlich werden die Entstehung oder die Chronifizierung psychischer Störungen (Angst, Depression) verhindert. Darüber hinaus werden die Compliance und die immunologische Situation verbessert.

In den internationalen Leitlinien zur psychoonkologischen Versorgung sind annähernd 800 wissenschaftliche Studien im Bereich Psychoonkologie analysiert worden, welche positive Effekte für die genannten Bereiche konsistent nachweisen konnten (Tschuschke 2006). Positive Effekte auf das rezidivfreie Überleben werden allerdings bis heute kontrovers diskutiert. In diesem Bereich ist vor allem die Studie von Spiegel et al. (1989) bekannt geworden. Die Gruppe um Spiegel fand in einem Gruppeninterventionsprogramm bei Brustkrebspatientinnen signifikant längere Überlebenszeiten. Eine Replikationsstudie konnte diese Ergebnisse allerdings nicht bestätigen (Goodwin et al. 2001). Längere Überlebenszeiten wurden jedoch oft als »Nebenprodukt« von Interventionen gefunden, die das Ziel hatten, die Lebensqualität der Patienten zu verbessern. Eine jüngere Studie hat neben der signifikanten Verbesserung von Lebensqualitätsmerkmalen nach einem Gruppeninterventionsprogramm sowohl in der 2-Jahres- als auch in der 10-Jahres-Katamnese ebenfalls signifikante Effekte auf das Gesamtüberleben herausgefunden (Küchler et al. 2007). Vermutet werden komplizierte bio-psycho-physische Wechselwirkungen. Dass der Nachweis für eine wirksame Immunabwehr gegen Krebs bislang nicht überzeugend gelungen ist, wird von Psychoneuroimmunologen auf das Versäumnis zurückgeführt, die Effekte psychologischer Variablen auf das Immunsystem zu kontrollieren. Beispielsweise wurde nie berücksichtigt, in welchem Stimmungszustand sich die Patienten befanden, wenn ihnen Blut zur Bestimmung der Immunparameter abgenommen wurde (Bovbjerg u. Valdimarsdottir 1998). Der relativ neue Forschungszweig der Psychoneuroimmunologie lässt hier für die Zukunft hoffen.

Literatur

Bovbjerg DH, Valdimarsdottir HB (1998) Psychoneuroimmunology: Implications for psychooncology. In: Holland JC (Hrsg) Psychooncology. Oxford University Press, New York, S 125–134

Dankert A, Duran G, Engst-Hastreiter U (2003) Fear of progression in patients with cancer, diabetes mellitus and chronic arthritis. Rehabilitation 42:155–163.

Dilling H, Mombour W, Schmidt MH (2004) Internationale Klassifikation psychischer Störungen: ICD-10, Kap V. Huber, Bern

Faller H (1998) Krankheitsverarbeitung bei Krebskranken, Bd 5. Hogrefe, Göttingen

Faller H, Olshausen B, Flentje M (2003) Emotional distress and needs for psychosocial support among breast cancer patients at start of radiotherapy. Psychother Psychosom Med Psychol 53:229–235

Fawzy IF, Fawzy NW, Arndt LA, Pasnau RO (1995) Critical review of psychosocial interventions in cancer care. Arch Gen Psychiatry 52:100–113

Freyberger H (1996) Supportive Psychotherapie. In: Meyer AE, Freyberger H, Kerekarjato M von, Liedtke R, Speidel H (Hrsg) Jores Praktische Psychosomatik. Huber, Bern

Gerdes N (1984) Der Sturz aus der normalen Wirklichkeit und die Suche nach dem Sinn. Ergebnisbericht der 2. Jahrestagung der Deutschen Arbeitsgemeinschaft für Psychoonkologie, S 28–46

Goerling U, Odebrecht S, Schiller G, Schlag PM (2006) Need for psychosocial care in in-patients with tumour disease. Investigations conducted in a clinic specializing in tumour surgery. Chirurg 77:41–46

Goodwin PJ, Leszcz M, Ennis M, Koopmans J, Vincent L (2001) The effect of group psychosocial support on survival in metastatic breast cancer. N Engl J Med 345:1719–1726

Grassi L, Travado L, Moncayo FL, Sabato S, Rossi E (2004) Psychosocial morbidity and its correlates in cancer patients of the Mediterranean area: Findings from the Southern European Psycho-Oncology Study. J Affect Disord 83:243–248

Grossarth-Maticek R, Stierlin H (1998) Krebsrisiken – Überlebenschancen: Wie Körper, Seele und soziale Umwelt zusammenwirken. Carl-Auer-Systeme, Heidelberg

Heim E (1998) Coping – Erkenntnisstand der 90er Jahre. Psychother Psychosom Med Psychol 48:321–337

Heinemann C, Reinert E (2011) Kinder krebskranker Eltern. Kohlhammer, Stuttgart

Herschbach P, Heußner P (2008) Einführung in die psychoonkologische Behandlungspraxis. Klett-Cotta, Stuttgart

Herschbach P, Marten-Mittag B, Henrich G (2003) Revision und psychometrische Prüfung des Fragebogens zur Belastung von Krebskranken (FBK-23). Z Med Psychol 12:1–8.

Herschbach P, Brandl T, Knight L, Keller M (2004a) Einheitliche Beschreibung des subjektiven Befindens von Krebspatienten. Entwicklung einer psychoonkologischen Basisdokumentation (PO-Bado). Deutsches Ärzteblatt 101:799–802

Herschbach P, Keller M, Knight, L, Brandl, T, Huber B, Henrich G, Marten-Mittag B (2004b). Psychological problems of cancer patients: A cancer distress screening with a cancer-specific questionnaire. Br J Cancer 91:504–511

Herschbach P, Berg P, Dankert A, Duran G, Engst-Hastreiter U, Waadt S, Keller M, Heinrich G (2005) Fear of progression in chronic diseases: Psychometric properties of the Fear of Progression Questionnaire (FoP-Q). J Psychosom Research 58:505–511

Holland JC, Rowland JH (1989) Handbook of psychooncology. Psychological care of the patient with cancer. Oxford University Press, New York

Irvine E (2004) Patients fears and unmet needs inflammatory bowel disease. Aliment Pharmacol Ther 20:54–59

Kapfhammer HP (1993) Epidemiologie der Depression im Rahmen von Tumorerkrankungen. In: Staab HJ, Ludwig M (Hrsg) Depression bei Tumorpatienten. Thieme, Stuttgart

Kappauf H, Gallmeier W (2000) Nach der Diagnose Krebs. Leben ist eine Alternative. Herder, Freiburg

Kasper J, Kollenbaum VE (2001) Indikation zur psychoonkologischen Intervention. Z Med Psychol 1:15–22

Kauschke M, Krauß O, Schwarz R (2004) Psychische Komorbiditäten bei onkologischen Patienten. Forum Deutsche Krebsgesellschaft e.V. 19:30–32

Kendall J, Glaze K, Oakland S, Hansen J, Parry C (2011) What do 1281 distress screeners tell us about cancer patients in a community cancer center? Psycho-Oncol. doi: 10.1002/pon.1907.

Kissane DW, Grabsch B, Love A, Clarke DM, Bloch S, Smith GC (2004) Psychiatric disorder in women with early stage and advanced breast cancer: A comparative analysis. Aust N Z J Psychiat 38:320–326

Koch U, Weis J (1998) Krankheitsbewältigung bei Krebs und Möglichkeiten der Unterstützung. Der Förderschwerpunkt »Rehabilitation von Krebskranken«. Schattauer, Stuttgart

Kornblith AB (1998) Psychosocial adaptation of cancer survivors. In: Holland JC (Hrsg) Psycho-oncology. Oxford University Press, New York, S 223–241

Küchler T, Bestmann B, Rappat S, Henne-Bruns D, Wood-Dauphinee S (2007) Impact of psychotherapeutic support for patients with gastrointestinal cancer undergoing surgery: 10-year survival results of a randomized trial. J Clin Oncol 25:2702–2708

LeShan L (1982) Psychotherapie gegen den Krebs. Klett-Cotta, Stuttgart

Massie MJ, Popkin MK (1998) Depressive disorders. In: Holland JC (Hrsg) Psychooncology, Bd 52. Oxford University Press, New York, S 518–540

McDaniel JS, Musselmann DL, Porter MR, Reed DA, Nemeroff CB (1995) Depression in patients with cancer. Diagnosis, biology and treatment. Arch Gen Psychiatry 52:89–99

Möller, HJ, Laux G , Kapfhammer HP (2003) Psychiatrie und Psychotherapie. Springer, Berlin

Muthny FA, Oberpenning R, Winter B (1998) Ziele, Erkenntnisse und Nutzen versorgungsbezogener Psychoonkologie – eine Literaturübersicht. In: Muthny FA (Hrsg) Psychoon-

kologie – Bedarf, Maßnahmen und Wirkungen am Beispiel des »Herforder Modells«. Pabst, Lengerich, S 1–23
Pouget-Schors D, Degner H (2005) Erkennen des psychosozialen Behandlungsbedarfs bei Tumorpatienten. In: Sellschopp A, Fegg M, Frick E (Hrsg) Manual des Tumorzentrums München. »Psychoonkologie« – Empfehlungen zur Diagnostik, Therapie und Nachsorge. Zuckschwerdt, München, S 30–36
Rieg-Appleson C (2005) Manual Psychoonkologie: Die psychische Situation und das psychische Erleben von Tumorpatienten während der Krankheitsphasen. Zuckschwerdt, München
Schwarz R (1994). Die Krebspersönlichkeit. Mythos und klinische Realität. Schattauer, Stuttgart
Schwarz R, Singer S (2008) Einführung Psychosoziale Onkologie. Reinhardt, München
Senf B (2011) Wenn Eltern an Krebs versterben: Kinder in ihrer Trauer verstehen und begleiten. In: Heinemann C, Reinert E (2011) Kinder krebskranker Eltern. Kohlhammer, Stuttgart, S 215–237
Senf B, Brandt H, Dignass A, Kleinschmidt R, Kaiser J (2010). Psychosocial distress in acute cancer patients assessed with an expert rating scale. Support Care Cancer 18:957–965
Simonton OC (1982) Wieder gesund werden. Rowohlt, Reinbek bei Hamburg
Singer S, Bringmann H, Hauss J, Kortmann R-D, Köhler U, Krauß O, Schwarz R (2007) Häufigkeit psychischer Begleiterkrankungen und der Wunsch nach psychosozialer Unterstützung bei Tumorpatienten im Akutkrankenhaus. Deutsche Medizinische Wochenschrift 132:2071–2076
Singer S, Das-Munshi J, Brähler E (2010) Prevalence of mental health conditions in cancer patients in acute care – a meta-analysis. Ann Oncol 21:925–930
Smith MY, Redd, WH, Peyser C, Vogl D (1999) Post-traumatic stress disorder in cancer: A review. Psycho-Oncol 8:521–537
Söllner W (2010) Psyche und Krebs: Können psychosoziale Faktoren Krebs verursachen oder den Verlauf von Krebserkrankungen beeinflussen? Psychotherapie im Dialog 11:145–150
Spiegel D, Classen C (2000) Group therapy for cancer patients. Basic Books, New York
Spiegel D, Bloom J, Kraemer H, Gottheil E (1989) Effect of psychosocial treatment on survival of patients with metastatic breast cancer. Lancet 14:888–892
Spira J, Reed G (2003) Group psychotherapy for woman with breast cancer. American Psychological Association, Washington
Strittmatter G (1997) Indikationen zur Intervention in der Psychoonkologie – Psychosoziale Belastungen und Ermittlung der Betreuungsbedürftigkeit stationärer Hauttumorpatienten. Waxmann, Münster
Themoshok L (1987) Personality, coping style, emotion and cancer: Towards an integrative model. Cancer Surv 6:545–567
Tschuschke V (2006) Psychoonkologie. Psychologische Aspekte der Entstehung und Bewältigung von Krebs. Schattauer, Stuttgart
Weis J, Heckl U, Brocai D, Seuthe-Witz S (2006) Psychoedukation mit Krebspatienten. Springer, Stuttgart
Yalom I (1992) Theorie und Praxis der Gruppenpsychotherapie: Ein Lehrbuch. Pfeifer, München
Ziegler G, Müller F, Grünwald W (1986) Psychische Reaktionen und Krankheitsverarbeitung von Tumorpatienten – weitere Ergebnisse. Psychother Psych Med 36:150–158

Lebensgeschichtliche Erfahrung und berufsbiographische Entscheidungsprozesse eines Psychoonkologen

Eine tiefenhermeneutische Fallstudie

Rolf Haubl

Die medizinische Versorgung von Krebskranken erscheint in der Öffentlichkeit oft als »Krieg« gegen einen »Feind«, gegen den man nur verlieren kann. Dass das militärische Modell der Krebs»bekämpfung« optimal ist, darf allerdings bezweifelt werden. Aus der Perspektive einer patientenzentrierten psychoonkologischen Medizin erscheint es als Flucht in eine Aggression, die Stärke demonstriert, um keine Schwäche zeigen zu müssen, was einem Arzt i.d.R. nur um den Preis gelingt, seinem Patienten die Empathie zu verweigern. Wie Ärzte die Beziehung zu ihren krebskranken Patienten gestalten, hängt von vielen verschiedenen Wirkfaktoren ab. Einer der wichtigsten ist der Arzt selbst. Wie er als Person seine Rolle interpretiert, entscheidet darüber, inwieweit er sich als »Heilmittel« eignet (Balint 1957). In diesen Kontext gestellt, soll die folgende Fallstudie zum Selbst- und Rollenverständnis des erfahrenen Psychoonkologen Dr. Bernd Müller einen biographieanalytischen Beitrag zu einer »Pharmakologie« oder auch »Toxikologie« ärztlichen Handelns leisten.

32.1 Psychoonkologie

32

Die Psychoonkologie ist eine Inter-Disziplin, die verschiedene medizinische, psychologische, pädagogische und sozialwissenschaftliche Teildisziplinen verbindet. Einen berufsrechtlich geschützten Zusatztitel »Psychoonkologe« gibt es bislang nicht. In Deutschland sind es zwei Fachgesellschaften, die psychoonkologische Fortbildungen organisieren und zertifizieren: die Arbeitsgemeinschaft Psychoonkologie der Deutschen Krebsgesellschaft (PSO) und die Deutsche Arbeitsgemeinschaft für Psychoonkologie (dapo). Beide Fachgesellschaften treten für eine integrative patientenzentrierte Krebsmedizin ein.

Ihrem am weitesten gehenden Anspruch nach bemüht sich die Psychoonkologie zum einen um eine psychosoziale Ätiologie der verschiedenen Krebsformen, zum anderen um spezifische psychologische, psychoedukative und psychotherapeutische Interventionen, um diese Krebsformen zu behandeln. Die »Karriere« der Psychoonkologie durchmisst Höhen und Tiefen. Zu ihren formativen Zeiten gehören die späten 1960er-Jahre, in denen sich im Westen die bis dato dominante soziokulturelle Einstellung gegenüber Emotionen verändert. Fortan gilt es nicht länger als opportun, den Ausdruck und auch das Fühlen von Emotionen einer unbedingten Selbstbeherrschung unterzuordnen. Stattdessen gilt es nun, seinen Emotionen mehr oder weniger freien Lauf zu lassen. Vor diesem gesellschaftlichen Hintergrund entwickelt sich die Vorstellung, Krebserkrankungen würden durch die Unterdrückung von Emotionen verursacht.

Um eine damals prominente psychoanalytische Theorie der Krebsgenese anzuführen (Booth 1973): Menschen, die später in ihrem Leben an Krebs erkranken, haben eine Mutterbeziehung, die es ihnen nicht möglich macht, genügend Urvertrauen zu entwickeln. Aus Angst, von starken Emotionen überwältigt zu werden, favorisieren sie im Erwachsenenleben eine Lebensführung, die auf die zwanghafte Kontrolle eines Sicherheit spendenden Objektes zielt, was immer dieses Objekt auch sein mag. Verlieren solche Menschen die Kontrolle über ihr schützendes Objekt, setzt mit diesem Kontrollverlust ein karzinogener Prozess ein.

Theorien dieser Art sind bis in die 1980er-Jahre leitend, dann kommt es zu einer Abwendung, die viel mit der Diskussion um das Konstrukt einer »Krebspersönlichkeit« und deren Moralisierung zu tun hat. Moralisierend ist es, wenn suggeriert wird, Menschen, die z.B. an Magen- und Darmkrebs erkranken, seien selbst dafür verantwortlich, weil sie allen Ärger in sich »hineinfressen« würden. Die berechtigte Kritik am Konstrukt einer »Krebspersönlichkeit« (Tschuschke 2006, S. 26ff.) hat allerdings haltlose Vorwürfe der Kritiker nach sich gezogen. Sie brandmarken die Psychoonkologie als fahrlässig, weil sie dazu beitrage, Krebskranken eine angemessene, mithin somatische Therapie vorzuenthalten. Wer so argumentiert, nimmt bestätigende Belege für eine psychosoziale Ätiologie erst gar nicht zur Kenntnis. Um ein Beispiel aus dem 21. Jahrhundert zu nennen: In einer prospektiven Untersuchung wurden weit mehr als 1.000 Frauen über einen langen Zeitraum beobachtet. Diejenigen von ihnen, die zu Beginn der Beobachtungsphase an einer unbehandelten Depression litten, waren 15 Jahre später 14-mal häufiger an Brustkrebs erkrankt (Jacobs u. Bovasso 2000)!

32.2 Psychotherapie von Krebskranken

Um sich aus den scharf geführten Kontroversen herauszuhalten, ziehen sich viele Psychoonkologen auf die Position zurück, ihr Fach diene vor allem der psychotherapeutischen Unterstützung von Krebskranken, die an den unbewältigten psychosozialen Belastungen infolge ihres Krebses leiden. So verwundert es nicht, wenn sich solche Psychoonkologen primär als Onkologen verstehen.

An Krebs erkrankte Menschen leiden an psychosozialen Belastungen, die zu einem erheblichen Anteil klinisch relevant und damit psychotherapeutisch behandlungsbedürftig sind. Je nach untersuchter Patientengruppe muss von bis zu 35 Prozent komorbiden psychischen Erkrankungen, vor allem Depressionen und Angststörungen (Ballenger et al. 2001), ausgegangen werden.

Die zur Verfügung stehenden psychotherapeutischen Interventionen sind hinreichend evidenzbasiert und erweisen sich auch im Versorgungsalltag als wirksam, insoweit nicht die Erwartung besteht, sie könnten Krebskranke wieder gesund machen (Newell et al. 2002). Gemessen an dem bestehenden Bedarf wird allerdings nur einem kleinen Anteil der Krebspatienten tatsächlich eine einzel- oder gruppenpsychotherapeutische Unterstützung angeboten. Und davon nimmt wiederum nur ein kleiner Anteil die Angebote auch in Anspruch.

32.3 Der Arzt als Heiler

Zu den Besonderheiten der beruflichen Sozialisation von Medizinern gehört, dass sie in deren Verlauf vielfach mit ihren eigenen Grenzen konfrontiert werden, die sie vor allem angesichts von Sterben und Tod erleben. Insofern war und ist der Seziersaal ein Ort der Initiation, an dem ein Statuswechsel von einem furcht- und empfindsamen Laien zu einem Experten stattfindet, der seine Emotionen kontrollieren kann und selbst in kaum erträglichen Situationen schwersten Leides nüchtern und unerschrocken handelt (Schneider 1983). Betrachtet man die berufliche Sozialisation von Medizinern, dann lässt sich ein idealtypischer Verlauf feststellen, der mit dem altruistischen Motiv, anderen Menschen helfen zu wollen, beginnt und mit zunehmender Praxiserfahrung immer weiter versachlicht wird:

» Doch auch nach Abschluss des Studiums bleibt für viele der angehenden Ärzte der Arztberuf noch immer in höherem Maße eine Berufung als für andere Hochschulabsolvierende (Faller u. Lang 2010, S. 197). «

Wenn eine Arbeit mehr als Berufung denn als Beruf erscheint, werden die technischen Fähigkeiten des Rollenträgers idealisiert, was auf den religiösen Ursprung einer Berufung verweist.

» Das Staatsexamen […] macht wohl den Mediziner, niemals den Arzt. Zum Arzt wird man geboren oder man ist es nie. Gütige Götter legen ihm Gaben in die Wiege, die nur geschenkt, niemals aber erworben werden können. (Liek 1926, S. 12) «

Der Titel des in die Jahre gekommenen Buches, aus dem das Zitat stammt, proklamiert: »Der Arzt und seine Sendung«. Aufgrund seiner Emphase wirkt ein solcher Titel heutzutage peinlich. Ob das Sendungsbewusstsein aber völlig erloschen ist, bleibt zu prüfen.

32.4 Helfermotivation

Faktisch treffen Patienten, die aufgrund schwerer Erkrankungen psychosozial belastet sind, auf Ärzte, denen es nicht leichtfällt, solche Patienten zu behandeln und auf ihrem Leidensweg zu begleiten, da Krebs den meisten Menschen unheimlich ist und sie ihn subjektiv als bedrohlichste Krankheit erleben (Künzler u. Znoj 2007). Unter diesen Bedingungen bedarf es aufseiten des Psychoonkologen einer tragfähigen Motivation, sich immer wieder diesen existenziellen Situationen auszusetzen. In psychoanalytischer Perspektive ist zu vermuten, dass eine solche Motivation nur zustande kommt, wenn sie lebensgeschichtliche Wurzeln hat.

Über dementsprechende Untersuchungen ist mir für die Psychoonkologie oder andere fachärztliche Disziplinen nichts bekannt. Eine thematisch anschlussfähige Diskussion gibt es allenfalls unter dem Stichwort der »hilflosen Helfer« (Schmidbauer

1977) und davon ausgehend im Horizont der Frage, ob die Motivation, einen (psycho-)therapeutischen Beruf zu ergreifen, vielleicht als eine Kompensation für erlittene (milde) Traumata während der Kindheit verstanden werden kann. Verschiedene biographische Konstellationen sind vorstellbar, unter denen das »Drama des begabten Kindes« (Miller 1978) wahrscheinlich die bekannteste ist.

Generell mag es (Psycho-)Therapeuten geben, die Hilfsbedürftigen *hier und jetzt* die Hilfe bieten, die sie sich selbst *dort und damals* von ihren signifikanten Bezugspersonen vergeblich gewünscht haben, oder: (Psycho-)Therapeuten, die *dort und damals* als kränkend erlebte ohnmächtige Abhängigkeiten *hier und jetzt* in machtvolle Interventionen verwandeln, um einen Patienten erst ihre eigene einstige Ohnmacht spüren lassen, bevor sie ihn daraus befreien (vgl. darüber hinaus: Farber et al. 2005; Orlinsky u. Ronnestad 2005).

32.5 Fallrekonstruktion Dr. Bernd Müller

Die folgende Falldarstellung, die sich auf die (unbewusste) Berufsmotivation eines erfahrenen Psychoonkologen konzentriert, ist das Ergebnis einer tiefenhermeneutischen Analyse des Transkriptes eines themenzentrierten Interviews (zur Methode: z.B. Morgenroth 2010). Die Darstellung gibt nicht den Verlauf des Interpretationsprozesses wieder, weder im Großen der inhaltlichen Segmentierung noch im Kleinen der sequenzanalytischen Mikroskopie, sondern präsentiert eine Verdichtung, die meinem spezifischen Erkenntnisinteresse geschuldet ist, einem Interesse, das ich allerdings erst nach der ersten Lektüre des Transkriptes formuliert und insofern im Material »entdeckt« habe.

Was der interviewte Psychoonkologe auf die Fragen der Interviewerin hin erzählt, fasse ich als biographisches Narrativ auf, das in einem anderen Kontext anders, wenn auch nicht gänzlich verschieden, erzählt worden wäre. Biographische Narrative sind nicht primär an »Wahrheit«, sondern an einer Selbstwertstabilisierung im Dienste von Prozessen der Emotionsregulation und der Identitätssicherung orientiert (Haubl 2007). Für eine tiefenhermeneutische Analyse ist das kein Problem, da Wirklichkeitskonstruktionen auch dann psychosoziale Effekte erzeugen, wenn sie einer Wahrheitsprüfung nicht standhalten.

32.5.1 Erstes Schlüsselerlebnis: Verweltlichte Seelsorge als Stellvertretung des Vaters

Wenn Dr. Bernd Müller zu Anfang des Interviews zwei »Schlüsselerlebnisse« erzählt und später ein drittes nachschiebt, mit denen er seine Affinität zur Psychosomatik begründet, dann gebraucht er selbst das berufsbiographische Deutungsmuster, mit dem die Tiefenhermeneutik arbeitet. Das verwundert nicht, da aus dem Interview hervorgeht, dass er nicht nur eine »Analyse gemacht« hat, sondern über mehrere psychotherapeutische Zusatzqualifikationen mit einem hohen Anteil an Selbsterfahrung verfügt. Dennoch ist nicht zwangsläufig davon auszugehen, dass ihm die hier vorgenommenen Konstruktionen bewusst sind.

Der Psychoonkologe Dr. Bernd Müller stammt aus einer Pfarrersfamilie. Vater und Patenonkel sind Pfarrer. Er selbst nimmt ein Studium der Theologie auf, das er gegen Ende abbricht, um anschließend Medizin zu studieren und Arzt zu werden. Dass der Sohn den Beruf seines Vaters anstrebt, ist nicht ungewöhnlich und lässt sich allgemein auf eine Identifizierung mit ihm zurückführen, die vor allem dann greift, wenn der Vater für seine Berufsausübung eine für den Sohn sichtbare Anerkennung erfährt, was auf Bernd Müllers Vater zutrifft; zumindest stellt ihn sein Sohn als eine im Dorf geachtete Person dar. Das erste Schlüsselerlebnis datiert aus der Jugendzeit von Bernd Müller:

- B.M.: Einmal als Jugendlicher im Dorf in 'ner Kneipe bin ich häufiger angesprochen worden, weil mein Vater Pfarrer war,
- I: Mhm.
- B.M.: der nie in die Kneipe ging, von Leuten, die einfach erzählen wollten, wie es ihnen ging und was so los ist und so.
- I: Mhm.

▼

- B.M.: Und das war so für mich 'nen Erlebnis: die Menschen brauchen das.
- I: Mhm.
- B.M.: Und das ist wichtig, und das will ich auch mal professionell machen zu wollen, Seel-, Seelsorger sein. Und weil er das auch gemacht hat, aber nicht in der Kneipe, sondern bei seinem Pfarrhaus (Bernd Müller).

Dr. Müller stellt sich in dieser Episode, die beide Berufswege zu begründen vermag, als Stellvertreter seines Vaters vor. Dies geschieht jedoch mit einem markanten Unterschied. Er, der Sohn, sei es, der sich in die Niederungen des Alltags begebe, wo ihn, den Jugendlichen, die Menschen ansprächen, um ihm von ihren Sorgen zu erzählen. Die Erzählung hat einen narzisstischen Subtext, in dem Dr. Müller als Heilsbringer erscheint, der seiner Berufung folgt. Nach Übernahme eines schicksalhaften Auftrages klingt es dann auch, wenn er von der erwarteten grammatischen Wohlgeformtheit abweichend äußert: »das will ich auch mal professionell machen zu wollen«. Dass ihm das bereits damals so klar vor Augen gestanden hat, ist unwahrscheinlich, er unterstreicht damit aber eine nahezu eingeborene Zwangsläufigkeit seiner Entwicklung.

32.5.2 Berufsbiographische Wende: Adoleszenter Protest und Kompromissbildung

Identifikationen vollziehen sich mehr oder weniger konfliktträchtig, je nachdem, wie konkurrierend die zugrunde liegende intergenerationelle Beziehung ist. Nun erzählt Dr. Müller eine Episode, die sich als Hinweis auf einen adoleszenten ödipalen Konflikt verstehen lässt. Sie gehört zu einem Erzählstrang, in dem er begründet, warum er von der Theologie abgekommen ist. Die Episode spielt ein paar Jahre nach dem Tod des Vaters, der noch die Studienwahl seines Sohnes, aber nicht dessen weiteren Studienverlauf erlebt hat. Dr. Müller ergreift ein Angebot seines Patenonkels, um eine Predigt zu halten, die seine einzige bleiben wird. Das Thema der Predigt ist »vom Almosen geben ausm Matthäus-Evangelium, Bergpredigt. Und mit diesem Rätselspruch: ‚Lass die Linke nicht wissen, was die Rechte tut'.« (B.M.)

Die Episode setzt mit einer Warnung der Mutter ein und endet in einer sich selbst erfüllenden Prophezeiung:

- B.M.: Ehm, da sagte meine Mutter: »Pass auf, wenn du da sitzt und aufstehen willst, wenn du da im Talar stehst, dann, eh . eh, musst du aufpassen«,
- I: Mhm.
- B.M.: beziehungsweise, es genau umgedreht, sie hat gesagt: »Wenn du die Kanzel hochsteigst, dann musst du den Talar hochnehmen, damit du nicht hochstolperst.«
- I: Mhm.
- B.M.: Und das hab ich mir gemerkt, aber ich hab's nicht daran gedacht, wenn man sitzt und dann aus Versehen auf seinem Talar #steht#
- I: #Ach#
- B.M.: und so hochfährt, dann reißt es einen, und das ist mir dann passiert, genauso war das.
- I: Mhm.
- B.M.: Das war ganz spannend (Bernd Müller).

Ist die Kanzel der Platz des Vaters, lässt sich die Episode als Symbolisierung des Bestrebens des Sohnes lesen, seinen Platz einzunehmen. Die Mutter warnt ihn, wenn er nicht aufpasse, könne er dabei ins Stolpern kommen. Allerdings ermutigt sie ihn anscheinend auch: Ohne die Frage buchstabengetreu beantworten zu können, was er mit seiner Formulierung »genau umgekehrt« meint, wirkt es, als sage er, seine Mutter habe ihn zwar gewarnt, gleichzeitig aber in eine Bewährungsprobe geschickt, um zu sehen, ob er sich mit seinem Vater, ihrem verstorbenen Mann, messen könne. Aber sie warnt ihn nicht nur vor einem Hochstolpern, sondern prophezeit ihm auch, dass er nur so auf den Platz des Vaters komme, mithin kein gleichwertiger Ersatz sei. Der Sohn ist dann derart mit sich beschäftigt, dass er die Warnung vergisst, folglich »hochfährt«, was klingt, als werde er, vielleicht durch ein liturgisches Signal, aus seinen Gedanken aufgeschreckt und an seine bevorstehende Predigt erinnert. Da er aber unachtsam ist, »reißt« es ihn, was zwar auch an einen Riss im Talar denken lässt, aber mehr noch auf die Predigt als Zerreißprobe verweisen dürfte, in der er sich mit seiner inneren Zerrissenheit in Bezug auf den Platz des Vaters auseinandersetzt.

Nachdem er sich endlich der Prophezeiung gemäß nach oben gestolpert hat, hält er zum Erschrecken seines Patenonkels eine provokante Predigt, die die ausgewählte Stelle im Matthäuse-Evangelium nicht theologisch, sondern sozialpolitisch interpretiert. Indem er auf diese Weise die Tradition des Vaters und somit auch dessen Platz entwertet, triumphiert er über ihn. Dafür erhält er Beifall vom ältesten Sohn seines Onkels. Was er »'ne Generationsfrage« nennt, lässt ihn sein Theologiestudium abbrechen.

Nach einer Beratung mit Freunden wechselt er das Studienfach. Er beginnt Medizin zu studieren, wobei er sich fachärztlich für eine psychosomatische Ausrichtung entscheidet. Da er sich bereits während seines Theologiestudiums besonders für den »Seelsorgeteil« interessiert hat, erscheint ihm die Psychosomatik als naheliegende Alternative. Die Revolte gegen den Vater, die der Sohn in der Predigtepisode andeutet, tritt hinter einer Erfolg versprechenden psychosozialen Kompromissbildung zurück.

32

32.5.3 Zweites Schlüsselerlebnis: Charismatische Wirkung

Das zweite Schlüsselerlebnis, das trotz eines Sprunges in der Chronologie direkt an die Erzählung des ersten Erlebnisses angeschlossen ist, datiert aus der Zeit vor dem Medizinstudium, in der Dr. Müller als Praktikant gearbeitet hat:

- B.M.: Und . ehm, das zweite Erleben war, ehm, quasi das Zuhören bei Patienten [...]. Da sich zu 'ner Patientin setzen, die Angst

▼

hatte, ... der hab ich einfach meine Hand aufn, das war so 'ne alte Patientin, die hat irgendwie Angst, ich weiß nicht mehr, worum es ging, da hab ich einfach meine Hand auf den Kopf gehalten, da hat die sich beruhigt.
- I: Mhm. (5 Sek.)
- B.M.: Gut, dann hab ich gemerkt so, f:, irgendwie hab ich 'ne Ausstrahlung, die irgendwie
- I: Mhm.
- B.M.: solche Situationen herbeiführt. (4 Sek.) (schweres Ausatmen) (Bernd Müller)

Die Geste des beruhigenden Handauflegens ist kulturhistorisch betrachtet die Geste eines Heilers, der auf diesem Wege seine heilenden Kräfte auf Heilsuchende überträgt. Dr. Müller nennt diese Kräfte seine »Ausstrahlung«, deren er sich in der Begegnung mit der verängstigten alten Frau bewusst wird. Terminologisch geschärft, wäre von einem Charisma (Lipp 2010) zu sprechen, das er für sich in Anspruch nimmt. So gesehen betreibt er an dieser Stelle seiner biographischen Erzählung eine Selbstcharismatisierung.

32.5.4 Drittes Schlüsselerlebnis: Begabung als Gabe

Dieses Schlüsselerlebnis datiert Dr. Müller auf eine Vorlesung während seines Studiums, in der den Medizinstudierenden verschiedene Patienten vorgestellt werden:

- B.M.: So 'nen Viertelstunden-, Zwanzig-Minuten-Interview gemacht, . ne? . Und dann haben wir Beobachtungen und so. Und ich hab denn irgend 'ne Beobacht-, ich hab mich irgendwie nicht gut gefühlt,
- I: Mhm.
- B.M.: und, ehm, hatte so 'ne Idee, ich weiß nicht mehr genau, was es war, dachte aber,

▼

das ist ganz abstrus. Und als dann keiner mehr was gesagt hat, hab ich gesagt, ich hab hier noch so 'ne Idee. Und denn stellte sich heraus, dass dieses Gefühl und Idee, die ich da hatte, was mit diesem Patienten zu tun hat und dessen

- I: Mhm.
- B.M.: Einstellung und dessen biographische Erfahrungen und seiner Situation. Das war gar nicht abstrus, sondern .
- I: Mhm ..
- B.M.: das hatte was, dieses Interview hatte was bei mir ausgelöst.
- I: Mhm.
- B.M.: Und das so sich zutraun, erst mal das zu sagen und das dann zu erfahren, dass das
- I: Mhm.
- B.M.: was wert ist sozusagen, das war auch so 'n Schlüsselerlebnis, was Übertragung, Gegenübertragungsphänomene hier sind.
- I: Mhm.
- B.M.: Und da hab ich so in 'nem für mich das Gefühl gekriegt, Mensch, das hast du irgendwas, was du mal pflegen solltest (Bernd Müller).

Unter den Augen einer väterlichen Autorität und durch ihre Bestätigung verifiziert, entdeckt Dr. Müller, dass seine besonderen Fähigkeiten auch in einem professionellen Kontext anerkennungsfähig sind. Zwar hat er sie – wie es die beiden früher datierenden Schlüsselerlebnisse nahe legen – längst geahnt, aber erst jetzt kann er sie begreifen: Als seine Mitstudierenden schon mit ihren Überlegungen am Ende sind, »keiner mehr was gesagt hat«, liefert er den entscheidenden Einfall. Was ihm erst einmal »abstrus« erscheint, ist »was wert«, er muss sich nur »zutraun«, zu sagen, was er fühlt und denkt. Denn im Unterschied zu seinen Mitstudierenden hat er nicht nur Fähigkeiten, sondern eine Gabe (vgl. Heid u. Fink 2004), die es zu »pflegen« gilt. Diese Gabe lernt er als »Gegenübertragung« auf den psychoanalytischen Begriff zu bringen und damit zu verwissenschaftlichen.

32.6 Hybris: Selbsterhöhung und Fall

Genau genommen erzählt Dr. Müller noch ein weiteres Schlüsselerlebnis, auch wenn er es nicht so nennt. Im Mittelpunkt steht eine »persönliche Krise«, in die er gerät, als er nach Beendigung seines Medizinstudiums eine psychoanalytische Weiterbildung beginnt:

- B.M.: Im Zusammenhang mit so Erfolgen, die ich hatte, so 'ne depressive Reaktion, die auch so . im Zusammenhang mit der Weiterbildung, Psychotherapieweiterbildung. Und hätte 'nen Drittmittelprojekt eh genehmigt bekommen, als Erster in der Abteilung, obwohl [ich] der Jüngste
- I: Mhm.
- B.M.: da war und so. Und dann kam danach so 'ne Depressionssituation (Bernd Müller).

Vermutlich datiert diese Episode aus der Assistenzarztzeit von Dr. Müller, in der er in einer »Abteilung« arbeitet, die auch forscht, bisher allerdings kein »Drittmittelprojekt« eingeworben hat. Das nun gelingt ihm, obwohl er der »Jüngste« in der Abteilung ist. Der Gebrauch des Konjunktivs – »hätte 'nen Drittmittelprojekt eh genehmigt bekommen« – mag jedoch andeuten, dass es dann doch nicht zustande gekommen ist. Die Enttäuschung kann man sich vorstellen, zumal die Formulierung »eh genehmigt bekommen« auf einen sicher geglaubten Erfolg verweist. Die Reaktion auf diese Enttäuschung, die dadurch als schwere narzisstische Kränkung kenntlich wird, war anscheinend eine »depressive Reaktion«. Wenn Dr. Müller dabei von einem »Zusammenhang« mit seinen »Erfolgen« und seiner »Psychotherapieweiterbildung« spricht, lässt das verschiedene Lesarten zu. Möglicherweise meint er lediglich, dass die Enttäuschung *während* der Weiterbildung erfolgte, oder auch, dass sie *aufgrund* der Weiterbildung erfolgte, etwa in dem Sinne, dass einen eine solche Ausbildung phasenweise besonders verletzlich machen kann. Dass die Enttäuschung der Grund für die Weiterbildung gewesen ist, dürfte am wenigsten wahrscheinlich sein.

Die parallele Formulierung, in der er seine »depressive Reaktion« in einen »Zusammenhang mit so Erfolgen« beim Einwerben von Drittmitteln stellt, ist kaum anders als kausal zu verstehen. Dennoch bleiben auch hier zwei Lesarten. Entweder reagiert er bereits depressiv, als er die Genehmigung erhält, oder erst, als aus dem Projekt dann doch nichts wird. Viel hängt davon ab, wie man das »danach« in »dann kam danach so 'ne Depressionssituation« interpretiert. Da er von der Genehmigung im Konjunktiv spricht, sind beide Lesarten möglich.

Um hier zu einer Entscheidung zu kommen, kann es hilfreich sein, auf psychodynamisches Erfahrungswissen zu rekurrieren, wie es über den Charaktertypus derer vorliegt, die am Erfolg scheitern (Freud 1960). Ein Kennzeichen dieses Typus ist es, dass er letztlich ein Scheitern provoziert, um keinen Erfolg haben zu müssen, weil dieser Erfolg mit der unbewussten Phantasie einhergeht, eine Autoritätsfigur, mit der er rivalisiert, zu überflügeln und sie dadurch symbolisch zu töten. Ödipal interpretiert: Besser als der Vater zu werden ist gleichzeitig der größte Wunsch und die größte Angst des Sohnes, fürchtet er doch, dass sich der Vater an ihm rächen wird, wenn er die aggressive Motivation seines Sohnes entdeckt. Dass Dr. Müller betont, er habe den Erfolg als »Jüngster« der Abteilung erzielt, stützt zumindest den Interpretationsrahmen einer intergenerationellen Konfliktdynamik. Gelingt es einem solchen Charaktertypus, seinen Konkurrenten zu beseitigen, erlebt er dies als narzisstischen Triumph, der bis zu der Phantasie grenzenloser Macht gesteigert sein kann. Dabei bedarf es allerdings oftmals nur eines geringfügigen Anlasses, bei dem sich die Realität widerständig zeigt, damit die Hochstimmung in eine depressive Verstimmung umschlägt.

In dieser Perspektive erscheint die Depression, an der Dr. Müller erkrankte, als Strafe für seine Hybris, als »Jüngster« den größten Erfolg für sich zu reklamieren. Rückt man die beschriebene Psychodynamik zudem in die Linie ein, in der er seine Berufswahl als Berufung beschreibt, lässt sich seine Depression auch als Folge der Anmaßung verstehen, mehr als ein normaler Arzt, nämlich ein Heiler zu sein. Dieser Aspekt wird erst richtig deutlich, wenn man das ausgewählte Textsegment zu Ende zitiert.

32.7 Erkrankung als Besonderung

- B.M.: Und da hatte ich einmal 'ne Analyse angefangen, beziehungsweise hatte sie, die Gespräche, für meine Ausbildungsanalyse. Und der Analytiker, das weiß ich noch, da bin ich hin, und dann sagte der, hab ich dem das erzählt und . geheult, und dann sagte der, ehm, »in London wird nur der zugelassen zur psychoanalytischen Ausbildung, der 'ne depressive Episode vorweisen kann«. Das war natürlich sehr aufbauend, aber das man selber erlebt zu haben, ist einfach wichtig (Bernd Müller).

Wie die zuvor genannte »Psychotherapieweiterbildung« und die jetzt angeführte »Ausbildungsanalyse« zusammenhängen, lässt sich nicht erschließen. Dr. Müller berichtet einem »Analytiker« unter Tränen von dem, was ihm widerfahren ist. Ob er das erzählt, was die Rekonstruktion der vorausgehenden Textpassage ergeben hat, bleibt offen. Die distanzierte Formulierung, »geheult« zu haben, lässt erahnen, wie beschämend die damalige Situation für Dr. Müller gewesen sein mag. Und nun kommt mit Verweis auf »London« die alles entscheidende Wende: die Anrufung einer psychoanalytischen Autorität, die seine Beschämung in Stolz überführt, indem sie ihn zu einem Auserwählten erklärt, weil er eine Depression – narzisstisch formuliert – »vorweisen« kann. Damit ratifiziert die Erkrankung seinen Anspruch auf eine außergewöhnliche Begabung.

32.8 Gelungene Selbstbegrenzung?

Vor dem Hintergrund der bisherigen Befunde der tiefenhermeneutischen Analyse, die sich durch weitere Belege im Transkript stützen ließen, ist es dann doch auf den ersten Blick einigermaßen überraschend, wenn Dr. Müller zur Begründung seiner Berufswahl die Rolle des Arztes gegen die Rolle des Psychotherapeuten in Stellung bringt:

32

- B.M.: Und den Psychotherapiezusatz, den hab ich nie gemacht,
- I: Mhm.
- B.M.: weil ich . ma Angst hatte, wenn ich den mach, dann werd ich Psychotherapeut, und ich wollte kein Psychotherapeut werden.
- I: Mhm.
- B.M.: Also ich hab im Prinzip alle die, . die 'nen Psychotherapeuten gemacht haben, sind dann auch Psychotherapeut-, -peuten geworden, und ich wollte Arzt bleiben, Internist (Bernd Müller).

Die angebotene Begründung ist tautologisch. Und es gibt im Transkript auch keine Äußerungen, die aussagefähiger wären. Die Textpassage hat allerdings einen eindrücklichen Duktus. Versuchsweise laut gelesen, klingt sie, als habe Dr. Müller einen Sog gespürt, Psychotherapeut zu werden, sich diesem aber entzogen. Aber warum? Vielleicht deshalb, weil er sich vor den narzisstischen Verführungen des Heilens schützen wollte, die ihn lockten? Die Betonung, Arzt bleiben (und nicht Heiler werden) zu wollen, wäre dann eine Rückversicherung, nicht grandios abzuheben, sondern sich zu erden. Dagegen steht allerdings eine andere Lesart. Sie betont, dass Psychotherapie von den existenziellen Bedrohungen wegführt, mit denen der Onkologe mehr als der Psychotherapeut konfrontiert ist, mithin einen geringeren narzisstischen Gewinn abwirft, als ihn die Aura des Heilers, der sich dem Tod stellt, verspricht.

32.9 Fazit

Welche exemplarische Bedeutung der tiefenhermeneutisch ausschnittweise analysierte Fall hat, vermag ich in Ermangelung von Vergleichen nicht zu sagen. Dass berufsbiographische Entscheidungsprozesse von vielen psychosozialen »Helfern« aber eine ähnliche vorbewusste oder sogar unbewusste Motivationsdynamik aufweisen, halte ich für sehr wahrscheinlich. Leider fehlt es dazu an aussagefähiger Forschung, aber auch in praktischer Hinsicht an Orten, an denen offen über diese Dynamik gesprochen werden kann. Selbst Balint-Gruppen erreichen meiner Erfahrung nach diese Tiefendimension eher selten. Ein Grund dafür mag eine befürchtete Psychopathologisierung der »Helfer« sein. Dafür gibt es aber i.d.R. keinen Anlass, auch wenn es ein berechtigtes Interesse ist, Berufswahlmotive kritisch zu reflektieren, die einer hilfreichen Arzt-Patient-Beziehung schaden könnten.

Überzeugt es, die Selbstdarstellung von Herrn Müller als Selbstcharismatisierung (Oevermann 1995) zu interpretieren, dann stellt sich über den Einzelfall hinaus die Frage, ob diese eine positive oder negative Funktion für die Arbeit eines Psychoonkologen hat.

Aufgabe der Psychoonkologie oder psychosozialen Onkologie ist die Diagnose, Beratung, Behandlung und Begleitung von Erwachsenen und Kindern, die an Krebs erkrankt sind und unter den psychischen und sozialen Folgen ihrer Erkrankung leiden. Sie zielt darauf ab, die kognitive und emotionale Bewältigung der jeweiligen Krebsform zu fördern und dadurch die Lebensqualität der Kranken zu verbessern, was nicht zuletzt heißt, ihre Resignation zu verhindern und dazu beizutragen, dass sie sich trotz aller Einschränkungen so selbstwirksam wie möglich erleben. Was ein Krebskranker im Verlauf seiner Erkrankung an Unterstützung benötigt, variiert. Wie diese Unterstützung variiert, hängt von zahlreichen Faktoren ab. Eine psychoonkologische Unterstützung ist dann Erfolg versprechend, wenn es dem entsprechend geschulten Arzt gelingt, empathisch zu ermitteln, was für Bedürfnisse der Kranke aktuell hat, und diese Bedürfnisse flexibel zu befriedigen (Kiesler u. Auerbach 2006). Wie empirische Untersuchungen zeigen, mangelt es oft an einer solchen Passung: Die Wahrnehmung des Arztes, in welchem Zustand sich der Kranke befindet, weicht dann erheblich vom Erleben des Kranken ab (Hack et al. 2005). Und diese Diskrepanz ist ihrerseits belastend (Thorne et al. 2005). Folglich kommt der Kommunikation zwischen Arzt und Krebspatient eine Schlüsselstellung zu.

Die Betreuung von Krebskranken ist auch für Ärzte psychisch belastend (Ramirez et al. 1995; Ptacek et al. 1999), insbesondere dann, wenn es um das Überbringen schlechter Nachrichten geht

(Fallowfield u. Jenkins 2004): angefangen bei der Diagnose über die Mitteilung von Rezidiven bis hin zu der Eröffnung, dass keine Hoffnung auf Überleben mehr besteht. Wenn Ärzte offen mit den Kranken sprechen, werden sie mit ihrer eigenen Hinfälligkeit und Sterblichkeit konfrontiert. Inwieweit sie diese für sich selbst annehmen können, bestimmt mit, wie sie kommunizieren, ob sie sich in Euphemismen flüchten oder wirklich hilfreich sind (Dunn et al. 1993). Versuchen sich Ärzte durch eine formelhafte Gesprächsführung vor psychischen Belastungen zu schützen, so geht diese Rechnung meist nicht auf, und wenn doch, dann auf Kosten der Patienten. Dagegen verleihen empathisch gestellte offene Fragen und eine klare Benennung des psychophysischen Zustands des Patienten der Arzt-Patient-Beziehung eine emotionale Qualität, die Patienten ermutigt, zur Sprache zu bringen, was sie belastet. Oft gelingt das Ärztinnen besser als Ärzten (Roter u. Hall 2004), da Letztere sich eher vor den Bindungen fürchten, die sich aus einer derartigen kommunikativen Zuwendung ergeben können. Am wenigsten hilfreich ist eine Gesprächsführung, bei der sich Ärzte in Andeutungen ergehen, da diese Patienten zu Phantasien verführen, die der Realitätsprüfung entzogen werden.

32

Im Vergleich zu einer rein organmedizinischen Betreuung versucht die Psychoonkologie, die emotionale Qualität der Arzt-Patient-Beziehung zu optimieren und dadurch die Bewältigungskompetenzen der Patienten, womöglich sogar ihre Selbstheilungskräfte zu stimulieren. Dadurch wird die Beziehung nicht zwangsläufig zu einer psychotherapeutischen Beziehung, bereitet aber psychotherapeutische Angebote vor, sollten diese erforderlich sein. Ohne eine psychoonkologische Perspektive wird der Psychotherapiebedarf von Krebskranken zumeist unterschätzt (Mehnert et al. 2006). Gegenläufig dazu erwarten die meisten Krebskranken von ihrem Arzt nicht nur medizinische, sondern auch psychologische Kompetenzen (Vogel et al. 2006).

Vor diesen Hintergrund gestellt, lässt sich Selbstcharismatisierung als eine Form der Emotionsarbeit begreifen, mit der Psychoonkologen (und verwandte »Helfer«) ihre Angst vor Hinfälligkeit und Tod so weit dämpfen, dass sie ihre Patienten hinreichend gelassen bis zum Ende begleiten können. Den Patienten verhilft die Selbstcharismatisierung ihres Arztes dazu, ihn zu idealisieren und dadurch als »gutes Objekt« zu gebrauchen, das ihnen von ihrer Angst nimmt. Riskant wird eine solche Beziehungskonstellation, je mehr die Selbstcharismatisierung in eine manische Abwehr übergeht, weil dann Angst überhaupt nicht mehr sein darf, was einer Verleugnung der Realität gleichkommt.

Auch wenn die moderne evidenzbasierte Medizin auf eine restlose Verwissenschaftlichung der Arzt-Patient-Beziehung setzt, behält der »subjektive Faktor« Arzt seine Berechtigung. Er lässt sich nur bedingt objektivieren und ebenso wenig herstellen. Auch wenn man den »geborenen Arzt« vergeblich sucht, so mag es doch den Arzt geben, der seine Arbeit deshalb erfolgreich und vielleicht auch erfolgreicher als andere macht, weil es ihm gelingt, in seine professionelle Beziehungsgestaltung eigene bewusstseinsferne biographische Erfahrungen mehr oder weniger reflektiert zu integrieren.

Literatur

Balint M (1957) Der Arzt, sein Patient und die Krankheit. Klett, Stuttgart

Ballenger JC, Davidson JRT, Lecubier Y, Nutt DJ (2001) Consensus statement on depression anxiety, and oncology. Journal of Clinical Psychiatry 62:64–76

Booth G (1973) Psychobiological aspects of »spontaneous« regressions of cancer. Journal of the American Academy of Psychoanalysis 1(3):303–317

Dunn, SM, Patterson PU, Butow PN (1993) Cancer by another name: a randomized trial of the effects of euphemism and uncertainty in communication with cancer patients. Journal of Clinical Oncology 11(5):989–996

Faller H, Lang H (2010) Medizinische Psychologie und Soziologie, 10. Aufl. Springer, Berlin

Fallowfield I, Jenkins V (2004) Communicating sad, bad and difficult news in medicine. Lancet 363(9405):312–319

Farber B, Manevich I, Metzger J, Saypol E (2005) Choosing psychotherapy as a career: why did we cross the road? Journal of Clinical Psychology 8:1009–1031

Freud S (1960) Einige Charaktertypen aus der psychoanalytischen Arbeit. In: Freud S (1960) Gesammelte Werke, Bd X. Fischer, Frankfurt am Main, S 370–389

Hack TF, Degner LF, Parker PA and the SCRN Communication Team (2005) The communication goals and needs of cancer patients: a review. Psychooncology 14(10):831–845

Haubl R (2007) Die allmähliche Verfertigung von Lebensgeschichten im soziokulturellen Erinnerungsprozess. In:

Geus-Mertens E (Hrsg) Eine Psychoanalyse für das 21. Jahrhundert. Kohlhammer, Stuttgart, S 33–45

Heid H, Fink G (2004) Begabung. In: Brenner D, Oelkers J. (Hrsg) Historisches Wörterbuch der Pädagogik. Beltz, Weinheim, S 146–153

Jacobs J, Bovasso G (2000) Early and chronic stress and their relation to breast cancer. Psychological Medicine 30:669–678

Kiesler DJ, Auerbach SM (2006) Optimal matches of patients preferences for information, decision-making and interpersonal behaviour: Evidence, models and interventions. Patient Information Counselling 61:319–341

Künzler A, Znoj H (2007) Subjektiv bedrohlichste Krankheit. Psychoscope 28(12):8–11

Liek E (1926) Der Arzt und seine Sendung. Lehmann, München

Lipp W (2010) Stigma und Charisma. Ergon, Würzburg

Mehnert A, Lehmann C, Cao P, Koch U (2006) Die Erfassung psychosozialer Belastungen und Ressourcen in der Onkologie. Ein Literaturüberblick zu Screeningmethoden und Entwicklungstrends. Zeitschrift für Psychotherapie, Psychosomatische Medizin und Medizinische Psychologie 56(12): 462–479

Miller A (1978) Das Drama des begabten Kindes. Suhrkamp, Frankfurt am Main

Morgenroth C (2010) Tiefenhermeneutik und szenisches Verstehen im Forschungsprozess. In: Morgenroth C (Hrsg) Die dritte Chance. Therapie und Gesundung von jugendlichen Drogenabhängigen. VS-Verlag, Wiesbaden, S 45–72

Newell SA, Samson-Fisher RW, Savolainen NJ (2002) Systematic review of psychological therapies for cancer patients: Overview and recommendations for future research. Journal of the National Cancer Institute 94:558–584

Oevermann U (1995) Ein Modell der Struktur von Religiosität. Zugleich ein Modell von Lebenspraxis und sozialer Zeit. In: Wohlrab-Saar M (Hrsg) Religion und Biographie. Campus, Frankfurt am Main, S 27–102

Orlinsky DE, Ronnestad HM (2005) How psychotherapists develop. A study of therapeutic work and professional growth. APA, Washington

Ptacek JT, Fries EA, Eberhardt TL, Ptacek JJ (1999) Breaking bad news to patients: physicians' perceptions of the process. Support Care Cancer 7(3):113–120

Ramirez A, Graham J, Richards M, (1995) Burnout and psychiatric disorder among cancer clinicians. British Journal of Cancer 71:1263–1269

Roter DL, Hall JA (2004) Physician gender and patient-centered-communication: A critical review of empirical research. Annual Review of Public Health 25:497–519

Schmidbauer W (1977) Die hilflosen Helfer. Rowohlt, Reinbek bei Hamburg

Schneider G (1983) Der Medizinstudent im Seziersaal. In: Lockot R, Rosemeier HP (Hrsg) Ärztliches Handeln und Intimität. Enke, Stuttgart, S 202–222

Thorne SE, Bultz BD, Baile WF, SCRN Communication Team (2005) Is there a cost to poor communication in cancer care? A critical review of the literature. Psychooncology 14(10):875–884

Tschuschke V (2006) Psychoonkologie. Schattauer, Stuttgart

Vogel BA, Helmes AW, Bengel J (2006) Arzt-Patienten-Kommunikation in der Tumorbehandlung: Erwartungen und Erfahrungen aus Patientensicht. Zeitschrift für Medizinische Psychologie 15(4):149–161

Fernsehserien als Lernvorlage: Was können wir von Dr. House lernen?

Jürgen R. Schäfer

Internet und Neue Medien machen vor unseren Hörsälen nicht halt. Befanden sich früher die begehrtesten Sitzplätze möglichst nahe am Ausgang (man weiß ja nie), so befinden sie sich heutzutage an den Stellen mit der besten Internetverbindung. Wurde früher während der Vorlesungen an zeitlosen Wollsocken gestrickt, so vergleichen heutzutage unsere Studentinnen und Studenten den Lerninhalt online mit dem, was sie dazu auf ihrem I-Pad im Internet finden. Existieren dazu attraktive Lehrvideos, dann werden diese via Facebook auch gleich dem gesamten Hörsaal mitgeteilt. Kurzum, das Lernverhalten hat sich in den letzten Jahren dramatisch verändert, und unser Lehrverhalten sollte diese neuen Möglichkeiten aufgreifen und als Chance für eine unterhaltsame und einprägsame Lehre nutzen. Einen Weg, den Unterricht im Fach Medizin lehrreich und zugleich kurzweilig zu gestalten, bietet die Einbindung qualitativ hochwertiger TV-Serien wie z.B. *Dr. House*. Hier können wir in der Tat von Medienschaffenden lernen. Denn ein Schicksal teilen sich die Hochschullehrer mit den Filmschaffenden: Beide Berufsgruppen möchten verhindern, dass ihre Zielgruppen gelangweilt abschalten.

33.1 Einleitung

33

Zahlreiche Arztserien sind in den letzten Jahren auf reges Interesse bei den Fernsehzuschauern gestoßen. Kaum ein Fernsehsender konnte auf die Präsentation einer solchen Serie verzichten, wobei sich in den vergangenen Jahrzehnten eine interessante Wandlung ergeben hat: Die Serien wurden technisch immer aufwendiger und fielen inhaltlich immer häufiger durch eine zum Teil überraschende Realitätsnähe auf. So haben Serien wie *Emergency Room* oder *Dr. House* so gut wie nichts mehr mit der »Pioniersendung« *Schwarzwaldklinik* gemein. Dabei ist der Einfluss von solchen Arztserien beachtlich. Allein die TV-Serie *Dr. House* wird nach Angaben von Eurodata TV Worldwide in 66 Ländern von mehr als 80 Mio. Fernsehzuschauern gesehen und ist dadurch die weltweit erfolgreichste Arztserie (Jackmann 2011). Solcherlei TV-Serien finden auch in Deutschland eine enorme Beachtung und verdienen unsere besondere Aufmerksamkeit. Dies umso mehr, als Studien wie die der Münchener Kommunikationswissenschaftlerin Constanze Rossmann zeigen, dass sich selbst nicht medizinspezifische TV-Serien zur Gesundheitsaufklärung der breiten Bevölkerung eignen (Jandura u. Rossmann 2009). So konnte Rossmann nachweisen, dass sich die Fernsehzuschauer bei einer speziell auf den Themenschwerpunkt HIV und Aids ausgerichteten Episode der *Lindenstraße* mehr Inhalte merken konnten als durch die üblichen Gesundheitsappelle. »Infotainment« oder »Entertainment-Education«, auch: »Edutainment«, stellt somit eine bislang wenig genutzte Chance dar, der Bevölkerung gesundheitsverbessernde Maßnahmen näherzubringen. Dies spielt vor allem in den medizinischen Bereichen eine Rolle, in denen ein deutliches Informationsdefizit bezüglich Prävention, Alarmierung der Rettungskette und Einsatz moderner Behandlungsstrategien besteht. Dies ist z.B. beim Auftreten eines Herzinfarktes bei Frauen der Fall: Gerade bei Frauen wird ein Herzinfarkt häufig nicht früh genug erkannt, zu spät versorgt und zu wenig intensiv behandelt. Insofern stellt sich die Frage, ob wir durch die Einbindung von TV-Serien wie *Dr. House* nicht nur die Ausbildung von Medizinern günstig beeinflussen, sondern auch z.B. die Wahrnehmung eines Herzinfarktes durch die betroffenen Frauen selbst verbessern können.

33.2 Entertainment-Education durch Arztserien

Der Chefredakteur und Arzt Jan Schweitzer weist in einem Beitrag mit dem vielsagenden Titel »Doktor spielen« darauf hin, dass sich Medienwissenschaftler bereits seit Längerem mit gesundheitsverbessernden Aspekten von Arztserien beschäftigen. Dies biete sich an, da sich die Zuschauer von Arztsendungen ohnehin mit dem Thema Gesundheit emotional auseinandersetzten und für Gesundheitsaspekte offener sein dürften als z.B. Zuschauer von Formel-1-Rennen oder der *Lindenstraße* (Schweitzer 2011). Insofern stellen die Zuschauer von Arztserien die ideale Zielgruppe für gesundheitsfördernde Maßnahmen dar. Andere Länder, insbesondere die USA, sind uns hier weit voraus. In dem Beitrag von Schweitzer zum Thema Entertainment-Education weist Lampert vom Hans-

Bredow-Institut für Medienforschung in Hamburg darauf hin, dass in den USA fiktionale Unterhaltungsangebote ganz gezielt, professionell und offensiv genutzt werden, um gesundheitsfördernde oder präventive Botschaften zu verbreiten. Dies findet institutionalisiert durch die amerikanischen Centers for Disease Control and Prevention (CDC, oberste Seuchenschutzbehörde der USA) in Atlanta, GA, statt. Diese Bundeseinrichtung finanziert unter dem Titel »Hollywood, Health & Society« eine hervorragend strukturierte Informationsplattform für Kunstschaffende. So finden Drehbuchautoren und Filmproduzenten unter der Internetadresse http://www.cdc.gov/healthcommunication/ (zugegriffen: 1. Januar 2012) allerlei Wissenswertes zu verschiedenen Erkrankungen und Gesundheitsproblemen, von A wie Alkohol bis W wie Women's Health. Um für die Drehbuchautoren eine professionelle Beratung so einfach wie möglich zu machen, wird auch gleich noch ein Internetlink für weitergehende Fragen und Beratungsgespräche angeboten. Damit werden die Drehbuchautoren gleichsam als pädagogische Multiplikatoren eingesetzt.

33.3 Herzinfarkt bei Frauen – unterschätzt, unterdiagnostiziert, untertherapiert: Begründung eines objektiven Lern- und Aufklärungsbedarfs

Zu Recht besitzt das Thema »Frauengesundheit« bei der US-amerikanischen CDC einen hohen Stellenwert. Die drei häufigsten Todesursachen bei Frauen sind sowohl in den USA als auch in Deutschland Herz-Kreislauf-Erkrankungen, Tumorerkrankungen und Schlaganfall, wobei die ischämische Herzerkrankung (wie ein Herzinfarkt und dessen Folgen) die Haupttodesursache darstellt. Die Risikofaktoren, die zur Gefäßverkalkung und in der Folge zum Herzinfarkt führen, sind sowohl bei Männern wie bei Frauen dieselben, nämlich: Rauchen, Hyperlipidämie (d.h. zu hohes LDL-Cholesterin), arterielle Hypertonie, Diabetes mellitus, abdominelle Fettsucht, psychosoziale Faktoren. Schützend wirken sich der tägliche Konsum von Früchten und Gemüse, ein moderater Alkoholkonsum sowie regelmäßige körperliche Aktivität aus. Diese neun modifizierbaren Faktoren sind verantwortlich für mehr als 90 Prozent aller Herzinfarktereignisse (Yusuf et al. 2004).

Erfreulicherweise ist die Zahl der durch Herz-Kreislauf-Erkrankungen bedingten Sterbefälle in den vergangenen Jahrzehnten sowohl bei Männern als auch bei Frauen dank neuer Therapieansätze deutlich rückläufig. In absoluten Zahlen und auf alle Komplikationen der Herz-Kreislauf-Erkrankungen ausgeweitet betrachtet, sterben mehr Frauen an Herz-Kreislauf-Erkrankungen als Männer, wenngleich auch in einem um etwa sieben Jahre höheren Lebensalter. Nach den aktuell zur Verfügung stehenden Angaben des Statistischen Bundesamtes verstarben in Deutschland im Jahr 2009 insgesamt 854.544 Menschen, davon 404.969 Männer und 449.575 Frauen. An Erkrankungen des Herz-Kreislauf-Systems (ICD: I00–I99) verstarben insgesamt 356.462 Menschen, davon 150.334 Männer und 206.128 Frauen (www.gbe-bund.de, Suchwort »Todesursachen«; zugegriffen: 1. Januar 2012).

Trotz dieser Zahlen werden Herz-Kreislauf-Erkrankungen landläufig als eine typische Männerkrankheit angesehen. Auch bei den Frauen selbst hat sich die Erkenntnis noch nicht durchgesetzt, dass ihr Leben vor allem durch das Risiko eines Herzinfarkts bedroht wird. Noch im Jahre 2003 glaubte weniger als die Hälfte der Frauen, dass sie irgendwann einmal an einem Herzinfarkt sterben könnten. Dagegen glauben etwa 15 Prozent aller Frauen, dass sie irgendwann einmal an Brustkrebs sterben werden, und diese Angst vor Brustkrebs ist über mehr als zehn Jahre hinweg unverändert geblieben (Mosca et al. 2006). Dabei entspricht dies in keinster Weise der Realität, da »nur« etwa 4 Prozent aller Frauen tatsächlich an Brustkrebs sterben. Zum Vergleich: Während in Deutschland im Jahre 2009 insgesamt 17.066 Frauen an Brustkrebs (ICD-10: C50) starben, verstarben – wie bereits erwähnt – 206.128 an Erkrankungen des Herz-Kreislauf-Systems (ICD-10: I00–I99) (www.gbe-bund.de).

Die Tatsache, dass potenziell Betroffene eine Erkrankung als für die eigene Person nur wenig bedrohlich empfinden, führt zu schwerwiegenden Fehleinschätzungen – bei den Betroffenen und in der Folge in der gesamten Rettungskette. Erschwerend für die korrekte Diagnose eines akuten Herzinfarktes bei Frauen kommt hinzu, dass sich die Schmerzsymptomatik bei ihnen oftmals anders präsentiert als beim Mann. Üblicherweise – oder besser gesagt: bei Männern – wird der Herzinfarkt als starker, zum Teil dumpfer Druckschmerz im Brustraum beschrieben, häufig verbunden mit Todesangst. Der Schmerz kann dabei in verschiedene Körperregionen wie Oberarme, Hals oder Rücken ausstrahlen. Frauen klagen dagegen häufiger auch über Oberbauchschmerzen, Übelkeit, Erbrechen und Kurzatmigkeit als führende Symptome. Dadurch nehmen weder die Betroffene noch der primärversorgende Arzt diese atypischen Beschwerden als Herzinfarkt wahr, was zu schwerwiegenden Zeitverlusten führen kann (s. z.B. Deutsche Herzstiftung 2010; n-tv Wissen 2007).

Beides, sowohl die Fehleinschätzung bezüglich der Häufigkeit eines Herzinfarktes bei Frauen als auch die oft »atypische« Beschwerdesymptomatik, führt zu einer suboptimalen Versorgung von Frauen mit akutem Herzinfarkt. Die Tatsache, dass bei Frauen der Herzinfarkt vermehrt im höheren Lebensalter auftritt, führt alleine schon aufgrund der zahlreicheren Begleiterkrankungen zu einem schlechteren Verlauf als bei Männern. Hinzu kommt, dass Frauen später als Männer die Rettungskette informieren und daher um ein bis zwei Stunden später in die Notaufnahme kommen. Hier trifft die Aussage von Günter Gerhardt zu, der am 13. Oktober 2007 anlässlich des Marburger Symposiums »Heart Disease in Woman« sagte:

33

» Wenn ein Mann einen Herzinfarkt bekommt, geht die Frau zum Telefon und ruft den Notarzt. Wenn aber eine Frau einen Herzinfarkt bekommt, ist der Mann oftmals schon tot. (Zit. nach: Deutsches Grünes Kreuz e.V. 2012) «

Aber auch Frauen, die mit einem akuten Herzinfarkt in die Klinik kommen, werden oftmals weniger intensiv behandelt als Männer. So erhalten Frauen weniger Herzkatheter, weniger Gefäßaufdehnungen der Herzkranzgefäße (perkutane transluminale koronare Angioplastie; PTCA) und weniger herzchirurgische Eingriffe an den Herzkranzgefäßen (aortokoronarer Venenbypass; ACVB-Op) (Daly et al. 2006). Darüber hinaus erhalten Frauen nach einem Herzinfarkt auch weniger lebensverlängernde Medikamente als Männer (Wexler et al. 2005).

Erschwerend kommt hinzu, dass die meisten Medikamente, die bei einem Herzinfarkt verordnet werden, vor allem an Männern getestet wurden. Dies liegt darin begründet, dass Männer im jüngeren Alter wesentlich häufiger einen Herzinfarkt erleiden. Da bei Therapiestudien sog. harte Endpunkte wie die Reduktion der Herzinfarktrate oder die Anzahl von Todesfällen untersucht werden, lassen sich günstige oder ungünstige Therapieeinflüsse schneller bei Studien beobachten, die vor allem an Männern durchgeführt werden. Dies hat weitreichende Folgen für unser Gesundheitssystem und führt letztendlich dazu, dass geschlechtsspezifische Medikamenteneffekte häufig nur unzureichend untersucht werden. So konnte Berger in einer Metaanalyse zu Acetylsalicylsäure (ASS) zeigen, dass ASS bei Frauen weitaus weniger kardioprotektiv ist, als wir dies aufgrund der Studien an Männern erwarten würden (Berger et al. 2006). Insofern ist es in der Tat sinnvoll, dass wir uns Gedanken darüber machen, wie wir bei Frauen, die an einer koronaren Herzerkrankung leiden, die Versorgung verbessern können und inwieweit uns dabei innovative Ansätze, wie der gezielte Einsatz von Arztserien, behilflich sein können.

33.4 Können uns *Dr. House* und Co. bei der Versorgung von Frauen mit Herzinfarkt helfen?

Der Einsatz von Fernsehserien, hier im Speziellen von Arztserien, kann durch mehrere Effekte Einfluss auf gesundheitsbewusstes Verhalten, Krankheitswahrnehmung und Versorgungsprozesse nehmen. Die folgenden Ausführungen beschränken sich dabei auf die denkbaren und zum Teil auch nachgewiesenen Effekte der derzeit erfolgreichsten Arztserie *Dr. House*. Interessanterweise wird *Dr. House* – wie fast alle Arztserien – vor allem von Frauen gesehen (vgl. Krei 2007; Pressetext Deutschland 2008). Insofern ist es interessant zu sehen, welchen Einfluss TV-Serien auf potenzielle Patienten und Patientinnen haben können.

33.4.1 Wirkung von TV-Serien auf potenzielle Patienten

Wie bereits erwähnt, konnte Rossmann nachweisen, dass sich TV-Serien allgemein zur Gesundheitsaufklärung der breiten Bevölkerung eignen (Jandura u. Rossmann 2009). Arztserien mag hier eine noch exponiertere Stellung zukommen als den üblichen Unterhaltungsserien, da sich der Zuschauer ganz bewusst mit medizinischen (Pseudo-)Informationen auseinandersetzt.

Zahlreiche Episoden von *Dr. House* beginnen mit plötzlich auftretenden lebensbedrohlichen Notfällen außerhalb des Krankenhauses. So fällt z.B. in Episode 16 der ersten Staffel (»Heavy«/dt.: »Schönheitsirreale«) ein zehnjähriges Mädchen auf dem Schulsportplatz tot um. Ursache ist ein plötzlicher Herztod durch Kreislaufstillstand im Rahmen eines Herzinfarktes. Der unglückselige Sportlehrer ergreift auf vorbildliche Weise alle erforderlichen Maßnahmen, um seine Schülerin zu reanimieren. Er setzt sofort per Handy einen Notruf ab, schickt einen Schüler fort, um weitere Helfer zu holen, und beginnt unverzüglich mit den Wiederbelebungsmaßnahmen, ganz wie es die Basic-Life-Support-Maßnahmen (BLS) der Fachgesellschaften vorsehen. Diese Maßnahmen werden in der TV-Serie *Dr. House* nahezu identisch umgesetzt, sodass die Zuschauer quasi nebenbei mit Ersthelfer- und Wiederbelebungsmaßnahmen in Kontakt gebracht werden. Da ein »banaler« Herzinfarkt für *Dr. House* und sein Team viel zu einfach zu erkennen und damit für den »weltbesten Diagnostiker« zu langweilig ist, wird in der gesamten Serie leider kaum jemals ein »normaler« Herzinfarktpatient behandelt. Ein Herzinfarkt kommt bestenfalls als Begleiterkrankung vor, z.B. als perioperative Komplikation in Episode 7 der vierten Staffel (»Ugly«/dt.: »Hässlich«). Dessen unbenommen ist die Darstellung des Verhaltens in Notfallsituationen außerhalb des Krankenhauses weitestgehend korrekt wiedergegeben und eignet sich durchaus für die Zuschauer zur Nachahmung. Dabei wären wir in der täglichen Praxis schon froh, wenn die Augenzeugen eines medizinischen Notfalls wenigstens einen korrekten Notruf unter der Nummer 112 absetzen und mit Basic-Life-Support-Maßnahmen beginnen würden. Es mag durchaus sein, dass in den Fernsehserien kleinere Fehler, wie z.B. eine mangelnde Kompressionstiefe bei den Brustwandkompressionen, zu sehen sind, andererseits darf man nie vergessen, dass es sich hier um reine Unterhaltungsserien handelt, nicht um Schulungsvideos für Medizinstudenten. Zudem lässt sich kaum ein Schauspieler gerne bei solcherlei Manövern die Rippen brechen, was im wahren Leben dagegen durchaus vorkommen kann.

Trotz dieser Limitierungen wird die medizinisch-fachliche Qualität der TV Serien *Dr. House* und *Emergency Room* generell recht hoch eingeschätzt. Bei einer Umfrage des Medizinverlags Thieme, an der sich 256 Medizinstudenten bzw. Ärzte beteiligten, erhielten *Emergency Room* und *Dr. House* in Sachen »medizinisch-fachliche Qualität« überwiegend gute bis sehr gute Bewertungen (Thieme-Verlag 2010).

Entscheidend für eine Verbesserung der Patientenversorgung ist jedoch vor allem die Tatsache, dass die Zuschauer von Arztserien wie *Dr. House* bei Notfällen schneller aktiv werden und überhaupt BLS-Maßnahmen ergreifen. Dass dies tatsächlich so ist, ergab eine Umfrage in Großbritannien, die zeigte, dass Fans von *Dr. House* in Notfallsituationen schneller aktiv werden als Nichtfans (Focus Online 2009). Gerade dieser Aspekt ist für Herzinfarktpatienten von Bedeutung, da etwa ein Drittel dieser Patienten vor Erreichen des Krankenhauses an bösartigen (aber durch BLS oftmals gut überbrückbaren) Rhythmusstörungen versterben. Hier sind in der Tat engagierte Lebensretter gefragt – wobei die Hoffnung begründet sein mag, dass die Konsumenten von TV-Ärztesendungen hierbei aktiver und beherzter vorgehen.

Dr. House sensibilisiert außerdem für seltene Erkrankungen: Wie bereits erwähnt, stellt der »einfache« Herzinfarkt für Dr. House und sein Team keine intellektuelle Herausforderung dar und wird daher weder bei Männern noch bei Frauen speziell thematisiert (was sehr zu bedauern ist). Dr. House beschäftigt sich vor allem mit sehr seltenen Erkrankungen, wie z.B. mit der Porphyrie, dem Morbus Cushing und dem Morbus Addison, um nur einige zu nennen. Weil diese Erkrankungen so selten sind, werden sie leider allzu oft nicht zeitnah diagnostiziert. Insofern schult die Serie *Dr. House* ihr Publikum (auch die Ärzte), auch an auf den ersten Blick nicht für möglich gehaltene Krankheiten zu denken.

Dr. House stimuliert sein Team regelrecht dazu, »um die Ecke« zu denken, sprich: auch Diagnosen in Erwägung zu ziehen, die man zunächst für recht unwahrscheinlich hält, die am Ende aber doch stimmig sein können. Wie bei einem Kriminalroman werden hier einzelne Indizien zusammengetragen, bis die abschließende Diagnose steht. Somit wird hier der Weg zur korrekten Diagnose plötzlich zum Schwerpunkt der Sendung. Anders als bei früheren Arztserien vom Typ *Schwarzwaldklinik*, in der Prof. Brinkmann stets schon beim Eintreten ins Patientenzimmer die richtige Diagnose wusste, wird bei *Dr. House* die Diagnosefindung als dynamischer und recht komplexer Prozess vermittelt.

Hierdurch wird aber auch dem Zuschauer klar, dass es erstens häufig keine einfachen und schnell zu stellenden Diagnosen gibt, dass zweitens das Bild vom »Halbgott in Weiß«, der gottgegeben auch alles weiß, nicht mehr stimmt bzw. noch nie gestimmt hat und dass drittens bei fehlendem Heilerfolg der Wechsel zu einem kompetenteren Arzt unter Umständen sinnvoll sein kann, bevor man sich als Psychopath abstempeln lässt.

Letzteres widerfährt leider immer wieder vor allem Frauen, die bereits lange vor einem Herzinfarkt an einer Angina-pectoris-Symptomatik als Vorstufe leiden. Anstelle einer umfassenden Abklärung erfolgt hier allzu oft eine Zuordnung zu orthopädisch bedingten Thoraxschmerzen oder psychogenen Brustschmerzen. Hier ist zu hoffen, dass die Patientinnen durch Sendungen wie *Dr. House* dazu motiviert werden, sich an anderer Stelle beraten und untersuchen zu lassen und eine definitive Abklärung ihrer somatischen Beschwerden zu fordern.

Zusammenfassend lässt sich sagen, dass gerade Arztserien wie *Dr. House* ein großes Potenzial haben, die breite Bevölkerung auf recht subtile Art mit medizinischen Aspekten der Gesundheitsvorsorge sowie Akutmaßnahmen in Kontakt zu bringen. Dieses Potenzial wird in Deutschland derzeit leider kaum genutzt, wobei neue Sendeformate wie z.B. die Sendung *Abenteuer Diagnose* im NDR vielversprechende Wege in Richtung »medizinisches Infotainment« gehen.

Letztendlich wäre zu wünschen, dass – ähnlich wie in den USA – eine engere Zusammenarbeit zwischen Kunstschaffenden und Ärzteschaft stattfindet. Erste Ansätze wurden in Deutschland mit der MINTiFF-Initiative (Mathematik, Informatik, Natur- und Technikwissenschaften und Chancengleichheit im Fiction-Format; s. auch http://www.mintiff.de) bereits geschaffen. Dies wäre zum Vorteil aller, weil Medizin allemal so spannend wie ein Krimi sein kann. Umgekehrt steht nirgendwo geschrieben, dass eine unterhaltsame Fernsehsendung nicht auch lehrreich sein darf, wie wir durch unser kleines Seminar mit dem Titel: »Dr. House revisited – oder: Hätten wir den Patienten in Marburg auch geheilt?« zeigen können.

33.4.2 Einsatz von Arztserien in der Medizinerausbildung

Im letzten Kapitel möchte ich gerne auf die Möglichkeiten eingehen, die wir durch die Nutzung beliebter TV-Formate in der Lehre haben. Dies sei exemplarisch an der Fernsehserie *Dr. House* veranschaulicht, die wir in Marburg seit 2008 für eine kleine Seminarreihe mit dem Titel: »Dr. House revisited – oder: Hätten wir den Patienten in Marburg auch geheilt?« nutzen (Schäfer et al. 2010).

Für die Nicht-*House*-Kenner sei an dieser Stelle kurz erläutert, um was es sich bei dieser US-amerikanischen Fernsehserie dreht: Der Arzt Dr. Gregory House ist ein Experte für seltene Krankheitsbilder. Rein charakterlich verletzt Dr. House alle Vorstellungen, die man von einem einfühlsamen Arzt hat. Er ist ein schmerzmittelabhängiger Misanthrop, der mit zynischen Kommentaren und rücksichtslosem Verhalten im normalen Leben sicherlich schon lange aus jeder Klinik geflogen wäre. Fachlich ist Dr. House allerdings brillant. Er löst zusammen mit seinem Expertenteam selbst die schwierigsten Fälle, wobei er ausführlich über seine differenzialdiagnostischen Überlegungen spricht. Die Serie läuft in Deutschland seit Mai 2006 auf dem Privatsender RTL. Es gibt derzeit acht Staffeln mit insgesamt mehr als 170 Episoden – also genug Stoff für einen kompletten klinischen Studiengang. Allerdings schwankt die medizinisch-fachliche Qualität der einzelnen Episoden erheblich, sodass nicht alle

Folgen für unsere Seminare einsetzbar sind. Die Liste der einzelnen Folgen und der dabei thematisierten Diagnosen sind im Internet unter http://de.wikipedia.org/wiki/Liste_der_Dr.-House-Episoden (zugegriffen: 1. Januar 2012) abrufbar. Dank der hervorragenden internetbasierten Datenbanken, die es aufgrund der großen Fangemeinde der Serie gibt, muss man sich als Dozent nicht unbedingt alle Folgen selbst ansehen. Für Nicht-*House*-Fans ist es durchaus möglich, nur die hinterlegten Diagnosen aufzugreifen und zu sehen, ob die betreffende Folge sich für den geplanten Unterrichtsstoff überhaupt eignet.

Aufgrund des offenkundigen Interesses von studentischer Seite wurde in Marburg nach Überprüfung der Machbarkeit und rechtlicher Aspekte ein eigenes Seminar zu *Dr. House* für höhere klinische Fachsemester initiiert. Gemäß § 52a des Urheberrechtsgesetzes (öffentliche Zugänglichmachung für Unterricht und Forschung) nutzen wir lediglich kurze Videoclips aus der jeweiligen Episode mit entsprechenden Schlüsselsequenzen für geschlossene Lehrveranstaltungen in Seminarform. *Dr. House* wird mittlerweile an vielen anderen Hochschulen für die Ausbildung von Medizinstudenten genutzt, wobei wir in Marburg offenbar die Ersten waren, die auch die Rechteinhaber dieser Serie (RTL, Köln; DVD-Vertrieb Universal Pictures Germany GmbH, Hamburg) von diesem Vorhaben informierten und um ihre Unterstützung baten. Sowohl vonseiten des Kölner Senders RTL als auch vonseiten des Vertriebs Universal Pictures, Hamburg, wurde unser Projekt unbürokratisch und überaus wohlwollend begleitet. In der Folge führten diese Anfragen bei den Rechteinhabern zu einem enormen Presserummel um unser Seminar, da so die Medien von unserem Projekt erfuhren (Lauscher 2008).

Dessen unbenommen begannen wir im Wintersemester 2008 unsere Seminarreihe mit den bei RTL gesendeten Episoden. Das Seminar ist seitdem stets gut besucht, obgleich wir es an ungünstigen Terminen (samstagmorgens von 9.00 bis 10.30 Uhr oder dienstagabends von 17.30 bis 19.00 Uhr) abhalten. Wir haben etwa 30 bis 50 studentische Teilnehmer, wobei auch Gäste aus ganz Deutschland anreisen.

Typisch für *Dr. House* ist, dass die Darsteller viele Probleme und Nebenwirkungen sowie eine Vielzahl von Komplikationen, die in einer Klinik üblicherweise nur alle Jahre einmal auftreten, geradezu magisch auf sich ziehen. Für die Umsetzung in den Seminaren ist uns dies jedoch nur recht, da wir so alle denkbaren Komplikationen anschaulich mit unseren Studentinnen und Studenten durchsprechen können. Dies sei an dem eingangs vorgestellten Beispiel aus Episode 16 der ersten Staffel (»Schönheitsirreale«) exemplarisch veranschaulicht.

Die tragische Einstiegsepisode, bei der ein übergewichtiges zehnjähriges Mädchen während des Sportunterrichts einen plötzlichen Herzstillstand erleidet, können wir sehr gut nutzen, um mit unseren Studentinnen und Studenten Maßnahmen des Basic Life Support (BLS) zu besprechen. Da der Sportlehrer in dieser Episode alle Maßnahmen korrekt durchführt, überlebt das Mädchen den Kreislaufstillstand erfreulicherweise völlig unbeschadet, wobei sich als Ursache ein Herzinfarkt herausstellt. Üblicherweise würde solch eine »banale« Erkrankung wie ein Herzinfarkt den »weltbesten Diagnostiker« Dr. Gregory House nicht im Geringsten interessieren. Da ein Herzinfarkt bei Kindern jedoch extrem selten ist, interessiert sich Dr. House für diesen ungewöhnlichen Fall und versucht der Ursache auf den Grund zu gehen. Sein Team diskutiert ausführlich über die Ursachen von Übergewicht, metabolischem Syndrom und Herzinfarkt. Dies gibt uns eine Steilvorlage, um das Risikofaktorenkonzept der koronaren Herzerkrankung zu besprechen. Von Dr. House und seinem Team unerwähnt bleiben hingegen andere wichtige Ursachen für den plötzlichen Herztod im Kindesalter und/oder bei Sportlern, wie entzündliche Herzkranzgefäß- und Herzmuskelveränderungen, das Kawasaki-Syndrom, hypertrophe Kardiomyopathien, angeborene Herzrhythmusstörungen (arrhythmogene rechtsventrikuläre Kardiomyopathie, ARVK; Kanalopathien etc.), Aortendissektion (Marfan-Syndrom) oder homozygote familiäre Hypercholesterinämie. Diese Punkte werden von uns als Dozenten eingebracht und mit unseren Studentinnen und Studenten ausführlich besprochen. Am Schluss stellt sich heraus, dass das Mädchen übergewichtig ist, weil es an einem Morbus Cushing (einer vermehrten Ausschüttung von Steroidhormonen aufgrund einer Hypophysenüberfunktion) leidet. Dieser Befund erklärt zwar nicht den Herzinfarkt, aber sehr schön das Übergewicht und bietet uns so die Möglichkeit, über endokrine Störungen der Hypophyse/Nebenniere zu sprechen. Somit gibt uns diese eine Episode – je nach Themenschwerpunkt – Anlass, ein breites Themenspektrum zu besprechen, das vom plötzlichen Herztod und Herzinfarkt über das metabolische Syndrom bis hin zum Morbus Cushing reicht. Inwieweit die Episode dabei medizinisch korrekt ist, spielt für uns als Ärzte eine eher untergeordnete Rolle. Wir wissen, dass es sich hier um ein reines Unterhaltungsformat und nicht um Schulungsvideos handelt. Im Gegenteil, gerade auch die fehlerhaften Darstellungen veranlassen unsere Studentinnen und Studenten im Rahmen dieser Seminarreihe zu einer kritischen und konstruktiven Auseinandersetzung mit der jeweiligen Episode, was gleichfalls zum Lernerfolg beiträgt.

Kritiker des *Dr. House*-Seminars führen an, dass die bei *Dr. House* geschilderten Fälle so selten vorkämen, dass sie im Lehrbuch nur eine Fußnote darstellten und für die studentische Ausbildung keine Rolle spielen sollten (z.B. Fleschner 2008). Solcherlei Kritik verwundert und kann eigentlich nur in völliger Unkenntnis des Lernziel- sowie des Gegenstandskataloges für das Medizinstudium geäußert werden. Bei kolikartigen rechtsseitigen Oberbauchschmerzen denkt selbst unser Klinikpförtner an eine Gallenkolik – für solch simple Diagnosen brauchen wir kein akademisches Studium und auch keine hoch bezahlten Ärzte. Falls es jedoch keine Kolik sein sollte, wird es Sache eines gut ausgebildeten Arztes sein, an die Porphyrie oder andere seltene Ursachen zu denken. Denn eins muss uns als Hochschullehrern klar sein: Wenn unsere Studenten das Hinterfragen und das Erkennen seltener Erkrankungen nicht von uns lernen, dann werden sie es später auch nicht tun. Zudem gilt hier der Leitspruch von Orphanet: »Seltene Krankheiten sind selten, aber Patienten mit seltenen Krankheiten sind zahlreich« (www.orpha.net; zugegriffen: 1. Januar 2012), und das sollte genug Motivation für die Auseinandersetzung auch mit eher seltenen Krankheiten sein – mit oder ohne *Dr. House*.

Literatur

Berger JS, Roncaglioni MC, Avanzini F, Pangrazzi I, Tognoni G, Brown DL (2006) Aspirin for the primary prevention of cardiovascular events in women and men: A sex-specific meta-analysis of randomized controlled trials. JAMA 295(3):306–313

Daly C, Clemens F, Lopez Sendon JL, Tavazzi L, Boersma E, Danchin N, Delahaye F, Gitt A, Julian D, Mulcahy D, Ruzyllo W, Thygesen K, Verheugt F, Fox KM (2006) Euro Heart Survey Investigators. Gender differences in the management and clinical outcome of stable angina. Circulation 113(4):490–498

Deutsche Herzstiftung (2010) Herzinfarkt: Was müssen Frauen wissen? http://www.herzstiftung.de/Herzinfarkt-bei-Frauen.html. Zugegriffen: 1. Januar 2012

Deutsches Grünes Kreuz e.V. (2012) Herzinfarkt bei Frauen. http://dgk.de/gesundheit/herz-kreislauf-venen/herzinfarkt/herzinfarkt-bei-frauen.html. Zugegriffen: 1. Januar 2012

Fleschner F (2008) Die Macht des Dr. House: Wie Krankenhausserien echte Patienten und Ärzte verändern. Die erstaunlichen Ergebnisse einer Studie. Focus 52/2008. Online unter http://www.focus.de/kultur/medien/fernsehen-die-macht-des-dr-house_aid_356988.html. Zugegriffen: 1. Januar 2012

Focus Online (2009) Erste Hilfe: Dr. House macht mutig. http://www.focus.de/gesundheit/gesundleben/erste-hilfe-dr-house-macht-mutig_aid_366798.html. Zugegriffen: 1. Januar 2012

Jackman I (2011) Dr. House. Das offizielle Handbuch zur Serie. Heyne, München

Jandura O, Rossmann C (2009) Gesundes Fernsehen. Die Bedeutung von Boulevardmagazinen für die Gesundheitskommunikation. In: Schulz PJ, Hartung U, Keller S (Hrsg) Identität und Vielfalt der Kommunikationswissenschaft. UVK, Konstanz, S 149–164

Krei A (2007) Wer schaut eigentlich »Dr. House«? http://www.quotenmeter.de/cms/?p1=n&p2=19716&p3. Zugegriffen: 1. Januar 2012

Lauscher N (2008) Dr. House: Medizin als Krimi. Focus Online. http://www.focus.de/gesundheit/arzt-klinik/mein-arzt/tid-12198/dr-house-medizin-als-krimi_aid_342094.html. Zugegriffen: 1. Januar 2012

Mosca L, Mochari H, Christian A, Berra K, Taubert K, Mills T, Burdick KA, Simpson SL (2006) National study of women's awareness, preventive action, and barriers to cardiovascular health. Circulation 113(4):525–534

n-tv Wissen (2007) Alarmsignale Herzinfarkt: Frauen reagieren anders. http://www.n-tv.de/wissen/Frauen-reagieren-anders-article237334.html. Zugegriffen: 1. Januar 2012

Pressetext Deutschland (2008) Arztserien punkten vor allem bei Frauen. http://www.pressetext.com/news/20081007002. Zugegriffen: 1. Januar 2012

Schäfer JR, Jerrentrup A, Neubauer A (2010) Neue Ansätze zur Wissensvermittlung oder: was können wir vom Fernsehen lernen? New approaches to lecture medicine – or:

what can we learn from television? Dtsch Med Wochenschr 135:2596–2600
Schweizer J (2011) Realistische Arztserien: Doktor spielen. Zeit Wissen 3:55–57. http://www.zeit.de/zeit-wissen/2011/03/Aerzte-am-Filmset?page=all. Zugegriffen: 1. Januar 2012
Thieme-Verlag (2010) Umfrage: Arztserien im Fernsehen – wie beurteilen Mediziner Krankenhausserien? http://www.thieme.de/viamedici/aktuelles/aktion/arztserien.html. Zugegriffen: 1. Januar 2012
Wexler DJ, Grant RW, Meigs JB, Nathan DM, Cagliero E (2005) Sex disparities in treatment of cardiac risk factors in patients with type 2 diabetes. Diabetes Care 28(3):514–520
Yusuf S, Hawken S, Ounpuu S, Dans T, Avezum A, Lanas F, McQueen M, Budaj A, Pais P, Varigos J, Lisheng L (2004) Interheart Study Investigators. Effect of potentially modifiable risk factors associated with myocardial infarction in 52 countries (the Interheart Study): case-control study. Lancet 364(9438):937–952

Transfer erziehungswissenschaftlich generierten Wissens in die medizinische Ausbildung in Form von E-Learning-Modulen

Christian Hoppe

Der folgende Beitrag beschäftigt sich mit den Möglichkeiten des Wissenstransfers aus der Erziehungswissenschaft in das Medizinstudium in Form von elektronisch basierten Lernmodulen. Anhand von drei studentisch produzierten Selbstlernmodulen soll ein Einblick in die Aufbereitung und didaktisch-methodische Konzeption von Lernmaterial zum Thema »Biographische Verarbeitung von Brustkrebs« ermöglicht werden. Im zweiten Teil dieses Beitrags sollen methodische Ansätze aus Instruktionsdesign und Konstruktivismus vorgestellt werden, die einerseits eine qualitative Erweiterung der Lernmodule von der theoriegeleiteten Rezeption auf die Anwendung in authentischen Kontexten und andererseits eine stärkere Orientierung an den Lehr- und Lerngewohnheiten im Fach Medizin ermöglichen können.

34.1 Einleitung

Ob E-Learning – das elektronische (meist webbasierte) Lehren und Lernen – ein probates Mittel zur Vermittlung und Aneignung von Wissen sein kann, steht mittlerweile kaum noch zur Diskussion. E-Learning-Angebote sind mittlerweile in zahlreichen Unternehmen und Bildungsinstitutionen anzutreffen. Sie sind zu einem Teil der Lebenswelt avanciert, die sich zunehmend in medialen Kontexten bewegt. Der Aufbau der erforderlichen Kompetenzen für den Umgang und das Lehren und Lernen mit Neuen Medien hinkt der technischen Entwicklung jedoch in Teilen hinterher. Folgenden, gerade für die erziehungswissenschaftliche Auseinandersetzung mit E-Learning zentralen Fragestellungen soll in diesem Beitrag nachgegangen werden:

- Wie kann Lernmaterial unter der Perspektive medialer Wissensvermittlung und -aneignung aufbereitet werden?
- Welche didaktisch-methodischen Möglichkeiten sind sinnvoll?
- Welche Kompetenzen sind für die Planung und Entwicklung elektronisch basierter Lernmedien notwendig?

Im Rahmen des Projekts »Zwischen Routine und Todesangst« (Nittel, Seltrecht, Hoppe), das im Zusammenhang mit dem von der DFG geförderten Forschungsprojekt »Lebenslanges Lernen im Kontext lebensbedrohlicher Erkrankungen« (Leitung: Nittel u. Seltrecht) durchgeführt wurde, fand eine zweisemestrige Lehrveranstaltung statt. In diesem Seminar sind Studierende den oben genannten Fragen theoretisch und praktisch nachgegangen. Auf der Basis der empirischen Studie *Lehrmeister Krankheit? Eine biographieanalytische Studie über Lernprozesse von Frauen mit Brustkrebs* (Seltrecht 2006) entstanden drei E-Learning-Kurse, die sich der biographischen Verarbeitung von Brustkrebs aus Patientinnenperspektive widmen, mit dem Ziel, dieses aus erziehungswissenschaftlicher Forschung generierte Wissen für Studierende der Medizin fruchtbar zu machen. Hierbei durchliefen die Studierenden der Erziehungswissenschaft alle Phasen der E-Learning-Produktion von der Planung eines Grobkonzepts über die didaktisch-methodische Gestaltung bis hin zur Erstellung eines Drehbuchs. Die mediale Umsetzung erfolgte durch die zentrale E-Learning-Einrichtung »studiumdigitale« der Goethe-Universität mithilfe des Autorentools LernBar.

Die Entscheidung für den Einsatz von E-Learning fiel aufgrund folgender Überlegungen: Zum einen ist E-Learning in Form von Selbstlernmodulen Medizinstudierenden weitestgehend bekannt (s. Henning 2009; Kundt 2007). Zum anderen ist das Thema in den Curricula des Medizinstudiums nur selten verankert, oder es wird im Rahmen von Lehrveranstaltungen zur Arzt-Patient-Kommunikation lediglich allgemein behandelt. Hier bieten E-Learning-Kurse eine einfache Möglichkeit der thematischen Ergänzung im Rahmen von Lehrveranstaltungen oder zum individuellen Selbstlernen. Die E-Learning-Kurse können unter der URL www.biographie-krankheit-lernen.de abgerufen werden.

34.2 Aufbereitung des Lernmaterials: Von den Lehrzielen zum didaktischen Konzept

Die inhaltliche und didaktische Konzeption im Vorfeld der eigentlichen Produktion der E-Learning-Kurse durchläuft i.d.R. schrittweise bestimmte Phasen. Die erste Phase der Aufbereitung des Lernmaterials besteht in der Auswahl und Analyse möglicher Inhalte unter besonderer Berücksichtigung der Frage, welche Informationen für die Aneignung eines bestimmten Wissens- und Fähigkeitenbestands vermittelt werden müssen. Diese Frage beschreibt gleichzeitig das inhaltliche Gesamtlernziel der E-Learning-Kurse: Welche Informationen und Fähigkeiten sind für angehende Ärzte relevant, damit sie die subjektiven Erfahrungen und Lernprozesse, die Patientinnen im Umgang mit einer Brustkrebserkrankung machen bzw. erleben, verstehen und einordnen können, um Patientinnen später professionell zu unterstützen? Diese Zielsetzung wurde in drei Themenkomplexe gegliedert, die zwar auf der inhaltlichen Ebene durchaus zusammenhängen, jedoch unterschiedliche Aspekte fokussieren: Lagerung einer Brustkrebserkrankung im Lebensablauf, Verhältnis von Brustkrebserkrankung und Lernprozessen, Arzt-Patient-Interaktion aus Patientinnenperspektive.

Die Festlegung der Themenkomplexe ermöglichte in einem nächsten Schritt die Beschreibung detaillierter Lehrziele und deren Verknüpfung mit konkreten Inhalten in Form eines Grobkonzepts. Im E-Learning-Kurs *Brustkrebserkrankung im Lebensablauf* wurden beispielsweise die Ziele sowie erste Angaben zur erwünschten methodischen Umsetzung folgendermaßen dargestellt:

> » Mit diesem Kurs wird der Begriff der Prozessstruktur des Lebensablaufs (Fritz Schütze) vermittelt und die Bedeutung einer Brustkrebserkrankung für die betroffenen Frauen vorgestellt. Anhand von Fallbeispielen werden die vier biographischen Prozessstrukturen erläutert und verschiedene Formen der Lagerung einer Brustkrebserkrankung im Lebensablauf dargestellt. Es wird die Frage beantwortet, welche Bedeutung eine Brustkrebserkrankung im Leben einer Frau haben kann. (Eichhorn et al. 2011) «

Eine derartige Lehrzielbeschreibung ermöglicht die Auswahl entsprechender Inhalte, die in der darauffolgenden Phase analysiert, gegliedert und didaktisch-methodisch arrangiert werden.

34.2.1 Wissensanalyse und -organisation als Ausgangspunkt für die didaktisch-methodische Konzeption

Nachdem entsprechende Inhalte zur Erreichung der festgelegten Lehrziele ausgewählt sind, werden diese in der Phase der Wissensanalyse anhand ihrer Architektur kategorisiert. Die Herauslösung der Inhalte aus ihrer bestehenden Struktur, in diesem Fall der wissenschaftlichen Publikation von Seltrecht (2006), stellt die Vorbereitung für die didaktische, methodische und mediale Rekonstruktion und Restrukturierung in Form eines E-Learning-Moduls dar. Für die didaktische Aufgliederung der Inhalte nach Wissensarten wurden aus der Vielzahl vorhandener Ansätze die kategorialen Prinzipien der Web-Didaktik nach Meder (2006) verwendet, da diese explizit auf die Wissensvermittlung und -aneignung mithilfe elektronischer Medien ausgerichtet ist. Darin wird zwischen rezeptiven, interaktiven und kooperativen Wissensarten bzw. -einheiten unterschieden, die sowohl mit didaktischen Funktionen und methodischen Umsetzungsmöglichkeiten als auch mit dem Einsatz bestimmter Medien verknüpft sind (vgl. Meder 2006, S. 45).

Auf der ersten Ebene liegen rezeptive Wissensarten, welche die Lernenden mit Darstellungen, Beschreibungen und Erläuterungen über die Inhalte informieren. Die Rolle und Aktivität der Lernenden ist dementsprechend auf die Aufnahme von Informationen ausgerichtet. Wie das hierüber angeeignete Wissen in praktische Handlungszusammenhänge zu übertragen ist, kann durch Hinweise und Strategien zwar beschrieben werden, eine aktive Anwendung in konkreten Handlungssituationen findet innerhalb der E-Learning-Kurse jedoch nicht statt. Rezeptive Wissensarten werden wiederum detaillierter in vier Unterkategorien beschrieben (Meder 2006, S. 51): Zur Kategorie des Orientierungswissens zählt »Wissen, das jemand erwirbt, um sich in der Welt bzw. auf einem Gebiet zurechtzufinden, ohne schon in spezifischer Weise tätig zu werden«. Demgegenüber liefert Erklärungswissen »theoretische Grundlagen, Definitionen, Gründe und Argumente dafür, warum etwas so ist, wie es ist« (ebd.). Handlungswissen umfasst »Wissen, das sich auf reales Handeln von Menschen (Praktiken, Techniken, Methoden und Strategien) bezieht«;

und zur Kategorie des Quellenwissens gehört »Wissen über Informationsquellen« (ebd.).

Interaktive Wisseneinheiten verfolgen gegenüber rezeptiven Varianten das Ziel einer aktiven und gestaltenden Auseinandersetzung der Lernenden mit den Inhalten (vgl. Meder 2006). Im Rahmen von E-Learning-Kursen kann dies beispielsweise mithilfe von Aufgaben, Tests und Simulationen realisiert werden.

Die dritte Stufe stellen kooperative Wissenseinheiten dar, welche die in E-Learning-Kursen größtenteils anzutreffende individuelle Aneignung und Auseinandersetzung durch kooperative Formen erweitern. Die Möglichkeiten reichen hierbei von Foren, Video- und Audiochats bis hin zu sog. Blended-Learning-Settings, die eine Verknüpfung von Präsenz- und Onlinephasen darstellen. Mithilfe dieser Kategorien können die Inhalte ihrer Beschaffenheit nach zerlegt und für das im nächsten Schritt zu erstellende Vermittlungskonzept didaktisch-methodisch rekonstruiert werden.

34.2.2 Didaktisch-methodisches Konzept

Während sich im Rahmen der Wissensanalyse die Frage stellt, wie das zu vermittelnde Wissen beschaffen und kategorisierbar ist, verfolgt das didaktische Konzept das Ziel, die dekonstruierten Inhalte anhand einer sinnvollen Vermittlungsstruktur unter besonderer Beachtung der festgelegten Lernziele und medialen Besonderheiten zu rekonstruieren. Diese Rekonstruktion mündet in die Zusammenfassung einzelner oder mehrerer Wissensarten innerhalb einer Lerneinheit unter einem bestimmten thematischen Fokus (vgl. Swertz 2005, S. 11).

Den oben genannten Wissensarten lassen sich didaktische Funktionen zuordnen, die eine Rekonstruktion des Lehrstoffs anhand der festgelegten Lernziele und in einem nächsten Schritt die Wahl der medialen Präsentationsformen ermöglichen. So ist *Orientierungswissen* von besonderer Relevanz für die Aktivierung und die Bereitschaft der Lernenden, sich überhaupt mit dem Lehrstoff auseinanderzusetzen. Es versucht Aufmerksamkeit zu schaffen und das Erkennen und Beurteilen der Bedeutsamkeit für eigene Handlungszusammenhänge zu ermöglichen, indem es an vorhandenes Vorwissen oder bekannte Situationen anknüpft. Hierzu ein Beispiel aus dem Lernmodul *Brustkrebserkrankung im Lebensablauf*:

» Dieser Kurs eröffnet Ihnen neue Einblicke in die Sichtweise der Patientinnen im Umgang mit der Krankheit Brustkrebs. Dieses Wissen wird Ihnen im späteren Berufsalltag helfen, differenzierter und sensibler auf Ihre Patientinnen einzugehen. (http://www.biographie-krankheit-lernen.de/elearn/BiL/index.html; Stand: 22. November 2011) «

Erklärungswissen hat die didaktische Funktion, das Erfassen und Verstehen des Lerngegenstands auf mehreren Ebenen (z.B. Ursachen, Gesetzmäßigkeiten, Zusammenhänge) zu ermöglichen.

Mit dem Erklärungswissen eng verknüpft ist das *Handlungswissen*. Dieses setzt einen gelungenen Verstehensprozess einerseits voraus, da eine Transformation von Nichtverstandenem in sinnvolle Handlungen nur schwer möglich ist. Die außerhalb der E-Learning-Kurse erfolgenden Handlungen können somit als Indikator für das Gelingen oder Nichtgelingen von Verstehensprozessen angesehen werden. Andererseits fördert Handlungswissen als Ergänzung auf einer weiteren Ebene (Handlungsebene) Verstehensprozesse. Handlungswissen zielt somit darauf ab, den Lehrstoff in konkreten Handlungszusammenhängen anwendbar zu machen.

Quellenwissen dient einerseits als Verweis auf den Ursprung der verwendeten Inhalte und stellt durch die Angabe von außerhalb des eigentlichen Lehrstoffs liegenden Inhalten andererseits einen Motivationsfaktor für die weitergehende Beschäftigung dar.

Auf der didaktischen Funktion der Wissensarten aufbauend, lassen sich in einem nächsten Schritt methodische Umsetzungen und mediale Präsentationsformen auswählen. Meder bietet im Rahmen einer »Ontologie der rezeptiven Wissensarten« zahlreiche Möglichkeiten der methodischen Umsetzung entsprechend den verschiedenen Wissensarten (vgl. Meder 2006, S. 128ff.). In den drei entwickelten E-Learning-Kursen werden für die Einführung in die Themenkomplexe und Lerneinheiten anhand von Orientierungswissen hauptsächlich Überblicke, Szenarien und Zusammenfassungen, für die Vermittlung von Erklärungswissen hauptsächlich Beschreibungen, Erläuterungen, Argumentationen und Beispiele verwendet. Für Fragen der Anwendbarkeit (Handlungswissen) wurde auf die Vermittlung von Strategien zurückgegriffen, die bei der Problemlösung hilfreich sein können.

Die mediale Präsentation kann in sprachlich-symbolische (z.B. Bildschirmtext, Audio-Textvortrag), bildlich-statische (z.B. Grafiken, Fotos, Schaubilder), bildlich-bewegte (z.B. Videos, Animationen) und aktivierende Formen (z.B. Aufgaben, Tests) kategorisiert werden (vgl. Kerres 2001, S. 179ff.). Hierzu ein Beispiel aus der zweiten Lerneinheit des Moduls *Arzt-Patienten-Interaktion aus Patientinnenperspektive:* Der thematische Fokus dieser Einheit liegt auf der Zuschreibung von Arztrollen durch Patienten. Der methodische Ansatz zur Vermittlung des Erklärungswissens wird durch eine zusammenfassende Erläuterung der Problemlage mittels Text eingeleitet:

» Auf Basis seiner teils bewussten, teils unbewussten Wahrnehmungen der Interaktion selbst und ihrer Rahmenbedingungen kommt der Patient zu subjektiven Einschätzungen über den Arzt. Anhand dieser Einschätzungen schreibt er dem Arzt dann eine bestimmte Rolle zu. (http://www.biographie-krankheit-lernen.de/elearn/API/index.html; Stand: 22. November 2011) «

Im nächsten Schritt wird das Erklärungswissen, in diesem Fall die zugeschriebene Arztrolle *medizinisch-rational* bzw. *übertrieben emotional*, methodisch mithilfe von transkribierten Patienteninterviews als authentische Fallbeispiele mittels Audioeinspielung sowie Visualisierung durch Fotos von Arzt-Patient-Interaktionen vertieft. Bei der Konzeption der E-Learning-Kurse kam der Einbindung von Audio- und Videodateien ein besonders hoher Stellenwert zu. Die im Rahmen des Promotionsprojekts *Lehrmeister Krankheit?* (Seltrecht 2006) in Form von autobiographisch-narrativen Interviews erhobenen Lebensgeschichten Betroffener werden den Lernenden als nachvertonte Fallbeispiele in Ergänzung zu Bildschirmtexten und Visualisierungen präsentiert. Ausschlaggebend für die Wahl von Audio- und Videomedien waren deren besondere Eigenschaften und Funktionen. Hierzu gehört insbesondere die Vermittlung von Authentizität und Emotionen, welche sich positiv auf die Motivation und Aufmerksamkeit der Lernenden auswirken können, da reale Anknüpfungspunkte an die Lerninhalte geboten werden (vgl. Niegemann 2008, S. 196).

Ergänzend zur rezeptiv ausgerichteten Vermittlung des Lehrstoffs nehmen diese aktivierenden Vermittlungsformen innerhalb der E-Learning-Kurse einen großen Stellenwert ein. Zwischen den rezeptiven Lerneinheiten werden interaktive Lernaufgaben platziert, die einerseits zur Reflexion der vorangegangenen Inhalte anregen und andererseits eine Übertragung des Gelernten in Handlungen initiieren sollen. Inhaltlich sind diese Lernaufgaben an den für das Modul bzw. die Lerneinheit definierten Lernzielen ausgerichtet. Hierzu ein Beispiel aus der zweiten Lerneinheit des Kurses *Brustkrebserkrankung im Lebensablauf:* Ziel dieser Lerneinheit ist es, die Auswirkungen der Brustkrebsdiagnose auf die Prozessstrukturen des Lebensablaufs aus der Sicht von betroffenen Patientinnen nachzuzeichnen. Dies geschieht methodisch durch die Präsentation von Orientierungs- und Erklärungswissen anhand von Beschreibungen, Erläuterungen und Fallbeispielen mittels Bildschirmtext und Audiovortrag. Die sich daran anschließende Aufgabe soll die Lernenden aktivieren, die rezipierten Inhalte und Beispielsituationen auf ihr späteres medizinisch-professionelles Handeln zu übertragen. Zu diesem Zweck werden sie mittels eines Rankings aufgefordert, den Stellenwert von Effizienz, Vertrauen und Wertschätzung, präziser Diagnostizierung, Einblick in die Lebenssituation der Patienten, Authentizität, Sachlichkeit und Atmosphäre für die Ausübung ihres zukünftigen Berufs einzuschätzen. Das Besondere an dieser Aufgabe ist, dass den Lernenden im Anschluss an die Bearbeitung keine Lösung präsentiert wird. Sie stellt vielmehr ein Scharnier zwischen der individuell-rezeptiven Aneignung innerhalb des E-Learning-Kurses und der erhofften kooperativen Auseinandersetzung mit anderen Lernenden dar. Weitere zum Einsatz kommende Aufgabentypen sind Zuordnungs- und Multiple-Choice-Aufgaben, die eine Selbstüberprüfung des individuellen Lernstands ermöglichen sollen.

Die eben beschriebene didaktische Aufbereitung des Lehrstoffs in Wissensarten mit entsprechend zuzuordnenden möglichen didaktischen Funktionen, methodischen Umsetzungen und medialen Präsentationsformen erfolgt im Rahmen der didaktischen Konzeption mikrostrategisch. Mikrostrategisch deshalb, weil es um die kleinschrittige Rekonstruktion einzelner Wissens- bzw. Lerneinheiten geht. Unterschieden wird nach mehreren Modellen, etwa dem aufgabenorientierten, dem beispielorientierten, dem entdeckenden, dem handlungsorientierten, dem problemorientierten, dem theoriegeleiteten oder dem überblicksorientierten Modell (vgl. Swertz 2005, S. 16). Aufgrund der abhängig vom Thema hohen Relevanz von Erklärungswissen und der methodischen Orientierung an Fallbeispielen kommt in den E-Learning-Modulen überwiegend das beispielorientierte Modell zum Tragen. Anhand der dritten Lerneinheit zum Thema »Biographische Wandlungsprozesse im Kontext der Brustkrebserkrankung« aus dem E-Learning-Kurs *Brustkrebserkrankung im Lebensablauf* soll dieses Modell dargestellt werden: Zu Beginn der Einheit wird den Lernenden Orientierungswissen zur Einordnung und Relevanz des Themas präsentiert. Anschließend wird das entsprechende Erklärungswissen anhand von Beschreibungen, Erläuterungen und Audiobeispielen vermittelt. Den Abschluss der Lerneinheit bildet eine Zuordnungsaufgabe zur Selbstüberprüfung.

Gegenüber der mikrostrategischen Konzeption fokussiert die makrostrategische Konzeption auf den Ablauf und damit auch auf die Navigation des gesamten E-Learning-Kurses. Die einzelnen Lerneinheiten, gestaltet nach dem beispielorientierten Mikromodell, sind sequenziell-linear aufgebaut. Die Lernenden haben jedoch die Möglichkeit diese vorgegebene Struktur zu verlassen und einzelne Lerneinheiten und -seiten gezielt auszuwählen und zu bearbeiten. Diese Möglichkeit ist insbesondere bei wiederholtem Durchlaufen der Lernmodule (gezieltes Aufsuchen einzelner Seiten) sowie bei bereits vorhandenem Vorwissen sinnvoll. Die kleinschrittige Aufteilung des zu vermittelnden Wissens ermöglicht eine Vielfalt an Kombinations- und Ausgestaltungsmöglichkeiten für die Erstellung des didaktisch-methodischen Konzepts. Im Fall der vorliegenden E-Learning-Kurse besteht die Zielsetzung in der Vermittlung theoretischen Wissens, welches durch ein beispielorientiertes didaktisch-methodisches Modell die Aneignung bzw. das Verstehen durch Kontextualisierung vereinfachen soll.

34.3 Von der Rezeption zur Anwendung: Methodische Ansätze aus Instruktionsdesign und Konstruktivismus

Bei näherer Betrachtung von in der medizinischen Aus- und Fortbildung eingesetzten E-Learning-Kursen zeigt sich eine diesen innewohnende gemeinsame Zielsetzung, die sich am Aufbau von flexiblen, transferwirksamen und fallbasierten Problemlösekompetenzen orientiert (vgl. Liebhardt 2002, S. 77). Am Beispiel der im Instruktionsdesign verorteten Task-Centered Instructional Strategy und des konstruktivistisch orientierten Ansatzes des problemorientierten Lernens sollen didaktisch-methodische Möglichkeiten der Aufbereitung des Themas »Biographische Verarbeitung von Brustkrebs aus Patientenperspektive« mit der beschriebenen Zielsetzung in einem E-Learning-Kurs aufgezeigt werden.

34.3.1 Die Task-Centered Instructional Strategy nach Merrill

Der wissenschaftliche Ursprung von Merrills Ansatz liegt im US-amerikanischen Instruktionsdesign, das sich seit den 1950er-Jahren als Teildisziplin der pädagogischen Psychologie und der empirischen Erziehungswissenschaft entwickelt hat. Der Fokus des Instruktionsdesigns liegt auf einer systematischen und differenzierten Planung und Gestaltung von Lernumgebungen und Lernmaterialien durch die Anwendung wissenschaftlich fundierter Prinzipien und Modelle. Die verschiedenen Ansätze des Instruktionsdesigns der ersten Generation (bis Mitte der 1980er-Jahre) verstanden unter Wissensvermittlung weitgehend die direkte Instruktion. Die Kritik an diesen Ansätzen gründet auf der These, dass die ausschließliche Präsentation von Lerninhalten ohne kontextuelle Bezüge das Erkennen von Relevanz und die Herausbildung von Handlungskompetenzen sichtlich erschwere und die bloße Aneignung »trägen Wissens« (Renkl 1994) befördere.

Demgegenüber fokussieren Ansätze der zweiten Generation, wie die Task-Centered Instructional Strategy, bei der Vermittlung stärker die Einbindung von Wissen in konkrete Handlungswelten und Problemfälle. Durch die Integration von theoretischem Wissen in komplexe Aufgabenszenarien wird die Ausbildung möglichst vollständiger mentaler Repräsentationen des Lerngegenstands aufseiten der Lerner angestrebt, um so die spätere Anwendung des Gelernten zu vereinfachen (vgl. Merrill 2007, S. 33f.).

Grundlage der Task-Centered Instructional Strategy sind die auf Gagné basierenden und von Merrill erweiterten »first principles of instruction« (Merrill 2002): Diese Prinzipien fokussieren auf den Bereich der *Aufgaben- und Problemzentrierung* (Lernen wird gefördert, wenn es im Kontext realer Problemfälle stattfindet), auf die *Aktivierung von Vorwissen* (Lernen wird gefördert, wenn vorhandenes Wissen als Grundlage von zu erwerbendem Wissen dient), auf die Relevanz der *Demonstration von Handlungen* (Lernen wird gefördert, wenn das zu erwerbende Wissen in Form von Handlungen gezeigt wird) und schlussendlich auf die *Anwendung von theoretischem Wissen* (Lernen wird gefördert, wenn Lernende dazu aufgefordert werden, die Lerninhalte in realen Situationen anzuwenden).

Obwohl diese Prinzipien nicht direkt für die Konzeption von multimedialem Lernmaterial entwickelt wurden, bieten sie sich aufgrund ihrer Fokussierung auf die Anwendung von theoretischem Wissen in realen Handlungskontexten und der methodischen und medialen Umsetzungsmöglichkeiten im Rahmen von E-Learning geradezu an. Den Ausgangspunkt der Wissensanalyse bildet die Identifizierung typischer realer Handlungskontexte und authentischer Aufgaben, die mit den festgelegten Lernzielen korrelieren. Hieraus ergibt sich das zu vermittelnde und zu analysierende Wissen, das zur Lösung der gegebenen Aufgaben nötig ist. Dabei ist zu beachten und entsprechend darzustellen, dass es gerade bei komplexen Problemstellungen womöglich nicht nur *eine* Handlungsweise gibt, die zur Lösung führt. Für die didaktisch-methodische Umsetzung wird einer der identifizierten Handlungskontexte ausgewählt und eine mögliche Strategie zur Lösung beispielhaft demonstriert und nicht bloß beschrieben. Dieses erste Beispiel stellt den Rahmen für das zu vermittelnde theoretische Wissen dar. Während der erste Handlungskontext komplett als Demonstration angelegt ist, steigern sich die darauf folgenden Fallbeispiele hinsichtlich ihrer Komplexität und binden den Lernenden durch die Anwendung des vorher Gelernten schrittweise in die Handlung ein. Dies reicht bis zur komplett eigenständigen Lösung des letzten im Lernmodul vorhandenen Fallbeispiels. Die didaktisch-methodische Erweiterung eines E-Learning-Kurses zum Thema »Biographische Verarbeitung von Brustkrebs« nach der Task-Centered Instructional Strategy müsste somit die Ebene der Wissensvermittlung stärker an der Bearbeitung von Fallbeispielen ausrichten.

34.3.2 Problemorientiertes Lernen

Ihren Ursprung haben Ansätze des problemorientierten Lernens in der Medizinerausbildung an der McMaster-Universität in Kanada. Mit dem Ziel, die Hochschulausbildung motivierender und anwendungsbezogener zu gestalten, präsentierte man in Ergänzung zu frontalen Unterrichtssettings den Studierenden klinische Fälle, die sie in Kleingruppen unter tutorieller Begleitung lösen mussten (vgl. Preckl 2004, S. 275f.).

Das Prinzip der Aneignung von Wissen durch die Lösung eines authentischen Problems ist der Ausgangspunkt aller problemorientierten Lernszenarien. Dabei sind Ansätze des problemorientierten Lernens an zwei zentralen konstruktivistischen Prinzipien ausgerichtet. Hierzu gehört zum einen die Ansicht, dass Lernen nicht als passive Informationsaufnahme beschrieben werden kann, sondern ein konstruktiver Prozess ist, der vom Lernenden aktiv gesteuert wird. Zum anderen fokussiert eine konstruktivistische Sicht des Lernens den sozialen Kontext, in dem es stattfindet, denn nach konstruktivistischer Auffassung ist Lernen kein rein individueller Prozess, sondern stets in soziale Prozesse mit Lehrenden und Mitlernenden eingebunden. In problemorientierten Szenarien spiegeln sich diese beiden zentralen Punkte in den jeweiligen Lernphasen wider (vgl. Barrows 1985): Während die

Wahrnehmung des Problems individuell geschieht, werden die Problemanalyse, die Problemdiskussion innerhalb der Lerngruppe sowie die Ergebnisevaluation und Reflexion kooperativ behandelt.

Für die Konzeption von E-Learning-Kursen wirft der Ansatz des konstruktivistisch ausgerichteten, problemorientierten Lernens zwei bedeutende Fragen auf: Wie kann didaktisch-methodisch selbstgesteuertes und exploratives Lernen ermöglicht und angeregt werden? Und wie kann in einem Medium, das zuallererst auf individuelles Lernen ausgerichtet ist, ein entsprechender sozialer Kontext in Form kooperativer Szenarien eingebunden werden?

Ein zentrales Element für die Herstellung kooperativer Lernszenarien im Rahmen von E-Learning stellt die Einbindung von *kooperativen Wissenseinheiten* dar, die einen Informationsaustausch zwischen Lernenden anregen und ermöglichen (vgl. Meder 2006, S. 53). Hierfür stehen zahlreiche unterschiedliche Kommunikationsmedien (z.B. Audio-/Videokonferenz, Application Sharing, E-Mail, Forum etc.) zur Verfügung. Eine weitere Möglichkeit besteht in der Integration von E-Learning-Phasen und Präsenzphasen (Blended Learning).

Die didaktisch-methodische Erweiterung eines E-Learning-Moduls zum Thema »Biographische Verarbeitung von Brustkrebs« nach dem Ansatz des problemorientierten Lernens müsste somit die Ebene der Wissensaneignung stärker kooperativ gestalten.

34.4 Ausblick: Vereinbarkeit von Instruktion und Konstruktion

Obwohl die beiden vorgestellten Ansätze aufgrund ihres unterschiedlichen Fokus, der beim Instruktionsdesign auf Vermittlungsprozessen, beim Konstruktivismus auf Aneignungsprozessen liegt, einander auf den ersten Blick entgegenstehen, haben sie ein gemeinsames Ziel, nämlich die Diskrepanz zwischen Lernen und Anwenden aufzuheben bzw. zu vermindern. Der didaktisch-methodische Ausgangspunkt ist bei der Task-Centered Instructional Strategy wie beim problemorientierten Lernen ein ähnlicher: Ein reales Problem dient zur Vermittlung bzw. Aneignung von Wissen.

Ein In-Beziehung-Setzen bzw. eine Kombination ist möglich, wenn beide Prozesse, sowohl die Vermittlung als auch die Aneignung, bei der Konzeption von E-Learning-Kursen gleichgewichtig betrachtet werden. So ist auch die von beiden Seiten vorgebrachte Kritik am jeweils anderen Ansatz produktiv einzubeziehen: Liegt der Fokus auf der Vermittlung von objektiviertem Wissen entlang klar definierter Lernziele im Rahmen eines vorgegebenen, linearen Ablaufs (Instruktionsdesign), können offenere und stärker auf Exploration und Kooperation angelegte Aneignungsszenarien (Konstruktivismus) eine sinnvolle Ergänzung sein. Gleichzeitig lässt sich eine Überforderung der Lernenden im Rahmen eines auf zu starke Selbststeuerung ausgerichteten Settings durch instruktionale Elemente vermeiden.

Literatur

Barrows HS (1985) How to design a problem-based curriculum for the preclinical years. Springer, New York

Eichhorn L, Seifert L-C, Wahl J, Weidner K, Wunderlich T (2011): Feinkonzept. Brustkrebserkrankung im Lebensablauf (unveröffentlichtes Dokument). Johann-Wolfgang-Goethe-Universität Frankfurt am Main

Henning J (2009) Neue Medien in der medizinischen Bildung. Uni-Edition, Berlin

Kerres M (2001) Multimediale und telemediale Lernumgebungen. Konzeption und Entwicklung. Oldenbourg, München

Kundt G, Bernauer J, Fischer M, Haag M, Klar R, Leven J, Matthies H, Puppe F (2007) eLearning in der Medizin und Zahnmedizin. Proceedings zum 11. Workshop der AG »Computergestützte Lehr- und Lernsysteme in der Medizin« der Deutschen Gesellschaft für Medizinische Informatik, Biometrie und Epidemiologie (GMDS), Universität Rostock

Liebhardt H (2002) Docs 'n Drugs – die virtuelle Poliklinik: Instruktionsdesign fallbasierter Lernszenarien. Proceedings zum 6. Workshop der AG CBT in der Medizin der GMDS, Ulm

Meder N (2006) Web-Didaktik. Eine neue Didaktik webbasierten, vernetzten Lernens. Bertelsmann, Bielefeld

Merrill D (2002) First principles of instruction. Educational Technology Research & Development 50(3):43–59

Merrill D (2007) A task-centered instructional strategy. Journal of Research on Technology in Education 40(1):33–49

Niegemann HM (2008) Kompendium multimediales Lernen. Springer, Berlin

Preckl D (2004) Problembasiertes Lernen: Löst es die Probleme der traditionellen Instruktion? Unterrichtswissenschaft 32(3):274–287

Renkl A (1994) Träges Wissen: Die »unerklärliche« Kluft zwischen Wissen und Handeln. Forschungsbericht Nr. 41. Ludwig-Maximilians-Universität München, Lehrstuhl für Empirische Pädagogik und Pädagogische Psychologie

Seltrecht A (2006) Lehrmeister Krankheit? Eine biographieanalytische Studie über Lernprozesse von Frauen mit Brustkrebs. Budrich, Opladen

Swertz C (2005) WebDidaktik. Eine didaktische Ontologie in der Praxis. Medienpädagogik 2(4):1–24

Der Blick auf die Arzt-Patient-Interaktion

Die ärztliche Aufklärung als Rechtspflicht in der Arzt-Patient-Beziehung

Judith Brockmann

Bei der Befassung mit dem Lernen von Patientinnen und Patienten im Kontext von Krankheit stellt sich die Frage nach der Bedeutung ärztlicher Aufklärungspflichten in diesem Zusammenhang. Der Beitrag erläutert vor diesem Hintergrund ärztliche Aufklärungspflichten aus rechtswissenschaftlicher Perspektive. Dabei wird deutlich, dass Lernen keine rechtliche oder rechtlich definierte Kategorie ist. Die ärztlichen Aufklärungspflichten sind in einer rechtswissenschaftlichen Perspektive nicht explizit auf Lernen ausgerichtet. Gleichwohl lässt sich anhand geltender rechtlicher Regelungen und deren Anwendung zeigen, dass Lernprozesse dort stillschweigend vorausgesetzt bzw. vermutet werden. Für die Erfüllung der Aufklärungspflichten sind tatsächliche Lernprozesse allerdings nicht erforderlich; im Gegenteil kann die Pflichterfüllung nicht von den Lernprozessen, dem Lernen oder Nichtlernen des Patienten oder der Patientin abhängig gemacht werden, weil die ärztliche Aufklärung nur ein Faktor ist, der Lernprozesse beeinflussen kann, und sich das Lernen letztlich dem Verantwortungsbereich des Arztes oder der Ärztin entzieht.

35.1 Einleitung

Im Hinblick auf mögliche Lernprozesse von Patienten und ärztliche Aufklärungspflichten sind »Eigenverantwortung« und »Patientenmündigkeit« aus rechtlicher Sicht zentrale Begriffe. Ausgehend von dem – im Einzelnen zu erörternden – gesundheitlichen Selbstbestimmungsrecht steht es jedem Menschen frei, über seinen gesunden oder kranken Körper selbst zu bestimmen. Dies schließt die Entscheidung für oder gegen eine ärztliche Behandlung ein. Dabei stellt sich die Frage nach der Verantwortung bzw. deren Aufteilung für medizinische Entscheidungen, die Durchführung der Behandlung und den Behandlungserfolg in der Arzt-Patient-Beziehung. Insoweit beschränkt die rechtliche Perspektive sich auf die Verantwortungsteilung und -zurechnung in der Rechtsbeziehung.

Hierbei spielt der medizinische Wissensvorsprung der Ärzte eine wichtige Rolle. Den rechtlichen Regelungen liegt die Annahme zugrunde, dass Patienten auf dieses Wissen angewiesen sind, um ihre Eigenverantwortung überhaupt wahrnehmen zu können. Daher bestehen rechtliche Aufklärungspflichten von Ärzten gegenüber Patienten. Diese lassen sich unter unterschiedlichen Aspekten rechtlich kategorisieren (weiterführend beispielsweise Kunz-Schmidt 2010, S. 442ff., mit weiteren Nachweisen).

Im Folgenden soll nur grob unterschieden werden zwischen Aufklärungspflichten, die sich auf den Gesundheitszustand und die Risiken von Behandlung und Nichtbehandlung (sog. Selbstbestimmungs- oder Eingriffsaufklärung) beziehen, und solchen, die sich auf die Durchführung der Behandlung, also auf Verhaltensempfehlungen für den Patienten beziehen (sog. therapeutische Sicherungs- oder Sicherheitsaufklärung).

35.2 Die Arzt-Patient-Beziehung als Rechtsverhältnis

Ausgangspunkt der folgenden Betrachtung ist der Patient als Rechtssubjekt, das dem Arzt in einer vertraglichen Rechtsbeziehung gegenübersteht (grundlegend BGH NJW 1983, S. 329 unter Hinweis auf BVerfG NJW 1979, S. 1929).

35.2.1 Vertragliche Pflichten

Zwischen dem Arzt bzw. dem Krankenhaus und dem geschäftsfähigen Patienten (von diesem Normalfall wird im Folgenden ausgegangen) wird – i.d.R. stillschweigend – ein Behandlungsvertrag geschlossen. Dieser ist privatrechtlicher Natur. Dies wird von der zivilrechtlichen Rechtsprechung sogar für die Behandlung gesetzlich versicherter Patienten zulasten einer gesetzlichen Krankenkasse angenommen (ständige Rechtsprechung, grundlegend BGH NJW 1980, S. 1452ff.; s. auch BGH NJW 1986, S. 2364f.; eingehend Quaas u. Zuck 2008, § 13, Rn. 23, jeweils mit weiteren Nachweisen). Der Behandlungsvertrag wird als Dienstvertrag im Sinne des § 611 BGB qualifiziert. Geschuldet ist damit die ärztliche Behandlung als Dienstleistung, nicht der Behandlungserfolg (vgl. auch Kunz-Schmidt 2009, S. 487).

Das (Rechts-)Verhältnis ist unter anderem von einer Informationsasymmetrie geprägt: Der Arzt verfügt über medizinisches Fachwissen, das für den Patienten überlebenswichtig sein kann. Um zu gewährleisten, dass der Patient dem Arzt als eigenverantwortlich handelndes Rechtssubjekt gegenübertreten kann, benötigt der Patient Informationen. Daher besteht eine rechtliche Verpflichtung des Arztes, dem Patienten notwendige Informationen durch Aufklärung über verschiedene Behandlungsmöglichkeiten und Aspekte der Behandlung zur Verfügung zu stellen. Insofern dienen die Aufklärung und die Einholung des Einverständnisses eines Patienten nicht nur der Verwirklichung ethischer Prinzipien, sondern sie sind gleichzeitig Rechtspflichten (vgl. Deutsch u. Spickhoff 2008, Rn. 13), die vertraglich begründet sind.

Eine systematische gesetzliche oder untergesetzliche Normierung der Aufklärungspflichten ist bislang nicht erfolgt. Die daraus resultierenden Unklarheiten mögen ein Grund für die steigende Anzahl von Arzthaftungsprozessen sein, im Rahmen deren die Aufklärungspflichten bzw. deren Verletzung als eine Form des Behandlungsfehlers typischerweise thematisiert werden. Die Formulierung abstrakt-genereller Regelungen, die die große Bandbreite komplexer medizinischer Sachverhalte zu erfassen geeignet sind, stellt eine besondere Herausforderung dar; sie ist allerdings wünschenswert. Der derzeitige Zustand zeichnet sich durch eine – auch für Rechtskundige – kaum überschaubare Kasuistik aus (in diesem Sinne auch Kunz-Schmidt 2009, S. 489). Um deren Systematisierung ist die Rechtswissenschaft bemüht, allerdings bereitet die Frage der Verallgemeinerbarkeit von Einzelfallentscheidungen ihrerseits Probleme. So führt das Fehlen eindeutiger Regelungen zu erheblichen Unsicherheiten, und zwar sowohl aufseiten der Ärzteschaft als auch bei Patienten.

Unter anderem aus diesem Grund werden vielfach gesetzliche Regelungen gefordert, aktuell im Zusammenhang mit der Diskussion eines Patientenrechtegesetzes (s. beispielsweise Patientenbeauftragter der Bundesregierung et al. 2011; Deutscher Bundestag 2011a, b).

Die Sichtung der umfangreichen Kasuistik der letzten Jahre bzw. Jahrzehnte lässt vermuten, dass die schwierige Verantwortungsteilung zwischen Arzt und Patient eine Verrechtlichung der Beziehungen zur Folge hat. Dies wiederum führt dazu, dass – so die These – in der rechtlichen und rechtswissenschaftlichen Befassung mit den Aufklärungspflichten die Haftungsfragen und die Möglichkeiten von Ärztinnen und Ärzten, sich gegen entsprechende Haftungsrisiken abzusichern, zunehmend in den Vordergrund gerückt sind. Über die Begründung der Aufklärungspflichten herrscht weitgehend Einigkeit, Probleme bereitet allerdings die Festlegung des Umfangs im konkreten Einzelfall. Dieser wird i.d.R. im Zusammenhang mit Arzthaftungsprozessen, also in einer rückblickenden Perspektive diskutiert.

35.2.2 Pflichtverletzung und Haftungsfragen

Im Fokus der juristischen Befassung mit den Aufklärungspflichten stehen die Haftungsfragen und Sanktionen, also die rechtlichen Konsequenzen fehlerhafter oder unterbliebener ärztlicher Aufklärung. Auf diese im hiesigen Kontext umfänglich einzugehen ist weder möglich noch zielführend (grundlegend Kunz-Schmidt 2009). Deshalb sei nur auf die verschiedenen Dimensionen rechtlicher Konsequenzen hingewiesen. Ein ärztlicher Eingriff, der ohne ordnungsgemäße Aufklärung und damit ohne eine wirksame Einwilligung des Patienten erfolgt, ist rechtswidrig. Der nicht durch Einwilligung gerechtfertigte Eingriff kann als Körperverletzung mit Geld- oder Freiheitsstrafe bestraft werden.

In der zivilrechtlichen Perspektive müssen Schäden ersetzt werden, die durch den rechtswidrigen Eingriff entstehen (zum Schadensbegriff Grams 2009). Die Arzthaftung kann sich sowohl wegen der Verletzung der vertraglichen Pflichten als auch aus Delikt gemäß § 823 Abs. 1 und Abs. 2 BGB ergeben. Dann ist der Arzt gemäß §§ 249ff. BGB verpflichtet, sowohl den materiellen Schaden zu ersetzen als auch Schadensersatz für die Nichtvermögensschäden in Form von Schmerzensgeld (§ 253 BGB) zu leisten. Ärzte sind nach § 17 M-BOÄ verpflichtet, dieses Risiko durch Abschluss einer Berufshaftpflichtversicherung abzusichern.

Ein Verstoß gegen Aufklärungspflichten kann überdies – als ordnungsrechtliches Anliegen – disziplinar-, also berufsrechtlich sanktioniert werden. Je nach Schwere des Verstoßes werden Aufklärungspflichtverletzungen von den Ärztekammern in einem Rügeverfahren geahndet (s. beispielhaft §§ 58, 59 HmbKGH) oder von Gerichten der ärztlichen Berufsgerichtsbarkeit. Diese werden jeweils nach Landesrecht gebildet (exemplarisch § 3 HmbHeilBerGerG). Berufsrechtliche Sanktionen können die Grundlage für einen Widerruf der ärztlichen Approbation nach § 5 Abs. 2 S. 1 BÄO sein.

35.3 Aufklärung als Grundlage der Behandlungsentscheidung und der Durchführung der Behandlung

Nach ihrer Zielrichtung und rechtlichen Begründung werden grundlegend zwei Arten der Aufklärung unterschieden, und zwar die Selbstbestimmungsaufklärung einerseits von der Sicherungsaufklärung andererseits. Während Erstere der Sicherstellung der Selbstbestimmung des Patienten dient (vgl. auch Deutsch u. Spickhoff 2008, Rn. 18 mit weiteren Nachweisen), hat Letztere Schutz- und Warnhinweise zum Inhalt, die der Sicherung des Behandlungserfolges dienen (Gehrlein 2000, S. 122, Rn. 2). Dabei sind beide Arten der Aufklärung rechtlich nicht immer trennscharf voneinander abzugrenzen (so auch Quaas u. Zuck 2008, § 13, Rn. 80). Dies ist allerdings auch nicht erforderlich, denn auch wenn die rechtliche Herleitung beider Aufklärungsarten im Einzelnen unterschiedlich sein mag, so verfolgen sie doch beide das übergeordnete Ziel, den Patienten in die Lage zu versetzen, als selbstbestimmtes Subjekt ein Verständnis der medizinischen Zusammenhänge zu entwickeln, auf dieser Grundlage über Behandlungen zu entscheiden und zu wissen, dass und wie eigene Handlungen den Behandlungserfolg beeinflussen.

35

35.3.1 Das gesundheitliche Selbstbestimmungsrecht und die Selbstbestimmungsaufklärung

Die rechtliche Wirksamkeit einer Einwilligung in die (invasive) ärztliche Behandlung setzt i.d.R. eine ärztliche (Selbstbestimmungs-)Aufklärung voraus. Hintergrund ist die Konzeption des Grundgesetzes, nach der Menschen als mit Würde ausgestattete Rechtssubjekte zu betrachten sind. Das gesundheitliche Selbstbestimmungsrecht ist grundrechtlich verbürgt, wobei unterschiedliche Auffassungen bezüglich der rechtlichen Herleitung bestehen. Das Selbstbestimmungsrecht lässt sich in dem durch Art. 2 Abs. 1 in Verbindung mit 1 Abs. 1 GG geschützten allgemeinen Persönlichkeitsrecht verorten (vgl. Janda 2010, S. 114). Möglich ist auch eine Ableitung aus dem in Art. 2 Abs. 2 S. 1 GG normierten Grundrecht auf Leben und körperliche Unversehrtheit (so das BVerfG in ständiger Rechtsprechung seit BVerfG NJW 1979, S. 1925f.; dazu eingehend Spickhoff/Müller-Terpitz 2011, Art. 2 GG, Rn. 12; zuletzt BVerfG NJW 2011, S. 2113ff.).

Unabhängig von der Begründung lässt sich unter bestimmten Voraussetzungen aus Art. 1 Abs. 3 bzw. Art. 2 Abs. 1 oder 2 GG ein staatlicher Schutzauftrag für die als Grundrechtsposition geschützte Selbstbestimmung des Patienten ableiten. Staatliche Akteure, zuallererst der Gesetzgeber, aber auch die staatlichen Gerichte sind daher – alltagsweltlich ausgedrückt – verpflichtet, dafür zu sorgen, dass der Schutz des Selbstbestimmungsrechts auch im Verhältnis privater Rechtssubjekte untereinander, also in der Arzt-Patient-Beziehung gewährleistet ist (zur Verwirklichung des Grundrechtsschutzes im Privatrecht instruktiv Maunz u. Dürig/Di Fabio, Art. 2 Abs. 2 S. 1 GG, Rn. 69ff.). Dies bedeutet, dass der Patient nicht Objekt ärztlicher Behandlung sein darf (vgl. grundlegend Gehrlein 2000, S. 123, Rn. 4). Ärzte können sich im Verhältnis zu ihren Patienten nicht auf eine »Kurierfreiheit« (Spickhoff/Deutsch 2011, Einl., Rn. 17) berufen, aus der sich ein Anspruch auf eigenmächtige ärztliche Entscheidungen ableiten ließe. Dies prägt rechtlich die Arzt-Patient-Beziehung.

Eine Einwilligung, d.h. Ausübung des Selbstbestimmungsrechts kann rechtswirksam nur erfolgen, wenn sich dem Patienten zumindest die Gelegenheit bot, sich zuvor über die Tragweite seiner Entscheidung zu informieren. Dabei dürften die Auskünfte des Arztes wenn nicht die einzige, so doch eine wesentliche Informationsquelle des Patienten sein (vgl. Hoppe 2011, S. 93). Daher hat die ärztliche Aufklärung von Patienten eine wesentliche Bedeutung. In der rechtswissenschaftlichen Literatur wird dementsprechend davon ausgegangen, dass der Patient »auf adäquate Informationen, auf hinreichende Aufklärung durch den Arzt angewiesen« sei (Spickhoff/Müller-Terpitz 2011, Art. 1 GG, Rn. 8).

Insoweit überformt die rechtliche Dimension die Arzt-Patient-Beziehung. Der Patient soll in die Lage versetzt werden, selbstverantwortete Entscheidungen über seinen Gesundheitszustand bzw. Körper zu fällen. Aus diesem Grund treffen den Arzt Aufklärungspflichten in jeder Phase der Arzt-Patient-Beziehung. Diese Pflichten ergeben sich aus berufsrechtlichen Regelungen und dem Behandlungsvertrag.

Auch wenn es insoweit an umfassenden gesetzlichen Regelungen fehlt, finden sich Bestimmungen zur Aufklärung in den als (untergesetzliches) Satzungsrecht von den Landesärztekammern erlassenen Berufsordnungen. Die entsprechenden Inhalte werden im Folgenden exemplarisch anhand der (Muster-)Berufsordnung für die in Deutschland tätigen Ärztinnen und Ärzte (MBO-Ä 1997) erläutert. Ergänzend hat der Vorstand der Bundesärztekammer Empfehlungen zur Patientenaufklärung beschlossen und veröffentlicht, die zwar nicht rechtsverbindlich sind, aber als Orientierungshilfe dienen können (Bundesärztekammer 1990). § 8 MBO-Ä ist ausdrücklich der Aufklärungspflicht gewidmet und lautet:

» Zur Behandlung bedürfen Ärztinnen und Ärzte der Einwilligung der Patientin oder des Patienten. Der Einwilligung hat grundsätzlich die erforderliche Aufklärung im persönlichen Gespräch vorauszugehen. Die Aufklärung hat der Patientin oder dem Patienten insbesondere vor operativen Eingriffen Wesen, Bedeutung und Tragweite der Behandlung einschließlich Behandlungsalternativen und die mit ihnen verbundenen Risiken in verständlicher und angemessener Weise zu verdeutlichen. Insbesondere vor diagnostischen oder operativen Eingriffen ist soweit möglich eine ausreichende Bedenkzeit vor der weiteren Behandlung zu gewährleisten. Je weniger eine Maßnahme medizinisch geboten oder je größer ihre Tragweite ist, umso ausführlicher und eindrücklicher sind Patientinnen oder Patienten über erreichbare Ergebnisse und Risiken aufzuklären. «

Inhaltlich umfasst die Selbstbestimmungsaufklärung alle Aspekte der Behandlungsentscheidung, auch mit verschiedenen zur Verfügung stehenden Methoden verbundene Risiken. So muss der Patient bei mehreren zur Verfügung stehenden Behandlungsmethoden über die jeweils mit den einzelnen Methoden verbundenen Risiken aufgeklärt werden (dabei findet sich eine umfängliche Kasuistik zu den spezifischen Risiken einzelner Fachgebiete, deren Betrachtung im hiesigen Kontext allerdings nicht zielführend erscheint). Bezeichnenderweise formuliert Gehrlein in diesem Zusammenhang:

» Es muß dem Patienten also durch vollständige ärztliche *Belehrung* [Hervorhebung durch Verf.] die Entscheidung darüber überlassen bleiben, auf welchem Weg die Behandlung erfolgen soll und auf welches Risiko [im Original fett] er sich einlassen will (Gehrlein 2000, S. 45, Rn. 30). «

35.3.2 Die therapeutische Aufklärung

Weitere Aufklärungsnotwendigkeiten entstehen typischerweise im Zusammenhang mit einer Behandlung. In deren Verlauf ist der Patient über bestimmte Verhaltensweisen zu informieren, die für den Behandlungsprozess erforderlich (z.B. die regelmäßige Einnahme von Arzneimitteln) oder jedenfalls förderlich sind bzw. die ihn gefährden. Wellner spricht insoweit von der »Erteilung von Warn- und Verhaltenshinweisen« und die notwendige »Belehrung« über mit der Behandlung verbundene Gefahren oder notwendige Kontrolluntersuchungen (Spickhoff/Wellner 2011, § 839 BGB, Rn. 201) durch den Arzt. Insofern steht der Hinweis auf Maßnahmen zur Sicherung des Handlungserfolges im Mittelpunkt, so ist beispielsweise auch über Einzelheiten der Nachsorge, Medikation und die aus medizinischer Sicht gebotene künftige Lebensführung aufzuklären (im Einzelnen Gehrlein 2000, S. 56ff., Rn. 45–50 mit weiteren Nachweisen). Die therapeutische Aufklärung soll die Patienten in die Lage versetzen, selbst zum Behandlungserfolg beizutragen bzw. Handlungen zu unterlassen, die sich negativ auf die Therapie auswirken könnten.

35.4 Gestaltung der Aufklärung – lernförderliche Bedingungen?

Den berufsrechtlichen Regelungen der MBO-Ä und den dazu ergangenen Empfehlungen sind Anhaltspunkte für die Gestaltung der Aufklärung zu entnehmen. In zahlreichen Gerichtsentscheidungen sind einzelne Aspekte aufgegriffen und konkretisiert worden. Diese betreffen einerseits die Zwecksetzung, mit der die Aufklärung erfolgen soll, andererseits die Rahmenbedingungen, in denen sie stattfinden soll. Diese sollen es dem Patienten ermöglichen, ein (eigenes) Verständnis der ärztlichen Befunde, Behandlungs- und Verhaltensempfehlungen zu entwickeln.

35.4.1 Ergebnisoffene Aufklärung und Entscheidungsfreiheit

Eine ordnungsgemäße Aufklärung erfolgt in der Diskrepanz zwischen medizinischer Beratung und Empfehlung einerseits und der Offenheit für die Entscheidung des Patienten andererseits. Dies verdeutlichen die Regelungen des § 7 MBO-Ä, in dem es unter anderem heißt:

» (1) Jede medizinische Behandlung hat unter Wahrung der Menschenwürde und unter Achtung der Persönlichkeit, des Willens und der Rechte der Patientinnen und Patienten, insbesondere des Selbstbestimmungsrechts, zu erfolgen. Das Recht der Patientinnen und Patienten, empfohlene Untersuchungs- und Behandlungsmaßnahmen abzulehnen, ist zu respektieren.
(2) […] Den begründeten Wunsch der Patientin oder des Patienten, eine weitere Ärztin oder einen weiteren Arzt zuzuziehen oder einer anderen Ärztin oder einem anderen Arzt überwiesen zu werden, soll die behandelnde Ärztin oder der behandelnde Arzt in der Regel nicht ablehnen. […]
(6) Ärztinnen und Ärzte haben Patientinnen und Patienten gebührende Aufmerksamkeit entgegen zu bringen und mit Patientenkritik und Meinungsverschiedenheiten sachlich und korrekt umzugehen. «

In der Gesamtschau wird deutlich, dass es nicht allein auf die Inhalte der Aufklärung ankommt. Vielmehr sind auch Regeln aufgestellt, die maßgeblich die Frage der Verantwortlichkeit der Patienten und deren Entscheidungsfreiheit betreffen. So wird ausdrücklich darauf hingewiesen, dass Ärzte das Patientenrecht der Behandlungsablehnung akzeptieren müssen (vgl. § 7 Abs. 1 MBO-Ä). Wie schwierig diese Gratwanderung zwischen »ärztlicher Vernunft« – d.h. Überzeugung – und freier Entscheidung ist, wird deutlich, wenn als Ziel der Selbstbestimmungs- oder Eingriffsaufklärung formuliert wird, den »Patienten in die Lage zu versetzen, in Kenntnis der Notwendigkeit, des Grades der Dringlichkeit sowie der Tragweite der ärztlichen Behandlungsmaßnahme eine auch aus ärztlicher Sicht vernünftige Entscheidung zu treffen« (Bundesärztekammer 1990, S. C-807), dort aber gleichzeitig darauf hingewiesen wird, dass diese Entscheidung sowohl in der Zustimmung wie der Ablehnung des ärztlichen Heileingriffs bestehen kann und auch dann verbindlich ist, wenn sie sich aus ärztlicher Sicht als unvernünftig erweist (Bundesärztekammer 1990, a.a.O.). Angesichts der geschilderten geltenden Rechtslage erscheint die Aussage, ein Arzt solle nach eindringlichem Hinweis auf die Notwendigkeit der Behandlung, »alles nach der Sachlage gebotene […] unternehme[n], damit der Patient *seine Weigerung aufgibt* [Hervorhebung durch Verf.] und seine Einwilligung zu notwendigen ärztlichen Eingriffen erteilt«, nicht bzw. nicht mehr haltbar (so aber noch Gehrlein 2000, S. 57, Rn. 47; wie hier wohl Laufs u. Kern/Laufs 2010, § 57, Rn. 14).

In der Fassung der Empfehlung wird deutlich, dass es aus ärztlicher Sicht schwer akzeptabel sein kann, wenn bzw. dass sich ein Patient gegen eine Behandlung entscheidet. Dies zeigt auch § 7 Abs. 6 MBO-Ä, der – auch für den Fall so entstehender Meinungsverschiedenheiten – einen sachlichen und korrekten Umgang damit fordert. Gleiches gilt für die Hinzuziehung anderer Ärzte, das Einholen einer »zweiten Meinung«. Aus rechtlicher Sicht verbietet es sich, einen entsprechenden Wunsch auf der Ebene der Vertrauensbeziehung zu thematisieren. Er ist vielmehr im Hinblick auf die Ausübung des Selbstbestimmungsrechts des Patienten möglichst zu erfüllen.

Das Selbstbestimmungsrecht als Freiheitsrecht ist nur dann gewährleistet, wenn eine echte und offene Wahlmöglichkeit zwischen Zustimmung und Ablehnung besteht. Daraus wird deutlich, dass – in einer rechtlichen Perspektive – das Ziel der Aufklärung nicht bzw. nicht primär ist, den Patienten von einer bestimmten Methode zu überzeugen, sondern ihm oder ihr Informationen zur Verfügung zu stellen, die sie in die Lage versetzen, (gemeinsam mit dem Arzt) die notwendigen Entscheidungen verantwortlich zu treffen.

35.4.2 Persönliche Aufklärung

Die Aufklärung gehört – nach den derzeit anerkannten Grundsätzen – zu den nicht delegierbaren ärztlichen Tätigkeiten. Wirken mehrere Ärzte arbeitsteilig zusammen, ist jeder aufklärungspflichtig, im Zweifel ist für jedes Fachgebiet eine gesonderte Aufklärung durchzuführen (eingehend Staudinger/Hager 2009, § 823, Rn. I 80). Sie soll in einem persönlichen Gespräch stattfinden (Bundesärztekammer 1990, S. C-808). Ein solches Gespräch ist notwendig, i.d.R. aber auch ausreichend. Eine schriftliche Dokumentation der Aufklärung ist unter dem Gesichtspunkt der Beweisführung hilfreich (dazu Kunz-Schmidt 2009, S. 490), kann das Aufklärungsgespräch aber nicht ersetzen. Gleiches gilt für in der Praxis vielfach verwendete Aufklärungsbögen, also Formulare, die gerade nicht auf die Besonderheiten des Einzelfalls eingehen können (dazu auch Kunz-Schmidt 2010, S. 446 sowie Martis u. Winkhart-Martis 2009, S. 407 mit weiteren Nachweisen). In der Regel besteht auch kein Anspruch auf Aushändigung einer schriftlichen Diagnose, es sei denn, dies ist den Umständen nach erforderlich, weil erst die Schriftfassung der Diagnose deren Kenntnisnahme bzw. Verstehen ermöglicht (z.B. bei Schwerhörigkeit, dazu eingehend BVerfG NJW 2005, S. 1103ff.). Die Aufklärung hat gegenüber dem – ansprechbaren und einwilligungsfähigen – betroffenen Patienten zu erfolgen, eine Information allein der Angehörigen reicht regelmäßig nicht aus (BGH NJW 1989, S. 2318ff.). Dagegen ist eine ergänzende Aufklärung der Angehörigen unter Beachtung der Schweigepflicht ebenso möglich (Bundesärztekammer 1990, S. C-809), wie die Hinzuziehung von Angehörigen oder anderen Vertrauenspersonen zum Gespräch auf Wunsch des Patienten, vgl. § 7 Abs. 5 MBO-Ä.

35.4.3 Zeitpunkt der Aufklärung

Die Aufklärung soll zu einem Zeitpunkt stattfinden, zu dem der Patient »im vollen Besitz seiner Erkenntnis- und Entscheidungsfähigkeit ist« (Bundesärztekammer 1990, S. C-808). Außerdem – dies betrifft vor allem die Selbstbestimmungsaufklärung – soll dem Patienten eine ausreichende Frist zum Überlegen verbleiben, in der er »das Für und Wider« der Behandlung abwägen kann (Gehrlein 2000, S. 147, Rn. 48). Diese ist freilich nicht näher bestimmt. Der Zeitraum, der im Einzelfall angesichts medizinischer Notwendigkeiten angemessen erscheint, kann sicher von dem Zeitraum abweichen, der individuell aus Sicht des oder der Betroffenen erforderlich ist, um eine wohlüberlegte Entscheidung fällen zu können.

35.4.4 Verständlichkeit und Verständnis

Schließlich werden Empfehlungen für den weiteren Rahmen der Aufklärung ausgesprochen. Die Aufklärung soll in einer »behutsamen und verständlichen Weise« (Bundesärztekammer 1990, S. C-808) erfolgen. Dabei sind das »Auffassungsvermögen« und der »Wissensstand« (Bundesärztekammer 1990, S. C-808) des Patienten zu berücksichtigen. Die Aufklärung soll den individuellen Bedürfnissen und Möglichkeiten angepasst werden. Hinsichtlich des Umfangs der Aufklärungspflicht besteht insoweit wiederum ein schmaler Grat zwischen dem Interesse an einer umfassenden Information des oder der Betroffenen und der ärztlichen Verantwortung, den Patienten nicht zu überfordern, z.B. mit der Offenlegung der Diagnose (im Einzelnen Spickhoff/Wellner 2011, § 839, Rn. 202 mit weiteren Nachweisen). Eine klare Konturierung der Rechtspflicht zur Mitteilung der Diagnose erscheint daher derzeit kaum möglich.

Etwa vorhandenes Vorwissen des Patienten soll der Arzt berücksichtigen. Diese kann sich beispielsweise aus einer vorangegangenen Behandlung, einer einschlägigen Ausbildung oder sonstigen Erfahrung ergeben (Kunz-Schmidt 2010, S. 446). Allerdings muss der Arzt sicherstellen, dass der Patient über alle relevanten Informationen verfügt (vgl. z.B. BGH NJW 1984, S. 1807).

Der Arzt soll sich davon überzeugen, dass der Patient ihn versteht (Bundesärztekammer 1990, S. C-808). Nur wenn der Patient ärztliche »Anweisungen oder Empfehlungen« verstanden hat, kann ihm oder ihm auch eine Nichtbefolgung derselben rechtlich zugerechnet werden (vgl. BGH NJW 1997, S. 1635f. sowie BGH NJW 1997, S. 3090f.). Und nur dann kann der Patient im Verhältnis zum Arzt als mitverantwortlich beispielsweise für den Eintritt vermeidbarer Risiken betrachtet werden (Spickhoff/Wellner 2011, § 839 BGB, Rn. 201).

35.5 Fazit

Das Lernen von Patienten ist weder Gegenstand rechtlicher Regelungen, noch wird es in der rechtlichen oder rechtswissenschaftlichen Auseinandersetzung im Zusammenhang mit den ärztlichen Aufklärungspflichten ausdrücklich thematisiert. Allerdings wird Lernen oder werden Lernprozesse bei den Patienten vorausgesetzt.

Dabei scheint die Individualität von Lernprozessen jedenfalls im Ansatz berücksichtigt, ist doch für den Erfolg der ärztlichen Aufklärung das tatsächliche Verstehen der betroffenen Person maßgeblich. Dass dabei hinreichend zwischen Verstehen und Verständnis einerseits und Lernen andererseits differenziert wird, darf bezweifelt werden.

Die stichprobenartige Betrachtung der in Gerichtsentscheidungen und der rechtswissenschaftlichen Literatur verwendeten Begrifflichkeiten lässt ein – in der Rechtswissenschaft wohl überwiegend noch verbreitetes (dazu Brockmann et al. 2009, S. 581) – Lernverständnis vermuten, das weitgehend dem Instruktionsgedanken folgt. So ist in der einschlägigen Rechtsprechung des Bundesgerichtshofs im Zusammenhang mit der Aufklärung von Patientinnen und Patienten regelmäßig von einer »ärztlichen Belehrung« (statt vieler: BGH NJW 1989, S. 1538, 1539) die Rede oder, wie oben zitiert, von »Anweisungen«. Dies nimmt weder die rechtlichen Veränderungen der Arzt-Patient-Beziehung auf, noch dürfte es mit einem zeitgemäßen Verständnis von Lernprozessen der Patientinnen und Patienten vereinbar sein. Im Rahmen einer gesetzlichen Regelung von Patientenrechten und ärztlichen Aufklärungspflichten täte der Gesetzgeber gut daran, wissenschaftliche Erkenntnisse über Lernprozesse bei der Umsetzung zu berücksichtigen.

35

Literatur

Zitierte Literatur

Brockmann J, Dietrich J-H, Pilniok A (2009) Von der Lehr- zur Lernorientierung – auf dem Weg zu einer rechtswissenschaftlichen Fachdidaktik. Juristische Ausbildung (JURA) 2009:579–585

Bundesärztekammer (1990) Empfehlungen zur Patientenaufklärung (Empfehlungen zu § 1a der Berufsordnung für die deutschen Ärzte). Deutsches Ärzteblatt 87(39):C-807–C-809

Deutsch E, Spickhoff A (2008) Medizinrecht, 6. Aufl. Springer, Berlin

Deutscher Bundestag (2011a) Beschlussempfehlung und Bericht des Ausschusses für Gesundheit des Deutschen Bundestages vom 23.3.2011. BT-Drs. 17/5227

Deutscher Bundestag (2011b) Plenarprotokoll Nr. 17/103 des Deutschen Bundestages über die Aussprache vom 8.4.2011, S. 11851D ff.

Gehrlein M (2000) Leitfaden zur Arzthaftpflicht. Vahlen, München

Grams H A (2009) Arzthaftung für den »schadensfreien« Eingriff mangels Einwilligung wegen unterbliebener Aufklärung (eigenmächtige Heilbehandlung)? Gesundheitsrecht 2009:69–72

HmbKGH/Hamburgisches Kammergesetz für die Heilberufe v. 14.12.2005, HmbGVBl. 2005, S. 495, zuletzt geändert durch Gesetz vom 2.3.2010, HmbGVBl. S. 2479

HmbHeilBerGerG/Hamburgisches Gesetz über die Berufsgerichtsbarkeit der Heilberufe v. 20.6.1972, HmbGVBl. 1972, S. 111, 128 i.d.F. vom 1.9.2005, HmbGVBl., S. 387

Hoppe C (2011) Lernende Patienten und Ärzte im Web: Gesundheitspädagogische und mediendidaktische Betrachtungen. Der pädagogische Blick 2:91–102

Janda C (2010) Medizinrecht. UVK, Konstanz

Kunz-Schmidt S (2009) Einführung in die rechtlichen Grundlagen der Arzthaftung. Neue Justiz 2009:485–491

Kunz-Schmidt S (2010) Die ärztliche Aufklärungspflicht. Neue Justiz 2010:441–448

Laufs A, Kern B-R (2010), Handbuch des Arztrechts, 4. Aufl. Beck, München

Martis R, Winkhart-Martis M (2011) Aktuelle Entwicklungen im Arzthaftungsrecht. Die Aufklärung des Patienten. Monatsschrift für Deutsches Recht 2011:402–407

Maunz T, Dürig G (Begr.) (2011) Grundgesetz-Kommentar. Stand 62. EL. Beck, München

MBO-Ä 1997 (Muster-)Berufsordnung für die in Deutschland tätigen Ärztinnen und Ärzte in der Fassung der Beschlüsse des 114. Deutschen Ärztetages 2011 in Kiel.

http://www.bundesaerztekammer.de/downloads/MBO_08_20111.pdf. Zugegriffen: 6. November 2011

Patientenbeauftragter der Bundesregierung, Bundesministerium für Gesundheit, Bundesministeriums der Justiz (2011) Eckpunktepapier Patientenrecht in Deutschland. Das Krankenhaus 4:325ff.

Quaas M, Zuck R (2008), Medizinrecht, 2. Aufl. Beck, München

Spickhoff A (2011) Medizinrecht, 3. Aufl. Beck, München

Staudinger J von (Begr.) (2009) J. von Staudingers Kommentar zum Bürgerlichen Gesetzbuch mit Einführungsgesetz und Nebengesetzen, Bd I. Sellier & de Gruyter, München

Zitierte Gerichtsentscheidungen

■ Bundesverfassungsgericht

BVerfG, Beschluss vom 25.07.1979, Az.: 2 BvR 878/74, in: Neue Juristische Wochenschrift (NJW) 1979:1925–1933

BVerfG, Beschluss vom 18.11.2004, Az.: 1 BvR 2315/04, in: Neue Juristische Wochenschrift (NJW) 2005:1103–1105

BVerfG, Beschluss vom 23.03.2011, Az.: 2 BvR 882/09, in: Neue Juristische Wochenschrift (NJW) 2011:2113–2120

■ Bundesgerichtshof

BGH, Urteil vom 18.3.1980, Az.: VI ZR 247/78, in: Neue Juristische Wochenschrift (NJW) 1980:1452–1456

BGH, Urteil vom 23.11.1982, Az.: VI ZR 222/79, in: Neue Juristische Wochenschrift (NJW) 1983:328–330

BGH, Urteil vom 28.02.1984, Az.: VI ZR 70/82, in: Neue Juristische Wochenschrift (NJW) 1984:1807–1810

BGH, Urteil vom 25.03.1986, Az.: VI ZR 90/85, in: Neue Juristische Wochenschrift (NJW) 1986:2364–2365

BGH, Urteil vom 6.12.1988, Az.: VI ZR 132/88, in: Neue Juristische Wochenschrift (NJW) 1989:1538–1541

BGH, Urteil vom 25.04.1989, Az.: VI ZR 175/88, in: Neue Juristische Wochenschrift (NJW) 1989:2318–2320

BGH, Urteil vom 17.12.1996, Az.: VI ZR 133/95, in: Neue Juristische Wochenschrift (NJW) 1989:1635–1636

BGH, Urteil vom 24.06.1997, Az.: VI ZR 94/96, in: Neue Juristische Wochenschrift (NJW) 1989:3090–3091

Arzt-Patient-Kommunikation: Allgemeine Merkmale und Besonderheiten bei Brustkrebspatienten

Silke Reineke und Thomas Spranz-Fogasy

Der Beitrag gibt einen Überblick über den Stand interaktionistischer Forschung zur Arzt-Patient-Kommunikation in verschiedenen Disziplinen. Dabei werden interaktionsexterne Einflussfaktoren, interaktive Praktiken und Fragen der Konstitution von Beteiligungsrollen entlang des Handlungsablaufs ärztlicher Gespräche mit Patienten diskutiert. Der zweite Teil des Beitrags widmet sich den Besonderheiten, die in Diagnosemitteilungsgesprächen mit Brustkrebspatienten relevant werden. Hier spielen die unterschiedlichen Wissensvoraussetzungen des Arztes als Experte und des Patienten als Laie eine zentrale Rolle im Zusammenhang einer chronischen Erkrankung, die als solche in diesen Gesprächen überhaupt erst manifest wird.

36.1 Arzt-Patient-Kommunikation (APK): Allgemeines

Gespräche mit Patienten machen einen erheblichen Teil ärztlichen Handelns aus (Lipkin et al. 1995 sprechen von ca. 150.000 Gesprächen im Berufsleben eines Arztes). Durch Gespräche werden die meisten Diagnosen erstellt und Therapiepläne entwickelt. Und Vertrauen und Compliance können nur durch kommunikatives Handeln gewonnen werden (Epstein et al. 1993). Auch die Medizin hat sehr früh und immer wieder das Gespräch mit Patienten in die Reflexion therapeutischen Handelns einbezogen und es als Zentrum medizinischen Handelns überhaupt gesehen (s. Nowak u. Spranz-Fogasy 2009). In Deutschland haben Meerwein (1969) und später vor allem Geisler (1989) ihre Erfahrungen und Beobachtungen im Sprechstundenalltag in praktische Anleitungen umgesetzt. Ripke (1994) hat auf der Basis authentischer Sprechstundengespräche gesprächspsychotherapeutische Einsichten für das ärztliche Gespräch nutzbar gemacht. Die klinische Visite wurde seit den 1970er-Jahren aus medizinischer, medizinpsychologischer und -soziologischer Perspektive empirisch erforscht (Köhle u. Raspe 1982; Siegrist 1978). Darauf aufbauend hat dann die Arbeitsgruppe um Köhle auch andere ärztliche Gespräche in der Klinik und der niedergelassenen Praxis systematisch untersucht und Leitfäden entwickelt (s. http://psychosomatik-psychotherapie.uk-koeln.de/psychosomatik-und-psychotherapie/forschung/publikationen; zugegriffen: 17. Juli 2012). Auch in der medizinischen Aus- und Weiterbildung ist das Gespräch in den Fokus der Aufmerksamkeit gerückt und findet seinen festen Platz in reformierten Curricula (Jünger u. Köllner 2003; Neises et al. 2005).

In der medizinischen Forschung wurden ärztliche Gespräche vorwiegend in Abgrenzung zu Alltagsgesprächen beschrieben. Aufgrund der Komplexität und Unterschiedlichkeit ärztlicher Gespräche differenzierte man zwischen einzelnen Gesprächssituationen, Kontextbedingungen und Patientengruppen (Erstgespräche, Aufklärungsgespräche, Vorsorge, onkologische Gespräche usw.). Daraus entstand eine aus den alltäglichen Erfahrungen und Beobachtungen in der klinischen Praxis intuitiv abgeleitete Beschreibung von Gesprächstypen, und es wurden Vorstellungen zur Gestaltung von Interaktionen in spezifischen Situationen entwickelt (Langewitz et al. 2004).

Das auf Bales' Interaction Process Analysis (IPA; Bales 1950) beruhende, sozialpsychologisch fundierte Roter Interaction Analysis System (RIAS; Roter 1991), das aufgabenorientierte und sozioemotionale Inhalte von Interaktionen durch exklusive und exhaustive Kategorien erfasst, die typ- und kontextunabhängig formuliert sind, entwickelte sich zu einem international einflussreichen Codier- und Auswertungsverfahren der medizinischen Kommunikationsforschung. Die Untersuchungen liefern damit Indikatoren gelungener und gescheiterter Kommunikation (Langewitz et al. 2003; Publikationsübersicht unter http://riasworks.com; zugegriffen: 17.5.2011). Untersucht werden Gespräche unterschiedlicher Typik in verschiedenen Fachbereichen, spezifische kommunikative Handlungen oder psychosoziale Gesprächsinhalte.

Byrne u. Long (1976) entwickelten auf der Grundlage der Analyse von ca. 2.500 authentischen Gesprächen ein Ablaufmodell ärztlicher Interaktionen mit sechs logisch aufeinander folgenden Gesprächsphasen und beschrieben dafür jeweils charakteristisches ärztliches Verhalten. Dieses Modell wird als arztzentriert kritisiert (z.B. Heritage u. Maynard 2006b, S. 352), weil es sich stark an medizinischen Inhalten orientiert und diese dennoch mit interaktionsstrukturellen Eigenschaften vermengt. Weitere Modelle des ärztlichen Gesprächs sind ebenfalls medizinisch oder medizinpsychologisch motiviert (Köhle et al. 2007; Kurtz et al. 1998; im Überblick: Nowak 2010).

Das linguistisch-gesprächsanalytisch fundierte Modell von Spranz-Fogasy (2005) orientiert sich am Konzept der Handlungsschemaanalyse. Nowak (2010) ermittelt in einer Metaanalyse neun »Gesprächskomponenten«, die aber letztlich mit dem handlungsschematischen Modell kompatibel sind (Nowak u. Spranz-Fogasy 2009). Alle aufgeführten Modelle beziehen sich dabei auf das – vollständig durchgeführte – ärztliche Erstgespräch mit Patienten.

Die meisten Untersuchungen gehen dabei von einem Modell mit fünf zentralen Komponenten aus, die im Handlungsschemamodell so formuliert werden (vgl. Spranz-Fogasy 2005): Nach Begrüßung und Gesprächseröffnung (1) erfolgen Beschwerdenexploration (2) und Diagnosestellung (3), gefolgt von Aktivitäten der Therapieentwicklung und -planung (4) und der Gesprächsbeendigung (5). Dieses konstitutionstheoretisch fundierte Modell basiert auf der Annahme, dass die Beteiligten übergreifende Handlungsorientierungen wie den jeweiligen Interaktionstyp, und damit das bis auf Weiteres gültige Handlungsschema, mit ihren Aktivitäten selbst herstellen und bearbeiten. Das Handlungsschema beinhaltet,

- welche Handlungskomponenten vorkommen,
- in welcher handlungslogischen Abfolge sie bearbeitet werden und
- wie die Aufgaben auf die beteiligten Parteien verteilt sind.

Unter Bezug auf die genannten zentralen Handlungskomponenten werden in der linguistischen und weiteren sozialwissenschaftlichen Gesprächsforschung zu ärztlichen Gesprächen viele unterschiedliche Phänomene und Fragestellungen untersucht (für einen Überblick aus konversationsanalytischer Sicht s. Heritage u. Maynard 2006b). Dabei werden dann auch interaktionsexterne Einflussfaktoren berücksichtigt.

36.1.1 Interaktionsexterne Einflussfaktoren

Zu den Untersuchungen, die interaktionsexterne Einflussfaktoren berücksichtigen, gehören Arbeiten über die unterschiedlichen Institutionen wie Klinik, Ambulanz, Ausbildungsinstitutionen oder niedergelassene Praxis, die unterschiedliches Zeit- und Organisationsmanagement aufweisen (vgl. Löning 2001; Menz et al. 2008). Des Weiteren werden Untersuchungen zu speziellen Krankheitsbildern und Patiententypen – etwa Kopfschmerz (Gülich et al. 2003; Sator 2009), Epilepsie (Schöndienst 2005), Krebserkrankungen, Diabetes, Herzinfarkt etc. – vorgenommen oder zu Patienten unterschiedlichen Alters (Kinder, Jugendliche, Erwachsene, Alte). Schließlich wurden auch schon früh geschlechtsspezifische Unterschiede im Interaktionsverhalten betrachtet (West 1984; neuerdings Menz u. Al-Roubaie 2008), und in den letzten Jahren lag ein besonderer Aufmerksamkeitsschwerpunkt auf Fragen der Herkunftskultur und der damit einhergehenden Verständigungsprobleme (Bührig u. Meyer 2009; Meyer 2004).

Ein weiterer Aspekt der Untersuchung von Beteiligtenkonstellationen ergibt sich aus dem frühen Interesse der Linguistik an Fachsprachenforschung: Ärztliche Gespräche sind demnach auch und vor allem Experten-Laien-Gespräche (Brünner 2005; Gülich 1999). Ärzte haben im Verlauf ihrer beruflichen Sozialisation ein fachbezogenes Spezialwissen und die Legitimation zu dessen Anwendung erworben. Sie verfügen dadurch über umfangreiche Kenntnisse institutioneller und arbeitsorganisatorischer Abläufe, die ihnen erweiterte Durchführungsrechte in Gesprächen ermöglichen.

Neue Forschungsbereiche ergaben sich auch mit der Einführung kommunikationsunterstützender Techniken. Dabei werden Fragen nach dem Einfluss des Computers als drittem »Partner« in interaktiven Prozessen untersucht (vgl. Greatbatch 2006) bzw. die Entwicklung von E-Mail-Kommunikationen als Ergänzung oder gar Ersatz des ärztlichen Gesprächs (z.B. Leong et al. 2005; Goodyear-Smith et al. 2005).

36.1.2 Interaktive Praktiken

Kaum mehr überschaubar ist die Zahl von Untersuchungen zu interaktiven Praktiken im Rahmen des ärztlichen Gesprächs, die Darstellung beschränkt sich daher auf neuere Arbeiten, in denen auch auf frühere Untersuchungen verwiesen wird, und erfolgt entlang der handlungslogischen Entwicklung ärztlicher Gespräche (eine umfangreiche Bibliografie mit ca. 3.000 Einträgen bis Anfang 2010 findet sich in http://hypermedia2.ids-mannheim.de/pragdb/Bibliografie_zur_Arzt-Patient-Kommunikation.pdf; zugegriffen: 5.4.2011). Dabei erweist sich die fundamentale Annahme der Konversationsanalyse zur sequenziellen Organisation sozialen Handelns für die Untersuchung ärztlicher Gespräche als wegweisend (Heritage u. Maynard 2006b), sie kann aber auch durch semantische, syntaktische und textlinguistische, also im engeren Sinne linguistische Analysen fundiert bzw. erweitert werden.

36.1.3 Gesprächseröffnung

Schon die Eröffnungszüge zeigen, wie variabel das Spektrum ärztlichen Kommunikationshandelns gehandhabt werden kann und welche interaktiven Folgen mit den unterschiedlichen Zügen verbunden sind. Spranz-Fogasy (2005) zeigt bei der Analyse von Eröffnungszügen, dass direktive Fragen den Handlungsraum einengen und ggf. auch falsche Angaben erzeugen können, wohingegen der offene Slot des »Sich-zur-Verfügung-Stellens« den Patienten die freie Gestaltung ihrer Beschwerdenschilderung ermöglicht. Dass schon allein die Wahl eines positiv oder negativ polarisierten Quantifikators Auswirkungen auf die Antwortrealisierung hat, demonstrieren Heritage et al. (2007) bei ihrer Untersuchung von »some« und »any« (questions): Die Verwendung des Quantifikators »any« statt »some« führt zu einer signifikanten Verringerung von Patientenfragen.

36.1.4 Konstitution der Beteiligungsrollen

Arzt- und Patientenstatus sind dabei nicht schon durch das Auftreten in Klinik oder Praxis konstituiert, sondern bedürfen der interaktiven Aushandlung. Heritage (2009) und Heritage u. Robinson (2006) zeichnen nach, wie Patienten die Legitimität ihres Beschwerdensachverhalts nachzuweisen suchen und es damit »doctorable« machen. Umgekehrt stellen aber auch Ärzte mit verschiedenen Aktivitäten regelmäßig ihren Interaktionsstatus als fachliche Autorität (Heritage 2005) und institutionelle Agenten (Peräkylä 2002) her. Neben spezialisierten Praktiken der Statuskonstitution weisen auch alle im Folgenden beschriebenen ärztlichen Handlungen zur Beschwerdenexploration, Diagnosemitteilung oder Therapieentwicklung statusbezogene Anteile auf. Diese beziehen sich beispielsweise auf den Anspruch, Fragen stellen zu dürfen oder Diagnosemitteilungen und Therapievorschläge machen zu können – und vice versa responsive Aktivitäten bei Patienten.

36.1.5 Beschwerdenexploration

Insbesondere die Beschwerdenexploration stand lange Zeit im Fokus der Forschung. Großen Raum nehmen darin Untersuchungen zur Beschwerdenschilderung des Patienten und insbesondere zum Erzählen ein. Im Anschluss an die allgemeine linguistische und sozialwissenschaftliche Erzählforschung werden strukturelle Ressourcen der kommunikativen Gattung Erzählen ausgedeutet (Gülich 2005; Koerfer u. Köhle 2007), Praktiken der »Selbstzensur« ermittelt (Chatwin 2006), Möglichkeiten der Relevanzsetzung diskutiert (Koerfer u. Köhle 2009; Sator u. Spranz-Fogasy 2011) oder die Darstellung spezifischer Beschwerdensachverhalte wie z.B. Schmerz diskutiert (Gülich et al. 2003; Menz et al. 2010; Sator 2009).

Ärzte begleiten die Erzählungen von Patienten zunächst meist mit Aufmerksamkeit signalisierenden Rückmeldungen und Kommentaren, greifen dann aber auch mit explorativen und lenkenden Fragen ein (Spranz-Fogasy 2005). Hier lassen sich dann Präzisierungsfragen, die patientenorientiert an deren Äußerungen andocken, von Komplettierungsfragen, die wissensorientiert dem Arztwissen entspringen, unterscheiden.

Die syntaktische und lexikalische Gestaltung von Fragen gibt aber auch vielfach Aufschluss über den aktuellen Wissensstand des Arztes und seine Antworterwartungen (Spranz-Fogasy 2010). Sogenannte W-Fragen, also Fragen, die mit Fragewörtern wie »wer«, »wie«, »was«, »warum« etc. beginnen, dokumentieren den Zustand des Nichtwissens.

Dagegen enthalten Verb-Erststellungsfragen wie »Hatten Sie einen Unfall?« bereits eine Antwortpräferenz des Arztes, und Deklarativsatzfragen (»Sie kommen wegen Ihrer Rückenbeschwerden?«) implizieren vor allem eine Bestätigungserwartung. Insbesondere die positive oder negative Formulierung resp. *Polarität* von Fragen dokumentiert die relative Sicherheit des Arztes hinsichtlich einer Antwortpräferenz (Heritage et al. 2007).

Dies gilt auch für die besondere und recht häufige Form von *explikativen Deklarativsatzfragen* (Spranz-Fogasy 2010). Dieser Typus fasst Patientenäußerungen zusammen, interpretiert oder schlussfolgert bzw. abstrahiert auf eine übergeordnete kommunikative, epistemisch-kognitive oder emotionale Ebene hin. Komplementär leisten die meisten Antworten von Patienten dann auch mehr, als syntaktisch-strukturell vorgegeben und in einem literalen Sinne gefragt wird (und nicht nur bei den explikativen Deklarativsatzfragen). So bearbeiten Patienten Implikationen, ärztliche Relevanzen oder »next-turn questions« in ihren Antworten gleich mit (Spranz-Fogasy 2010). Die Unterscheidung von offenen und geschlossenen Fragen, die regelmäßig in Handlungsempfehlungen für ärztliche Gesprächsführung relevant gemacht wird, erweist sich so als gegenstandslos.

Im Anfangsstadium sind Untersuchungen zu einem weiteren Sprachhandlungstyp innerhalb der Beschwerdenexploration: der *prädiagnostischen Mitteilung*. Stivers (1998) im veterinärmedizinischen Zusammenhang und Heritage u. Stivers (1999) bei ihrer Analyse von »online commentaries« während körperlicher Untersuchungen zeigen, dass Ärzte ihre Patienten während der Beschwerdenexploration regelmäßig über ihre Beobachtungen, ihren aktuellen Wissensstand und ihre medizinische Einschätzung informieren. Diese Mitteilungen dienen dann unter anderem zur Legitimierung und Motivierung weiterer Untersuchungsschritte, zum Aufbau einer gemeinsamen, situativen Wissensbasis und in Folge davon auch von Vertrauen und Compliance (Spranz-Fogasy 2011). Arbeiten zur körperlichen Untersuchung werden aus interaktionistischer Perspektive derzeit vor allem als multimodale Analysen durchgeführt (Heath 2006).

36.1.6 Diagnosestellung

Die Diagnosestellung bzw. -mitteilung wird bis dato in der deutschsprachigen Gesprächsforschung noch wenig untersucht. Lediglich in die anwendungsorientierte Entwicklung von Gesprächsleitfäden zur Diagnosemitteilung sind gesprächsanalytische Erkenntnisse eingeflossen (vgl. Köhle et al. 2007). Studien der angelsächsisch orientierten Conversation Analysis (CA) zeigen, dass Arzt und Patient Diagnosemitteilungen sequenziell unterschiedlich behandeln: Diagnosen werden auf der Basis rollenbezogener epistemischer Autorität mitgeteilt und angenommen und erhalten auch und gerade bei schwerwiegenden Diagnosen i.d.R. wenig explizite Ratifikation (Heath 1992; Maynard 2006; Stivers 2005). Bei gegensätzlichen Auffassungen müssen Patienten aktiv widersprechen (Stivers 2006), oft halten sie sich jedoch mit Bewertungen zurück. Zumeist behandeln Patienten Diagnosemitteilungen als Vorlauf zu Therapievorschlägen und verzichten daher auf eine offene Rückmeldung (Robinson 2003).

36.1.7 Therapieplanung

Anders als bei Diagnosemitteilungen erfolgt auf Therapievorschläge i.d.R. eine explizite Rückmeldung, zumeist in Form von Akzeptanzsignalen (Stivers 2006). Beide Parteien behandeln die Vorschlagssequenz dabei auch erst als erfüllt, wenn merkliche Akzeptanz realisiert wurde. Therapievorschläge können aber auch auf eher passiven Widerstand stoßen, dies zwingt Ärzte dann zu Rechtfertigungen oder gar zu Änderungen (Heritage u. Maynard 2006b).

Für die Phase der Therapieplanung hat sich aufgrund von Ergebnissen der Compliance-Forschung in den letzten Jahren eine breite Diskussion über Modelle der Entscheidungsfindung entwickelt (vgl. Koerfer et al. 2005). In dieser Phase müssen die Parteien die Möglichkeiten therapeutischer Intervention unter Abwägung von medizinisch Möglichem und Notwendigem gegenüber Nebenwirkungen und alltagspraktischen Erfordernissen aushandeln. Dazu entwickelt der Arzt zunächst einen Therapieplan und erläutert ggf. Behandlungsalternativen und Risiken, erkundigt sich, ob das Gesagte verstanden wurde, erfragt die Wünsche des Patienten sowie die Möglichkeiten der Therapieübernahme (Nowak u. Spranz-Fogasy 2009). Das paternalistische Modell ist dabei noch durchaus häufiger als eine partizipative Entscheidungsfindung (»shared decision making«) (Elwyn et al. 2003).

36.1.8 Gesprächsbeendigung

Die Gesprächsbeendigung schließlich ist ein interaktiver Prozess, der die Bereitschaft und das aktive Handeln beider Seiten braucht. Frühere Untersuchungen zeigten, dass Patienten relativ häufig diese »letzte Chance« nutzen, um bisher noch nicht angesprochene Anliegen und Fragen einzubringen. Dies erzeugt auf beiden Seiten Unzufriedenheit mit dem Gesprächsverlauf (White et al. 1997). Robinson (2001) stellt dafür das Fehlen von Gelegenheiten, heikle Themen in früheren Gesprächsphasen anzusprechen, als Ursache fest. Neuere konversationsanalytische Untersuchungen konnten demgegenüber zeigen, dass solche Patienteninitiativen fast immer auf interaktive Einladung durch den Arzt erfolgen (West 2006).

Die Gesprächsbeendigung hat sowohl abklärende als auch zusammenfassende Funktionen, dient aber auch der Vereinbarung zukünftiger Aufgaben. Das Gesprächsende ist so nicht nur der Abschluss des laufenden Gesprächs, sondern auch Ausgangspunkt für die Weiterführung der Behandlung und der Arzt-Patient-Beziehung (Lalouschek 2005). Bislang nicht beforscht ist jedoch der Verlauf von Kommunikationsprozessen über lange Behandlungsbeziehungen.

36.1.9 Weiterführende Überlegungen

Trotz der interaktionistisch-konstitutionstheoretischen Perspektive der hier dargestellten Untersuchungen wird die aktuelle Forschung zu Recht als arztzentriert kritisiert und eine noch recht langsame Entwicklung zu einer »interactive based medicine« konzediert (Heritage u. Maynard 2006b; Menz u. Sator 2011; Sator 2010). Eine stärkere Berücksichtigung der Patientenperspektive, wie sie zu subtilen Relevanzmarkierungen von Patienten (Sator u. Spranz-Fogasy 2011) oder mit der komplementär angelegten Untersuchung von Klüber (2010) zu Handlungsblockaden durch Ärzte und Patienteninitiativen in präoperativen anästhesiologischen Aufklärungsgesprächen vorgenommen wird, erscheint wünschenswert, um wichtige, anderenfalls verdeckte Phänomene und Fragestellungen nicht zu übersehen und um nicht der ohnedies sehr einseitigen Perspektive »historisch entwickelter medizinische[r] Systematiken« aufzusitzen, die sich primär an »medizinisch-institutionellen Handlungszielen und Gesprächszwecken« (Menz u. Sator 2011, S. 429) orientiert. Damit werde die Asymmetrie im Gegenstandsbereich durch die Forschung reproduziert (vgl. auch Drew 2001).

Dies gilt gerade auch für die Entwicklung einer Interaktionstypologie ärztlicher Gespräche, die sich bis dato nicht nur terminologisch an medizinischen Gesichtspunkten orientiert. Bislang beschriebene Interaktionstypen, in deren Zusammenhang die oben geschilderten interaktiven Praktiken untersucht werden, basieren auf medizinischen Praktiken im »Arbeitsbogen« (Strauss 1985) medizinischen Handelns. Als zentrale Interaktionstypen werden dabei neben dem Erstgespräch unter anderem folgende Typen unterschieden: Anamnesegespräch, Befundgespräch, Diagnosemitteilung, Therapieplanungsgespräch, Vorsorge- und Nachsorgegespräche, (chirurgische und anästhesiologische) präoperative Aufklärungsgespräche, Abschlussgespräche. Diese Gesprächstypen lassen sich aber auch als Ausgliederungen resp. Ausdifferenzierungen der interaktiven Aufgaben eines Erstgesprächs ausdeuten, womit eine genuin interaktionistische Perspektive gewonnen werden kann; diese Aufgabe steht jedoch erst noch an (Menz u. Sator 2011).

Aus der Vielzahl von Interaktionstypen wird für die Zwecke dieses Beitrags der Interaktionstyp »Diagnosemitteilung« näher betrachtet, der bei komplexen und ggf. problematischen Erkrankungen eigens ausgegliedert wird, um einerseits die Resultate unterschiedlichster, lang dauernder und zeitversetzter Untersuchungen zu bündeln und andererseits der mit der Mitteilung einer malignen Erkrankung verbundenen emotionalen Belastung und der entsprechend reduzierten Aufnahmefähigkeit der Patienten Rechnung zu tragen (Ditz 2005). In diesem Interaktionstyp werden im Problemfall einer ungünstigen Diagnose der patientenseitige Ausnahmezustand fixiert oder gar erst hergestellt und die Grundlagen für das weitere Krankheitserleben und die Behandlungsvoraussetzungen geschaffen, die einen konstruktiven und produktiven Umgang damit – also das Lernen im Ausnahmezustand – fördern oder behindern.

36.2 Arzt-Patient-Kommunikation mit Brustkrebspatienten

Die bisherigen Ausführungen zeigen, dass es nicht *das* Arzt-Patient-Gespräch gibt, sondern dass es vielmehr um die »bewußte Anwendung von Möglichkeiten sprachlichen Handelns in der jeweils spezifischen Situation bezogen auf ein konkretes Handlungsziel« (Löning 2001, S. 1577) geht. Im Folgenden werden wir beispielhaft den Gesprächstyp »Diagnosegespräch mit Brustkrebspatienten« behandeln, um aufzuzeigen, wie diese sprachlichen Handlungsmöglichkeiten und -aufgaben konkret aussehen können und wie strukturelle Voraussetzungen die kommunikativen Voraussetzungen spezifischer Gesprächstypen in der Arzt-Patient-Interaktion beeinflussen können. (Was die Bezeichnung dieses Gespräches als »Diagnosegespräch mit Brustkrebspatienten« nicht ausdrückt, ist die Tatsache, dass für den Patienten selbst seine Kategorisierung als »Brustkrebspatient« erst im Verlauf dieses Gespräches endgültig existent wird.) Darüber hinaus werden wir weitere, institutionelle und krankheitsbedingte Voraussetzungen für den gesamten Kommunikationszusammenhang zwischen Ärzten und Brustkrebspatienten aufzeigen.

36.2.1 Objektives und subjektives Wissen im Diagnosegespräch

Die meisten der oben dargestellten Analysen und Ergebnisse zur Arzt-Patient-Kommunikation beziehen sich auf Erstgespräche mit Patienten, in denen die Beschwerdenexploration und -schilderung eine zentrale Rolle einnimmt. Es geht in diesen Gesprächen also darum, das subjektive Wissen des Patienten über seinen körperlichen Zustand und das objektive Wissen des Arztes behandlungsrelevant zusammenzubringen:

> » Was vorläufig nur die Patientin weiß, soll im Folgenden in einem interaktiven Prozess in gemeinsames Wissen umgewandelt werden und zwar mindestens so weit, dass die Ärztin mit diesem Wissen und ihrem typisierten professionalisierten Wissen therapeutische Schritte einleiten kann. (Spranz-Fogasy 2005, S. 23f.) «

Diese Grundvoraussetzung ändert sich erheblich, sobald einem Arzt-Patient-Gespräch eine evidenzbasierte Diagnose vorausgeht, wie es bei der Diagnose Brustkrebs der Fall ist. Dadurch wird die Vermittlung dieser Diagnose und ihrer Auswirkungen zur zentralen kommunikativen Aufgabe für den Arzt, das Verstehen und (erste) Verarbeiten der Diagnose sowie der Handlungsoptionen zur zentralen Aufgabe für den Patienten. Das angeführte Zitat lässt sich aus unserer Sicht dementsprechend folgendermaßen umformulieren: Die Patientin weiß, dass die Ärztin diagnostisches Wissen über den Zustand der Patientin hat. Was vorläufig also nur die Ärztin weiß, von dem jedoch die Patientin weiß, dass die Ärztin es weiß, muss im Folgenden in einem interaktiven Prozess in gemeinsames Wissen umgewandelt werden, und zwar im besten Falle mindestens so weit, dass die Patientin therapeutische Schritte einschätzen und (mit-)vollziehen kann.

Damit gerät das subjektive Wissen des Patienten über sein körperliches Befinden, das im Rahmen der Beschwerdenexploration eine Art Ausgleich zur Wissensasymmetrie schafft, in den Hintergrund. Die »spezifischen Problemlagen« (Brünner 2009) der Arzt-Patient-Interaktion als Experten-Laien-Kommunikation (ELK) im Diagnosegespräch treten dadurch besonders hervor:

- Spezialisiertes Fachwissen und Fachsprachlichkeit als Elemente der Expertenrolle sind eine Quelle für Verstehens- und Verständigungsprobleme.
- Fachwissen, professionelle Routine und Nichtbetroffenheit des Experten treten in der ELK der persönlichen Betroffenheit des Laien gegenüber und erzeugen Perspektivendifferenzen.

- Autorität und Definitionsmacht des Experten führen zu einer strukturellen Asymmetrie, einem Machtgefälle in der ELK (Brünner 2009, S. 171).

Begriffe wie »Problemlage« oder »Machtgefälle« sollten hier jedoch nicht als Systemkritik an einer arbeitsteiligen Gesellschaft verstanden werden, sondern vielmehr als Beschreibung struktureller Gegebenheiten, deren Vorhandensein die Gesprächsbeteiligten vor zusätzliche kommunikative Aufgaben stellt.

Insbesondere um Verstehens- und Verständigungsprobleme zu verhindern, werden daher unterschiedliche Strategien für die Diagnoseübermittlung/Kommunikation mit Patienten vorgeschlagen. Neben dem aktiven Zuhören, der Ermutigung, Fragen zu stellen, und anderen Vorgaben sieht die *Interdisziplinäre S3-Leitlinie für die Diagnostik, Therapie und Nachsorge des Mammakarzinoms* (AWMF et al. 2012) in ihren Empfehlungen zum kommunikativen Verhalten im Brustkrebsdiagnosegespräch auch die »(wenn möglich), Vermeidung von medizinischem Fachvokabular, ggf. Erklärung von Fachbegriffen« vor sowie »Strategien, um das Verständnis zu verbessern (Wiederholung, Zusammenfassung wichtiger Informationen)« (ebd., S. 27). Der unreflektierte Gebrauch von Fachbegriffen wird heute als ebenso wenig sinnvoll erachtet wie eine vollständige »Übersetzung« von Fachvokabular in die Alltagssprache (vgl. Brünner 2009). Alternativ wird empfohlen, wesentliche Fachbegriffe verständnissichernd einzuführen, beispielsweise durch sprachliche Strategien wie die vorangehende oder nachfolgende Erläuterung, wobei sich die vorangehende Erläuterung als didaktisch sinnvoller erwiesen hat (vgl. Brünner 2009). Durch solche und andere sprachlich-kommunikative Verfahren wird gewährleistet, dass der Arzt fachsprachlich exakt in seinem Ausdruck bleiben kann, ohne dabei das Verständnis des Patienten außer Acht zu lassen (weitere Verfahren wie Veranschaulichung oder der Gebrauch von Metaphern werden in Brünner 2009 anhand von Beispielen besprochen).

36.2.2 Gespräche mit chronisch Kranken

Gleichzeitig fällt das Gespräch mit Brustkrebspatienten unter die Kategorie »Gespräche mit chronisch Kranken«, wodurch sich die kommunikativen Voraussetzungen insbesondere im weiteren Verlauf der Behandlung vielfach verändern. So werden chronisch Kranke häufig im Laufe der Zeit zu Experten für ihre Krankheit (vgl. Löning 2001, S. 1582; Brünner 2005, S. 172f.).

Es ist grundsätzlich davon auszugehen, dass sich der krankheitsbezogene Wissensstand der Brustkrebspatienten mit der Zeit verändert. Um in der Kommunikation dem jeweiligen individuellen Kenntnisstand gerecht zu werden, sollte der Arzt laut den Empfehlungen der Psychoonkologie immer auch das Vorwissen des Patienten im Gespräch erfragen bzw. mit einbeziehen (vgl. z.B. Ditz 2006, S. 169; Theml 2009, S. 24). Entsprechend raten Psychoonkologen dazu, schon für die Diagnosemitteilung den Kenntnisstand des Patienten zu erfragen und dann die Vermittlung des Sachverhaltes an dessen Wissen sowie an dessen sprachliches Niveau anzupassen (vgl. Ditz 2006, S. 169f.; Theml 2009, S. 24). Aus sprachwissenschaftlicher Perspektive kann es hier nicht darum gehen, das tatsächliche Wissen der Patienten zu untersuchen. Wesentlicher ist hier die Erforschung der Frage, wie Arzt und Patient sich gegenseitig Verstehen und Wissen anzeigen und aushandeln (zur Dokumentation und Aushandlung von Verstehen in Gesprächen s. Deppermann et al. 2010).

Neben diesen an den Beteiligungsrollen ausgerichteten Merkmalen sind noch weitere, extrakommunikative Merkmale, die sich aus dem Behandlungsverlauf ergeben, für die Kommunikation und einen möglichen Lernprozess wesentlich.

36.2.3 Komplexität der Erkrankung – Komplexität der Gespräche

Mit der Komplexität der Erkrankung steigt auch die Komplexität kommunikativer Handlungskomponenten (s. oben), die dann bei Krebserkrankungen auf mehrere Gespräche verteilt sind (vgl. auch Löning 2001, S. 1581). Diese Gespräche unterscheiden sich jeweils in ihren Handlungszwecken und finden – zeitlich versetzt – parallel zur Krankheitsbehandlung statt (► Abschn. 36.1.9). Durch die heutige arbeitsteilige Medizin und die Empfehlung, Brustkrebs in zertifizierten Brustzentren behandeln zu lassen (vgl. z.B. Deutsches Krebsforschungszentrum, www.krebsinformationsdienst.de), ist eine langfristige Beziehung zwischen Arzt und Patient i.d.R. nicht (mehr) gegeben. So wird schon die Diagnose meist nicht mehr durch niedergelassene Gynäkologen überbracht, sondern durch verschiedene Ärzte interdisziplinärer Brustzentren (vgl. Ditz 2005, 2006). So sehr sich diese Praxis auf medizinischer Seite bewährt hat, so sehr hat diese Arbeitsteilung auch Auswirkungen auf die Kommunikation zwischen Arzt und Patient, die auch von medizinischer Seite, insbesondere von der Psychoonkologie, berücksichtigt werden. So kann diese Interdisziplinarität für den Arzt bedeuten, »nur einzelne und relativ oberflächliche Kontakte mit der Patientin zu haben« (Ditz 2006, S. 167). Eine längere Arzt-Patient-Beziehung bietet zumindest strukturell die Voraussetzungen für eine Kommunikation, in der der Arzt Inferenzen über den Wissensstand seines Patienten ziehen kann, indem er auf frühere Gespräche und sein Wissen um die Gesamtsituation des Patienten zurückgreift. Für den Ablauf des Diagnosegespräches wie aller weiteren Gespräche wird daher gefordert, dass der das Gespräch führende Arzt den individuellen Kenntnisstand des Patienten abfragt (vgl. Brünner 2009; Ditz 2006). Für den konkreten Gesprächsablauf bedeutet dies, dass der Arzt solche Sequenzen initiieren und auf mögliche Relevanzmarkierungen des Patienten reagieren sollte (Sator u. Spranz-Fogasy 2011).

36.2.4 Strukturelle Voraussetzungen für das Lernen aus kommunikativer Sicht

Dass Brustkrebs kein Notfall ist, wirkt sich auch wesentlich auf das Diagnosegespräch mit Brustkrebspatienten aus. So besteht genügend Zeit, um Therapiemöglichkeiten zu besprechen und zu überdenken. Dass Ärzte und Patienten es hier außerdem mit einer Abfolge von mehreren Gesprächen über einen längeren Zeitraum hinweg zu tun haben, schafft dabei potenziell Raum für das Lernen der Patienten in Bezug auf ihre Krankheit. In den Zeiten zwischen den Gesprächen können sie sich Informationen über ihre Krankheit beschaffen und haben dann wiederum im jeweils folgenden Gespräch die Möglichkeit, diese Informationen erstens relevant zu machen und sie zweitens aus ärztlicher Sicht einzuordnen bzw. einordnen zu lassen.

Alle kommunikativen Handlungsempfehlungen für Ärzte und Patienten müssen jedoch immer vor dem Hintergrund betrachtet werden, dass mündliche Kommunikation flüchtig ist, dass die Patienten – insbesondere nach einer schwerwiegenden Diagnose – sicher auch nur begrenzt aufnahmefähig sind und dass der Zeitrahmen für solche Gespräche oft sehr eng ist. Einen Ausgleich zu dem durch diese Strukturen bedingten potenziellen Informationsverlust schafft die medizinische Praxis, in einem elektronisch geführten und während des Gespräches aktualisierten Brief wesentliche Ergebnisse von Untersuchungen und Gesprächen mit dem jeweiligen Patienten aufzunehmen und dem Patienten eine Kopie dieses Briefs nach dem Gespräch mitzugeben (diese Praxis ist uns bekannt aus einer einwöchigen teilnehmenden Beobachtung von Arzt-Patient-Gesprächen im Jahr 2010 an der Universitätsfrauenklinik Heidelberg, Abteilung Medikamentöse Gynäkologische Onkologie). Der ursprünglich nur an den behandelnden Gynäkologen gerichtete Arztbrief wird damit gleichzeitig zu einem »Patientenbrief«. Aus interaktionistischer Sicht ist diese Praxis sinnvoll, da das Entgegennehmen des Briefs einen deutlich geringeren kommunikativen Aufwand bedeutet als initiatives »Einfordern« (unter Berufung auf das Recht auf Einsichtnahme in Arztbriefe). Arzt und Patient besitzen so eine gemeinsame und patientenspezifische Informationsbasis.

36.3 Schlussbemerkung

In diesem Beitrag haben wir einen kurzen Abriss der aktuellen Forschungslage zur Arzt-Patient-Kommunikation gegeben. Wir haben dabei einen Schwerpunkt auf die interaktionistische Perspektive gelegt und im zweiten Teil einige Besonderheiten der Kommunikation im Prozess der Diagnosemitteilung bei Brustkrebs behandelt. In der aktuell breit aufgestellten Forschung zur Arzt-Patient-Kommunikation in der Medizin und in den Sozialwissenschaften kann dies aber nur eine Momentaufnahme sein. Wir erwarten für die nächste Zeit viele neue Einsichten durch eine stärker patienten- und interaktionszentrierte Forschung, aber auch die verstärkte Umsetzung in medizinisch-therapeutisches Handeln sowie Auswirkungen auf die Aus- und Weiterbildung im Praxisfeld der Medizin selbst. Davon zeugen bereits jetzt viele laufende Forschungsarbeiten, die in unmittelbarem Kontakt zwischen medizinischen Praktikern und Ausbildern einerseits und sozialwissenschaftlichen Forschern andererseits durchgeführt werden.

Literatur

AWMF, Deutsche Krebsgesellschaft e.V., Deutsche Krebshilfe e.V. (Hrsg) (2012) Interdisziplinäre S3-Leitlinie für die Diagnostik, Therapie und Nachsorge des Mammakarzinoms. Langversion 3.0. http://leitlinienprogramm-onkologie.de/uploads/tx_sbdownloader/S3-Brustkrebs-v2012-OL-Langversion.pdf. Zugegriffen: 17. Juli 2012

Bales RF (1950) Interaction process analysis. Addison-Wesley, Cambridge

Brünner G (2005) Arzt-Patient-Kommunikation als Experten-Laien-Kommunikation. In: Neises M, Ditz S, Spranz-Fogasy T (Hrsg) (2005) Psychosomatische Gesprächsführung in der Frauenheilkunde. Ein interdisziplinärer Ansatz zur verbalen Intervention. Wissenschaftliche Verlagsgesellschaft, Stuttgart, S 90–109

Brünner G (2009) Die Verständigung zwischen Arzt und Patient als Experten-Laien-Kommunikation. In: Klusen N, Fließgarten A, Nebling T (Hrsg) Informiert und selbstbestimmt. Der mündige Bürger als mündiger Patient. Nomos, Baden-Baden, S 170–188

Bührig K, Meyer B (2009) Gespräche zwischen Patienten und Ärzten – Ein- und mehrsprachige Anamnesen im Krankenhaus. In: Klusen N, Fließgarten A, Nebling, T (Hrsg) Informiert und selbstbestimmt. Der mündige Bürger als mündiger Patient. Nomos, Baden-Baden, S 189–205

Byrne PS, Long BEL (1976) Doctors talking to patients: A study of the verbal behaviour of general practitioners consulting in their surgeries. HSMO, Royal College of General Practitioners, London

Chatwin J (2006) Patient narratives: A micro-interactional analysis. In: Communication & Medicine 3(2):113–123

Deppermann A, Reitemeier U, Schmitt R, Spranz-Fogasy T (2010) Verstehen in professionellen Handlungsfeldern. Narr, Tübingen

Ditz S (2005) Die Mitteilung der Diagnose Brustkrebs. In: Neises M, Ditz S, Spranz-Fogasy T (Hrsg) Psychosomatische Gesprächsführung in der Frauenheilkunde. Ein interdisziplinärer Ansatz zur verbalen Intervention. Wissenschaftliche Verlagsgesellschaft, Stuttgart, S 224–241

Ditz S (2006) Diagnoseübermittlung, Entscheidungsfindung und präoperatives Aufklärungsgespräch. In: Ditz S, Diegelmann C, Isermann M (Hrsg) Psychoonkologie – Schwerpunkt Brustkrebs. Kohlhammer, Stuttgart, S 167–186

Drew P (2001) Spotlight on the patient. Text 21:261–268

Elwyn G, Edwards A, Wensing M, Hood K, Atwell C, Grol R (2003) Shared decision making: Developing the OPTION scale for measuring patient involvement. Quality and Safety in Health Care 12:93–99

Epstein R, Campbell T, Cohen-Cole S (1993) Perspectives on patient-doctor communication. The Journal of Family Practice 37(4):377–388

Geisler L (1989) Arzt und Patient – Begegnung im Gespräch. Pharma Verlag, Frankfurt am Main

Goodyear-Smith F, Wearn A, Everts H, Huggard P, Halliwell J (2005) Pandora's electronic box: GPs reflect upon email communication with their patients. Informatics in Primary Care 13(3):195–202

Greatbatch D (2006) Prescriptions and prescribing: Coordinating talk- and text-based activities. In: Heritage J, Maynard DW (Hrsg) Communication in medical care: Interaction between primary care physicians and patients. Cambridge University Press, S 313–339

Gülich E (1999) »Experten« und »Laien«: Der Umgang mit Kompetenzunterschieden am Beispiel medizinischer Kommunikation. In: Union der Deutschen Akademien der Wissenschaften. Sächsische Akademie der Wissenschaften zu Leipzig (Hrsg) »Werkzeug Sprache«. Sprachpolitik, Sprachfähigkeit, Sprache und Macht. 3. Symposion der deutschen Akademien der Wissenschaften. Olms, Hildesheim, S 165–197

Gülich E (2005) Krankheitserzählungen. In: Neises M, Ditz S, Spranz-Fogasy T (Hrsg) Psychosomatische Gesprächsführung in der Frauenheilkunde. Ein interdisziplinärer Ansatz zur verbalen Intervention. Wissenschaftliche Verlagsgesellschaft, Stuttgart, S 73–89

Gülich E, Schöndienst M, Surmann V (Hrsg) (2003) Schmerzen erzählen. Psychotherapie und Sozialwissenschaft, Themenheft 4

Heath C (1992) The delivery and reception of diagnosis in the general-practice consultation. In: Drew P, Heritage J (Hrsg) Talk at work: Interaction in institutional settings. Cambridge University Press, Cambridge, S 235–267

Heath C (2006) Body work: The collaborative production of the clinical object. In: Heritage J, Maynard DW (Hrsg), Communication in medical care: Interaction between primary care physicians and patients, Cambridge University Press, Cambridge, S 185–213

Heritage J (2005) Revisiting authority in physician-patient interaction. In: Felson Duchan J, Kovarsky D (Hrsg) Diagnosis as cultural practice. Mouton de Gruyter, Berlin, S 83–102

Heritage J (2009) Negotiating the legitimacy of medical problems: A multi-phase concern for patients and physicians. In: Brashers DE, Goldsmith DJ (Hrsg) Communicating to manage health and illness. Routledge, New York, S 147–164

Heritage J, Maynard DW (2006a) Communication in medical care: Interaction between primary care physicians and patients, Cambridge University Press, Cambridge

Heritage J, Maynard DW (2006b) Problems and prospects in the study of physician-patient interaction: 30 years of research. Annual Review of Sociology 32(1):351–374

Heritage J, Robinson J (2006) Accounting for the visit: Giving reasons for seeking medical care. In: Heritage J, Maynard DW (Hrsg) Communication in medical care: Interaction between primary care physicians and patients. Cambridge University Press, Cambridge, S 48–85

Heritage J, Stivers T (1999) Online commentary in acute medical visits: A method of shaping patient expectations. Social Science & Medicine 49:1501–1517

Heritage J, Robinson J, Elliott M, Beckett M, Wilkes M (2007) Reducing patients' unmet concerns in primary care: The difference one word can make. Journal of General Internal Medicine 22(10):1429–1433

Jünger J, Köllner V (2003) Integration eines Kommunikationstrainings in die klinische Lehre. Beispiele aus den Reformstudiengängen der Universitäten Heidelberg und Dresden. Psychotherapie, Psychosomatik, Medizinische Psychologie 53:56–64

Klüber M (2010) Präoperative Aufklärungsgespräche in der Anästhesie. Die Organisation von Patientenfragen im Gespräch. Masterarbeit, Universität Mannheim

Koerfer A, Köhle K (2007) Kooperatives Erzählen. Zur Konstruktion von Patientengeschichten in der ärztlichen Sprechstunde. In: Redder A (Hrsg) Diskurse und Texte. Stauffenburg, Tübingen, S 629–639

Koerfer A, Köhle K (2009) Was ist erzählenswert? Das Relevanzproblem in einer narrativen Medizin. In: Grimm G, Kapfhamer N, Mathys H, Michel S, Boothe B (Hrsg) Erzählen, Träumen und Erinnern. Erträge klinischer Erzählforschung. Pabst, Lengerich, S 125–138

Koerfer A, Köhle K, Obliers R (2005) Entscheidungsdialog zwischen Arzt und Patient – Modelle der Beziehungsgestaltung in der Medizin. In: Neises M, Ditz S, Spranz-Fogasy T (Hrsg) Psychosomatische Gesprächsführung in der Frauenheilkunde. Ein interdisziplinärer Ansatz zur verbalen Intervention. Wissenschaftliche Verlagsgesellschaft, Stuttgart, S 137–160

Köhle K, Raspe H-H (Hrsg) (1982) Das Gespräch während der ärztlichen Visite. Empirische Untersuchungen. Urban & Schwarzenberg, München

Köhle K, Koerfer A, Kretschmer B, Obliers R, Reimer T, Thomas W (2007) Manual zur ärztlichen Gesprächsführung und Mitteilung schwerwiegender Diagnosen. AG Medizindidaktik, Köln

Kurtz S, Silverman J, Draper J (1998) Teaching and learning communication skills in medicine. Radcliffe, Oxford

Lalouschek J (2005) Medizinische Konzepte und ärztliche Gesprächsführung – am Beispiel der psychosomatischen Anamnese. In: Neises M, Ditz S, Spranz-Fogasy T (Hrsg) Psychosomatische Gesprächsführung in der Frauenheilkunde. Ein interdisziplinärer Ansatz zur verbalen Intervention. Wissenschaftliche Verlagsgesellschaft, Stuttgart, S 48–72

Langewitz W, Nübling M, Weber H (2003) A theory-based approach to analysing conversation sequences. Epidemiologia e Psichiatria Sociale 12(2):103–108

Langewitz W, Laederach K, Buddeberg C (2004) Ärztliche Gesprächsführung. In: Buddeberg C. (Hrsg) Psychosoziale Medizin. Springer, Heidelberg, S 373–407

Leong SL, Gingrich D, Lewis, Peter R, Mauger DT, George J H (2005) Enhancing doctor-patient communication using email: A pilot study. Journal of the American Board of Family Medicine, 18(3):180–188

Lipkin M, Frankel R, Beckman H, Charon R, Fein O (1995) Performing the interview. In: Lipkin M, Lazare A, Putnam SM (Hrsg) The medical interview: Clinical care, teaching, and research. Springer, New York, S 65–82

Löning P (2001) Gespräche in der Medizin. In: Brinker K, Antos G, Heinemann W, Sager SF (Hrsg) Text- und Gesprächslinguistik. Handbücher zur Sprach- und Kommunikationswissenschaft. Mouton de Gruyter, Berlin, S 1576–1588

Maynard D W (2006) »Does it mean I'm gonna die?«: On meaning assessment in the delivery of diagnostic news. Social Science & Medicine 62(8):1902–1916

Meerwein F (1969) Das ärztliche Gespräch. Huber, Bern

Menz F, Al-Roubaie A (2008) Interruptions, status and gender in medical interviews: The harder you brake, the longer it takes. Discourse & Society 19(5):645–666

Menz F, Sator M (2011) Kommunikationstypologien exemplarischer Handlungsbereiche: Medizin. In: Habscheid S (Hrsg) Textsorten, Handlungsmuster, Oberflächen: Linguistische Typologien der Kommunikation. De Gruyter, Berlin, S 414–436

Menz F, Lalouschek J, Gstettner A (2008) Effiziente ärztliche Gesprächsführung. Optimierung kommunikativer Kompetenz in der ambulanten medizinischen Versorgung. Ein gesprächsanalytisches Trainingskonzept. LIT-Verlag, Wien

Menz F, Lalouschek J, Sator M, Wetschanow K (2010) Sprechen über Schmerzen. Universitätsverlag Rhein-Ruhr, Duisburg

Meyer B (2004) Dolmetschen im medizinischen Aufklärungsgespräch. Eine diskursanalytische Untersuchung zur Wissensvermittlung im mehrsprachigen Krankenhaus. Waxmann, Münster

Neises M, Ditz S, Spranz-Fogasy T (Hrsg) (2005) Psychosomatische Gesprächsführung in der Frauenheilkunde. Ein interdisziplinärer Ansatz zur verbalen Intervention. Wissenschaftliche Verlagsgesellschaft, Stuttgart

Nowak P (2010) Eine Systematik der Arzt-Patient-Interaktion. Systemtheoretische Grundlagen, qualitative Synthesemethodik und diskursanalytische Ergebnisse zum sprachlichen Handeln von Ärztinnen und Ärzten. Lang, Frankfurt am Main

Nowak P, Spranz-Fogasy T (2009) Medizinische Kommunikation – Arzt und Patient im Gespräch. In: Bogner A, Eichinger LM, Kelletat AF, Krumm H-J, Miche W, Wierlacher A, Dengel B (Hrsg) Jahrbuch Deutsch als Fremdsprache. Themenschwerpunkt Professionelle Kommunikation. Iudicium, München, S 80–96

Peräkylä A (2002) Agency and authority: Extended responses to diagnostic statements in primary care encounters. Research on Language and Social Interaction 35(2):219–247

Ripke T (1994) Patient und Arzt im Dialog. Praxis der ärztlichen Gesprächsführung. Thieme, Stuttgart

Robinson JD (2001) Closing medical encounters. Social Science & Medicine 53(5):639–656

Robinson JD (2003) An interactional structure of medical activities during acute visits and its implications for patients' participation. Health Communication 15(1):27–59

Roter D (1991) The Roter Interaction Analysis System (RIAS). Coding manual. School of Hygiene and Public Health, Johns Hopkins University, Baltimore, MD

Sator M (2009) Irgendwie schwierig das zu differenzieren! Schmerzdifferenzierung – Eine gesprächsanalytische Untersuchung ärztlicher Erstgespräche an der Kopfschmerzambulanz. Dissertation, Universität Wien

Sator M (2010) Spotlight on the doctor? Spotlight on the patient? – Spotlight on the interaction! From narrative-based medicine to interaction-based medicine. (Unveröffentlichtes Manuskript)

Sator M, Spranz-Fogasy T (2011) Medizinische Kommunikation. In: Knapp K, Antos G, Becker-Mrotzek M, Deppermann A, Göpferich S, Grabowski J, Klemm M, Villiger C (Hrsg) Angewandte Linguistik. Ein Lehrbuch. Francke, Tübingen, S 376–393

Schöndienst M (2005) Zur Differentialdiagnose nächtlicher anfallsartiger Störungen: Apparative vs. kommunikative Methoden. Aktuelle Neurologie 28 (Suppl. 1):33–36

Siegrist, Johannes (1978) Arbeit und Interaktion im Krankenhaus. Vergleichende medizinsoziologische Untersuchungen in Akutkrankenhäusern. Enke, Stuttgart

Spranz-Fogasy T (2005) Kommunikatives Handeln in ärztlichen Gesprächen – Gesprächseröffnung und Beschwerdenexploration. In: Neises M, Ditz S, Spranz-Fogasy T (Hrsg) Psychosomatische Gesprächsführung in der Frauenheilkunde. Ein interdisziplinärer Ansatz zur verbalen Intervention. Wissenschaftliche Verlagsgesellschaft, Stuttgart, S 17–47

Spranz-Fogasy T (2010) Verstehensdokumentation in der medizinischen Kommunikation: Fragen und Antworten im Arzt-Patient-Gespräch. In: Deppermann A, Reitemeier U, Schmitt R, Spranz-Fogasy T (Hrsg) Verstehen in professionellen Handlungsfeldern. Narr, Tübingen, S 27–116

Spranz-Fogasy T (2011) Prädiagnostische Mitteilungen als Indikatoren kognitiver Verarbeitung krankheitsrelevanter Informationen. 15. Arbeitstagung zur Gesprächsforschung, Institut für Deutsche Sprache, Mannheim, 1. April 2011. (Unveröffentlichtes Manuskript)

Stivers T (1998) Pre-diagnostic commentary in veterinarian-client interaction. Research on Language and Social Interaction 31:241–277

Stivers T (2005) Parent resistance to physicians' treatment recommendations: One resource for initiating a negotiation of the treatment decision. Health Communication 18(1):41–74

Stivers T (2006) Treatment decisions: Negotiations between doctors and patients in acute care encounters. In: Heritage J, Maynard DW (Hrsg) Communication in medical care: Interaction between primary care physicians and patients. Cambridge University Press, Cambridge, S 279–312

Strauss A, Fagerhaugh S, Suczek B, Wiener C (1985). Social organization of medical work. The University of Chicago Press, Chicago

Theml HK (2009) Aufklärungsprozess in den Phasen des Diagnose- und Krankheitsweges. In: Tumorzentrum München (Hrsg) Manual Psychoonkologie. Zuckschwerdt, Wien, S 24–27

West C (1984) Medical misfires: Mishearings, misgivings, and misunderstandings in physician-patient dialogues. Discourse Processes 7(2):107–134

West C (2006) Coordinating closings in primary care visits: Producing continuity of care. In: Heritage J, Maynard DW (2006) Communication in medical care: Interaction between primary care physicians and patients. Cambridge University Press, Cambridge, S 379–415

White J, Rosson C, Christensen J, Hart R, Levinson W (1997) Wrapping things up: A qualitative analysis of the closing moments of the medical visit. Patient Education and Counseling 30(2):155–165

Arzt-Patient-Interaktion aus medizinsoziologischer Perspektive

Werner Vogd

Die Aufgabe dieses Beitrags besteht darin, die Arzt-Patient-Beziehung aus medizinsoziologischer Perspektive am Beispiel der Krebserkrankung zu beleuchten. Im Sinne einer »Soziologie der Medizin« werden dabei zunächst die gesellschaftlichen Rahmenbedingungen der modernen Krankenbehandlung erörtert, unter anderem, um die hiermit verbundenen Fragmentierungsprozesse aufzuzeigen. Darüber hinaus ist es notwendig, auf eine Besonderheit der Zeit- und Verstehensdynamik der Krebserkrankung hinzuweisen, um auch in Hinblick auf die Krankheitsverarbeitung von der üblichen psychologischen zu einer soziologischen Beschreibungsebene gelangen zu können. Beides zusammengenommen führt zu einem tieferen Verständnis der üblichen Entfremdungsprozesse, die bei der Arzt-Patient-Interaktion während vieler Krebsbehandlungen zu beobachten sind. Illustriert werden die Ausführungen anhand von Ausschnitten aus Vorträgen einer Patientenvertreterin und eines Arztes zur Arzt-Patient-Kommunikation. Es kann gezeigt werden, warum man Coping und Krankheitsbearbeitung nicht nur der Psychologie überlassen sollte, denn bei den hier beschriebenen Krisen handelt es sich immer auch um eine systematisch in die Irre führende Kommunikationsstruktur, die kaum noch eine erfolgreiche »symbolische Heilung« möglich werden lässt.

37.1 Gesellschaft und organisierte Krankenbehandlung

So sehr es bei der Diagnose und Therapie von Brustkrebs um Krankheit, Leid und oftmals auch um den Tod gehen mag, aus soziologischer Perspektive stellt die Krankenbehandlung (auch) Kommunikation dar. Sie ist Interaktion und Vollzug von Gesellschaft (s. ausführlich zu einer Soziologie der organisierten Krankenbehandlung Vogd 2011). Ethnologen können viel über die Kultur der von ihnen untersuchten Stämme lernen, wenn sie deren Umgang mit Krankheit und Tod beobachten. Im gleichen Sinne ist für Soziologen die Krankenbehandlung ein Gegenstand, über den sie pars pro toto in das innere Gefüge der Gesellschaft eindringen können. Foucault (1988) konnte in seiner Untersuchung zur *Geburt der Klinik* den epistemischen Bruch ausmachen, der zur modernen Gesellschaft hinführt, um dann später mit den Institutionen der Psychiatrie die Wissenskonfiguration in den Blick zu nehmen, welche die gesellschaftlichen Semantiken von Körper und Individualität prägen.

Goffman (1961) nahm die (psychiatrische) Klinik zum empirischen Ausgangspunkt, um unter dem extremen Blickwinkel der totalen Institution zu entdecken, was es bedeutet, in Interaktion eine soziale Identität aufbauen zu können – und zu müssen –, in der die personale Integrität zugleich gefordert wie auch ständig unterlaufen wird. Auch Parsons (1951) wurde durch Feldbeobachtungen zur ärztlichen Arbeit in Boston zu seiner strukturfunktionalistischen Theorie angeregt. Die Arzt-Patient-Beziehung – so sein Befund – erscheint als ein Gefüge von Komplementärrollen, das dann durch ein spezifisches Orientierungsmuster (»pattern«) gekennzeichnet ist: funktionale Spezifität (Fokussierung auf ein krankes Organ), eine universalistische Orientierung (den anderen ohne Ansehen der Person behandeln) und die Abstinenzregel der emotionalen Neutralität (den anderen beispielsweise nicht als potenziellen Sexualpartner betrachten). Laut Parsons konnte sich erst unter den genannten Voraussetzungen die organisierte Krankenbehandlung, trotz all der mit ihr verbundenen Zumutungen (etwa die Verletzung der Intimität und die Zufügung von Schmerzen), zu einem stabilen Handlungssystem ausgestalten.

Der Blick auf die Krankenbehandlung offenbart gewissermaßen das Zentrum einer Kultur, denn gerade hier werden die Beziehungen zwischen Körper, Bewusstsein und Gesellschaft in subtiler Weise austariert. Nicht zuletzt werden hier auch die »Grenzen des Sozialen« verhandelt (Lindemann 2002), also auch der gesellschaftliche Status jener »ou-topischen« Bereiche des Bewusstseins und des Todes, die sozial nicht erreicht werden können. Der Tod ist ebenso wie das Bewusstsein des Anderen ein Nichtort, den man nicht erreichen, sondern nur kommunikativ konstruieren kann.

Hiermit bekommt die Medizin eine inhärent kulturelle Bedeutung, denn die jeweilige medizinische Kultur einer Gesellschaft zeigt auf performative Weise durch die Vollzüge ihrer Praxen, wie man sich im Angesicht von schwerer Krankheit und Leid zu verhalten hat. Die medizinische Kultur erscheint jetzt als eine Praxisform, die dadurch instruiert wird, dass sie durch tägliche Anwendung gepflegt wird. Die jeweilige Behandlungspraxis (»Behandlungsform«) erscheint gewissermaßen als eine Setzung, die in der Welt kommunikativ einen Unterschied macht, weil ihre Praxen die Welt so und nicht anders anschneiden.

Im Sinne der bewährten Einsicht der Ethnomedizin heißt dies zunächst nur, dass »Heilen die Ausgrenzung von Chaos darstellt« und hiermit »der ungeregelte krankheitsbedingte ‚Natur'zustand in einen ‚Kultur'zustand überführt und damit handhabbar gemacht« wird (Sich et al. 1993, S. 108). Kultur heißt dann auf sozialer Ebene, dass man der Kontingenz des Krankheitsgeschehens, welches als kommunikatives Ereignis die sozialen Verhältnisse verstört, in einer vertrauten, sich selbst bestätigenden und plausibilisierenden Weise antworten kann.

Vormoderne Heilsysteme verfügen über ein großes Repertoire an symbolischen Formen, mit denen Krankheit und gar der Tod in ein kulturelles System eingebettet werden können. Die Geister der Toten sind entsprechend von den Lebenden an den richtigen Ort zu führen. Der biologische Tod ist noch kein sozialer Tod, und gerade deshalb wird es möglich, auch im Angesicht der zum Tode führenden Krankheit einen Sinn zu vermitteln, sei es im Reflex auf die Erbsünde im Katholizismus, in der Karmalehre im Hinduismus oder jenen Zwischenreichtopologien der schamanischen Kulturen (s. etwa zur katholischen Krankheitslehre Knop 2009, zu einer anspruchsvollen Darstellung einer schamanistischen Krankheitslehre Oppitz 1980). Demgegenüber hat die moderne Medizin im Zuge der wissenschaftlichen »Entzauberung der Welt« (Weber 1995) die Rückbindung (lat. *religio*) an eine mythisch begründete soziale Ordnung aufgeben. Ihr bleibt nur noch der »biomedizinische Vitalismus« mit dem von eschatologischen Ansprüchen entkleideten »Überlebens- und Leidens-Ideal« und der hieraus resultierenden »Kampf-Kultur« (Wettreck 1999, S. 47 u. 53). Entsprechend führt dann auch Sloterdijk (1983, S. 490) einen »Teil der heutigen Krise der Medizin« darauf zurück, dass sie »und wie sie ihre einstige Funktionsverbindung zum Priestertum aufgegeben hat und seither selber zum Tode in ein gewundenes, zweideutiges Verhältnis getreten ist«. Im »Kampf zwischen Leben und Tod« hätten sich die Ärzte in »entgegengesetzte Lager« begeben. Allein der Priester könne sich, »ohne zynisch zu werden, mit kynisch freiem Blick ins Wirkliche, auf die Seite des Todes schlagen, weil der Tod in lebendigen Religionen und Kosmologien als ein selbstverständlicher Preis des Lebens und als eine Phase der großen Ordnungen gilt, mit welchen sich das Priesterwissen einmal ‚konspirativ' – gleichatmend – verbunden wusste«. Ihn müsse weder die Sterblichkeit im Allgemeinen noch der Todeskampf des Einzelnen im Besonderen verlegen machen, denn:

» In beidem wirkt eine Tatsächlichkeit höherer Art, worin unser Wille nicht gefragt wird. Anders jedoch der Arzt. Er definiert sich dadurch, daß er die Partei des Lebens ergreifen muß. Von dieser unbedingten Parteinahme leitet sich der gesamte medizinische Idealismus her, der heute noch bis hinein in die zynischsten Verschraubungen die absurden Kämpfe der Medizin um das Leben von längst zerfallenen, moribunden Körpern leitet. (Sloterdijk 1983, S. 490). «

Der »medizinische Blick« (Foucault 1988) und der »medizinische Code« (Luhmann 1990) kennen keinen Sinn außerhalb der biophysiologischen Funktionsbezüge mehr. Der Patientenkörper und das »Patientensubjekt« als modernes funktionales Äquivalent zur Seele mögen zwar normativ weiterhin den Referenzpunkt ärztlichen Handelns darstellen, doch de facto bleiben sie normalerweise vor allem bei schweren, lebensbedrohlichen Erkrankungen unverbunden. Bestenfalls im Sinne ärztlicher »Compliance« wird das Subjekt hier adressiert, nämlich um den Patienten zu motivieren, sich den medizinisch notwendigen Prozeduren zu unterwerfen.

Darüber hinaus wird die Arzt-Patient-Beziehung noch durch andere Lagerungen fragmentiert. In der funktional differenzierten Gesellschaft stellen Medizin, Wirtschaft, Politik, Recht, Religion und Familie autonome und in Hinblick auf ihre Sinnorientierung getrennte und logisch teilweise inkommensurable Sphären dar. Zudem bietet die moderne Gesellschaft ihre Leistungsvollzüge überwiegend in Form von Organisationen an. Diese erscheinen nun als »Treffraum für die unterschiedlichsten Funktionssysteme« (Luhmann 2000,

S. 398), denn nur hier kann konkret im Einzelfall austariert werden, wie etwa medizinisches Wissen, rechtliche Vorgaben, wirtschaftliche Modalitäten, vorhandenes Personal, Angehörigenbedürfnisse und Patientencharakteristika in ein funktionables Arrangement gebracht werden können. Für den einzelnen Patienten bedeutet dies vor allem »Einspuren in die Funktionsabläufe«. Diese werden zudem noch über eine Reihe technisierter Routinen stabilisiert. So sind etwa in den Formblättern der Krankenakte organisatorische Prozesse, abrechnungstechnische Abläufe wie auch rechtliche Abbildbarkeit vorgebahnt, sodass den bearbeitenden Akteuren nur ein begrenzter Spielraum bleibt, von den vorformatierten Pfaden abzuweichen.

Der Patient hat, wie schon Rohde (1974, S. 397) treffend feststellt, von nun an keine Stellung mehr, »sondern nur noch eine Lage«. Aufgrund der durch das Gesamtarrangement im Kontext der Krankheitsdynamik inszenierten Faktizitäten braucht dies auch nicht mehr interaktiv ausgehandelt zu werden, sondern ist seitens der Betroffenen einfach nur noch zu erdulden. Organisationsabläufe, die eine Eigenlogik bekommen, welche nicht immer der Logik der Krankheit und schon gar nicht den Bedürfnissen des behandelten Patienten entsprechen, sowie die bekannten Schnittstellenprobleme erscheinen nun als Nebenfolgen einer ansonsten im historischen Maßstab konkurrenzlos leistungsstarken Medizin.

Man mag jetzt aus professionstheoretischer Perspektive (vgl. Oevermann 1990 u. Stichweh 1987) einwenden, die eigentliche Aufgabe des Arztes bestehe gerade nicht darin, in technokratischer Manier seine Expertise zu vollziehen, sondern medizinisches Wissen und gegebene medizinisch-organisatorische Möglichkeiten fallbezogen und verstehend in Bezug auf den Patienten als Subjekt und in Referenz auf seine spezifische Fallgeschichte einzubringen (s. aus der Perspektive einer originär medizinischen Verantwortungsethik Dörner 2001, S. 48 u. 51). Dies setzt jedoch voraus, dass der Arzt die Möglichkeit hat, mit dem Patienten in eine gemeinsame Beziehungsgeschichte einzutreten, um auf diesem Wege die individuelle Perspektive des Patienten erarbeiten zu können. Möglich wird dies heutzutage fast nur noch in der Beziehung zum Hausarzt sowie zu jenen wenigen Fachärzten, die über längere Zeiträume in ein Krankheitsgeschehen involviert sind (etwa ambulante Psychiater). Alle anderen ärztlichen Leistungsvollzüge sind i.d.R. so stark fragmentiert, dass nur noch in hochgradig stereotypisierter Form auf Patientenspezifika eingegangen werden kann. Der Arzt als autonom handelnder Akteur wird damit zwar für die organisierte Krankenbehandlung nicht unwichtig, doch im Kontext der »routinization of emergency« (Rohde 1974, S. 345ff.) erscheinen nun i.d.R. andere Entscheidungsprobleme dringlicher als die Frage, wie man stellvertretend für den Patienten dessen Autonomie maximieren kann. In den Vordergrund der ärztlichen Aufmerksamkeit tritt nun eher die Frage, wie man elegant mit diagnostischer Unsicherheit (kann man dem Krankheitsbefund und den Untersuchungsergebnissen trauen?) mit Netzwerkunsicherheit (an wen kann ich den Patient weiterleiten, um ihn gut betreut zu wissen?), mit ökonomischer und rechtlicher Unsicherheit (knappe Mittel bei gleichzeitiger Sorgfaltspflicht) und nicht zuletzt mit organisatorischer Unsicherheit (wie kommt man mit dem Team und der Hierarchie zurecht?) umgehen kann.

Als Körper und Krankheitsträger bleibt der Patient zwar weiterhin im Zentrum des Geschehens, als Person oder gar in Hinblick auf seine Lebenswelt tangiert er das ärztliche Handeln jedoch nur noch peripher. Die üblichen Fragen zur sozialen Anamnese (»Leben Sie allein?«, »Haben Sie Kinder?« etc.) finden entsprechend ihre Anschlüsse selten in einer verstehenden Beziehung und kaum in personalisierten Entscheidungen über das zu wählende Therapieregime, sondern meist im reibungslosen Vollzug und Abschluss der Behandlungsprozedur (wenn die Patientin am Wochenende von den Angehörigen versorgt wird, können wir sie schon am Freitag entlassen).

Man mag jetzt zwar geneigt sein, der organisierten Medizin »fehlende Menschlichkeit« vorzuwerfen, doch die Kritik kann das Kritisierte nicht ersetzen. So wie die industrielle Massenproduktion die Versorgung mit Gütern sicherstellt, garantiert auch die organisierte Medizin die flächendeckende Krankenbehandlung auf einem historisch einmaligen Niveau.

An dieser Stelle ist zudem zu betonen, dass, historisch betrachtet, das Subjekt in der modernen Medizin erst relativ spät gesellschaftsfähig wurde,

37

nämlich nach dem Zweiten Weltkrieg mit der rechtlichen Verankerung des »informed consent« infolge der Schrecken des Nationalsozialismus (vgl. Vollmann u. Winau 1996). Erst hiermit wurde der Rechtsanspruch, dass ein Patient über die ärztliche Behandlung umfassend zu informieren sei und dieser zuzustimmen habe, zum verbindlichen internationalen Standard.

Einhergehend mit der Enaktierung des Rechtssubjekts werden dem Patienten in jüngerer Zeit kommunikativ einige weitere aktive Rollen zugeschrieben. Er wird als »Kunde«, als »Rechtssubjekt«, als »Klient«, als »Nutzer«, aber auch als »Koproduzent« von Gesundheit betrachtet. Das von verschiedener Seite angerufene Patientensubjekt hebt jedoch nicht die strukturelle Asymmetrie medizinischen Handelns auf (vgl. Saake 2003). Vielmehr finden wir hier eine Multiplizität von Sprecherpositionen vor, die mit der zunehmend ausdifferenzierten Gesellschaft entstanden sind. Wir begegnen hier den Ergebnissen einer Soziologie der Subjektivierung, die erst seit der Moderne mit Individuen rechnet, aber zugleich von anderen gesellschaftlichen Kontexturen ausgehen muss, in denen diese als mehr oder weniger passive Objekte subordiniert werden.

Zusammengefasst: Wir begegnen hier dem paradoxen Befund, dass dieselbe gesellschaftliche Entwicklung, welche das Subjekt aus der Medizin zunehmend ausgeklammert hat, jene Individuierung mit sich gebracht hat, welche auch innerhalb der Medizin wieder ihre Beachtung einfordert. Da die Arzt-Patient-Beziehung derzeit jedoch strukturell hierzu nicht in der Lage ist, münden die unterschiedlichen und inkommensurablen Ansprüche oftmals in jenes hilflose Aneinandervorbeisprechen, dessen man gewahr wird, wenn Mediziner und Patienten versuchen, miteinander zu reden.

37.2 Krankheit, Zeit und Sinn

Eine ernst zu nehmende medizinsoziologische Reflexion der Arzt-Patient-Beziehung kommt nicht umhin, auch die Eigenarten der jeweils be- und verhandelten Krankheit in die Analyse einzubeziehen. Aus soziologischer Perspektive stellen sich hier insbesondere Fragen nach den Beziehungen zwischen dem Körper, dem Bewusstsein, den (krankheitsbezogenen) Körperveränderungen, den gesellschaftlichen Konstruktionen der jeweiligen Krankheit und den behandlungsbezogenen (medizinischen) Kommunikationen.

Zunächst ist dabei festzustellen: Der Körper operiert nicht im Medium »Sinn«, er denkt und versteht nicht. In diesem Sinne kann es keine triviale Übersetzbarkeit von Körperwahrnehmungen in Sinn bzw. umgekehrt von Bewusstsein in Körpervorgänge geben. In gleichem Sinne ist die Beziehung von Leib und Bewusstsein nicht per se gegeben, sondern hochgradig sozial, d.h. durch Kommunikation konditioniert. Das Bewusstsein weiß, dass sein Körper von anderen beobachtet wird, und es weiß – um an Parsons Krankenrolle anzuschließen –, dass die Gesellschaft im Falle von Krankheit das Bemühen um Gesundung erwartet. Da das Bewusstsein die inneren Prozesse des Körpers, auf denen es reitet (ohne Körper kein Bewusstsein), weder kontrollieren noch beobachten kann, stellt die Zuschreibung diesbezüglicher Verantwortung zunächst eine Überforderung dar. Denn das Bewusstsein kann dieser nicht durch »Eigenwissen« in Hinblick auf Körpervorgänge, sondern nur durch den Rückgriff auf gesellschaftliche Kommunikationsangebote begegnen. Ob etwa das Cholesterin in der Butter, Hormonersatzpräparate in der Menopause, Stress am Arbeitsplatz etc. gesundheitsschädlich sind oder nicht, ist nicht aus sich heraus evident, sondern erscheint erst innerhalb der gesellschaftlichen Kommunikationszusammenhänge bedeutsam. Der soziologische Beobachter kann hier an verschiedenen gesellschaftlichen Orten unterschiedliche, einander oftmals widersprechende Kausalattributionen entdecken. Selbst extrem lebensfeindliche Arbeitsbedingungen können, wie Hien (1994) aufzeigt, in entsprechenden Milieus (so etwa in der davon betroffenen Arbeiterschaft der chemischen Industrie) eine kontraintuitive Umdeutung erfahren (z.B. im Sinne von: »Das macht mich nur stärker«).

Ein selbstevidenter medizinischer Interventionsbedarf ergibt sich nur im Falle einer unmittelbaren Krise der körperlichen Vollzüge. Starke Schmerzen, ein Zusammenbruch oder Unfälle lassen keinen Zweifel an anschließenden diagnostischen oder therapeutischen Interventionen aufkommen. Im Gegenteil:

> » Die elaborierte Zeitordnung kollabiert, wenn der Schmerz sich aufdrängt, und die sonst geltende Priorität des *timing* der statushöheren Personen zerbricht. Der Arzt hat Vortritt, wenn der Körper aktuelle Hilfe verlangt. [...] Sie [die Krankheit] bringt alle Zeitordnungen durcheinander. Selbst ihre eigenen kausalen Bezüge – die Ursachen der Krankheit und die möglichen Wirkungen der Medikamente – versinken, wenn die ganze Welt sich im Körper zusammenzieht und gegen jede Unterscheidung von Innen und Außen nur noch der Schmerz herrscht (Luhmann 1990, S. 189). «

Von Uexküll bezeichnet diesen Zustand im Rekurs auf die Peirce'sche Semiotik als »Regression in die Erstheit« (von Uexküll 2003, S. 317ff.). Zukunft und Vergangenheit schrumpfen in diesem Zustand zum »brute fact« des »Hier und Jetzt« zusammen. Hiermit einhergehend verschwindet die Fähigkeit, Kausalitäten zu erkennen. Aus der Perspektive einer ohnmächtigen Hilflosigkeit erscheint der helfende Arzt als einziger Retter. Die Arzt-Patient-Beziehung gewinnt hier eine unbestreitbare Eindeutigkeit, da die unmittelbar erlebte Krise instruiert, was zu tun bzw. was hinzunehmen ist. Eine solche Dynamik tritt i.d.R. bei einem schwereren Unfall auf, kann aber auch bei einem Krankheitsbild wie dem akuten Herzinfarkt der Fall sein.

Bei einer Krebserkrankung stellt sich die Dynamik zwischen sinnlich erlebbarer Dringlichkeit und medizinischer Kommunikation jedoch oftmals anders dar. Der Krebs wird heutzutage vielfach zu einem Zeitpunkt entdeckt, bei dem der Patient klinisch noch nicht sinnlich evident an ihm leidet. Hier tritt nun der Fall ein, dass das medizinische Rational auf der einen Seite dramatische Körpereingriffe vorsieht, welche die Lebenswelt des Patienten radikal verändern, ohne dass dieser hierfür eine Dringlichkeit als selbstevidente Implikation der unmittelbaren Gegenwart verspürt. Die Bedrohung durch den Tod und eine von schwerem Leiden geprägte Zukunft erscheint für ihn hiermit zunächst ausschließlich als eine kommunikativ hergestellte Faktizität. Die Dissoziation von Krankheitserleben und medizinischem Handlungsbedarf wird zusätzlich dadurch verstärkt, dass erst die Durchführung der üblichen Therapieprozeduren (etwa Organentfernung und Chemotherapie) die Betroffenen als krank erscheinen lässt.

Der Konnex von Krankheitserleben und medizinischer Wirklichkeit fällt hiermit auseinander. Das medizinische Rational lässt einerseits die Situation in einer Weise eskalieren, dass man, um das Leben zu retten oder den Tod hinauszuschieben, nur noch die Wahl hat, sich den jeweiligen Therapieprotokollen zu unterwerfen. Andererseits treffen wir konstitutionslogisch auf ein reflexives Bewusstsein, das weiterhin in den Sinnhorizonten von Vergangenheit und Zukunft denkt und entsprechend seinen bisherigen lebensweltlichen Kontexten Anschlüsse sucht, ein Bewusstsein, das bezüglich der mit der diagnostizierten Krankheit erfahrenen Dissonanzen Zweifel hegt, diesbezügliche Fragen formuliert, in seinem Krankheitsverständnis zwischen unterschiedlichen Polen oszilliert und so eine gewisse kommunikative Unruhe initiiert.

Für die Arzt-Patient-Kommunikation erscheint das hiermit koproduzierte »Patientenbewusstsein« mit all seinen schwankenden Gefühlszuständen nun als ein Problem, denn die jeweils beiden Sphären lassen sich praktisch nur zu Deckung bringen, indem kommunikativ ein Schreckensszenario aufgebaut wird, durch das der Patient so weit suggestiv beeindruckt wird, dass er weiterhin mitspielt. Andererseits darf dieses aber auch nicht so demotivierend sein, dass der Patient geneigt wäre, sich nicht mehr weiter behandeln zu lassen. Der Patient wird hiermit kommunikativ (vielfach auch kontrafaktisch zu den realen therapeutischen Möglichkeiten) in ein »Arrangement der Hoffnung« (Hermann 2005) verwickelt, das die vermittelten medizinischen Angebote als den einzig gangbaren Weg erscheinen lässt.

Als Preis hierfür ist jedoch jene Verwirrung und Entfremdung in Kauf zu nehmen, die damit einhergeht, dass der Patient durch die symbolisch-kommunikative Fixierung auf das Zukunftsversprechen der vermeintlichen Heilung aus dem »Hier und Jetzt« seiner lebensweltlichen Beziehungen hinauskatapultiert wird. Aus soziologischer Perspektive wäre hier zu vermuten, dass der vielfach beschriebene emotionale Zyklus von Hoffnung, Aggression, Verdrängung und Annahme (s. etwa Kübler-Ross 1972) keineswegs nur der Patientenpsyche geschuldet ist, sondern vielmehr auch auf den spezifischen kommunikativen Modalitäten beruht, mit denen Krankheiten in der modernen Krankenbehandlung institutionell eingebettet werden. Da die Krebsbehandlung kommunikativ die Forderung stellt, das lebensweltliche Beziehungsgefüge zugunsten eines instrumentellen Handels auf eine in der Zukunft liegende Wette aufzugeben, pointiert sie damit die Krise der Subjektivität. Wenn wir uns mit Luhmann »die Krankenbehandlung« als etwas vorstellen, das »mit dem Verhältnis von Körper und Bewußtsein zu tun hat, also eine Relation ist, die sich auf eine Relation bezieht« (Luhmann 1983, S. 173), dann moderiert die Art der medizinischen Kommunikation dieses Verhältnis hier nicht in Richtung einer Einheit von Bewusstsein, Erleben und Kommunikation, sondern in Richtung einer Spaltung von Denken, Verstehen und Krankheitserfahrung.

Unabhängig von der Sinnhaftigkeit des medizinischen Rationals bzw. selbst wenn dieses später von Erfolg gekrönt ist, wird hiermit jener Keim von Bitterkeit gesät, der es vielen Patienten in Anbetracht der Entfremdung vom eigenen Selbst nicht leicht macht, jenen Ärzten zu danken, die sie dazu gebracht haben, dem vorformatierten Heilsweg einer Krebsmedizin zu folgen, auch wenn diese durchaus eine Menge zu bieten hat – und wenn es sich manchmal auch nur um ein paar Monate zusätzlicher beschwerdefreier Lebenszeit handelt.

Da die paradoxe Zeitstruktur des »Arrangements der Hoffnung« verhindert, dass der Tod als Bündnispartner in die Bewältigung der durch die Krankheit ausgelösten Krise einbezogen werden kann, wird gerade bei der Krebserkrankung ein Lernen im Ausnahmezustand strukturell eher behindert als gefördert. Jedes sich öffnende Einlassen auf eine Gegenwart im »Sein zum Tode« (Heidegger 2006) wird sofort wieder zulasten einer Kampfsemantik geschlossen, die auf dem Versprechen einer unsicheren Zukunft beruht. Bateson drückt im Folgenden recht gut aus, was mit diesem »Lernen im Ausnahmezustand« gemeint sein könnte:

» Wenn der Tod nahe und völlig sicher ist – und nicht mehr hingehalten werden kann –, dann wird es möglich, mit einer neuen Klarheit zu schauen, und der Geist kann sich emporschwingen. Dieser Zustand ist das Ergebnis einer Befreiung von begehrlichen Trieben und ist, vermute ich, ungefähr das, was die Buddhisten »Nichtverhaftung« nennen. (Bateson et al. 1993, S. 241 ff.) «

Bateson berichtet von zwei Situationen, in denen er »dem Tod nahe gewesen« sei. Beide Male sei »die Operation ein Misserfolg« gewesen, »aber immerhin blieb der Patient am Leben«. Diese Erfahrungen hätten ihm »viel Freiheit« beschert:

» Die Liebe war näher an der Oberfläche und leichter auszudrücken, und gleichzeitig gab es ein Gefühl des Alleinseins, als ob man sich nach der Anstrengung des Kletterns von einem hohen Gipfel aus umschaut. Dies war kein kurzer Rauschzustand, sondern hielt einige Wochen oder Monate an, um nur langsam der Eintönigkeit und den mannigfachen Sorgen und Verhaftungen des Alltäglichen zu weichen. Meine letzte Erfahrung dieser Art liegt ungefähr ein Jahr zurück, und bis heute bin ich noch nicht ganz zum Normalzustand zurückgekehrt, zu dem, was Eliot die »traurige Zwischenzeit« nennt (Bateson et al. 1993, S. 241 ff.). «

Neben der gesellschaftlichen und organisationalen Fragmentierung der Krankenbehandlung begegnen wir hiermit insbesondere im Falle der Krebserkrankung einer weiteren Dissoziation. Gerade weil bei vielen Krebserkrankungen die Zeitverhältnisse zwischen Krankheitserleben und medizinischem Interventionsbedarf stark auseinanderklaffen, gelingt es kaum noch, das krankheitsbedingte Leiden auf eine befriedigende Weise qua Kommunikation als Kultur zu integrieren: Patient und Arzt bleibt vielmehr i.d.R. nur noch übrig, aneinander vorbeizureden. Beiderseits wird die Interaktion selbst dann kaum noch als heilsam, sondern i.d.R. nur noch als Stress erfahren. Physiologisch mag dann zwar Heilung geschehen, jedoch nicht mehr als symbolische Heilung. Der Krankheits- und Behandlungsablauf lässt sich nicht mehr sinnvoll integrieren (zu einem homologen Verständnis symbolischer Heilung aus ethnomedizinischer Perspektive s. Dow 1986).

37.3 Kommunikationstechnik versus symbolische Heilung

Schauen wir zur Verdeutlichung der vorangegangenen Ausführungen auf zwei Vorträge, die im Kontext einer Patienteninformationsveranstaltung mit dem Thema »Arzt-Patient-Kommunikation« an einem Universitätsklinikum gehalten wurden. Wir beginnen zunächst mit Beate Becker, die als Patientenvertreterin von ihrer Krankengeschichte als Krebspatientin berichtet:

- B.B.: Ich als Patientin mit meiner Subjektivität darf scheinbar entscheiden, welchen Weg ich gehen möchte, aber eben nur scheinbar. Denn immer, wenn ich nachfragte, was dies oder jenes bei Nebenwirkungen bedeutete, und auch nur eine leise Idee zu einer Chemotherapie, Alternative zur Chemotherapie anfragte, wurde mir gesagt: »Sie wissen ja, dass Sie an dieser Krankheit sterben werden, wenn Sie sich nicht behandeln lassen. Stellen Sie nicht so viele Fragen, gehen Sie doch zur Psychoonkologie, das steht Ihnen zu. Dort gibt es Therapeuten, die Ihnen helfen können.« Ich hab mir eine zweite Meinung einholen wollen, bevor ich zur Chemotherapie zusagte, und brauchte dafür entsprechende Unterlagen von meinem Frauenarzt. »Sie haben aber auch immer Sonderwünsche. Die sagen Ihnen auch nichts anderes. Fangen Sie doch einfach nächste Woche mit der Chemotherapie an, dann sind Sie auch schneller fertig.« (Lachen im Plenum) Die Entscheidung, der Chemotherapie zuzustimmen, war für mich die schwerste und bitterste in meinem Leben. Die kann man nicht einfach nächste Woche mal anfangen. Und was die Diagnose »Krebs« nicht geschafft hatte, schaffte dann die Chemotherapie. Zwischen der vierten und fünften Sitzung verlor ich den Lebensmut, die Lebenskraft, die Hoffnung. Ich wollte aufgeben. Und weil mich meine Familie ▼ gebeten hat, noch einmal mit der Ärztin zu reden, hab ich in der Klinik um Rat nachgefragt, und da wurde mir gesagt: »Gehen Sie doch zur Psychoonkologie, dort können Sie Ihre Probleme besprechen.« Mit meiner Familie habe ich die Chemotherapie beendet. Und auch durchgehalten, denn sie hatten es verdient (Beate Becker).

In dieser Sequenz werden hier vor allem drei Aspekte deutlich: Die kommunikative Herstellung einer unhinterfragbaren zeitlichen Kausalität (»dass Sie an dieser Krankheit sterben werden, wenn Sie sich nicht behandeln lassen«), die Vorgeschriebenheit des Behandlungspfades (als Patient »eben nur scheinbar« entscheiden können) und die Verschiebung aller weiteren Fragen an außermedizinische Adressen (»Gehen Sie doch zur Psychoonkologie«). Das medizinische Behandlungsrational ist bei den meisten Krebserkrankungen hochgradig standardisiert, und entsprechend gibt es hier aus medizinischer Sicht kaum Entscheidungsbedarf. Aus der Perspektive der Patientin ergibt sich jedoch gerade mit der Chemotherapie jene Erfahrungsrealität, entsprechend der die Befindlichkeit, die Ansehnlichkeit und vielfach auch der Körper in einer Weise zerstört werden, dass manchmal selbst das Überleben als künftiger Zeithorizont kaum mehr als attraktiv erscheint. Selbst aus der Retroperspektive wird die Chemotherapie hier nicht als ein biographisch notwendiger Schritt gesehen, der ja schließlich zur Heilung geführt hat, sondern wird auch jetzt noch als eine problematische Entscheidung mit traumatischen Nebenwirkungen erlebt (»war für mich die schwerste und bitterste in meinem Leben«). Aus der Perspektive der behandelnden Ärztin gibt es hier nichts mehr zu sagen, was den Konnex von subjektiver Erfahrung, Krise und Behandlungsrational verbinden könnte. Therapiehandeln und -erleben lässt sich hier aus ärztlicher Perspektive nicht mehr kulturell integrieren. Übrig bleibt allein die Option, das Problem psychologisierend der Patientin selbst zuzurechnen, wie mit dem Verweis auf die Psychoonkologie deutlich wird. Die mit diesem Prozess einhergehende Traumatisierung ist möglicherweise weniger auf die physiologischen

Prozesse der Krebsbehandlung denn auf die kommunikative Dissoziation und fehlende Integration der unterschiedlichen Perspektiven zurückzuführen.

Auch im weiteren Behandlungsverlauf kann die Patientin gleichsam nur noch »neben sich stehend« die medizinisch organisationalen Rationalitäten über sich ergehen lassen, ohne jedoch das, was sie erduldet hat, kommunikativ in einen symbolischen Heilungsprozess integrieren zu können:

- B.B.: Als ich im September 2005 zu meinem Gynäkologen ging, lag hinter mir ein sehr anstrengendes, sehr ereignisreiches erstes Halbjahr, sowohl familiär als auch beruflich. Und meine Termine, die ich regelmäßig mit diesem Frauenarzt hatte, ich bin bald 20 Jahre dort gewesen, waren alle halbe Jahre und so eben auch am Ende der Sommerferien. Und bei einem, bei diesem Termin ertastete er, wie es mir schien, so recht beiläufig etwas in meiner rechten Brust und kommentierte das mit dem Satz: »Da ist etwas. Was da ist, gucken wir uns jetzt mal auf dem Ultraschallgerät an.« Diese Untersuchung ergab: »Da ist etwas. Vereinbaren Sie, sobald es möglich ist, einen Termin zur Mammographie, und sagen Sie, es handele sich um einen unklaren Befund.« Die Mammographieaufnahme bestätigte: »Da ist etwas. Das Was ist ein Tumor. Vereinbaren Sie schnellstmöglich einen Termin zur Stanzbiopsie.« Diese Stanzbiopsie führte der Frauenarzt in seiner Praxis durch. Ich hatte keine Ahnung, was das ist. Und wie sie durchgeführt werden würde. Und meine Fragen und Unsicherheiten wurden mit knappen Worten abgetan: »Ich werde mich jetzt nicht mit Ihnen über Krebs unterhalten, solange ich nicht weiß, wie das Ergebnis ist.« Der Eingriff war sehr schmerzhaft, und ich weiß auch inzwischen, dass er vielfältig sehr kontrovers diskutiert wird. Der Termin zum Verbandwechsel war dann der Termin der Krebsdiagnose. »Ich hab das Ergebnis. Sie haben einen Tumor in der rechten Brust. Ich habe einen Termin für Sie in der Klinik vereinbart, da gehen Sie morgen mal hin.« Dr. Schmidt hat vorhin verschiedene Modelle angesprochen, und, ähm, ich hab mir dann ganz schnell dazugeschrieben, hier hat der Arzt für mich eine Entscheidung getroffen, aber er hat nie die Verantwortung dafür übernommen. Für mich ergab sich an diesem Tag mit dieser Diagnose, dass ich für lange Zeit zur unmündigen Patientin wurde. Das ist mein individueller Weg, und der hat sich ergeben aus der Abhängigkeit der Umstände. Aber ich bin nicht alleine, ich weiß, dass es für viele andere Frauen auch so läuft. … Mein Weg verlief dann weiter so: »Ich habe das Ergebnis, Sie haben einen Tumor in der rechten Brust, ich habe einen Termin für Sie in der Klinik vereinbart, gehen Sie da(mit) mal hin, morgen. Ich war selbstverständlich sehr verwirrt, und alles, was mir in den Kopf gekommen ist zum Thema Krebs und was ich gehört hatte, trug noch heftig zu dieser Verwirrung bei. Und ich wollte darüber reden. Aber dieser Arzt hatte keine Zeit, und er sagte in einer sehr knappen Verabschiedung auf dem Flur zwischen Wartezimmer und Reinigungszimmer, er wird jetzt mit mir auf gar keinen Fall über eine Chemotherapie reden, darüber sei jetzt nicht der richtige Zeitpunkt zu reden. Er hat überhaupt nicht mit mir geredet, nicht an diesem Tag und nicht an den anderen Tagen (Beate Becker).

Als einer der wenigen positiven Gegenhorizonte von ärztlicher Seite erscheint für Beate Becker der Hausarzt:

- B.B.: Es gibt Begegnungen mit Medizinern, die mich begleitet haben während meiner

▼

Krebsbehandlung. Und die waren sehr wohltuend. Das ist mein Hausarzt gewesen. Mein Hausarzt, der mich während der Chemotherapie begleitet hat und auch mittherapiert hat und auch immer einen Blick für den ganzheitlichen Weg hatte. Und auch mich mit meiner subjektiven Erfahrung immer ernst genommen hat. Er hat mir geholfen, diese Zeit zu überstehen. Denn hier haben sich fachliche Kompetenz und emotionale Kompetenz getroffen, und sie bilden eine Einheit in der Behandlung. Und das war sehr gut. Noch einiges zusammengefasst von meinen Begegnungen mit Krankenschwestern und Pflegepersonal, ich lass es weg, und vielleicht haben Sie ein andermal Gelegenheit, davon zu hören. Meine Erfahrungen liegen schon sehr weit zurück, sag ich jetzt einfach mal, weil ich mich jetzt wohl fühle. Und diese Begegnungen haben Spuren und Eindrücke hinterlassen. Und die Spuren und Eindrücke haben eine Nachhaltigkeit. Und die sind verbunden mit dem Wunsch, dass wir als Krebspatienten wirklich reden können und dass wir Menschen finden, die uns zuhören (Beate Becker).

Abschließend steht hier der Wunsch einer ehemaligen Krebspatientin, dass Menschen während einer Krebserkrankung auf Menschen treffen, mit denen sie »wirklich reden können« und die ihnen »zuhören«. Gemeint ist hier im Kontext der vorangegangenen Ausführungen weniger eine Psychoonkologie, die zusätzliche Gesprächsangebote formuliert, wohl auch nicht eine Seelsorge, und ebenso wenig sind hiermit Freunde oder Angehörige adressiert. Angesprochen werden hier in generalisierter Form wohl vor allem jene Ärzte, die als signifikante Andere in das Behandlungsgeschehen involviert sind. Es geht hier also nicht um ein unspezifisches »Mal-darüber-reden-Können«, sondern um eine medizinische Kommunikation, die paradoxerweise nur von Vertretern jener Berufsgruppe geleistet werden kann, die sich ihr üblicherweise entziehen (müssen) – nämlich den behandelnden Ärzten. Die Fach- und Klinikärzte können diesbezüglich kaum noch adressiert werden, denn einerseits sind sie durch die instrumentellen Vollzüge der Krebsdiagnostik und -therapie absorbiert, andererseits sind ihre Arbeitsvollzüge organisatorisch hochgradig fragmentiert und zerteilt, sodass sie kaum noch Gesprächspartner darstellen, die den Prozess übergreifen können, geschweige denn in der Lage sind, den Patienten als autonomes Subjekt hinreichend individualisierend zu adressieren.

Da die symbolische Heilung hier strukturell nur von einem Akteur geleistet wird, dem im Rollengefüge die entsprechende medizinische Kompetenz zugeschrieben wird, offenbart sich hier nur noch der Hausarzt als jener professionelle Akteur, der eine diesbezügliche kommunikative Integration (zumindest in Ansätzen) noch leisten kann. Dies ist nicht viel und weit entfernt von einer symbolischen Heilung, die dem gesamten Behandlungsgeschehen miterlebbaren Sinn vermitteln kann. Doch viel mehr ist unter den gegebenen Lagerungen nicht zu erwarten.

Schauen wir nun komplementär auf die fachärztliche Perspektive, indem wir einige Passagen aus dem Vortrag eines Arztes betrachten, der Trainings zur Arzt-Patient-Kommunikation für seine Kollegen anbietet:

- T.S.: Wir bieten so Trainings an und, genau, spezielle Trainings sind dafür vorhanden, weil wir wissen, nicht der Psychoonkologe ist für Sie wichtig, sondern Ihr behandelnder Arzt. Sie wollen von dem vernünftig betreut werden, Sie wollen mit dem sprechen können, der soll nicht immer sagen, so, nun gehen Sie mal zu Herr Weber und reden mal mit dem, ne, das ist auch wichtig, ne, in bestimmten Situationen, aber eigentlich wollen Sie mit Ihrem Arzt sprechen. Je besser der ausgebildet ist, umso besser geht es Ihnen. Ne? (Thomas Schmidt)

Auch der vortragende Arzt weiß, dass für den Patienten in Hinblick auf seine Krebserkrankung der behandelnde Arzt den »signifikanten Anderen«

darstellt und dass das subjektive Wohlbefinden eines Patienten wesentlich von der (Arzt-)Kommunikation abhängt. Was für ein Kompetenzprofil vermittelt nun aber Thomas Schmidt als Trainer diesbezüglich?

- T.S.: Also, in der Regel wird es eine Mischung aus den verschiedenen, äh, Beziehungsangeboten sein. Nun einige Gesprächsgrundlagen, die Sie auch kennen-, äh, -lernen können und die wichtig sind zum Verständnis der Kommunikation, die zwischen Ihnen und dem Arzt stattfindet. Es geht quasi um vier Bereiche, wenn eine(m) Nachricht gegeben wird: »Sie haben Krebs.« Dann gibt es den Sachinhalt, dann gibt es den Appellinhalt: »Ich möchte, äh, dich dazu bewegen, dass du dich therapieren lässt.« Äh, es ist ein Anteil von mir drin, was ich über mich sage, wie ich diese Mitteilung nämlich mitteile, ob ich sage: »Sie haben Krebs«, oder ich, äh, eine Situation herstelle, wo ich dieses, äh, Aufklärungsgespräch, äh, in Ruhe führen kann, also, und in 'ner vernünftigen Form führen kann, also da zeige ich sehr viel über mich. Und dann gibt es noch die vierte Seite, äh, das Beziehungsangebot, wo ich, äh, Ihnen anbiete, mit mir ein Stückchen des Weges zu gehen und, äh, äh, diese Erkrankung, äh, zu begleiten. Das sind so die großen Viers, die man wissen muss für die Nachrichtenübermittlung. Und in allen vier Bereichen kann es zu Komplikationen geben. So, es gibt einige Klippen im Gespräch, . äh, die ich hier kurz aufgeschrieben habe. Wichtig ist es, dass Sie wissen, wie viel Zeit der Doktor überhaupt für Sie hat. Nichts ist schwieriger als 'ne Gesprächssituation, wo Sie nicht genau wissen, ist nur 'ne Minute oder sind's 10. Wenn Sie das Gefühl haben, ich hab nur 'ne Minute, dann wollen Sie alles sagen in dieser Minute und können meistens gar nichts sagen, weil Sie nicht wissen, in welcher Reihenfolge Sie es sagen. Also ganz, ganz wichtig ist die Benennung des Zeitrahmens, das muss der Arzt mitmachen, wenn er mit Ihnen spricht. »Frau Soundso, ich hab jetzt für Sie 10 Minuten Zeit, in der wir die wichtigen Dinge besprechen können, die Sie auf dem Herzen haben, die ich Ihnen sagen möchte, äh, wenn es mehr Zeit braucht, dann werden wir einen neuen Termin vereinbaren und dafür mehr Zeit haben.« Das wär so ein, äh, ein Benennen des Zeitrahmens. Oder, äh, wichtig auch zu gucken, wie kann ich jemanden unterbrechen, ohne ihn zu kränken, ne. [...] Dann Gesprächsabschluss, äh, ganz, ganz wichtig, nicht jemanden im Regen stehen zu lassen, zu sagen: »Na gut, tschüss, das war's«, sondern, äh, das weitere Vorgehen besprechen, noch mal die Möglichkeit zu geben, etwas zu klären, 'ne abschließende Frage: »Haben Sie im Moment noch Fragen?«, äh, das wäre so etwas, wo Sie, äh, dann als Arzt noch mal die, sehen, ist da noch was ganz Wichtiges offengeblieben. Dann Termin, neuen Termin anbieten, auch 'nen festen Termin anbieten, das gibt Sicherheit, wenn's möglich ist, und sich auch richtig verabschieden (Thomas Schmidt).

Der Kern der Ausführungen besteht in der Vermittlung einer Kommunikationstechnologie. Letztlich geht es dabei allein darum, den Patienten in ein Therapieregime einzuspuren (»dich dazu bewegen, dass du dich therapieren lässt«). Hierzu werden Werkzeuge der Kommunikation benannt (»die großen Viers, die man wissen muss für die Nachrichtenübermittlung«), die dann gezielt auf die Gesprächsaufgabe angewendet werden können (»wichtig auch zu gucken, wie kann ich jemanden unterbrechen, ohne ihn zu kränken«; »dann Gesprächsabschluss«). Kommunikation erscheint aus dieser Perspektive als ein instrumentell verstandenes und entsprechend formalisierbares Beziehungsangebot. Sie gründet weder in einem

Professionsverständnis, entsprechend dem im Sinne eines Arbeitsbündnisses die subjektiven Perspektiven des Patienten wahrgenommen und autonomisierend in den Behandlungsauftrag eingeflochten werden, noch geht es hier überhaupt um einen Beziehungsraum, der einer anderen als der medizinischen Rationalität Geltung verschafft. Kommunikation wird hier allein technokratisch als Hilfsmittel zur Compliance als Therapietreue gebraucht sowie dafür, eine für den Arzt belastungsarme Gesprächssituation zu kreieren:

- T.S.: Dann noch eine wichtige Hürde. Ärzte haben vielfach Angst, dass Patienten, wenn sie Patienten Raum geben zum Sprechen, dass sie nicht mehr aufhören zu sprechen. Gibt es 'ne schöne Untersuchung, wie lange reden Patienten zu Beginn eines Gesprächskontaktes, wenn man sagt jetzt: »Herr Soundso«, Patienten fragt, was sie aufm Herzen haben. Das sehen Sie eine Minute, die Hälfte der Patienten redet unter einer Minute, bis sie sagen: »Herr Doktor, was meinen Sie denn dazu?« Ne? Also diese Angst der Ärzte vor der, dem Redefluss der Patienten ist unbegründet. Und wenn Sie, Ärzte, es lernen, ihnen den Raum am Anfang eines Gesprächs zu geben, dann geht es Ihnen wirklich besser während des Gesprächs und auch danach. (6 Sek.) Und jetzt bin ich fertig. Vielen Dank für Ihre Aufmerksamkeit. (Publikum klatscht 7 Sek.) (Thomas Schmidt)

Auch die Arzt-Patient-Interaktion findet ihre Bedeutung damit letztlich weiterhin nur in medizinalen und organisationalen Rationalitäten. Sie wird damit jedoch zugleich ihrer Dimension als »symbolische Heilung« beraubt, die dadurch Sinn stiftet, dass sie die Verhältnisse zwischen Kultur, beteiligten Bewusstseinssystemen und Körpern austariert. Damit entgeht ihr die besondere Zeit- und Bewusstseinsdynamik der Krebserkrankung, die nicht selten zu jener Paradoxie eines Arrangements der Hoffnung führt, das gelebtes Leben entfremdet und (zer-)stört, um der Krankheit neue Lebenszeit abzutrotzen. Die medizinischen Kommunikationsangebote laufen hier ins Leere.

Sinn kann nur dann als »symbolische Heilung« eine umfassendere Integration der Perspektiven bewirken, wenn eine Beziehung zu einem Anderen entsteht, wenn in der Anreicherung der eigenen Symbolwelt durch die lebendigen Ausdrucksformen des fremden Anderen ein Drittes entsteht, in dem dann Erleben und Erfahrung in einer neuen Form miteinander harmonieren. Erst in der Begegnung mit dem Anderen kann auch die Beziehung zu sich selbst eine neue Kohärenz gewinnen. Immer wenn dies geschieht, kann die in der Krankheit verloren gegangene Autonomie sich im Hier und Jetzt als neu entstehende Bewusstheit rekonstituieren. Genau dies kann aber weder durch die medizinischen Rationalitäten noch durch eine Gesprächs- und Kommunikationstechnologie, wie sie hier von Dr. Thomas Schmidt referiert wird, erreicht werden. Die Krise der Bewältigung zeigt hiermit ihre kommunikative und damit soziale Natur.

37

Literatur

Bateson G, Bateson MC, Möhring H-U (1993) Wo Engel zögern. Unterwegs zu einer Epistemologie des Heiligen. Suhrkamp, Frankfurt am Main

Dörner K (2001) Der gute Arzt. Lehrbuch der ärztlichen Grundhaltung. Schattauer, Stuttgart

Dow J (1986) Universal aspects of symbolic healing: A theoretical synthesis. American Anthropologist 88:56–69

Foucault M (1988) Die Geburt der Klinik. Eine Archäologie des ärztlichen Blicks. Fischer, München

Goffman E (1961) Asylums: Essays on the social situation of mental patients and other inmates. Aldine, Chicago

Heidegger M (2006) Sein und Zeit. Niemeyer, Tübingen

Hermann A (2005) Das Arrangement der Hoffnung. Kommunikation und Interaktion in einer onkologischen Spezialklinik während der chirurgischen Behandlung von Knochen- und Weichgewebesarkomen. Mabuse, Frankfurt am Main

Hien W (1994) Chemische Industrie und der Krebs. Zur Soziologie des wissenschaftlichen und sozialen Umgangs mit arbeitsbedingten Krebserkrankungen in Deutschland. Verlag für neue Wissenschaft, Bremerhaven

Knop J (2009) Von der Sinnkrise zum Zeugnis. Krankheit und Krankheitsdeutung aus dogmatischer Perspektive. In: Thomas G, Karle I (Hrsg) Krankheitsdeutung in der postsäkularen Gesellschaft. Theologische Ansätze im interdisziplinären Gespräch. Kohlhammer, Stuttgart, S 408–420

Kübler-Ross E (1972) Interviews mit Sterbenden. Kreuz, Berlin

Lindemann G (2002) Die Grenzen des Sozialen. Zur soziotechnischen Konstruktion von Leben und Tod in der Intensivmedizin. Fink, München

Luhmann N (1983) Medizin und Gesellschaftstheorie. Medizin, Mensch, Gesellschaft 8:168–175

Luhmann N (1990) Der medizinische Code. In: Luhmann N (Hrsg) Soziologische Aufklärung 5: Konstruktivistische Perspektiven. Westdeutscher Verlag, Opladen, S 183–195

Luhmann N (2000) Die Politik der Gesellschaft. Suhrkamp, Frankfurt am Main

Oevermann U (1990) Klinische Soziologie. Konzeptualisierung, Begründung, Berufspraxis und Ausbildung. Manuskript, Frankfurt am Main

Oppitz M (1980) Schamanen im Blinden Land. Dokumentarfilm (DVD). Vökerkundemuseum Zürich

Parsons T (1951) The social system. Routledge & Kegan, London

Rohde JJ (1974) Soziologie des Krankenhauses. Zur Einführung in die Soziologie der Medizin. Enke, Stuttgart

Saake I (2003) Die Performanz des Medizinischen. Zur Asymmetrie in der Arzt-Patienten-Interaktion. Soziale Welt 54:429–446

Sich D, Diesfeld HJ, Deigner A, Habermann M (1993) Medizin und Kultur. Eine Propädeutik für Studierende der Medizin und der Ethnologie mit 4 Seminaren in kulturvergleichender medizinischer Anthropologie. Lang, Frankfurt am Main

Sloterdijk P (1983) Kritik der zynischen Vernunft. Band 1 & 2. Suhrkamp, Frankfurt am Main

Stichweh R (1987) Professionen und Disziplinen – Formen der Differenzierung zweier Systeme beruflichen Handelns in modernen Gesellschaften. In: Harney K (Hrsg) Professionalisierung der Erwachsenenbildung: Fallstudien, Materialien, Forschungsstrategien. Lang, Frankfurt am Main, S 210–275

Uexküll T von (2003) Psychosomatische Medizin. Modelle ärztlichen Denkens und Handelns. Urban & Fischer, München

Vogd W (2011) Zur Soziologie der organisierten Krankenbehandlung. Velbrück, Weilerswist

Vollmann J, Winau R (1996) History of informed medical consent. Lancet 347:410

Weber M (1995) Wissenschaft als Beruf. Reclam, Stuttgart

Wettreck R (1999) »Arzt sein – Mensch bleiben«. Eine qualitative Psychologie des Handelns und Erlebens in der modernen Medizin. LIT-Verlag, Münster

Der Arzt als Wissensvermittler: Eine Analyse ärztlicher Vorträge vor Brustkrebspatientinnen

Susanne Kuczyk

Die Vermittlung ärztlichen Wissens an Patienten durch Vorträge dient sowohl in Akut- als auch in Rehabilitationskliniken der Information der Betroffenen und ist Teil der Behandlung vor allem chronisch Kranker. Die Intention liegt hierbei in der Unterstützung Betroffener in akuten Krankheitsphasen sowie in der Prävention von Neuerkrankungen und rezidivierenden Episoden. Patienten sollen durch Erkenntnisgenerierung und Verhaltensmodifizierung im Umgang mit ihrer Krankheit gestärkt und dazu ermutigt werden, einen aktiven Beitrag zur Verbesserung ihrer Lebensqualität zu leisten. Die erkenntnisgenerierende und die verhaltensmodifizierende Wissensvermittlung sind somit zwei Kernkategorien ärztlicher Vorträge. Diese werden im folgenden Beitrag näher erläutert. Als empirische Grundlage dienen zwei Vorträge aus dem von Fritz Schütze geleiteten Magdeburger Forschungsprojekt »Ärztliche Vermittlungs- und Beratungsmuster im Kontext lebensbedrohlicher Erkrankungen und ihre pädagogische Sensibilität«.

38.1 Einleitung

Durch die gestiegene Lebenserwartung und weitreichende Fortschritte in der Medizin verschiebt sich das Krankheitsspektrum immer stärker von akuten zu chronischen Erkrankungen (vgl. BMBF 2009). Betrachtet man die Informationsflut, der chronisch Erkrankte heutzutage durch den starken Zuwachs an medialen Informationsquellen gegenüberstehen, kommt dem Arzt als Wissensvermittler eine wichtige Aufgabe zu. Trotz der weitreichenden Verfügbarkeit komplexer Informationen bleibt deren Qualität sowie die Form ihrer Verarbeitung durch die Betroffenen weiterhin fraglich. Obwohl Wissen Sicherheit bieten kann, dürfen erneute Verunsicherungen nicht außer Acht gelassen werden (vgl. von Kardorff 2008, S. 249ff.). So benötigen Erkrankte nicht nur Therapiemotivation, Aufklärung bezüglich ihrer Beschwerden und des Gesamtrahmens ihres Krankheitsgeschehens sowie Beratung hinsichtlich der durch die Krankheit veränderten Lebenssituation, sie müssen auch »bei der Einschätzung des umfangreichen Materials und der Aneignung individuell relevanter Informationen« (Schaeffer u. Dierks 2006, S. 853) unterstützt werden. Die ärztliche Wissensvermittlung sowie die Aufbereitung und Korrektur vagen Wissens, für die infolge des Zeitmangels in den Sprechstunden niedergelassener Mediziner nur begrenzt Raum bleibt (vgl. von Kardorff 2008, S. 263), werden im Kontext chronischer Erkrankung somit wichtiger denn je. An dieser Stelle schaffen Arztvorträge eine Informationsdichte und einen Gestaltungsrahmen, welche sowohl den ratsuchenden Patienten als auch den pädagogischen Aufgaben des Mediziners gerecht werden (vgl. von Reibnitz et al. 2001, S. 18).

38.2 Das pädagogische Handlungsfeld des Arztes

Die ärztliche Profession unterliegt in ihrem Alltag drei Aufgabenstrukturen. Die erste beinhaltet das medizinische Handeln, welches sich bereits mit der Wahl des Studiums als professionsspezifisch manifestiert und in die Sinnhaftigkeit der Lebensrettung und -verlängerung eingebettet ist. Gesetzlich vorgegebenes Ziel der ärztlichen Tätigkeit ist die »umfassende Gesundheitsversorgung der Bevölkerung« (von Troschke 2004, S. 15). Die zweite Aufgabenstruktur korrespondiert mit dem juristischen Bedingungsrahmen, welcher vordringlich durch die ärztliche »Pflicht zur Aufklärung« und aufseiten des Patienten durch das »Recht auf Information und Aufklärung« gekennzeichnet ist (vgl. Hart 2011, S. 117). Die dritte Aufgabenstruktur der ärztlichen Tätigkeit umfasst schließlich das pädagogische Handeln, insbesondere die »Patientenführung«. Dieser Handlungsbereich folgt der Intention einer aneignungsbezogenen Wissensvermittlung (vgl. Kade u. Seitter 2005, S. 49ff.) und zeichnet sich dadurch aus, dass Inhalte des Wissenstransfers zwischen Arzt und Patient schließlich einen alltagsweltlichen Bezug finden.

Die aneignungsbezogene Wissensvermittlung als zentrale Aufgabe pädagogischen Handelns von Ärzten spielt innerhalb der Wirkbereiche der Therapie und Prävention gerade bei Menschen mit einer chronischen Erkrankung eine wesentliche Rolle. Durch eine Hinführung zur Wissensaneignung sowie die Stärkung von Verhaltens- und Handlungskompetenz kann »der Vollzug von autonomem und zielorientiertem Handeln zur Verbesserung und Erhaltung der Gesundheit« gefördert werden (Wulfhorst 2006, S. 825). Unter diesem Aspekt wird in der aktuellen Literatur und im Gesundheitswesen zunehmend diskutiert, ob Konzepte der alleinigen Entscheidungsfindung des Mediziners und einer entsprechenden Compliance des Patienten durch eine Arzt-Patient-Interaktion ersetzt werden sollten, die sich an Modellen wie dem des Shared Decision-Making orientiert (vgl. von Kardorff 2011, S. 300ff.; Braun u. Marstedt 2011, S. 50), welche einen souverän informierten Patienten fordern (vgl. Schaeffer 2001, S. 57ff.).

38.2.1 Die Besonderheit des Arztvortrags

Pädagogisches Handeln von Ärzten impliziert nicht nur eine individuelle Fallarbeit, sie hat auch immer einen kollektiven Fallbezug. Von einer chronischen Krankheit Betroffene sind zum einen eingebunden in den gesellschaftlichen Alltag sowie in soziale Systeme, zum anderen sind Erscheinungsbild und Behandlung der Krankheit sowie aufkommende Fragen zu Problembereichen der Erkrankung meist ähnlich, obgleich sich die Schicksale der Erkrankten und die jeweiligen Krankheitsverläufe unterscheiden. Die Vermittlung ärztlichen Wissens in Form von Vorträgen erhält demnach einen Sonderstatus innerhalb des ärztlichen Handelns und ist mit speziellen didaktischen An- und Herausforderungen verknüpft.

Die spezifischen Besonderheiten dieser Form des Wissenstransfers liegen in der Präsentation des aktuellen Wissensstands und der daran angeschlossenen Verdeutlichung eines gewissen Stolzes auf die Profession sowie in der Darstellung der Institution, welche durch diese Rahmung inszeniert wird. Zudem vermag sich das Vertrauen in die Medizin in einer kollektiven Lernsituation sehr viel schneller herzustellen, da diese es den Betroffenen erlaubt, sich nicht nur an dem vermittelten Wissen, sondern auch an den Teilnehmenden zu orientieren. Die ärztlichen Vorträge bieten den Erkrankten damit auch die Möglichkeit zur sozialen Stabilisierung. Sie werden nicht nur als »Gruppe der zu Schulenden« angesprochen, sondern sie treten auch in Kontakt zueinander und können sich austauschen (vgl. Seltrecht 2006, S. 195). Die organisatorische Form des Vortrags erlaubt es ihnen, sich in den anderen Zuhörern, die in gleicher Weise betroffen sind, zu spiegeln und zu vergleichen. Ähnlich der Wirkweise von Selbsthilfegruppen wird so die Solidarität der Erkrankten untereinander gestärkt und eine Steigerung der Lebensqualität sowie eine eigentheoretische Verarbeitung der Krankheit (vgl. Seltrecht 2006, S. 175) und des Krankheitsgeschehens begünstigt (vgl. Siebert 2011, S. 100). Doch nicht allein die spezielle Form der Wissensvermittlung, auch einzelne Inhalte, welche sich auf das erlebte Krankheitsgeschehen konzentrieren, ermöglichen den Betroffenen Orientierung und »Wiederfindungsprozesse« im biographischen Zusammenhang (vgl. Seltrecht 2006, S. 161ff.) sowie im Sinne einer Neukonzeptualisierung der Identität (vgl. Corbin u. Strauss 2004, S. 88).

Arztvorträge finden sowohl in Akut- als auch in Rehabilitationskliniken statt. Ein gravierender Unterschied besteht in der »Mitwirkungspflicht«: In den Akutkliniken liegt Freiwilligkeit vor; in den Rehabilitationskliniken ist der Besuch von Arztvorträgen zumeist zwingend. Der Teilnahme der Patienten liegen somit unterschiedliche Begründungstheoreme zugrunde: Während eine freiwillige Teilnahme an einem Arztvortrag auf Interesse an den dort vermittelten Themen oder aber auf sozialinstitutionellen Verpflichtungshaltungen beruht (»Es gehört sich, dort hinzugehen«), führt bei den Patienten einer Rehabilitationsklinik überwiegend die Forderung nach Erfüllung des Therapieplans zur Mitwirkung.

38.2.2 Arztvorträge vor Krebspatienten

Ärzte wissen, dass sich Patienten mit einer Krebsdiagnose in der akuten Erkrankungsphase, in welcher wichtige Entscheidungen bezüglich der weiteren Behandlung getroffen werden müssen, von der Informationsflut erdrückt fühlen und sich in schockähnlichen Zuständen befinden (vgl. Seltrecht 2006, S. 186; Dorn et al. 2007, S. 18f.). Arztvorträge können Patienten im Nachhinein sowohl zur Aufklärung als auch als Anlass zur Gefühlsarbeit (vgl. Corbin u. Strauss 2004, S. 24ff.) dienen, sodass sie das Krankheitsgeschehen schließlich eigentheoretisch verarbeiten und die vergangenen Ereignisse in ihrer Krankengeschichte verorten können. In ärztlichen Vorträgen besteht die Möglichkeit einer expliziten und weitreichenden Darstellung krankheitsspezifischer Problembereiche, die im Einzelgespräch aufgrund der knapp bemessenen Zeit kaum gegeben ist. Die Erfahrung, dass in Bezug auf die Fragen, Ängsten und Problembereiche der Krebspatienten eine gewisse Homogenität besteht, veranlasst die behandelnden Ärzte zu dieser Form des Wissenstransfers an ein Kollektiv Erkrankter (vgl. von Reibnitz et al. 2001, S. 18).

38.3 Erkenntnisgenerierende und verhaltensmodifizierende Wissensvermittlung

Die Auswertung von Arztvorträgen vor Brustkrebspatientinnen hat zwei Kernkategorien der ärztlichen Wissensvermittlung hervorgebracht. Während den Patientinnen durch den ersten der im Folgenden näher vorgestellten Vorträge neue Perspektiven eröffnet werden und somit eine Erkenntnisgenerierung ermöglicht wird, nimmt der zweite Vortrag Bezug auf Alltagsprobleme der Betroffenen; er dient vornehmlich einer Verhaltensmodifikation. Beide Kategorien stehen in einem wechselseitigen Verhältnis zueinander.

38.3.1 Erkenntnisgenerierende Wissensvermittlung

Der erste Vortrag wurde von Paul Eisner, einem ca. 35 Jahre alten Mediziner der Fachrichtungen Gynäkologie und Onkologie, im Vorlesungssaal des Brustzentrums einer Universitätsklinik gehalten. Im Saal befanden sich etwa 20 Anwesende: bereits operierte Patientinnen, ihre Angehörigen sowie Ärzte und Ärztinnen derselben Fachrichtungen. Der Vortrag war inhaltlich sowohl auf die Darstellung unterschiedlicher Operationsverfahren und deren Vor- und Nachteile als auch auf das praktische Vorgehen bei Brustkrebsoperationen ausgerichtet. Er fand in frontaler Form statt; die Zuhörerschaft wurde jedoch explizit dazu angehalten, Fragen zu stellen. Mithilfe einer PowerPoint-Präsentation wurden Statistiken, Skizzen, Bilder sowie Videos von Operationen gezeigt.

Durch detaillierte Aufschlüsselungen diverser Operationsverfahren sowie Beschreibungen der technischen Abläufe wird neben krankheitsbezogenem auch behandlungsbezogenes Wissen vermittelt, das den Betroffenen zur Erkenntnisgenerierung sowie zur (nachträglichen) Aufklärung dienen kann. Diese spezifische Vermittlung von Fakten und Wahlmöglichkeiten hinsichtlich operativer Eingriffe bei Brustkrebs kann den kranken Frauen helfen, die Ereignisse ihres Krankheitsgeschehens in ihrer Krankengeschichte zu verorten, wodurch schließlich sowohl eine Identifikation mit dieser als auch mit dem kranken Körper möglich werden kann.

- P. E.: Vorteile der brusterhaltenden Therapie is, ganz klar, das Körperbild bleibt, äh, nahezu unverändert, und damit, äh, haben die meisten Patientinnen, äh, eine bessere Lebensqualität. – Ja, das is in Studien auch belegt, dass eben Frauen, bei denen man eine brusterhaltende Therapie durchführte, dass die insgesamt mit der Erkrankung besser zurechtkommen. Nachteil der brusterhaltenden Therapie is, dass man anschließend bestrahlen muss. Hier gibt's auch noch andere Tendenzen, wo ich dann im Abschluss meines Vortrages dann noch eingehen werde. Und, dass es auch manchmal, äh, nötig is, eine Zweitoperation durchzuführen, wenn denn der Tumor, oder Vorstufen, schnittrandbildend sind (Vortrag, Paul Eisner).

Der referierende Arzt geht an dieser Stelle seines Vortrags auf die Vor- und Nachteile einer brusterhaltenden Therapie ein. Einen Vorteil sieht er darin, dass ein unverändertes Körperbild zu einer besseren Lebensqualität bei an Brustkrebs erkrankten Frauen beiträgt. Er untermauert diese Einschätzung mit einer Studie, um die betroffenen Frauen und ihre Angehörigen zu ermutigen, Vertrauen in die Medizin sowie in die von ihm bevorzugte

Vorgehensweise zu setzen. Nachteile einer brusterhaltenden Therapie sieht er in der anschließend notwendig werdenden Bestrahlung sowie in möglicherweise nicht zu umgehenden Zweitoperationen. Auch das Aufzeigen der Schattenseiten des Vorgehens kann schließlich bewirken, dass die Erkrankten Vertrauen in die Vermittlungssituation entwickeln, dem vermittelten Wissen glauben und es anschließend im individuellen Krankheitsgeschehen verorten, sodass sowohl Wiederfindungs- als auch Identitätsveränderungsprozesse angestoßen werden.

Eine »Mitnahme« der Patienten und ggf. ihrer Angehörigen in die Vermittlung wird sowohl im ärztlichen Einzelgespräch als auch in der Vortragssituation unter anderem durch die pädagogische Leistung einer *Abfrage des Wissenstandes* der Anwesenden ermöglicht. Zur Verdeutlichung soll an dieser Stelle ein weiterer Auszug aus einem zweiten Vortrag vorgestellt werden, der von Ilona Neustett, einer ca. 50-jährigen Medizinerin mit den Fachrichtungen Gynäkologie, Onkologie und Sozialmedizin, in einem Seminarraum einer Rehabilitationsklinik gehalten wurde. Die etwa 30 Krebspatientinnen saßen in Stuhlreihen und erarbeiteten zunächst zusammen mithilfe der Ärztin ein »Tafelbild« auf einer Flipchart. Dieses wurde anschließend als »Leitfaden« genutzt, um die verschiedenen Themen strukturiert gemeinsam zu besprechen. Ein solches Vorgehen wird in den Rehabilitationskliniken oftmals als »Gesprächskreis« bezeichnet und basiert auf einer hybriden Form der Gesprächsführung. So spielen hier nicht nur Aspekte einer aneignungsbezogenen Wissensvermittlung und (nachträglichen) Aufklärung eine tragende Rolle, auch Formen einer kollektiven Beratung treten in Erscheinung. Inhaltlich war diese Zusammenkunft vornehmlich auf »ein gutes Leben mit und nach Krebs« ausgerichtet.

- I.N.: So – was war noch mal? Den Bogen wieder zurück. Was denkt man denn noch, wovon Auslösung von Krebs mit entstehen könnte?
- P3: Ernährung.

▼

- N.: Ernährung (unverständlich).
- P?: Stress.
- I.N.: Stress (unverständlich). Mhm. (4 Sek.)
- P?: Rauchen.
- I.N.: Rauchen! Logisch! Das is ein/ eins der stärksten Gifte überhaupt! Auch für Brustkrebs – mit! Weil sich das in dem Fettgewebe der Drüse ablagert.
- P?: Auch beim Passivrauchen?
- I.N.: Mhm. Also, starker Passivraucher, 's is eben nich nur Lunge, sondern auch andere Gewebe. Mhm (Gesprächskreis, Ilona Neustett).

An der skizzierten Vortragssequenz ist erkennbar, dass der hier referierenden Ärztin die Heterogenität des Wissenstandes der erkrankten Frauen bewusst ist. So erfragt sie zunächst das bereits bestehende Wissen hinsichtlich der Entstehungsursachen von Brustkrebs und kann so einen Überblick gewinnen, welche Patientinnen sich mit welchen Aspekten bereits auseinandergesetzt haben, bevor sie in die weiterführende Thematik einsteigt.

Neben dem Abfragen des Wissensstands der Anwesenden ist die Aufbereitung und *Strukturierung des Wissens*, das der Aneignung zugänglich gemacht werden soll, eine weitere pädagogische Leistung. Hierbei sind zunächst *explizite Strukturierungen* von Bedeutung:

- I.N.: (8 Sek.) Mach'n wir mal/ gehen wir mal die Runde zurück, was man hinterher machen kann! Hören wir mal an dem Punkt auf, was alles für Gifte gibt und so weiter! Wollen wir mal nicht vertiefen, sondern eher gucken, was kann man hinterher machen! Wovon haben Sie schon mal gehört oder gelesen, dass es nach Krebserkrankungen sich positiv auswirkt? (Gesprächskreis, Ilona Neustett)

Die Ärztin möchte nun in die eigentliche Thematik – die Nachsorge bei Krebs – einsteigen und zeigt dies deutlich an. Sie stellt klar heraus, dass sie die

Leitung des Vortrags innehat, und beendet an dieser Stelle das Zusammentragen von Wissen hinsichtlich der Krebsentstehung. Wie an dieser Sequenz erkennbar, beachtet die Ärztin mit der Wahl der Thematik die Krankheitsphase, in der sich die Frauen gegenwärtig befinden, und deren Bedeutung für die Betroffenen.

Auch *implizite Strukturierungen*, welche durch Aneinanderreihungen und Gegenüberstellungen diverser krankheits- und behandlungsbezogener sowie gesundheits- und bewältigungsfördernder Faktoren, Verfahren und Möglichkeiten eine Ordnung in und zwischen den vorgestellten thematischen Einheiten herstellen, ermöglichen eine »Mitnahme« der Zuhörerschaft im Gespräch und sind schließlich für die aneignungsbezogene Vermittlung medizinischen Wissens an betroffene Laien förderlich. So erläutert der vortragende Mediziner des Brustzentrums innerhalb eines weiteren Abschnitts zunächst das ärztliche Diagnosevorgehen mit den verschiedenen Diagnoseverfahren. Er gibt den erkrankten Frauen und ihren Angehörigen auf diese Weise die Möglichkeit, ihr lückenhaftes Wissen bezüglich der akuten Phase ihrer Krankheit, in der sie kaum in der Lage waren, den gesamten Relevanzrahmen der getätigten Untersuchungen zu erfassen, zu »füllen«, um anschließend zum Thema der operativen Eingriffe überzuleiten.

Sowohl explizite als auch implizite Strukturierungen des zu vermittelnden Wissens sind für eine Aneignung von Wichtigkeit. Für die erkenntnisgenerierende Wissensvermittlung ist eine implizite Strukturierung von besonderer Relevanz, da es den Betroffenen so leichter gelingen kann, das an sie herangetragene Wissen im Hinblick auf ihre eigene Krankengeschichte zu erfassen und sich in dieser zu verorten. Auf diese Weise werden sie und ihre Angehörigen zu einer eigentheoretischen Verarbeitung des Krankheitsgeschehens befähigt.

Ärzte müssen im Patientengespräch, sowohl in der Einzel- als auch in der Gruppenform, stets *Übersetzungsarbeit* leisten, da den Erkrankten und deren Angehörigen die in der Berufswelt der Medizin gebrauchten Fachtermini zumeist fremd sind. Hierzu eine weitere Sequenz aus dem Vortrag von Paul Eisner:

- P.E.: Gut. Also, ich komme jetzt zu den onkoplastischen Operationen im Rahmen der brusterhaltenden Therapie. Das sind Operationsverfahren, die uns das ermöglichen, auch größere Tumore, ähm, mit ausreichendem Sicherheitssaum, äh, bei gutem kosmetischen Ergebnis, äh, zu entfernen (Vortrag, Paul Eisner).

Da die medizinischen Fachtermini nicht im Wissensvorrat aller Anwesenden vermutet werden dürfen, führt der vortragende Arzt hier aus, was sich hinter dem Begriff »onkoplastische Operation« verbirgt. Er übersetzt einen von ihm gebrauchten Fachbegriff und macht ihn einem alltagsweltlichen Verständnis zugänglich. Auf diese Weise ermöglicht er ein fachwissenschaftliches Verstehen bei den erkrankten Frauen und ihren Angehörigen sowie eine kategoriale Verortung der gewonnen Erkenntnisse im individuellen Krankengeschehen.

Auch die *Nutzung sprachlicher Mittel* wie Metaphern ist eine pädagogische Leistung von Ärzten, welche bei den Erkrankten und ihren Angehörigen zu einem Verstehen beitragen kann. An dieser Stelle ein weiterer Ausschnitt aus dem Vortrag von Paul Eisner:

- P.E.: Und, es macht im Prinzip operativ auch keinen großen Aufwand, hier in dem Bereich zum Beispiel (zeigt auf entsprechenden Ausschnitt des Bildes) Hautgewebe zu mobilisieren. – Dann (schlägt) man das Gewebe ein, wie eine Serviette, – und kann dann (anschließend) (unverständlich). Abschließend würde dann noch die Pigmentierung des Vorhofes erfolgen … (Vortrag, Paul Eisner).

Der referierende Arzt geht hier auf die Rekonstruktion der Mamille nach Operationen der Brust ein und bedient sich der Metapher der »Serviette«, um die praktisch-technischen Vorgehensweisen zu verdeutlichen. Er ermöglicht der Zuhörerschaft auf diese Weise eine bildliche Vorstellung des ärztlichen

Vorgehens bei Brustoperationen, mit dem sie bisher nicht vertraut waren, und befähigt sie erneut zu einer Verortung der Operationsvorgänge im Krankheitsgeschehen, dessen eigentheoretischer Verarbeitung und zur Identifikation mit ihrem erkrankten Körper.

Als weitere pädagogische Leistungen, die Verstehen sichern helfen sollen, sind *Wiederholungen, Hintergrundinformationen*, Darstellungen anhand von *Beispielen* und *Fallgeschichten*, die *Beantwortung von Fragen* sowie *Illustrationen* anhand von Skizzen, Aufzeichnungen, Fotos oder Videos zu nennen.

Neben dem reinen Wissenstransfer ist in der ärztlichen Arbeit sowohl im Einzel- als auch im Gruppengespräch Aufklärung notwendig. Hier trifft die pädagogische auf die juristische Aufgabenstruktur, denn der Arzt ist zur Aufklärung gesetzlich verpflichtet. Abgesehen von einer solchen verpflichtenden Aufklärung können auch Leistungen einer *nachträglichen Aufklärung* dem Erkenntnisgewinn Betroffener dienlich sein. Zur Veranschaulichung im Folgenden ein dem Vortrag von Paul Eisner entnommener Ausschnitt:

- P.E.: Bevor man operiert, müssen gewisse Voraussetzungen erfüllt sein. Man muss einiges an Diagnostik durchführen. Denn nur so, äh, können wir minimieren, dass weitere Eingriffe/ Zweiteingriffe durchgeführt werden! Wichtigste, äh, Diagnostik, also, diagnostische Methode is die Mammographie, – mit der höchsten Aussagekraft, besonders bei älteren Patienten. Zusätzlich muss man aber auch vor der Operation den Ultraschall verwenden. Denn durch eine zusätzliche Ultraschalluntersuchung ist es uns möglich, weitere Herde in der Brust, kleinere Herde, auch zu identifizieren und mit zu operieren, mit zu behandeln. Es is unbedingt nötig, dass man vor einer Operation die Diagnose sichert, – durch eine Stanzbiopsie! Hier im Bild zu sehen (zeigt auf entsprechendes Bild)! Die is zwar nich ganz angenehm, aber wichtig! Denn nur so können wir denn tatsächlich s/ sagen, ob sich's um einen Brustkrebs handelt oder nich! Denn nur dann, wenn wir das wissen, können wir auch in gleicher Sitzung, wenn wir denn operieren, die Axilla-Lymphknoten mit entfernen! Also, Voraussetzung für eine Operation is die histologische Sicherung (Vortrag, Paul Eisner).

Der referierende Arzt klärt die Anwesenden über die ihnen zunächst meist fremden Diagnoseuntersuchungen auf, welche bei Verdacht auf Brustkrebs stattfinden. Er erläutert nicht nur ihren Nutzen und die medizinischen Hintergründe ihrer Anwendung, sondern stellt zudem eine Rangordnung ihrer Wichtigkeit sowie eine zeitliche Abfolge im Behandlungsprozess her. Er vermittelt dieses Wissen nachträglich. Die erkrankten Frauen haben sowohl die Phase der Diagnose als auch die der Operation bereits hinter sich. Nachträgliche Aufklärung ist einer möglichen Integration dieser Phasen in die Krankheitsgeschichte und einer Identifikation mit der Erkrankung dienlich. Sie gibt den Erkrankten Gelegenheit zur »Erhellung« behandlungsbezogener Wissensbereiche, welche in Beziehung zu vergangenen, persönlich erlebten Prozessen stehen.

38.3.2 Verhaltensmodifizierende Wissensvermittlung

Durch das Aufzeigen diverser Wege des Umgangs mit der Krankheit im Alltag sollen die am zweiten Vortrag teilnehmenden Frauen für ein »Einfühlen« in das Leben mit der Erkrankung sensibilisiert werden, wodurch eine Neukonzeptualisierung im Sinne von Identitätsveränderungsprozessen möglich werden kann. Durch die Ansprache vieler verschiedener Aspekte des Lebens mit einer chronischen Krebserkrankung werden die Betroffenen unterstützt, »aus sich selbst heraus zu lernen«, was ihnen guttut. Ohne die medizinische Problematik aus den Augen zu verlieren, werden die erkrankten Frauen auf diese Weise dazu angehalten, selbstständig neue Ideen hinsichtlich ihres Lebensstils zu entwickeln. Die besondere Vermittlungsform des Gesprächskreises, die die Erkrankten zur Mitarbeit anregt, ermöglicht einen Wissens- und Erfahrungsaustausch der Frauen untereinander, der ebenfalls zur Modifikation des Verhaltens beitragen kann.

Auch der *Entwurf von Kategoriensystemen und Szenarien* in der Vermittlungssituation erlaubt den Erkrankten, sich in der Gruppe zu verorten. Zur Verdeutlichung ein weiterer Ausschnitt aus dem Gesprächskreis der Ärztin Ilona Neustett:

- I.N.: Man könnte zum Beispiel mit 'm Ergometer zu Hause einmal, einmal geht man walken, und einmal geht man in der Gruppe. Dann hätte man sein Sportprogramm. Und andere sagen: »Nee, ich geh lieber zwei«/ (wendet sich der Tafel zu und verbessert) »ich mach mal zwei- bis dreimal wöchen/ zweimal wöchentlich wirklich 30 Minuten stramm.« Dann – haben dann aber auch schon 'n Pensum. Und die Dritten sagen: »Ich geh mit meinem Hund sowieso raus.« Und die haben dann auch schon 'n Pensum, ne?! (Gesprächskreis, Ilona Neustett)

Verankert in der Thematik »Bewegung nach Krebs« gibt die Ärztin den erkrankten Frauen an dieser Stelle drei Möglichkeiten vor, mit einfachen Mitteln aktiv zu werden. Die Gemeinsamkeit dieser Möglichkeiten besteht in der Bewegungsform (Gehen), die Unterschiede zwischen den drei »Bewegungstypen«, die sie hier entwirft, liegen in der Art und der Häufigkeit der Aktivitäten sowie in der individuellen Einstellung zu sozialen Kontakten. Auf diese Weise ermöglicht die referierende Ärztin den Patientinnen nicht nur, sich kategorial zu verorten, sondern auch, sich untereinander zu vergleichen und schließlich selbstreflexiv Identitätsveränderungsprozesse in Gang zu setzen.

Der Entwurf solcher Kategorien und Szenarien ist für eine Förderung von Gesundheits- und Bewältigungsverhalten besonders wertvoll. Durch die Spiegelung der Gedanken, Werte und Vorlieben der Patientinnen werden diese angeregt, (sich) zu vergleichen und sich schließlich (neu) zu verorten.

- I.N.: Und andere/ man geht mit 'm Hund auch raus. Das heißt, Hundebesitzer kommen automatisch vor die Tür, und selbst wenn's von der Stimmung mal 'n bisschen im Keller is, sind se unterwegs und sehen was vom Leben und ham se 'n bisschen Kontakt wieder (Gesprächskreis, Ilona Neustett).

Immer noch im Rahmen der Themeneinheit »Bewegung nach Krebs« erklärt die Ärztin hier, dass Hunde ihre Besitzer sowohl zu mehr Bewegung veranlassen als auch zur Stimmungsaufhellung und zu sozialen Kontakten beitragen können. So sichert sie Verstehen auch für diejenigen, die kein Tier besitzen, und ermöglicht eine Entwicklung von Ideen im Hinblick auf Alltag und Lebensstil nach der Erkrankung.

Eine Verhaltensmodifikation bei Patienten und ihren Angehörigen wird zudem durch ärztliche Aufklärung im Sinne einer *Korrektur bestehender Annahmen* begünstigt.

- I.N.: Also, man, äh, weiß, dass, äh, Neigung zu Übergewicht viele Erkrankungen begünstigt, Herz-Kreislauf-Erkrankungen auch, und Zucker, aber unter anderem auch Krebserkrankungen, und dass man möglichst nicht zu viel zunehmen soll, sich nicht den Stress machen, wenn man immer schon 'n bisschen mehr auf den Rippen hatte, dass man sagt: »Gegen den Krebs hilft, wenn ich jetzt abnehme!« Dann macht man 'n zusätzlichen Stress, dass man den Stoffwechsel anregt, aber dass viele Giftstoffe auf einmal freigesetzt werden. Also, direkt nach der Behandlung abnehmen is nich besonders sinnvoll! (Gesprächskreis, Ilona Neustett)

Entgegen der oftmals von den Medien, von Bekannten, Verwandten und auch Ärzten verbreiteten Annahme, dass eine therapiebegleitende »Krebsdiät« unterstützend auf den Heilungsprozess wirke, erklärt die Ärztin den am Vortrag teilnehmenden Patientinnen, dass gerade ein solches Vorgehen nicht sinnvoll sei. Sie stellt der verbreiteten Vorstellung, durch eine behandlungsnahe Diät würde der Krebs überwunden und der Gesundungsprozess gefördert, nachteilige Aspekte des Abnehmens nach Krebs gegenüber. Die Ärztin hat hierbei die Gesundheit sowie das Wohlbefinden der erkrankten Frauen im Blick und trägt auf diese Weise ein weiteres Mal zur Entstehung neuer Ideen hinsichtlich des Lebensstils bei. Sie fördert den Umgang mit dem kranken Körper sowohl im Sinne einer Identifikation mit diesem als auch im Sinne eines bestmöglichen Bewältigungsverhaltens.

Damit Erkrankte sich durch Selbstmanagement an ihrem Behandlungs- und Therapieprozess beteiligen können, ist die Förderung der Patientenautonomie unerlässlich. Diese wird sowohl in der Einzel- als auch in der Vortragssituation unter anderem durch *Rat* und *Verweise* unterstützt. Im Folgenden eine weitere Sequenz aus dem Gesprächskreis von Ilona Neustett:

- I.N.: Ehm, Entspannungstrainings, bei denen man den Körper trainiert, immer wieder das Gleiche macht, um, äh, den Puls runterzufahren und die Heilungskräfte zu aktivieren, sind Autogenes Training und, zum Beispiel, Progressive Muskelentspannung. Das sind Übungsverfahren, und das heißt, is ja schon in dem Wort »Training«, man merkt, ob man nach 'n paar Mal Trainieren darauf anspricht, und wenn ja, dann kann man das regelmäßig fortsetzen, und es baut Angst ab. Sondern man weiß auch, wenn man den Krebs/ zur Gefühlregulation und Tiefenentspannung macht auch Regulation, also verbessert auch 's Immunsystem. – Wer also jetzt hier 'n Stückchen zu lernen kann, einfach mal gucken, ob das Verfahren, was sie hier machen, gut passt. Das sagt auch, da gibt's vielleicht noch was anderes. Das is sehr gut zugänglich an den Volkshochschulen, und, äh, an Kursen und auch von Krankenkassen ▼
und so weiter, dass man zu Hause, und Krebsberatungsstellen, mal wieder 'n Kurs wiederholt, oder regelmäßig hingeht, wenn man merkt, dass man 's so allein zu Hause nicht so gut machen kann, (um das gut zu können) … (Gesprächskreis, Ilona Neustett).

An dieser Stelle widmet sich die Ärztin dem Thema »Verfahren zur körperlichen Entspannung«. Sie erklärt nicht nur Sinn, Wirkung und Ziel von Entspannungstrainings, sie stellt zudem zwei der Verfahren namentlich vor und weist auf Grenzen der individuellen Anwendung hin. Im Anschluss konzentriert sie sich sowohl auf das Bewältigungs- als auch auf das Gesundheitsverhalten der Frauen, indem sie ihnen rät, diese verschiedenen Verfahren auszuprobieren und so eigenständig für sich zu entdecken. Sie verweist weiter auf Einrichtungen mit Angeboten zu Entspannungsverfahren und auf Möglichkeiten einer Weiterführung nach der stationären Rehabilitationsmaßnahme. Die erkrankten Frauen werden auf diese Weise dazu aufgefordert, auch diesen Teilbereich der Krankheitsbewältigung selbst zu managen. Ein autonomes Handeln der Patientinnen wird so gefördert.

Zusätzlich zu beratenden und verweisenden Leistungen führen *Aktivitäten des Vormachens*, welche ein besonders hohes Maß an Empathie erfordern, zu einer Förderung von Autonomie. Hierzu abschließend eine letzte Sequenz des Gesprächskreises:

- I.N.: Und, ähm, wenn Sie merken, dass in Ihrem Freundes-, Bekannten- oder inner Familie jemand so auf Distanz geht, ist das Schlauste, Sie sprechen den an! –
- P?: Mhm.
- I.N.: Sie gehen drauf zu und sagen: »Ich hab gemerkt, das macht dir was aus, mit meiner Erkrankung. Möchtest du was wissen?«, oder: »Ich fänd es schön, wir könnten in Kontakt bleiben, selbst wenn ▼

wir uns jetzt nicht über die Krankheit unterhalten.« Machen Se denjenigen, die 'n Stückchen auf Distanz gehen, 'n Angebot und gucken mal, was da kommt! Und häufig ist es Unsicherheit (Gesprächskreis, Ilona Neustett).

Innerhalb dieses Abschnitts verdeutlicht die referierende Ärztin durch wortwörtliches Aufzeigen eine Möglichkeit des Umgangs mit Freunden oder Verwandten, welche sich aufgrund der Krebserkrankung plötzlich distanzieren. Sie gibt durch szenisches Vorführen mehrere Varianten vor, in denen sich die Betroffenen ein weiteres Mal kategorial verorten können. Sie macht zusätzlich noch einmal klar, wie wichtig soziale Kontakte im Hinblick auf Genesung und Gesundheit sind. So vermittelt sie die nötige Ernsthaftigkeit, sodass es den erkrankten Frauen auch an dieser Stelle möglich wird, eigenständig neue Ideen hinsichtlich ihres Alltags und ihres Lebens mit der Krankheit zu entwickeln. Die Frauen können nun in sich gehen, Ideen entstehen lassen und autonom werden.

Die Förderung von Autonomie stellt im Hinblick auf eine Verhaltensmodifikation die oberste Priorität dar. Die Intention besteht darin, den Gesundungsprozess voranzutreiben bzw. einer erneuten Erkrankung präventiv entgegenzuwirken – und dies eben langfristig nicht mithilfe des Arztes, sondern autonom.

38.4 Fazit und Ausblick

Anhand der Vorträge ist ersichtlich, dass im medizinischen Bereich diverse Formen der Wissensvermittlung bestehen. So gibt es Ärzte und Ärztinnen, die den Nutzen eines umfangreichen Informationstransfers an Patienten und ihre Angehörigen erkennen und sich zahlreicher pädagogischer Mittel bedienen, um Vermittlungsprozesse zu gewährleisten. Die pädagogischen Aufgaben und Leistungen, die eine erfolgreiche Krankheitsbewältigung der Patienten unterstützen, scheinen ihnen bewusst.

Die didaktischen Formen und Inhalte von Vorträgen im onkologischen Bereich differieren stark. Sie reichen von frontalen Vortragsformen bis hin zu reinen Gesprächskreisen, welche ausschließlich darauf gerichtet sind, Fragen der Patienten zu beantworten. Inhaltlich konzentrieren sie sich auf krankheits- und behandlungsbezogenes Wissen sowie auf Gesundheits- und Bewältigungsverhalten. Einige Vorträge weisen ein hohes Abstraktionsniveau auf. Hier wird die Krankheit in ihrer Gesamtheit betrachtet. In vielen Vorträgen werden jedoch spezifische Aspekte in den Blick genommen.

Empirisch überprüft werden sollte außerdem, ob und inwieweit durch ärztliche Vorträge Aneignungsprozesse bei den Erkrankten und ihren Angehörigen hervorgerufen werden, welche didaktischen Formen erfolgreich sind und welche Inhalte einer Krankheitsbewältigung dienlich sind. Die zentrale Frage lautet: Fördern Arztvorträge die Patientenautonomie im Sinne eines Selbstmanagements der Bewältigung ihrer Krankheit, sodass Betroffene und ihre Angehörigen an Lebensqualität gewinnen?

Literatur

BMBF (2009) Richtlinien zur Förderung der versorgungsnahen Forschung im Bereich »Chronische Krankheiten und Patientenorientierung«. www.gesundheitsforschung-bmbf.de/de/2220.php. Zugegriffen: 20. Juli 2011

Braun B, Marstedt G (2011) Der informierte Patient: Wunsch und Wirklichkeit. In: Hoefert H-W, Klotter C (Hrsg) Wandel der Patientenrolle. Neue Interaktionsformen im Gesundheitswesen. Hogrefe, Göttingen, S 47–65

Corbin J, Strauss A (2004) Weiterleben lernen. Verlauf und Bewältigung chronischer Krankheit. Huber, Bern

Dorn A, Wollenschein M, Rohde A (Hrsg) (2007) Psychoonkologische Therapie bei Brustkrebs – mit Manual zur Bonner Semistrukturierten Kurzzeitpsychotherapie (BSKP-ONK). Deutscher Ärzte-Verlag, Köln

Hart D (2011) Patientenrechte – Belastung der Arzt-Patient-Beziehung? Ein Plädoyer für gute Organisation und Gesetzesregelung. In: Hoefert H-W, Klotter C (Hrsg) Wandel der Patientenrolle. Neue Interaktionsformen im Gesundheitswesen. Hogrefe, Göttingen, S 117–131

Kade J, Seitter W (2005) Wissensvermittlung – pädagogische Kommunikation – Selbstbeobachtung. Zur Institutionalisierung des Lernens im Erwachsenenalter. In: Kade J, Seitter W (Hrsg) Pädagogische Kommunikation im Strukturwandel. Beiträge zum Lernen Erwachsener. Bertelsmann, Bielefeld, S 47–61

Kardorff E von (2008) Zur Veränderung der Experten-Laien-Beziehung im Gesundheitswesen und in der Rehabilitation. In: Willems, H (Hrsg) Weltweite Welten. Internet-Figurationen aus wissenssoziologischer Perspektive. VS-Verlag, Wiesbaden, S 247–267

Kardorff E von (2011) Wandel der Patientenrolle in der Rehabilitation. In: Hoefert H-W, Klotter C (Hrsg) Wandel der Patientenrolle. Neue Interaktionsformen im Gesundheitswesen. Hogrefe, Göttingen, S 295–313

Reibnitz C von, Schnabel P-E, Hurrelmann K (2001) Auf dem Weg zum »souveränen« Patienten. Möglichkeiten und Grenzen der Patientenberatung. In: Reibnitz C von, Schnabel P-E, Hurrelmann K (Hrsg) Der mündige Patient. Konzepte zur Patientenberatung und Konsumentensouveränität im Gesundheitswesen. Juventa, Weinheim, S 13–21

Schaeffer D (2001) Patientenorientierung und -beteiligung in der pflegerischen Versorgung. In: Reibnitz C von, Schnabel P-E, Hurrelmann, K (Hrsg) Der mündige Patient. Konzepte zur Patientenberatung und Konsumentensouveränität im Gesundheitswesen. Juventa, Weinheim, S 49–59

Schaeffer D, Dierks M-L (2006) Patientenberatung. In: Hurrelmann, K, Laaser U, Razum O (Hrsg) Handbuch Gesundheitswissenschaften. Juventa, S 845–878

Seltrecht A (2006) Lehrmeister Krankheit? Eine biographieanalytische Studie über Lernprozesse von Frauen mit Brustkrebs. Budrich, Opladen

Siebert H (2011) Lernen und Bildung Erwachsener. Bertelsmann, Bielefeld

Troschke von J (2004) Die Kunst, ein guter Arzt zu werden. Anregungen zum Nach- und Weiterdenken. Huber, Bern

Wulfhorst B (2006) Gesundheitserziehung und Patientenschulung. In: Hurrelmann K, Laaser U, Razum (Hrsg) Handbuch Gesundheitswissenschaften. Juventa, Weinheim, S 819–844

Die ärztliche Vermittlung aus Patientenperspektive

Dieter Nittel und Astrid Seltrecht

In diesem Beitrag wird die Vermittlung der Diagnose bei Herzinfarktpatienten mit der bei Brustkrebspatienten verglichen. In Bezug auf Brustkrebs wird die These aufgestellt, dass es sich i.d.R. nicht um einen einzelnen, herausgehobenen Vermittlungsvorgang handelt, sondern per se um einen längeren Prozess, der von diffuser Unbestimmtheit über das Stadium der wissenschaftlich verifizierten Bestimmtheit idealtypisch zum emotionalen und kognitiven Evidenzerlebnis bei der erkrankten Person (im Sinne der Einheit von innerer und äußerer Patientenrolle) führt. Der Schritt der ärztlichen Diagnosevermittlung bei einer lebensbedrohlichen Erkrankung stellt für die erkrankte Person jedoch nur eine Sequenz im komplexen Lernvorgang dar, der durch die Polyvalenz von Prozessen des Neulernens, Verlernens, Nichtlernens und Umlernens gekennzeichnet ist.

39.1 Zum Verhältnis von Vermittlung und Aneignung

Vermittlung und Aneignung als erziehungswissenschaftliche Konzepte sind im ursprünglichen Sinne nur lose miteinander verbundene kommunikative Aktivitäten (Kade u. Seitter 1999), werden hier aber in einem handlungstheoretischen Kontext benutzt. Bei beiden handelt es sich um wissensbezogene Aktivitäten, jedoch ist der Fokus jeweils ein anderer: Die Vermittlungsperspektive beinhaltet die Sicht der Organisation einschließlich der verschiedenen in ihr pädagogisch handelnden Berufsgruppenvertreter; Aneignung bezeichnet hingegen den Lernprozess aufseiten der Zielgruppe pädagogischer Vermittlungsaktivitäten. Die »Autonomie der Aneignung« (Kade u. Seitter 1999, S. 34) gegenüber der Vermittlung bewirkt letztlich die lose Kopplung zwischen beiden Konzepten. Dies bedeutet, dass die Zielgruppe sich nicht alles, was vermittelt wird, auch genau so aneignet:

> » Die Aneignung ist vielmehr lebensweltlich überformt und durch die Biographien der Teilnehmer [oder Patienten; D.N. u. A.S.] gesteuert, gleichsam im Sinne einer biographischen Zweitprogrammierung (Kade u. Seitter 1999, S. 34). «

Der Eigensinn von Aneignung muss also bei der Vermittlung immer mit bedacht werden. Mithilfe einer Perspektivenverschränkung soll nun dargestellt werden, wie die erkrankte Person als Aneignungssubjekt die Vermittlungsoperationen der Ärzte betrachtet und bewertet und – im ▶ Beitrag von Detka in diesem Band – wie das Vermittlungssubjekt, d.h. der einzelne Arzt, den Aneignungsprozess beim Patienten bewertet.

39.2 Methodische Vorbemerkung

Die Nachricht, von einer lebensbedrohlichen Erkrankung betroffen zu sein, stellt nicht per se (vgl. Seltrecht 2006; Nittel 2010), aber i.d.R. eine zentrale Interpunktion in der biographischen Erfahrungsaufschichtung dar. Im weiteren Verlauf unserer Darstellung werden die Ergebnisse der Auswertung jener Textstellen aus den erhobenen autobiographisch-narrativen Interviews dargelegt (Schütze 1987), welche Erfahrungen sowie Kontextinformationen über die zeitlichen, räumlichen und sozialen Dimensionen der Diagnosevermittlung aus der Sicht der Biographieträger versprachlichen. Wie werden die Vermittlungsprozesse in Lebensgeschichten thematisiert? Wie reagieren Menschen, die von ihrem Arzt oder einem anderen Repräsentanten des Medizinsystems mit der Aussage »Sie haben Brustkrebs« bzw. »Sie haben einen Herzinfarkt« konfrontiert werden? Die hier in den Blick genommenen Textstellen offerieren große Erkenntnischancen, da die Interviewpartner nahezu alle Ereignisse und subjektiven Eindrücke im Zusammenhang mit ihrer Erkrankung – von den ersten, möglicherweise als harmlos erachteten Hinweisen auf die Krankheit bis hin zu den verschiedenen Aktivitäten des aufwendigen medizinischen Diagnoseprozesses – als biographisch signifikante Ereignisse einstufen. Die Informanten bewegen sich in der Erhebungssituation auf einem sehr hohen narrativen Detaillierungsniveau und stellen gleichzeitig nur jene Erfahrungen dar, die für das Verständnis der Situation »wirklich wichtig« sind. Das erklärt, warum die diesbezüglichen Interviewausschnitte die Chance auf eine intensive Übernahme der Betroffenenperspektive eröffnen. Einerseits muss der Analyse von tatsächlichen Arzt-Patient-Gesprächen mithilfe von Aktualtexten ein deutlich höherer Präzisionsgrad bei der Auswertung von Vermittlungssituationen attestiert werden, als er mittels Interviews möglich wäre. Andererseits gelangen Videoanalysen oder konversationsanalytische Untersuchungen aufgrund interner forschungspraktischer Begrenzungen nie so dicht an die Ebene der subjektiven Interpretation der Patienten und ihrer Verarbeitung der Diagnose heran, wie dies bei autobiographisch-narrativen Interviews möglich ist. In der Zukunft käme es daher vermehrt darauf an, über den Weg der Methodentriangulation sowohl die Vermittlungssituation als solche als auch deren Verarbeitung durch die Betroffenen einer wissenschaftlichen Erschließung zuzuführen.

39.3 Die ereignisorientierte Vermittlung der Diagnose »Herzinfarkt«

Die unterschiedliche Phänomenologie der Erkrankungen Brustkrebs und Herzinfarkt (▶ Kap. 10 in diesem Band) trägt dazu bei, dass die Mitteilung der Diagnose nicht nur von Arzt zu Arzt auf völlig unterschiedliche Weise erfolgt, sondern auch von den Patienten in sehr unterschiedlicher Art und Weise wahrgenommen, erfahren und verarbeitet wird. Im Gegensatz zum Brustkrebs handelt es sich beim Herzinfarkt um keine »Krankheit« im genuinen Sinne, sondern um die Folge einer suboptimalen Herzfunktion, die wiederum auf sehr unterschiedliche krankheitsspezifische Ursachen zurückgeführt werden kann. Bei Patienten, bei denen bereits verschiedene, einen Herzinfarkt begünstigende Risikofaktoren und Gewohnheiten (z.B. hohe Cholesterinwerte, hoher Nikotin- und Alkoholkonsum) vorliegen, die wenig Bewegung haben und unter starkem Stress leiden, sprechen manche Ärzte eine indirekt oder direkt formulierte Warnung aus: »Wenn Sie so weitermachen, bekommen Sie unter Umständen einen Herzinfarkt!« Eine solche Ankündigung eines lebensbedrohlichen Szenarios im Sinne eines Worst Case ist beim Brustkrebs aufgrund einer völlig anderen Krankheitscharakteristik kaum möglich.

Symptomatisch für die Vermittlung der Krankheitsdiagnose im Falle des Herzinfarkts ist der Umstand, dass sie i.d.R. im Anschluss an das Höhepunktereignis der damit korrespondierenden Krankheitsverlaufskurve erfolgt, nämlich dann, wenn der Herzinfarkt sein akutes Stadium erreicht oder bereits überschritten hat. Die entsprechenden Erzählungen weisen den häufig anzutreffenden Spannungsbogen auf, dass die Betroffenen plötzlich, also ohne Vorwarnung, aus dem Leben gerissen werden und die konkreten Arbeitsvollzüge, den gerade begonnenen Urlaub, die im Moment besuchte Kinovorführung unterbrechen müssen, weil sie starke Schmerzen verspüren und von einer Sekunde auf die nächste auf medizinische Hilfe angewiesen sind, um dann von einem Arzt die Ursache ihres körperlichen Zusammenbruchs zu erfahren:

- P.P.: Und dann sind wir wieder ins Auto eingestiegen, und dann hab ich zu Klaus gesagt: »Jetzt, so langsam wäre es gut, wenn ich ärztlich Hilfe kriege, weil ich fühle mich grad richtig beschissen. ... Und dann ist er erst mal über, glaube ich, drei oder vier rote Ampeln geknallt, ist da in dieses, dieses Krankenhaus rein, wir sind halt in die Notaufnahme rein, ... ehm .. und ja, viel mehr habe ich gar nicht mehr mitgekriegt. ... Dann, ehm ... sind wir da unten rein, ich hab mich da unten noch auf so 'ne Trage drauf, hab ihm mein, .. mein, ehm .. Handy noch gegeben (trinkt und setzt Trinkgefäß wieder ab) ... und, ehm .. ja, hatte halt wahnsinnige Schmerzen. Und hab dann die Ärzte irgendwie angebrüllt, dass sie halt irgendwie sich drum kümmern sollen, dass die Schmerzen weggehen, .. weil ich wirklich das Gefühl hatte, da steht irgendwie einer mit so 'ner Wasch&Waschbetonplatte auf meiner Brust drauf und geht nicht mehr runter. (seufzt) (4 Sek.) Und, ehm, die Ärzte haben extrem schnell reagiert, extrem auch gut reagiert. .. Ehm, der eine Arzt fing irgendwie an von wegen Magenverstimmung, und ich: Das kann eigentlich nicht sein, ich hab gestern Abend irgendwie 'ne Pizza gegessen. Und (seufzt), und der zweite Arzt sagte, aber da war ich auch schon relativ weit wegge-

▼

> pumpt irgendwie mit Schmerzmitteln und so was, und sagte halt »Herzinfarkt«. .. **So, und dann ist es so**, dass die mich dann, ehm, dann haben sie mir erst mal 'n Blutverdünner gegeben und erst mal was, um die Schmerzen halt wegzukriegen, haben mich dann noch mal ... in 'ne andere Abteilung, glaube ich, gefahren (Patrick Pellmann, Herzinfarkt).

Im Fall von Patrick Pellmann bezieht sich das Muster des Aus-dem-Leben-gerissen-Werdens auf den beruflichen Alltag. Die vielen Planungspausen und Erzählhemmungen in der Erzählung bilden einen formalen Indikator für die Lesart, dass der Biographieträger die vergangenen Ereignisse rund um die Diagnose seines Herzinfarktes szenisch und emotional wiederaufleben lässt. Mit der Erwähnung der konkreten Umstände seiner Einlieferung ins Krankenhaus (dass der Bekannte mehrere rote Ampeln ignoriert und er selbst aufgrund der starken Schmerzen den Arzt angeschrien habe) deutet der Erzähler auf das in diesem Band bereits erwähnte »Blaulichtphänomen« im Falle eines Herzinfarktes hin: Es besteht ein dringender medizinischer Handlungsbedarf und absolute Zeitknappheit, sodass jede Minute für die Sicherung des Überlebens entscheidend sein kann. Die Dramatik der Situation wird durch die Erwähnung kleinster Details (Handy) gesteigert. Die Konsultation von zwei Ärzten untermauert aus der Sicht des Betroffenen dabei die Gefährlichkeit der körperlichen Krise: Die erste, auf eine Magenverstimmung hinzielende Vermutung eines Arztes wurde umgehend von einem zweiten Arzt korrigiert. Die Diagnose »Herzinfarkt« wird Patrick Pellmann mitgeteilt, als dieser wegen der starken Schmerzmittel kaum zu einem konzentrierten Arzt-Patient-Gespräch und zur Aneignung des Befundes fähig ist.

39.4 Die prozessorientierte Vermittlung einer Brustkrebsdiagnose

Viele Menschen vertreten die Auffassung, dass mit der medizinischen Identifikation einer lebensbedrohlichen Erkrankung eine Art »Stunde der Wahrheit« einhergeht. Diese markiert für den Erkrankten den Beginn des regelrechten Martyriums, wobei der in die Facetten der jeweiligen Krankheit eingeweihte Experte, also der Arzt, dem mehr oder weniger unwissenden Patienten den Befund mitteilt und dieser nach einer dramatischen Schockphase die damit korrespondierende Mitteilung versteht, emotional verarbeitet und im weiteren Verlauf im Sinne einer angemessenen Compliance aktiv an der Behandlung partizipiert. Diese Auffassung erweist sich unter dem Eindruck des vorliegenden Datenmaterials zwar nicht als völlig deplatziert, aber als stark korrekturbedürftig. Aus der Perspektive der Brustkrebspatienten betrachtet, zeichnet sich vielmehr der allgemeine Befund ab, dass nicht wirklich von einem singulären Ereignis im Sinne einer Wahrheit konstituierenden Mitteilung des Krankheitsbefundes gesprochen werden kann, sondern von einem prozessualen Geschehen unter Mitwirkung der verschiedensten medizinischen Berufsgruppen. Dies evoziert die Umstellung von einer *ereignisfixierten Perspektive* auf eine *prozessuale Betrachtungsweise*. Der strukturelle Hintergrund für diese Beobachtung ist in dem Umstand zu sehen, dass unter den Bedingungen der modernen Medizin ein arbeitsteiliges Vorgehen verschiedener Fachärztegruppen die Regel ist; zugleich sind häufige Interaktionen mit anderen medizinischen Berufsgruppen in Rechnung zu stellen, womit eine sukzessive Vermittlung der Krebsdiagnose im Sinne einer Iteration immer wahrscheinlicher geworden ist. Als geradezu paradigmatisch kann hier der sequenzielle Hergang im Fall von Monika Montag betrachtet werden. Aus Monika Montags Lebensgeschichte geht hervor, dass ein Allgemeinmediziner bei ihr etwas Auffälliges registriert und sie mit dem vagen Hinweis: »Ja, es ist ein Zentimeter groß, mindestens« (M.M.), zum Radiologen bzw. zur Mammographie schickt. Dort wird ein Tumor diagnostiziert, wobei der Betroffenen aber – ohne dass der Begriff »Krebs« fällt – lediglich die Ankündigung: »Das Ding muss raus« (M.M.) gemacht wird. Im Anschluss an eine erneute Überweisung zu einem Gynäkologen wird ihr schließlich der Befund offenbart: »Sie müssen sich bewusst sein, Sie haben Krebs« (M.M.). In dieser Situation erlebt sie dann einen emotionalen

Kontrollverlust. Die uneindeutigen und in der Schwebe gehaltenen Botschaften (»Ja, es ist ein Zentimeter groß, mindestens«, »Das Ding muss raus«) auf der Vermittlungsebene korrespondieren mit dem ähnlich gelagerten Modus der ebenso uneindeutigen Aneignung, die von der Hoffnung auf einen Irrtum oder von einer Tendenz zur Bagatellisierung überlagert wird. Und auch im Zuge der medizinischen Behandlung, nachdem die Patientin im Anschluss an eine Ultraschalluntersuchung eindringlich auf das gezackte Erscheinungsbild und die damit verbundene Bösartigkeit des Tumors hingewiesen und anschließend operiert wurde, regt sich auf der emotionalen Ebene ein gewisser Widerstand gegenüber der endgültigen Akzeptanz der Erkrankung. Die an der Tradierung des gesunden Körperschemas Halt suchenden Tendenzen des Hoffens erklären sowohl die kognitive Distanz gegenüber der endgültigen Übernahme der schmerzhaften Einsicht als auch die Ausblendung der mit der Akzeptanz der Krankheit verbundenen lebenspraktischen und biographischen Konsequenzen, die in ihrer Dramatik so gar nicht antizipiert werden können.

Bei der Analyse solcher und vergleichbarer Situationen der Diagnosevermittlung müssen zwei Prozesse in Rechnung gestellt werden: Der erste Prozess ist das institutionalisierte Ablauf- und Erwartungsmuster der Diagnose, Behandlung und Rehabilitation, das von gewissen Regeln (dem Ausschlussprinzip) gekennzeichnet ist, eine Ablaufstruktur (Abtasten, Ultraschall, Mammographie usw.) aufweist und durch ein arbeitsteiliges Vorgehen charakterisiert wird. Der zweite Prozess bezieht sich auf den subjektiven Vorgang der Aneignung der Information, dass ein negativer Befund vorliegt, dass dies eine für die eigene Zukunft relevante Mitteilung darstellt und dass diese Mitteilung in ihrer kognitiven und emotionalen Relevanz vollständig erschlossen werden muss. Laufen beide Prozessebenen parallel und so miteinander verschränkt ab, dass von Arzt und Patient geteilte Definitionen überwiegen, kann man von einer geglückten Amalgamierung von Vermittlung und Aneignung sprechen. Beim kontrastiven Vergleich von Textstellen, in welchen auf die hier angedeuteten Erscheinungen Bezug genommen wird, zeichnet sich jedoch eine notorische Ungleichzeitigkeit zwischen dem institutionellen Ablauf- und Erwartungsmuster des Diagnoseprozesses einerseits und des individuellen Aneignungsprozesses andererseits ab.

Der Prozess der subjektiven Aneignung der Krankheit und der damit verbundenen Patientenrolle (Nittel 2012) läuft bei einigen Betroffenen schneller, bei anderen deutlich langsamer ab als die äußeren Prozesse im institutionellen Ablauf- und Erwartungsmuster der diagnostischen Erkundung und der definitiven Bestimmung des körperlichen Gebrechens. Constanze Coburg beispielsweise hat nach einer Mammographie, ohne dass sie mit dem zuständigen Arzt gesprochen hätte, nur aufgrund der Art und Weise, wie sich die medizinische Assistentin mit ihr unterhalten und sich von ihr verabschiedet hat, das sichere Gefühl der Bedrohung:

- C.C: Da hab ich gedacht, na, wie sie mir die Hand geschüttelt hat und dies Gesicht, da dacht ich fast, als wenn sie kondoliert, da habe ich gedacht, das muss ernst sein, das ist höchstwahrscheinlich, ich hab's gedacht (Constanze Coburg, Brustkrebs).

Ohne ihren Mann über ihre Vorahnung zu informieren, trifft sie ad hoc Vorbereitungen für den Fall, dass sie längere Zeit ihren familiären Aufgaben nicht mehr nachkommen kann. Sie kocht für ihren Mann drei Wochen vor, friert die Mahlzeiten ein und verpflichtet Personen für Gartenarbeiten und andere Dienste. Schon vor dem offiziellen Termin beim Frauenarzt und gleichsam unter Vorgriff auf die offizielle Diagnose arrangiert sie ihr familiäres Leben so, dass ihr Mann auch ohne sie zurechtkommt.

Auch die umgekehrte Konstellation ist im Material zu finden. Bei Irene Inn beispielsweise läuft die Aneignung der Krankheit dem medizinischen Diagnoseprozess hinterher. Irene Inn hat schon vor dem Arztbesuch einen Knoten gespürt und wird von ihrem Hausarzt aufgrund der Möglichkeit einer ernsthaften Komplikation zum Facharzt geschickt. Dieser Frauenarzt weist sie umgehend in die Klinik ein, wo unter Maßgabe absoluter Dringlichkeit eine Operation stattfindet. Obwohl Irene Inn aufgrund dieses Behandlungsverlaufs und der Hinweise der Ärzte längst mit der naheliegenden Möglichkeit einer Brustkrebserkrankung hätte rechnen müssen – die äußere Patientenrolle war also längst etabliert –, macht sie ihre Akzeptanz in ihrem subjektiven Aneignungsprozess von dem histologischen Beweis einer Gewebeprobe abhängig. Da dieser allerdings erst zwei Wochen nach der Operation endgültig vorliegt, verharrt sie in dieser Zeit in einem hochgradig unangenehmen Schwebezustand der Ungewissheit, wie es mit ihr und ihrer Zukunft eigentlich bestellt ist. In ihrem Fall ist die (innere) Aneignung der Patientenrolle eben nicht mit Phasen des Nichtlernens – also des Ausblendens, des Verleugnens und des systematischen Verdrängens – verbunden, weil es faktisch keine endgültige Diagnose gibt. Und damit synchronisiert sie ihren Aneignungsprozess mit dem medizinischen Diagnoseprozess. (Irene Inns Fall zeigt eindrücklich die Grauzone zwischen Wissen und absoluter Gewissheit auf.)

Die soziale Situation, in welcher der Arzt den Befund (»Sie haben Krebs«) mitteilt, ist von der strukturell nicht auflösbaren Paradoxie überschattet, dass hier und jetzt etwas existenziell Weitreichendes mitgeteilt wird (auf das dann die weiteren Behandlungspläne abgestimmt sein müssen), von dem auch der beteiligte medizinische Experte unterschwellig ahnt oder sogar weiß, dass es in der flüchtigen Arzt-Patient-Interaktion schlicht nicht angemessen verstanden werden kann, weil es den Vorstellungshorizont des Patienten übersteigt. In dem Maße, wie die Mitteilung »Sie haben Krebs« den Betroffenen die Basisidealisierungen der gemeinsamen Lebenswelt zu entziehen scheint (z.B. die Idealisierung des »Und-so-weiter«; Schütz u. Luckmann 1979), droht auch die emotionale Grundstabilität als Bedingung für die Möglichkeit einer Partizipation am kommunikativen Handeln obsolet zu werden. Das ist im Übrigen auch der objektive Hintergrund für die alltagsweltliche Wendung von Patienten, die mit der ärztlichen Diagnose das Gefühl verbanden, dass »einem der Boden unter den Füßen weggebrochen ist«. Das Selbst- und Weltbild der Akteure gerät ins Wanken, sie verlieren die Kontrolle über ihre Emotionen, und der Augenblick der Krise verdichtet sich in einem regelrechten Schock. Das ohnehin keineswegs bruchlose Verhältnis von Information, Mitteilung und Verstehen (vgl. Luhmann 1997) ist unter den außeralltäglichen Bedingungen der Krebsdiagnose noch mehr belastet und wird von Aneignungsblockaden kontaminiert. Ärzte wissen i.d.R. sehr genau, dass Patienten in einer solchen Ausgangslage weitreichende Entscheidungen im Hinblick auf die Behandlungsmodalitäten und Therapiepläne schlicht nicht treffen können. Das folgende Datenbeispiel vermittelt einen guten Eindruck von einer solch dramatischen Situation:

- M.M.: Und, na ja, dann hab ich auch noch so 'nen Stadtbummel gemacht und bin dann abends zu meinem Gynäkologen gegangen, hab ihm dann den Bericht gegeben, weil der hat dann auch schon so einen fertig geschrieben, und ja, ich kam dann rein, und dann sagte Dr. A.: »Ja«, da sagt er, »ja, seit wann haben Sie das?« Ich sag: »**Seit 2 Tagen.**« Sagt er: »Das kann nicht sein.« Sag ich: »Doch, ich hab's doch erst vor zwei Tagen gemerkt.« Und dann nur irgendwann: »Sie müssen sich bewusst sein, Sie haben Brustkrebs.« Und dann hab ich so, zusammengesackt und hab ja, irgendwann, als ich dann rausgegangen bin, geweint, vorher gar nicht. Das konnte ich gar nicht so. Und dann lief das nur noch wie im Film, das Krebs und dann nur diese. Also es ist schon erschreckend, dass man diese Diagnosen kriegt, auch als Frau, wenn man alleine dahin geht, weil ich weiß nicht, wie ich nach Hause gekommen bin. Ich seh noch eine Situation so, wo ich gesagt hab, so, fährst du jetzt an 'nen Baum, dann gleich beenden. So, das war so, weil man hat plötzlich, ja, man denkt ganz anders, man sagt: »Ja, was soll das denn alles noch? Was soll ich mich denn quälen?« Ich weiß, es kommt 'ne Operation, es kommt 'ne Chemo. Es kommt noch 'ne Bestrahlung, und **will** ich das alles? Will ich das mitmachen? (Monika Montag, Brustkrebs)

Wie sind derartige Situationen des emotionalen Aufgewühltseins und der Sorge um die Zukunft des eigenen Lebens aus erziehungswissenschaftlicher Sicht sachgerecht zu beschreiben? Monika Montag bewegt sich in dem zitierten Auszug aus ihrem lebensgeschichtlichen Interview, in dem sie den Stadtbummel und die Überbrückung von räumlichen Distanzen erwähnt, ganz auf der Ebene alltagspraktischer Aktivitäten und der Gestaltung der Alltagszeit. Gleichzeitig greift das geschilderte Ereignis offensichtlich in den Horizont ihrer lebensgeschichtlichen Entwicklung ein, sodass ihr eines der wertvollsten Güter – die offene Zukunft – verloren zu gehen droht. Für Monika Montag ist mit der ärztlichen Diagnosevermittlung (»Sie müssen sich bewusst sein, Sie haben Brustkrebs«) nicht nur die Welt, sondern auch das eigene Selbst nicht mehr so, wie sie einmal waren. Die Textpassage zeigt, dass sich die dominante Haltung zur eigenen Person und zur Welt ändert, da sich ein Wechsel in der dominanten Prozessstruktur des Lebensablaufs anzubahnen beginnt. Die Verlaufskurve des Erleidens und die damit korrespondierende prozessuale Lerndimension des leidgeprüften Lernens gewinnen sukzessive die Oberhand in der biographischen Erfahrungsaufschichtung von Monika Montag. Die mit der Vermittlung verbundene Aneignung der Tatsache, eine lebensbedrohliche Erkrankung zu haben, evoziert an sich bereits einen Akt des schmerzhaften Neulernens: Das Bild, welches sie sich bislang von ihrem eigenen Körper gemacht hat – dass er funktioniert, dass er nur zeitweilig Probleme bereitet und man sich prinzipiell auf ihn verlassen kann –, muss durch ein anderes Körperschema ersetzt werden. Die medizinischen Hinweise auf die spezifische Krankheit wollen kognitiv eingeordnet, als existenziell wichtige Mitteilung verstanden und emotional verarbeitet werden. Nicht nur Monika Montag, auch andere Patienten in einer vergleichbaren Situation eignen sich nicht zuletzt durch die kontinuierlichen Informationsaktivitäten der Ärzte fortlaufend neues Wissen über die Art ihrer Erkrankung an. Aus diesem Wissen ergeben sich mehr oder weniger weitreichende Konsequenzen im Hinblick auf die alltägliche Lebensführung, und gleichzeitig steht der Betroffene vor der Aufgabe, seine persönliche Identität so umzubauen, dass das Kranksein in sein Selbstbild passt.

Der hier unternommene Versuch, aus der Patientenperspektive Aussagen zur ärztlichen Vermittlung zu treffen, zeigt in besonderer Weise auf, dass mit der Vermittlung der Diagnose in Form von »Sie haben Brustkrebs« das institutionelle Ablauf- und Erwartungsmuster der medizinischen Diagnose – und damit gleichsam der medizinische Erkenntnisprozess – beendet ist. Mit der medizinischen Gewissheit, dass es sich um Brustkrebs handelt, nimmt der Aneignungsdruck auf die Patientin zu. Spätestens mit der expliziten Vermittlung wird die sukzessive Aneignung aufseiten der Patientin erwartet (vgl. zur Chronologie der Aneignung den Beitrag von ► Seltrecht u. Nittel in diesem Band).

Das Datenmaterial zeigt – allein aus der Perspektive der Patienten –, dass faktisch mehrere Prozesse nebeneinander verlaufen: der *medizinische Diagnoseprozess* als institutionelles Ablaufmuster und der *subjektive Aneignungsprozess* der Patientin. Die Schnittstelle zwischen diesen Prozessen bildet *ein dritter Prozess – der Prozess der Interaktion zwischen Arzt und Patientin.* Welche Auswirkungen der Interaktionsprozess auf die lose Kopplung von Vermittlung und Aneignung hat, zeigen die folgenden Beispiele.

39.5 Lob und Tadel gegenüber Ärzten

Unter Berücksichtigung und Zugrundelegung des gesamten Korpus an Ausschnitten über die Vermittlung der Diagnose drängt sich die generelle Einschätzung auf, dass die allermeisten Patienten sich mit einem explizit positiven oder negativen Urteil gegenüber den jeweiligen Ärzten eher zurückhalten. Im Fall von Beate Becker aber kommt deutlich zum Vorschein, wie sie die Vermittlungssituation erlebt hat. In einer Art Präambel (»und das war 'ne ziemlich grausame Erfahrung für mich«, B.B.) nimmt sie bereits die Bilanz ihrer Erfahrung vorweg und beschreibt dann wesentliche Schritte der medizinischen Intervention.

- B.B.: Montags bin ich dann .. zur Stanzbiopsie. Ich hatte überhaupt keine Ahnung, was das ist.

▼

- I: Mhm.
- B.B.: Und was der macht, und das war 'ne ziemlich grausame Erfahrung für mich.
- I: Mhm.
- B.B.: Mit einem Riesenteil .. schoss der irgendwie in meine Brust rein und, um dann eben .. von dem Gewebe was so, ehm, rauszuholen. ... Ich hab das auch manchmal hinterher in den Vorträgen gesagt, inzwischen weiß ich wirklich, dass es sehr kontrovers diskutiert wird, diese Stanzbiopsie, weil man damit unter Umständen auch, ehm .. Gewebepartikel, Zellen verteilt, die bis dahin noch sehr lokal waren. (seufzt) **Er hat gesagt**, e:r .. ehm .. schickt dann diese Probe .. ein und, ehm .. ich war sehr **beunruhigt** und, ehm, hab damals gesagt bei der Stanzbiopsie, na, der wird sich jetzt mit mir noch nicht darüber unterhalten, ob das Krebs ist oder nicht, weil das **weiß er** ja noch gar nicht. Und, ehm, ich soll mir da keine Sorgen machen, sollte am Mittwoch zum Verbinden kommen, und am, bis Freitag hat, hätte er wohl das Ergebnis. Und, ehm .. ich bin am Mittwoch zum Verbinden in, zum Verbandwechsel in diese Praxis, und er hatte das Ergebnis schon. Und er hat dann .. gesagt, also das ist so, das ist so, dass es ein bösartiger Tumor ist, und er hat für mich eine, einen Termin .. im Krankenhaus ausgemacht .. für den nächsten Tag. (4 Sek.) Ich, ich war wie, .. wie, **ja**, so sprachlos, wie ich (halb lachend) damals war+, bin ich jetzt auch.
- I: Mhm.
- B.B.: Ich konnte das nicht fassen, ich hab doch keinen, keinen Krebs und, ehm .. wie, wie geht 'n das jetzt weiter?
(Beate Becker, Brustkrebs)

Die Informantin fühlt sich im Durchlaufen des medizinischen Diagnoseprozesses nicht ausreichend informiert. Die im Vollzug eines Arbeitsbündnisses zwischen Arzt und Patient erforderliche Transparenz wurde aus der Sicht der Patientin also nicht in ausreichendem Maße hergestellt. In den Augen der Patientin hätte durch die Vermittlung, wie eine Stanzbiopsie abläuft, Angst genommen werden bzw. ihr Entstehen verhindert werden können – und ihr damit Leid erspart. Genau das ist ihrer Meinung nach jedoch nicht geschehen. Gleichzeitig erwartet die Patientin von dem Arzt etwas, was er in dieser Situation gar nicht realisieren kann: nämlich die Mitteilung, ob sie Krebs hat oder nicht. An dieser Stelle des institutionellen Ablauf- und Erwartungsmusters ist eine Vermittlung der Diagnose noch nicht möglich, da der medizinische Erkundungsprozess noch nicht abgeschlossen ist. Aufgrund der drohenden Gefahr und der nur schwer auszuhaltenden Ungewissheit wächst aber der Aneignungsdruck bei Beate Becker.

Im Interaktionsprozess wird mehr oder weniger von beiden Seiten thematisiert und zu bearbeiten versucht, dass der Diagnoseprozess und der Aneignungsprozess ungleichzeitig und unabhängig voneinander ablaufen.

Nach der Vermittlung der Diagnose und der ersten Aneignung in Form der Zuschreibung, Krebs zu haben, werden erneute Vermittlungserwartungen gegenüber dem Arzt aufgebaut: »wie, wie geht 'n das jetzt weiter?« (B.B.) Beate Becker sieht den Arzt nun in der Pflicht, sie über das weitere Vorgehen zu unterrichten.

Den eher negativ konnotierten Berichten stehen positiv anmutende Darstellungen gegenüber. Das, was in den sog. Negativschilderungen fehlt, nämlich die Gefühlsarbeit (Strauss et al. 1980) aufseiten des Arztes, ist im folgenden Datenbeispiel, das zugleich einen positiven Gegenhorizont darstellt, besonders eindrucksvoll vertreten. Die Ärztin geht intensiv auf die Patientin als unverwechselbare Person, als Biographieträgerin ein. Sie antizipiert den emotionalen Kontrollverlust:

- T.T: Meine Ärztin noch so: »Machen Sie sich keine Gedanken, das ist oftmals Schwangerschaften so, innerhalb dem einen Jahr danach, dass Zysten auftreten in der Brust. Sie haben 'ne sehr große Brust, und da kann das durchaus passieren.« Und ich so:

▼

»Okay, wunderbar.« Ja, sind mer dann zum Ultraschall, und sie guckt, und dann sagt se: »Oh, der Knoten ist suspekt. Er gefällt mir überhaupt nit, Sie wissen, ich bin ehrlich, es gefällt mir nit, sofort Mammographie.« Hat se direkt dann en Radiologe angerufen. Der hat auch direkt dann, ehm, die Mammographie gemacht, und hab ich ihn dann gefragt, was is. Und da hat er gesagt, also er sagt: »So schnell wie möglich operieren.« Also das hat er mir jetzt gesagt. Ich bin dann zu meiner Frauenärztin und muss wirklich sagen, super, hat fast zwei Stunden … […] Ja, also sie hat sich sehr, sehr viel Zeit genommen, hat mir auch danach gesagt, also erst mal dieses »Brustkrebs« in den Mund genommen. Und hat gesagt, sie kommt aus der Forschung, aus der Krebsforschung in der Schweiz, sie kennt sich damit aus, und also … sie müsst sich sehr täuschen. Also, sagt se, aber mer machen jetzt keinen Stress. Hat mich also über alles aufgeklärt, was ist, wenn's en normaler Knoten ist, wenn's also wirklich passiert, was ist, wenn's also Krebs ist, was dann passiert mit mir. Und also hat dann wirklich, ja, ich sag mal, ich kann zwar die Einzelheiten nit mehr, weil, wenn, dann sitzt mer erst mal da, boah, ja, ne, du bist jetzt nit mehr, du bist irgendwo im falschen Film. Un war aber wirklich ein schönes Gespräch gewesen, muss ich schon sagen, auch die Zeit, die sie sich genommen hat, war, ich sag mal, sie hat schon lang Feierabend gehabt und setzt sich dann noch hin und erzählt mir da stundenlang da drüber. Bin dann raus, hab mich ins Auto gesetzt. Hab erst mal geheult, hab dann den Chef von meinem Mann angerufen, hab gesagt: »Hier, horch zu, Felix kommt moin nit, ich muss ins Krankenhaus, ich hab Krebs.«
(Thea Thalmann, Brustkrebs)

An der Vermittlung der Diagnose sind zwei Ärzte beteiligt gewesen: die Gynäkologin und ein Radiologe. Die Nähe zu der Frauenärztin wird durch das Possessivpronomen »*meine* Ärztin« ausgedrückt. Diese Ärztin macht – im Sinne einer optimistischen Weltsicht – Thea Thalmann zunächst Hoffnungen, es müsse sich durchaus nicht um einen bedenklichen Befund handeln. Der Radiologe, der die Diagnose nicht mitteilt, aber bereits den weiteren Behandlungsschritt (eine Operation) unmissverständlich nahelegt, zeigt nun Thea Thalmann deutlich auf, dass der Befund entgegen der ersten Annahme ernst zu nehmen sei. Nach der anschließenden Sonographie, die wieder in der gynäkologischen Praxis stattfindet, äußert die Ärztin, auch aufgrund beruflicher Erfahrungen in der Krebsforschung, die Annahme, dass es sich mit hoher Wahrscheinlichkeit (»sie müsst sich sehr täuschen«; T.T.) um Brustkrebs handelt. Dennoch erläutert die Ärztin beide Möglichkeiten – gutartiger versus bösartiger Tumor – mit den jeweiligen medizinischen Folgen für die Patientin. Für Thea Thalmann ist der Zeitfaktor ein Indikator für eine gute Arzt-Patient-Beziehung. Das Gespräch wird daher auch als »schönes Gespräch« (im Gegensatz zu einem »guten Gespräch«) bezeichnet. Erziehungswissenschaftlich relevant aber ist, dass bereits die angekündigte Möglichkeit, eine lebensbedrohliche Erkrankung zu haben, Leidensprozesse auslöst, die wiederum die Aufnahme von Informationen verhindern (»ich kann zwar die Einzelheiten nit mehr, weil, wenn, dann sitzt mer erst mal da, boah, ja ne«; T.T.) Ausschlaggebend ist für Thea Thalmann das Arrangement des Gesprächs: das Sich-Zeit-Nehmen über den Feierabend hinaus und das beruhigende Eingehen auf die Patientin. Diese – wohl nur für eine Ausnahmesituation geschaffene – Gesprächsatmosphäre trägt anscheinend dazu bei, dass die Patientin sich die Diagnose, auch wenn diese immer noch als reine Möglichkeit offeriert wird, aneignet, denn unmittelbar nach Verlassen der Arztpraxis bricht Thea Thalmann in Tränen aus und realisiert: »Ich hab Krebs« (T.T.).

39.6 Zusammenfassung

Vermittlung und Aneignung sind – wie in den Erziehungswissenschaften hinlänglich bekannt – nur lose miteinander verbunden und stehen in einem kontingenten Verhältnis. Im Kontext einer lebensbedrohlichen Erkrankung aber müssen weitere Prozesse und handlungsspezifische Gegebenheiten berücksichtigt werden: Die Phänomenologie von Brustkrebs und Herzinfarkt führt zu einer ereignisorientierten Vermittlung beim Herzinfarkt und zu einer prozessorientierten Vermittlung bei Brustkrebs. Innerhalb dieser prozessorientierten Vermittlung ist die Ungleichzeitigkeit sowie die Partialität der Verknüpfung beider Prozesse – des medizinischen Diagnoseprozesses (unter Beteiligung verschiedener Ärzte) einerseits und des subjektiven Aneignungsprozesses der Patientin andererseits –, die beide unterschiedlichen Sachlogiken folgen, erst im Interaktionsprozess zwischen Arzt und Patientin aufzuheben. Dies aber birgt, nicht zuletzt aufgrund der weitreichenden Konsequenzen, die sich aus einer Krebsdiagnose für eine Frau und ihr soziales Umfeld ergeben, Gefahren, die sich in latenten Interaktionskrisen äußern können.

Literatur

Kade J, Seitter W (1999) »Aneigung«, »Vermittlung« und »Selbsttätigkeit« – Neubewertung erwachsenendidaktischer Prinzipien. In: Arnold R, Giesecke W (Hrsg) Die Weiterbildungsgesellschaft, Bd 1: Bildungstheoretische Grundlagen und Perspektiven. Luchterhand, Neuwied, S 32–45

Luhmann N (1997) Die Gesellschaft der Gesellschaft. Suhrkamp, Frankfurt am Main

Nittel D (2010) Lernphänomene im Kontext lebensbedrohlicher Erkrankungen im Alter. Mechanismen der Erzeugung von biographischer Irrelevanz bei Brustkrebspatienten. In: Hof C, Ludwig J, Schäffer B (Hrsg) Erwachsenenbildung im demografischen Wandel. Schneider, Baltmannsweiler, S 94–105

Nittel D (2012) Die Konstruktion des Patienten als Lernprozess. Erziehungswissenschaftliche Notizen zu einem medizinischen Begriff. Hessische Blätter für Volksbildung 1:38–52

Schütze F (1987) Das narrative Interview in Interaktionsfeldstudien I. Kurseinheit 1. Fernuniversität, Gesamthochschule Hagen

Schütz A, Luckmann T (1979) Strukturen der Lebenswelt, Bd 1. Suhrkamp, Frankfurt am Main

Seltrecht A (2006) Lehrmeister Krankheit? Eine biographieanalytische Studie über Lernprozesse von Frauen mit Brustkrebs. Budrich, Opladen

Strauss AL, Fagerhaugh S, Suczek B, Wiener C (1980) Gefühlsarbeit. Ein Beitrag zur Arbeits- und Berufssoziologie. Kölner Zeitschrift für Soziologie und Sozialpsychologie 32:629–650

Aneignungsprozesse bei Patienten aus Ärztesicht

Carsten Detka

In der qualitativen erziehungs- und sozialwissenschaftlichen Forschung werden Lernprozesse von Patienten unter anderem über autobiographisch-narrative Interviews oder über vergleichbares Datenmaterial erhoben, das die Patientenperspektive einfängt. In diesem Beitrag hingegen wird der Blick von Ärzten auf Prozesse des Lernens bei Patienten mit einer koronaren Herzkrankheit (KHK) bzw. mit einem Herzinfarkt fokussiert. Hierzu wird qualitatives Datenmaterial aus dem Projekt »Ärztliche Vermittlungs- und Beratungsmuster im Kontext lebensbedrohlicher Erkrankungen und ihre pädagogische Sensibilität. Die pädagogischen Komponenten der ärztlich-professionellen Informations-, Beratungs- und Betreuungsarbeit bei Herzinfarkt- und Brustkrebspatienten« (Leitung: Fritz Schütze, Universität Magdeburg, 2009–2012) genutzt.

40.1 Vermittlungs- und Aneignungsprozesse zwischen Arzt und Patient

Eine chronische Erkrankung – z.B. eine koronare Herzkrankheit (KHK), insbesondere im Stadium der Manifestation eines Herzinfarktes, oder eine Brustkrebserkrankung – erzwingt in aller Regel eine weitgehende Veränderung des bisherigen Lebensarrangements des Betroffenen. Chronische Gesundheitsbeeinträchtigungen entfalten nicht nur Auswirkungen im Bereich der Somatik, sie entfalten Wirkungen in verschiedenen Dimensionen des Lebens des Erkrankten. Die verschiedenen Bearbeitungsdimensionen für den Patienten lassen sich in fünf zentrale Ebenen aufgliedern (Detka 2011). Diese sind:

- die biographische Bearbeitung des Krankheitsgeschehens,
- die Arbeit am biographischen Körperkonzept,
- die Arbeit an der Etablierung und Aufrechterhaltung einer Alltagsorganisation mit der Krankheit,
- die eigentheoretische Verarbeitung des Krankheitsgeschehens sowie
- das Agieren des Patienten in der sozialen Welt der Medizin.

Alle aufgeführten Bearbeitungsdimensionen können mit Lernprozessen des Patienten verbunden sein. Solche Lernprozesse werden im Rahmen von Arzt-Patient-Begegnungen (Arztkonsultationen, Diagnose- und Behandlungsgesprächen, Visiten) sowie Vorträgen in Akutkrankenhäusern und Rehabilitationskliniken (vgl. den Beitrag von ► Kuczyk in diesem Band) auch durch Ärzte beeinflusst.

Ärzte können sich hierbei als Erzieher des Patienten sehen, die dem Patienten Wissen zu Risikofaktoren vermitteln und klare Anweisungen für die Änderung der Lebensführung geben, deren Befolgung sie dann in späteren Gesprächen abfragen. Ärzte können sich aber auch als Berater verstehen, die unter Berücksichtigung der grundlegenden und weitreichenden Selbstbestimmung der Patienten Wissensgrundlagen vermitteln, Hinweise und Ratschläge zu möglichen Verhaltensänderungen geben und die Patienten bei deren Umsetzung unterstützen.

Der Begriff der *Aneignung* wird im vorliegenden Text im Verständnis eines pragmatisch verwendeten Oberbegriffes sowohl für die Aufnahme von Wissen und die Einübung von Fertigkeiten als auch für die reflexive Aneignung neuer Sichtweisen auf sich selbst und auf die Welt – im Sinne eines Bildungsprozesses (Marotzki 1990) – benutzt.

40.2 Erwartungen der Ärzte hinsichtlich Aneignungsprozessen ihrer Patienten

In den Vermittlungssequenzen von Arzt-Patient-Interaktionen kommen auch Vorstellungen von Ärzten zum Ausdruck, die beinhalten, was die adressierten Patienten aus ärztlicher Sicht lernen sollen – welches Wissen sie zu erwerben, welche Fertigkeiten im Umgang mit ihrer Krankheit sie einzuüben und welche Veränderungen des Lebensstils sie prospektiv zu initiieren haben. In ärztlichen Vorträgen sowie (mehr oder weniger explizit) bei Visiten, in Aufnahme-, Entlassungs- und Beratungsgesprächen werden verschiedene Vermittlungsinhalte als Gegenstände von Aneignungsprozessen der Patienten fokussiert. Von Herz-Kreislauf-Patienten wird dabei vor allem die Aneignung von Wissen über die grundlegenden Merkmale und Wirkmechanismen der koronaren Herzkrankheit bzw. des Herzinfarkts, die entsprechenden medizinischen Behandlungsverfahren und tertiärpräventiven Verhaltensänderungen sowie über eigene Leistungspotenziale bzw. -grenzen und insgesamt über den Umgang mit dem eigenen erkrankten Körper erwartet.

Von herausragender Bedeutung innerhalb der Vermittlungsperspektive der Ärzte ist die angezielte Verbesserung der Verlaufsprognose der somatischen Funktionsstörung durch die Vermittlung der Notwendigkeit und der Richtung von Verhaltensänderungen beim Patienten. Der zentrale Orientierungsrahmen für die Betrachtung und die Thematisierung des Zusammenhangs zwischen der KHK und der Verhaltensebene der Patienten ist der Ansatz der Risikofaktoren. Der Risikofaktorenansatz (vgl. Völler 2006) stellt für Ärzte in der Behandlung von KHK bzw. Herzinfarkt den zentralen Bezugspunkt für Erwartungen an Lernprozesse ihrer Patienten dar.

Innerhalb dieses grundlegenden Orientierungsrahmens gibt es bei Ärzten jedoch recht unterschiedliche Vorstellungen in Bezug auf die Frage, in welcher Form und wie intensiv ihre Patienten etwas über die Risikofaktoren für KHK lernen und welche Lebensdimensionen in die Anregung von Aneignungsprozessen einbezogen werden sollen. Auf der einen Seite der Varianz stehen Ärzte, die im Sinne eines eng fokussierten Anweisungsmodells von ihren Patienten erwarten, dass sie sich zumindest ein grundlegendes Verständnis von dem Zusammenhang zwischen Verhaltensweisen, die unter die Kategorie der Risikofaktoren fallen, und der Weiterentwicklung ihrer somatischen Funktionsstörung aneignen und auf dieser Basis dann ihre Lebensführung in den zentralen Kategorien – vor allem Rauchen, Gewichtsregulation, Ernährung, Bewegung sowie (v.a. beruflicher) Stress – entsprechend ändern. Auf der anderen Seite der Varianz sind Ärzte zu verorten, die einen Blick für die biographische Verankerung des Lebensführungsstils der Patienten und für die aktuellen Lebensbedingungen, die den Lebensführungsstil stabil halten, entwickeln. Aus einer solchen Perspektive erscheinen Veränderungen der Lebensführung des Patienten nicht als selbstevident und voraussetzungslos erwartbar. Vielmehr wird die Notwendigkeit eines grundsätzlichen Umdenkens gesehen, in dessen Verlauf ein Patient neue grundlegende Haltungen gegenüber sich selbst und der sozialen Umwelt mit ihren Anforderungen und Grenzen entwickeln, erproben und einüben muss.

40.3 Suboptimale Aneignungsprozesse bei Patienten aus Ärzteperspektive

Wie schätzen nun Ärzte, die eine KHK mit oder ohne Herzinfarkt behandeln, die Aneignungsprozesse ihrer Patienten ein? Auf der einen Seite der Varianz im Datenmaterial finden sich Ärzte, die eine niederschmetternde Bilanz hinsichtlich der Lernprozesse von Patienten formulieren. Das Bemühen, die Patienten zu wirklich einschneidenden Verhaltensänderungen zu motivieren und ihnen die nötigen Wissengrundlagen dafür zu vermitteln, erscheint diesen Ärzten als nahezu ergebnislos. Auf der anderen Seite der Varianz sind Ärzte einzuordnen, die erfolgreiche Aneignungsprozesse bei ihren Patienten beobachten und das auch (mit) als Erfolg des eigenen Handelns definieren. Beide Einschätzungen, zwischen denen selbstverständlich viele andere Bewertungen liegen, sollen anhand von Ausschnitten aus einer Gruppendiskussion (Bohnsack 2007; Loos u. Schäffer 2001) mit Hausärzten veranschaulicht werden. Im Mittelpunkt stehen dabei die aufeinander bezogenen argumentativen Aussagen von Marcus Schnitter, einem Hausarzt, der kurz vor der Gruppendiskussion seine Hausarztpraxis aufgegeben hat und in den Ruhestand getreten ist, und Sabine Gonther, einer Hausärztin, die kurz vor der Gruppendiskussion eine eigene Praxis eröffnet hat.

Marcus Schnitter bewertet die Wirksamkeit ärztlicher Vermittlungsbemühungen sehr kritisch:

- M.S.: Ich bin da sehr, sehr zurückhaltend geworden. Ich glaub, dass unser, unser pädagogischer Einfluss nahezu gegen null geht, bis auf Ausnahmen, eh […] wenn ich irgendwas gesagt habe, .. und ich wer/ werde im Satz unterbrochen, werde was

▼

andere/ gar/ völlig anderes gefragt. Ich weiß nicht, ob ihr das auch mal erlebt habt. Dann wusste ich schon/ in dem Moment ging bei mir sofort dann die Schranke runter, das lernt man natürlich erst im Laufe der Jahre, eh, und dann wusste ich, jedes weitere Wort, jeder Buchstabe, eh, der noch weiter fällt, ist völlig umsonst, eh, und hab's dann aufgegeben. Wenn man, eh, (Räuspern) im Alltag dann aber doch auch als Ausnahme Menschen, eh, kennengelernt hat, die mitmachen, das sind die wenigsten. Nach meiner Erfahrung (Marcus Schnitter).

Der ehemalige Hausarzt Markus Schnitter hat in seiner Berufspraxis die Einschätzung gewonnen, dass ein Hausarzt faktisch so gut wie keine Möglichkeit hat, seine Patienten durch pädagogische Interventionen zu anhaltenden Lebensstiländerungen zu bringen, abgesehen von wenigen Ausnahmefällen. Interessant ist darüber hinaus an diesem Datenausschnitt, dass der ehemalige Hausarzt ein Kriterium definiert, an dem man als Arzt erkennen könne, ob die eigenen Vermittlungsaktivitäten greifen oder nicht: Wenn der Patient übergangslos von sich aus das Gesprächsthema wechsele, könne das vom Arzt als ein Zeichen dafür gedeutet werden, dass der Patient die pädagogische Intervention (gewusst oder ungewusst) abwehrt. Das ist nur *ein* Beispiel für verschiedene Kriterien, die Ärzte zur Einschätzung der Wirksamkeit ihrer Vermittlungsstrategien in Anschlag bringen.

Im weiteren Verlauf der Gruppendiskussion wird Marcus Schnitter von dem Leiter der Gruppendiskussion auf die Erfolge hingewiesen, die er – Marcus Schnitter – als Hausarzt im Bereich der Ernährungsmedizin hatte. Marcus Schnitter antwortet darauf mit dem Hinweis, dass es sich lediglich um wenige Einzelfälle gehandelt habe:

- M.S.: Beim einen oder anderen ja. Aber wir können/ die großen Massen werden wir nicht erreichen (Marcus Schnitter).

Die niedergelassene Allgemeinärztin Sabine Gonther steht stellvertretend für die Ärzte, die Aneignungsprozesse bei Patienten und den Einfluss des ärztlichen Vermittlungshandelns positiv einschätzen. Sie stellt in der Gruppendiskussion ihre Haltung den Aussagen von Marcus Schnitter entgegen:

- S.G.: Wir versuchen auch/ also ich, gerade auch die Jüngeren ab fünfunddreißig da Check-up-Untersuchungen so 'n bisschen/ ich/ da versuch ich eigentlich wirklich noch so zu erziehen, also Rauchen ist, glaub ich, so das Standardbeispiel, find ich. [...] Ich meine, natürlich sind das jetzt nicht so viele, aber da könnte ich dir jetzt so also gerade im letzten halben Jahr da fünf oder zehn Patienten, die wirklich auch richtig/ richtige Raucher. Und das ist ein/ empfinde ich als richtigen Erfolg. Also auch für mich sozusagen, ja (Sabine Gonther).

Sabine Gonther formuliert für sich einen Erziehungsanspruch den Patienten gegenüber und sieht ihre pädagogischen Interventionen als durchaus erfolgreich an. Sie verweist dabei auf Patienten, die sie erfolgreich bei der Nikotinentwöhnung unterstützt hat.

Es ist interessant, die Darstellungen der beiden Ärzte in der Gruppendiskussion gegenüberzustellen und dabei ein allgemeines Phänomen genauer zu betrachten: Im Grunde ähnlich gesehene Fakten zu den Aneignungsprozessen von Patienten werden von verschiedenen Ärzten sehr unterschiedlich bewertet. Auch wenn anhand der Gruppendiskussion nicht ermittelt werden kann, welchen quantitativen Erfolg die beiden Ärzte haben bzw. hatten, so wird doch von beiden Teilnehmern klar markiert, dass eine Minderheit von Patienten, die unter Anleitung des Arztes erfolgreiche Aneignungs- und Lebensstilveränderungsprozesse realisieren, einer übergroßen Mehrheit von Patienten gegenübersteht, denen weitreichende Verhaltensänderungen auf der Basis von Lernprozessen nicht oder nur in Ansätzen gelingen. Allerdings bewerten beide Ärzte diese Beobachtung vollkommen unterschiedlich: Für Marcus Schnitter stellt die kleine Anzahl von Patienten, die ihre

Lebensroutinen erfolgreich ändern konnten, den Beweis dafür dar, dass bei den meisten Patienten Aneignungs- und Veränderungsprozesse ausbleiben, wohingegen für Sabine Gonther eine gewisse Anzahl von Patienten, die für Lern- und Veränderungsprozesse gewonnen werden konnten, zum Beweis für den Erfolg des eigenen therapeutischen Handelns wird.

Dieses Beispiel veranschaulicht eine Grundtendenz, die in den von uns erhobenen empirischen Materialien zum Ausdruck kommt: Ärzte machen in der Behandlung und in der Beratung von Patienten mit einer KHK bzw. mit einem Herzinfarkt die Erfahrung, dass die Aneignung von Wissen über Risikofaktoren und eine darauf aufbauende grundlegende Änderung des Lebensführungsstils durch die Patienten, insgesamt betrachtet, eher prekär ist. Kein Arzt in unserem Datensample geht von einem flächendeckenden Erfolg bei der Anregung von Aneignungsprozessen bei Patienten aus. Unterschiedlich sind jedoch die Perspektiven, unter denen die Ärzte diesen Umstand betrachten. Ebenso unterschiedlich fallen die Bewertungen der eigenen Vermittlungsbemühungen aus, je nachdem, was stärker gewichtet wird: die Erfolge oder die Misserfolge.

Die unterschiedlichen Haltungen zu den Aneignungsbemühungen von Patienten stellen sich natürlich nicht unabhängig von spezifischen Erfahrungen und Rahmungen her: So werden innerhalb des typischen Ablaufmusters der Berufsbiographie bestimmte Perspektiven auf die Wirksamkeit des eigenen professionellen Handelns präformiert – im Sinne eines emergenten, nicht eines kausalen Zusammenhangs. Es kann einen Unterschied machen, ob ein Arzt am Ende seiner Berufsbiographie in einer Bilanzierungsphase überlegt, was er im Laufe seines Berufslebens erreicht hat, oder ob ein Arzt nach seiner ersten Praxisniederlassung den eigenen Anspruch an sein professionelles Handeln definiert. Interessanterweise zeigen die beiden oben zitierten Teilnehmer der Gruppendiskussion einander diesen Zusammenhang wechselseitig auf, wenn auch einmal explizit und einmal implizit:

Sabine Gonther weist die pessimistische Einschätzung von Marcus Schnitter zur Wirkung des ärztlichen Handelns auf Aneignungsprozesse von Patienten zurück und betont, dass eine solche Haltung schwer in Einklang zu bringen sei mit den Motivationsgrundlagen des ärztlichen Handelns:

- S.G.: Also das find ich auch so 'n bisschen düster da, deine Prognose. Also ich hab/ ich find das ist/ das ist ganz schön/ wenn ich jetzt so die Einstellung hätte, da wüsste ich gar nicht genau, ob ich mit Elan noch so viel weiter machen würde (Sabine Gonther).

Die junge Ärztin verweist darauf, dass die eigene Motivation für die Arbeit mit Patienten in einem direkten Zusammenhang zu der Überzeugung steht, tatsächlich auch etwas mit dieser Arbeit bewirken zu können. Würde diese Überzeugung fehlen, kämen die Motivationsgrundlagen ins Wanken und würde die Sinnhaftigkeit des eigenen professionellen Handelns untergraben. In diesem Textauszug schwingt implizit eine Facette des professionellen Selbstbildes von Sabine Gonther mit: Sie sieht sich offenbar als aktive Ärztin in der zentralen Phase ihrer Berufsbiographie, ausgestattet mit dem Wunsch und dem Willen, etwas zu bewirken (»mit Elan noch so viel weitermachen«).

Marcus Schnitter verweist explizit auf den noch vergleichsweise frühen Zeitpunkt in der berufsbiographischen Entwicklung der jungen Ärztin:

- M.S.: Du meinst, ich hab das zu düster dargestellt.
- S.G.: Zu negativ.
- M.S.: Naja, ich frag mal in dreiunddreißig Jahren noch mal (Marcus Schnitter u. Sabine Gonther).

Marcus Schnitter stellt explizit eine Verbindung her zwischen den vergleichsweise wenigen Berufsjahren der jungen Ärztin und ihrer positiven Haltung zu den Aneignungsprozessen der Patienten, und er prognostiziert eine Abkehr der Ärztin von dieser positiven Haltung im Verlauf ihrer weiteren Berufsbiographie. Für beide Ärzte stellt also die jeweilige zeitliche Position innerhalb der berufsbiographischen Entwicklung einen relevanten Erklärungshintergrund für die Bewertung der Aneignungsprozesse bei Patienten und des ärztlichen Einflusses dar.

Nun stellen sich Haltungen zu Aneignungsprozessen bei Patienten und zum eigenen Einfluss auf diese Prozesse selbstverständlich nicht in kausaler Verknüpfung mit der Anzahl der Berufsjahre her. Einem weit entwickelten Anspruch an das eigene Handeln und dessen Wirksamkeit in den ersten Berufsjahren und -jahrzehnten können sehr verschiedenartige Bedingungen zugrunde liegen, z.B. die frühere Beobachtung der erfolgreichen medizinischen Behandlung einer schweren Erkrankung signifikanter Bezugspersonen im Sinne einer Initialzündung der Begeisterung für den Arztberuf oder das Wirken signifikanter beruflicher Vorbilder in der Berufseinmündungsphase. Auch muss die Einschätzung des eigenen Erfolges im Verlauf der Berufskarriere keineswegs zwangsläufig pessimistischer werden. Die Bilanzierungsphase am Ende der Berufsbiographie bietet aber einen spezifischen Rahmen für die Reflexion des Erfolgs des eigenen professionellen Handelns, der sich von dem unterscheidet, den der Beginn der Berufskarriere mit seinen weitgehend offenen Entwicklungshorizonten bietet. Am Ende der Berufsbiographie können dem Eingeständnis von Fehlertendenzen des eigenen professionellen Handelns keine in die Zukunft gerichteten Veränderungs- und Neuausrichtungsstrategien mehr entgegengesetzt werden.

Erfahrungen während der Berufsbiographie können als Bedingungen für die Ausprägung und die Veränderung einer Haltung zu Aneignungsprozessen bei Patienten und zur Einflussmächtigkeit des eigenen professionellen Handelns wirken. Die Haltungen und Einschätzungen von Ärzten in Bezug auf den Erfolg oder Misserfolg von Aneignungsprozessen bei Patienten sind natürlich stets auf spezifische Entstehungskontexte im Verlauf der berufsbiographischen Entwicklung der jeweiligen Ärzte bezogen. Solche Haltungen schichten sich über Erfahrungen im Laufe der Arbeit mit Patienten auf, wobei es Höhepunktsituationen mit besonderer Signifikanz geben kann, hierzu zählen z.B.: ärztliche Fehleinschätzungen in der Behandlungs- und Beratungsarbeit, durch die Patienten fast zu Schaden gekommen wären, im Unterschied zu besonderen Behandlungs- und Beratungserfolgen; Vorwürfe von Patienten, die sich nicht optimal behandelt bzw. beraten fühlen, gegenüber einer besonderen Anerkennung durch Patienten; die Abwanderung von Patienten zu einem anderen Arzt im Unterschied zu einem Zugewinn an Patienten, die ihren Wechsel mit dem guten Ruf des Arztes begründen, oder auch die Arbeit mit Patienten, die sich einer Thematisierung von Lebensstiländerungen permanent widersetzen, gegenüber der Arbeit mit Patienten, die sich engagiert Wissen aneignen und ihre bisherige Lebensweise gesundheitsförderlich ändern.

Negative Erfahrungen können sich im Verlauf der Berufsbiographie auch zu einem biographischen Erleidensprozess der schleichenden Entfremdung von der eigenen Arbeit verdichten. Mit Fritz Schütze könnte man auch von biographischen Verlaufskurven des Erleidens sprechen (Schütze 1995). Eine solche Prozessvariante soll unter Zuhilfenahme eines Experteninterviews mit Marcus Schnitter kurz veranschaulicht werden. In diesem Experteninterview (Meuser u. Nagel 2005), das auch lange narrative Passagen zur Berufsbiographie enthält (vgl. zu dieser Erhebungstechnik Riemann 2000; Reim 1993), kommt ein Perspektivenwandel des Arztes in seinen letzten Berufsjahren zum Ausdruck. Lange Jahre war Marcus Schnitter mit großem Engagement als niedergelassener Allgemeinmediziner tätig. Er erarbeitete sich über Zusatzqualifikationen ein besonderes Profil und bot z.B. auch Ernährungsmedizin an. In den letzten zehn Jahren seiner hausärztlichen Tätigkeit manifestierte sich dann eine schleichende Entfremdung von seiner Arbeit. Mehrere Faktoren entfalteten dabei eine Wirkung: Marcus Schnitter sah mit der Einführung der Disease-Management-Programme (DMP) die Basis für das Angebot spezieller Behandlungsmaßnahmen, wie z.B. die Insulineinstellung, als nicht mehr gegeben an. Auch Veränderungen in der finanziellen Entlohnung, vor allem im Zuge von Budgetierungsprozessen, untergruben aus seiner Sicht sein Engagement im Bereich zusätzlicher Behandlungsangebote. Hinzu kamen Zweifel, ob er in Bezug auf seine speziellen Behandlungsangebote, die zu seinen zentralen beruflichen Sinnquellen gehörten, weiter auf der Höhe des jeweils aktuellen Wissenstandes bleiben könne. Er gab etliche seiner Zusatzangebote – und damit wichtige Sinnquellen

– auf. Darüber hinaus musste er sich mit – aus seiner Perspektive – gravierenden eigenen Fehlern in der Behandlungsarbeit auseinandersetzen. Seine pessimistische Einschätzung der Aneignungsprozesse seiner Patienten und der pädagogischen Interventionsstrategien von Ärzten stellt einen Teilaspekt der Entfremdung von relevanten Bereichen des eigenen professionellen Handelns im Rahmen eines von ihm selbst so empfundenen schleichenden Deprofessionalisierungsprozesses dar und ist nur vor diesem Hintergrund zu verstehen.

Ein besonderer Bedingungsrahmen für einen biographischen Erleidensprozess der schrittweisen Entfremdung von Kernbereichen des eigenen professionellen Handelns hat einen unmittelbaren Bezug zu Aneignungsprozessen aufseiten der Patienten: Ein zu großer Anspruch an die Reichweite und die Wirkungsmächtigkeit des eigenen pädagogischen Handelns kann das Risiko einer schleichenden Untergrabung der eigenen professionellen Identität bergen. Ähnelt die Vorstellung des Arztes von der Arzt-Patient-Beziehung dann zusätzlich einem Anweisungs-Befolgungs-Modell, können sich fortlaufende Enttäuschungserlebnisse zu einem Erleidensprozess des beruflichen Ausbrennens verdichten.

Ein kurzer Datenausschnitt soll den spezifischen Charakter solcher Enttäuschungserfahrungen veranschaulichen. Es handelt sich um einen Auszug aus einem Experteninterview mit Jens Seger, einem 50-jährigen Hausarzt. Sowohl in abstrahierend-argumentativen Passagen als auch in narrativen Falldarstellungen kommt die Unzufriedenheit des Arztes mit den Lern- und Veränderungsprozessen seiner Patienten zum Ausdruck – und damit auch Unzufriedenheit mit den Ergebnissen seines eigenen pädagogisch-therapeutischen Handelns. Zu Beginn des Datenauszuges geht der befragte Hausarzt thematisch von einer Erörterung der Risikofaktoren für Brustkrebs zu den Risikofaktoren für Herzinfarkt und KHK über:

- J.S.: Da gib's da ja 'n paar Studien drüber. Ehm, aber ansonsten ist es nicht so eindeutig wie beim Herzinfarkt, dass man sagen kann, okay, wenn du dich so und so verhältst, dann hast du ein zwanzigfach erhöhtes Risiko, innerhalb von zwanzig Jahren, ehm – 'n akutes Koronarsyndrom zu bekommen oder so. Und das macht mich wütend.
- I: Ja, ja.
- J.S.: Also das ist da, mh, mit Herzinfarktpatienten oder ich sag mal – Leuten, die/ die ich als herzinfarktgefährdet ein/ ein/ einschätze. Ehm, da, ehm, hab ich oft 'ne Aversion –
- I: Mhm. Das ist interessant.
- J.S.: Ja, also – weil, ehm – ich mir hier seit sechzehn Jahren bezüglich der Lebensweise meiner Patienten bei vielen den Mund fusslich rede und ich mich ohnmächtig fühle und/ und alleingelassen von der Politik und von den Krankenkassen und was wem noch alles – ehm, und, ehm, ich zugucken muss – wie meine Leutchen ins Verderben rennen.
- I: Ja.
- J.S.: Aufgrund von Ignoranz – von Dingen und, ehm, Erkenntnissen, die wir alle seit vielen Jahren oder Jahrzehnten wissen. Und auf/ und trotz der Ratschläge ihres Arztes. Sie missachten vielfach meine Ratschläge.
- I: Aha.
- J.S.: Stellen ihre Lebensweise nicht um – und dann haben sie 'n Herzinfarkt, werden für teures Geld behandelt, und dann ist die Jammerei groß, wenn sie dann ihren Job verlieren, und dann soll ich plötzlich ihr Leben richten. Und das macht mich wütend (Jens Seger).

Der Arzt Jens Seger geht in seiner Arbeit mit Patienten vom Risikofaktorenansatz aus und richtet seine Arbeit darauf aus, seinen Patienten zu vermitteln, wie individuelle Risikofaktoren abgebaut werden können. Aus seiner Sicht weist das Risikofaktorenmodell eine Evidenz auf, die nicht bestreitbar ist (»so eindeutig wie beim Herzinfarkt«; »von Dingen und, ehm, Erkenntnissen, die wir alle seit vielen Jahren oder Jahrzehnten wissen«). Ausgehend von dieser Evidenz, sieht Jens Seger eine seiner wichtigsten Aufgaben in der Arbeit mit Patienten, die bereits an einer koronaren Herzkrankheit leiden oder entsprechende Risikofaktoren aufweisen, darin, Lebensstilveränderungen zu initiieren (»weil, ehm – ich mir seit sechzehn Jahren bezüglich der Lebensweise meiner Patienten den Mund fusslich rede«). Jens Seger hat einen ausgeprägten Erziehungsanspruch seinen Patienten gegenüber (z.B. »Sie missachten vielfach meine Ratschläge«) und empfindet Frustration angesichts der Erfahrung, dass trotz der offensichtlichen Evidenz seiner Ratschläge und trotz seines Engagements ein Großteil der betreffenden Patienten keine wesentlichen Lebensstilveränderungen initiiert (»stellen ihre Lebensweise nicht um«). Dieser Erziehungsanspruch hat zur Folge, dass er Misserfolge bei seinen Vermittlungsinterventionen als Enttäuschung und als eine Art persönliche Niederlage erlebt. Das wird auch an Stellen deutlich, an denen er eine kategorisierende Bewertung von Patienten vornimmt:

- J.S.: Also das ist da, mh, mit Herzinfarktpatienten oder ich sag mal – Leuten, die/ die ich als herzinfarktgefährdet ein/ ein/ einschätze. Ehm, da, ehm, hab ich oft 'ne Aversion (Jens Seger).

Die Enttäuschung wird aber auch ganz unmittelbar zum Ausdruck gebracht: Zweimal formuliert Jens Seger mit den gleichen Worten seine emotionale Reaktion auf ausbleibende Aneignungsprozesse: »Und das macht mich wütend.« Sein weitreichender Erziehungsanspruch gegenüber den Patienten führt offenbar systematisch zu Situationen der Enttäuschung über – aus seiner Perspektive – prekäre Aneignungsprozesse bei Patienten. Jens Seger befindet sich zwar noch nicht in einer manifesten beruflichen Sinnkrise, wie das Gesamtinterview zeigt, doch seine Disposition für Enttäuschungserlebnisse bei (von ihm so empfundenen) Rückschlägen und Niederlagen in der Ebene der pädagogischen Intervention stellt ein Risikopotenzial für seine weitere berufsbiographische Entwicklung dar (»und ich mich ohnmächtig fühle«; »und, ehm, ich zugucken muss – wie meine Leutchen ins Verderben rennen«). In einer solchen Disposition kann ein Bedingungsrahmen für eine Erleidensverlaufskurve des beruflichen Ausbrennens bzw. der schleichenden Entfremdung von den bisherigen Sinnquellen des professionellen Handelns liegen.

Dieser Einzelfall veranschaulicht ein generelles Phänomen: Ärzte entwickeln nicht nur auf der Grundlage von spezifischen Erfahrungen mit Patienten im Laufe ihrer berufsbiographischen Entwicklung bestimmte Haltungen gegenüber den Aneignungsprozessen ihrer Patienten. Die Art, wie ein Arzt diese Aneignungsprozesse bewertet, kann auch zu einem Bedingungsrahmen für die Weiterentwicklung seiner professionellen Identität werden – etwa zu einem Bedingungsrahmen für einen Erleidensprozess der Entfremdung von den individuellen Sinnquellen des eigenen professionellen Handelns, wie er sich bei Jens Seger bereits abzeichnet.

Die empirischen Daten zeigen jedoch klar auf, dass die Behandlung und Beratung von KHK- bzw. Herzinfarktpatienten nicht zwangsläufig über kurz oder lang zu Frustrationserfahrungen führen müssen, sondern dass die pädagogische Vermittlung von Wissen über Risikofaktoren und Möglichkeiten der Risikominderung durchaus auf Dauer eine sinnerfüllende Aufgabe für Ärzte bleiben kann. Diejenigen Patienten, denen die gesundheitsförderliche Umstellung ihres Lebensarrangements gelingt, werden – im Sinne der Äußerungen Sabine Gonthers in der Gruppendiskussion – von ihren Ärzten als Bestätigung für die hohe Relevanz des eigenen professionellen Handelns erlebt.

40.4 Weiterführende Aspekte und Ausblick

Die prozessanalytische Perspektive der qualitativen Sozialforschung bietet die Chance, Bedingungen und Prozessmechanismen für die Entwicklung sozialer Phänomene zu erfassen und zu analysieren. Die analytische Fokussierung der ärztlichen Perspektive auf Aneignungsprozesse bei Patienten hat gezeigt, wie sich die diesbezüglichen Einschätzungen von Ärzten im Verlauf ihrer Berufsbiographie entwickeln und dass ärztliche Haltungen gegenüber den Aneignungsprozessen bei Patienten dann ihrerseits einen Bedingungsrahmen für die weitere berufsbiographische Entwicklung der Ärzte darstellen können. Eine weiterführende Untersuchung könnte die Klassifikationssysteme von Ärzten systematisch in den Blick nehmen, also die Typisierungen und Kategorisierungen, die Ärzte in Bezug auf ihre Patienten vornehmen, und dann biographieanalytisch Entstehungsbedingungen für solche Klassifikationssysteme herausarbeiten. Ein Teilbereich solcher Kategorisierungssysteme von Ärzten bezieht sich auch auf Aneignungsprozesse bei Patienten, wie im Beitrag insbesondere in der Analyse der Auszüge aus der Gruppendiskussion zum Ausdruck kam.

Literatur

Bohnsack R (2007) Rekonstruktive Sozialforschung. Einführung in qualitative Methoden. Budrich, Opladen

Detka C (2011) Dimensionen des Erleidens. Handeln und Erleiden in Krankheitsprozessen. Budrich, Opladen

Loos P, Schäffer B (2001) Das Gruppendiskussionsverfahren. Theoretische Grundlagen und empirische Anwendung. Leske & Budrich, Opladen

Marotzki W (1990) Entwurf einer strukturalen Bildungstheorie. Biographietheoretische Auslegung von Bildungsprozessen in hochkomplexen Gesellschaften. Deutscher Studien Verlag, Weinheim

Meuser M, Nagel U (2005) ExpertInneninterviews – vielfach erprobt, wenig bedacht: Ein Beitrag zur qualitativen Methodendiskussion. In: Bogner A, Littig B, Menz W (Hsrg) Das Experteninterview. Theorie, Methode, Anwendung. VS-Verlag, Wiesbaden, S 71–94

Reim T (1993) Die Weiterbildung zum Sozialtherapeutenberuf. Bedeutsamkeit und Folgen für Biographie, professionelle Identität und Berufspraxis. Dissertation, Gesamthochschule Kassel

Riemann G (2000) Die Arbeit in der sozialpädagogischen Familienberatung. Interaktionsprozesse in einem Handlungsfeld der sozialen Arbeit. Juventa, Weinheim

Schütze F (1995) Verlaufskurven des Erleidens als Forschungsgegenstand der interpretativen Soziologie. In: Krüger H-H, Marotzki W (Hrsg) Erziehungswissenschaftliche Biographieforschung. Leske & Budrich, Opladen, S 116–157

Völler H (2006) Stellenwert von Veränderungen der Lebensgewohnheiten zur Risikoreduktion. Clin Res Cardiol 95(6):VI/6–VI/11

»Compliance« und die Strukturlogik des Arbeitsbündnisses zwischen Arzt und Patient

Ulrich Oevermann

In diesem Beitrag wird anhand eines Ausschnittes aus einem nicht standardisierten Interview mit einer 66-jährigen Frau, die 12 Jahre zuvor einen Herzinfarkt erlitten hatte, die Funktions- und Handlungsweise, die unter dem Begriffsnamen »Compliance« thematisch ist, unter Bezug auf die Strukturlogik des Arbeitsbündnisses zwischen Arzt und Patient exemplarisch mit der Methodik der objektiven Hermeneutik untersucht. Der detaillierten Material-analyse müssen allerdings einige Schritte zur Einbettung vorausgehen. Zum Ersten wird vorweg der professionalisierungstheoretische Begriff des Arbeitsbündnisses erläutert. Zum Zweiten werden die objektiven Daten des Lebenslaufes der Befragten fallrekonstruktiv interpretiert, und zum Dritten wird der Gesamtverlauf des Interviews vorgestellt, in den das sequenzanalytisch zu behandelnde Segment eingebettet ist.

41.1 Zum Begriff des Arbeitsbündnisses

Die vom Autor vorgeschlagene Revision einer Professionalisierungstheorie (Oevermann 1996) versucht, die offene Flanke der alten Professionentheorie von Hughes (1958), Marshal (1965) und Parsons (1951, 1954) zu schließen. Diese bestand darin, die an der institutionellen Erscheinungsweise der klassischen Professionen abgelesene idealtypische Professionsethik, die von einer nachfolgenden ideologiekritisch ausgerichteten Professionentheorie als Ideologie mit der Funktion der Statusmonopolisierung denunziert wurde, nicht hinreichend aus der inneren Handlungslogik der eine Professionalisierung erzwingenden berufspraktischen Problemstellung heraus bestimmt zu haben, sodass die Professionsethik nicht durch jene Handlungslogik begründet wurde, sondern als interessenorientierte Beschönigung erschien.

Im Zentrum der Bestimmung dieser Handlungslogik steht die Funktion der stellvertretenden Krisenbewältigung. Grundlegend für diese Bestimmung ist der Begriff der Lebenspraxis, der in vielen konstitutionstheoretischen Begründungen der Sozialwissenschaften verwendet wird, aber so gut wie nie eine explizite Bestimmung erfährt (Oevermann 2003, 2005, 2008). Für die Lebenspraxis, sei sie als personale oder als höher aggregierte konzipiert, ist konstitutiv, dass sie ihre unvermeidlichen Krisen, vor die nur der Mensch – als Natur- und Kulturwesen zugleich – gestellt wird, selbstständig bewältigt. Genau darin individuiert sie sich und erwirbt sie ihre Autonomie. Dennoch wird sie gelegentlich vor Krisen gestellt, die sie selbstständig nicht mehr bewältigen kann und deshalb an Experten delegieren muss. Das ist am sinnfälligsten bei Krankheiten und bei Unfällen der Fall. Experten sind solche, die durch den systematischen Erwerb von Wissen und wissensbasierten Praktiken sowie von Methoden der Wissensanwendung eine begründete Hilfe anbieten können. Deshalb ist die Grenze zwischen einer Krisenbewältigung, die der primären Lebenspraxis zuzumuten ist, und einer Krisenbewältigung, die rational einem professionalisierten Experten zu überantworten ist, flüssig und historisch relativ eine Funktion des akkumulierten methodisierten Wissens, das eine professionelle Expertise begründet. Jedoch ist die stellvertretende Krisenbewältigung nicht die Praxis einer bloß ingenieurialen Anwendung bewährten Wissens, sondern zusätzlich die einer interpersonalen Intervention. Einer bloß ingenieurialen Wissensanwendung entspräche die technische Überprüfung eines Fahrzeuges. Darin wird subsumtionslogisch, d.h. anhand eines Katalogs vorgegebener Prüfkriterien, festgestellt, welche reparaturbedürftigen Mängel an einer Maschine bestehen und beseitigt werden müssen. Aber eine Maschine ist kein Subjekt, das im Prinzip seine je an seine Subjektivität gebundenen Krisen selbst bewältigen muss und kann. Zwar enthält die professionelle Interventionspraxis auch die Komponente einer ingenieurialen Wissensanwendung, aber sie geht weit darüber hinaus, indem sie sich auf die je fallspezifische Krisenkonstellation einlässt. Diese nicht nur verstehend nachvollziehende, sondern im Sinne der Risikoabwägung und des Gift-Gegengift-Modells eingreifende Interventionspraxis ist grundsätzlich nicht standardisierbar und steht aus diesem Grunde der auf Standardisierung angelegten Wissenskomponente in einem handlungslogischen Widerspruch gegenüber.

Die Nichtstandardisierbarkeit ist in drei Hinsichten nachweisbar: Zum Ersten in der Operation der je fallspezifisch durchzuführenden Diagnose, die den individuierten lebensgeschichtlichen Kontext des konkreten Falles einzubeziehen hat. Zum Zweiten in der Applikation der theoretisch auf der Grundlage dieser Diagnose in der Logik des theoretischen Wissens ableitbaren Therapie auf den je konkreten Fall. Am bedeutsamsten aber ist die dritte Hinsicht: Diese ableitbare Therapie muss sich in einer in sich eine eigene Praxis bildenden Kommunikation mit dem Klienten vollziehen.

Sie hat vor allem zu sichern, dass die in der erfolgreichen Hilfe durch den Experten sich herstellende Abhängigkeit des Klienten, die als Autonomie einschränkend im strukturellen Widerspruch zur Autonomiewiederherstellungsleistung jener Hilfe steht, sich nicht festsetzt, sondern aufgehoben wird – pointiert ausgedrückt: dass die Hilfe zur Selbsthilfe wird.

Genau das ist die Funktion des in sich eine autonome Praxis bildenden Arbeitsbündnisses. In ihm binden sich die asymmetrisch zueinander stehenden Positionen des Experten und des Klienten personal jeweils als ganze Personen aneinander, obwohl diese zugleich auch soziale Rollen einnehmen. Im Arbeitsbündnis begegnen sich die Beteiligten also in einer strukturell widersprüchlichen Einheit von ganzen Personen (= diffuse Sozialbeziehung) und Rollenträgern (= spezifische Sozialbeziehung). Zugespitzt lässt sich das am einfachsten am Arbeitsbündnis zwischen Therapeut und Patient im psychoanalytischen Setting ablesen, das sich aber strukturell genau analog zum organmedizinischen Arbeitsbündnis verhält. Der Patient folgt der Grundregel, die nichts anderes besagt als »Sei ganzer Mensch, begib dich in eine diffuse Sozialbeziehung«, ansonsten muss er der Logik einer Rollenbeziehung folgen, z.B. pünktlich bezahlen und mit dem vorgegebenen Ende der Sitzung nach 50 Minuten einverstanden sein. Der Therapeut hat komplementär dazu der Abstinenzregel zu folgen, d.h., er darf der inneren Gegenübertragung auf den Patienten, in der er affektuell als ganzer Mensch reagiert, nicht praktisch folgen, nicht entsprechend agieren.

Die Voraussetzung für das Eingehen eines Arbeitsbündnisses ist aufseiten des Patienten der Leidensdruck, der ihn veranlasst, von sich aus zum Arzt zu gehen. Im Leidensdruck erkennt der Patient mit seinen gesunden Anteilen die kranken Anteile an, die er aus eigener Kraft nicht auflösen kann. Deshalb ist der Kranke erst, wenn er sich ins Arbeitsbündnis begibt, Patient und als dieser Patient in dem Moment, in dem er es manifest geworden ist, in Wirklichkeit paradoxerweise schon ein Stück weit auf dem Wege der Genesung. Im Arbeitsbündnis verpflichtet er sich verbindlich, seinen unabhängigen Beitrag zur Selbstheilung zu leisten. Das impliziert auch, sich zur Veränderung zu verpflichten. Diese Logik des Arbeitsbündnisses würde z.B. massiv verletzt, wenn der Patient in einer Haltung zum Arzt käme, die sich etwa so umschreiben ließe: »Hier, Herr Doktor, ist mein Symptom, mein krankes Organ, behandeln Sie das bitte kompetent, und lassen Sie mich ansonsten in Ruhe« (sinngemäß die Charakterisierung dieser Haltung durch einen Arzt). »Compliance« verstehe ich als eine Forderung, die dieser bindenden Verpflichtung des Patienten zur Beteiligung am Arbeitsbündnis entspricht.

41.2 Die objektiven Daten der Interviewee Anna Alfeld

Anna Alfeld wurde in ihrer Eigenschaft als ehemalige Herzinfarktpatientin interviewt. Sie ist 1943 in A-Stadt auf dem Gebiet der späteren DDR als letztes von drei Kindern geboren. Zum Zeitpunkt des Interviews ist sie 66 Jahre alt. Sie hatte eine – inzwischen verstorbene – ältere, 1940 geborene Schwester, die als Kind und Jugendliche an Knochen-Tbc litt, deswegen häufig bettlägerig war, in jungen Jahren vergewaltigt wurde und deshalb keine Beziehungen zu Männern aufnehmen konnte, unverheiratet blieb, ein Mädchen adoptierte und Lehrerin wurde. Das erste Geschwister, ein Bruder, starb unmittelbar bei der Geburt.

Die Eltern betrieben eine Metzgerei und wohnten über ihrem Laden, die Mutter, die aus besseren Verhältnissen stammte (Lyzeumsbesuch und Kindermädchen) arbeitete im Laden als Verkäuferin. Die Eltern hatten ein Dienstmädchen. Der Vater wurde 1941 eingezogen. Anna Alfeld war ein »Urlaubskind«, der Vater fiel im Krieg. Nach Beginn der Bombenangriffe wurde die Mutter mit ihren zwei Kindern evakuiert und zog zu ihrer Mutter, zu der Anna offensichtlich ein sehr gutes Verhältnis hatte. Nach Kriegsende kehrte die Familie in ihre Wohnung über der Metzgerei zurück. Das Haus war stehen geblieben. Die Mutter musste aber den Laden an die staatseigene Produktionsgenossenschaft verpachten, arbeitete dann als Schulsekretärin weiter und schlug sich als Alleinerziehende durch, wobei sie offensichtlich von ihrer in Westberlin lebenden Mutter bis zum Mauerbau tatkräftig unterstützt wurde.

Anna Alfeld schildert sich als lebhaftes Kind, das im Gegensatz zu seiner kränklichen Schwester, die viel las, auf Spiele außerhalb der Wohnung orientiert war. Tendenziell verachtete sie ihre »intellektuelle« Schwester und erpresste von ihr die Erledigung ihrer Schularbeiten, bis sie etwa im sechsten Schuljahr ein eigenes Interesse an ihrer Schulkarriere (Einschulung 1949) entwickelte und 1961 mit 18 Jahren problemlos das Abitur absolvierte.

Im letzten Schuljahr, kurz vor dem Mauerbau, lernt sie ihren späteren Ehemann während eines Schulzeltlagers an der Ostsee kennen. Sie verlobt sich 1963 und heiratet 1965. Das Paar bezieht sogleich eine kleine gemeinsame Wohnung. 15 Monate nach der Verehelichung wird das einzige Kind, ein Sohn, geboren. Ein offensichtlich starker Wunsch nach weiteren Kindern kann wegen des zu großen Risikos infolge einer Blutgruppeninkompatibilität zwischen den Ehepartnern (0 positiv und 0 negativ) nicht erfüllt werden. Auch den Wunsch, Medizin zu studieren, kann sich Anna Alfeld – aus Geldmangel – nicht erfüllen. Sie wird stattdessen MTA, besucht eine entsprechende Fachschule und beginnt, unter dem Einfluss eines Assistenzarztes (dessen Doktorarbeit die Mutter tippt), und eines Chefarztes (dessen Tochter von Anna Alfelds Mutter in Pflege genommen wird, als die Frau des Chefarztes an Krebs erkrankt), ihren Dienst in einer Frauenklinik. Später spezialisiert sie sich auf Labortätigkeiten, insbesondere auf Blutuntersuchungen. Das macht sie ca. 25 Jahre lang, bis sie infolge einer Vertretungstätigkeit zum Röntgen wechselt. Zum Zeitpunkt des Interviews ist sie im Ruhestand.

Auffällig ist, dass sie nach der Geburt ihres Sohnes, für DDR-Verhältnisse unüblich, für drei Jahre den Beruf aufgibt und danach – offenbar bis zum Schuleintritt des Sohnes – nur halbtags in ihren Beruf zurückkehrt. Des Weiteren ist auffällig, dass sie über ihr Verhältnis zur DDR-Herrschaft so gut wie nichts erwähnt. Lediglich aus ihrer Schilderung des dramatischen Todes ihrer Großmutter mütterlicherseits 1966 an den Folgen eines Herzinfarktes, den Anna Alfeld auf den Mauerbau zurückführt (obwohl dieser 1966 bereits fünf Jahre zurückliegt), geht eine stark distanzierte Haltung hervor. Diese Großmutter, bei der Anna Alfeld einen großen Teil ihrer Kindheit verbracht hat, erlebt Annas Sohn, obwohl sie großes Interesse an ihm hat, nach dessen Geburt nur noch gerade einen Monat. Wegen der Mauer kann ihre Familie sie nicht mehr im Krankenhaus besuchen. Auch zur Beerdigung darf die Familie nicht fahren. Anna Alfelds Mutter lässt dann den Leichnam der Großmutter für viel Geld in die DDR überführen.

Aus diesem Bericht lässt sich schließen, dass das Verhältnis zum DDR-Regime sehr distanziert gewesen sein muss, aber kein Anlass für explizite politische Bekundungen war. Anna Alfeld und ihre Familie werden mit den unangenehmen Folgen und Begleiterscheinungen des SED-Regimes in einer Art vitaler, lebenspraktischer Krisenbewältigung fertig, ohne lange zu klagen. Dafür spricht auch, dass Anna Alfeld in ihrem Beruf die Wende nicht als Krise erlebt, sie kommt im Gegenteil mit den »Wessies«, mit denen sie nun an ihren Arbeitsstätten viel zu tun hat, besonders gut zurande.

Anna Alfeld ist eine ausgesprochen lebenstüchtige, vitale Person, die die vielen, teilweise dramatischen Krisen ihrer Biographie in einer positiven Grundhaltung, in einem ausgeprägten strukturellen Optimismus gewissermaßen, souverän meistert. Das scheint damit zusammenzuhängen, dass sie aus einer ausgeprägt kohäsiven, durchaus strukturkonservativen Familie stammt, in der der Familienzusammenhalt hochgehalten wird. Das Verhältnis zwischen Mutter und Großmutter ist bis zum Tod der Letzteren ausgeprägt positiv und überträgt sich auf die Enkel und den Urenkel. Die Mutter heiratet nach dem Verlust ihres Mannes nicht wieder. Dabei mag das Trauma des Todes ihres einzigen Sohnes bei dessen Geburt eine große Rolle gespielt haben. Dazu kommt, dass dieser Tod noch in die Zeit vor Kriegsbeginn – also in die für das Privatleben von Anna Alfelds Herkunftsfamilie noch glückliche Zeit – fällt, während das zweite Kind, die kränkliche Tochter, schon zu Kriegszeiten geboren wird.

Das Familienleben scheint im Wertesystem eines ausgesprochen leistungsorientierten mittelständischen Milieus verankert gewesen zu sein, einer Subkultur also, die mit den Idealen der DDR am wenigsten kompatibel war. Nimmt man hinzu, dass so etwas wie westliche »Re-Education« in der DDR nach dem Kriege nicht stattfand, dann kann man sich gut vorstellen, wie sehr sich in diesem Familienleben auch die eher nüchternen, Affekte eher ironisierenden Haltungen eines ehemaligen Preußentums fortsetzten.

Anna Alfeld heiratet ihre erste nennenswerte Männerbekanntschaft, ohne viel Aufhebens davon zu machen, und bleibt mit diesem Mann zeitlebens in einer offensichtlich harmonischen Ehegemeinschaft zusammen. Darin setzt sich fort, was sie von ihren Eltern her kennt: Die Männer sind eher für die alltagspraktischen, handwerklichen Seiten der Lebensbewältigung zuständig, die Frauen für die intellektuellen Seiten, aber davon wird wiederum kein großes Aufheben gemacht. Über Krisen wird nicht lange gejammert, sondern sie werden zukunftsorientiert wie selbstverständlich bewältigt, nach dem Motto: »Wir lassen uns nicht unterkriegen.« Auch ihr Verhältnis zu ihrem Sohn scheint ausgesprochen gut und problemlos zu sein. Zu ihrer Schwester hat sie, obwohl die Beziehung in den Anfängen ihrer Kindheit durchaus konfliktträchtig war, bei aller Wesensverschiedenheit ein von Bewunderung und Anerkennung geprägtes Verhältnis der Solidarität entwickelt.

41.3 Verlauf und Charakter des Interviews

Die vorausgehend interpretierten objektiven Daten sind aus dem Interviewtranskript herausgezogen worden.

Die Interviewee erzählt auf den erfolgenden narrativen Impuls ausgesprochen plastisch und konzentriert, aber auch sehr strukturiert und verdichtet ihr bewegtes Leben. Zur Beleuchtung ihres lakonisch-preußischen, gleichwohl vitalen, Krisen unabhängig bewältigenden Charakters führe ich zwei Belege an:

- A.A.: ... Ich bin so 'n Urlauberkind, Vater war ... eingezogen und kam mal auf Besuch, und da bin ich **entstanden**. ... Und dann kam mein Vater, bevor er nach … Sibirien kam, kam er noch mal zu Besuch, und da hat er mich **ein einziges Mal gesehen**. Da war ich ungefähr so 'n Dreivierteljahr alt, noch nicht mal. ... Und meine Mutter ist dann evakuiert hier aus Stadtteil C, weil ja hier an der Fluss A, ich weiß net, ob Sie dat gesehen haben, eh … Firma A, die ganzen Werke waren,
- I: Ja, mhm.
- A.A.: und da hatte mein Vater gesagt, ehm .. wird bestimmt bombardiert hier, und da sind wir, ehm … nach B-Stadt, wo meine Großmutter her war,
- I: Mhm.
- A.A.: eh, evakuiert und haben dort die Kriegs-, bis der Krieg zu Ende war. … Und unser Haus ist aber stehen geblieben. Und, eh .. dann dadurch bin ich auch in B-Stadt getauft worden. (räuspert sich leise)
- I: Mhm.
- A.A.: .. Ja, und dann nachm Krieg hier wieder zurückgekommen, und mein Vater kam nicht mehr ausm Krieg zurück.
- I: Mhm.
- A.A.: Und meine Mutter stand da nun mit dem **Geschäft** .. und mit uns beiden Kindern (Anna Alfeld).

In diesen wenigen, kompakten Zeilen wird ein ganzes schweres Schicksal lakonisch zusammengefasst. Die Betonungen, Pausen und das Räuspern lassen jedoch auch den Kontrast zwischen dieser Lakonie und der inneren Ergriffenheit erkennen.

Im Anschluss daran schildert sie sich als lebendiges Kind, das immer draußen gespielt hat, und kontrastiert sich bewusst zu ihrer kränklichen, bettlägerigen Schwester:

- A.A.: Also, ich hatte zwar 'ne Schwester, aber ich konnte nicht mit ihr spielen und, und … et war also, hm, **tja**, als Kind empfindet man dat nicht so, ja? Da, **ja gut,**

▼

sie lag im Bett, hat viel gelesen und, ...
aber ich hab mich viel rumgetrieben,
war viel unten.

- I: (lacht leise)
- A.A.: (atmet tief ein) Also, muss ick sagen, also ick war 'n sehr lebhaftet, schwieriges Kind.
- I: Mhm.
- A.A.: ... Ich wollte nicht so, meine Mutti musste ja nun arbeiten ... […] Und (zieht die Luft ein) dass die [Schwester; U.O.] natürlich so elendig gestorben ist, ist traurig, die ist drei Jahre lang gestorben … an 'nem Schlaganfall, hat nachher aufm Wasserbett gelegen. Also ganz schlimm, sie wurde blind, sie konnte nicht mehr sprechen, sie hatte hier, ehm, 'ne Kanüle drin.
- I: Mhm.
- A.A.: .. Also, es anderthalb Jahre, war schlimm, war schlimm. Also, dat hat se nicht verdient, dass sie so sterben musste. Also, dat beschäftigt mich heute noch.
- I: Mhm.
- A.A.: … **Aber, na ja, ist vorbei** und, eh … **ja, ich bin zur Schule gegangen**, war 'n sehr lebhaftet Kind, … hab vom Lernen nicht viel gehalten. Meine Schwester war ja 'n ganzen Tag über zu Hause, habe ich gesagt: »Mach du mal meine Schularbeiten.« Und wenn se et nicht gemacht hat, dann hab ick sie gehauen, ja? (halb lachend) Wie Kinder so sind+, ne?
- I: (lacht)
- A.A.: […] Na ja, u:nd, ehm .. in der 5., 6., 6. Klasse, ich weß nicht, da hat's irgendwie bei mir im Gehirn geschaltet. Ach, denke ich, jetzt kannste auch mal alleine lernen und so, ne? Und da wurd ick 'ne gute Schülerin (lacht).
(Anna Alfeld)

Beide Stellen drücken prägnant die Lebendigkeit der Befragten aus und ihre Beherztheit und ihren Optimismus, mit allen Schwierigkeiten des Lebens fertigzuwerden. Das wird auch deutlich in den Schilderungen ihres Berufslebens, vor allem daran, wie sie – geradezu neugierig – mit der Wende zurechtgekommen ist.

41.4 Die Thematisierung der Herzinfarktepisode und eine methodische Bemerkung zum autobiographisch-narrativen Interview

Unvermittelt und unvorbereitet, in scharfem Kontrast zur vorausgehenden Schilderung der beglückenden Seiten ihres Berufslebens, beginnt sie von ihrem Herzinfarkt zu erzählen, dem eigentlichen Thema des Interviews. Diese Beobachtung evoziert eine methodische Anmerkung zum autobiographisch-narrativen Interview, denn man kann sich ja fragen, warum, wenn man den Umgang eines Patienten mit seiner Krankheit – insbesondere mit einem traumatisierenden lebensbedrohlichen plötzlichen Zustand – erforschen will, die Erhebungsmethode des autobiographisch-narrativen Interviews gewählt wird, wenn es doch um die Vergegenwärtigung einer einschneidenden biographischen Krise geht. Aufforderungen zu Erzählungen führen ja nicht zu einer spontanen Stellungnahme zu etwas, was als akute Problem- und Krisenbewältigung anhält und wirksam ist, sondern dazu, eine schon vorfabrizierte, bewährte und mehrfach erfolgte Bearbeitung dieses Problems abzurufen. Das gilt erst recht für eine Krise, deren Eintreten mindestens zwölf Jahre zurückliegt. Aber selbst wenn man sich primär für die fertig »abgepackte« Erzählung über die zurückliegende Bewältigung dieser Krise interessiert und nicht für den aktuellen Umgang mit ihr und ihren Folgen, hätte man die Erzählung bereits in der Aufforderung zum Erzählen auf diese Thematik einschränken können. Stattdessen wurde eine Erzählung der gesamten Lebensgeschichte abgefordert, die auch tatsächlich in aller wünschenswerten Detaillierung auf 18 Transkriptseiten erfolgt.

Nun könnte man einwenden, dass sich die Wirksamkeit der Erhebungsmethode gerade darin zeigt, dass die Interviewee tatsächlich, wenn auch nach einem langen Vorlauf, ohne nochmalige Erinnerung an das ursprüngliche Thema von sich aus ganz spontan und abrupt zur Herzinfarktepisode übergeht. Aber das ist nicht durch den narrativen Impuls induziert, sondern erkenntlich dadurch, dass das gesamte Interview bei der ursprünglichen Kontaktaufnahme mit der Interviewee zur Thematik des erlittenen Herzinfarktes vereinbart wurde und die ersten Ausführungen nur unter der Bedingung verständlich und motiviert sind, dass das Interview zur Thematik des Herzinfarktes durchgeführt wird. Die Überleitung zur Herzinfarktepisode ist also nicht durch die Aufforderung zur Erzählung der gesamten Lebensgeschichte veranlasst worden, sondern die längst überfällige Einlösung einer expliziten ursprünglichen Verabredung außerhalb der Pragmatik des narrativen Impulses.

41.5 Sequenzanalyse der Herzinfarktepisode

- A.A.: Und eines Nachts krieg ich auf einmal Herzschmerzen, .. Schweißausbrüche, ... hm, denke, Durchfall, geh auf die Toilette (Anna Alfeld).

Die Erzählung reproduziert das plötzliche Eintreten von dramatischen Symptomen und die erste subjektive Reaktion darauf. Stellt man die Berufserfahrung der Befragten als MTA in Rechnung, dann ist sehr wahrscheinlich, dass sie kognitiv sehr bald den Verdacht eines Herzinfarktes und damit eines lebensbedrohlichen Vorfalls, der eine sofortige Krankenhauseinweisung erforderlich macht, gehabt haben muss. Sie baut aber die Erzählung so auf, dass sie implizit mitteilen will, sie habe die Angelegenheit nicht ernst genommen bzw. nicht dramatisieren wollen, denn ihre erste Deutung (»Durchfall«) bedeutet eine extreme Verharmlosung. Damit deutet sich gleich zu Beginn der Erzählung an, dass sie den realistischen Patientenstatus bzw. den der wirklichen Erkrankung gemäßen Leidensdruck und damit die Konstitution eines entsprechenden Arbeitsbündnisses mit einem Arzt bzw. der Medizin vermieden bzw. verweigert hat. Das korrespondiert mit ihrem Habitus der lebenstüchtigen Preußin. Aber die Art, wie sie diese Verharmlosung in der Erzählung inszeniert, verrät, dass sie – zumindest aus der heutigen Sicht – damals auf beiden Ebenen der Krisenbewältigung operierte: auf der der rationalisierenden, abwehrenden Verharmlosung und der der abgewehrten Beunruhigung durch ein schwer ausschaltbares Wissen, das sich zumindest als Ahnung erhält.

- A.A.: Ick hab meinen Herzinfarkt auf der Toilette abgemacht (Anna Alfeld).

Die Erzählung wird sofort von einer resümierenden Selbstkommentierung unterbrochen, die aus dem nachträglichen Wissen, dass es sich um einen Herzinfarkt handelte, resultiert und des Weiteren in der Verwendung des Possessivpronomens »mein« und des Verbs »abmachen« präsupponiert, es handele sich beim Herzinfarkt um einen Vorgang, der jeden Menschen irgendwann ereilt und den jeder im Wege einer Routine erledigen muss und kann. Es wird also mit dieser Kommentierung die objektiv schwere Krise in eine Routineangelegenheit transformiert, und darin zeigt sich ein weiterer Aspekt der Abwehr der Krise.

- A.A.: Hab noch nicht mal meinen Mann geweckt (Anna Alfeld).

Diese Routinisierung wird nun weiter bestärkt. Wenn sich nachts zu Hause eine Krise einstellt, dann weckt man, falls vorhanden, als Erstes seinen Ehepartner oder, wenn man noch ein Kind ist, seine Eltern. Aber wenn man »noch nicht mal« seinen Mann weckt, dann verleugnet man entweder die Krise als Krise oder will sie nicht anerkennen. In beiden Fällen verleugnet man die Realität, erst recht, wenn man über medizinisches Fachwissen verfügt. Zu beachten ist dabei, dass diese Bemerkung aus der nachträglichen Sicht nicht nur eine realistische Schilderung der Verleugnung beansprucht, sondern zusätzlich vom Wissen über diese Verleugnung als Verleugnung geprägt ist – indiziert durch das gegen eine übliche Erwartung gerichtete

»nicht mal«. Indirekt präsentiert sich also die Befragte hier als jemand, der traumatisierende Krisen so bearbeitet, dass er sie so lange wie möglich als nicht existent verleugnet.

- A.A.: **Also, wirklich die ganz typischen Schmerzen**, die man beim Herzinfarkt, Schüttelfrost, Schweißausbrüche, der Arm war mir hier wie gelähmt, ja? Der hat mir **weh getan**, hier der Oberarm hauptsächlich (zieht die Luft ein). (Anna Alfeld)

Wiederum aus der Erzählung herausspringend, bewertet die Befragte nachträglich tatsächlich generalisierend die Symptome als für einen Herzinfarkt typisch, also als etwas, woraus man, wenn man sich auskennt, zwingend auf einen Herzinfarkt schließen muss. Dieses Wissen hat jeder Herzinfarktpatient spätestens nach dem Vorfall. Aber im Falle unserer Befragten müssen wir ein solches Wissen als vorausgehend vorhanden unterstellen, sodass ihre ursprüngliche Reaktion, die sie nachträglich stilisierend als eine Überdramatisierung vermeidende Verleugnung interpretiert, tatsächlich auch als eine solche zu bewerten ist, aber auch als eine, die sie aus der Sicht von »heute« als solche weiterhin gelten lässt.

- A.A.: Ick hab meinen Mann nicht geweckt (Anna Alfeld).

Die Entdramatisierung, die zugleich Verleugnung bedeutet, wird durch diese akzentuierende Wiederholung noch einmal stilisierend bestärkt.

- A.A.: Aber bestimmt so zwei Stunden hab ich in der E-Straße auf der Toilette gesessen ... **Ick konnte mich auch nicht hinlegen**, ich hätte mich ja mal auf den Abtreter hinlegen, **ne, blieb sitzen** (Anna Alfeld).

Dann wird die Erzählung, dramatisierend und die Sturheit der Erzählerin betonend, fortgesetzt. Die Befragte beschreibt sich in diesem ersten Anfall des Infarktes als gelähmt; sie bleibt bewegungs- und ratlos auf der Toilette sitzen. Warum sie sich nicht hinlegen konnte, bleibt unbegründet. Wahrscheinlich war sie nicht in der Lage, sich zu bewegen, oder sie hatte Angst, durch Bewegung ihren Zustand noch zu verschlechtern, aber ihr Wissen musste ihr sagen, dass sie dringend medizinische Hilfe benötigte.

- A.A.: Dann .. wurde mir wieder besser, dann kam wieder dieser Schweißausbruch, dann kam wieder dieser Schmerz hier. Ja, na ja, bestimmt zwei Stunden.
- I: Mhm.
- A.A.: Vielleicht war's auch länger, ich konnte dat nicht mehr einschätzen, wie et war (Anna Alfeld).

Sie schildert ihren Zustand als einen dramatisch hilflosen, aus ihrer Kontrolle geratenen. Selbst bei einem Menschen, der von den Symptomen eines Herzinfarktes nichts weiß, müsste ein solcher Zustand die höchste Alarmstufe auslösen. Er müsste alles ihm Mögliche veranlassen, um schleunigst medizinische Hilfe zu mobilisieren. Die Befragte hätte entsprechend ihren Mann rufen müssen, wenn sie nicht in der Lage war, sich wieder ins Schlafzimmer zu begeben.

- A.A.: Dann bin ich wieder in mein Bett gekrochen. .. Bin aber nicht eingeschlafen, und nächsten Morgen bin ich aufgestanden, konnte kaum gehen, ... denke, du musst doch zur Arbeit (Anna Alfeld).

Sie weckt ihren Mann nicht einmal, nachdem sie selbstständig mühsam in ihr Bett »gekrochen« ist. Sie teilt sich ihrem Mann auch am nächsten Morgen nach dem Aufstehen nicht mit, stattdessen quält sie sich zu ihrer Arbeitsstätte. Sie verleugnet also ihr Leiden total und weigert sich mit allen Kräften, zur Patientin zu werden, sich ins ärztliche Arbeitsbündnis zu begeben. Gegen diese lebenspraktische Rationalität führt sie die preußische Arbeitspflicht ins Feld. Sie arbeitete damals in einem sportmedizinischen Labor, in dem sie eine Vielzahl von Hilfsdiensten zu verrichten hatte:

- A.A.: Du kannst doch nicht einfach fehlen, war immer nur ein Arzt und eine Assistentin da.
- I: Mhm.
- A.A.: Wenn die Assistentin nicht kam, konnte der Arzt et nicht alleine machen mit dem Sportler,
- I: Mhm.
- A.A.: denn wir haben ja diese Kurven angefertigt.
- I: Mhm.
- A.A.: Also du musst zur Arbeit. .. Ich bin zur Arbeit, aber wie, ick weiß et nicht mehr, wie ick heute da hingekommen bin (Anna Alfeld).

Anna Alfeld sagt auch dem Arzt nichts, sondern arbeitet mit ihm bis zum Feierabend in der üblichen Routine zusammen. Dass der Arzt im Labor nichts bemerkt, spricht zum einen gegen sein Wahrnehmungsvermögen, zum anderen für die eiserne, aber unnütze Disziplin der Befragten, vergleichbar einem deutschen Soldaten, der im Zweiten Weltkrieg weiterkämpfte, obwohl dies nicht nur sinnlos, sondern äußerst destruktiv war. Mühsam schleppt sie sich nach Hause ins Bett.

- A.A.: Mich wieder ins Bett gepackt und sag zu meinem Mann: »Ach, mir ist nicht so gut«, nischt gesagt.
- I: Mhm.
- A.A.: Na ja, dir war doch aber in der Nacht so schlecht. Ach, sag ich, ist alles wieder besser. Ick bin nich so empfindlich, ick mach alles mit mir alleine so .. durch, ja?
- I: Mhm.
- A.A.: Eh ich einen wecke und sage, mir ist schlecht, da vergeht 'ne Weile (Anna Alfeld).

Praktisch 24 Stunden nach dem erlittenen Herzinfarkt weigert sie sich immer noch, sich ihrem Mann oder einem Arzt, mit dem sie beruflich zusammenarbeitet, zu eröffnen. Sie verhält sich also objektiv selbstmörderisch, indem sie subjektiv ihrem Habitusprogramm »Ick mach alles mit mir alleine so durch, ja?« gerecht wird. Interessant ist, nebenbei bemerkt, dass sie dieses Habitusprogramm wörtlich vorträgt, indem sie es anfänglich als Antwort in einem nachgestellten Dialog mit ihrem Mann inszeniert, dann aber ohne explizite Markierung in eine Selbstkommentierung gegenüber dem Interviewer umbiegt.

- A.A.: Na ja, und am nächsten Tag hatte ich einen Termin bei einer Stomaärztin, weil meine Mutti hatte auch Stoma, und ich habe auch Knötchen. U:nd, eh, da hatte ich 'n Termin im Krankenhaus Stadtteil D. (4 Sek.) Frau Dr. B. hieß die, .. zur Schilddrüsenuntersuchung, .. und da macht die erst 'n EKG (Anna Alfeld).

Am zweiten Tag n ach dem Herzinfarkt muss sie wegen ihrer Schilddrüse zur »Stoma«-Ärztin. Dieser Termin ist schon lange vorher ausgemacht. So ergibt sich nun ungeplant die zweite Chance zur Berührung mit einer ärztlichen Instanz und zur objektiven Feststellung des lebensbedrohenden Zustandes gegen den expliziten Willen der Befragten, vor allem aber dazu, dass dieser Zustand von der professionalisierten Expertise entdeckt wird. Die Konstellation spitzt sich zu, als die »Stoma«-Ärztin routinemäßig ein EKG durchführt, eine Untersuchungsmethode, in der der Herzinfarkt als krisenhaftes körperliches Ereignis, das hinter den Symptomen operiert, nicht mehr unentdeckt bleiben kann. Das weiß die Befragte auch aus der Retrospektive des Interviewzeitpunkts und setzt dieses Wissen inszenatorisch zur Prägnanzbildung der Episodenerzählung ein.

- A.A.: Auf einmal kommt die zu mir und sagt: »Frau Alfeld, Sie dürfen nicht aufstehen. Sie müssen jetzt gleich hier in den

▼

> Rollstuhl. Frau Alfeld, Sie müssen jetzt hierbleiben, ich rufe jetzt in der Klinik an.« Ich sage: »Was ist denn los?« »Ja«, sagt se, »Sie haben 'n Herzinfarkt gehabt.«
> (Anna Alfeld)

Das zu Erwartende tritt ein. Die Schilddrüsenfachärztin erweist sich als Allgemeinmedizinerin, die die Befragte als ganze Person zur Patientin macht und als solche wie selbstverständlich behandelt, d.h., sie eröffnet das Arbeitsbündnis, indem sie angesichts der akuten Gefährdung der Patientin mit der »Compliance«-Forderung beginnt, bevor sie die Diagnose mitteilt. Von diesem Moment an ist die Befragte nicht nur vom organischen Sachverhalt her, sondern auch medizinisch und sozial objektiv eine Herzinfarktpatientin – ein Tatbestand, den sie höchstwahrscheinlich angesichts ihres medizinischen Wissens als MTA von Anfang an kognitiv realisiert, aber psychisch im Sinne der Verleugnung oder Abspaltung bisher abgewehrt hat. Sie muss nun den objektiven Sachverhalt in einen subjektiven Tatbestand im Sinne der Realitätsanerkennung umwandeln, also in einen Leidensdruck.

41.6 Exkurs zum Zusammenhang von Leidensdruck und »Compliance«

Man sieht an dieser Stelle des Geschehensablaufs, dass der Leidensdruck nicht schon mit der unerträglichen Schmerzempfindung beginnt, sondern erst einsetzt, als eine Einsicht in die Krankheit als Krankheit vollzogen ist und diese als solche anerkannt wird. Deshalb ist es in der Professionalisierungstheorie wichtig festzuhalten, dass der Leidensdruck immer darin besteht, dass der Kranke mit seinen verbleibenden gesunden Anteilen die kranken Anteile in ihm anerkennt. Diese gesunden Anteile sind, solange der Kranke noch lebt, nie ganz verschwunden, können aber in Richtung Bewusstseinsverlust und/oder Verlust der Kommunikationsfähigkeit so weit reduziert sein, dass andere Instanzen stellvertretend eintreten müssen. Es ist nun wichtig zu realisieren, dass diese Stellvertretung nicht identisch ist mit der Stellvertretung in der professionalisierten Krisenbewältigung, denn sie geht auf den professionalisierten Experten erst dann über, wenn kein Angehöriger des Kranken mehr adressierbar ist, der immer so lange wie möglich einbezogen werden muss. Die Strukturlogik des Arbeitsbündnisses bleibt also auch dann bestehen, wenn der Kranke selbst für längere Zeit nicht mehr ansprechbar ist. Die im Hintergrund die Autonomie des Kranken als Subjekt stützende, zu ihrer Erzeugung und Aufrechterhaltung verpflichtete Lebenspraxis seiner Herkunfts- und/oder Zeugungsfamilie kann und muss im Bedarfsfalle jederzeit aus ihrer Latenz erweckt werden. Wo sie nicht mehr vorhanden ist, tritt zunächst der Staat in seiner Fürsorgepflicht ein, bevor das Schicksal des Kranken ganz in die Hände des ärztlichen Experten übergeben wird.

Man sieht auch, dass der Leidensdruck sich nicht schlagartig wie ein punktuelles Geschehen einstellt, sondern sich in einem komplexen Prozess allmählich als Akkommodation an eine leibliche, psychosomatische krisenhafte Transformation und als eine dazu reziproke Assimilation eben dieser neuen Realität herstellt. Zu diesem Prozess gehört von Anfang an das mit »Compliance« vergleichsweise unscharf gefasste, als vernünftig geltende und sozial normierte Sichanpassen an die neue Realität.

41.7 Fortsetzung der Sequenzanalyse

An dieser »Compliance« mangelt es Anna Alfeld an dieser Stelle des Geschehensablaufs noch erheblich. Interessant ist nun, dass wir zu dieser Feststellung nicht durch Beobachtung aus der Position eines unabhängigen bzw. in das Geschehen nicht direkt involvierten Dritten gelangen, sondern durch eine nachträgliche, von der Aktualität des Geschehens ca. zwölf Jahre entfernte Erzählung der Kranken selbst – und zwar eine Erzählung, in der die Unvernunft der Abwehr der Einsicht in die Krankheit bzw. des Leidensdrucks als solche explizit erst im Nachfrageteil benannt wird, aber in der eigentlichen episodalen Erinnerung nur – allerdings dramatisch – inszeniert wird und von daher als Tatbestand sicher erschlossen werden kann. Diese Inszenierung ist durchaus ambivalent: einerseits ironisch gebrochen und insofern selbstdistanziert, andererseits aber auch sich in der Selbstpräsentation verteidigend. Zwar geht damit einher, dass die Befragte diese Unvernunft nicht mit dem Anspruch auf Vernunft und insofern »ver-rückt« verteidigt, aber sie wird als solche doch nicht explizit deklariert und als Problem reflektiert. Vielmehr wird sie in der Verknüpfung mit dem Habitus des preußischen Pflichtbewusstseins und dem Charakter der Widerstandsfähigkeit positiviert sowie mit einem forcierten Autonomieanspruch verknüpft, also mit einem Habitus, der seinerseits soziale Vernunft für sich grundsätzlich beanspruchen kann, insofern er auch dafür sorgt, dass der Einzelne, so gut es eben geht, verlässlich seinen Beitrag zur Aufrechterhaltung der Gemeinschaft leistet, in der er als Mitglied Solidarität beanspruchen kann, und sich nicht gehen lässt. Von daher wäre das Konzept der »Compliance« unangemessen und ideologisch, wenn darunter primär Unterwerfung unter oder Konformität mit sozialen Normierungen des Patientenstatus oder der Patientenrolle verstanden und nicht das Pro und Kontra der Entscheidung aus der Perspektive einer um Autonomie bemühten personalen Lebenspraxis einbezogen würde, wenn also die Einbettung in die autonome Praxis des konkreten Arbeitsbündnisses nicht berücksichtigt würde.

Aber grundsätzlich hebt diese Positivierung die Unvernunft der Befragten in dieser Episode nicht auf. Darin zeigt sich, dass diese Unvernunft der mangelnden »Compliance« nicht nur als Sachverhalt in der Erzählung erschließbar zum Ausdruck kommt, sondern sich – zwölf Jahre nach dem Vorfall – neuerlich als subjektive Realität reproduziert. Man sollte an dieser Stelle auch nicht außer Acht lassen, dass ja in gewisser Weise die Art, wie sich die Befragte dem Interview als Aufgabe stellt, auch eine Form von »Compliance« ist.

Auffällig ist in dieser Passage die dramatisierende dreifache Reihung von verschiedenen »Compliance«-Anforderungen, die mit einer praktischen Konsequenz (Anruf der Ärztin in der Klinik mit dem unausgesprochenen, als selbstverständlich geltenden Zweck, Anna Alfeld dort stationär einzuweisen) abgeschlossen wird. Eine Mitteilung der Diagnose als Ursache dafür erfolgt nach wie vor nicht, obwohl sie doch für die Konstitution des Arbeitsbündnisses der eigentlich entscheidende Grund ist. Entweder geht die Schilddrüsenärztin davon aus, dass Anna Alfeld als MTA von dieser Diagnose ohnehin schon weiß, oder sie legt die in das Arbeitsbündnis eingeschlossene Asymmetrie zwischen professionalisiertem Experten und laienhaftem Klienten so altertümlich und starr aus, dass man als Experte dem Kranken eine medizinische Diagnose nicht mitteilen muss, weil er ohnehin wegen seines mangelnden Verständnisses nichts damit anfangen kann.

Die Befragte schildert als Nächstes, wie sie konsequenterweise nach der Diagnose bzw. nach dem Grund für die Einleitung des Arbeitsbündnisses fragt, sie schildert sich also weiterhin als ahnungslose Person, was das Erleiden des Infarktes betrifft.

Es beginnt nun der unvermeidliche Prozess des Sicheinstellens auf diese dramatische neue Realität. Wer einen ersten Herzinfarkt erlitten hat, ist urplötzlich ein anderer, im Grunde genommen ein alter Mensch geworden, der eine anschließende Rehabilitation durchlaufen und sich auf ein doch gravierend verändertes Leben einstellen muss: alle ungesunden Lebensgewohnheiten aufgeben, neue, gesundheitserhaltende Lebensweisen auf Dauer einführen, eventuell Operationen an den Koronargefäßen durchführen lassen etc. Vor allem aber muss er mit der Angst vor einem weiteren, dann noch gefährlicheren Infarkt leben und damit fertigwerden, dass er schon mit dem ersten Infarkt dem Tod ins Auge blicken musste.

- A.A.: Sag ich: »Ja, mir war gestern ganz doll schlecht, .. **das stimmt** .. und ich bin auch heute hier **sehr schwer hergekommen.**«
- I: Mhm.
- A.A.: »**Nein**, ich kann Sie nicht wieder weglassen.« Ich sag: »Wissen Se wat, ich habe heut den Tag über gearbeitet.«
- I: Mhm.
- A.A.: »**Ich setz mich in keinen Rollstuhl, und ich geh auf keine Station**«, sag ick, »**hab ick det jetzt überstanden**? Na, dann übersteh ich dat nächste auch, oder.« Ick bin dann weg.
- I: Mhm.
- A.A.: Hab ich, hab ich nicht mit mir machen lassen (Anna Alfeld).

Die Befragte berichtet über den ersten Schritt des Sicheinstellens auf die neue Wirklichkeit, indem sie das subjektiv bewusst erlebte Geschehen vom Vortag und die Beschwerlichkeit des Weges zur Schilddrüsensprechstunde mit der Diagnose in eine schlüssige Verbindung bringt. Daraufhin wiederholt die Ärztin ihre zentrale »Compliance«-Anforderung, dass die Patientin nicht gehen dürfe. Dies wehrt Anna Alfeld, so erzählt sie, strategisch geschickt ab: Sie habe ja schon wieder den ganzen Tag gearbeitet, was implizit unterstreichen soll, dass ihr Zustand nicht mehr besorgniserregend sein könne. Sie betont dann ihre Weigerung, sich in einen Rollstuhl zu setzen, was ihr als Symbol für die Wegnahme von Autonomie gilt. Des Weiteren will sie auch nicht auf eine Station eingewiesen werden, also nicht Krankenhauspatientin werden. Ihre Weigerung, die Krankheit in ihrem Schweregrad anzuerkennen, hält also an. Dieses Festhalten an _ der Unvernunft begründet sie mit einer abenteuerlichen Äußerung, die Unerschrockenheit ausdrücken soll und deren Frageintonation auf eine rhetorische, geradezu freche Herausforderung verweist: Habe ich den Infarkt nun überstanden oder nicht? Wenn das der Fall ist, wieso soll es dann beim nächsten Mal anders sein? Eine Hypothese, die schlicht falsch ist, wie sie selbst wissen muss, denn der nächste Infarkt ist, vor allem, wenn er bald folgen sollte, lebensbedrohender als der erste.

Die nicht mehr voll in den erzählten Dialog integrierte nachfolgende Alternative, die offensichtlich einen inneren Monolog wiedergibt, soll ihre Unerschrockenheit vor dem Sterben ausdrücken, als sei dies nichts Außergewöhnliches für sie. Hier wird der gesteigerte Krisencharakter des Sterbens verleugnet. Resümierend steht unter dem Strich: Sie lässt nicht mit sich machen, was die Ärztin ihr hinsichtlich der Einrichtung des Arbeitsbündnisses an »Compliance« abverlangt, sofern dabei ihre Sorge um einen Autonomieverlust überstrapaziert wird.

- A.A.: Sagt se: »Sind Sie denn bei einer Kardiologin?« »Ja«, sag ick, »ick bin bei einer Ärztin hier in Behandlung, aber, eh« ..

▼

»**Ja, die ruf ich mal an** oder so, sind da schon mal Unauffälligkeiten im EKG gewesen?« Sag ick: »Weiß ick nicht, hab ick mich nie drum gekümmert. Bluthochdruck hab ich schon seit 20 Jahren

- I: Mhm.
- A.A.: und immer auch was dagegen genommen.« (Anna Alfeld)

Ihre Weigerung, einer Einweisung ins Krankenhaus Folge zu leisten, also eine zentrale »Compliance«-Anforderung zu erfüllen, ist erfolgreich gewesen. Jedenfalls muss sie so rigoros vorgetragen worden sein, dass die Schilddrüsenspezialistin, die ja keine für Herzinfarkte zuständige Fachärztin ist, sie aufgibt und sich auf die nächstfolgende »Verteidigungslinie« zurückzieht: die Überweisung an eine Fachärztin, eine Kardiologin. Die Schilddrüsenspezialistin verhält sich also in ihrer ärztlichen Verpflichtung im Sinne der Arbeitsbündnislogik flexibel: Sie nimmt einerseits die Befragte als Patientin ernst in ihrer an sich unvernünftigen Weigerung, interpretiert also ihre Beziehung zur Patientin als ein Arbeitsbündnis, in dem diese, als Ausdruck ihrer Autonomie, einen aktiven Part spielt, behält aber wie selbstverständlich ihre mit der Diagnose ausgelöste professionsethische Verpflichtung zu therapeutischer Hilfe bei, indem sie die stafettenartige Weiterleitung an die kardiologische Spezialistin durch ein Telefonat selbst in die Hand nimmt und es nicht einfach der Patientin überlässt, die Kardiologin aufzusuchen oder eben nicht. Die Schilddrüsenärztin erkundigt sich auch nach einer einschlägigen Vorgeschichte der Erkrankung, danach, ob per EKG schon vorausgehende Befunde bekannt sind. Das kann als sehr wahrscheinlich gelten, zumal die Patientin bestätigt hat, dass sie bei einer Kardiologin »hier«, d.h. sprachlogisch zwingend: in dem Krankenhaus, in dem sie sich gerade befindet, in Behandlung ist.

Bemerkenswert ist die Fehlleistung in der Erzählung: Aus den »Auffälligkeiten« im EKG wird das Gegenteil: »Unauffälligkeiten«. Es ist höchst unwahrscheinlich, dass die Befragte hier bewusst wortgetreu eine Äußerung der Ärztin zitiert und entsprechend deren Fehlleistung protokolliert.

Vielmehr spricht alles dafür, dass die Befragte selbst diese Umkehrung des zentralen Sinns der Frage der Ärztin vorgenommen hat. Bei einem EKG nach »Unauffälligkeiten« zu suchen macht ungefähr so viel Sinn, wie am wolkenlosen Himmel nach der Farbe Blau zu suchen. Die Fehlleistung ist aber vor allem aus der Perspektive der Befragten an dieser Erzählstelle unbewusst gut motiviert, denn durch sie wird die Krankheitsdiagnose direkt und ohne Umschweife als nicht existent verleugnet (waren da schon immer »Unauffälligkeiten«?!). Hätte man das Hauptthema der vorausgehenden Erzählung, die Verleugnung des Herzinfarktes, noch für ein mit der Erzählung inzwischen überwundenes Problem halten können, so wird spätestens in dieser Fehlleistung offenbar, dass die verleugnende oder abspaltende Abwehr der Erkrankung bis in die Gegenwart des Interviews anhält und akut geblieben ist, denn die Fehlleistung ist eine, die sich in der Erzählung über die Abwehrreaktion vollzieht und sie damit aktuell reproduziert.

Die extrem unvernünftige »Non-Compliance« hält also als eine unbewusste Tendenz bis heute an, was keinesfalls im Widerspruch dazu steht, dass auf der Ebene der bewussten Lebensplanung prophylaktische Maßnahmen durchaus diszipliniert durchgeführt werden. Die ursprüngliche Verleugnung des Herzinfarkts bleibt als Imagination des Ungeschehenseins und als Ausdruck einer unmittelbaren Reaktion auf die Angst vor dem Verlust der Integrität bestehen – gegen das auf Reflexion zurückgehende, durchaus sorgfältige Bemühen um Lebenserhaltung und Prophylaxe.

Die für den erzählten Zeitraum berichtete Reaktion des Nichtwissens von einem EKG kann als Fortsetzung der verleugnenden Abwehr gelten, denn die Behauptung, von einem EKG nichts zu wissen, obwohl dessen Durchführung als höchst wahrscheinlich gelten muss, wenn man bei einer Kardiologin in Behandlung ist, wirkt wenig glaubwürdig, zumal die Befragte der Schilddrüsenärztin im selben Atemzug von einem schon lange andauernden Bluthochdruck berichtet, der sie zu einer Kandidatin für einen Herzinfarkt macht. Es kommt hinzu, dass sie gleichzeitig betont, sie habe auch etwas dagegen genommen – eine Bemerkung, die von dem Wissen zeugt, dass Bluthochdruck gerade deshalb eine tückische Erkrankung ist, weil sie häufig unentdeckt bleibt und sich nicht direkt – z.B. in Schmerzempfindungen – bemerkbar macht, sodass die medikamentöse »Gegensteuerung« wesentlich auf einer disziplinierten »Compliance« beruht, ja geradezu als klassische Form von »Compliance« betrachtet werden muss. Die Befragte erweist sich also an dieser Stelle der Verteidigung einer »Compliance«-Verweigerung als eine raffinierte Maskiererin ihrer »Non-Compliance«.

- A.A.: Meine Ärztin war aber nicht zu erreichen, die Kardiologin. .. Und dann bin ick nach Hause gefahren, mit der **Straßenbahn**, .. Habe gedacht, wenn de .. 'n Tag über **gearbeitet** hast und am Morgen nach diesem, nach dieser Attacke **zur Arbeit gegangen bist**, dann kannste jetzt och dich hier in die Straßenbahn setzen und bis vor de Haustür fahren. Da brauch ick mir nicht 'n Taxi zu nehmen (Anna Alfeld).

Die Erzählung über die Verweigerung der »Compliance« wird weiter ausgeschmückt. Der Umstand, dass die Kardiologin nicht erreichbar war, impliziert, dass die Befragte den Anruf der Schilddrüsenärztin nicht verhindern konnte. Die weitere Erzählung widmet sich nun nicht dem eigentlich angesagten Thema (wie die Behandlung des Herzinfarktes bei der Kardiologin weitergegangen ist), sondern dem Heimweg von der Schilddrüsenuntersuchung, der ja nun aufgrund der ärztlichen Diagnose des Herzinfarktes schon hinter der scharfen biographischen Zäsur liegt, die durch das Wissen darum unweigerlich eingetreten ist, und insofern in den »Compliance«-Bereich dieser Diagnose fällt. Das hindert die Patientin, so ihr nachträglicher Bericht über diesen Heimweg, den sie hier einschiebt, aber nicht daran, die Verleugnungsstrategie weiter zu betreiben. Ein Taxi zu nehmen, statt den beschwerlicheren Heimweg mit der Straßenbahn und zu Fuß zu wählen, kommt nach wie vor nicht infrage. Dazu werden die inneren Selbstgespräche dargelegt, in denen die pseudovernünftige Begründung wiederum darin besteht, dass ja eigentlich nicht so viel passiert sei, jedenfalls nicht so viel, dass sie nicht hätte zur Arbeit gehen können. Mit einem vorausgehenden Fehler der Unvernunft wird also die nächste Unvernunft begründet.

- A.A.: Na, die hat die Hände überm Kopf zusammengeschlagen, .. **die wollte mich nicht gehen lassen**, .. musst ick unterschreiben, auf eigene Verantwortung, hab ick gesagt, mach ick,
- I: Mhm.
- A.A.: .. na ja, und dann, eh, .. nach Hause .. und dann hab ick dat meinem Mann erzählt, na, der ist bald **in Ohnmacht gefallen** (Anna Alfeld).

Eine weitere Dramatisierung der Verleugnungsstrategie wird mit der Reaktion der Schilddrüsenärztin auf das Vorhaben, mit der Straßenbahn nach Hause zu fahren, eingebaut. Diese Reaktion impliziert die professionsethisch vorgeschriebene Verpflichtung der Ärztin, eine einmal als krank diagnostizierte Person so in ärztliche Obhut zu nehmen, dass sie auf Dauer, d.h. bis zum Abschluss der Therapie oder bis zur Einrichtung einer routinisierten Dauerbetreuung, ohne Unterbrechung medizinisch versorgt ist, also eine Hilfeleistung auf medizinisch-professionalisierter Ebene nicht zu unterlassen. In diesem Fall heißt das konkret, die Patientin erfolgreich an eine fachärztliche Betreuung zu überweisen, und das impliziert in deren Zustand einen Transport unter medizinischer Aufsicht, also in einem Krankenwagen, oder zumindest in einem dazu geeigneten Taxi. Da aber andererseits der Patient, wenn er sich partout nicht in das Arbeitsbündnis fügen will und diese Verweigerung subjektiv zum Bestandteil seines Autonomieentwurfs macht, nicht gezwungen werden kann und darf (denn dann wären die Voraussetzungen für ein gültiges Arbeitsbündnis von der anderen Seite her verletzt), muss er mit seiner Unterschrift seine eigenverantwortliche Verweigerung verbindlich bekunden, damit der Arzt oder die ärztliche Seite nicht wegen unterlassener Hilfeleistung in Haftung genommen werden kann.

Auch der eigene Ehemann reagiert in ähnlichem Sinne wie die Ärztin, als er von der Diagnose erfährt und die Heimkehr mit der Straßenbahn dazu ins Verhältnis setzt. Fast genüsslich wird diese Reaktion hervorgehoben, um den Kontrast zu ihrem unerschrockenen und zugleich unvernünftigen Umgang mit dem Herzinfarkt wirksam hervortreten zu lassen.

- A.A.: Und dann nächsten Tag zur Kardiologin, hat mein Mann mich mit dem Auto hingefahren, klar. Ja, hat sich bestätigt, im EKG war zu sehen: Herzinfarkt (Anna Alfeld).

Die Kardiologin stellt natürlich mithilfe des EKG fest, was nicht anders zu erwarten war. Aber die Befragte schildert es so, als sei für sie dieser Befund zur Bestätigung noch nötig gewesen und als habe sie ihn erst dann akzeptieren können, als er von der ihr vertrauten Ärztin erbracht wurde.

- A.A.: »Ja, Frau Alfeld, ich muss Sie einweisen **ins Krankenhaus.**« (Anna Alfeld)

Die Kardiologin, zu der sich Anna Alfeld freiwillig begeben hat und deren Diagnose sie akzeptiert, kommt zur selben Indikation wie die vorausgehenden medizinischen Instanzen: Krankenhauseinweisung, d.h. stationäre Behandlung. Um diesen entscheidenden Unterschied zwischen einer ambulanten und einer stationären Behandlung geht es also im Folgenden. Eine stationäre Behandlung ist bei einem frisch überstandenen Herzinfarkt unbedingt indiziert, bis der Zustand stabilisiert ist und die folgenden, längerfristigen Maßnahmen abgeklärt sind, die immer eine Rehabilitation einschließen. So lange muss der Patient wegen akuter Gefährdung unter dauerhafter Kontrolle und Beobachtung bleiben. Eine stationäre Behandlung bedeutet aber im Unterschied zur ambulanten einen durchgängigen Autonomieverlust rund um die Uhr – und damit eine in sich besonders paradoxale Maßnahme zur Wiederherstellung der Autonomie.

- A.A.: Ick sag: »Ick geh in ken Krankenhaus«, sag ick, »ick kenn Krankenhäuser von innen, ick will det nicht«,
- I: Mhm.
- A.A.: sag ick: »**Wat is denn nun jetzt hier**?« (Anna Alfeld)

Anna Alfeld will diese nächste Hürde nicht nehmen. Sie beharrt – selbst im Verhältnis zu einer ihr vertrauten Ärztin – rigoros auf ihrer Weigerung, sich stationär behandeln zu lassen. Dabei dreht sie die Begründungsrelationen sogar um 180 Grad herum. Gerade weil sie als MTA Krankenhäuser so gut kennt, zumindest zu kennen glaubt, hält sie die Weigerung für begründet und rational, nicht für unvernünftig, wie es in der Logik des Arbeitsbündnisses objektiv der Fall ist. Sie beschließt ihre Weigerung mit einer trotzig auftrumpfenden Frage, die so eigentlich nur jemand stellen kann, der sich in der überlegenen Position sieht: »Wat is denn nun jetzt hier?«, was impliziert: Was ist denn nun noch unklar?, womit sie beansprucht, dass ihre Weigerung als »vernünftig« wie selbstverständlich hinzunehmen ist.

- A.A.: »Na ja, ich, ich muss Sie einweisen, und, eh, Sie kriegen jetzt hier Medikamente.« Die hat auch 'n Echokardiogramm noch mal gemacht und .. eh, in der Sportmedizin haben se auch noch eins gemacht, weil ick det einfach nicht glauben wollte (Anna Alfeld).

Die Ärztin kann ihre »Compliance«-Forderung nur wiederholen. Sie wird dabei aber von der Befragten als so verunsichert dargestellt, dass sie sich in der ersten Person, also als Aktionszentrum, stotternd wiederholen muss (»ich, ich«), als ob sie sich ihrer Sache als professionalisierte Expertin nicht sicher sein könnte, während die Patientin, die im Arbeitsbündnis doch zu der Hilfe suchenden Seite gehört, in ihrer Weigerung ganz sicher ist.

Anna Alfeld ist auch von der Gültigkeit der Diagnose, obwohl diese durch Messung schon zweifach bestätigt worden ist, innerlich so wenig überzeugt, also noch so sehr in ihrer Abwehr durch Verleugnung befangen, dass das EKG an ihrer Arbeitsstätte in der Sportmedizin noch einmal wiederholt, also nun zum dritten Mal durchgeführt wird. Daraus geht auch hervor, dass Anna Alfeld nach wie vor nicht bereit ist, der Diagnose praktisch Folge zu leisten und sich zu strikter Ruhe zu verpflichten. Stattdessen geht sie in preußischem Pflichtbewusstsein weiterhin zur Arbeit.

- A.A.: Und, eh .. da sagt se: »Frau Alfeld, ich muss Sie unterschreiben lassen, dass Sie nicht ins Krankenhaus gehen.« Sag ick: »Mach ich, mach ich. Ich bin jetzt, das ist **drei Tage her**, wenn, dann wär ich schon längst, hätte ich schon längst den nächsten Infarkt gehabt, und dann wär ick schon weg, (schleifendes Geräusch) dat mach ick nicht (Anna Alfeld).

Die Erzählung kehrt zur Sprechstunde bei der Kardiologin zurück. Auch diese kann, ähnlich wie zuvor die Schilddrüsenärztin, Anna Alfeld nicht ins Arbeitsbündnis zwingen, muss sich aber ebenso durch eine schriftliche Bestätigung der eigenverantwortlichen Weigerung von Anna Alfeld vor der Haftung wegen unterlassener Hilfeleistung schützen.

Diese Bestätigung der Eigenverantwortlichkeit zu geben ist Anna Alfeld mehr als bereit gewesen, wie sie in der Verdopplung der Zustimmung lebhaft zum Ausdruck bringt. Sie begründet bzw. rationalisiert ihre Entscheidung, darin ihre Selbstzweifel ungewollt zum Ausdruck bringend, wie schon zuvor damit, dass ja die Ungefährlichkeit ihres Gesundheitszustandes sich darin zeige, dass sie noch nicht gestorben sei. Wenn es wirklich so gefährlich sei, wie die Ärzte behaupten, dann hätte sie doch schon längst tot sein müssen. Dass sie jetzt schon drei Tage nicht nur überlebt, sondern sogar gearbeitet habe, sei doch Beleg genug dafür, dass sie sich der »Compliance« eines Arbeitsbündnisses nicht fügen müsse.

- A.A.: Na ja, und **die Ärztin**, bei der bin ich heut noch, das, **die war zu DDR-Zeiten .. Oberärztin** in der Kardiologie in der X-Klinik.
- I: Mhm.
- A.A.: Und die hat sich nach der Wende privatisiert (Anna Alfeld).

Die Erzählung über die Verweigerung bricht hier abrupt ab, und es wird nun die Ärztin als Person thematisiert, zu der sie offensichtlich Vertrauen hat. Damit wird das Einlenken in ein Arbeitsbündnis auf dem Wege der personalen Vertrauensbildung vorbereitet.

- A.A.: Und **was die Frau sagt**, mach ich, bis zur heutigen Stunde. .. Die hat gesagt: »Ich geb Ihnen jetzt ein Medikament, Sie fahren mit Ihrem Mann nach Hause. Sie legen sich ins Bett, Sie rufen mich dann, dann und dann an und sagen, wie's Ihnen, **Ihnen geht**, .. (schnalzt leise) mehr können wir nicht machen, wenn Sie ablehnen und dann nicht ins Krankenhaus gehen.« (Anna Alfeld)

Die personenabhängige Vertrauensbildung wird hier sofort in Gang gesetzt. Die apodiktisch ausgedrückte Gefolgschaftsbildung entspricht hier dem Verhältnis von Gläubigen zu einem Propheten. Klarer könnte die diffuse Komponente der Arbeitsbündnisbeziehung, an der beide Seiten nicht als Rollenträger, sondern als ganze Menschen beteiligt sind, nicht zum Ausdruck kommen. Die vorausgehenden Kontakte mit Ärzten nach dem Herzinfarkt konnten diese Komponente wegen mangelnder persönlicher Glaubwürdigkeit nicht erfüllen, sodass diese Beziehungen in der Komponente der spezifischen, rollengebundenen Sozialbeziehungen stecken blieben, die widersprüchliche Einheit von diffusen und spezifischen Beziehungskomponenten also nicht erfüllt war.

Jetzt, nachdem sie sich zu der ihr schon aus der DDR-Zeit bekannten und vertrauenswürdigen Kardiologin begeben hat, ist die Bedingung der Diffusität urplötzlich erfüllt. Aber man wird dennoch auch die Wirkung des bis dahin aufgebauten Drucks in Richtung einer vernünftigen, realitätsgerechten Behandlung nicht unterschätzen dürfen, denn die Patientin hätte sich ja sofort in die Obhut der ihr bekannten Kardiologin begeben können. Dass sie dies so spät, erst am dritten Tag nach dem erlittenen Herzinfarkt, tut, enthält ein Stück weit eine Rationalisierung ihrer Weigerung durch das unzutreffende Argument, sie sei eben nicht gleich in den richtigen ärztlichen Händen gewesen. Umso forcierter wird nun in der Erzählung ihre volle Übereinstimmung mit der Kardiologin inszeniert, der sie doch immerhin den Verzicht auf die Krankenhauseinweisung hat abringen können. Diese wiederum erteilt ihr fast militärisch strikte therapeutische Anweisungen, jedenfalls hat die Patientin es so in Erinnerung. Das dreimal wiederholte »dann« reproduziert prägnant eine »Dreimaltäglich«-Anweisung zur Tabletteneinnahme. Für die pragmatische Haltung der Ärztin und deren Achtung der Autonomie der Patientin spricht deutlich, dass sie auf den Krankenhausaufenthalt, obwohl einzig vernünftig, nicht weiter beharrt.

- A.A.: Und dat hab ick gemacht und die Tabletten so genommen, wie sie dat gesagt hat, und sie hat zu mir gesagt: »Immer zur gleichen Uhrzeit, (zieht die Luft ein) niemals vergessen.«
- I: Mhm.
- A.A.: .. Und dat habe ick gemacht, und dat mach ick bis heute.
- I: Mhm.
- A.A.: Und wenn die Kardiologin sagt, springen Se ins Wasser, dann spring ick ins Wasser. ..
- I: Mhm.
- A.A.: Ist schon 'ne Ältere, ist auch schon über 60, (atmet ein) und .. die hat mich voll im Griff (Anna Alfeld).

Ab dieser Einrichtung des Arbeitsbündnisses mit der Kardiologin funktioniert auch die »Compliance« bei der Patientin problemlos und fast ohne jede Einschränkung, fast schon im Modus des bedingungslosen Gehorsams in einer Art mütterlicher Betreuung, jedenfalls bis auf die Verweigerung des Klinikaufenthaltes, der ja die Ärztin zugestimmt hat. Sie ist gefestigt wie die Gefolgschaft eines Gläubigen gegenüber einem Propheten, von dem nicht nur die Heilung, sondern geradezu das Heil erwartet wird. Noch einmal wird ein Begründungsargument für diese stabile Bindung an die Ärztin angeführt: Diese sei auch, d.h. wie die Patientin, über 60, also gleichgeschlechtlich und gleichaltrig. Das scheint für die unbefangene Vertrauensbildung wichtig zu sein und die Herbeiführung einer Beziehung zwischen ganzen Menschen zu befördern. Sobald also das Arbeitsbündnis mit einer ganzen Person geschlossen ist, erfolgt die »Compliance«, die routinisierbar ist, bedingungslos. Die Befragte ist uneingeschränkt zur »Compliance« bereit, wenn es um standardisierbare, formale Anforderungen geht, nach denen sie ihren Leib wie eine Maschine bedienen muss. Aber sie hat große Schwierigkeiten, sich einem professionalisierten Experten als Helfer und ganze Person bedingungslos anzuvertrauen.

- A.A.: Na ja, und dann hieß et ja, Herzkatheter machen lassen. Sag ick: »Wozu Herzkatheter? Den Infarkt hab ick ja nun schon hinter mir, und 'n Stent«, .. sag ick, .. »wenn et nicht unbedingt notwendig ist, lass ick det nicht machen.« Na und da haben se mich dann in die B-Allee geschickt, zu einem Röntgeninstitut, (zieht die Luft ein) da wurde dann, .. ich weiß nicht mehr, wie dat Gerät heißt, (zieht die Luft ein und stößt sie wieder aus) .. jedenfalls ganze Herz untersucht. Dann hat der was gespritzt, .. und dann hat er gesehen, dass in der Herzspitze .. 'n kleiner Verschluss war.
- I: Mhm.
- A.A.: .. Und da hat er zu mir gesagt, .. »Es wird der Tag mal kommen, .. dass Se vielleicht doch mal 'n Katheter gesetzt, eh, 'n Stent gesetzt kriegen müssten.«
- I: Mhm.

▼

- A.A.: .. Na ja, und den Befund, (scharrendes Geräusch) den müsste ick noch irgendwo haben. Na ja, ist ja auch egal, ist ja schon so lange her. Na ja, und dann hat meine Ärztin det gesehen, und also an der **Herzspitze** soll sich det abgespielt haben.
- I: Mhm.
- A.A.: (zieht die Luft ein) Und dann, ja, dann zur Kur gefahren, .. Rehaklinik, .. nach, eh .. F-Stadt (Anna Alfeld).

Es folgt jetzt der nächste Schritt einer ordnungsgemäßen Herzinfarktbehandlung: die mithilfe eines Herzkatheters vorzunehmende Weitung der Herzkranzgefäße und die Setzung eines Stents an den verschlossenen bzw. verengten Stellen. Auch gegen diesen Schritt leistet die Patientin Widerstand. Wozu ein Stent notwendig sei, fragt sie rhetorisch und vorwurfsvoll. Sie ist der Meinung, wenn sie den Infarkt überlebt habe, dann benötige sie auch keinen Stent mehr (obwohl sie an dieser Stelle Mühe hat, die Funktion eines Herzkatheters von der eines Stents zu unterscheiden), weil doch das Überleben als solches eine hinreichende Durchblutung schon unter Beweis gestellt habe – so denkt sie gegen die Realität. Dabei kann sie keinen stichhaltigen Grund für ihre Weigerung angeben. Sie kann nicht wirklich begründen, warum sie einen Stent ablehnt. So muss man annehmen, dass sie sich dagegen wehrt, mit der Setzung eines Stents einen Grad an prothetischen Maßnahmen an sich vornehmen zu lassen, der die unwiderrufliche Stigmatisierung als Herzinfarktpatientin bedeuten würde. Sie verweigert sich damit also irrational einem höheren Grad der Manifestation ihrer Erkrankung. Der zukünftige Zustand ihres Leibes soll also ihrer psychischen Abwehr in Gestalt der Verleugnung entsprechen. Sie will partout nicht das volle Ausmaß ihrer Erkrankung anerkennen, obwohl sie doch gleichzeitig behauptet, ihrer Kardiologin bedingungslos zu folgen. Sie lehnt sich auch mit aller Macht dagegen auf, alt zu sein und alt zu werden. Aber im Sinne einer neuerlichen Kompromissbildung wird eine diagnostische Röntgenuntersuchung zur genaueren Ermittlung des Gefäßzustandes, wahrscheinlich eine Arteriographie, durchgeführt. Die

Patientin spielt diesen Befund mit der Bemerkung herunter, dass »in der Herzspitze .. 'n kleiner Verschluss war«, fast nicht der Rede wert. Implizit fühlt sie sich in dieser Entscheidung durch ihre Kardiologin bestärkt, die diesen Befund zur Kenntnis zu nehmen scheint, ohne daraus praktische Folgen abzuleiten. Aber gegen diese Einschätzung von Anna Alfeld stellt der Röntgenarzt die latente Drohung, dass irgendwann ein Stent unumgänglich sein wird.

Ob nun später – in der Rehaklinik, auf die Anna Alfeld die Operation verschieben möchte – tatsächlich ein Stent gesetzt worden ist, geht an dieser Stelle des Interviews nicht mit Sicherheit hervor. Anna Alfeld tut so, als ob sie dazu bereit gewesen wäre.

- A.A.: Und da hab ick gedacht, wenn wirklich 'n Herzkatheter gesetzt werden muss, dann können sie mir dat och **da** machen. Dann bin ick och da in guten Händen, denn die sind det ja gewöhnt, wenn ick zur Herzkur fahre nachm Infarkt und so (Anna Alfeld).

Aber an späterer Stelle erfahren wir, dass das nie geschehen ist, Anna Alfeld sich also mit ihrer Weigerung bis heute erfolgreich durchgesetzt hat, was unter anderem auch für ein hohes Maß an Selbstvertrauen spricht. Obwohl sie sich also auch hier als wenig »compliant« erweist, definiert sie sich als ihrer Kardiologin voll ergeben, was durch den Gebrauch des Possessivpronomens »mein« noch betont wird:

- A.A.: Aber mir ging es gut, .. **mir ging es gut**. Ich hab aber auch danach gelebt, muss ick sagen. Ich hab **alles gemacht, wat meine Kardiologin** gesagt hat (Anna Alfeld).

Bis zur expliziten Beendigung der ersten Erzählung über die Herzinfarktepisode in einer ersten Coda (»Ja, na ja, det war et eigentlich«, A.A.) wird dann ihre »Compliance« in Gestalt einer genauen Befolgung aller prophylaktischen Maßnahmen bis heute betont. Sechs Monate nach dem erlittenen Herzinfarkt sei sie wieder zur Arbeit gegangen, und mit 60 habe sie sich vorzeitig berenten lassen. In den letzten sechs Jahren nach ihrem Infarkt habe sie dann aber nicht mehr in der Sportmedizin, sondern in der Gerichtsmedizin gearbeitet (»es war ein ruhigeres Arbeiten«, A.A.), in der es ihr sehr gefallen habe.

41.8 Schlussbetrachtung

In der Sequenzanalyse der ersten Erzählung Anna Alfelds über ihren Herzinfarkt hat sich die professionalisierungstheoretische Modellierung des Arbeitsbündnisses zwischen Arzt und Patient als zutreffend bewährt. Auf dieser Folie erweist sich der Fall Anna Alfeld zugleich als eine interessante und erklärungsbedürftige Mischung von »guter Compliance« und auffallend beharrlicher Verweigerung von »Compliance« in der Phase der akuten Gefährdung. Wie lässt sich dieser Befund erklären?

Erstens ist er zu einem Teil den besonderen Umständen eines Herzinfarktes geschuldet. Ein Herzinfarkt ist ein lebensbedrohender Vorfall, der plötzlich und unerwartet eintritt.

- A.A.: Et war schon .. 'n Tiefschlag.
- I: Ja, .. weil vorhin sagten Sie, das haben Se so nebenbei gemacht?
- A.A.: **Ja, ick hab's nebenbei gemacht, aber dass ich so was kriegen könnte, hat mich umgeworfen** (Anna Alfeld).

Ein Herzinfarkt macht nicht nur eine sofortige intensivmedizinische Intervention erforderlich, sondern verändert auch von einer Minute auf die andere die Biographie eines Menschen grundlegend und dauerhaft. Mit einem Herzinfarkt ist man unabänderlich plötzlich alt geworden und lebt von da an mit einem erheblich erhöhten, vor allem aber manifest gewordenen Risiko, einen nächsten, dann noch bedrohlicheren Infarkt zu erleiden. Um dieses Risiko zu mindern, muss man sein Leben grundlegend umstellen. Nicht nur muss man sich eventuellen operativen Eingriffen stellen, sondern man muss regelmäßig und pünktlich Medikamente mit Nebenwirkungen einnehmen, seine Ernährung verändern, regelmäßig und genau dosiert Sport treiben, ggf. seine Nikotin- und Alkoholabhängigkeit aufgeben etc. – alles hohe Anforderungen an die Disziplin und Selbstkontrolle. Und dennoch bleibt man im Unterschied zum früheren Leben grundlegend eingeschränkt.

- A.A.: Ich kann nicht mehr so wie vor fünf Jahren oder vorm Infarkt, dass ich gesagt habe, an einem Wochenende hab ick meinen Garten top, dat geht nicht mehr (Anna Alfeld).

Anna Alfeld unterwirft sich all diesen Anforderungen, um sich möglichst viel Lebensqualität zu erhalten. Sie macht alles, was sich routinisieren lässt, aber sie hat große Schwierigkeiten, sich einem anderen anzuvertrauen.

Zweitens entspricht dieser traumatisierenden Plötzlichkeit die anfängliche starke Weigerung, die Realität des eingetretenen Herzinfarktes anzuerkennen. Sie ist nicht nur Ausdruck des Willens, sich die ursprüngliche Normalität zu erhalten und das plötzliche Altern nicht anzuerkennen, sondern auch Ausdruck eines sehr persönlichen Habitus der Erzählerin. Im Falle von Anna Alfeld ist nun aber angesichts dessen, dass sie als MTA ja mit dem medizinischen Wissen um die Symptome, Begleitumstände und Folgen eines Herzinfarktes gut vertraut gewesen sein muss, sich aber so verhalten hat, als wäre sie ein vollkommen naiver Laie, diese Weigerung der Einsicht in die Krankheit besonders erklärungsbedürftig. In den ersten Tagen nach dem Herzinfarkt klammert sie sich verzweifelt an die Vorstellung, nichts wirklich Schlimmes sei geschehen, und weigert sich in höchster Unvernunft, die notwendigen Interventionen anzunehmen. Sie will die Diagnose nicht akzeptieren, sie geht nicht ins Krankenhaus, sie findet Krankenhäuser furchtbar, sie verweigert eine ärztlich überwachte Fortbewegung und setzt anfangs sogar ihre Berufsarbeit fort. Sie verleugnet also den Herzinfarkt ganz massiv und entzieht sich entsprechend auch der Notwendigkeit einer intensivmedizinischen Behandlung.

Darin setzt sich zum einen ihr in ihrem Herkunftsmilieu sozialisatorisch vermitteltes gesteigertes Autonomiestreben, gepaart mit einer hohen Leistungswertorientierung, durch. Sie ist, obwohl eine »patente« und strukturell optimistische, auch lebensfrohe und gesellige Person, von einem ausgeprägten preußischen Pflichtbewusstsein beseelt. Diese Haltung führt sie vor anderen und sich selbst als Maskierung ihrer Angst ins Feld, ihre Selbstständigkeit zu verlieren und auf Hilfe angewiesen zu sein. Ihre Abwehr der Einsicht in die Krankheit durch deren Verleugnung setzt sich gegen ihre bessere Einsicht durch. Hilfe in einem Arbeitsbündnis zu suchen, das darauf basieren würde, dass sie sich einem professionalisierten Experten anvertraut, kollidiert mit der Verteidigung ihrer Autonomie.

- I: Und, (zieht die Luft ein) ehm, was, was, was haben Sie denn .. gedacht, was es ist?
- A.A: **Ja, gar nischt .. obwohl ich aus der Medizin bin, hinterher habe ick mir an den Kopp gefasst** (Anna Alfeld).

Zum anderen ist diese Abwehr auch typisch für die Generation der zwischen 1935 und 1945 Geborenen. Wir haben sie an anderer Stelle (Oevermann 2001) die »schweigende Generation« genannt, weil sie infolge des kriegsbedingten kollektiven traumatisierenden Schicksals eine vaterlose primäre Sozialisation durchlaufen und das Chaos der totalen Zerstörung vor allem im letzten Kriegsjahr mehr oder weniger bewusst erlebt hat, über Gefühle nicht gut reden kann, denn was alle gleichermaßen erlebt haben, ist der Rede nicht wert. Davon hat man kein Aufheben zu machen. Inzwischen ist durch Ärzte bestätigt worden, dass diese Generation auch ihren Körper vernachlässigt bzw. ihn wie eine Maschine betrachtet, die zu funktionieren hat, nicht wie etwas, mit dem man versöhnlich umgehen sollte. Typischerweise vernachlässigt diese Generation häufig auch notwendige Vorsorgeuntersuchungen.

41

Drittens weiß Anna Alfeld zum Zeitpunkt des Interviews, das zwölf Jahre nach dem Infarkt durchgeführt wird, von ihrer Unvernunft, die Krankheit zu verleugnen. Aber ihre Abwehr ist immer noch akut, sie reproduziert sich selbst noch in der Erzählung, in der sie selbstdistanziert inszeniert wird, also obwohl in einer bewussten Operation mit ihr umgegangen, sie allerdings nicht analysiert wird. Darin erweist sich die Interviewerzählung als eine interessante Textgattung der Biographieforschung: Was als Unvernunft in der Vergangenheit zu gelten hat, wird der Sache nach durchaus selbstkritisch inszeniert, aber nicht explizit so benannt, sondern gleichzeitig als Ausdruck eines programmatischen Lebensentwurfs rationalisiert. Auch wenn die Erzählerin ihre Unvernunft von einst inzwischen bewusst als solche zu erkennen gibt, so ist ihre Motivation unbewusst nach wie vor am Werke. Das zeigt sich am eindrücklichsten in einer unscheinbaren Fehlleistung.

Viertens wäre es jedoch ganz falsch, diese unbewusst immer noch »eingeschaltete« Verleugnungsstrategie und jene anfängliche Verweigerung einer Einsicht in die Krankheit als Evidenz gegen die professionalisierungstheoretische Modellierung des Arbeitsbündnisses zu interpretieren, in der ja der Leidensdruck eine konstitutive Voraussetzung ist, die die Einsicht in die Krankheit wesentlich beinhaltet. Die Logik dieses Arbeitsbündnisses ist der Patientin ganz klar, und sie folgt ihr auch. Ohne diese Logik wäre der schwere innere Kampf zwischen den widerstreitenden Tendenzen gar nicht erklärbar. Dieser Kampf ist eben auch Ausdruck davon, dass der Patient im Arbeitsbündnis ebenso als ganzer Mensch und nicht nur als Rollenträger präsent ist wie der Arzt.

- I: Und da haben Sie gesagt, da haben Sie alles gemacht, was die gesagt hat.
- A.A.: Ja, **mach ick heute noch.**
- I: Woher, woher kommt das? Also, können Sie?
- A.A.: **Es ist so ein Vertrauen,**
- I: Ja.
- A.A.: aber das sagen alle Patienten,

▼

- I: Mhm.
- A.A.: eh, in meinem Umkreis. Als ich in der Gerichtsmedizin gearbeitet habe,
- I: Mhm.
- A.A.: da hatten wir zwei Kollegen, die auch herzmäßig,
- I: Mhm.
- A.A.: die hab ick dahingeschickt, ich sage, Kinder, es ist **eine unmögliche Praxis.**
- I: Mhm.
- A.A.: **Ein unmögliches Wartezimmer.**
- I: Mhm.
- A.A.: Wartezeiten, wenn man bestellt ist, können trotzdem zwei Stunden vergehen, **trotzdem**, .. aber wenn ihr drin gewesen seid,
- I: Mhm.
- A.A.: seid ihr so entschädigt, und die haben mir dat alle bestätigt.
- I: Mhm.
- A.A.: Das ist eine Ärztin, ick kann Ihnen dat nicht sagen, wat et für ene Frau ist, die **strahlt** eine .. **Ruhe** aus, .. sie ist trotzdem sehr .. genau (Anna Alfeld).

Literatur

Hughes EC (1958) Men and their work. Free Press, New York

Marshall TH (1965) The recent history of prefessionalism in relation to social structure and social policy. In: Marshall TH (Hrsg) Class, citizenship, and social development. Anchor, Garden City, NY, S 158–179

Oevermann U (1996) Theoretische Skizze einer revidierten Theorie professionalisierten Handelns. In: Come A, Helsper W (Hrsg) Pädagogische Professionalität. Untersuchungen zum Typus pädagogischen Handelns. Suhrkamp, Frankfurt am Main, S 70–182

Oevermann U (2001) Die Soziologie der Generationenbeziehungen und der Generationen aus strukturalistischer Sicht und ihre Bedeutung für die Schulpädagogik. In: Kramer R-T, Helsper W, Busse S (Hrsg) Pädagogische Generationsbeziehungen. Leske & Budrich, Opladen, S 78–126

Oevermann U (2003) Regelgeleitetes Handeln, Normativität und Lebenspraxis. Zur Konstitutionstheorie der Sozialwissenschaften. In: Link J, Loer T, Neuendorf H (Hrsg) Das Normale im Diskursnetz soziologischer Grundbegriffe. Synchron, Heidelberg, S 78–128

Oevermann U (2005) Wissenschaft als Beruf – Die Professionalisierung wissenschaftlichen Handelns und die gegenwärtige Universitätsentwicklung. In: Die Hochschule – Journal für Wissenschaft und Bildung 14(1):15–49

Oevermann U (2008) »Krise und Routine« als analytisches Paradigma in den Sozialwissenschaften (Abschiedsvorlesung). Frankfurt am Main. http://www.agoh.de/cms/de/downloads/uebersicht.html?func=startdown&id=68. Zugegriffen: 20. April 2012

Parsons T (1951) The social system. Free Press, Eaglewood Cliffs, IL, Kap X

Parsons T (1954) The professions and social structure. In: Essays in sociological theory. Free Press, Eaglewood Cliffs, IL, S 34–49

Die biographische Herausforderung in der Brustkrebspflege: Über die Notwendigkeit, Patienten wirklich zu verstehen

Heidrun Herzberg

Ein Mann mit Brustkrebs ist eine Provokation. Wie muss sich eine moderne Pflege darauf einstellen? Der folgende Beitrag entwickelt am Fallbeispiel von Norbert Novak, einem Mann mit Brustkrebsdiagnose, und in Auseinandersetzung mit dem amerikanischen Konzept der Breast Care Nurse (BCN) die Idee einer biographieorientierten Pflege. Zentrum dieser Idee ist der Gedanke der »biographischen Kompetenz« (Fischer 2011), der sich auf ein ganzheitliches Pflegekonzept bezieht.

42.1 Einleitung

Die Beobachtung, dass Brustkrebs auch bei Männern auftritt, ist relativ neu. Anleitungen, die sich mit der Pflege von Brustkrebspatientinnen beschäftigen, auch die jüngste amerikanische Erfindung einer »Breast Care Nurse« (BCN), also einer Krankenschwester, die darauf spezialisiert ist, mit Brustkrebspatientinnen umzugehen (vgl. Gerlach u. Wiedemann 2010), sparen die Männer aus. Kann dann ein Pflegekonzept überhaupt überzeugen? Die Provokation, dass ein Mann eine Krankheit bekommt, die einen so eindeutigen Gender Bias besitzt, könnte jedoch hilfreich sein. Nicht die Generalisierung ist das angemessene Pflegemotiv, sondern die Individualisierung oder – genauer noch – die »Biographisierung« der Krankheit, d.h. die Notwendigkeit, das Krankheitsgeschehen als einen ganzheitlichen biographischen Prozess zu begreifen. Dann wäre es zwar nicht trivial, aber doch auch nicht so überraschend, wenn ein Mann Brustkrebspatient wird. Er soll nicht primär als Mann, sondern als Person wahrgenommen werden. Und Entsprechendes gilt selbstverständlich auch für jede Brustkrebspatientin.

Im Folgenden wird der Fall von Norbert Novak im Mittelpunkt stehen, einem Mann mit einer Brustkrebsdiagnose. Und an seinem Beispiel soll die Frage diskutiert werden, wie man die Pflege von Patienten mit Brustkrebs verbessern, professionalisieren und ggf. konzeptionell auf eine neue Basis stellen kann. Diese Option erscheint allerdings gerade deshalb provokant, weil das erwähnte Konzept der Breast Care Nurse nun auch in Deutschland Einzug gehalten hat.

42.2 Die Idee der Breast Care Nurse

Seit 2005 gibt es in Deutschland für Pflegende mit beruflichen Vorerfahrungen in der Senologie/Onkologie die Möglichkeit, eine Weiterbildung zu absolvieren, die sie zur Breast Care Nurse – zur Pflegeexpertin bzw. zum Pflegeexperten für Brusterkrankungen (BCN) – qualifiziert. Hierfür stehen Weiterbildungsangebote an verschiedenen Bildungseinrichtungen zur Verfügung (vgl. Gerlach u. Wiedemann 2010, S. 393f.). Mit dem Modell der Breast Care Nurse wird eine Spezialisierung der Pflegekräfte angestrebt, die zugleich eine Antwort auf die zunehmende Spezialisierung der Medizin darstellt. Spezialisierung bedeutet im Fall der Pflege allerdings etwas anderes als in der Medizin. Während sie in der Medizin zur Entstehung zahlreicher Fachgebiete beigetragen hat, die bei einer Krankheit eingreifen, soll die Spezialisierung in der Pflege die von den Patientinnen erfahrene Zergliederung des Krankheitsprozesses auffangen. Breast Care Nurses sollen die Rolle der Ansprechpartnerin während des fortlaufenden Behandlungsprozesses übernehmen und zugleich den Zusammenhalt im multidisziplinären Team herstellen (vgl. Borisch 2008, S. 21ff.).

Anders als im angloamerikanischen und skandinavischen Raum, in dem die Ausbildung zur Breast Care Nurse seit den 1980er-Jahren i.d.R. als (Master-)Studium angeboten wird, handelt es sich in Deutschland um eine maximal einjährige berufsbegleitende Weiterbildung, in der die entsprechenden Kompetenzen erworben werden sollen (Gerlach u. Wiedemann 2010, S. 394). Worin diese bestehen, zeigen Eicher et al. (2010) unter Bezugnahme auf das 2009 von der European Oncology Nursing Society (EONS) für Europa entwickelte Curriculum für die Ausbildung von Breast Care Nurses auf. In ihrer klinischen Tätigkeit soll die BCN in der Lage sein, die Bedürfnisse der Patientinnen wahrzunehmen und ihre Angebote entsprechend auf die betroffene Person und ihren sozialen Kontext auszurichten. Sie soll den Betroffenen emotionale Unterstützung bieten und bei Entscheidungsfindungen beratend zur Seite stehen. Detaillierte Kenntnisse auf dem Gebiet der Brustkrebserkrankungen und ihrer Behandlung dienen als Grundlage. Breast Care Nurses können darüber hinaus auch in der Aus-, Fort- und Weiterbildung zum Thema Brustkrebs/Brustkrebserkrankungen tätig werden. Zudem partizipieren sie an pflegewissenschaftlicher Forschung und treten somit für eine evidenzbasierte Praxis ein. Im Bereich des Managements haben Breast Care Nurses eine Vorbildfunktion für die Kolleginnen und sind in der Lage, Veränderungsprozesse in Brustzentren anzustoßen und mitzugestalten (vgl. Eicher et al. 2010).

Das erste Lehrbuch für Breast Care Nurses im deutschsprachigen Raum ist 2008 erschienen (Eicher u. Marquard 2008). Es umfasst alle Themenbereiche, die im Curriculum der European Oncology Nursing Society für die Ausbildung vorgesehen sind. Die folgenden Ausführungen befassen sich vor allem mit der Frage, wie die Breast Care Nurses im Rahmen ihrer Ausbildung auf die Aufgabe vorbereitet werden sollen, Ansprechperson über den gesamten Behandlungsprozess zu sein. Hierbei interessiert vor allen Dingen die angestrebte professionelle Haltung im Umgang mit der Lebenssituation der von Brustkrebs betroffenen Person und ihrer Familie. Dazu lässt sich zunächst einmal festhalten, dass die Perspektive der Betroffenen einen hohen Stellenwert im Lehrbuch einnimmt. Dies zeigt sich schon daran, dass gleich das erste Kapitel diesem Thema gewidmet ist. Hier geht es um die »Bedürfnisse von Patientinnen mit Brustkrebs und deren Angehörigen« (Eicher 2008a). Verschiedene Studien werden vorgestellt. So wird beispielsweise anhand einer aktuellen Umfrage unter onkologischen Patientinnen und Fachpersonen (vgl. Snyder et al. 2007) darauf aufmerksam gemacht, dass die von den Patientinnen formulierten Bedürfnisse deutlich von den durch die Fachpersonen angenommenen Bedürfnissen abweichen können (Eicher 2008a, S. 40). Eine Studie mit 113 Brustkrebspatientinnen in der Schweiz (vgl. Eicher 2007), in der die befragten Frauen in den ersten vier Wochen nach der Diagnoseübermittlung gebeten wurden, ihre Bedürfnisse bezüglich der Behandlung und Pflege nach ihrer eigenen Prioritätensetzung zu formulieren, sensibilisiert dafür, dass das Thema »Beziehungsgestaltung« bzw. die Beziehung zur Fachperson am häufigsten genannt und am ausführlichsten beschrieben wurde. Dieser Befund wird ausdifferenziert und durch empirische Belege untermauert (vgl. Eicher 2008a, S. 42ff.). Offen bleibt jedoch die Frage, *wie* die Beziehung zwischen Patientinnen und Fachpersonen ausgestaltet werden könnte. Stattdessen werden auf der Grundlage der Annahme, dass sich die Bedürfnisse von Patientinnen mit Brustkrebs und deren Angehörigen im Verlauf der Behandlung verändern, »mögliche Schritte im Krankheitsprozess differenziert, um die spezifischen Bedürfnisse in diesen Phasen zu diskutieren« (Eicher 2008a, S. 45). Hierbei wird in Rechnung gestellt, dass »diese Darstellung sehr schematisch erfolgen [muss; H.H.], da letztlich jeder Krankheitsprozess individuell verläuft« (Eicher 2008a, S. 45). Zudem werden verschiedene Instrumente zur standardisierten Erfassung von Bedürfnissen der Patientin und ihrer Angehörigen diskutiert. Ein Instrument – der Supportive Care Need Survey (Centre for Health Research & Psycho-Oncology 2007) – wird ausführlich vorgestellt und kritisch eingeschätzt (Eicher 2008a, S. 48ff.).

Was an den zahlreichen Fragen in diesem Fragebogen auffällt, ist die Zergliederung der Bedürfnislage der Patientinnen in beinahe unüberschaubare Einzeldimensionen. Keine Berücksichtigung findet die Frage, wie die Person selbst ihre Krankheit sieht, wie ihre Disposition dazu ist. Insgesamt entsteht beim Blick auf die vorgestellten Studien und das Erhebungsinstrument der Eindruck, dass zwar die Bedürfnisse von Patientinnen mit Brustkrebs und die ihrer Angehörigen in den Mittelpunkt gestellt werden, aber die Frage offenbleibt, in welchem Verhältnis diese Bedürfnisse zu den Lebenskonstruktionen der betroffenen Personen stehen. Mit »Lebenskonstruktion« ist die Idee gemeint, die die Betroffenen von sich selbst entwickelt haben – wenn man so will: der Sinn, den sie ihrem Leben geben, die Art, wie sie mit der Welt umgehen, die Präferenzen und Bedeutungen, die sie den Menschen und den Dingen um sie herum zuweisen. Genau darauf geht die Bedürfnisanalyse aber nicht ein.

In einem weiteren Kapitel des Lehrbuchs zur familienzentrierten Pflege (Eicher 2008b, S. 397–407) wird auf die Methode des Geno- und Ökogramms hingewiesen, die es den Breast Care Nurses ermöglichen soll, das Familiensystem und relevante Beziehungen aus der Perspektive der

Patientin zu erfassen. Das aus der Genetik stammende Genogramm gibt die Mitglieder dreier Generationen einer Familie mittels entsprechender Symbole wieder. Das Ökogramm sagt etwas über die sozialen Beziehungen in diesem Familiensystem aus. Die Beziehungen werden als Linien eingetragen (vgl. ebd., S. 403f.). Mithilfe solcher Geno- und Ökogramme können, so der Ansatz, das Familiensystem und die relevanten Beziehungen dargestellt werden. Einen Einblick in die Entstehung der Beziehungsmuster sowie in die konkrete Verwobenheit der jeweiligen Lebenskonstruktionen der Familienangehörigen gibt das Geno- und Ökogramm allerdings nicht. Insofern bleiben bestimmte Ressourcen, aber auch Problemlagen in den Beziehungen verborgen. Eine weiter reichende Erfassung der Einbettung der Betroffenen in das familiäre System, die für eine gesundheitsfördernde Pflege relevant erscheint, verlangt nach einem anderen Zugang zu den Laienkonzepten von Welt. Hier bietet sich das Instrument der biographischen Erzählung an. Eine biographische Erzählung ermöglicht den Einblick in die jeweilige Lebenskonstruktion eines Menschen. Sie sagt nicht nur etwas über die individuelle Erfahrungsaufschichtung aus, sondern zugleich auch etwas über die Bedeutung der signifikanten Anderen in einer Biographie sowie über den jeweiligen sozialen Rahmen. Jürgen Habermas hat die Reichweite dieses Instruments überzeugend beschrieben:

» An der Grammatik von Erzählungen läßt sich ablesen, wie wir Zustände und Ereignisse, die in einer Lebenswelt auftreten, identifizieren und beschreiben; wie wir die Interaktion von Gruppenangehörigen in sozialen Räumen und historischen Zeiten zu komplexen Einheiten vernetzen und sequenzialisieren; wie wir die Handlungen von Individuen und die Ereignisse, die ihnen zustoßen, wie wir die Taten von Kollektiven und die Schicksale, die sie erleiden, aus der Perspektive der Bewältigung von Situationen erklären. Mit der Form der Erzählung wählen wir eine Perspektive, die uns »grammatisch« nötigt, der Beschreibung ein Alltagskonzept von Lebenswelt als kognitives Bezugssystem zugrunde zu legen (Habermas 1981, S. 207). «

Dass die Wahrnehmung der Lebenskonstruktionen von Patientinnen und Patienten mit Brustkrebs für die Pflege von Bedeutung ist, soll an einem besonderen Fall, der Lebensgeschichte eines an Brustkrebs erkrankten Mannes, deutlich gemacht werden. Wenngleich Brustkrebs bei Männern extrem selten auftritt, betroffene Männer somit eher als »Außenseiter im weiblichen Therapiekonzept« (Quick 2006) gesehen werden können, zeigt sich an diesem Fall doch in besonderer Weise die Notwendigkeit, die biographische Dimension des Krankheitsgeschehens zu berücksichtigen.

42.3 Norbert Novak – ein Fallbeispiel

Norbert Novak wird mit einem Beinbruch und weiteren Symptomen, wie Blutungen aus der Brust, in die Klinik eingeliefert. Die notwendig werdende Operation am Bein und anschließende Untersuchungen ergeben, dass eine Krebserkrankung die Ursache des Beinbruchs ist. Es wird eine metastasierende Brustkrebserkrankung diagnostiziert. Metastasen im Knochen haben zum Beinbruch geführt. Eine Operation an der Brust wird nötig. Eine Chemotherapie wird nicht durchgeführt. Nachdem die Tumormarker zunächst gesunken sind, wird ein Dreivierteljahr nach der Einlieferung in die Klinik eine weitere Metastase im anderen Bein diagnostiziert. Norbert Novak bekommt Bestrahlungen. Bei einem Sturz bricht die Metastase jedoch ein. Norbert Novak muss auch an diesem Bein operiert werden. Er bekommt eine Gelenkprothese. Fünf Tage nach der Operation läuft er mit Gehstützen.

In der Klinik, in der Norbert Novak mit vielen Fachärzten konfrontiert ist, gelingt es einem Onkologen, an die biographischen Vorerfahrungen und Ressourcen des Betroffenen anzuschließen. Er lässt Norbert Novak in der Erstbegegnung zunächst von sich erzählen. Dabei erfährt der Arzt von der Prognose einer Kollegin, die Norbert Novak eine Drei-Monats-Überlebensfrist vorhergesagt hat. Norbert Novak wird mit dieser Vorhersage nicht fertig. Der Arzt zeigt sich empört über das Handeln der Kollegin und kündigt Konsequenzen an.

Norbert Novak verschreibt er Gespräche mit einer Fachärztin für Psychiatrie. Vor allen Dingen baut er ihn aber auf, indem er ihm Hoffnungen macht (»wir kämpfen mit dieser ganze[n] Sache«; N.N.). Dabei bezieht der Arzt ihn in Therapieentscheidungen ein. So fragt er ihn z.B. vor einer notwendig werdenden Operation: »Herr Novak, [...] wollen Sie normal leben?« (N.N.). Norbert Novak stimmt zu: »Natürlich, Sie wissen, Sie kennen mich.« (N.N.) Die biographischen Ressourcen, die der Arzt bei Norbert Novak mobilisiert, sind Disziplin, Arbeitswille und der familiäre Kontext. So lobt er Norbert Novak für seine eiserne Disziplin, mit der es ihm gelingt, nach den Operationen wieder auf die Beine zu kommen und ohne »Krücken« zu laufen. Er unterstützt ihn in seinem Wunsch, nach den Krankenhausaufenthalten wieder mit der Gartenarbeit zu beginnen, und er bestärkt ihn in seinem Plan, mit seiner Tochter, die das Abitur gemacht hat, mit dem Auto für zehn Tage in seine Geburtsstadt zu fahren.

Norbert Novaks biographische Ressourcen haben zu tun mit der ihn bestimmenden Idee, ein »Deutscher« (N.N.) zu sein. Hieran schließt der Arzt mit seinem Handeln intuitiv an. Ein »Deutscher« zu sein und die entsprechenden zugeschriebenen Tugenden zu zeigen, ist für Norbert Novak biographisch hoch bedeutsam. So beginnt er sein Interview mit den Worten: »Ich bin geboren [...] in deutscher Familie, also, also echte A-Stadter Familie« (N.N.). A-Stadt liegt in Polen. Der Großvater von Norbert Novak war nach dem Zweiten Weltkrieg in A-Stadt – einer Stadt, die vor dem Zweiten Weltkrieg zu Deutschland gehörte – geblieben und hatte dort Arbeit gefunden. Sein Leben lang hatte er betont, dass sie eine »echte deutsche Familie« (N.N.) seien und ihre Heimat Deutschland sei.

Norbert Novak hat in A-Stadt Ingenieurwesen studiert. Sein Vater, der große Hoffnungen in ihn gesetzt hat, wollte, dass sein Sohn genau wie er Ingenieur wird. 1989 ist Norbert Novak jedoch dem Impuls gefolgt, mit Frau und Tochter nach Deutschland zu gehen, wenngleich er sein Ingenieurstudium noch nicht mit dem Diplom abgeschlossen hatte. Mit diesem Schritt schließt er an die vom Großvater weitergegebene Familientradition an.

Norbert Novak hat heute zwei erwachsene Töchter. Die erste Tochter ist in Polen, die zweite in Deutschland geboren. Beide Töchter sprechen – anders als Norbert Novak selbst – perfekt Deutsch. Darauf ist er stolz. Die erste Tochter arbeitet in E-Stadt bei einer deutschen Firma. Die zweite Tochter will demnächst mit ihrem Studium in Deutschland beginnen. Beide setzen somit die Familientradition, »Deutsche« zu sein, fort.

Nach seiner Ankunft in Deutschland findet Norbert Novak zunächst Arbeit als Techniker – ein Job, den er als »wunderbare Arbeit« bezeichnet. 2002 hat er so viel Geld, dass er sich selbstständig machen kann. Er eröffnet eine eigene Firma, einen Elektroladen. Allerdings läuft das Unternehmen schlecht, und Norbert Novak muss mit großem Verlust verkaufen. Dabei sei er an einen »Betrüger« geraten. Bei dem Verkauf seiner Firma habe er »alles verloren« (N.N.). Zudem haftet er als Drittschuldner. Es ist ein Schock für ihn. Sein Plan, sich in Deutschland eine Existenz aufzubauen und damit sein Deutschsein zu bestätigen, droht zu scheitern. Zu diesem Zeitpunkt gibt es »bisschen Krach« (N.N.) in der Familie. Seine Frau geht mit einer Tochter zurück nach Polen. Die Krankheit bricht aus. Er bemerkt in seiner linken Brust einen »klitzekleine[n] Knoten« (N.N.). Einen Arzt konsultiert Norbert Novak deshalb nicht.

Damit das Geld, das er beim Verkauf seiner Firma verloren hat, wieder zusammenkommt, arbeitet Norbert Novak mit großer Disziplin Tag und Nacht als Handwerker. Er gibt nicht auf, merkt aber, dass in der Brust etwas passiert. Beim Restaurieren eines Hauses bekommt Norbert Novak sehr starke Schmerzen im rechten Bein. Dennoch hält er wiederum mit großer Disziplin an seinem Ziel fest, das Haus fristgerecht fertigzustellen. Er schafft das auch trotz der Schmerzen.

Während eines Besuchs seiner Tochter hat Norbert Novak eine starke Blutung aus der Brust. Vor seiner Tochter, die davon etwas mitbekommt, bagatellisiert er die Situation und spricht von »Nasenbluten«. Seine Tochter ahnt, dass etwas nicht stimmt, und setzt sich mit der neuen Lebenspartnerin des Vaters in Verbindung. An einem Abend, den alle gemeinsam verbringen, schläft Norbert Novak vor Erschöpfung ein. Er hat starke Schmerzen im Bein. Norbert Novak ahnt zu diesem Zeitpunkt, dass es einen Zusammenhang zwischen dem Bluten aus der Brust und den Schmerzen im Bein gibt. Am nächsten Tag stolpert er über eine

Stufe und stürzt. Er bleibt auf dem Boden liegen. Bevor der Krankenwagen kommt, erzählt er seiner Lebenspartnerin und seiner Tochter von seinen Krankheitssymptomen. Noch am selben Tag wird Norbert Novak operiert. Kurz nach der Operation sagt ihm die Ärztin, die ihn auch in die Klinik eingewiesen hat, eine Überlebenszeit von drei Monaten voraus. Demgegenüber macht ihm der bereits erwähnte Arzt Hoffnung und schließt hierbei an Norbert Novaks Lebenskonstruktion, ein »Deutscher« zu sein, der arbeiten und sich durchbeißen kann, der diszipliniert ist und Schmerzen aushält, und damit an seine Überlebensressourcen an.

Eine solche ressourcenorientierte Haltung dient – wie wir an Norbert Novaks Lebensgeschichte sehen – der Steigerung der Lebensqualität. Nicht nur in der Medizin, sondern auch in der Pflege ist sie grundlegend notwendig.

Eine ressourcen- und biographieorientierte Pflege setzt wie die »biographische Medizin« (vgl. von Weizsäcker 1956) eine Kooperation der Pflegenden sowie eine auf Augenhöhe stattfindende Interaktion mit den Patienten voraus. Eine solche Zusammenarbeit wie die mit seinem Arzt, Dr. Schulz, beschreibt Norbert Novak in Bezug auf die Pflegerinnen nicht. Gleichwohl äußert er sich positiv über die Pflege. Die »Schwestern«, denen er nach seinen eigenen Ausführungen mit Humor begegnet, motivieren ihn mit den Worten: »ach, Sie leben so noch zehn Jahre« (N.N.). Norbert Novak zeigt ein solidarisches und durch Sympathie gekennzeichnetes Verständnis für die körperlich schwere und harte Arbeit, die er bei den Pflegerinnen auf der Station beobachtet. Er sagt: »die haben schwere Job, schwerer Job. Also muss ich sagen, .. wie die Mädchen schaffen und so alles, das ist nicht so leicht, ne?« (N.N.) Norbert Novak hat selbst als ungelernter Arbeiter eine hierarchisch niedrige Position innegehabt, in der er »16, 18 Stunden am Tag geschafft« (N.N.) hat. Die Erfahrung der Ausbeutung der eigenen Arbeitskraft ist ihm sehr wohl bekannt.

In der Bezugnahme auf die Pflegerinnen kommt in dieser kurzen Aussage von Norbert Novak allerdings noch ein weiterer wichtiger Aspekt ins Spiel: die Generationen- und Geschlechterdimension. Unabhängig davon, wie alt die »Schwestern« auf den unterschiedlichen Stationen sind, bezeichnet er sie pauschal als »Mädchen«. Mit der Einnahme dieser patriarchalen »Beschützer«-Position ignoriert er unbewusst die Professionalität der Pflegerinnen und reproduziert so die Krankenhaushierarchie. Auf der Gender-Ebene identifiziert sich Norbert Novak also – anders als auf der Arbeitsebene – unreflektiert mit den Ärzten. Das Verhältnis zu den Schwestern wird deshalb nicht als ein Verhältnis auf Augenhöhe dargestellt. Zugleich fällt auf, dass Norbert Novak keine Interaktion mit den Schwestern beschreibt, die auf wechselseitige Austauschprozesse schließen ließe.

Genau dieser Kontakt auf Augenhöhe und das Interesse am Patienten als Person wäre jedoch die Basis für ein Arbeitsbündnis zwischen Pflegenden und Kranken – nicht nur für den Umgang mit Menschen, die an Brustkrebs erkrankt sind, sondern für die Pflege allgemein. Eine Biographieorientierung in der Pflege, wie sie im Folgenden vorgestellt wird, müsste allerdings bereits in der Ausbildung von Gesundheits- und Krankenpflegern vermittelt werden. Sie könnte dann in der Weiterbildung zur Breast Care Nurse als Rahmenparadigma dienen.

42.4 Biographieorientierung in der Pflege

Im Rahmen einer Biographieorientierung in der Pflege werden Gesundheit und Krankheit als lebensgeschichtliche Prozesse aufgefasst, die nicht losgelöst vom Subjekt betrachtet werden können. Dementsprechend wird den subjektiven Umgehensweisen mit Erkrankungs- und Gesundungsprozessen eine besondere Aufmerksamkeit geschenkt. Die Entwicklung dieser biographischen Verarbeitungsmuster wird – so die Grundannahme – durch die sozialen und kulturellen Rahmenbedingungen wie z.B. das soziale Milieu, in dem jemand aufwächst und lebt, geformt. Gleichzeitig sind biographische Verarbeitungsmuster nicht durch diese Bedingungen festgelegt, sondern es wird von einem biographischen Eigensinn ausgegangen (vgl. Sander 2007, S. 1f.). Ebenso wird in der soziologischen Biographieforschung (z.B. Fischer u. Kohli 1987; Alheit 1993) von einer »sozialen Konstruktion Biographie« gesprochen, also der durch den

Doppelcharakter sozialer Bedingungen und individueller Aktivität zugleich »hergestellten« Realität eines konkreten Lebensablaufs.

Der Forderung nach einer Biographieorientierung in der Pflege liegt die Annahme zugrunde, dass an die biographischen Erfahrungen der einzelnen Menschen angeknüpft werden muss, um Lern- und Verarbeitungsprozesse zu ermöglichen (vgl. Sander 2007, S. 3). Denn dass die Förderung und Unterstützung biographischer Sinnsetzungen und Ressourcen von zentraler Wichtigkeit für die Steigerung der Lebensqualität sowie für Gesundungsprozesse ist, zeigen Biographiestudien, z.B. zu Brustkrebserkrankungen, von Fesenfeld (2006), Richter u. Hanses (2008) und Seltrecht (2006). In diesen Studien wird sehr deutlich, dass Erkrankungs- und Gesundungsprozesse nicht einer äußeren Symptomlogik, sondern einer sehr eigenen biographischen Logik folgen. Das der biographischen Logik zugrunde liegende biographische Wissen scheint demnach von zentraler Bedeutung zu sein für Erkrankungs- und Gesundungsprozesse sowie für den Umgang mit den Institutionen des Gesundheitswesens (vgl. Sander 2007, S. 3).

Biographisches Wissen stellt die »komplexe Gesamtheit kognitiver, emotionaler, habitueller und körperlicher Wissensformen« (Dausien 1997, S. 234) dar. Mit anderen Worten kann auch von einem biographischen Lernhabitus (Herzberg 2004) gesprochen werden. Dieser Wissensvorrat bildet die Grundlage von Lernprozessen, die im Zuge von Erkrankungs- und Gesundungsprozessen angestoßen werden können. Im Rahmen einer Biographieorientierung in der Pflege geht es um die Unterstützung von Lernprozessen, die die Umgestaltung des biographischen Wissens in der Zeitachse eines individuellen Lebens umfassen. Das zentrale Prinzip, nach dem die Verknüpfung unterschiedlicher biographischer Erfahrungen vonstattengeht, ist – so hat es Peter Alheit genannt – das Prinzip der »Biographizität« (stellvertretend Alheit 1993) oder, praxisbezogen formuliert, die je individuelle Eigenart, neue Erfahrungen an das vorhandene biographische Wissen anzuschließen. Selbstverständlich gilt dies auch für die Erfahrung einer schweren Krankheit.

Eine Biographieorientierung in der Pflege sieht vor, dass die Gesundheits- und Krankenpfleger die Biographiearbeit ihrer Patienten unterstützen (vgl. Sander 2006). Zentrales Element der biographischen Arbeit ist das biographische Erzählen. Der Sinn biographischen Erzählens besteht darin, den Erzählenden in biographischen Krisen- und Umbruchsituationen Sicherheit zu geben und ihre Identität zu stärken. Die Erzählenden lernen sich und ihr Gewordensein durch das Erzählen besser kennen. Das biographische Erzählen ist zudem ein kommunikativer Akt. Es gibt Zuhörer. Die erzählende Person muss ihre eigenen biographischen Erfahrungen und ihr eigenes biographisches Wissen für die Zuhörenden verstehbar und nachvollziehbar machen und hierbei an kollektive Wissensbestände anschließen (vgl. Behrens-Cobet u. Reichling 1997). Die Bezugnahme auf kollektive Wissensbestände stärkt das Zugehörigkeitsgefühl und kann somit den Gesundungsprozess unterstützen. Im Kontext Pflege gibt es viele Bereiche, in denen Biographiearbeit angewandt werden kann (vgl. hierzu ausführlich Sander 2006, S. 18).

Die Unterstützung von Biographiearbeit sowie biographischen Lernprozessen verlangt von den professionellen Gesundheits- und Krankenpflegern eine besondere Kompetenz, die als »biographische Kompetenz« bezeichnet werden kann. Was meine ich, wenn ich von einer biographischen Kompetenz in der Pflege spreche? Ich habe hierzu in Anlehnung an Überlegungen von Fischer (2011) und unter Bezugnahme auf Ausführungen zur Biographiearbeit in der Pflege (vgl. Sander 2006) ein fünfstufiges Modell entwickelt, das folgende Stufen umfasst (vgl. Herzberg 2012):

1. implizites biographisches Wissen,
2. reflektiertes biographisches Wissen,
3. die Kompetenz, Zugang zur Biographie anderer zu finden,
4. die Fähigkeit zur Rekonstruktion der Biographie anderer,
5. biographische Handlungskompetenz im Pflegekontext.

Zwei der Stufen, die an der Rekonstruktion der Biographie anderer Personen ansetzen, sollen hier näher erläutert werden.

Die *Fähigkeit, die Biographie anderer Menschen zu rekonstruieren,* kann in der Ausbildung am besten bei der gemeinsamen Arbeit am empirischen

Datenmaterial (wie biographisch-narrativen Interviews) erworben werden. Durch den Umgang mit qualitativem Datenmaterial und dem Prinzip der Fallrekonstruktion kann die Bereitschaft und die Fähigkeit, »ein Problem auch ‚mit den Augen des anderen' zu sehen«, eingeübt werden (vgl. Alheit 2001, S. 15; ausführlich Schütze 1994, S. 285ff.). Grundlegend bei der Rekonstruktion von lebensgeschichtlichen Erfahrungen ist die Annahme, »dass sich biographische Erfahrungen nicht einfach ‚abbilden', sondern zum Beispiel im Modus des Erzählens selbst komplexe, narrative Konstruktionen hervorbringen und/oder durch sie hervorgebracht werden« (Sander 2007, S. 2). Diese verbinden das Vergangene mit dem Gegenwärtigen auf je eigensinnige Weise, lassen hierbei besondere Bedeutungszuschreibungen von signifikanten Anderen oder besonderen Lebensphasen erkennen und folgen keineswegs immer einer einfachen Chronologie (vgl. ebd.).

Im Zuge der reflexiven und rekonstruktiven Bearbeitung von Fällen können die zukünftigen Gesundheits- und Krankenpfleger eine Grundhaltung für die Pflegepraxis erwerben, die sich als eine Art ethnographische Haltung bezeichnen lässt. Zu dieser »grundlegenden Erkenntnishaltung« (Schütze 1994, S. 263) gehört nach Schütze »das methodische Ausgehen von der prinzipiellen Fremdheit, von der soziokulturellen und biographischen Besonderheit und von der Eigenlogik der Lebenssphäre der betroffenen Klienten und der sozialen Prozesse und Problemkonstellationen, in die diese verwickelt sind« (Schütze 1994, S. 286). Erst eine solche Haltung, die als spezifischer Umgang mit der professionellen Realität eingeübt und trainiert werden muss, ermöglicht eine *biographische Handlungskompetenz im Pflegekontext,* die im Folgenden im Hinblick auf den Pflegealltag (und nicht so sehr bezogen auf die besonderen Formen der gesprächs- und aktivitätsorientierten Biographiearbeit, z.B. in der Altenpflege) vorgestellt werden soll.

Auf der Grundlage der eigenen Erfahrungen mit der Durchführung und Auswertung biographisch-narrativer Interviews können die Gesundheits- und Krankenpfleger bereits im Aufnahmegespräch mit den Patienten offene Fragen stellen, die es den Patienten erlauben, etwas von sich und aus dem eigenen Leben zu erzählen.

Ein Anknüpfungspunkt wäre hier z.B. eine Frage nach der Person, die den Patienten oder die Patientin begleitet. Solch offene Fragen scheinen für die Pflegeprozessumsetzung aus verschiedenen Gründen bedeutsam: Zum einen befördert der zuhörende und verstehende Zugang zu den Patienten die Beziehung zwischen den Pflegekräften und den Patienten. Zum anderen wird dadurch bereits Biographiearbeit angeregt. Eine Fortsetzung kann diese Biographiearbeit bei der alltäglichen Arbeit in der stationären Gesundheits- und Krankenpflege erfahren, z.B. bei arbeitsbegleitenden Gesprächen (vgl. Sander 2006, S. 19). Wichtig ist für solche Gespräche, dass die Pflegeperson ein ernsthaftes Interesse an den Patienten zeigt. Sie kann ihre Fragen z.B. an die Bücher oder Zeitschriften auf dem Nachtschrank oder an die Personen, die zu Besuch kommen, knüpfen. Beim Zuhören ist »eine sorgfältige und zuwendende Beobachtung der Art, *wie* Betroffene ihre Situation rekonstruieren, und die Geduld, erst im Anschluss durch Nachfragen einzugreifen« vonnöten (vgl. Alheit 2001, S. 15).

Auf der Grundlage der erworbenen *Rekonstruktionskompetenz* können die Gesundheits- und Krankenpfleger sich dann fragen, was im Leben der Patienten von Bedeutung ist, welche Ressourcen, aber auch, welche Verletzungsdispositionen existieren, und Ideen dazu entwickeln. Neben der Gesprächsführung gehört zur biographischen Handlungskompetenz auch die professionelle Dokumentation der lebensgeschichtlichen Aussagen. Dabei ist auf einen sensiblen Umgang mit Informationen zu achten. Biographische Informationen unterliegen der Schweigepflicht und dem Datenschutz. Patienten haben ein Recht darauf zu wissen, wer was über sie weiß und was in der Pflegedokumentation veröffentlicht wird. Die Dokumentation muss fortlaufend fortgesetzt werden. Außerdem muss im Team darüber nachgedacht werden, wie das Wissen um die biographischen Ressourcen und Verletzungsdispositionen in den Pflegeprozess einbezogen werden kann (vgl. hierzu ausführlich und sehr differenziert Sander 2006, S. 25ff.). Biographiearbeit verlangt von den Gesundheits- und Krankenpflegern immer auch »eine gewisse Skepsis gegenüber der Vorbeurteilung durch Experten (etwa in verfügbaren Aktenlagen)«

(Alheit 2001, S. 15). Aber auch die eigenen Deutungen und Einschätzungen von lebensgeschichtlichen Informationen gilt es im Pflegealltag im kollegialen Austausch immer wieder zu hinterfragen, damit es nicht zu vorschnellen und ungerechtfertigten Zuschreibungen kommt.

Der Erwerb biographischer Kompetenz ist somit eine wichtige Voraussetzung, um das Handeln der Patienten zu verstehen, und zugleich die Basis dafür, jene Ressourcen zu erkennen, die zu einem aktiven Gesundungsprozess sowie zur Steigerung der Lebensqualität beitragen können. Gleichwohl garantiert eine Biographieorientierung nicht automatisch Erfolge. Patienten haben meist vorgängige Erfahrungen mit den Institutionen des Gesundheitswesens, in denen ihre subjektiven Sichtweisen und Sinnsetzungen im Rahmen einer expertokratischen Interaktionsordnung nicht unbedingt berücksichtigt worden sind. Das hat unter Umständen Lernblockaden ausgelöst. Patienten haben – wie Norbert Novak – ein ganz anderes Bild von der Pflege und ihrer Bedeutung. Sie sehen primär die körperlich schwere Arbeit, ignorieren (unbewusst) die Professionalität von Gesundheits- und Krankenpflegern und reproduzieren somit die Krankenhaushierarchie.

Insofern setzt Biographieorientierung noch eine weitere wichtige Fähigkeit voraus, die es in der Ausbildung zu erwerben gilt, und zwar den reflexiven Umgang mit den »institutionellen Regeln und Ordnungen« (Sander 2007, S. 4) des Gesundheitswesens. Allerdings ist das nicht ihr eigentliches Ziel. Tatsächlich geht es in der Pflege darum, womöglich auch gegen die Strukturen des Medizinsystems diejenigen Potenziale der Patienten zu aktivieren, die einen selbst verantworteten Gesundungsprozess unterstützen können.

42.5 Schlussbetrachtung

Zusammenfassend und mit Blick auf den weiteren Professionalisierungsprozess von Gesundheits- und Krankenpflegern sowie Pflegeexperten für Brustkrebserkrankungen lässt sich abschließend festhalten, dass der Erwerb biographischer Kompetenz in der Pflegeausbildung sowie die Biographieorientierung in der Weiterbildung zur Breast Care Nurse die Berücksichtigung unterschiedlicher Pflege- und Lebenssituationen sowie Lebensphasen und die Selbstständigkeit und Selbstbestimmung der Menschen ermöglicht, so wie es im Krankenpflegegesetz 2003 als Ausbildungsziel festgehalten wurde (vgl. Storsberg et al. 2006, S. 70f.). Im Modell der *biographischen Kompetenz* werden alle drei Dimensionen beruflicher Handlungskompetenz berührt, die die Kultusministerkonferenz für den berufsbezogenen Unterricht beschrieben hat: die Fach-, die Personal- und die Sozialkompetenz. Die Besonderheit der vorgestellten Biographieperspektive liegt nun genau darin, dass sie ein ausdifferenziertes Konzept des Wechselverhältnisses von Subjekt und Struktur bereithält. Gesundheit und Krankheit können so – anders als in den »dominanten Organisationsformen und Wissensordnungen des Gesundheitssystems« (Sander 2007, S. 5f.) – als *soziale Prozesse* aufgefasst werden (ebd.). Zur Förderung der Selbstbestimmung von Menschen und somit auch der Gesundheit kann *biographische Kompetenz* als *Schlüsselqualifikation* angesehen werden. Ob und inwiefern die Schlüsselqualifikation der *biographischen Kompetenz* eine Art »Umbrella«-Funktion für die berufliche Handlungskompetenz in der Pflege haben könnte, wird der weitere Professionalisierungsprozess zeigen. Dass der Bedarf nach einer Erweiterung von Kompetenzgrenzen in Richtung Gesundheitsförderung in der Pflege existiert, wird von Expertinnen und Experten des Pflegediskurses immer wieder betont (vgl. Schaeffer 2011, S. 8). Dazu ist eine Akademisierung des Pflegeberufes notwendig. Hier ist vor allem auch die Gesundheitspolitik gefordert, die Weichen für weitere Professionalisierungsprozesse und Forschungsoptionen stellen kann.

Literatur

Alheit P (1993) Transitorische Bildungsprozesse: Das »biographische Paradigma« in der Weiterbildung. In: Mader W (Hrsg) Weiterbildung und Gesellschaft. Grundlagen wissenschaftlicher und beruflicher Praxis in der Bundesrepublik Deutschland. Universität Bremen, S 343–417

Alheit P (2001) »Ethnographische Pädagogik«. Einführung in eine andere Sichtweise des pädagogischen Feldes. Die Deutsche Schule 42:10–16

Behrens-Cobet H, Reichling N (1997) Biographische Kommunikation. Lebensgeschichten im Repertoire der Erwachsenenbildung. Luchterhand, Neuwied

Borisch B (2008) Geleitwort. Brustkrebs und die Veränderungen innerhalb des Gesundheitssystems. In: Eicher M, Marquard S (Hrsg) Brustkrebs. Lehrbuch für Breast Care Nurses, Pflegende und Gesundheitsberufe. Huber, Bern, S 21–23

Centre for Health Research & Psycho-Oncology (2007) Supportive care needs survey: A guide to administration, scoring & analysis. Newcastle (unveröffentlichtes Manuskript)

Dausien B (1997) »Weibliche Lebensmuster« zwischen Erfahrung, Deutung und Tradition. In: Mansel J, Rosenthal G, Tölke A (Hrsg) Generationen-Beziehungen, Austausch und Tradierung. Westdeutscher Verlag, Opladen, S 231–243

Eicher M (2007) Effectiveness of specialised nursing in women with breast and gynaecological cancer: A Swiss pilot study. Dissertation, Universität Witten/Herdecke

Eicher M (2008a) Bedürfnisse von Patientinnen mit Brustkrebs und deren Angehörigen. In: Eicher M, Marquard S (Hrsg) Brustkrebs. Lehrbuch für Breast Care Nurses, Pflegende und Gesundheitsberufe. Huber, Bern, S 40–56

Eicher M (2008b) Familienzentrierte Pflege. In: Eicher M, Marquard S (Hrsg) Brustkrebs. Lehrbuch für Breast Care Nurses, Pflegende und Gesundheitsberufe. Huber, Bern, S 397–407

Eicher M, Marquard S (2008) Brustkrebs. Lehrbuch für Breast Care Nurses, Pflegende und Gesundheitsberufe. Huber, Bern

Eicher MR, Aebi S, Biedermann M, Günthert A, Keller T, Mueller M, Zeyen B (2010) Breast Care Nurse – Rollen, Kompetenzen und Funktionen. Newsletter der Schweizerischen Gesellschaft für Senologie 2:6–10

Fesenfeld A (2006) Biographieforschung – ein interessanter Weg für die Pflegeforschung?! Pflege und Gesellschaft 11(3):240–267

Fischer W (2011) Biographical reconstruction as applied knowledge or professional competence? In: Herzberg H, Kammler E (Hrsg) Biographie und Gesellschaft. Überlegungen zu einer Theorie des modernen Selbst. Campus, Frankfurt am Main, S 245–261

Fischer W, Kohli M (1987) Biographieforschung. In: Voges W (Hrsg) Methoden der Biographie- und Lebenslaufforschung. Leske & Budrich, Opladen, S 25–49

Gerlach A, Wiedemann R (2010) Breast Care Nurses – Pflegeexpertinnen für Brusterkrankungen. Ein Weg zur »Advanced Nursing Practice« in Deutschland? Pflege 23(6):393–402

Habermas J (1981) Theorie des kommunikativen Handelns, Bd 2. Suhrkamp, Frankfurt am Main

Herzberg H (2004) Biographie und Lernhabitus. Eine Studie im Rostocker Werftarbeitermilieu. Campus, Frankfurt am Main

Herzberg H (2012) Der veränderte Interaktionsprozess in der Pflege: Evidenzbasierung und biographische Rahmung. In: Herzberg H, Seltrecht A (Hrsg) Der soziale Körper. Interdisziplinäre Zugänge zur Leiblichkeit. Budrich, Opladen (in Vorbereitung)

Kallmeyer W, Schütze F (1977) Zur Konstitution von Kommunikationsschemata der Sachverhaltsdarstellung. Exemplifiziert am Beispiel von Erzählungen und Beschreibungen. In: Wegner D (Hrsg) Gesprächsanalysen. Vorträge, gehalten anlässlich des 5. Kolloquiums des Instituts für Kommunikationswissenschaft und Phonetik, Bonn, 14.–16. Oktober 1976. Hamburg, S 159–274

Quick L (2006) Männer mit Brustkrebs – Außenseiter im weiblichen Therapiekonzept? (Unveröffentlichte Abschlussarbeit im Rahmen einer Weiterbildung zur Breast Care Nurse im Modellkurs der DGGP)

Richter P, Hanses A (2008) Biographische Konstruktionen von Brustkrebs – Auswertungen narrativer Interviews am Beispiel eines Forschungsprojekts. In: Böhnke U, Darmann-Finck I, Straß K (Hrsg) Fallrekonstruktives Lernen. Ein Beitrag zur Professionalisierung in den Berufsfeldern Pflege und Gesundheit. Mabuse, Frankfurt am Main, S 83–100

Sander K (2006) Biographiearbeit. Grundlagen der Pflege für die Aus-, Fort- und Weiterbildung, Heft 21. Prodos, Brake

Sander K (2007) Biographieforschung im Berufsfeld Pflege und Gesundheit. PrInterNet:1–6

Schaeffer D (2011) Professionalisierung im Gesundheitswesen. (Vortrag auf dem Hauptstadtkongress Medizin und Gesundheit am 12. Mai 2011)

Schütze F (1994) Ethnographie und sozialwissenschaftliche Methoden der Feldforschung. Eine mögliche methodische Orientierung in der Ausbildung und Praxis der Sozialen Arbeit. In: Groddeck N, Schumann M (Hrsg) Modernisierung Sozialer Arbeit durch Methodenentwicklung und -reflexion. Lambertus, Freiburg, S 189–297

Seltrecht A (2006) Lehrmeister Krankheit? Eine biographieanalytische Studie über Lernprozesse von Frauen mit Brustkrebs. Budrich, Opladen

Storsberg A, Neumann C, Neiheiser R (2006) Krankenpflegegesetz. Mit Ausbildungs- und Prüfungsverordnung für die Berufe in der Krankenpflege. Kommentar. 6. Aufl. Kohlhammer, Stuttgart

Snyder CF, Dy SM, Hendricks DE, Brahmer JR, Carducci MA, Wolff AC, Wu AW (2007) Asking the right questions: Investigating needs assessments and health-related quality-of-life questionnaires for use in oncology clinical practice. Support Care Cancer 15(9):1075–1085

Weizsäcker V von (1956) Pathosophie. Vandenhoeck & Ruprecht, Göttingen

Die Förderung therapeutischer Prozesse bei Brustkrebspatienten durch Kunsttherapie

Ruth Hampe

Die psychosoziale Begleitung von Krebspatienten mittels Künstlerischer Therapien führt zu einer Verbesserung der Lebensqualität. Seit den 1990er-Jahren werden Künstlerische Therapien als non- bzw. transverbale Verfahren vermehrt in die klinische Behandlung integriert. Anhand zweier Fallbeispiele wird die kunsttherapeutische Stressverarbeitung bezogen auf den Krankheitsprozess mit der Diagnosestellung und der Behandlung erläutert.

43.1 Einleitung

Allgemein lassen sich Künstlerische Therapien im onkologischen Bereich auf rezeptive und aktive therapeutische Ansätze beziehen. In den letzten 30 Jahren konnte durch Studien belegt werden, dass die Kunst- und Musiktherapie beispielsweise bei Krebspatienten zu einer Verringerung der Schmerzintensität, zur Abnahme von Angst und Spannung, zur Verbesserung der körperlichen Befindlichkeit und der Leistungsfähigkeit, zur Mobilisierung der Selbstheilungskräfte und zur Unterstützung der Copingmechanismen, zur Verbesserung von sozialer Integration und Lebensqualität sowie unter Umständen auch zu einer Reduktion von Übelkeit beiträgt. Für die Kunsttherapie hat Bach (1961) mit der Untersuchung der Spontanzeichnungen von Tumorpatienten eine Entwicklung eingeleitet, die die Bewältigung und Bearbeitung dieses Krankheitssyndroms über kunsttherapeutische Gestaltungsformen geprägt hat. Seit den 1970er-Jahren sind Angebote in der Rehabilitation und vereinzelte Angebote in der ambulanten Begleitung zu registrieren. Erst seit den 1980er-Jahren sind kunsttherapeutische Angebote in Akutkliniken integriert, zunächst nur an wenigen Orten, seit den 1990er-Jahren werden es aber zunehmend mehr – darunter beispielsweise das Klinikum Bremen-Mitte und das Haus LebensWert in Köln. Diese Integration eines kunsttherapeutischen Angebotes in die Versorgung von Krebspatienten entspricht einem anderen Verständnis von Krankheit und einer psychosomatischen Begleitung als Interventionsmaßnahme.

43.2 Psychosomatik und Krebserkrankung

In der heutigen psychosomatischen Medizin wird von psychosozialen Faktoren für körperliche Erkrankungen ausgegangen. Dies betrifft auch die Entstehung und den Verlauf von Krebserkrankungen. Entsprechend wird ein bio-psycho-soziales Gesundheitsverständnis zugrunde gelegt, d.h., Gesundheit wird als Wechselspiel psychischer, sozialer und körperlicher Faktoren begriffen. Hiervon ausgehend kann eine Krankheit wie Krebs auch unter sozialisatorischen und gesellschaftshistorischen Aspekten wahrgenommen werden. Krankheit erscheint wie die Manifestation einer Erlebnis- und Erfahrungsgeschichte, deren Bewältigung lückenhaft und deformiert ist. An ihr klebt die ungelebte und nicht verarbeitete Seite des Lebens, die sich in der körperlichen Deformation verändert zur Sprache bringt. In dieser Hinsicht aktualisiert sich Geschichte in ihrer beschädigten und auf Rekonstruktion drängenden Form. Nicht nur das einzelne Symptom wirkt angstinduzierend, sondern vielmehr die unbearbeitete existenzielle Krise. Eine Infragestellung der Welt und die Anwesenheit des Selbst in der Welt können grundlegende Aspekte der Manifestation unbewusster Bewältigungsängste bilden. Über die Nichtannahme des eigenen Selbst und seiner Geschichte laufen Determinationsprozesse hinsichtlich Psyche und Körper ab, die ein ganzheitliches Erleben von sich und dem Anderen behindern.

Viktor von Weizsäckers Theorie des Gestaltkreises und Thure von Uexkülls Theorie der psychosozialen Einflüsse auf die Entstehung von Krankheiten, ihren Verlauf und ihre Endzustände verweisen auf einen biographischen und ökologischen Ansatz. Stress als ungelöste Situation wird bei von Uexküll als Störvariable angesehen, die für die Konstitution von Erkrankungen wesentlich ist. Die psychosozialen Umweltfaktoren, die förderlich oder hinderlich in der Entwicklung des Lebens wirksam sind, stehen im Vordergrund des Ansatzes. Hingegen geht von Weizsäcker bei der Entwicklung eines neuen allgemeinen Krankheitsbegriffs von der Erkrankung aller möglichen Sphären des Lebens beim Einzelnen sowie von der Krankheit als kasuistisches Original aus. Mitscherlich, der sich unter anderem an von Weizsäckers Theorie der

»Krankheit als Krise« anlehnt, bringt die Entstehung und Chronifizierung psychosomatischer Erkrankungen mit einer zweiphasigen Form der Abwehr in Verbindung:

» Wenn die psychischen Mittel der Konfliktbewältigung nicht ausreichen, erfolgt in einer zweiten Phase die Verschiebung in der Dynamik körperlicher Abwehrvorgänge (Mitscherlich 1966, S. 77). «

Overbeck (1984) nimmt Krankheit im Rahmen eines sozio-psychosomatischen Zirkels als Anpassungsleistung wahr, und zwar als eine vom Individuum ausgewählte Problemlösung. Beck (1981) reflektiert Krankheit als eine Art Selbstheilung.

Diese Thematisierung psychosozialer und psychosomatischer Faktoren und dadurch bedingter körperlich-seelischer Wechselwirkungen hat eine »patientenorientierte Medizin« bezogen auf die Psychosomatik und Psychotherapie erweitert. Zu den körperlichen Erkrankungen mit bio-psychosozialen Aspekten zählen z.B. Krebskrankheiten. Unter diesem Gesichtspunkt fordert von Weizsäcker (1986) die Einführung des Subjekts in die Heilkunde und macht auf die biographische Dimension des Krankseins und der Erkrankung aufmerksam. Dagegen stellt von Uexküll (1976), ausgehend von der Systemtheorie, ein dynamisches bio-psycho-soziales Modell heraus, und Jacob (1988) betont als ehemaliger Assistent von Weizsäckers die soziobiographische Dimension der organischen Erkrankung. Bezogen auf Mammakarzinompatienten stellt er in Anlehnung an amerikanische Statistiken der Harvard Medical School von Weimann und Warden heraus, dass bei einem fortgeschrittenen Karzinom Hoffnungslosigkeit und Resignation als negative Grundbefindlichkeiten die somatische Prognose und die Lebenserwartung der Erkrankten ungünstig beeinflussen. Aus den Statistiken ergibt sich ein eindeutiger Hinweis auf die Wichtigkeit der Faktoren »Hoffnung« und »Lebensqualität« im Leben der Erkrankten. Gelingt es, den Circulus vitiosus der Resignation und Hoffnungslosigkeit bei einem an Krebs erkrankten Menschen zu durchbrechen und ihm neue Hoffnung und sinnvolle Möglichkeiten eines – wenn auch noch so reduzierten – Weiterlebens zu eröffnen, dann ist therapeutisch für diesen Menschen viel getan (vgl. Jacob 1988, S. 16).

Patienten erfahren die Diagnose einer lebensbedrohenden Krankheit meist zu einem Zeitpunkt, an dem sie selbst noch unter psychischem Stress stehen bzw. aufgrund der Erkrankung in ihrer Aktivität blockiert sind. Die Verarbeitung von Stressoren trifft auf psychische Mechanismen, die zugleich krankheitsstimulierend wirken können. Bei der Anamnese lassen sich Veränderungen im Lebenslauf vor der Erscheinung der Krankheit feststellen, die »als ‚Einschnitt' und ‚Belastung' erlebt werden und die vom Betroffenen eine Umstellung, eine Anpassungsleistung, fordern« (Joraschky u. Köhle 1979, S. 170). Krankheit als Lebenskrise bzw. Krankheit als Trauerprozess bilden in dieser Hinsicht zwei Aspekte. Die »Life-Event«-Forschung nach Holmes und Rahe sowie nachfolgende Untersuchungen zu psychosozialen Faktoren der Erkrankung machen deutlich, dass eine signifikante »positive Beziehung zwischen Zahl und der Intensität von Lebensverdrängungen, die der Patient über einen Zeitraum von 1 bis 2 Jahren angibt, und der Wahrscheinlichkeit einer darauffolgenden Krankheitsentwicklung« (Joraschky u. Köhle 1979, S. 183) besteht. Der Verlust des Gleichgewichts wie auch der Verlust psychischer Objekte sind Belastungssituationen, die einer Erkrankung häufig vorausgehen. Der inter- und intrapsychische Konflikt findet seinen Ausdruck in der organischen Erkrankung, ist Manifestation eines Nicht-verarbeiten-Können von Lebensereignissen. Neuere Untersuchungen verweisen auf die Beeinträchtigung des Immunsystems bzw. der Abwehrkräfte des Körpers durch seelische Belastungen und Depressionen. Demzufolge können Stress und Depression auch die Genaktivität verändern, sodass die Abwehrkraft gegenüber Erregern und Tumorzellen entscheidend vermindert sein kann und das Krankheitsrisiko steigt. Eine therapeutische Begleitung vermag – wie zahlreiche Studien zur Psychotherapie belegen – sowohl das Immunsystem wieder zu stärken als auch den Krankheitsverlauf positiv zu beeinflussen (vgl. Bauer 2007, S. 125f.).

Im Hinblick darauf geht eine patientenorientierte Medizin davon aus, »den Patienten und seine Krankheit im Kontext seiner Geschichte und aktuellen Lebenslage zu begreifen und die Beziehungsmuster, die während des stationären Aufenthaltes neu entstehen, zu hinterfragen und therapeutisch einzusetzen« (von Uexküll 1976, S. 153). Unter diesem Gesichtspunkt stellt die psychische Betreuung, insbesondere von Tumorpatienten, in Kooperation mit der somatischen Behandlung einen wichtigen Faktor der Krankenfürsorge dar.

Aus der Perspektive einer soziobiographischen Medizin ist beispielsweise der Fall des japanischen Radiologen Nakagava interessant, der seine eigene Krankengeschichte 1982 auf einem internationalen onkologischen Kongress in Montreal vortrug und mit Röntgenbildern belegte. Man hatte bei ihm ein fortgeschrittenes Magenkarzinom diagnostiziert, das sich bei einer Probelaparotomie als inoperabel erwies. Er zog daraus die Konsequenz, sich von allem abzuwenden, was mit seiner Tätigkeit als Ordinarius der Radiologie an der Universität Kyoto verbunden gewesen war, und stattdessen seinen Jugendtraum zu verwirklichen. Er kündigte und wurde buddhistischer Mönch, widmete sich ganz der Kulturgeschichte seines Landes und fand darin seine Lebenserfüllung. Als Nakagava seine Krankengeschichte referierte, war er bereits klinisch geheilt. Es konnten keine Tumorresiduen mehr nachgewiesen werden. Dieser Fall verweist auf die existenzielle Dimension des Krankseins und der Krankheit und auf eine medizinisch-anthropologische Dimension im Verstehen der »wahren Situation« des Kranken in einem soziobiographischen Zusammenhang, wie es beispielhaft Jacob (1988, S. 18) hervorgehoben hat.

43.3 Kunsttherapeutische Arbeitsformen

Eine 2006 am Northwestern Memorial Hospital durchgeführte Studie belegt, dass Kunsttherapie ein weites Spektrum an Symptomen in Relation zu Schmerz und Ängsten bei Krebspatienten zu reduzieren vermag. Entsprechend der Edmonton Symptom Assessment Scale (ESAS) wurde nach einer einstündigen kunsttherapeutischen Sitzung innerhalb eines Kunstprojektes der eigenen Wahl eine Reduktion bzw. Verbesserung bei acht der neun Symptome angegeben (Reduktion von Schmerzen, Müdigkeit, Benommenheit, Depression, Angst, Appetitmangel, Kurzatmigkeit sowie die Zunahme des allgemeinen Wohlbefindens). Es wurden 50 Tumorpatienten mittels standardisierter Fragebogen zu ihren Beschwerden befragt, wobei einzig für das Symptom Übelkeit keine positiven Auswirkungen der Kunsttherapie angegeben wurden. Vergleichbare Wirksamkeitsstudien liegen für die Musiktherapie vor, wobei sich hier auch Übelkeit überwinden ließ (vgl. Lee u. Laudenbach 2004, S. 86f.).

Erfahrungen aus dem Alfred-Krupp-Krankenhaus in Essen aus der Zeit von 1999 bis 2004 belegen, dass Kunsttherapie eine hohe Akzeptanz bei den Patienten hat, zu einer Verbesserung der Krankheitsverarbeitung führt und das Entdecken eigener Ressourcen zur Folge hat, die dabei helfen, Krankheit und Therapie besser zu überstehen. Nach der Einführung von Diagnosis Related Groups (DRG, Fallpauschalensystem) in Akutkrankenhäusern zeigte sich, dass Künstlerische Therapien zu einer Verkürzung der Liegezeiten sowie zur positiven Veränderung des Patientenzustands und der Behandlungsstrukturen beitragen. Nachgeordnete Sektoren wie Rehabilitationskliniken, Pflegeheime, teilstationäre und ambulante Einrichtungen erhalten damit ebenfalls Patienten mit einem anderen Zustandsbild (vgl. Kunzmann et al. 2005, S. 87).

Die Bundesarbeitsgemeinschaft Psychosoziale Versorgung im Akutkrankenhaus (BAG-PVA) als Zusammenschluss von Fachgesellschaften konnte zudem eine Reihe von Ziffern für Künstlerische Therapien im Operationsschlüsselkatalog (OPS) verankern. Dies führte letztlich dazu, dass Künstlerische Therapien mit Einzel- und Komplexziffern im interdisziplinären Team benannt werden, was die Codierung und Dokumentation betrifft. Durch eine zunehmende Professionalisierung der Praxis, die Konsensfindung und Zusammenarbeit der Berufsverbände sowie durch wissenschaftliche Forschungsergebnisse konnte eine Verankerung der psychosozialen Leistungen bzw. Künstlerischen Therapien im Fallpauschalensystem und im Klassifikationssystem OPS-301.2005 erreicht werden. Allgemein werden Künstlerische Therapien in der Onkologie bereits zur »good medical practice« gezählt. Im Kontext der Psychoonkologie, so etwa im internationalen *Leitlinien-Programm für psychosoziales (psychoonkologisches) Disease Management bei Brustkrebs-Erkrankungen*, haben Künstlerische Therapien mit der Zusammenstellung von Studien in der Onkologie ihre Wirksamkeit mit verschiedenen Evidenzgraden belegt. In der

S3-Leitlinie zu Diagnostik, Therapie und Nachsorge des Mammakarzinoms der Frau werden beispielsweise als psychoonkologische Interventionen »kreative Verfahren (Musik- und Kunsttherapie)« sowie »symptomorientierte Verfahren (Entspannung, Imagination, Bewegung)« genannt (vgl. Kunzmann et al. 2005, S. 83f.).

Künstlerische Therapien sind in Akutkliniken an eine Krisenintervention gebunden, wobei die Krise sowohl durch die Diagnose einer lebensbedrohenden Krankheit als auch durch den Verlust von Organen mit ihren spezifischen psychischen Besetzungen hervorgerufen wird. Allgemein lässt sich eine Verlustkrise in drei bis vier Phasen unterteilen: die Phase des Nicht-wahrhaben-Wollens, die Phase der aufbrechenden chaotischen Emotionen, die Phase des Suchens, Findens und Sichtrennens sowie die Phase des neuen Selbst- und Weltbezugs (vgl. Kast 1987, S. 127). In der klinischen Situation zeigen sich insbesondere die ersten Phasen als Krisensituation, die einer Intervention bedarf. Die Krankenhaussituation bedeutet zudem eine Veränderung der Lebenswelt, die Anpassungsprozesse erfordert und die Erkrankten durch die Reglementierungen im Klinikalltag zeitweilig von selbstbestimmten Austauschprozessen abspaltet. Die Atmosphäre des Vertrauten fehlt, und zum Teil unterliegt der Patient einem Entmündigungs- und Regressionsprozess im Kontext von Strukturen der »fürsorglichen Abhängigkeit«, die das Kranksein zur Folge hat. Vielfach können Entspannungsübungen nicht mehr eigenständig durchgeführt werden, da innere Unruhe und Verunsicherung ein Stillhalten und In-sich-Hineinhorchen verhindern. Hier können die Künstlerischen Therapien als non- bzw. transverbale Medien mit ihrer erlebensorientierten Ausrichtung eine Brückenfunktion übernehmen. Über sie kann eine Art Weichenstellung erfolgen, die sowohl in der Verknüpfung mit der ambulanten Versorgung – z.B. über Selbsthilfegruppen – als auch im Kontext weiterführender Rehamaßnahmen einen entscheidenden therapeutischen Stellenwert erlangen kann, wenn sie der »wahren Situation« des Patienten gerecht wird und nicht als bloße Beschäftigungstherapie fungiert.

Gesundheitshandeln im Sinne einer »Salutogenese« – der Herstellung von Gesundheit – bedarf in seinen Symbolisierungsprozessen einer ästhetischen Praxis als Sinnentätigkeit, als Wahrnehmungs- und Erlebensform auch im Sinne eines mäeutischen Paradigmas. So sieht beispielsweise Dreifuss-Kattan den Kunsttherapeuten in der Haltung des »teilnehmenden Beobachters«, dessen wichtigste Aufgabe es sei, den Patienten den künstlerischen Ausdruck zu erleichtern (vgl. Dreifuss-Kattan 1986, S. 24). Widerstände im Einlassen auf die kreative Kommunikation können durch thematische Vorgaben überwunden werden, während das Bild zum Anlass für eine Gesprächssituation werden kann. Übertragung und Gegenübertragung spielen in diesem Zusammenhang, wie in jeder Therapiesituation, eine bedeutende Rolle.

Allgemein lässt sich die Gestaltungstätigkeit des Patienten unterscheiden in ein Gestalten *vor* dem Therapeuten und ein dialogisches Gestalten *mit* dem Therapeuten. Die Übertragungsbeziehung zwischen Patient und Therapeut manifestiert sich zugleich in den bildnerischen Gestaltungsformen. Sie entspricht dem empathischen Klima des Settings im ästhetischen Handlungsprozess sowie den intuitiven Gestaltungsformen gemeinsamen sinnlich-unmittelbaren Erlebens. Damit folgt der ästhetische Prozess einem gemeinsamen Handeln, in dem ein Beziehungsgefüge des symbolischen Tausches entstehen kann.

43.4 Kunsttherapeutisches Fallbeispiel

Die Bedeutung einer Wiedereinholung ungelebten Lebens in die Bearbeitung einer Krebserkrankung wird durch das folgende Fallbeispiel belegt.

Monika Müller, 50 Jahre alt und alleinstehend, hat aufgrund eines Mammakarzinoms eine Brustamputation erfahren. Es ist bekannt, dass bei Verlust von narzisstisch besetzten Organen wie Brust und Gebärmutter als den weiblichen Geschlechtsmerkmalen Trauerarbeit notwendig ist. Studien belegen, dass Frauen eine Amputation der Brust als einschneidende körperliche Verstümmelung und Verlust von Weiblichkeit erleben und dass »nach einem halben Jahr viele Patientinnen Kohabitionen nicht wieder aufgenommen haben. Die Orgasmusfähigkeit und das sexuelle Verlangen sind drastisch reduziert« (Eichner 1979, S. 726). Teilweise wissen

Frauen vor der Operation noch nicht, ob eine lebensbedrohende Erkrankung vorliegt und ob die Brust entfernt werden muss. Die meisten wiegen sich in der Hoffnung, trotz vorheriger Einwilligung zur Amputation mit einem kleinen Eingriff davonzukommen. Patientinnen, die nach der OP brustamputiert und mit einer Krebsdiagnose erwachen, bedürfen psychologischer Hilfe und Begleitung bei der Annahme der Erkrankung. Im Krankenhausbetrieb ist eine persönliche Versorgung jedoch nur eingeschränkt möglich. Auch können Angehörige und Freunde nicht immer die richtigen Worte finden und genügend Halt geben. Die Phasen der psychischen Bearbeitung der Erkrankung sind deshalb auch im Rahmen der kurativen Medizin zu bedenken. Die kunsttherapeutische Arbeit als Interventionspraxis vermag an dieser Stelle Hilfestellungen zu geben. Sie ist an ein Setting gebunden, das einen offenen Zugang ermöglicht, ohne direkt auf Therapiebedürftigkeit ausgerichtet zu sein. Die Patientin ist dabei auf den ästhetischen Prozess bezogen, und das Therapeutische vermittelt sich über das gemeinsame spielerische Handeln.

Für Monika Müller ergab sich eine Begegnung mit dem kunsttherapeutischen Angebot (vgl. auch Hampe 1988b, S. 93ff.), das damals noch nicht in den Behandlungsplan integriert war, aufgrund der Teilnahme an der einmal wöchentlich stattfindenden offenen Gruppenarbeit in Form eines Kennenlernangebots zur freien Seidenmalerei (vgl. Hampe 1988a, S. 48ff.). Sie wirkte sehr hektisch, stellte beständig Fragen und zeigte eine innere Unsicherheit. Das Angebot, an einer kunsttherapeutischen Sitzung teilzunehmen, nahm sie gerne an. Sie erschien zur ersten Sitzung mit einer Mitpatientin, um danach regelmäßig und über einen längeren Zeitraum alleine zu kommen. Nach einer Entspannungsübung mit Körperwahrnehmung hatte sie die Möglichkeit, mit selbst ausgewählten Materialien auf einem DIN-A2-Blatt zu gestalten, während ich ihr als ihre Kunsttherapeutin gegenübersaß und mit dem entsprechenden Mal- oder Zeichenmaterial empathisch im Sinne eines dialogischen Prozesses mitgestaltete. Themen ihres ersten Bildes waren – in der figurativen Formgestalt des Kreises – die verlorene Brust und – in tupfenartiger Symbolisierung – ihre Krebsgeschwürängste. In den folgenden Sitzungen mit unthematischen Gestaltungsanlässen symbolisierten sich in vielschichtiger Form sowohl Trauerprozesse in der Auseinandersetzung mit der eigenen Weiblichkeit (wie in der Symbolisierung durch Vasenformen), einer männlichen Bezugsperson und den Ängsten vor den Krebszellen als auch eine Neuorientierung. Auffallend war, dass sie ihre Bildgestaltungen stets mit unterschiedlichen Materialien umsetzte, im Sinne eines Experimentierens, bezogen auf unterschiedliche Thematiken, wobei vermehrt Malmittel wie Ölpastell- oder Wachskreide ausgewählt wurden, die mehr Druck und Kraft beim Auftrag erfordern.

Die Diagnostizierung eines Schattens hinter ihrem ein Jahr zuvor operierten Auge löste eine zusätzliche Stresssituation aus. Zudem fand eine Beratung zur möglichen Frühberentung statt, was in der darauffolgenden Nacht verstärkte Schlafstörungen, Gliederzittern und undefinierbaren körperlichen Schmerz zur Folge hatte. Diese anstehenden Veränderungen in der Lebensplanung bewirkten bei ihr eine zunehmende Verunsicherung und hinderten sie zwei Tage lang daran, an der Kunsttherapie teilzunehmen. Als sie danach mit Ton gestaltete, wurde nach der Formung einer Schale erstmals die Beziehung zu ihrem Freund in der Gestalt eines Tonkopfes thematisiert. Die Annahme ihres Körpers und die Wiederaufnahme des sexuellen Kontaktes schienen sie zu beschäftigen.

Ein unerfüllter Jugendwunsch der Patientin war es, Sängerin zu werden, was ihr damals von den Eltern untersagt worden war. Stattdessen hatte sie eine Büroausbildung bei einer Behörde gemacht. Nach der Entlassung aus der Klinik wollte sie sich um eine Wiederaufnahme des Gesangunterrichts bemühen und war optimistisch. Sie kehrte jedoch bereits am Wochenende darauf zurück, da sich die operierte Brust entzündet hatte. In ihrer Spontanzeichnung »Ich – und meine Erkrankung« dominierte eine kreisrunde Form als Gestalt der entzündeten Brust, und nur auf Nachfrage ergänzte sie sich als Person mit amputierter Brust bei einer gymnastischen Übung klein in der rechten unteren Ecke.

Es kam zur Operation mit Entfernung des Implantats. In den beiden darauf folgenden kunsttherapeutischen Sitzungen schien sie sich mit dem Frauenbild auseinanderzusetzen. Auf meine Frage nach beeindruckenden Märchenszenen nannte sie Dornröschen hinter der Hecke und Schneewittchen im gläsernen Sarg. Sie malte dann ganz bedächtig mit flüssiger Aquarellfarbe sieben rote Blüten und gestaltete danach kleine blaue Blütenbüschel mit gelbem Kern – jeweils rechts und links. Am Schluss umgrenzte sie diese mit grünfarbigen Schattierungen, wobei sie das Blatt in der Stunde nicht voll – bzw. nur rechtsseitig – ausgestaltete. Auffallend war, dass die rechte Seite leicht verschmutzt erschien und die seitlich vergrößerte blaue Blüte einer Zellstruktur ähnelte (auch die Amputation war rechtsseitig). In meinem Bild, das, verglichen mit ihrem Tupfen, auf viel dynamischere Weise entstand, nahm sie eine Person mit Heiligenschein wahr, die über eine Brücke ging, während für sie rechts außen eine Wasserfontäne zu sehen war. In der nächsten Sitzung, in der sie ihr Selbstbild thematisierte, gestaltete sie einen Frauenkopf mit einer violettroten Haarhaube und orangefarbenem Gesicht und ergänzte am Schluss noch mit grüner Farbe Gesichtszüge. Für sie symbolisierte das Bild die Hoffnung auf ein anderes Aussehen und wieder dichtes Haar. Dagegen nahm sie in meinem Bild zwei Köpfe wahr, und zwar bei dem linken aufgrund der durchscheinenden Horizontlinie jemanden, dem das Wasser bis zum Hals stand, während dem anderen die Haare auszufallen schienen. Ihre Trauer um die verlorene Wölbung der rechten Brust und der Ausfall von Haaren nach der einmaligen Chemotherapie belasteten sie immer noch.

Nach dem Klinikaufenthalt beschäftigte sich die Patientin entgegen ihren Vorsätzen zunächst mit dem Lesen von Literatur zum Krankheitsbild Krebs und stellte ihren Wunsch, Gesangsunterricht zu nehmen, zurück. Ungefähr zehn Tage nach der zweiten Entlassung kehrte sie wegen eines Blutergusses im Wundbereich in die Klinik zurück. Sie klagte, dass ihre Brust nach der Operation immer schlechter aussehe, während sie zuvor die Brust mit dem Implantat im Vergleich zu ihrer großen Brust als fast schöner angesehen hatte. Sie wählte in den drei Sitzungen danach wieder Kreiden aus. In den Bildern dominierten anfangs Kreisformen. In ihrem ersten Bild, das in zwei Sitzungen entstand, nahm sie Krebszellen war, die von Lymphbahnen umschlossen wurden. Für sie wurde darin ihre Krebsangst bzw. ein scheinbares Ausgeliefertsein an die Krankheit offensichtlich. Die Kränkung über den verstümmelten Körper wurde nochmals thematisiert, ebenso ihre innere Mattigkeit nach den operativen Eingriffen. Sie nahm ihr Bild mit auf ihr Zimmer und ließ sich von der Bettnachbarin überreden, es an der Wand zu befestigen. Beiden gefiel dieses Bild, und sie sahen zunehmend belustigende Dinge darin. In der letzten Sitzung wählte die Patientin schwarze, goldene und silberne Kreiden aus und zeichnete, ausgehend von einem Zentrum mit vier Linien, Fische, Augen und Münder. In ihrem Bild nahm sie verschiedene Versuche von Augen und Mündern als Vorstudie zur Porträtzeichnung und die Gestalt eines Kruges im Sinne eines Vexierbildes auf der linken Seite wahr. Das Bild beeindruckte sie wegen der bildlichen Assoziationen, und sie hatte Freude daran, sich auch mit meinem Bild auseinanderzusetzen. Im Ganzen wirkte die Patientin wieder ruhiger und ein wenig gereift. Das Malen schien ihr viel zu bedeuten, und sie wollte für das Wochenende von mir noch Aquarellstifte und einen Malblock erhalten. Doch erst am Montagmorgen malte sie allein schnell hintereinander drei Bilder, und zwar jeweils auf dunklem Grund eine gelborangefarbene Sonnenblume, einen grünen Busch mit leuchtenden violetten Blüten und ein Gesicht mit einer Sonnenblume links und blauen Glockenblumen rechts. Die Bilder wirkten auf sie freundlich, und sie berichtete, dass sich nach dem Malen ihr Blutdruck gebessert habe. Mittlerweile fühlte sie sich ausgeglichener und konnte ruhig und ohne Tabletten durchschlafen. Sie wirkte optimistisch und freute sich auf die Entlassung am nächsten Tag. Ihr Zustand hatte sich stabilisiert, und ihre innere Unruhe und ihre Angstzustände schienen vorerst überwunden zu sein.

Fast ein Jahr später traf ich sie zufällig in der Innenstadt, wo sie mir freudig mitteilte, dass sie als Statistin bei einem Theaterstück mitwirke und in einem Chor singe. Nach einem weiteren Jahr erfuhr ich, dass sie ihren ersten Gesangsauftritt hatte und als Statistin für ein besonderes Theaterstück ausgewählt worden war. Sie hatte versucht, einen Lebenswunsch, dessen Erfüllung sie sich früher versagt hatte, in ihr Leben zu integrieren. Zudem erhielt sie Anerkennung über ihr gewandeltes Tätigkeitsfeld. Für sie beinhaltete die Hinwendung zum ästhetischen Ausdruck zum einen eine Bearbeitung ihrer Erkrankung im Sinne einer Selbstfindung und -stabilisierung, zum anderen die

Integration eines versagten Lebenswunsches, den sie als Frührentnerin nun aktivierte. Sie lernte eine andere Seite von sich kennen, die sie nun auch zu leben versuchte.

43.5 Darstellung kunsttherapeutischer Erfahrungen im autobiographisch-narrativen Interview

In der biographischen Reflexion von Lebensprozessen in einem autobiographisch-narrativen Interview werden sowohl eine vorausgegangene stressbelastete Zeit als auch eine reaktive Depression nach der Erkrankung sowie die Bewältigung der medizinischen Behandlung deutlich. Diagnose, Operation, Chemo- und Strahlentherapie werden als den Alltag durchgreifend verändernde Erfahrungen herausgestellt. In diesem Zusammenhang erhält das Angebot der Kunsttherapie eine besondere Bedeutung als selbstwirksame und wohltuende erlebnisorientierte Erfahrung. Das Erleben des Körperselbst erhält eine restabilisierende, stärkende Funktion im Ausdruck innerer Gefühle und in der Ausrichtung auf Neuanfänge als Sinnfindung. Die existenzielle Erfahrung der Erkrankung bedingt dagegen eine Erschütterung im Selbsterleben und in der Reflexion von Lebenserfahrung. So verweist das Interview mit Ursula Unger auf konfliktträchtige Erfahrungen, die von ihr als Stressbelastung erlebt wurden und mit biographischen Einschnitten vor der Erkrankung einhergingen.

Ursula Unger war als ältestes von drei Kindern von ihrer Mutter in der frühen Kindheit an die Großeltern abgegeben worden, wo sie eine als geborgen erfahrene Kindheit verleben konnte, aus der sie jedoch mit drei bis vier Jahren herausgerissen wurde, als die Eltern mit der Geburt der Geschwisterkinder in eine eigene Wohnung zogen. Die Bindung an die eigene Mutter konnte sich im Vergleich zur Bindung an die Großmutter nicht festigen. Später war sie erfolgreich in ihrer Berufsausbildung, fand nach einer langjährigen Beziehung dann mit 28 Jahren ihren späteren Mann und bereiste mit ihm die Welt. Nach sieben Jahren Zusammenleben setzte sie zwei Jahre mit der Einnahme der Pille aus, doch ihr Kinderwunsch ließ sich nicht realisieren. Ihre dann einsetzende ärztliche Behandlung sieht sie persönlich als Beginn ihrer Krebserkrankung an, da ihr Leben damit an Natürlichkeit eingebüßt habe. Hormonbehandlungen und andere medizinische Maßnahmen halfen nicht, sodass sie bereit war, ein Adoptivkind aufzunehmen. Dieses Kind kam aus Südamerika, wie auch die Familie der Mutter ihres ersten Freundes, was von ihr als »Damoklesschwert« gedeutet wurde.

Sie war 35 Jahre alt, als sie und ihr Mann das zwei Wochen alte Mädchen, das direkt nach der Geburt abgegeben worden war, aus Brasilien abholten. Aufgrund der Versorgung des Kindes zog sie sich in der ersten Zeit sexuell zurück, was ihr Ehemann als Ablehnung wahrnahm. Die Spannung in der Partnerschaft eskalierte dann zeitgleich mit den ersten Schwierigkeiten des Zahnens bei ihrer Adoptivtochter. Als Ursula Unger 40 war, lernte ihr Ehemann eine jüngere Frau aus seinem beruflichen Arbeitsfeld kennen, was Ursula Unger als traumatisches Erlebnis einer Ehekrise deutet. Die verschleierte Dreiecksbeziehung belastete sie psychisch und führte nach zwei Jahren zur Trennung. Ein Selbstmordversuch, eine Beziehung zu einem anderen Mann, die sie nach dem eifersüchtigen Verhalten ihres ersten Mannes nicht fortsetzen konnte, und weitere Beziehungsversuche, die nicht von Dauer waren, folgten. Eine vierjährige Therapie bei einem Analytiker bewirkte zwischenzeitlich eine Stabilisierung, auch wenn ein Berufswechsel und die Überforderung am neuen Arbeitsplatz sie stark belasteten. Als Alleinerziehende fühlte sie sich überfordert, zumal ihre Tochter mit dem Schuleintritt eine Gräser- und Pollenallergie mit Asthmaanfällen entwickelte und als Legasthenikerin eingestuft wurde. Nach dem Umzug in eine neue Wohnung und der Einschulung der Tochter in einem Privatgymnasium vereinnahmte ihr Berufsleben sie wieder voll, sodass sich Schlafstörungen und ein ungesunder Lebenswandel mit Rauchen und Trinken entwickelten und keine Zeit für eigene Hobbys oder Beziehungen blieb. Mit 42 Jahren hatte sie bereits erste Wechseljahresbeschwerden, die sie mit Hormonpräparaten zu unterdrücken versuchte. Ihre Tochter – inzwischen in der Pubertät – verstauchte sich immer wieder den Fuß, und die vielen Termine im Krankenhaus, bei der Krankengymnastik und beim Arzt zur Behandlung der

Asthmaanfälle beeinträchtigten den Alltag stark. Konzentrationsschwierigkeiten und Schlafstörungen verschlimmerten sich, verbunden mit der Angst um den Verlust des Arbeitsplatzes. Im Frühjahr bemerkte Ursula Unger ein Ziehen in der Brust, konnte aber erst nach den Herbstferien zur Untersuchung gehen. Es wurde Brustkrebs diagnostiziert. Sie führt dazu aus:

- U.U.: Ja, ich weiß noch, dass ich wie in Trance da rumgelaufen bin (Ursula Unger).

Ihr Tumor saß links, und sie deutete die Form des Tumors, der mit der Spitze auf das Herz zeigte, folgendermaßen:

- U.U.: Und das fand ich auch für mich war das ein Aha-Erlebnis, weil das auch das, mein Lebensgefühl war, dass man mir mein Herz gebrochen hat (Ursula Unger).

Sie wurde zweimal operiert und hatte Angst, dabei zu sterben. In diesem Zusammenhang schildert sie ein kosmisches Erlebnis in einem Traum:

- U.U.: Das hat sich in ein Bild verfestigt, dass ich einen nachtschwarzen Himmel gesehen hab mit 'ner goldenen Tür, und dahinter war, also, da könnte ich immer noch zittern, ja, es war eine Helligkeit da, ein goldener Schein und **eine** […], da könnt ich immer noch heulen, eine grenzenlose Liebe, […] das ging einem durch und durch, ja, dem konnte man sich gar nicht verschließen, und das zog so richtig, und ich habe gesagt, ich muss bei meiner Tochter bleiben, ich brauch noch ein bisschen Zeit […], ich kann sie nicht verlassen. […] Die lieb ich mehr als alles andere, ich will leben, ja. …
Und … dann war Schluss
(Ursula Unger).

Ursula Unger war nach der Chemo- und Strahlentherapie in der Kirche aktiv geworden. Im Zusammenhang mit der Behandlung hatte sie zwei andere Frauen, die an Krebs erkrankt waren, kennengelernt und emotionale Unterstützung erfahren. Zur Zeit des Interviews ist sie 52 Jahre alt, wieder in Psychotherapie und arbeitet kunsttherapeutisch:

- U.U.: […] meine ganzen künstlerischen Sachen wieder aufgeweicht sind, ich habe geheult, ich hab 'ne Kunsttherapie gemacht, ich hab geheult, weil ich so eine Sehnsucht danach habe, endlich wieder malen zu dürfen, ich male seitdem ja, also auch farbenfrohe Bilder oder so […] ich möchte jetzt im Moment mich nur mit Kunst, Kunst beschäftigen, möchte ich am liebsten und mich nicht damit beschäftigen zu müssen, dass ich mich ernähre, ich habe keine Lust (Ursula Unger).

Ihren Antrag zur Wiedereingliederung hat sie bereits abgeschickt, obwohl ihr Wunsch nach einer Pause, einem Heraustreten aus der Rolle als Powerfrau und einem Zu-sich-selbst-Kommen, auffällig ist. Wie bereits Eliade (1957) ausführte, stellt jede existenzielle Krise die Realität der Welt und die Anwesenheit des Menschen in der Welt von Neuem infrage. Auch für Ursula Unger wird die existenzielle Krise eigentlich zu einer »religiösen Krise« und geht mit einer erneuten Selbstvergewisserung einher. Die Wahrnehmung innerer Bilder, wie sie sich im Traumerleben zeigen, scheinen sie in der bildnerischen Ausdruckgebung über die Kunsttherapie zu bestärken. Das Selbsterleben im Gestaltungsprozess mittels Farben und Formen vermag bei ihr über die Spiegelmetapher des Bildnerischen einen gewandelten Zugang zu sich selbst zu bewirken. Lernen im Ausnahmezustand der Erkrankung scheint bei ihr zum einem an frühere, mit ihrem Beruf als technische Zeichnerin verbundene Kompetenzen anzuknüpfen, zum anderen an Formen der ressourcenorientierten Bewältigung des Erlebten im schöpferischen Prozess des ästhetischen Gestaltens.

43.6 Ausblick

Mit Künstlerischen Therapien kann Menschen, die an Krebs erkrankt sind, über das ästhetische Medium die Möglichkeit gegeben werden, einen gewandelten Zugang zu sich und anderen zu erlangen. Entsprechend hebt Jacob, Gründungsmitglied der Internationalen Gesellschaft für Kunst, Gestaltung und Therapie, hervor:

> » Die Gesundheitsbildung der Zukunft wird ohne das sozial verbindende Element des künstlerischen Tuns keine Chance haben, d.h. sie wird unsere leibliche und seelische Gesundheit nicht verbessern, solange wir nicht der kommunikativen Lebenssinn spendenden Kräfte der künstlerischen Gestaltung und des künstlerischen Tuns – im Tanz, in der Malerei und Musik, in der Bildhauerei, im Umgang mit der Dichtung – in einer unser Alltagsleben veränderten Weise ansichtig geworden sind (Jacob 1988, S. 21). «

Entsprechend werden auch der Aspekt der »Lebenskunst« und die Erfordernis psychosozialer Unterstützung in neueren psychosomatischen Ansätzen herausgestellt. Es geht um eine Steigerung der seelischen und körperlichen Lebensqualität, um die »Überlebens-Zeit« auszudehnen (vgl. Grönemeyer 2003, S. 59). Der Resonanzbezug des Menschen in seinem Umfeld und die bewusste Kultivierung dieser Resonanzfähigkeit wie auch die Wahrnehmung von Dankbarkeit als Quelle des Lebensmutes und des Lebenswillens (vgl. Verres 2005, S. 130ff.) werden als wesentliche Faktoren auf dem Weg zu einer ganzheitlichen Heilkunde betont.

Das ästhetische Handeln verweist in seinen spielerischen Anteilen und den Handlungsformen des Feierns auf Lebensgestaltungsformen, die sich vom Alltäglichen abheben bzw. es überschreiten. Demzufolge entspricht das ästhetische Handeln einer inneren Haltung zu den Dingen, die aus alltagspraktischer Sicht eine Form des Widerstands gegen allgemeine Vermarktungsinteressen und Entfremdungsstrategien darstellt. In dem Verhältnis von Gabe und Gegengabe ist es mit einem reversiblen Austauschprozess, einem Resonanzbezug zum Unbewussten vermittelt. Das Individuum tauscht im ästhetischen Handlungsakt mit sich selbst und der schöpferischen Gabe im Sinne einer Transformation. Dies ähnelt einem Wandlungsprozess, der das Individuum im »nunc stans« des Augenblickbezuges zu inspirieren vermag. Das Spiel als Handlungsform steht dabei in einem Raum- und Zeitkontinuum, das ästhetische Erlebnishorizonte impliziert, die außerhalb der linearkausalen Raum- und Zeitstruktur liegen. Winnicott spricht unter diesem Gesichtspunkt zugleich von einem intermediären Erfahrungsbereich, dem ein mäeutisches Paradigma anhaftet. Entsprechend hält er das Spiel für das Universale: »es ist Ausdruck von Gesundheit: denn Spielen ermöglicht Reifung und damit Gesundheit« (Winnicott 1973, S. 52). Damit drückt es auch das »Ich bin«, »Ich lebe«, »Ich bin ich« aus und ist infolgedessen kreativ.

Gesundheitshandeln im Sinne eines ästhetischen Handlungskonzeptes folgt demnach einer inneren Haltung, die dem Zufall, der Spontaneität, der Intuition und dem freien Spiel Raum und Zeit gewährt. In der Einbeziehung des Unbewussten verbindet es zwei Ebenen des Handelns, und zwar in der Ausrichtung auf Sinnestätigkeit und auf Kognition. Selbstwahrnehmung und Selbstfindung sind dabei an den Prozessverlauf gebunden bzw. vermögen Sinnzufuhr über die Aufhebung von Abspaltungsvorgängen zu leisten, indem Abwehr- und Verdrängungsmechanismen über die »Regression im Dienste des Ichs« unterlaufen werden. In dieser Hinsicht arbeitet der ästhetische Prozess mit Spiegelmetaphern. Dem Individuum werden im ästhetischen Prozess seine abgewehrten und verdrängten Wünsche sowie Ängste und Schuldgefühle gespiegelt und Sinnhorizonte einer anderen Praxis als Selbstheilungskonzept entgegengehalten.

Im Rahmen einer Humanisierung der Krankenfürsorge sind psychische Aspekte einer Erkrankung mit zu bedenken. Die Diagnose einer lebensbedrohenden Krankheit führt den Menschen in eine Krise, in der er insbesondere im Akutzustand, wenn ihm nicht unmittelbar und in ausreichendem Maße Hilfe von Familienangehörigen und Freunden zukommt, psychosozialer Betreuung bedarf. Künstlerische Therapien sind deshalb im Rahmen von Akutklinik, Rehaklinik und Ambulanz unter dem Aspekt einer Krisenintervention und -verarbeitung zu betrachten. Ein Schwerpunkt der Intervention liegt auf der Selbstaktivierung und der möglichen Entwicklung veränderter Lebensperspektiven bzw.

rekurriert auf Selbstbewegung. Dabei stellt sich der ästhetische Lernprozess im Hinblick auf Gesundheitshandeln als integrativ dar und ist auf intermediale Konzepte bezogen. Der Ansatz, von einem pathologischen Zugang zu einem Entwurf von Lebenskunst als stärkendem Resonanzfeld zu gelangen (Verres 2005, S. 84ff.), verweist auf die Stützung von Gesundheit in der Einbeziehung ästhetischen Erlebens, wie sie die Künstlerischen Therapien zu leisten vermögen. Dies mit weitergehenden Forschungen und entsprechenden Interventionsformen in unterschiedlichen Bezugsfeldern zu analysieren sollte einen gewandelten Umgang mit Erkrankung stärken und zu einer ressourcenbetonten Wahrnehmung von Krankheitsprozessen sowohl in der Ver- und Bearbeitung als auch in ihren Wandlungsformen beitragen.

Lernen über das Ästhetische kommt einer Brückenfunktion gleich. Es ist gebunden an konkrete Gestaltungsprozesse, die ein Sinneserleben im motorischen Handeln einzubeziehen vermögen. In dieser Hinsicht ist der Lernprozess an Selbstwirksamkeit, Verstehen und Sinnzufuhr gebunden bzw. bezieht den Menschen in einem mehrdimensionalen Erlebensprozess ein und regt das hormonelle Belohnungssystem und das Entwerfen neuer Lebensperspektiven an. Lernen an sich und dem Anderen in der ästhetischen Ausdrucksfindung ist folglich erfahrungsorientiert, dient der Stressbewältigung und vermag im Ausnahmezustand der Erkrankung Selbstheilungskräfte zu mobilisieren.

Literatur

Bach S (1961) Spontanes Malen und Zeichnen im neurochirurgischen Bereich. Ein Beitrag zur Früh- und Differentialdiagnose. Schweiz Arch Neurol Neurochir Psych 87(1):1–57

Bauer J (2007) Das Gedächtnis des Körpers, 10. Aufl. Piper, Frankfurt am Main

Beck D (1981) Krankheit als Selbstheilung. Insel, Frankfurt am Main

Dreifuss-Kattan E (1986) Praxis der Klinischen Kunsttherapie. Huber, Bern

Eichner W (1979) Psychosomatische Aspekte in der Gynäkologie. In: Uexküll T von (Hrsg) Lehrbuch der Psychosomatischen Medizin. Urban & Schwarzenberg, München

Eliade M (1957) Das Heilige und das Profane. Rowohlt, Reinbek bei Hamburg

Grönemeyer D (2003) Mensch bleiben. Herder, Freiburg

Hampe R (1988a) Kunst und Therapie in einer Frauenklinik. In: Institut für Bildung und Kultur (Hrsg) Schriftenreihe des Instituts für Bildung und Kultur, Bd 14. Remscheid

Hampe R (Hrsg) (1988b) Aurora II und das Pferd im 4. Stock. Zur Klinischen Kunsttherapie und Integrierten Psychosomatik. Universität Bremen

Jacob W (1988) Zur Kunst-Therapie im klinischen Bereich. Die Bedeutung der Kunst für den gesunden und den kranken Menschen. In: Hampe R (Hrsg) Aurora II und das Pferd im 4. Stock. Zur Klinischen Kunsttherapie und Integrierten Psychosomatik. Universität Bremen, S 11–21

Joraschky P, Köhle K (1979) Maladaption und Krankheitsmanifestation. Das Streßkonzept in der Psychosomatischen Medizin. In: Uexküll T von(Hrsg) Lehrbuch der Psychosomatischen Medizin. Urban & Schwarzenberg, München

Kast V (1987) Der schöpferische Sprung. Walter, Olten

Kunzmann B, Aldridge D, Gruber H, Wichelhaus B (2005) Künstlerische Therapien: Zusammenstellungen von Studien zu künstlerischen Therapien in der Onkologie und Geriatrie. In: Musik-, Tanz- und Kunsttherapie 16(2):77–86

Lee E-J, Laudenbach H (2004) Krebs. Musik-, Tanz- und Kunsttherapie 15(2):86–89

Mitscherlich A (1966) Krankheit als Konflikt. Suhrkamp, Frankfurt am Main

Overbeck G (1984) Krankheit als Anpassung. Suhrkamp, Frankfurt am Main

Uexküll T von (1976) Grundfragen der psychosomatischen Medizin. Rowohlt, Reinbek bei Hamburg (Erstveröff. 1963)

Verres R (2005) Was uns gesund macht. Herder, Freiburg

Weizsäcker V von (1986) Körpergeschehen und Neurose. Suhrkamp, Frankfurt am Main (Erstveröff. 1947)

Winnicott DW (1973) Vom Spiel zur Kreativität. Klett, Stuttgart

»Lehre uns bedenken, dass wir sterben müssen, damit wir ein weises Herz gewinnen« (Psalm 90)

Kerstin Lammer

In diesem Beitrag wird anhand von Fallbeispielen herausgearbeitet, wie die tödliche Krankheit lehrt, entschiedener zu leben. Die von den Erkrankten häufig gestellte Frage »Warum gerade ich?« und die damit verbundenen Gefühle von Ohnmacht und Sinnlosigkeit werden auf ihre Hintergründe untersucht. Das darin enthaltene Selbstbild der Kranken erweist sich dabei letztlich als Täuschung, die sich aber produktiv nutzen lässt – dies wird fallbezogen konkretisiert. Es wird veranschaulicht, was evangelische Theologie und Kirche angesichts der aufbrechenden existenziellen Nöte und Fragen zu bieten haben: 1. Seelsorgegespräche zum Bearbeiten von Gefühlen, Beziehungs- und Selbstbildern; 2. Theologie als Angebot, das Selbstverständnis und die eigenen Erwartungen an das Leben dialogisch zu reflektieren; 3. Rituale als inszenierte Vergewisserung von Sozialität und Bezogenheit auf das Leben.

44

44.1 Einleitung

Der Tod ist der Lehrmeister des Lebens. Das gilt auch für die lebensbedrohliche Krankheit, die das Ausgeliefertsein an den Tod vor Augen führt. Die Interviews mit Betroffenen, die vielen Beiträgen in diesem Band zugrunde liegen, machen es deutlich: Im Angesicht des Todes wird das Leben wesentlich. Schlagartig merkt man, wie schnell es vorbei sein kann. Man begreift mit dem Gemüt, was man immer schon hätte bedenken können: Wie wenig selbstverständlich es ist, zu leben, zu sein, was man ist, zu können, was man (noch) kann, zu haben, was und wen man hat. Man erkennt, was wirklich wichtig ist im Leben und was nicht. Dass man das Wesentliche nicht machen, nicht kaufen, nicht verdienen und sich nicht selbst geben, sondern nur geschenkt bekommen kann. Wie kostbar dieses Geschenk ist, spürt man am deutlichsten, wenn klar wird, wie endlich es ist.

Ein Beispiel dafür ist Walter Westphal, Ende 60. Rückblickend erzählt er in einem Interview von einem Herzinfarkt, den er mit Mitte 40 erlitten hat, und davon, wie dieses Ereignis seine Sicht auf das Leben verändert hat:

- W.W.: Ich durfte noch nicht mal selbst zur Toilette gehen. Selbst das Brot, das hat sie mir wie 'nem kleinen Kind in kleine Stücke geschnitten (lacht kurz auf). Das war so 'n richtiges kleines Kontrastprogramm. Da wurde mir dann langsam klar, dass ich versucht hatte, mit 'nem Akutinfarkt noch weiter Tennis zu spielen. … Na ja, am vierten Tag kam dann die Therapeutin und hat dann angefangen mit langsamerer Gymnastik. … Da hat se gesagt: »So, jetzt stellen Se sich mal ans Bett, drei Kniebeugen machen. Festhalten am Bett.« Hab' ich gesagt: »Ich könnt aber zehn machen.« Da hat die mich angeguckt und hat gesagt: »Wissen Se, die Hälfte von den Leuten, die das hinter sich hat, was Sie hinter sich haben, die macht jetzt überhaupt nix mehr. Die liegen jetzt unter der Erde. Machen Sie jetzt mal gefälligst genau das, was ich Ihnen sage!« (lacht kurz auf). Und das hat dann gewirkt. Das hat dann wirklich gewirkt. […] Ja, ich hab mein Leben schon geändert … Weil für mich war eigentlich klar, dass ich diese Jahre als Geschenk nehme, vielleicht 'n kleiner Ausgleich für die Stunden, die ich mir da um die Ohren gehauen hab, vorher. … Hab ich mit 60 aufgehört, und seitdem kümmere ich mich vor allem um meine Enkelkinder und meine Familie (Walter Westphal).

Maria Franz ist Anfang 60. Zwei Jahre vor dem Interview ist sie an Brustkrebs erkrankt und operiert worden; seither hat sie Chemo- und Strahlentherapien und zwei Rehakuren hinter sich gebracht. Auch sie spricht im Interview über ihre seit der Erkrankung veränderte Lebenseinstellung:

- M.F.: Tja, so hab ich wirklich erst eigentlich ab der Operation angefangen, das zu machen, was ich gerne tue. Ich hab

▼

aufgehört, mich mit irgendwelchen Leuten zu treffen und Blabla anzuhören, was mich nicht interessiert. … Das tu ich mir nich an, das find ich für mich vertane Zeit. Meine Zeit ist kostbar geworden, ja? Wie lang sie auch immer noch dauert. […] ich hab auch so viel – wie soll ich das jetzt sagen – so viel Überlegenheit durch die Krankheit, wo ich gemerkt hab, es kann auch vom einen zum andern Tag anders sein, dass ich viele Dinge, die mir vorher so wichtig waren, nicht mehr wichtig nehme. … Im Büro, die regen sich manchmal über Dinge auf, da denk ich: also isses des jetzt wert, wegen 'nem Stück Papier, 'nem Brief oder 'nem Anruf mich aufzuregen? Das Leben is so schön und so – wie gesagt – kostbar, und da muss man abschätzen, was man wirklich erleben möchte und was man nicht erleben möchte, oder das sollte man auch nicht zulassen. […]

- I: Wie erklären Sie sich das, dass gerade … diese Krankheit … Sie so, wie Sie sagen, Ruhe gefunden haben?
- M.F.: Ja, weil ich dann eigentlich durch die Krankheit erkannt habe, dass das Leben nicht aus einer einzigen Hetze besteht oder Sorgen auch für andere und ständig noch irgendwas sich aufladen und hierhin rennen und dahin. … Man sieht es wirklich wie, ich will nich sagen, wie 'ne zweite Geburt, ja? Aber es is wieder noch mal 'n neu geschenktes Leben. Un' mit dem geht man sehr sorgfältig um (Maria Franz).

»Ach wie flüchtig, ach wie nichtig, ist der Menschen Leben …«, singen christliche Gemeinden bei Bestattungen, »… wie ein Nebel bald entstehet und auch wieder bald vergehet, so ist unser Leben, sehet!« (Choraldichtung von Michael Franck, um 1650, Evangelisches Gesangbuch 528, Gotteslob 657). Mag uns in heutigen westlichen Gesellschaften, in denen Lebenserwartung und Lebensqualität ständig steigen, die ernstliche Krankheit, allzumal die Krankheit zum Tode, als Ereignisbruch erscheinen oder, um den Titel dieses Bandes aufzugreifen: als »Ausnahmezustand« – sie ist es nicht. Nichts ist in diesem Leben so sicher wie der Tod. Nichts ist so sicher wie die Tatsache, dass wir begrenzte Wesen sind und dass wir die Grenzen unserer Möglichkeiten zu spüren bekommen: Alles, was uns gegeben ist, und alle, die uns gegeben sind, werden wir früher oder später verlieren. Auch wenn wir uns gern darüber täuschen, wir sind endlich und verletzlich. Alle. Immer. Das ist unsere Grundkonstitution als Menschen. Je mehr wir uns dessen bewusst sind, desto realistischer leben wir, weil wir lernen, uns selbst und unsere Lebenserwartung – auch und gerade im *qualitativen* Sinne – richtig einzuschätzen. Der 90. Psalm fasst diesen Tatbestand zusammen: »Lehre uns bedenken, dass wir sterben müssen, auf dass wir klug werden« – in Martin Bubers Bibelübersetzung heißt es: »damit wir ein weises Herz gewinnen« (Ps 90, 12).

Der Tod ist nicht nur der Lehrmeister des Lebens, sondern auch der Ausgangspunkt der Religion, der Ernstfall des Glaubens oder Unglaubens. Indem die Kontingenzerfahrung die Begrenztheit der eigenen Lebenserwartung vor Augen stellt, stellt sich zugleich die Frage nach einer darüber hinausgehenden Erwartung. Im Angesicht des Nichtseins entsteht die Frage nach dem eigenen Sein und nach einem darüber hinausgehenden Sein. In diesem allgemeinen anthropologischen Sinn (nicht in einem spezifisch konfessionellen Sinn) sind am Ende alle Menschen religiös, denn:

» Der Ausdruck »Religion« bezeichnet nicht irgendwelche Ansichten über eine übersinnliche Welt, Ansichten, die man hegen kann oder auch nicht, sondern »Religion« bezeichnet den für die Existenz jeder endlichen Person grundlegenden Tatbestand, daß sie auf den Ursprung und auf das Ziel ihrer Existenz bezogen ist; und zwar *so* bezogen, daß sie diese Grenzen ihres Daseins irgendwie verstehen und in ihrer Lebensführung berücksichtigen muß. (Herms 1990, S. 30) «

Deshalb – um sie auf der Suche nach ihrem Selbstverständnis im Angesicht der Grenzen ihres Daseins zu unterstützen – gehören die Kirchen und andere Religionsgemeinschaften an die Seite der Kranken und Sterbenden. Gerade weil in einer pluralen Gesellschaft kein allgemeiner Konsens mehr über spezifische (z.B.: christliche, evangelische, katholische, jüdische, islamische, buddhistische) inhaltliche Ausprägungen der religiösen Einstellung zur menschlichen Endlichkeit besteht, haben die Kirchen und andere Religionsgemeinschaften den religiösen Diskurs darüber zu führen, im Angesicht des Todes präsent zu sein und ihre eigenen Anschauungen dazu dialogisch anzubieten.

Was bieten *evangelische Theologie und Kirche* bei Fragen und Nöten, die angesichts von schwerer Krankheit und Tod aufbrechen – an *Seelsorge*, an *theologischer Lehre* und an *symbolisch-ritueller Performanz?* Dazu sollen im Folgenden einige exemplarische Streiflichter aufleuchten.

Einleitend ein weiterer Ausschnitt aus dem Interview mit der oben schon zitierten, an Brustkrebs erkrankten Maria Franz:

- M.F.: Warum jetzt der eine mit 14 schon Leukämie haben muss und sterben muss, und die Oma wird 101 Jahr alt, ja, das is etwas, was ich nicht verstehen kann, weil da auch wirklich oft gute Menschen früh sterben, und andere, die wirklich Verbrecher sind, die werden alt, ja? Also das ist etwas, was ich nicht verstehen kann. Und dann kam auch da meine Frage: Warum ich, ausgerechnet ich, ich hab doch nix getan … (Maria Franz).

44.2 Seelsorge

»Warum gerade ich?!« Diese Frage der Maria Franz stellen viele Menschen, die mit der Diagnose einer lebensbedrohlichen Krankheit konfrontiert sind; sie gehört zu den Standardsituationen der Krankenhausseelsorge. Oft ist damit die Aussage verbunden, das Leben scheine nun sinnlos, und man selbst fühle sich ihm hilflos ausgeliefert. Vieles kann dahinterstehen: Gefühle wie Protest, Aufbegehren, Zorn, Angst, Depression, Einsamkeit. Oder der Eindruck, isoliert zu sein: Die Betroffenen empfinden sich als ausgeschlossen aus der sozialen Gemeinschaft und fühlen sich von Gott und der Welt verlassen. Oder sie haben das Bedürfnis, für ihren Schicksalsschlag Erklärungen zu finden – und noch hinter der Suche nach Gründen liegt vielleicht die Suche nach einem tragenden letzten Grund, d.h. Sinngrund. Vielfach stehen hinter der Frage »Warum ich?« und dem Eindruck der Sinnlosigkeit auch Beziehungsbilder wie z.B. die Vorstellung, sozialfähig sei nur, wer leistungs- und funktionsfähig ist und den Angehörigen nicht zur Last fällt. Auch religiöse oder säkulare Wirklichkeitsverständnisse können im Hintergrund stehen, z.B. die Auffassung, Krankheit sei eine Strafe für Vergehen, man habe im Leben zu bekommen, was man verdiene – und diese Krankheit habe man nicht »verdient«, weil man sich keiner entsprechenden Schuld bewusst sei. Und vieles mehr. Seelsorglich ist es geboten, individuell auf das einzugehen, was jeweils im Einzelfall in der Notsituation aufbricht: zu erkunden, welche Gefühle, Erfahrungen und Vorstellungen dahinterstehen, und die Auseinandersetzung damit zu begleiten – zunächst ganz ohne Bewertung. Der Patient, die Patientin soll ausdrücken können, was ihn oder sie bewegt, der Seelsorger, die Seelsorgerin gibt dem Raum und lässt es gelten, ohne es zu beurteilen, zu dramatisieren oder zu marginalisieren, zu korrigieren, zu konterkarieren oder in irgendeiner Weise ändern, verbessern, lindern oder beseitigen, sprich: ohne irgendetwas (dagegen) *machen* zu wollen. Im Unterschied zu anderen Berufsgruppen, deren Aufgabe das Tun und »Machen« ist, sind Seelsorger diejenige Berufsgruppe, die (da) *sein* und die Menschen und die jeweiligen Situationen *sein lassen* soll, wie sie *sind* (nicht, wie sie sein *sollten*). Wahrnehmen, Verstehen und vor allem *Annehmen* sind die ersten seelsorglichen Ziele.

Dahinter steht nicht nur die (gestalt-)psychologische Erkenntnis, dass sich nichts ändert, bevor man es nicht zuerst so sein lässt, wie es wirklich ist. Hintergrund der annehmenden seelsorglichen Haltung ist vielmehr ein zentraler Inhalt evangelischer Theologie: Dass nämlich Gott den Menschen so, wie er ist (nicht, wie er sein sollte), bedingungslos annimmt. Während die Botschaft von der bedingungslosen Annahme des Menschen im evangelischen Gottesdienst explizit *gepredigt* wird, kann sie in der evangelischen Seelsorge stillschweigend *praktiziert*, d.h. implizit vermittelt werden. Die geglaubte Annahme soll durch die Haltung des Seelsorgers bzw. durch die seelsorgliche Beziehung ausgedrückt und für den Patienten bzw. die Patientin *erfahrbar* werden.

Der Weg dorthin ist auch für die Seelsorgenden schwere seelische Arbeit. Sie müssen das Eigene hintanstellen und sich von der Frage frei machen: »Wie würde *ich* (in einer solchen Situation, auf eine solche Diagnose, auf eine solche Prognose etc.) reagieren?«, um sich in fremde Erlebens- und Vorstellungswelten einfühlen und sie erkunden helfen zu können. Jeder Mensch reagiert anders. Als Seelsorgerin bzw. Seelsorger muss man die eigenen Reaktionsweisen, Gefühle und Vorstellungen sehr gut durchgearbeitet haben, um sich auf fremde einlassen und mit ihnen arbeiten zu können.

Der Prozess der Exploration und Auseinandersetzung ist nicht abkürzbar. Deshalb sollen von Helfenden – auch wenn sie Seelsorger sind und als Vertreter einer Glaubensgemeinschaft kommen – nicht zu schnell deutende oder weltanschauliche Reflexionsgänge angestoßen werden. Die Seelsorgebewegung, die in USA in den 1960er-, in Deutschland in den 1970er-Jahren ihren Anfang nahm, mahnte sogar generell zu größter Zurückhaltung gegenüber jeder explizit religiösen Kommunikation am Krankenbett: Seelsorgerinnen und Seelsorger sollten die Not der Patientinnen und Patienten nicht missbrauchen, um ihnen ihre Glaubensinhalte aufzudrängen; sie sollten religiöse Vorstellungen und Rituale nicht missbrauchen, um der emotionalen Not der Patientinnen und Patienten und ihren existenziellen Fragen auszuweichen und quasi schnell mit Gebet und Segen zuzudecken, was sie selbst nicht ertragen könnten. Seit Ende des 20., Anfang des 21. Jahrhunderts legen neuere systemische Gesprächsführungsansätze es wieder nahe, spezifisch (christlich-)theologische Deutungsangebote in das seelsorgliche Gespräch einzuführen, und zwar mit dem Ziel des »Perspektivwechsels« bzw. der »Perspektiverweiterung«. Was bedeutet das für die seelsorgliche Praxis? Zuerst sind die jeweiligen Impulse der Patientinnen und Patienten seelsorglich aufzunehmen und auf die damit verbundenen Emotionen sowie auf ihre Beziehungsaspekte und auf ihren wirklichkeitsdeutenden Gehalt hin auszuloten. Im zweiten Schritt gehört es dann aber auch zur seelsorglichen Aufgabe, den Patientinnen und Patienten ein Gegenüber zu bieten, das zur Realitätsprüfung und zu alternativen Betrachtungsweisen anregt. Dabei geht es nicht darum, ihnen die evangelische Wirklichkeitsvorstellung in imperialer Manier als allein selig machend vorzustellen. Ziel ist vielmehr, ihnen dabei behilflich zu sein, diejenigen Sinnkonstruktionen aufzusuchen oder zu entwickeln, die für sie selbst tragend sind. Denn evangelische Christen glauben, dass der Mensch »allein aus Glauben« (sola fide) gerettet wird, d.h., dass Glaubensinhalte nur für denjenigen erlösend wirken, der sie *selbst* mit Verstand und Gemüt begreifen und sich zustimmend aneignen kann: »… und wäre Christus tausendmal in Bethlehem geboren, doch nicht in dir, du wärest ewiglich verloren«, schrieb Angelus Silesius, bürgerlich Johannes Scheffler, 1674 im *Cherubinischen Wandersmann;* für unseren Zusammenhang frei übertragen von der Verfasserin des Beitrags: »Und wäre Christus tausendmal gestorben und nicht für mich, so wäre ich doch verloren.«

Deshalb gibt evangelische Seelsorge nicht ungefragt theologische Antworten auf Fragen, die die Gesprächspartner nicht gestellt haben. Sondern sie unterstützt Patienten dabei, den existenziellen Fragen nachzugehen, die sie angesichts ihrer Erkrankung haben, und Antworten darauf zu suchen, die sie glauben können. Dazu haben Seelsorgerinnen und Seelsorger die poimenisch-hermeneutische Kompetenz ausgebildet, d.h. im Wesentlichen eine Auslegungs- bzw. Deutungs- und Übersetzungskompetenz (vgl. Lammer 2010, S. 234–258; Lammer 2012a, S. 20–24). Sie können also zum einen existenzielle Betroffenheiten der Patienten existenzial und symbolisch zur Sprache bringen und zum anderen die *Erlebnisinhalte* von Versprachlichungen bzw. Symbolisierungen dieser existenziellen Betroffenheiten entschlüsseln. Die Patienten werden dabei innerhalb ihres *eigenen Referenzrahmens* verstanden und bei Sinnkonstruktionsprozessen unterstützt.

Christliches Traditionsgut kann sinnvollerweise *dann* explizit in Seelsorgegespräche eingebracht werden, wenn Patienten sich entweder bereits innerhalb des christlichen Referenzrahmens bewegen und die gemeinsame Referenz der Bekräftigung, Vergewisserung oder Entwicklung des Glaubens dient oder wenn Patienten sich nicht innerhalb des christlichen Referenzrahmens bewegen, ihnen aber der Dialog mit alternativen Wirklichkeitsdeutungen im Sinne einer Perspektiverweiterung (vgl. die systemische Beratung) willkommen ist.

44.3 Theologie

Ist einer der beiden zuletzt genannten Fälle gegeben, kann das evangelische Verständnis von Leben und Tod zur Krankheitsbewältigung sehr hilfreich sein, denn es ist auch heute noch realitätsgerecht und psychologisch plausibel. Es befördert ein realistisches Selbstverständnis und realistische Erwartungen an das Leben.

Die Frage »Warum gerade ich?«, die in vielen der in diesem Band zitierten Interviews mit Erkrankten auftaucht und heute von vielen schwer kranken Menschen angesichts ihres Leidens gestellt wird, erweist sich bei genauerem Hinsehen als falsch gestellt, und das damit verbundene Ohnmachtsgefühl erweist sich als Täuschung. Warum? Es handelt sich aus theologischer wie auch aus psychologischer Sicht um eine Fehleinschätzung der eigenen Systembedingungen, der Conditio humana (vgl. Lammer 2012b, S. 56ff.; Lammer 2012c, S. 142ff.). Denn die Frage »Warum gerade ich?« unterstellt ja, dass es etwas Außergewöhnliches sei, was dem Fragenden widerfährt, dass quasi nur er allein leiden und sterben müsse und die meisten anderen Menschen nicht. Die Idee »Nur ich allein muss leiden und sterben« ist aber realitätsfern; richtig ist vielmehr das Gegenteil: Alle Menschen müssen leiden und sterben, weil sie endlich (theologisch gesprochen: *geschöpflich*) sind. Im Angesicht von Krankheit und Tod wird deshalb nicht die *Ausnahme*, sondern die *Regel* der menschlichen Verfasstheit begriffen, also »was für Gebilde wir sind« (Ps 103, 14f.).

Auch die empfundene »Ohnmacht« ist bei näherer Betrachtung eine Fehlinterpretation der Erfahrung, an die Grenze der eigenen Endlichkeit zu stoßen. Zwar ist die erfahrene Begrenztheit des Lebens (oder der eigenen resp. der ärztlichen Möglichkeiten, es zu bewahren) real, die subjektive Interpretation als Ohnmacht ist aber irreal. Aus psychologischer Sicht handelt es sich um eine Ohnmachts*phantasie*, die erst durch einen enttäuschten *Allmachts*wunsch entsteht: Die Erfahrung von Endlichkeit und Kontingenz ist *dann* schwer zu ertragen, wenn man sich selbst als heil und ganz, als unversehrt und unendlich phantasiert hat. Wo die Phantasie von der menschlichen *Ganzheit* verloren gegangen ist, schlägt sie in die Phantasie um, man habe sich *ganz* verloren, als sei man alles Sinnvollen, aller Fähigkeiten und Möglichkeiten beraubt – ohnmächtig. Beide, Allmachts- und Ohnmachtsphantasie, sind unrealistisch. Die Chance der Grenzerfahrung ist, in einem Reifungsprozess beide Phantasien aufzugeben und zu einer realistischen Selbsteinschätzung zu kommen. Psychologisch gesprochen, akzeptiert die reife Persönlichkeit die Endlichkeit des eigenen Selbst, ergreift aber entschlossen die ihr zur Verfügung stehenden begrenzten Möglichkeiten. Theologisch gesprochen, nimmt, wer glaubt, das von Gott geschenkte Leben in seiner geschöpflichen Begrenztheit an, und zwar als Gabe und als Aufgabe, die geschenkten endlichen Möglichkeiten nach Kräften zu entfalten und zu gestalten (vgl. zum Letzteren z.B. das Gleichnis von den anvertrauten Talenten in Mt 25 par.). Herms nennt dies die »Praxissituation endlicher Freiheit« (vgl. Herms 2012). Dafür ein weiteres Beispiel:

- M.F.: Das verkraftet man nicht so. Ich dachte, ich war doch immer gesund, ich hab 4 Kinder, ich war nie krank, alles war ganz normal, warum ich? Und dann wieder das: was, was hab ich mir zuschulden kommen lassen? Was hab ich Böses getan? Warum ich? Ist es jetzt 'ne Strafe für irgendetwas? Ja? Diese Gedanken, diese echt blöden Gedanken, das stimmt nämlich überhaupt nicht, nee. […] Ja, dann war ich in Kur, das erste Mal, und hab dann gesehen, dass viele Frauen und auch Männer mit Kehlkopfkrebs und so . viel, viel kränker waren als ich. … Und hab eigentlich immer .. Kraft gespürt in mir, aber ich bin gläubig …, ich habe + (Frau Franz stockt kurz in der Erzählung) im ersten, also die ersten Wochen oder Monate nicht gebetet, dass ich jetzt uralt werde oder überleben, ich hab einfach immer für Kraft und Mut und Zuversicht gebetet. Kraft und Mut und Zuversicht! Nur das hilft mir weiter. Und das hab ich ganz schnell bekommen. […] Ja, ich möchte noch weiter arbeiten, ich möchte noch weiter nach (Land in Afrika), wenn

▼

denn wieder was käme, . denk ich, das schaffen wa auch wieder. .. Ich hab eigentlich, ja, ich bin wirklich so guter Hoffnung und guter Dinge, dass mich nix so runterdrückt. […] Aber die, also diese Ruhe jetzt, …die mir so die Kraft gibt auch, ja? Also wenn ich das ja mal so sagen darf, die kommt von meinem Schöpfer, meine ich, ja? Ich glaube dran, dass, äh, es is ja 'n Wahnsinn, wenn so 'n Baby geboren wird, ja, wie da alles funktioniert, also da kann ja nur irgendeine große Macht drinstecken, also Sie können ja nich ma 'n Grashalm wachsen lassen ohne, ohne (lacht) Hilfe (schnalzt), und dass das Sterben auch zum Leben gehört, is auch klar, ja?
(Maria Franz)

Die Erkenntnis der eigenen Endlichkeit und Begrenztheit, theologisch gesprochen: der eigenen *Geschöpflichkeit*, schließt auch die Einsicht in die menschliche Angewiesenheit auf Zuwendung von außen ein. Der evangelische Theologe Jüngel bezeichnete diese grundlegende Tatsche des Menschseins als »anthropologisches Passiv«: »Ich bin Mensch, indem ich einen anderen für mich da sein lasse« (Jüngel 1993, S. 80f.). Ich *werde* geboren, ich *werde* geliebt, ich muss mich auch am Ende meines Lebens in andere Hände begeben. Der Aufzählung Jüngels ist nach meinem Dafürhalten im Zusammenhang mit schwerer Krankheit natürlich hinzuzufügen: Ich *werde* behandelt, ich *werde* gepflegt. Und diese Ergänzung ist wesentlich, zeigt sie doch, dass das Angewiesensein auf andere in schwerer Krankheit nicht der Ausnahmezustand, sondern der Regelzustand des Menschseins ist. Menschen, die pflegebedürftig werden, erleben – wie Säuglinge – die wesenhafte Kreatürlichkeit des Menschseins. Sie sollten sich dessen nicht schämen und nicht um ihre Würde bangen (müssen). Denn aus christlicher Sicht ist es kein Makel, sondern die Bestimmung des Menschen, für andere da zu sein und andere für sich da sein zu lassen. Gerade indem man sich öffnet für ein Du, für das man sorgt oder das man für sich sorgen lässt, überschreitet man die Grenzen der eigenen Endlichkeit. Im selben Maße, wie der Mensch begrenzt ist, ist er ja auch über sich selbst hinaus angelegt, nämlich auf Selbstüberschreitung durch Bezogenheit bzw. durch Gemeinschaft mit dem Mitmenschen, mit der Umwelt und mit Gott. Man erlebt dieses, was theologisch als *Transzendenzerfahrung* bezeichnet wird, in Momenten der Liebe, der Ehrfurcht und des Todes: sich selbst loslassen und Teil von dem werden, was über das eigene kleine Sein hinausgeht.

Die christliche Theologie spricht hier von der *Teilhabe am ewigen Leben Gottes*. Gemeint ist: Nicht nur erschaffen wir unser Leben nicht selbst (sondern empfangen es), wir können und müssen es auch nicht selbst vollenden. Das Leben geht weiter, auch wenn wir sterben, und wir haben Anteil daran. Das Fragment des eigenen Lebens ist aufgehoben in der Ganzheit des Lebens selbst, theologisch gesprochen: Es ist geborgen in Gott und wird durch Gott vollendet.

In evangelischer Zuspitzung bekommt dies eine besondere Pointe: Dass nämlich die Würde und der Wert eines Lebens nicht abhängen von dem, was jemand geleistet, erworben, getan, gegolten, erreicht oder verdient hat, sondern allein dadurch gegeben ist, dass Gott den Menschen gewollt, zu seinem Ebenbild erschaffen, geliebt und angenommen hat. Das bedeutet nicht, dass die Spannungen, die Ambivalenzen und Ambiguitäten des Lebens aufgehoben wären und plötzlich alles gut wäre. Jeder Mensch wird sich nur in Momenten der Selbstüberschreitung eins mit sich selbst und der Welt gefühlt haben; jedes individuelle Leben wird beschenkt *und* unvollkommen bleiben; jede Lebensbilanz wird Gutes *und* Schlechtes zu konstatieren haben. Aber die Frage ist, ob man sich damit versöhnen und das Gute als »gut genug« gelten lassen kann. In der Symbolsprache des Glaubens gesagt: Gott ist nicht quasi auf einem Auge blind, er verschließt nicht die Augen vor der Gebrochenheit und vor den Verfehlungen der Menschen, aber er verurteilt den Menschen deshalb nicht, sondern versöhnt sich und ihn damit. Der Mensch ist nicht ganz und heil, aber er wird gesegnet statt verflucht. Im Sprachgebrauch Martin Luthers heißt das: nicht gerecht, aber dennoch von Gott gerechtfertigt.

44.4 Rituelle Performanz

»Ich weiß, dass ich nicht mehr lange zu leben habe, aber alles, was ich noch tun kann, will ich tun, solange ich es noch kann. Segnen Sie mich jetzt zum Leben und zum Sterben«, so sagte mir ein Patient. Der Segen gehört gemeinsam mit Gebet, Krankenabendmahl und Krankensalbung zu den Ritualen, mit denen Christen am Krankenbett die Inhalte ihres Glaubens performativ zur Darstellung bringen, um sie erfahrbar zu machen.

Oben wurde gezeigt: Das *seelsorgliche Gespräch* soll bei der Selbstreflexion behilflich sein; es zielt darauf, dass der Patient ein gesteigertes Bewusstsein von sich selbst erlangt; und es bedient sich diskursiver sprachlicher Mittel, um den unmittelbaren Selbstausdruck des von Krankheit betroffenen Menschen in ein strukturiertes, Halt gebendes Selbst- und Wirklichkeitsverständnis zu überführen.

Das Besondere am *Ritual* dagegen ist, dass es dazu einlädt, sich in der Inszenierung einer geliehenen Symbolsprache zu überlassen und sich darin gemeinsam mit vielen anderen zu bergen, die vor, neben und nach einem selbst ein ähnliches Schicksal erlitten, diesem auf ähnliche Weise Ausdruck verliehen und darin Gemeinschaft, Trost und Stärkung gefunden haben. Das Ritual bindet in eine Schicksalsgemeinschaft ein, es vergewissert den Einzelnen seiner Sozialität. Bedeutung und Wirkung des Rituals sollen nachstehend am Beispiel des Segens vertieft werden.

Das Segensritual vermittelt dem Gesegneten erneuernde, vergewissernde Kraft im Blick auf seinen Selbstbezug und auf seinen Transzendenzbezug. Psychologisch betrachtet, knüpft die Segenshandlung an frühkindliche Primärprozesse an und antwortet in ihren gestischen und sprachlichen Bildern auf unsere narzisstischen Bedürfnisse: ausgebreitete Arme und ein freundlich zugewandtes Gesicht über dir, Augen, die leuchten, weil sie dich ansehen – all dies erinnert an den »Glanz im Auge« der Mutter, deren Gesicht über der Wiege des hilflos auf dem Rücken liegenden Babys leuchtet (vgl. Kohut 1974) und die Ursehnsucht danach stillt, in Liebe angesehen zu sein. Angeboten wird damit ein Ort der Regression, die Progression ermöglicht.

Aus theologischer Sicht ist nicht die Mutter oder deren Repräsentanz, sondern Gott das Subjekt des Segens. Das deutsche Wort »segnen« stammt vom lateinischen *signare, significare = bezeichnen, Bedeutung geben, identifizieren.* Wer gesegnet und mit dem Kreuz bezeichnet wird, wird identifiziert als von Gott angesehen und mit Bedeutung versehen – nämlich als sein geliebter Sohn oder seine geliebte Tochter (vgl. Mt 3,17 und Jes 42,11). Der Gesegnete *wird* gesegnet – damit wird das oben angesprochene anthropologische Passiv zur Darstellung gebracht. Und der Segen wird ihm gespendet durch jemanden, der ihn selbst nicht *hat,* sondern auf die Quelle des Segens *verweist.* Beide, die gesegnete und die segnende Person, stehen unter dem Horizont von Gottes heil- und lebensspendender Wirklichkeit. Der Segen vergegenwärtigt sie. Er vermittelt: Du bist nicht heil, aber gesegnet. Du bist endlich, aber in den Horizont von Gottes Ewigkeit gestellt. Dein Leben wird enden, aber du hast am ewigen Leben teil.

Literatur

Herms E (1990) Ist Religion noch gefragt? In: Herms E (Hrsg) Erfahrbare Kirche. Beiträge zur Ekklesiologie. Mohr Siebeck, Tübingen, S 25–48

Jüngel E (1993) Tod. Gütersloher Verlagshaus, Gütersloh

Kohut H (1974) Narzissmus: Eine Theorie der psychoanalytischen Behandlung narzisstischer Persönlichkeitsstörungen. Suhrkamp, Frankfurt am Main

Lammer K (2010) Den Tod begreifen – Neue Wege in der Trauerbegleitung. Neukirchener Theologie, Neukirchen-Vluyn

Lammer K (2012a) Was ist Seelsorge? In: Lammer K (Hrsg) Beratung mit religiöser Kompetenz. Beiträge zu pastoral psychologischer Seelsorge und Supervision. Neukirchener Theologie, Neukirchen-Vluyn, S 20–24

Lammer K (2012b) Zur Wiederentdeckung von religiöser Kommunikation und Ritualausübung in der pastoralpsychologischen Seelsorge (Endlichkeit und Ewigkeit), In: Lammer K (Hrsg) Beratung mit religiöser Kompetenz. Beiträge zu pastoralpsychologischer Seelsorge und Supervision. Neukirchener Theologie, Neukirchen-Vluyn, S 51–62

Lammer K (2012c) Das Glaubensbekenntnis anthropologisch gelesen. In: Lammer K (Hrsg) Beiträge zu pastoralpsychologischer Seelsorge und Supervision. Neukirchener Theologie, Neukirchen-Vluyn, S 142–149

»… das sollten Ärzte nicht machen« – Ärztefehler und medizinische Fehler unter erziehungswissenschaftlicher Perspektive

Astrid Seltrecht

Fehler, so wird alltagsweltlich gehofft und professionsspezifisch erwartet, sollten in der Betreuung von Patienten, d.h. in der Vorbeugung sowie im Diagnostizieren und Behandeln von Krankheiten, nicht auftreten. Dennoch finden sich sowohl bei Patienten als auch bei Ärzten Berichte über Fehler. Welches Lernpotenzial besitzen die geschilderten Fehler für Ärzte und Patienten? Können beide aus Fehlern im Kontext ärztlichen Handelns lernen? Die Thematisierung von Fehlern ist noch immer mit Tabus behaftet und bedarf daher eines sensiblen Vorgehens. Die folgenden Überlegungen verstehen sich daher ausdrücklich als konstruktiver Beitrag der Erziehungswissenschaft zur Anregung des interdisziplinären Austauschs zwischen Medizin und Erziehungswissenschaft.

45.1 Vom Nutzen des Fehlers

Alles, was ein Individuum ausmacht, ist es auch durch begangene und reflektierte Fehler geworden! Denn jedes Individuum begeht seit seinen ersten Lebensstunden Fehler, aus denen es im besten Falle lernt. Das wohl eindrücklichste – da von außen gut beobachtbare – erste Lernen aus Fehlern ist das Laufen- und Sprechenlernen: Motorisches oder sprachliches »Stolpern« wird immer wieder allein (durch Aufstehen) oder von anderen (durch Vorsprechen) korrigiert, sodass Laufen und Sprechen schließlich sicher erlernt werden. Aber wir lernen nicht nur durch die eigenen Fehler, sondern auch aus Geschichten, in denen andere Personen Fehler begehen. In der abendländisch-christlichen Tradition wurden und werden über Jahrhunderte hinweg Fehler in Form von Sünden thematisiert. In der Bibel beispielsweise werden einige Vergehen siebenmal, andere jedoch siebenundsiebzigmal gerächt oder vergeben (1. Mose 4, 24; Matthäus 18, 21–22). Auch andere zur Weltliteratur zählende Werke thematisieren Fehler: Der Ausspruch Gottes gegenüber Mephistopheles in Goethes *Faust*, »Es irrt der Mensch, so lang er strebt«, ist vielleicht das bekannteste Beispiel aus der Literatur. Andere Beispiele sind die Protagonisten Rodion Raskolnikow aus *Schuld und Sühne* von Dostojewski und König Lear in der gleichnamigen Shakespeare-Tragödie. Diese und andere Geschichten ermöglichen ein Lernen aus Fehlern anderer, indem sie dem Leser aufzeigen, wohin Fehler führen können. Dieses Fehlerwissen dient später als Schutz, indem es hilft, in ähnlichen Situationen das Falsche zu vermeiden. Und Geschichten über Fehler haben noch eine andere Funktion: Historische Fehler dürfen nicht noch einmal begangen werden. Mit dem Erinnern an kapitale Fehler soll eine Wiederholung durch die nachfolgenden Generationen verhindert werden.

Obwohl die Bedeutung von Fehlern für das Lernen alltagsweltlich hinreichend bekannt ist (»Aus Schaden wird man klug«), herrscht in Politik und Öffentlichkeit eher eine Null-Fehler-Kultur (Osten 2006): Einen eigenen Fehler einzugestehen scheint hier ein größerer Fehler zu sein als der Fehler selbst, sodass meist erst nach abgeschlossenem, umfänglichem Fehlernachweis und teilweise strafrechtlichem Verfahren eigene Fehler eingeräumt werden (für Beispiele vgl. u.a. FAZ vom 16.7.2011; FAZ vom 8.7.2003).

45.2 Das Anliegen des Beitrags

In der erziehungswissenschaftlichen Teildisziplin der Erwachsenenbildung kann hingegen weder von einer produktiven Nutzung von Fehlern noch von einer Null-Fehler-Kultur gesprochen werden. Fehler werden in diesem Feld gänzlich ausgespart, es scheint sie schlichtweg nicht zu geben. Dies ist umso verwunderlicher, als gerade in der Erwachsenenbildung das lebenslange Lernen im Mittelpunkt der Aufmerksamkeit steht, denn: »Wo immer wir etwas Neues lernen müssen, […] sind Fehler gar nicht zu vermeiden« (Althof 1999, S. 7). Aber auch außerhalb institutioneller Bildungsangebote findet Lernen statt. Beispielsweise kann i.d.R. eine das Leben bedrohende Erkrankung nicht einfach ignoriert werden; man muss sie sich aneignen. Im Kontext dieser gesteigerten Aufmerksamkeitsfokussierung nehmen die erkrankten Personen dann auch Ärztefehler wahr und gehen in lebensgeschichtlichen Erzählungen ungefragt, d.h. aufgrund der Erzählrelevanz dieser Ereignisse, auf diese ein. Hierbei umschreiben sie i.d.R., was Ärzte ihrer Meinung nach »nicht richtig gemacht« haben. Ob und inwieweit diese beobachteten Ärztefehler Anlass zu Lernprozessen bei den Erkrankten geben, ist eine Frage, die in diesem Beitrag erörtert werden soll. Aber auch Äußerungen von Ärzten über medizinische Fehler und die damit verbundenen Lernprozesse auf ärztlicher Seite sollen berücksichtigt werden. Dieser Perspektivwechsel ist möglich, da Ärzte im Rahmen einer von Ärzten eingerichteten Fehlerdatenbank medizinische Fehler thematisieren. Die Entwickler der Fehlerdatenbank »Jeder Fehler zählt« (www.jeder-fehler-zaehlt.de) konstatieren: »Aus Fehlern kann gelernt werden«, und »man muss nicht jeden Fehler selbst machen« (vgl. z.B. Rohe et al. 2004, S. 62; Rohe et al. 2005, S. 21; Blauth et al. 2005, S. 20). In der Fehlerdatenbank lassen sich mit der Freitextsuchfunktion und dem Stichwort »Brustkrebs« ein Fehlerbericht, mit dem Stichwort »Herzinfarkt« elf Fehlerberichte finden, von denen jedoch zwei aufzeigen, dass die Patienten bereits vor dem aufgetretenen Fehler einen Herzinfarkt erlitten hatten (Zugriff auf die Fehlerdatenbank erfolgte am 24.11.2011). Der vorliegende Beitrag nutzt diese zehn verbleibenden Fehlerberichte von Ärzten ebenso wie lebensgeschichtliche Erzählungen von an Brustkrebs erkrankten Frauen als Datenkorpus. Dies wird nicht zuletzt auch dadurch möglich, dass beiden Gruppen, sowohl den erkrankten Personen als auch den Ärzten, Anonymität zugesichert wurde. Die pseudonymisierten Daten werden zudem ausschließlich zu wissenschaftlichen Zwecken weitergegeben. Im Mittelpunkt des Beitrags stehen daher die Fragen, was Patienten aus den von ihnen definierten Ärztefehlern lernen, ob und inwieweit die Analyse der Fehlerberichte in der Fehlerdatenbank aufzuzeigen vermag, was Ärzte aus eigenen Fehlern lernen, was Ärzte aus Fehlern anderer Ärzte lernen und wie diese Lernprozesse von den Betreibern der Fehlerdatenbank initiiert werden.

Bereits die unterschiedlichen Ursprünge der Datenmaterialien zeigen, dass Fehler unterschiedlich gehandhabt werden: Ärzte gehen souverän mit ihren Fehlern um und thematisieren sie offen, während erkrankte Personen nur in seltenen Fällen explizit den Begriff des »Fehlers« verwenden. Die Unterschiede in den beiden Sinnwelten äußern sich demnach auch sprachlich bzw. im semantischen Gehalt von Begriffen. So hat sich in der Analyse der Lebensgeschichten der erkrankten Frauen die Kennzeichnung *Arztfehler* als sinnvoll erwiesen, da die Betroffenen eine Vielzahl von subjektiv wahrgenommenen Auffälligkeiten nannten, die nicht ohne Weiteres in eine Reihe mit den von Ärzten thematisierten *medizinischen Fehlern* zu stellen sind. Hinzu kommt, dass eine Beurteilung, ob es sich in den geschilderten Fällen jeweils um einen medizinischen Fehler handelt oder kein medizinischer Fehler nachzuweisen ist, nur von der Profession der Medizin bzw. ihren Vertretern vorgenommen werden kann, nicht aber von einer Erziehungswissenschaftlerin. Diese Differenzierung zwischen professionsintern thematisierten »medizinischen Fehlern« und laienmedizinisch beschriebenen »Arztfehlern« wird in den folgenden Abschnitten beibehalten (vgl. zum Thema »Fehler bei der Arbeit« auch Hughes 1971, S. 316–325).

45.3 Theoretisches Ausgangskonzept: Die Fehlertheorie von Fritz Oser

Für die erziehungswissenschaftliche Analyse des Materials wird zunächst die Theorie des Fehlerlernens von Oser und seinen Mitarbeitern herangezogen (Oser et al. 1999; Spychiger et al. 1999; Oser u. Spychiger 2005), die in der Schulpädagogik verwendet wird. Die Untersuchung von Lernprozessen außerhalb des schulischen Lernens zwingt zu einem kritisch-konstruktiven Umgang mit dieser Theorie. Letztlich führt diese Auseinandersetzung – wie der Beitrag aufzeigen wird – zu einer Überwindung dieser allein auf den Schulkontext bezogenen Fehlertheorie und zu einer Neukategorisierung eines Lernens aus Fehlern.

Die Theorie von Oser bezieht sich auf den Aufbau *negativen Wissens*, um Prozesse und Sachverhalte in der Welt durch komplementären Vergleich zu erfassen:

> » Negatives Wissen sagt uns, was etwas nicht ist (im Gegensatz zu dem, was es ist) und wie etwas nicht funktioniert (im Gegensatz zu dem, wie es funktioniert), welche Strategien nicht zur Lösung komplizierter Probleme führen (im Gegensatz zu denen, die dies tun) und auch warum bestimmte Zusammenhänge nicht stimmen (im Gegensatz dazu, warum sie stimmen). (Oser u. Spychiger 2005, S. 26) «

Dieses negative Wissen kann durch eigene Fehler in realen oder simulierten Situationen, durch die Auseinandersetzung mit Fehlern anderer oder durch den Transfer von positivem Wissen erworben werden (vgl. Oser et al. 1999, S. 19). Fehler werden in der Literatur jedoch recht unterschiedlich definiert: Es kann sich um die »Frustration von Erwartungen« (Keller 1980) oder um »Abweichungen von individuellen Absichten« (Gloy 1987) handeln (vgl. Oser 1999, S. 11). Andere Autoren differenzieren zwischen Fehlern und Irrtümern (Weimer 1925), guten und schlechten Fehlern (Mehl 1993) oder zwischen sinnvollen und unsinnigen Fehlern (Oser et al. 1999). Entscheidend ist jedoch immer das Bezugssystem aus Regeln und Normen, an dem gemessen wird, ob es sich um einen Fehler handelt oder nicht. Fehler selbst können dann nach fachlichen, moralischen, sozialen oder ästhetischen Maßstäben klassifiziert werden (vgl. Oser et al. 1999, S. 11).

45.4 Ärztefehler aus Patientenperspektive

45.4.1 Thematisierung von Ärztefehlern in Lebensgeschichten von an Brustkrebs erkrankten Frauen

Ärztefehler werden von den zuvor an Brustkrebs erkrankten Frauen im Rahmen ihrer lebensgeschichtlichen Erzählung thematisiert. Im Gegensatz zum Lernen aus Fehlern im Schulkontext, einer vorab festgelegten *Lernsituation*, werden diese Fehler in der *Lebenssituation* der Frauen wahrgenommen. In den verschiedenen Lebenssituationen, in denen sich Erwachsene befinden können, werden Fehler jedoch i.d.R. nicht durch pädagogisches Eingreifen einer pädagogischen Berufsgruppe korrigiert. Auch können die als falsch bewerteten ärztlichen Handlungen aufgrund der Asymmetrie zwischen Arzt und Patient hinsichtlich des medizinischen Wissensvorrats nicht von den erkrankten Personen bei den (tatsächlichen oder vermeintlichen) Fehlerverursachern, den Ärzten, korrigiert werden. Dennoch finden sich in den Lebensgeschichten drei Kategorien von *Ärztefehlern aus Patientenperspektive*, auf die Patienten lernspezifisch reagieren: Fehler im genuin medizinischen Handeln; suboptimale Arzt-Patient-Interaktion; Fokussierung auf den *Patienten* bei gleichzeitiger Vernachlässigung der *Person*.

45.4.2 Fehler im genuin medizinischen Handeln

Die medizinische Behandlung einer Brustkrebserkrankung umfasst mehrere Phasen: Anamnese, Diagnoseprozess mit Diagnosevermittlung, Behandlung und Nachsorge. Diesen medizinisch strukturierten Ablauf kann nur ein Arzt bzw. eine Ärztin aufgrund seines oder ihres beruflichen Status vorschlagen und veranlassen. Die Patienten registrieren jedoch aus ihrer Perspektive und vor dem Hintergrund ihrer theoretischen Vorannahmen und praktischen Erfahrungen Abweichungen in dem von ihnen erwarteten Prozess.

So deutet beispielsweise Nathalie Neuss eine Verzögerung – oder schärfer formuliert: einen Fehler – im Diagnoseprozess an. Sie war einige Zeit vor ihrer Brustkrebsdiagnose bei ihrer Frauenärztin, doch die Brustuntersuchung ergab keinen Befund. Wenige Tage nach dieser Arztkonsultation ertastet Nathalie Neuss selbst eine auffällige Stelle an der Brust. In der Lebensgeschichte erzählt sie von dem erneuten Arztbesuch:

- N.N.: Dann bin ich gleich zu der Ärztin hingegangen, ne, und denn hat sie gesagt, na, da müssen wer wohl was übersehen haben. Auf der Mammographie war nicht mal sichtbar gewesen, dann musst ich da sonst wie liegen, äh, äh, dass se des dann da aufm Bild hatten, aber sie hat es dann nachher auf Ultraschall gesehen (Nathalie Neuss).

Aus Sicht von Nathalie Neuss, das geht aus ihrer Darstellung hervor, hat die Ärztin einen Fehler eingeräumt; nicht Nathalie Neuss behauptet also, dass es sich um einen Fehler gehandelt habe. Diese Art der Fehlerthematisierung erfolgt dann auch unter Nutzung der von der Ärztin markierten Vergemeinschaftung (»*wir* haben etwas übersehen«), die auch eine eingeschränkte Übernahme von Selbstverantwortung und eine Vernachlässigung der körperlichen Selbstsorge der Patientin einschließt. Relativierend und schuldmindernd führt Nathalie Neuss an, dass die technischen Möglichkeiten bzw. die Lage des Tumors eine Diagnose erschwerten. Letztlich haben aber die Wahrnehmung einer körperlichen Veränderung und das – wenn auch noch diffuse – Gefühl, dass »etwas« nicht stimmt, bei Nathalie Neuss den Ausschlag gegeben und sie zu einem erneuten Arztbesuch bewogen, bei dem dann auch von ärztlicher Seite eine Veränderung festgestellt wurde. In diesem Fall hat die Patientin Anteil an der Diagnosekorrektur. Und sie hat – lernspezifisch relevant – die Erfahrung gemacht, dass auf ihre körperbezogene Wahrnehmung Verlass ist. Diese Erfahrung hat Auswirkungen als sich ca. elf Jahre nach der Brustoperation das Aussehen der Narbe an der Brust verändert. Nathalie Neuss will wissen, worum es sich bei dieser Veränderung handelt. Sie konsultiert verschiedene Ärzte, die der von ihr beobachteten Veränderung lediglich ästhetischen Wert beimessen. Ihr wird deshalb immer nur die Möglichkeit einer ästhetischen Korrektur vorgeschlagen. Letztlich willigt Nathalie Neuss in eine Operation ein, die das Aussehen der Narbe korrigieren soll, und findet erst anschließend – als der histologische Befund vorliegt – von ärztlicher Seite Bestätigung: Es hat sich erneut ein bösartiger Tumor entwickelt. Die Erfahrung hat Nathalie Neuss gelehrt, wahrgenommenen körperlichen Veränderungen notfalls wiederholt handlungsaktiv nachzugehen und einer medizinischen Diagnose nicht mehr Gewicht beizumessen als der eigenen körperlichen Wahrnehmung. Anders verhält es sich im Fall von Ramona Reiser:

- R.R.: Und ich wusste schon immer, dass ich irgendwie, dass ich 'n Knoten hab oder irgendwie was Komisches, obwohl die Frauenärztin mir immer irgendwie gesagt hat, das ist 'ne Zyste. Das kam mir immer komisch vor. Aber ich hab dann immer ▼ Augen zu, Frauenärztin hat ja gesagt »Zyste«. … Na ja, und irgendwann misste die Zyste 10 Zentimeter, und eben dann war es eben halt 'n Tumor, ne ..
(Ramona Reiser).

In diesem Fall wird die Diskrepanz zwischen eigener Wahrnehmung und ärztlicher Diagnose dargestellt. Dem Urteil der Frauenärztin und ihrer fachlichen Expertise wird über einen langen Zeitraum mehr Gewicht beigemessen als der eigenen Wahrnehmung. In dieser Passage erhebt die Patientin auch im Nachhinein keine explizite Anklage gegenüber der Ärztin, sondern schildert in erster Linie einen eigenen Erkenntnisprozess: Ramona Reiser gesteht sich selbst ein, die wahrgenommenen körperlichen Veränderungen gegenüber der Ärztin nicht konsequent vertreten zu haben. Sie deutet an, dass sie die Konsequenzen ihrer sich selbst gegenüber unterlassenen Hilfeleistung – zum Zeitpunkt der ärztlichen Brustkrebsdiagnose hat der Tumor bereits zu mehreren Metastasen geführt – nun auch selbst tragen muss. Die Erkenntnis, nicht auf sich und die eigene Wahrnehmung gehört zu haben, ist für Ramona Reiser nun besonders schmerzlich: Wahrscheinlich wird sie an den Folgen der Brustkrebserkrankung sterben.

Werden die Reaktionen von Nathalie Neuss mit denen von Ramona Reiser verglichen, fallen die unterschiedlichen Zeitspannen auf, die angeben, wie lange die Frauen mit sich hadern bzw. zwischen dem ersten ärztlichen Urteil und ihrer eigenen Wahrnehmung abwägen, erkennbar am Gebrauch der Adverbien »gleich« versus »immer«: So zeigt die Aussage von Nathalie Neuss, sie sei »gleich zu der Ärztin hingegangen«, an, dass sie die Ärztin relativ kurz oder sogar unmittelbar nach ihrem eigenen Tastbefund aufgesucht hat. Bei Ramona Reiss hingegen deutet das Adverb »immer« darauf hin, dass es wiederholte Arztkonsultationen gab, bei denen dem Urteil der Ärztin stets mehr Gewicht beigemessen wurde als den eigenen Beobachtungen.

Elfriede Eisen, eine weitere an Brustkrebs erkrankte Frau, hat aus ähnlichen Erfahrungen mit Ärzten gelernt. Dieses Erfahrungswissen gibt sie bereitwillig an andere Personen weiter:

- E.E.: Das sag ich, wenn ich, wenn ich im Bekanntenkreis so höre, dann sag ich immer, geht immer hin, und wenn irgendwas ist, sucht zig Ärzte auf, es bringt nichts, dass man nur zu einem Arzt geht, und der sagt, da ist nichts. Also man muss selber dafür sorgen, also dass man immer untersuchen lässt, ne (Elfriede Eisen).

Das Ergebnis ihres Lernprozesses im Umgang mit der Diskrepanz zwischen ärztlicher (Erst-)Diagnose und eigener subjektiver Wahrnehmung – getreu dem Motto »Vier Augen sehen mehr als zwei« – teilt sie anderen Personen in ähnlichen Situationen mit und rät im Zweifelsfall, eine Zweitdiagnose einzuholen. Auch sie thematisiert nicht vordergründig einen Arztfehler, sondern die Selbstsorge des Patienten, die handlungsaktives Vorgehen verlangt.

Alle drei Frauen (Nathalie Neuss, Ramona Reiser, Elfriede Eisen) haben im Kontext ihrer Erkrankung gelernt, dass die Verantwortung für ihre Gesundheit bzw. Krankheit bei ihnen selbst liegt: Bei Ramona Reiser hat sich dieser Lernprozess auf der Ebene des Wissens vollzogen: Sie weiß, dass sie zu lange gezögert hat. Bei Nathalie Neuss und Elfriede Eisen ist der Lernprozess sowohl in der Aneignung von Wissen (im Sinne des Leitsatzes: »Ich muss für mich selbst sorgen«) als auch in der Veränderung von Alltagsroutinen sichtbar (wiederholte Arztkonsultationen, missionarisches Aufrufen zur Selbstsorge).

Hinsichtlich des genuin medizinischen Handelns von Ärzten werden von Patienten aber auch Details thematisiert, die sie im Kontext der medizinischen Behandlung beobachtet haben. Hierzu zählen, wie das folgende Beispiel zeigen wird, Fragen der Hygiene, zu der die Sauberkeit der Praxis und das äußere Erscheinungsbild des medizinischen Personals (situationsangemessene Kleidung) ebenso gehören wie der Hygieneschutz gegenüber den Patienten (Vorbeugung einer behandlungsbedingten Verunreinigung der Patientenkleidung) gehören. Es werden also Äußerlichkeiten, anhand deren Patienten die ärztliche Kompetenz beurteilen, interpretiert:

- C.C.: Der Mann [der Arzt; A.S.], der züchtete wild, äh, äh, na, Kälber, Bullen, so ne, ne Rasse, die man draußen lassen konnte im, im Winter, nicht. So, so ne, ich weiß jetzt nicht, ich versteh da nicht so viel von. Nun kam er da wie ein Cowboy gekleidet an, Cowboystiefel hier und so der Arztkittel auf, und seine Assistentin, die überhaupt keinen Kittel an, einen Angorapullover, so lange, und er macht dies hier auf und legt mir hier nichts drüber, und dann äh, äh, […]. Und dann hat der mir nichts drübergelegt und fängt an und drückt die ganze Lymphflüssigkeit raus und alles, und das nun im bitterkalten Winter, meine Wäsche, alles war nass. Und die, seine Assistentin, den Angorapullover, ich denk, wenn da so ein Fussel reinkommt, das gefiel mir nicht (Constanze Coburg).

Bei der Beurteilung der Kontextbedingungen des medizinischen Handelns spielen bei Constanze Coburg auch ihr biographisch erworbenes Vorwissen, ihre medizinischen Laientheorien und eigene Hygienestandards eine Rolle. Die Konsequenz dieser Arzt-Patient-Begegnung, die von Constanze Coburg leidvoll erlebt wurde, ist der Beziehungsabbruch: Es handelte sich für Constanze Coburg um die erste Begegnung mit diesem Arzt, denn sie hatte über viele Jahre keinen Frauenarzt und musste sich nur aufgrund der Brustkrebserkrankung auf Anraten ihres Hausarztes einen suchen. Nach dieser Begegnung – ursprünglich wollte Constance Coburg ein Rezept zur Lymphdrainage, das ihr dieser Arzt jedoch nicht ausstellte – wechselt Constanze Coburg im Rahmen eines Fluchthandlungsschemas den Arzt und geht damit weiteren potenziell leidvollen Begegnungen in dieser Arztpraxis aus dem Weg.

Die Zuschreibung von Fehlverhalten des Arztes analog zu den eigenen Erwartungen führt über einen Lernprozess zur Selbstsorge des Patienten. Lernprozesse der Patienten werden also angestoßen, weil Patienten in ihren – vor allem alltagsweltlich gewachsenen – Erwartungen hinsichtlich des Diagnose- und Behandlungsprozesses enttäuscht wurden oder weil eine Diskrepanz zwischen der eigenen und der fremden Beurteilung einer körperlichen Veränderung vorlag. Erwartungsenttäuschungen und Diskrepanzerfahrungen bieten also immer auch Lernchancen.

45.4.3 Suboptimale Arzt-Patient-Interaktion

Von Patientinnen direkt oder indirekt thematisierte Ärztefehler beziehen sich auch auf eine suboptimal ablaufende Arzt-Patient-Interaktion in allen Behandlungsphasen. Antonia Arnulf kritisiert beispielsweise die Rahmenbedingungen der Diagnose*vermittlung*, nicht, wie die Frauen in den zuvor genannten Beispielen, den Diagnose- oder Behandlungs*prozess*:

- A.A.: Er hatte mir gesagt, wissen Sie, aufm Gang, da gingen ja die Leute vorbei, da saßen wir grad auf zwei Stühlen, und ich find, das sollten Ärzte nicht machen. Sagt er, ähm, da ist 'n Schatten (Antonia Arnulf).

Antonia Arnulf bemängelt in dieser Textpassage das Setting des Arzt-Patient-Gesprächs. Ihr fehlt der Schutz, den sie für ein Gespräch zwischen Arzt und Patientin erwartet. Zudem bietet die Situation auf dem Flur anderen Personen die Möglichkeit der Beobachtung und unter Umständen auch der Deutung des Beziehungsgefüges und der vermittelten Diagnose anhand von Mimik, Gestik oder aufgeschnappten Gesprächssequenzen. Hier werden keine Regeln des medizinischen Bezugssystems zur Bewertung herangezogen, sondern Normen zwischenmenschlichen Umgangs zugrunde gelegt, die für Antonia Arnulf auch für die Beziehung zwischen Arzt und Patient gelten. Antonia Arnulf beurteilt diese sensible Situation der Diagnosevermittlung auf der Grundlage eigener Erfahrungen und vorhandener Erwartungen. Sie unterstellt damit gleichsam dem Arzt, den Umgang mit derartigen Situationen (noch) nicht gelernt zu haben.

Anders als Antonia Arnulf, die das Nichtlernen des Arztes thematisiert, stellt Petra Pauli im Interview ihren eigenen Lernprozess im Kontext der Erkrankung dar, nachdem sie explizit nach Lernprozessen gefragt wurde:

- I.: Noch einmal zur Krankheit: Gibt es etwas, was Sie danach geändert haben oder wo Sie –?
- P.P.: Ja, ich muss schon, äh .., dass ich irgendwie selbstbewusster geworden bin und, äh, was heißt selbstbewusster, dass man nicht alles so mit sich machen lässt, wie es früher war. Erstens mal, was Ärzte tun und lassen, ist eben so, und man hat das angenommen und, äh, hat das nie bezweifelt. Heute sieht man viel, vieles im Zweifel, dass man noch mal hinterfragt, oder sagen wer mal, ich hab damals mal einen Arzt gehabt, ich weiß nicht, warum Ärzte das machen, dass die mit ihren lateinischen Ausdrücken da um sich werfen, und der hat mir mal irgendwas geschildert oder, oder wollte mir das so nahebringen, und ich merkte schon die ganze Zeit, irgendwie kam Wut in mir hoch, ne. Und .. ich wär da früher rausgegangen, ohne irgendwas zu sagen, aber nach der Krankheit bin ich imstande zu sagen, können Sie mir jetzt auch mal auf Deutsch sagen. Das hätt ich ja früher nie gewagt, ne (Petra Pauli).

Die besondere Relevanz von Informationen im Kontext einer lebensbedrohlichen Erkrankung führt, so zeigt dieses Beispiel, zu einem existenziellen Interesse, Wissensbestandteile und Hintergründe tatsächlich zu verstehen und zu verinnerlichen. Die bestehende Differenz zwischen Vermittlung aufseiten des Arztes und Aneignung aufseiten des Patienten wird im Kontext der lebensbedrohlichen Erkrankung Brustkrebs und der nun dem vermittelten Wissen zugesprochenen besonderen Relevanz für das Leben der Betroffenen vonseiten der erkrankten Frauen in besonderer Weise – nämlich durch ein *Lernen des Lernens* – aufzuheben versucht: Das Nachfragen beim Arzt muss von den Frauen kontrollhandlungsschematisch erlernt werden, um die relevanten Informationen an die bestehenden

Wissensbestände anzuschließen. Die Erkrankung und deren Behandlung im institutionellen Kontext ermöglichen damit neben der Aneignung von Wissen auch ein Lernen auf der Ebene veränderter Alltagsroutinen (z.B., indem dem Arzt Verständnisfragen gestellt werden) und ein Identitätslernen (»mündiger« Patient werden). Die Wissensaneignung erfolgt dabei im Modus des Neulernens, das Lernen in den Dimensionen Verhaltensänderung und Identitätsveränderung erfolgt im Modus des Umlernens. Die Besonderheit dieser Lernprozesse aber besteht darin, dass sie als Konsequenz aus bzw. als Kompensation von zugeschriebenen Prozessen des Nichtlernens der Ärzte und den deshalb aufgetretenen Fehlern erfolgen, beispielsweise wenn Ärzte keine patientengerechte Sprache finden und medizinische Zusammenhänge nicht erklären können (»ich weiß nicht, warum Ärzte das machen, dass die mit ihren lateinischen Ausdrücken da um sich werfen«, A.A.).

Die Bewertung einer Interaktion kann auch dann negativ ausfallen, wenn der Arzt ein Gespräch zu früh beendet:

- M.M. Also es ist schon erschreckend, dass man diese Diagnosen kriegt, auch als Frau, wenn man alleine dahin geht, weil ich weiß nicht, wie ich nach Hause gekommen bin. Ich seh noch eine Situation so, wo ich gesagt hab, so, fährst du jetzt an 'nen Baum, dann gleich beenden (Monika Montag).

Diese Kritik am Sich-selbst-überlassen-Werden nach der Diagnose einer lebensbedrohlichen Erkrankung – oder schärfer formuliert: der Fehler des Arztes – zeigt eine Vermischung zwischen Rollenträger und Biographieträger an: Monika Montag erwartet, dass sie vom Arzt als Biographieträgerin (»ganze Person«) und nicht nur als Rollenträgerin (Patientin) behandelt wird. Das würde aber gleichzeitig bedeuten, dass der Arzt sich über seine berufliche Rolle hinaus selbst als Biographieträger einbringen müsste. Aus der Perspektive des Arztes handelt es sich bei der erkrankten Person um einen Patienten, da ein körperliches Problem besteht, aufgrund dessen ein Arzt aufgesucht wurde und ein Arbeitsbündnis zwischen Arzt und Patient hergestellt wird. Aus der Perspektive der erkrankten Person aber ist immer die »ganze Person« gegenwärtig, die nicht nur ein Organ, sondern sich selbst als Ganzes geheilt und gesund sehen möchte und in der Konfrontation mit der Diagnose »Brustkrebs« sowohl ihren gewohnten Alltag als auch langfristige Lebenspläne infrage gestellt sieht. Die mit der Diagnose aufgeworfene Frage, welche persönlichen Konsequenzen sich aus der Krankheit und ihrer Behandlung ergeben, berührt damit immer auch Fragen des gesamten Lebens. Bei diesen über die eigentliche Krankheit hinausreichenden Lebensfragen erwarten die erkrankten Frauen Unterstützung und Begleitung durch ihre Ärzte. Werden diese Erwartungen nicht erfüllt, wird das ärztliche Verhalten von den erkrankten Personen – d.h. aus ihrer Perspektive – schnell als Fehler oder als ein Nichtlernen charakterisiert.

45.4.4 Fokussierung auf den Patienten bei gleichzeitiger Vernachlässigung der Person

Der oben aus Patientensicht geschilderte Arztfehler, Patienten nach der Diagnose sich selbst zu überlassen, schließt an die ärztliche Fokussierung auf den Patienten bei gleichzeitiger Vernachlässigung der Person an. Die erkrankten Frauen kritisieren ärztliche Verhaltensweisen wie etwa die Nichtberücksichtigung der Vorgeschichte bzw. besonderer Ereignisse im Leben der erkrankten Frauen. So wird Monika Montag, die sich über viele Jahre ein Kind gewünscht und deshalb einige medizinische Behandlungen auf sich genommen hat, während ihrer Krebsbehandlung mit einer jungen Frau in ein Zimmer gelegt, die gerade eine Abtreibung hat vornehmen lassen:

- M.M.: Und für mich war es auch sehr makaber, als ich dann am 18. ins Krankenhaus kam, da lag dann grad 'ne 16-Jährige, die dann grad 'ne Abtreibung hinter sich hatte, und das war makaber. Das war so

▼

makaber, ich selber, die ja noch damit zu kämpfen hatte, dass, ähm, dass das nicht geklappt hat überhaupt und dass man jetzt Brustkrebs hat, und dann lag da wirklich 'ne 16-Jährige. Und nach Weihnachten kam dann auch noch mal eine, auch 'ne 16-Jährige, auch in mein Zimmer, also wo ich gedacht hab, das ist auch jetzt nicht. Zumal sie es wussten, und, ähm, Betten waren genügend vorhanden. .. Und das war wirklich schlimm für mich .. (Monika Montag).

Hier ist es die Konfrontation mit der eigenen Lebensgeschichte innerhalb der Krankenhausorganisation, die vorangegangene abgeschlossene oder nicht abgeschlossene Lern- und Verarbeitungsprozesse aufzuzeigen vermag.

Das institutionelle Ablauf- und Erwartungsmuster der Brustkrebsbehandlung verlangt, dass sich die Erkrankten auf die Rolle des Patienten beschränken. Dieses Reduktionslernen bedeutet ein Zurückstellen anderer sozialer Rollen: So können beispielsweise die angestammten Rollen als Ehefrau und Mutter und die mit diesen Rollen einhergehenden Verpflichtungen innerhalb der Familie für die Zeit des Krankenhausaufenthaltes nicht aufrechterhalten werden. Auch erlaubt es das institutionelle Ablauf- und Erwartungsmuster nicht, biographische Vorerfahrungen, wie beispielsweise ein unerfüllter Kinderwunsch bei Monika Montag, in der Krankenhausorganisation umfassend zu berücksichtigen. Dieser Lernprozess ist von den erkrankten Personen selbst zu leisten.

Doch auch wenn Ärzte die Lebensgeschichte ihrer Patienten berücksichtigen, werden ihre Aussagen unterschiedlich bewertet, wie das Beispiel der 75-jährigen, ebenfalls an Brustkrebs erkrankten Irene Inn zeigt:

- I.I.: Sagt er, ja, das war damals im August, ja, ich würd Ihnen raten, alles zu regeln und alles zu ordnen (spricht sehr leise). … Machen Sie noch 'ne kleine nette Reise dorthin, wohin Sie immer gerne gegangen sind.
- I: Hm, hm.
- I.I.: Das ist natürlich! Ne?! Ich mag ihn trotzdem gerne. Im Moment hat es mich brüskiert, ich weiß nicht, aber ich bin davon überzeugt, dass ein Arzt seinen Patienten kennt, wenn er ihn schon so viele Jahre regelmäßig begleitet, untersucht,
- I: Hm.
- I.I.: ob er ihm die Wahrheit zumuten kann oder nicht, und er hat gewusst, dass er sie mir zumuten kann, und ich war ihm dankbar dafür. .. Aber Sie sehn, ich bin da, ist doch wunderbar (Irene Inn).

Dieses Beispiel zeigt, dass es für ein Anknüpfen an die Lebenssituation einer Person nur einen kleinen Spielraum gibt, innerhalb dessen die entsprechende Äußerung als passend empfunden und damit als positiv bewertet wird. Schnell kann eine Äußerung als verletzend oder deplatziert erlebt werden. Im oben genannten Beispiel wird der Ratschlag, der zunächst irritierend wirkt, aufgegriffen und umgesetzt.

Die in den letzten Abschnitten vorgenommene Fokussierung auf *Ärztefehler aus Patientenperspektive* muss zukünftig um die *Ärzte-* und *Patientensicht* auf *Patientenfehler* erweitert werden, sodass weitere Aspekte des Arzt-Patient-Verhältnisses und der Fehlervermeidung aus erziehungswissenschaftlicher Sicht, d.h. einem Lernen aus Fehlern, offengelegt werden können.

45.5 Medizinische Fehler aus Ärzteperspektive

45.5.1 Das Fehlerberichtssystem »Jeder Fehler zählt«

»Zuerst einmal nicht schaden« ist ein alter medizinischer Lehrsatz. Dennoch verdankt die Medizin ihre Fortschritte auch unzähligen Versuchen und Irrtümern bei der Krankheitsbehandlung, die teilweise auch mit einem Schaden für die Patienten verbunden waren. Diese Fehler wurden jedoch mit der Entwicklung der modernen Medizin tabuisiert; erst seit den letzten Jahrzehnten wird die Null-Fehler-Kultur mehr und mehr abgelegt: So werden ein konstruktiver Umgang mit Fehlern und die Etablierung einer produktiven und positiven Fehlerkultur angestrebt. Großen Anteil an diesem Umdenken hat der Bericht des American Institute of Medicine (Kohn et al. 1999). Die meisten anschließend durchgeführten Studien zur Fehlerproblematik wurden jedoch in den Bereichen der Hochrisikomedizin bzw. der stationären Versorgung durchgeführt (vgl. Beyer et al. 2003, S. 29). Aufbauend auf den Erfahrungen mit dem Schweizer »Critical Incident Reporting System« für Irrtümer und Therapiefehler im Krankenhaus (www.cirsmedical.ch), das die Kassenärztliche Bundesvereinigung (KBV) und die Bundesärztekammer (BÄK) übernommen haben und das vom Ärztlichen Zentrum für Qualität in der Medizin (ÄZQ) betreut wird, wurde nach einem Fehlerklassifikations- und -berichtssystem für die hausärztliche Versorgung gesucht. Innerhalb der internationalen PCISME-Studie *(Primary Care International Study of Medical Errors)* wurde deshalb eine Erhebungsmethodik erprobt und eine Klassifikation berichteter Fehler erstellt. Im Kontext dieses Systems werden hausärztliche Fehler folgendermaßen definiert:

» Fehler sind Vorkommnisse in Ihrer Praxis, die Sie zu der Schlussfolgerung kommen lassen: »Das war eine Bedrohung für das Wohlergehen des Patienten und sollte nicht passieren. Ich möchte nicht, dass es noch einmal passiert.« (Rohe et al. 2004, S. 62). «

Diese Fehler können ohne Auswirkungen auf den Patienten bleiben, geringe bis erhebliche Schädigungen nach sich ziehen oder gar mit schwersten Folgen für den Patienten verbunden sein (Lebensgefahr, Intensivbehandlung, Tod) (vgl. Beyer u. Gerlach 2003, S. 334).

Vom Institut für Allgemeinmedizin der Goethe-Universität Frankfurt wurde ab dem Jahr 2004 ein internetgestütztes, anonymisiertes »Fehlerberichts- und Lernsystem für Hausärzte« (Rohe et al. 2004, S. 62) bereitgestellt. Unter der Adresse www.jeder-fehler-zaehlt.de können Hausärzte online einen Fragebogen ausfüllen (Rohe et al. 2004, S. 63). Die Angaben werden anschließend von Mitarbeitern des Frankfurter Instituts für Allgemeinmedizin klassifiziert und ins System eingeordnet (vgl. ebd., S. 63). Die Nutzer der Fehlerdatenbank können mithilfe verschiedener Suchfunktionen nach Fehlerberichten suchen und diese jeweils kommentieren. Ziel des Fehlerberichts- und Lernsystems des Frankfurter Instituts für Allgemeinmedizin ist es, Fehler in der hausärztlichen Praxis vermeiden zu helfen. Hierfür wird an einem *Lernen aus eigenen Fehlern* und einem *Lernen aus Fehlern anderer Ärzte* angesetzt. Lehren – als das Pendant zum Lernen – erfolgt im Kontext des Fehlerberichts- und Lernsystems mit der Entwicklung, Bereitstellung und Betreuung des Systems. Da hier Lernprozesse pädagogisch beabsichtigt sind – anders als beim Lernen aus Ärztefehlern aufseiten der Patienten – soll zunächst auf diese Prozesse der pädagogischen Initiierung von Lernprozessen eingegangen werden.

45.5.2 Pädagogisch intendiertes Lernen aus medizinischen Fehlern

Durch die Internetplattform mit ihren spezifischen Nutzungsmöglichkeiten, z.B. die bereitgestellte Fehlermaske für den Fehlerbericht und die darin enthaltenen Fragen, werden Lernprozesse gezielt angeregt und das Nachdenken über Fehler kanalisiert. Das Lernziel bleibt hierbei dennoch relativ offen, denn welcher Fehler thematisiert wird und was daraus jeweils gelernt werden kann, wird nicht von den Entwicklern des Systems vorgegeben. Es wird also lediglich die Möglichkeit des Lernens aus Fehlern geschaffen, die konkreten Lernprozesse ergeben sich dann erst aus der Nutzung des Fehlerberichts- und Lernsystems.

Da diese freiwillige und als E-Learning zu bezeichnende Lernmöglichkeit nicht an einen institutionell verankerten Lernplan gebunden ist, ist ihre Effektivität nicht zuletzt davon abhängig, dass die Zielgruppe von der Existenz dieses Angebots weiß. Aus diesem Grund werden sowohl Veröffentlichungen in Fachzeitschriften als auch Vorträge auf Fachtagungen genutzt, um auf das Fehlerberichts- und Lernsystem aufmerksam zu machen. Unter der Überschrift »Machen Sie mit« wenden sich die Initiatoren z.B. folgendermaßen an Hausärzte:

» Nutzen Sie das Berichtssystem, damit andere Hausärzte aus kritischen Ereignissen in Ihrer Praxis lernen können. Die Auswertungen und Fehlerbulletins sollen helfen, Fehler zu vermeiden und geeignete Strategien für kritische Ereignisse zu erlernen. Wer das Berichtssystem nutzt, trägt maßgeblich dazu bei, die Patientensicherheit und Qualität der ärztlichen Versorgung in Deutschland zu verbessern. (Rohe et al. 2004, S. 63) «

Neben dieser *außerhalb* des Fehlerberichtssystems stattfindenden Aufforderung, sich zu beteiligen, wird *innerhalb* des Systems vor allem zum Nachdenken über tatsächliche Fälle und zur Erarbeitung von konkreten Lösungen für bestimmte Fragen angeregt. An einem Fehlerbericht, der den Titel »Hastige Brustuntersuchung« und die Reportnummer 355 trägt, wird dieses Vorgehen deutlich. Im Fehlerbericht wird dargestellt, wie ein Arzt von der Leiterin eines Seniorenzentrums gebeten wird, ihre Brust zu untersuchen:

»‚Herr Doktor, können Sie mal eben meine Brust abtasten, da ist nix, aber dann bin ich beruhigt.' ‚Das machen wir in der Praxis, Sie dürfen sich ohne Termin melden.' Die Patientin besteht auf Untersuchung in ihrem Dienstzimmer, zu dem jeder freien Zugang hat, stellt sich vor mich hin, zieht Pullover und Bluse hoch und sagt: ‚Die linke Brust ist es.' Völlig verunsichert, den Blick ängstlich auf die Tür gerichtet, taste ich schnell die linke Brust ab, ziehe Bluse und Pullover herunter und sage: ‚Ich habe nichts Verdächtiges getastet.' Patientin: ‚Na Gott sei Dank!'« (Fehlerbericht Nr. 355)

Die Situation, die – so die Befürchtung des Arztes – auf unverhofft ins Zimmer kommende Personen verfänglich wirken würde, trieb diesen Arzt zu einer hektischen und damit ungenauen Tastuntersuchung der Brust. Zwei Tage später ging die Frau zu ihrem Gynäkologen, der Brustkrebs diagnostizierte. Der Kommentar des Frankfurter Instituts im Fehlerberichtssystem fällt folgendermaßen aus:

»Hier berichtet ein Arzt von einer Situation, in der er glaubt, einem Wunsch der Patientin nachzukommen, und sich dadurch selbst in eine verfängliche Situation bringt. Er selbst vermutete bei der Patientin eher den Wunsch nach Beruhigung als nach Gewissheit, einen sehr menschlichen Wunsch auch von medizinisch vorgebildeten Patienten. Möglicherweise kennen Sie ähnliche Situationen; wie lösen Sie diese? Der Berichtende erwähnt als mögliche Schutzmaßnahme (für Arzt wie Patientin!) z.B. die Anwesenheit einer dritten Person bei der körperlichen Untersuchung. Kennen Sie, praktizieren Sie diese oder andere Maßnahmen?« (Kommentar des Frankfurter Instituts für Allgemeinmedizin zum Fehlerbericht Nr. 355)

In diesem Kommentar wird zunächst der Fehlerbericht zusammengefasst. Anschließend wenden sich die Autoren direkt an die mitlesenden Ärzte: Zum einen wird gefragt, ob die mitlesenden Ärzte ähnliche Patientenwünsche kennen und wie sie in einer vergleichbaren Situation damit umgehen (würden). Zum anderen wird die Frage aufgeworfen, welche Schutzmaßnahmen es für Arzt und Patientin im Falle körperlicher Untersuchungen gibt bzw. welche diesbezüglichen Maßnahmen angewendet werden. Der Kommentar beinhaltet damit sowohl Fragen zum Verhalten innerhalb der Arzt-Patient-Beziehung als auch zu den Rahmenbedingungen dieser Beziehung. Der mitlesende und zum Kommentar aufgeforderte Arzt muss nun entscheiden, auf welche Frage aus der Fragebatterie er antwortet. Erfahrungsgemäß bleiben nach der Relevanzentscheidung des Antwortenden die jeweils anderen Fragen unbeantwortet. In den fünf zu diesem Fehlerbericht vorhandenen Kommentaren werden dann auch nur die Rahmenbedingungen von Untersuchungen im Intimbereich thematisiert; die zunächst gestellte Frage nach dem Umgang mit dem Patientenwunsch wird nicht aufgegriffen.

Der Fokus des Frankfurter Instituts ändert sich im Rahmen der Präsentation dieses als »Fehler des Monats« 12/2006 ausgewählten Fehlerberichts (zum »Fehler des Monats« vgl. auch Rohe et al. 2004, S. 63). In der Fallbeschreibung und -kommentierung in einer Fachzeitschrift wird nun die Erkenntnis des Arztes aufgegriffen, der in seinem Fehlerbericht auf die Frage, wie das Ereignis hätte verhindert werden können, schrieb:

> »Merke: Intime Untersuchungen gehören in das ärztliche Untersuchungszimmer, bei Frauen unter 60 Jahren mit einer Arzthelferin; eine oberflächliche Untersuchung ist gefährlicher als keine Untersuchung.« (Fehlerbericht Nr. 355)

Im Kommentar wird zunächst die vom Arzt vorgenommene Differenzierung hinsichtlich des Alters der körperlich zu untersuchenden Patientinnen korrigiert. Anschließend wird die in der Arztaussage implizit enthaltene Beschreibung einer erotischen Situation thematisiert:

» Für eine Altersbegrenzung nach oben gibt es keine Rechtfertigung. Der Berichtende beschreibt den Fall auch als eine »Verführung«: Der Wunsch der Patientin bestätigt ihn in seiner ärztlichen Kompetenz und fordert ihn heraus. Er als Arzt wird von einer jungen (attraktiven) Frau um Rat gefragt. Die Verführung besteht vielleicht weniger im erotischen Sinne, als in dieser schmeichelhaften Situation (»Herr Doktor ...«). Hier handelt es sich um eine narzisstische Versuchung, für die Ärzte und Ärztinnen empfänglich sein können. (Siedenkopf et al. 2006, S. 57) «

Dieses eine Beispiel verdeutlicht bereits, dass die Kommentierung verschiedene Funktionen hat: *Überblick* über den Fehler durch eine Zusammenfassung, *Einbezug der mitlesenden Ärzte* durch direkte Ansprache und Anregung, selbst erlebte Situationen ähnlicher Art zu reflektieren oder die geschilderte Situation als Simulation zu nutzen, *Bestätigung oder Korrektur* der Angaben des den Fehler berichtenden Arztes. Diese Kommentierungen sind für ein Lernen aus Fehlern – sowohl bei der Reflexion der Leistungssituation der Fehler verursachenden Ärzte als auch im Kontext der simulierten Fehlersituation als Lernsituation der mitlesenden Ärzte – unabdingbar:

» Wer nur korrigiert, hat noch nicht Lernen ermöglicht. Wer nicht korrigiert, verhindert lernen. Erst die Erkenntnis des Falschen oder des Gegensätzlichen über Abgrenzungsprozesse [...] setzt Veränderung in Gang. (Oser u. Spychiger 2005, S. 39) «

Mit den Kommentaren wird aber auch das Bewusstsein für Neuerungen in der Medizin geschärft (vgl. den Kommentar des Frankfurter Instituts für Allgemeinmedizin zum Fehlerbericht Nr. 197: »Ist Qualitätsmanagement ein Fehler?«) oder die Übernahme der Patientenperspektive nahegelegt (vgl. den Kommentar des Frankfurter Instituts für Allgemeinmedizin zum Fehlerbericht Nr. 435: »Hausbesuch wegen Grippe?«).

Innerhalb der einzelnen Fehlerberichte und ihrer Kommentierung durch mitlesende Ärzte fallen auch die Moderationsleistungen des Frankfurter Instituts für Allgemeinmedizin auf. So werden beispielsweise in den Kommentaren der mitlesenden Ärzte auftauchende organisatorische Fragen direkt beantwortet:

> »Wieso handelt es sich um den Fehler des Monates Juli, wenn darüber schon im Juni berichtet wird? mfG« (Kommentar vom 14.6.2005 zum Fehlerbericht Nr. 197)

Innerhalb von drei Stunden kommt die Antwort des Frankfurter Instituts für Allgemeinmedizin:

> »Zugegeben, wir sind hier der Zeit (oft) etwas voraus. Die Kommentare der Kollegen und Kolleginnen, die hier abgegeben werden, erscheinen im Juli mit diesem Fehler in *Der Hausarzt* und im *ärztemagazin*. Dort heißt der Fehler dann zeitgerecht ,Fehler des Monats Juli'.« (Kommentar des Frankfurter Instituts für Allgemeinmedizin zum Fehlerbericht Nr. 197)

Auch die Regeln der Datenbanknutzung werden an gegebener Stelle transparent gemacht:

> »... häufig sind es einzelne Kommentare, an denen sich solche und ähnliche Diskussionen entzünden. Wir verfolgen diese Diskussionen sehr genau, entfernen aber im Normalfall nur Kommentare, die unflätig sind oder völlig an der Sache vorbeilaufen. [...] Und eine ›Zensur‹ wollen wir bewusst nicht einführen!« (Kommentar des Frankfurter Instituts für Allgemeinmedizin innerhalb der Diskussion zum Fehlerbericht Nr. 435)

Bei sich verlierenden und vom eigentlichen Thema abkommenden Diskussionen wird an das Anliegen des Berichtssystems im Allgemeinen und die aktuell diskutierte Fragestellung im Besonderen erinnert:

> »Liebe Anonyma, lieber Arzt in spe, liebe andere Beteiligte dieser Diskussion: Es gibt zwei Themen, über die hier immer wieder mit Leidenschaft und grundsätzlich diskutiert wird: Homöopathie und Impfungen. Leider geht es dabei nur am Rande um das Thema dieses Berichtsystems – Patientensicherheit. Man muss nicht jeden Fehler selbst machen, um daraus zu lernen. Mit dem Motto von jeder-fehler-zaehlt.de möchte ich die Diskutant/innen bitten, wieder zum eigentlichen Fehlerbericht zurückzukehren. Herzlichen Dank!« (Kommentar des Frankfurter Instituts für Allgemeinmedizin innerhalb der Diskussion zum Fehlerbericht Nr. 435)

Aus pädagogischer Perspektive sind das zeitnahe Reagieren auf Fragen von Ärzten (hier: der Lernenden), das In-Erinnerung-Rufen der Nutzungsregeln des Systems und die ggf. notwendig werdende Lenkung der Aufmerksamkeit auf den Themenschwerpunkt Maßnahmen, mit denen die Rahmenbedingungen für Lernprozesse geschaffen werden. Was Ärzte im Kontext des Fehlerberichts- und Lernsystems schließlich aus eigenen Fehlern und den Fehlern von Kollegen lernen, soll im Folgenden erörtert werden.

45.5.3 Lernen aus eigenen Fehlern

Im Fehlerberichtssystem befindet sich unter dem Titel »Thoraxschmerzen« und der Reportnummer 259 folgender Fall: Eine 48-jährige Patientin sucht die Praxis mit Schmerzen »in der Mitte von Rücken und Brust« auf. Nach Sonographie und Ruhe-EKG, beides ohne Befund, werden für die ausgeprägten Myogelosen (Muskelhärte) im Nacken- und Schulterbereich muskelentspannende und schmerzlindernde Medikamente verordnet. Als am Abend keine Besserung eingetreten ist, ruft die Patientin die Ärztin an und teilt ihr mit, dass sie nun ins Krankenhaus gehe. Dort sei – so berichtet die Ärztin – ein akuter Herzinfarkt diagnostiziert und mit Stent versorgt worden. Es habe anschließend keine Einschränkungen in der Pumpfunktion des Herzens gegeben. Zur Frage, wie man das Ergebnis hätte verhindern können, schreibt die Ärztin:

> »Auch im Zweifel Troponintest machen. Nicht nur an Infarkt denken, sondern im Zweifelsfalle einmal zu viel einweisen, auch wenn die Schmerzsymptomatik nicht schlüssig ist. Auch fertile Frauen mit nur einem Risikofaktor bekommen Myokardinfarkte!« (Fehlerbericht Nr. 259)

Hat nun die hier berichtende Ärztin etwas gelernt? Die Ärztin hat ihren Fehler erkannt, thematisiert ihn im Berichtssystem; sie hat die Erfahrung gemacht, dass Frauen auch schon in der fruchtbaren Phase einen Herzinfarkt erleiden können, und entwickelt selbst eine Lösung für ähnliche Fälle in der Zukunft. Die Ärztin nimmt an, dass sie in Zukunft hellhörig werden wird, wenn eine ähnliche Schmerzsymptomatik bei jüngeren Frauen auftritt, die nicht zur Hochrisikogruppe zählen.

Die Fehlerdatenbank mit ihrem Archivcharakter zeigt darüber hinaus, dass der Fehler die Ärztin langfristig beschäftigt hat, möglicherweise auch bedingt durch die Veröffentlichung dieses Fehlerberichts als »Fehler des Monats 2/2006« in zwei Fachzeitschriften (*Der Hausarzt* 3/2006; *Ärztemagazin* 8/2006). Denn zwischen den Kommentaren der mitlesenden Ärzte findet sich ca. zwei Monate nach dem Einstellen des Fehlerberichts in die Datenbank folgender Kommentar der Ärztin, »die-den-Fehler-machte«, wie sich selbst jetzt dort nennt, der noch einmal explizit betont, dass sie aus dem Fehler gelernt habe:

»Ich habe aber daraus gelernt, noch ernsthafter die KHK-Anamnese zu erheben, auch wenn ich eigentlich nicht daran glaube.« (Kommentar vom 23.5.2006 zum Fehler Nr. 259).

Aus der Perspektive von Oser et al. (1999) handelt es sich um einen »sinnvollen Fehler« in Abgrenzung zu unsinnigen Fehlern. Ein Fehler liegt dann vor, wenn in der Handlungssituation die subjektive Überzeugung bestand, dass eine Lösung richtig und angemessen sei, sich diese Lösung aber im Nachhinein vor dem Hintergrund des – in diesem Fall medizinischen – Bezugssystems als unzweckmäßig bzw. regelwidrig erwies (vgl. Oser et al. 1999, S. 19f.). Nach Osers Theorie des Fehlerlernens sind Fehler dann sinnvoll, wenn aus ihnen gelernt wird. Dass dies hier der Fall ist, deutet die Reflexion des Hergangs und des eigenen fehlerhaften Vorgehens sowie das Aufzeigen einer besseren Handlungsweise für zukünftige ähnliche Fälle an.

Ein weiteres Indiz dafür, dass dieser Fehler für die Ärztin auf lange Sicht bedeutsam sein kann, ergibt sich aus der Antwort auf die Frage im Fehlerbericht, wie häufig der Fehler auftauche. Diese Frage ist von der Ärztin mit »einmalig« beantwortet worden. Bleibt es bei dieser Einmaligkeit, wird es sich im Oser'schen Sinne um einen sinnvollen Fehler gehandelt haben:

» Das Problem unsinnigen Fehlermachens besteht darin, daß die gleichen Fehler immer und immer wieder gemacht werden, ohne daß durch solches Fehlermachen gelernt würde, diese Fehler zu vermeiden. [...] Um zu lernen, müssen Lernende konstruktiv mit eigenen Fehlern umgehen können. Eine Person, die Fehler macht, muß erstens erkennen, was falsch ist und was die Konsequenzen dieses Falschmachens sind, zweitens den Fehler verstehen, d.h. erklären können, wie es zu dem Fehler kam, und drittens die Möglichkeit haben, ihn zu korrigieren. Sie muß also lernen, ihre eigenen Fehler zu durchschauen und in einen Lernzusammenhang zu stellen. (Oser et al. 1999, S. 20) «

Unter Rückgriff auf einen zweiten Fehlerbericht mit der Reportnummer 130, der den Titel »Unklare Ursache« trägt, soll die Begrifflichkeit der zuvor genannten erziehungswissenschaftlichen Differenzierung von Oser et al. (1999) zwischen sinnvollen Fehlern und unsinnigen Fehlern kritisch hinterfragt werden. In diesem zweiten Fehlerbericht wurde ein Herzinfarkt übersehen, nun allerdings mit dem Ergebnis, dass der Patient gestorben ist. Dieses Ereignis hätte verhindert werden können, wenn, wie im Fehlerbericht nachzulesen, neben der Gabe von »Nitro«, wie der Arzt abkürzend schreibt, auch eine Einweisung ins Krankenhaus erfolgt wäre:

»... bei allen unklaren Sachen gleich einweisen, wenn was Schlimmes drohen könnte. Besonders im Notdienst (da war das) und bei Unbekannten (er war mir unbekannt).« (Fehlerbericht Nr. 130)

Auch dieser Arzt thematisiert seinen Fehler, reflektiert sein Handeln und präsentiert einen Handlungsvorschlag für zukünftig auftretende ähnliche Fälle. Nach der Begrifflichkeit von Oser et al. (1999) handelt es sich auch hier um einen »sinnvollen Fehler«, da aus ihm gelernt wurde. Dennoch wirkt die Zuordnung zu dieser Kategorie in Anbetracht des Todes des Patienten zynisch. Und selbst der glimpfliche Ausgang im ersten Beispiel – hier gab es »lediglich« eine Zeitverzögerung von ein paar Stunden bei der Diagnose, durch die die Herzfunktion letztlich nicht beeinträchtigt wurde – rechtfertigt nicht die *wertende* Kategorisierung als »sinnvollen Fehler«. Die Erklärung für die in diesem Fall ungeeignete Begrifflichkeit ist in der Entstehungsgeschichte der Fehlertheorie zu suchen: Oser entwickelte seine Theorie zum Aufbau negativen Wissens im Kontext der Schulpädagogik. Das Lernen aus Fehlern in der Schule findet in *Lernsituationen* statt: Das in der Schule erworbene Fehlerwissen soll für spätere Handlungssituationen stark machen. Beim Handeln von Ärzten in der Vorbeugung, Erkennung und Behandlung von Krankheiten handelt es sich jedoch nicht um genuine Lern-, sondern in erster Linie um *Leistungssituationen* (vgl. Weinert 1999, S. 105). Diese Leistungssituationen bestehen in der Begegnung zwischen Arzt und Patient aufgrund eines Patientenanliegens bzw. einer medizinischen Fragestellung. Sie stellen damit keinen Schutzraum dar, wie ihn Lernsituationen bieten, sondern erfordern sofortiges professionelles Handeln. Werden also beide Seiten der Interaktion – Arzt und Patient – bei der Fehlerbeurteilung berücksichtigt, darf nicht mehr von »sinnvollen Fehlern« gesprochen werden, da der Lernprozess zulasten des Patienten erfolgt ist und der begangene Fehler aus dessen Perspektive nicht sinnvoll war.

Die Frage im Fehlerbericht: »Wie häufig taucht der Fehler auf?« sollte also immer nur mit »einmalig« – als Indiz für einen Lernprozess auf der Ebene des Verhaltens – beantwortet werden; taucht der Fehler hingegen mehrfach auf, ist aus den vorangegangenen Malen nicht (ausreichend) gelernt worden. Ein Beispiel hierfür stellt der Fehlerbericht »Reibungen in der Dokumentation« mit der Reportnummer 312 dar: In diesem Bericht wird beschrieben, dass eine veränderte Medikation (Macumar) nicht automatisch im EDV-Programm der Praxis vermerkt wurde. Gründe hierfür sieht der berichtende Arzt in folgenden Punkten:

> »… insuffizientes Praxis-EDV-Programm + fehlende ›menschliche‹ Kontrolle der Hinweisrubrik bei neu angelegten Marcumarseiten in der EDV durch die Mitarbeiterinnen/Ärzte + mangelnde Kooperation Arzt/Assistent + Patienteneigensinn« (Fehlerbericht Nr. 312).

Dieser Fehlerbericht ist der einzige der dieser Analyse zugrunde gelegten zehn Fälle, bei dem auf die Frage, wie häufig der Fehler auftrete, »jährlich« angegeben wird. Nach dem von Nittel und Seltrecht entwickelten Differenzschema aus Lerndimensionen, Lernmodi und Lernkontexten (Nittel 2011, 2012; Seltrecht 2010, 2012a, b) muss nun auch für ein Lernen aus Fehlern Folgendes konstatiert werden: *Fehler erkennen und reflektieren* bedeutet ein Lernen in Form von Wissensaneignung; *Fehler vermeiden* heißt hingegen, vorhandenes Wissen über die Entstehung und Vermeidung von Fehlern bzw. Wissen über das regel- und normkonforme Handeln in der jeweiligen Situation zu berücksichtigen. Somit *können* aus dem gewonnenen Wissen um einen gemachten Fehler veränderte Behandlungs- und Organisationsroutinen erwachsen, *müssen* es aber nicht. Im Fall der fehlerhaften Dokumentation hat ein Lernprozess auf der Ebene der Wissensaneignung stattgefunden, denn der Fehler wurde erkannt und reflektiert; aber aus ihm haben sich keine langfristigen Konsequenzen auf der Verhaltensebene ergeben.

Hinsichtlich der Ableitbarkeit von Lernprozessen aus den Fehlerberichten kann demnach eingeräumt werden, dass erst die Überprüfung des faktisch erfolgten ärztlichen Handelns (z.B. durch teilnehmende Beobachtung oder Audio- oder Videoaufzeichnungen von Arzt-Patient-Begegnungen) aufzeigen wird, ob das angeeignete Wissen tatsächlich zu einem modifizierten Vorgehen führt, ob also ein Wissens-Verhaltens-Transfer, d.h. ein Transfer von der Ebene des angeeigneten Wissens auf die Ebene der ärztlichen Behandlungs- und Organisationsroutine, erfolgt ist. Damit zeigt das Fehlerberichts- und Lernsystem Lernprozesse im Modus des Umlernens (und begrenzt auch im Modus des Neulernens) auf der Ebene der Wissensaneignung und der *antizipierten* Verhaltensmodifikation auf: Die handlungsschematisch beabsichtigte Verhaltensmodifikation in der Zukunft deutet auf ein zielgerichtetes Lernen im Anfangsstadium, dessen erfolgreiche Umsetzung jedoch noch abgewartet werden muss.

Anders müsste es sich, so die ableitbare Arbeitshypothese, hingegen mit Fehlern verhalten, die nicht reflektiert, nicht für ärztliche Kollegen in Sprache gefasst wiedergegeben und für die keine anderen Lösungen entwickelt und ausprobiert werden: Derartige Fehler, aus denen nicht gelernt wird bzw. die kein negatives Wissen als Schutzwissen für gleichartige zukünftige Situationen aufbauen, sind in den Berichten in der Fehlerdatenbank eher nicht zu finden.

Resümierend lässt sich feststellen, dass die Analyse der Fehler, die Ärzte selbst begangen und als Bericht veröffentlicht haben, und der sich daraus ergebenden Lernprozesse eine Differenzierung zwischen den Lernmodi des Neulernens, Umlernens und Nichtlernens sowie zwischen den strukturellen Lerndimensionen »Wissensaneignung« und »Veränderung von Alltagsroutinen« generiert bzw. bestätigt. Und es deuten sich bereits erste Hinweise auf ein zielgerichtetes Lernen im Kontext des Handlungsschemas der Fehlervermeidung an. Die Frage, ob Ärzte aus eigenen Fehlern lernen, kann also nur differenziert und nicht durch das binäre Schema »Ja/Nein« beantwortet werden. Bei dieser differenzierten Beantwortung ist zu beobachten, dass Fehler, die von Ärzten begangen wurden, immer in beruflichen Leistungskontexten aufgetreten sind. Vor dem Hintergrund des in der Medizin geltenden Systems aus Regeln und Normen sind sie daher zwingend aufarbeitungsbedürftig. Das Fehlerberichts- und Lernsystem bietet hier eine Möglichkeit.

45.5.4 Lernen aus Fehlern anderer Ärzte

Zum oben genannten Beispiel »Thoraxschmerzen« werden zwischen Dezember 2005 und Januar 2007 zwölf Kommentare von mitlesenden Ärzten eingegeben. In sechs dieser Kommentare werden insgesamt sieben eigene Fälle eingeführt, die zum Teil glimpflich abliefen (Kommentar vom 17.12.2005 zum Fehlerbericht Nr. 259) und zum Teil mit dem Tod des Patienten endeten (Kommentar vom 25.12.2005 zum Fehlerbericht Nr. 259). Diese von den mitlesenden Ärzten selbst eingebrachten Fehlerberichte sind verbunden mit eigenen »Erklärungsversuchen« (vgl. Kommentar vom 22.12.2005 zum Fehlerbericht Nr. 259) oder mit eher widersprüchlichen Kommentaren bezüglich des Lernpotenzials (»Man lernt halt daraus. Lösungsansätze habe ich auch keine«; Kommentar vom 17.12.2005 zum Fehlerbericht Nr. 259). Neben eigenen Fällen werden zum Fehler »Thoraxschmerzen« zahlreiche lehrsatzartige Vorschläge zur Fehlervermeidung unterbreitet:

- »Als Lösungsansätze kann man die altbekannten Mittel nutzen: 1. Wenn ich nicht weiß was der Patient hat, schliesse ich als letztes die schlimmste der Möglichen Erkrankungen aus, nicht als erstes. 2. Auch junge Patienten können einen Infarkt haben. 3. Im Zweifelsfall wie einen Infarkt behandeln ...« (Kommentar vom 30.12.2005 zum Fehlerbericht Nr. 259).
- »(M)an sollte aber nie vergessen, dass die Statistik nicht die Ausnahmen beschreibt.« (Erster Kommentar vom 28.3.2006 zum Fehlerbericht Nr. 259)
- »Nicht vergessen, bei Verdacht auf Akutes Koronarsyndrom muss der Patient – laut Richtlinien der deutschen Gesellschaft für Kardiologie – mit fachlicher Betreuung ins Krankenhaus. Taxi oder KTW reicht NICHT.« (Zweiter Kommentar vom 28.3.2006 zum Fehlerbericht Nr. 259)
- »Akutes coronarsyndrom bei Frauen bekannterweise untypischer als bei Männern, ergo von coronarereignis ausgehen bis zum Nachweis des Gegenteils« (Kommentar vom 31.1.2007 zum Fehlerbericht Nr. 259).

Diese Lösungsansätze beziehen sich entweder auf professionseigene Richtlinien wie z.B. die der Deutschen Gesellschaft für Kardiologie, rücken die Konstruktionslogik der Statistik in den Mittelpunkt oder zeigen auf, dass bestimmte Patientengruppen nicht allein aufgrund bestimmter Merkmale (z.B. Alter) von bestimmten Diagnosen ausgeschlossen werden dürfen bzw. erst recht in den Mittelpunkt rücken müssten (z.B. wegen ihres Geschlechts). Unter Rückgriff auf dieses medizinisch abgesicherte Wissen werden dann eigene Vorgehensweisen im Sinne einer Faustregel entwickelt. Ob und inwieweit diese letztlich aber in die ärztlichen Behandlungs- und Organisationsroutinen einfließen, ist aus den Kommentaren nicht ersichtlich.

Darüber hinaus findet im Kontext des Fehlerberichts »Thoraxschmerzen« auch ein Austausch über die Vor- und Nachteile »kleiner EKGs« statt. So bietet das Berichtssystem auch eine Möglichkeit zum Austausch über neue Medizintechnik und ihre Handhabbarkeit im beruflichen Alltag. Eine Ärztin erklärt beispielsweise aus eigener Erfahrung ihren Umgang mit den Schwächen des »kleineren« EKG-Gerätes und die für sie daraus abzuleitenden Sicherheitsvorkehrungen, wieder in Form eines Aufmerksamkeit hervorrufenden Merksatzes:

> »Aber cave, vor Defibrillation oder präkordialem Faustschlag bitte erst nochmal den Puls tasten – manches ›Kammerflimmern‹ entstand nur durch eine lockere Elektrode bei kräftigem Puls ...« (Kommentar vom 5.1.2006 zum Fehlerbericht Nr. 259)

Ein Diskussionsstrang in den Kommentaren aber dürfte für die Profession der Medizin und für die Entwickler des Fehlerberichtssystems von ganz besonderer Bedeutung sein, nämlich die diskutierte Frage, ob es sich bei den geschilderten Fällen überhaupt um Fehler gehandelt habe (»der berichtende Kollege hat gut anamnestiziert und untersucht«, erster Kommentar vom 4.1.2006 zum Fehlerbericht Nr. 259; »Der übersehene Infarkt durch den Hausarzt ist bedauerlich, aber nicht verhinderbar«, zweiter Kommentar vom 4.1.2006 zum Fehlerbericht Nr. 259) und nicht vielmehr um ein stetig widerkehrendes Problem (»Das ist [...] leider ein immer wiederkehrender Fehler«, Kommentar vom 30.12.2005 zum Fehlerbericht Nr. 259). Vor dem Hintergrund medizinischer Normen und Regeln wird über die Definition des »Fehlers« diskutiert: So kann das Ausbleiben eines Heilungserfolgs oder eine Verschlechterung des körperlichen Zustandes a) eine Folge des Grundleidens, b) iatrogen (d.h. durch ärztliche Einwirkung entstanden), aber nicht fehlerbedingt oder c) iatrogen und fehlerbedingt sein.

Auch hinsichtlich des Fehlerberichts mit der Reportnummer 527 wird in den Kommentaren die Frage diskutiert, worin der Fehler bestand bzw. ob es sich überhaupt um einen Fehler gehandelt habe. Der Fehlerbericht beschreibt den Fall einer 80-jährigen Patientin mit metastasiertem Brustkrebs, Knochenfiliae, Peritonealcarcinose und Aszites (Metastasen in den Knochen und am Bauchfell, einhergehend mit Bauchwassersucht), bei der zunächst die Grunderkrankung in den Vordergrund gestellt wurde, mit der Folge, dass ein Herzinfarkt erst verzögert diagnostiziert und therapiert wurde. In den Kommentaren wird diskutiert, ob der Fehler im Übersehen eines Schweißausbruchs, in dem Versäumnis, beim Hausbesuch ein EKG-Gerät mitzuführen, oder in der intramuskulär verabreichten Morphingabe lag. Einige der mitlesenden und Kommentare verfassenden Ärzte stellen aber vor dem Hintergrund des Bezugssystems aus medizinischen Regeln und Normen auch zur Diskussion, ob es sich überhaupt um einen Fehler gehandelt habe:

> - »Der gröbste Fehler liegt meiner Meinung nach darin, dass das EKG nicht bereit war. Damit hätte der Infarkt eventuell früher erkannt werden können.« (Kommentar vom 12.3.2010 zum Fehlerbericht Nr. 527)
> - »Kann man wirklich von jedem Hausarzt erwarten, daß er ein EKG-Gerät ständig im Auto mitführt? Das nicht vorhandene EKG ist meines Erachtens kein Fehler.« (Kommentar vom 13.3.2010 zum Fehlerbericht Nr. 527)

Andere mitlesende Ärzte betonen hingegen das große Lernpotenzial, das dem Fehlerbericht innewohnt: So verknüpft eine Gastroenterologin diesen Bericht mit einem eigenen Fall, bei dem statt eines gastroenterologischen Befundes ein Herzinfarkt die Ursache der Symptome war (vgl. Kommentar vom 15.3.2010 zum Fehlerbericht Nr. 527), und eine sich als Notärztin zu erkennen gebende Kommentatorin hebt ebenfalls explizit das Lernpotenzial des Fehlerberichts hervor (»Ein Fall aus dem man viel lernen kann«; Kommentar vom 13.3.2010 zum Fehlerbericht Nr. 527). Der sich in den verschiedenen Diskussionen eröffnende und von der Profession ad hoc nicht zu verringernde Auslegungsspielraum zwingt dann die mitlesenden Ärzte zu einer persönlichen Stellungnahme und zu der Überlegung, wie sie sich – rein hypothetisch – selbst verhalten hätten:

> »Bleibt wahrscheinlich nur, stur die Regel anzuwenden: Wenn Thoraxschmerzen – egal wie suggestiv – dann EKG.« (Kommentar vom 11.3.2010 zum Fehlerbericht Nr. 527)

Diese und weitere Äußerungen zeigen die Erarbeitung einer Problemlösung und implizieren den Wunsch, in Zukunft in ähnlichen Fällen geeignete Lösungen parat zu haben.

Eine empathische Haltung zur Fehlergeschichte, das Hineinversetzen in die Rolle des den Fehler berichtenden Arztes und das hypothetische Anwenden des geschilderten Falles auf die eigene Person im Sinne der Frage: »Was hätte ich als Arzt in dieser Situation gemacht?« begünstigen eine Reflexion des bisherigen eigenen ärztlichen Handelns und führen zur Rückbesinnung auf bekannte Regeln, die aus dem Studium oder der eigenen ärztlichen Erfahrung stammen:

> »Zwei Dinge hätten mich vielleicht (hoffentlich) in dem Fall stutzig gemacht. Einmal, wenn mir die Patientin den Schmerz mit einem anderen Charakter wie bisher beschrieben hätte, eventuell noch einen undulierenden Verlauf in der Stärke. Das zweite und für mich überzeugender ist die plötzlich auftretende Kaltschweißigkeit, die ich bei ossär bedingten Schmerzen so nicht kenne. Bei letzterem bin ich meist bei Diabetikern sehr hellhörig und lasse die EKG- und Troponinmaschine anlaufen.« (Kommentar vom 22.3.2010 zum Fehlerbericht Nr. 527)

All diese Kommentare zeigen, dass Lernen auf der Ebene der Wissensaneignung oder Wissens- und Verhaltensreflexion stattfindet bzw. proklamiert wird. Dieses gefestigte, modifizierte oder neu angeeignete Wissen, so nehmen sich die Ärzte vor, soll zukünftig in die eigene ärztliche Tätigkeit einfließen. Ob diese Wissensaneignung bzw. -reflexion tatsächlich Konsequenzen für die ärztliche Praxis haben wird und wenn ja, welche, kann aus den Kommentaren jedoch nicht abgelesen werden.

Wie beim Lernen aus eigenen Fehlern scheint es aber auch im Falle des stellvertretenden Fehlerlernens Phänomene des Nichtlernens zu geben: Im Fehlerbericht Nr. 380 mit dem Titel »Diagnostische Unsicherheit: COPD – Bronchial-Ca und COPD – Lungenödem« ruft eine Patientin mit chronisch obstruktiver Lungenerkrankung (COPD) aufgrund von Atemnot, dem wichtigsten Symptom einer COPD, den ärztlichen Bereitschaftsdienst. Dieser wiederum ruft den Notarzt zu Hilfe. In der Wohnung der Patientin und im Notarztwagen wird zunächst auf COPD behandelt. Im Krankenhaus wird später ein EKG durchgeführt und ein Herzinfarkt festgestellt. Außerdem wird ein ausgedehntes Bronchialkarzinom diagnostiziert. Der Notarzt schreibt später im Fehlerbericht zu den möglichen Gründen:

> »Initiale Diagnosestellung durch den Hausarzt erfolgte ex juvantibus, es wurde keine Lufu und kein Thorax-Rö veranlasst. Der Bereitschaftsdienst stützte seine Diagnose auf der Dauermedikation ab und vertraute auf eine korrekte Diagnosestellung, da die Pat. die Diagnose klar benennen konnte. Der Notarzt stützte seine Diagnose auf den beiden Vorbehandlern ab, keiner hörte die Pat. in der Akutsituation initial ab, weil doch eigentlich alles klar war.« (Fehlerbericht Nr. 380)

In der geschilderten Behandlungssituation kann nicht auf bereits vorhandenes negatives Wissen der Vorbehandler rekurriert werden. Der Arzt übernimmt die fehlerhafte bzw. unvollständige Diagnose der ärztlichen Kollegen. Hier wird also nicht Schutzwissen, sondern der Fehler selbst weitergereicht. Entscheidend ist, dass diese Kette der Fehlerweitergabe unterbrochen wird.

Im Akutfall kann das Fehlerberichts- und Lernsystem nicht beim Aufbau negativen Wissens aus fremder Erfahrung helfen: Die Leistungssituation des Notfalls lässt ausgedehnte Lernprozesse anhand der Fehler anderer Ärzte nicht zu. Das Fehlerberichtssystem eröffnet eine Möglichkeit, diesen Situationen dennoch gerecht zu werden und sie zumindest hypothetisch durchzugehen, damit zukünftige Fehler verhindert werden können, und komplettiert auf diese Weise die individuelle Professionalisierung auf der Ebene der Wissensaneignung und der antizipierten Verhaltensmodifikation. Voraussetzung hierfür ist, dass Fehler a) von den Fehlerverursachern erkannt, akzeptiert, thematisiert und für Lernzwecke in der Fehlerdatenbank zur Verfügung gestellt werden und dass sich b) andere Ärzte mit diesen Fehlern intensiv auseinandersetzen und so Wissen aufbauen und eigene Behandlungs- und Organisationsroutinen reflektieren. Dieses Lernen aus Fehlern anderer Ärzte ist eine wichtige Möglichkeit, Fehler erst gar nicht entstehen zu lassen.

Ein weiterer wichtiger Diskussionsstrang in den Kommentaren der mitlesenden Ärzte betrifft medizinethische Fragen. So wird im oben zitierten Fall der 80-jährigen Patientin mit metastasiertem Mammakarzinom und einem erst in der Klinik diagnostizierten Herzinfarkt auch die Frage nach einem »guten Tod« und der Rolle des Arztes hierbei diskutiert:

> »Schließlich die abschließende provokante Frage: Hätte die Patientin bezüglich der Prognose ihrer Grundkrankheit von einer frühzeitigen Herzinfarkttherapie, wie auch immer, profitiert.« (Kommentar vom 22.3.2010 zum Fehlerbericht Nr. 527)

Geht es im Fehlerbericht noch darum, dass dieser Fehler nicht aufgetreten wäre, wenn ein tragbares EKG-Gerät im Einsatzwagen mitgeführt worden wäre, wird in diesem Kommentar deutlich, dass in der Auseinandersetzung mit diesem Fall auch ein Perspektivwechsel vollzogen wird, bei dem die kranke Person als »ganzer Mensch« betrachtet und eine »gesunde« Distanz zur modernen Apparatemedizin eingenommen wird:

> »Denn, je nach vertrauensverhältnis, kann ja EVENTUELL auch mit dem Patienten diskutiert werden, dass der Schmerz vielleicht vom Herzen kommt, aber eine palliative Situation nicht unbedingt intensivmedizinisch behandelt werden muss. Anders gesagt: hätte ich für mich mit 80 und Metastasen einen möglichen Herztod nicht einer Lebensrettung hin zu weiterer Palliativmedizin vorgezogen? Und soll/kann man das mit einem Patienten diskutieren der entweder noch schmerzen hat oder schon vom Morphium eingelullt ist? Schwierig ...« (Kommentar vom 28.3.2010 zum Fehlerbericht Nr. 527)

Was ein »Fehler« ist, wird nun nicht mehr allein auf der sachlich-fachlichen, sondern auch auf der medizinethischen Ebene diskutiert. Diese Ausdehnung der Diskussion über das sachlich-fachliche Bezugssystem medizinischer Regeln und Normen hinaus scheint für die mitlesenden und die berichteten Fehler kommentierenden Ärzte nur möglich zu werden, weil sie sich in einer reinen *Lernsituation* befinden – im Gegensatz zu den Ärzten, denen die Fehler in der *Leistungssituation* passiert sind.

Diese Diskussionen auf der Metaebene (»Handelt es sich überhaupt um einen Fehler?«) und mit Bezug auf medizinethische Fragen (»Ist ein Herztod einem Patienten unter Umständen willkommener als ein Krebstod?«) sind vor allem professionsspezifisch relevant: *Innerhalb* der Ärzteschaft werden sowohl medizinische Fehler und darüber hinausgehende Fragen von Ärzten *öffentlich* diskutiert, sodass medizinische Laien Einblick in ärztliches Handeln gewinnen können – etwas, das Professionen normalerweise zu vermeiden suchen, auch um die Autonomie der Profession nicht zu gefährden. Diese beobachtbaren Diskussions- und Lernprozesse deuten auf eine individuelle Professionalisierung (vgl. Nittel u. Seltrecht 2008) vor dem Hintergrund einer Deprofessionalisierung der Medizin, d.h. der Entwicklung des Arztberufs von einem »besonderen Beruf« zu einem »gewöhnlichen Beruf« (Bollinger u. Hohl 1981, S. 443; vgl. auch Hartmann 1968; Hartmann u. Hartmann 1982; Unschuld 2005, 2009; zu den beiden letztgenannten vgl. auch Koch 2003, S. 545; Bauer 2010, S. 196), bei gleichzeitiger Souveränität im Umgang mit Fehlern hin. Und sie zeigen in besonderer Weise die »doppelte Professionalisierung« (Oevermann 1996) innerhalb der Medizin an: Die sich an den Diskussionen beteiligenden Ärzte sind zum einen professionalisiert hinsichtlich der Beteiligung am wissenschaftlichen *Diskurs*, was sich in der aktiven und passiven Partizipation am Fehlerberichts- und Lernsystem zeigt; zum anderen sind sie hinsichtlich der *Ausübung* der ärztlichen Tätigkeit professionalisiert, nämlich dann, wenn sie in der personalisierten Beziehung zum Patienten, d.h. im Arbeitsbündnis, handeln (vgl. Oevermann 1996). Das Verhältnis von Professionalisierungsbedürftigkeit hinsichtlich bestimmter Tätigkeiten und faktischer Professionalisiertheit (vgl. Oevermann 1996) bzw. die unterschiedlichen Auswirkungen der Nutzung des Fehlerberichts- und Lernsystems auf die individuelle Professionalisierung eines Arztes, die Konsequenzen für seine Professionalität, seine »gekonnte Beruflichkeit« (Nittel 2002), nach sich zieht, muss in weiteren Untersuchungen geklärt werden.

45.6 Erziehungswissenschaftliche Schlussbetrachtung

Der alleinige Fokus auf das Lernen aus Fehlern in diesem Beitrag lässt die großen Leistungen der Medizin und die des einzelnen Arztes scheinbar in den Hintergrund rücken. Diese sollen und dürfen jedoch nicht in Abrede gestellt werden. Und die Untersuchung von Lernprozessen im Kontext von Fehlern im Bereich der Medizin soll nicht verhehlen, dass in pädagogischen Handlungsfeldern auch Fehler gemacht werden und dass auch die Autorin des Beitrags nicht vor Fehlern gefeit ist. Deshalb soll an dieser Stelle noch einmal betont werden, dass in diesem Beitrag nicht das Fehlermachen als solches, sondern das den Fehlern innewohnende Lernpotenzial von Interesse war.

Grundlage aller aufgezeigten Lernprozesse sowohl bei Ärzten als auch bei Patienten im Kontext der Fehlerthematisierung ist eine vorausgegangene Differenzerfahrung: Bei Ärzten bildet das *sachlich-fachliche* Norm- und Regelsystem der Medizin den Maßstab, mit dem die Differenz zwischen richtigem und fehlerhaftem Handeln ausgemacht und aufgezeigt wird. Nur in bestimmten Lernsituationen werden von Ärzten Fehler vor dem Hintergrund medizinethischer Fragestellungen diskutiert. Bei erkrankten Personen sind es vor allem biographische Vorerfahrungen oder alltagsweltlich geprägte Erwartungen, die mit den vorgefundenen Bedingungen im Behandlungskontext nicht übereinstimmen, sodass Ärztefehler oftmals als *moralische* Fehler bewertet werden. Diese unterschiedlichen Bezugssysteme führen dazu, dass Ärzte ihre medizinischen Fehler eher *beschreiben*, Patienten Ärztefehler aber eher *bewerten*.

In diese unterschiedlichen Formen der Fehlerthematisierung reicht dann die Frage hinein, ob *das Richtige* getan wurde oder ob etwas *medizinisch richtig gemacht* wurde (vgl. Meyer-Abich 2010, S. 19). Das Wissen, was »das Richtige« ist, ist bei den erkrankten Personen biographisch gewachsen; das Wissen, ob etwas medizinisch »richtig« gemacht wurde, wird bei Ärzten durch das Regelsystem der Profession bestimmt. Für eine erkrankte Person kann das ihr widerfahrene Falsche durch eine Entschuldigung, also eine moralisch-menschliche Entschädigung durch den Arzt, ausgeräumt werden. Von ärztlicher Seite aber ist eine Entschuldigung problematisch, da diese aus ärztlicher Perspektive dem Eingeständnis gleichkommt, dass er *medizinisch* etwas nicht richtig gemacht hat, was berufsrechtliche und finanzielle Konsequenzen nach sich ziehen könnte. Diese Diskrepanz zwischen von Patienten eingeforderter Gerechtigkeit und juristisch zu erkämpfendem Recht wird mit der Social-Justice-Thematik zu bearbeiten versucht (vgl. auch Seltrecht 2004 zur Mediation im Gesundheitsbereich).

Die Analyse von Lernprozessen, die aus medizinischen Fehlern bzw. Ärztefehlern erwachsen, zeigt wiederum, dass das erziehungswissenschaftliche Differenzschema aus Lernkontexten, Lernmodi und Lerndimensionen Aufschluss über das Lernen aus Fehlern geben kann. Erziehungswissenschaftlich ist dieses Ergebnis auch deshalb relevant, weil mit seiner Hilfe gleichzeitig überprüft werden kann, ob das entwickelte Differenzschema auch außerhalb von lebensbedrohlichen Erkrankungen anwendbar ist und gewinnbringend genutzt werden kann. Zudem hilft das Differenzschema aufzudecken, welche weiteren Untersuchungen notwendig sind, um das Lernen aus medizinischen Fehlern bzw. Ärztefehlern zu analysieren.

Abschließend sollen die einzelnen Fehlerthematisierungen und die damit in Zusammenhang stehenden Lernprozesse noch einmal nach dieser Systematik zusammenfassend betrachtet werden.

- **Lernkontexte**

Die untersuchten Fehlerberichte und die damit in Verbindung stehenden Lernprozesse zeigen zunächst ein Lernen in unterschiedlichen Lernkontexten auf: Das Lernen aus Fehlern im Rahmen des Fehlerberichts- und Lernsystems ist *pädagogisch intendiert*. Die Fehler werden dennoch nicht provoziert, sondern wurden ohnehin (auch ohne Datenbank) gemacht; das Berichtssystem bietet jedoch die Möglichkeit, diese Fehler zu reflektieren und aus ihnen zu lernen und an diesen Lernprozessen andere Ärzte partizipieren zu lassen. Außerhalb und innerhalb des Fehlerberichts- und Lernsystems werden Ärzte gezielt aufgefordert, sich zu beteiligen. Sie müssen also im Vorfeld vom Fehlerberichts- und Lernsystem wissen und sich anschließend bewusst für die Nutzung entscheiden. Die Gruppe der Ärzte, die sich am Fehlerberichts- und Lernsystem beteiligen, unterteilt sich wiederum in zwei Teilgruppen: Eine Gruppe bilden die Ärzte, die im Rahmen ihrer ärztlichen Tätigkeit einen Fehler gemacht haben. Von ihnen wird die *Leistungssituation*, in der der Fehler aufgetreten ist, *retrospektiv* betrachtet; im übertragenen Sinne handelt es sich bei dieser Aufarbeitung um eine lernspezifische *Nachsorge* von Fehlern. Anders verhält es sich mit der zweiten Gruppe, d.h. den Ärzten, die aus Fehlern anderer Ärzte lernen. Sie befinden sich in einer *Lernsituation*, in der sie *prospektiv* lernen. Im übertragenen Sinn ließe sich hier von einer lernspezifischen *Vorsorge* in Bezug auf Fehler sprechen.

In diesem Zusammenhang muss ebenfalls betont werden, dass mit der Fehlerdatenbank ein Fehlergedächtnis der Profession der Medizin aufgebaut wird, das es zu einem späteren Zeitpunkt ermöglichen wird, nicht nur die individuelle Professionalisierung einzelner Ärzte, sondern auch die (De-)Professionalisierung der Medizin zeitgeschichtlich zu verfolgen.

Für die Analyse von Ärztefehlern aus Patientenperspektive wurden hingegen vorliegende autobiographisch-narrative Interviews mit Frauen, die an Brustkrebs erkrankt sind, untersucht. Innerhalb dieser Lebensgeschichten erzählen die Frauen aufgrund der in der Erzählsituation wirkenden Zugzwänge des Erzählens (Kallmeyer u. Schütze 1977): Um der Interviewerin ihre Lebensgeschichte zu verdeutlichen, müssen die Frauen bestimmte Erfahrungen einbringen, die der Zuhörerin Handlungsentscheidungen oder Erleidensprozesse plausibel machen. Die interviewten Frauen wurden also nicht nach Fehlern, Unzulänglichkeiten oder anderen Widerfahrnissen in der Begegnung mit Ärzten befragt; die Relevanzsetzung, d.h. die Einschätzung, was in ihrem Leben relevant war und deshalb erzählt werden soll, lag allein bei ihnen bzw. in ihren Erfahrungen begründet. Ihre Lernprozesse im Kontext wahrgenommener Ärztefehler sind *nicht pädagogisch intendiert*. Die erkrankten Personen erzählen von den Ärztefehlern, die ihnen begegnet sind, innerhalb ihrer *Lebenssituation*. Die mit den Ärzten gemachten Erfahrungen werden mit biographischen Vorerfahrungen und alltagsweltlichen Vorstellungen *retrospektiv-prospektiv* verglichen.

Da die Fehler jeweils den Ärzten zugerechnet werden, ergibt sich ein weiterer Unterschied zwischen Ärzten und erkrankten Personen, der darin besteht, dass Ärzte ihre Fehler akzeptiert haben und anschließend *handlungsschematisch agieren* können; auch sprechen sie hierbei das Wort »Fehler« direkt aus bzw. diskutieren auf der Metaebene, ob und inwieweit es sich überhaupt um einen Fehler handelt, d.h., sie lernen, was ein Fehler ist. Hingegen benutzen erkrankte Personen in ihren biographischen Ausführungen sehr selten das Wort »Fehler«. Auch ist es ihnen in der Konfrontation mit den von ihnen wahrgenommenen Ärztefehlern nur möglich, *kontrollhandlungsschematisch* zu *reagieren*.

- **Lerndimensionen**

Die unterschiedlichen Lernkontexte haben Auswirkungen auf die Lerndimensionen. *Fehler* retrospektiv (Leistungssituation) oder prospektiv (Lernsituation) zu *erkennen* und zu *reflektieren*, bedeutet ein Lernen in Form eines *Wissenszuwachses*. Die Fehlerdatenbank zeigt eine Vielzahl derartiger Lernprozesse an. Bei diesen Lernprozessen hinsichtlich der Wissensaneignung kann differenziert werden in Wissen, was generell ein Fehler ist (auf der Metaebene) und Wissen, was im konkreten Einzelfall fehlerhaft ist.

Das *Fehlervermeiden* setzt ein Lernen in Form *veränderter Alltagsroutinen* voraus. Eine Fehlervermeidung ist in den einzelnen Fehlerberichten der Ärzte jedoch nur als antizipierte und geplante Vermeidung zu erkennen, ob und inwieweit dieser Lernprozess in Form einer Verhaltensmodifikation tatsächlich vollzogen wird, muss in weiteren Studien untersucht werden. Von entscheidender Bedeutung aber ist die Reflexion und Diskussion über einzelne Fehler hinsichtlich der individuellen Professionalisierung bzw. der doppelten Professionalisierung, die – erziehungswissenschaftlich betrachtet – einen Lernprozess in Form einer *Veränderung der sozialen Identität* bewirkt.

Bei erkrankten Personen, die Ärztefehler beobachten, dominieren Verhaltensmodifikationen gegenüber einem Wissenszuwachs: Die Erlebnisse der Patienten im Kontext ihrer Krankheit führen zur Festigung von negativem Wissen im Sinne von »wissen, was man nicht tun sollte«, das ein »Ich würde mich so nicht verhalten« impliziert. Das Machtgefälle zwischen Arzt und Patient und die damit einhergehende Abhängigkeit – zum einen die Abhängigkeit von einer medizinischen Behandlung, zum anderen die sozialversicherungsrechtliche Abhängigkeit von der Zuschreibung der sozialen Rolle des Kranken durch den Arzt – erlaubt den erkrankten Personen auf der Ebene des Verhaltens, wie aus dem zugrunde gelegten Datenmaterial ersichtlich wird, a) die geheime Flucht *aus* der Arzt-Patient-Interaktion, b) das offene Nachfragen *in* der Arzt-Patient-Beziehung oder c) ein Missionieren anderer medizinischer Laien *außerhalb* der Arzt-Patient-Beziehung. Kernthema aller drei kontrollhandlungsschematischer Reaktionsweisen ist die Selbstsorge der erkrankten Frauen. Im Rahmen der Bearbeitung der negativ bewerteten Ärztefehler kann es zu Lernprozessen auf der Identitätsebene kommen, beispielsweise dann, wenn erkrankte Personen in ihrer Patientenrolle »mündig« werden und Verantwortung für sich und die Sorge um sich selbst übernehmen.

■ Lernmodi

All diese genannten Lernprozesse können sowohl bei Ärzten als auch bei erkrankten Personen im Modus des Neulernens oder im Modus des Umlernens erfolgen. Schließlich sind auch Phänomene des Nichtlernens im Kontext von medizinischen Fehlern und Ärztefehlern auszumachen. So ist beispielsweise ein Neulernen, Umlernen und Nichtlernen aufgrund offener oder geschlossener Fehlerbewusstheitskontexte auszumachen: Zum einen werden Fehler thematisiert, die die jeweils andere Seite nicht wahrnimmt bzw. die ihr verborgen bleiben. So bleiben etwa medizinische Fehler, die nicht in der direkten Begegnung zwischen Arzt und Patient auftauchen, wie ein nicht mitgeführtes EKG oder Fehler in der Dokumentation, *den Patienten eher verborgen*. Als Diagnose- und Behandlungsfehler beschriebene Abweichungen von den jeweiligen Bezugssystemen hingegen können *sowohl von Ärzten als auch von Patienten beschrieben* werden, allerdings in unterschiedlichem Ausmaß. Es deutet sich an, dass Behandlungsfehler, bei denen das Fachliche im Mittelpunkt steht, eher von Ärzten, Kommunikationsfehler, bei denen das Zwischenmenschliche von Bedeutung ist, eher von Patienten wahrgenommen und thematisiert werden. Und schließlich gibt es noch die Fehler, die von Patienten thematisiert werden, die jedoch *den Ärzten vorenthalten* werden, wie die negativ bewertete legere Kleidung des Arztes und des Praxisteams, von der auf hygienische Mängel geschlossen wird. Hintergrund dieser der anderen Seite teilweise offengelegten, teilweise verborgen bleibenden Fehlerzuschreibungen bzw. Fehlergeständnisse sind drei Prozessabläufe, die nur lose miteinander verbunden sind: institutionelle Ablaufmuster der Medizin (Laboruntersuchungen, Auswertung von Röntgenaufnahmen, Analyse von Gewebeproben, Aufgaben im Rahmen des Qualitätsmanagements und bürokratische Erfordernisse) laufen parallel zu biographischen Prozessen des Handelns und Erleidens von erkrankten Personen ab. Nur ein dritter Prozess, der Interaktionsprozess zwischen Arzt und Patient, bietet eine Austauschmöglichkeit zwischen diesen Prozessen. Hier lässt sich von einem »process interface« sprechen, einer Schnittstelle, deren Regeln (z.B. hinsichtlich der Herstellung von Transparenz zwischen den autarken Prozessen bzw. gegenüber den Prozessbeteiligten der Gegenseite) im Arbeitsbündnis von Arzt und Patient definiert und ausgestaltet werden. Dadurch gibt es nur eine begrenzte Menge an Fehlern, die von beiden Seiten wahrgenommen werden kann. Das Wissen um Fehler lässt sich daher auch nach offenem Bewusstheitskontext und geschlossenem Bewusstheitskontext (Glaser u. Strauss 1995) sowohl für Ärzte als auch für Patienten differenzieren. Der jeweilige Bewusstheitskontext bestimmt letztlich mit, ob und in welcher Form aus Fehlern gelernt werden kann.

Literatur

Althof W (1999) Vorwort. In: Alhof W (Hrsg) Fehlerwelten. Vom Fehlermachen und Lernen aus Fehlern. Leske & Budrich, Opladen, S 7–10

Bauer W (2010) Deprofessionalisierung – ein nüchternes Wort für eine unerfreuliche Diagnose. Schweizerische Ärztezeitung 91(5):196

Beyer M, Gerlach F (2003) Medikationsfehler in deutschen Allgemeinarztpraxen – Eine Forschungsnotiz. Zeitschrift für Allgemeinmedizin 79:332–335

Beyer M, Dovey S, Gerlach FM (2003) Fehler in der Allgemeinpraxis – Ergebnisse der internationalen PCISME-Studie in Deutschland. Zeitschrift für Allgemeinmedizin 79:327–331

Blauth E, Rusitska M, Beyer M, Rohe J, Gerlach F (2005) Fehler berichten, diskutieren und daraus lernen. Deutsches Ärzteblatt PRAXIS 2(5):20–22

Bollinger H, Hohl J (1981) Auf dem Weg von der Profession zum Beruf. Zur Deprofessionalsierung des Ärzte-Standes. Soziale Welt 32:440–464

Glaser BG, Strauss AL (1995) Betreuung von Sterbenden. Eine Orientierung für Ärzte, Pflegepersonal, Seelsorger und Angehörige. Vandenhoeck & Ruprecht, Göttingen

Gloy K (1987) Fehler aus normentheoretischer Sicht. Zeitschrift für Unterricht, Wissenschaft und Politik 9:190–204

Hartmann H (1968) Arbeit, Beruf, Profession. Soziale Welt 19:193–216

Hartmann H, Hartmann M (1982) Vom Elend der Experten. Zwischen Akademisierung und Deprofessionalisierung. Kölner Zeitschrift für Soziologie und Sozialpsychologie 34:193–223

Hughes EC (1971) The sociological eye. Selected papers. Aldine, Atherton

Kallmeyer W, Schütze F (1977) Zur Konstitution von Kommunikationsschemata der Sachverhaltsdarstellung. In: Wegener D (Hrsg) Gesprächsanalysen. Buske, Hamburg, S 159–274

Keller R (1980) Zum Begriff des Fehlers im muttersprachlichen Unterricht. In: Chrubim D (Hrsg) Fehlerlinguistik. Beiträge zum Problem der sprachlichen Abweichungen. Niemeyer, Nürnberg, S 23–42

Koch H (2003) Der Deprofessionalisierung entgegenwirken. Bayerisches Ärzteblatt 11:545–547

Kohn LT, Corrigan JM, Donaldson MS (Hrsg) (1999) To err is human: Building a safer health system. National Academy Press, Institute of Medicine, Washington

Meyer-Abich KM (2010) Was es bedeutet, gesund zu sein – Philosophie der Medizin. Hanser, München

Mehl K (1993) Über einen funktionalen Aspekt von Handlungsfehlern: Was lernt man aus Fehlern? LIT-Verlag, Münster

Nittel D (2002) Professionalität ohne Profession? Gekonnte Beruflichkeit im Medium narrativer Interviews. In: Kraul M, Marotzki W, Schweppe C (Hrsg) Biographie und Profession. Klinikhardt, Bad Heilbrunn, S 253–286

Nittel D (2011) Die Aneignung von Krankheit: Bearbeitung lebensgeschichtlicher Krisen im Modus des Lernens. Der pädagogische Blick 2:80–90

Nittel D (2012) Die Konstruktion des Patienten als Lernprozess. Erziehungswissenschaftliche Notizen zu einem medizinischen Begriff. Hessische Blätter für Volksbildung 1:38–52

Nittel D, Seltrecht A (2008) Der Pfad der »individuellen Professionalisierung«. Ein Beitrag zur kritisch-konstruktiven erziehungswissenschaftlichen Berufsgruppenforschung. BIOS 1:124–145

Oevermann U (1996) Theoretische Skizze einer revidierten Theorie professionalisierten Handelns. In: Combe A, Helsper W (Hrsg) Pädagogische Professionalität. Untersuchungen zum Typus pädagogischen Handelns. Suhrkamp, Frankfurt am Main, S 70–182

Oser F, Spychiger M (2005) Lernen ist schmerzhaft. Zur Theorie des Negativen Wissens und zur Praxis der Fehlerkultur. Beltz, Weinheim

Oser F, Hascher T, Spychiger M (1999) Lernen aus Fehlern. Zur Psychologie des »negativen« Wissens. In: Althof W (Hrsg) Fehlerwelten. Vom Fehlermachen und Lernen aus Fehlern. Leske & Budrich, Opladen, S 11–41

Osten M (2006) Die Kunst, Fehler zu machen. Suhrkamp, Frankfurt am Main

Rohe J, Beyer M, Gerlach F (2004) Erstes Fehler- und Berichtssystem für Hausärzte. Warum künftig jeder Fehler zählt. Der Hausarzt 18:62–63

Rohe J, Beyer M, Gerlach F (2005) Tips und Tricks für eine sichere Arztpraxis. Aus eigenen und fremden Fehlern lernen. Der Allgemeinarzt 10:21–23

Seltrecht A (2004) Mediation im Gesundheitssystem. Grenzen und Chancen. Zeitschrift für Konfliktmanagement 5:210–212

Seltrecht A (2010) Lernprozesse im Spannungsverhältnis von kalendarischem, biologischem, sozialem und subjektivem Alter. Die Rekonstruktion der Biographie eines Herzinfarktpatienten unter dem Fokus von Krankheit und Berufsaufgabe. In: Hof C, Ludwig J, Schäffer B (Hrsg) Erwachsenenbildung im demographischen und sozialen Wandel. Schneider, Hohengehren, S 82–93

Seltrecht A (2012a) Lehrmeister Krankheit: Was lehrt uns der Ausnahmefall für den Normalfall des Lernens? Hessische Blätter für Volksbildung 1:25–37

Seltrecht A (2012b) Informelles Lernen. In: Schäffer B, Dörner O (Hrsg) Handbuch Qualitative Erwachsenen- und Weiterbildungsforschung. Budrich, Opladen, S 530–542

Siedenkopf F, Hoffmann B, Beyer M (2006) Fehler des Monats Dezember: Hastiger Brustcheck. Patienten einen Gefallen zu tun, kann zum Problem werden. Der Hausarzt 20:57

Spychiger M, Oser F, Hascher T, Mahler F (1999) Entwicklung einer Fehlerkultur in der Schule. In: Althof W (Hrsg) Fehlerwelten. Vom Fehlermachen und Lernen aus Fehlern. Leske & Budrich, Opladen, S 43–70

Unschuld P (2005) Der Arzt als Fremdling in der Medizin. Zuckschwerdt, München

Unschuld P (2009) Ware Gesundheit. Beck, München

Weimer H (1925) Psychologie der Fehler. Klinkhardt, Leipzig

Weinert FE (1999) Aus Fehlern lernen und Fehler vermeiden lernen. In: Alhof W (Hrsg) Fehlerwelten. Vom Fehlermachen und Lernen aus Fehlern. Leske & Budrich, Opladen, S 101–109

Stichwortverzeichnis

A

B

C

D

E

F

G

H

I

K

MIX
Papier aus verantwortungsvollen Quellen
Paper from responsible sources
FSC® C105338

If you have any concerns about our products,
you can contact us on
ProductSafety@springernature.com

In case Publisher is established outside the EU,
the EU authorized representative is:
Springer Nature Customer Service Center GmbH
Europaplatz 3, 69115 Heidelberg, Germany

Printed by Libri Plureos GmbH
in Hamburg, Germany